中国医疗保障
CHINA HEALTHCARE SECURITY

CHINA HEALTHCARE SECURITY YEARBOOK

中国医疗保障年鉴

2024

国家医疗保障局 编

知识产权出版社
全国百佳图书出版单位
—北京—

图书在版编目（CIP）数据

中国医疗保障年鉴. 2024 / 国家医疗保障局编. —北京：知识产权出版社, 2024. 11. — ISBN 978-7-5130-9620-1

Ⅰ. R199.2-54

中国国家版本馆CIP数据核字第2024UV3734号

责任编辑：高 源　　**责任印制**：刘译文

封面设计：索晓青

中国医疗保障年鉴（2024）

国家医疗保障局 编

出版发行：知识产权出版社有限责任公司	**网　　址**：http: // www. ipph. cn
电　　话：010－82004826	http: // www. laichushu. com
社　　址：北京市海淀区气象路50号院	**邮　　编**：100081
责编电话：010－82000860转8701	**责编邮箱**：laichushu@cnipr.com
印　　刷：三河市国英印务有限公司	**发行电话**：010-64915707　010-64950918
开　　本：880mm×1230mm　1/16	**印　　张**：40.5　0.5彩页
版　　次：2024年11月第1版	**印　　次**：2024年11月第1次印刷
字　　数：1038千字	**定　　价**：398.00元

ISBN 978-7-5130-9620-1

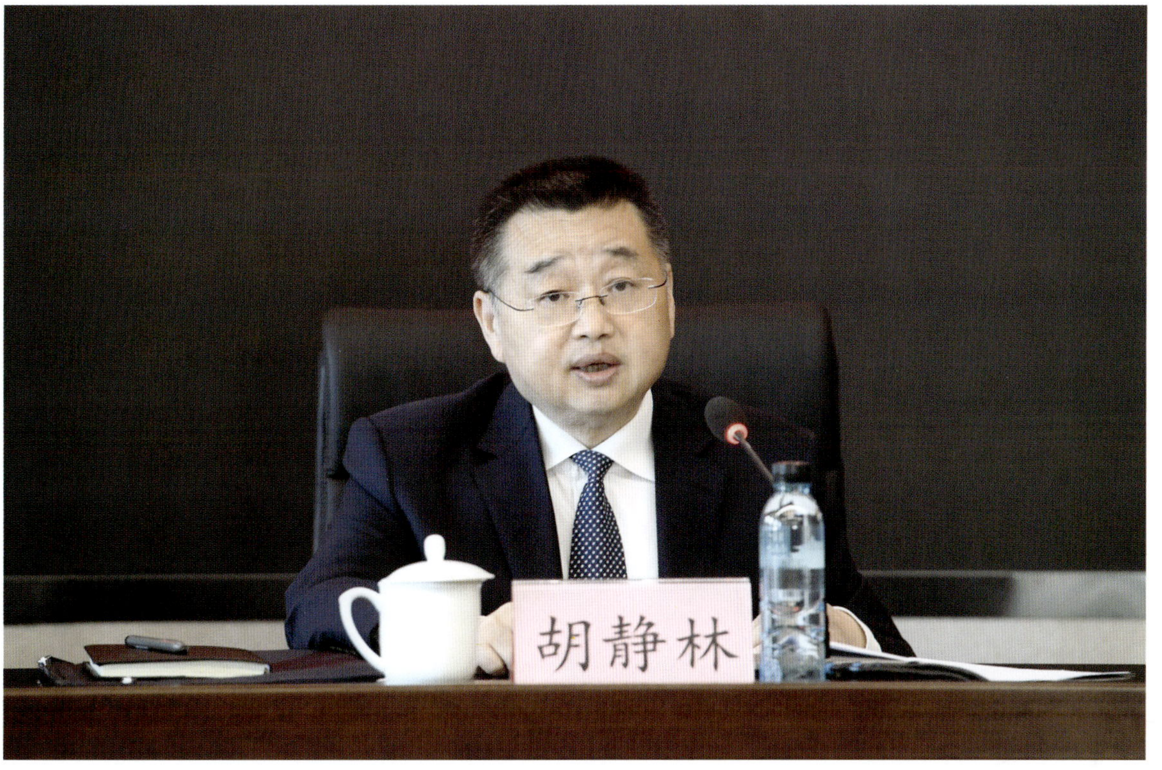

2023年4月7日，国家医疗保障局召开学习贯彻习近平新时代中国特色社会主义思想主题教育动员大会，时任国家医疗保障局党组书记、局长、局学习贯彻习近平新时代中国特色社会主义思想主题教育领导小组组长胡静林主持并作动员讲话。

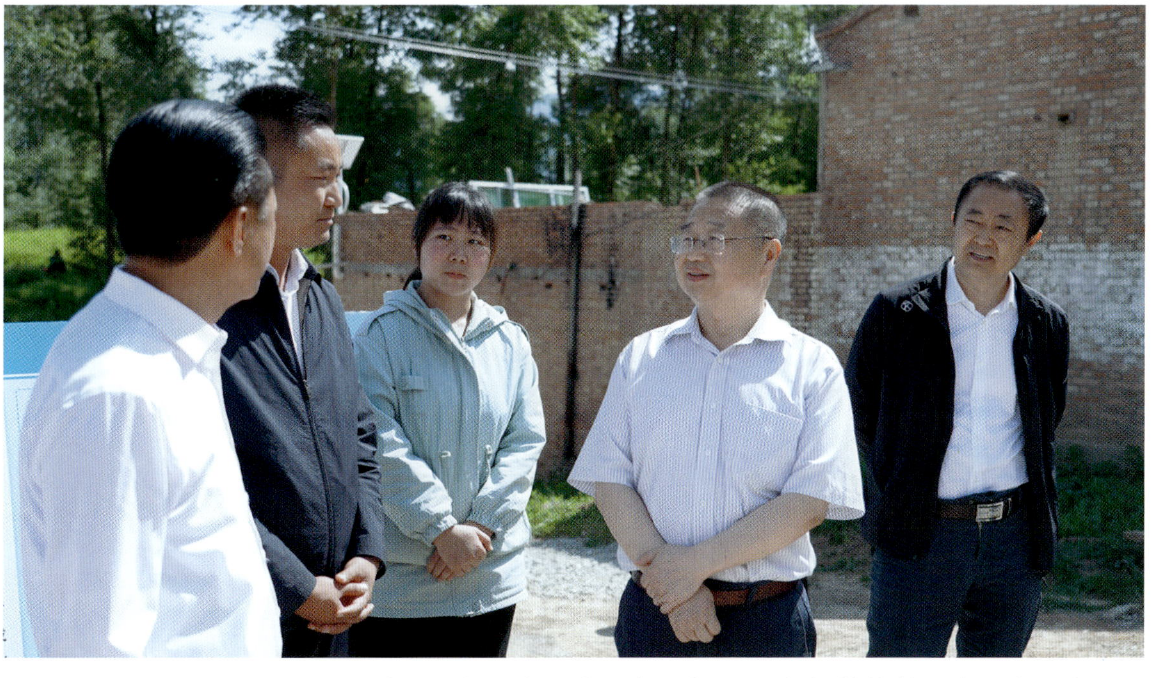

2023年6月14日至15日，时任国家医疗保障局党组书记、局长胡静林赴国家医疗保障局定点帮扶的甘肃省临夏回族自治州积石山保安族东乡族撒拉族自治县调研，前往关家川乡卫生院、宁家村卫生室，详细了解医保政策落实及群众就医用药保障情况；深入寨子沟乡瓦窑沟村，走访党群服务中心、瓦窑沟村小学，了解美丽乡村建设进展和教育帮扶情况。

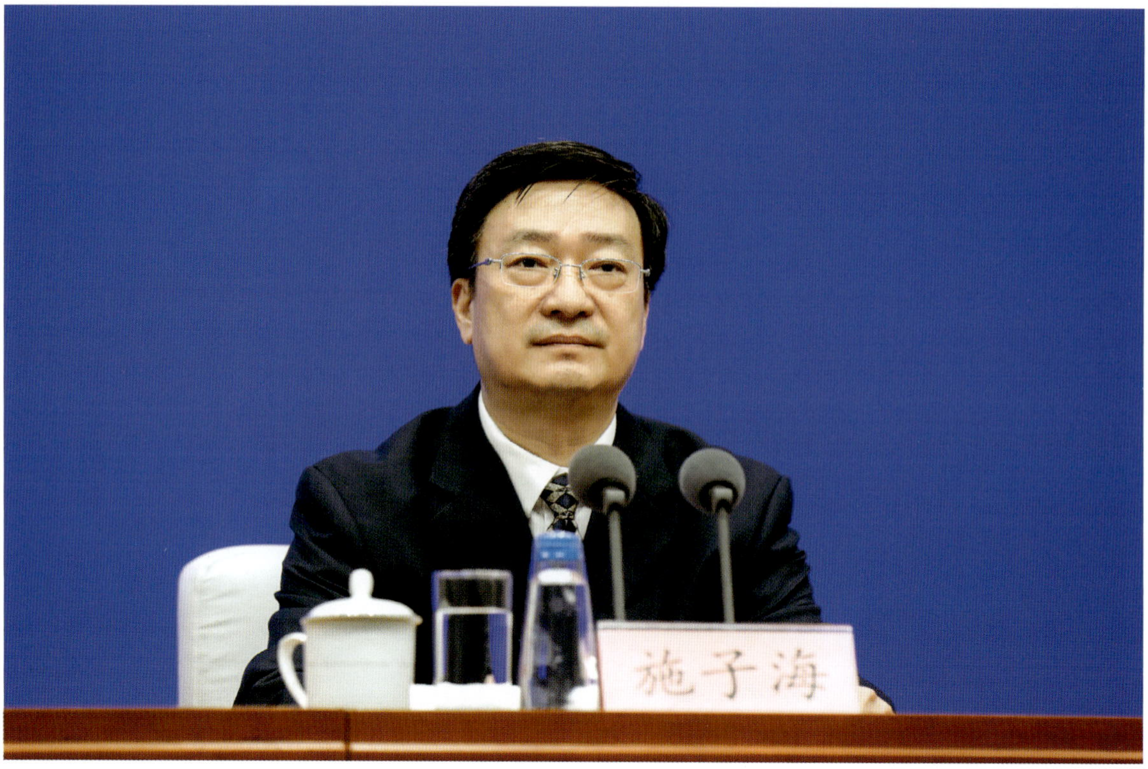

2023年5月18日，国家医疗保障局党组成员、副局长施子海出席国务院新闻办公室举行的“权威部门话开局”系列主题新闻发布会，介绍“贯彻落实党的二十大重大决策部署　着力推动医保高质量发展”有关情况，并答记者问。

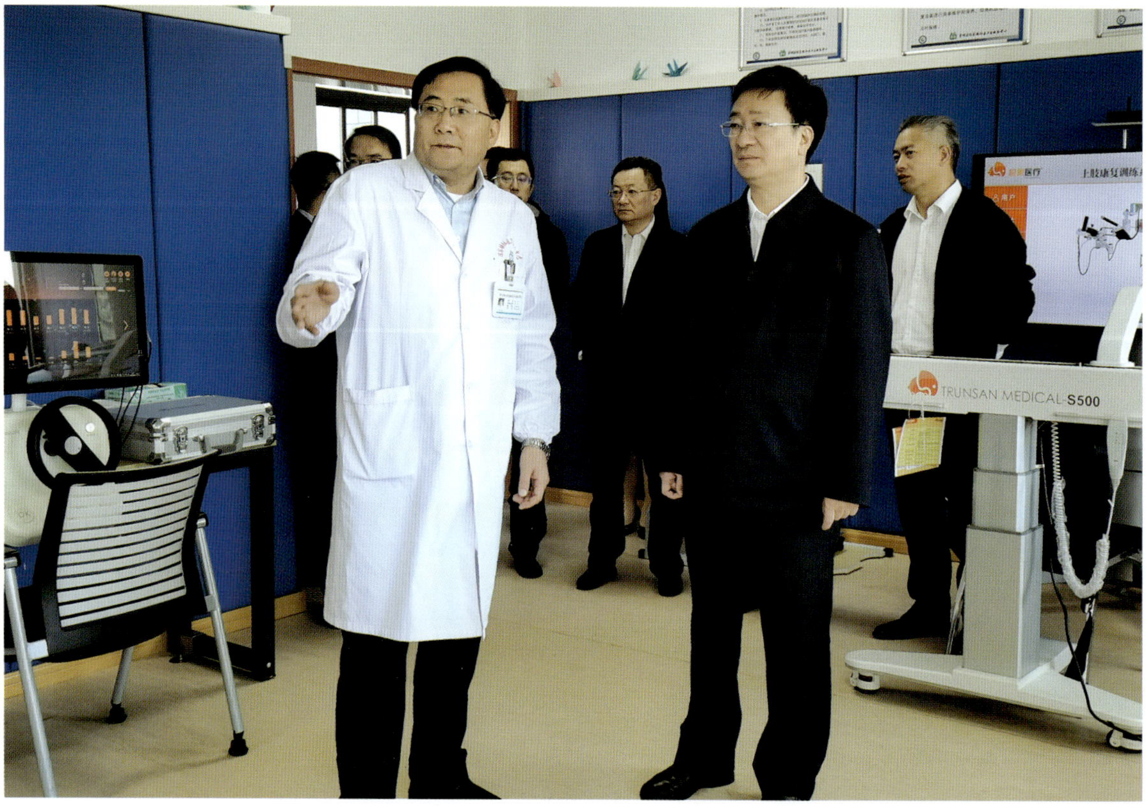

2023年11月5日至8日，国家医疗保障局党组成员、副局长施子海赴上海市调研药品耗材集采执行情况，现场指导上海市医药集中招标采购事务管理所（国家组织药品联合采购办公室）开展第九批国家组织药品集采开标工作。

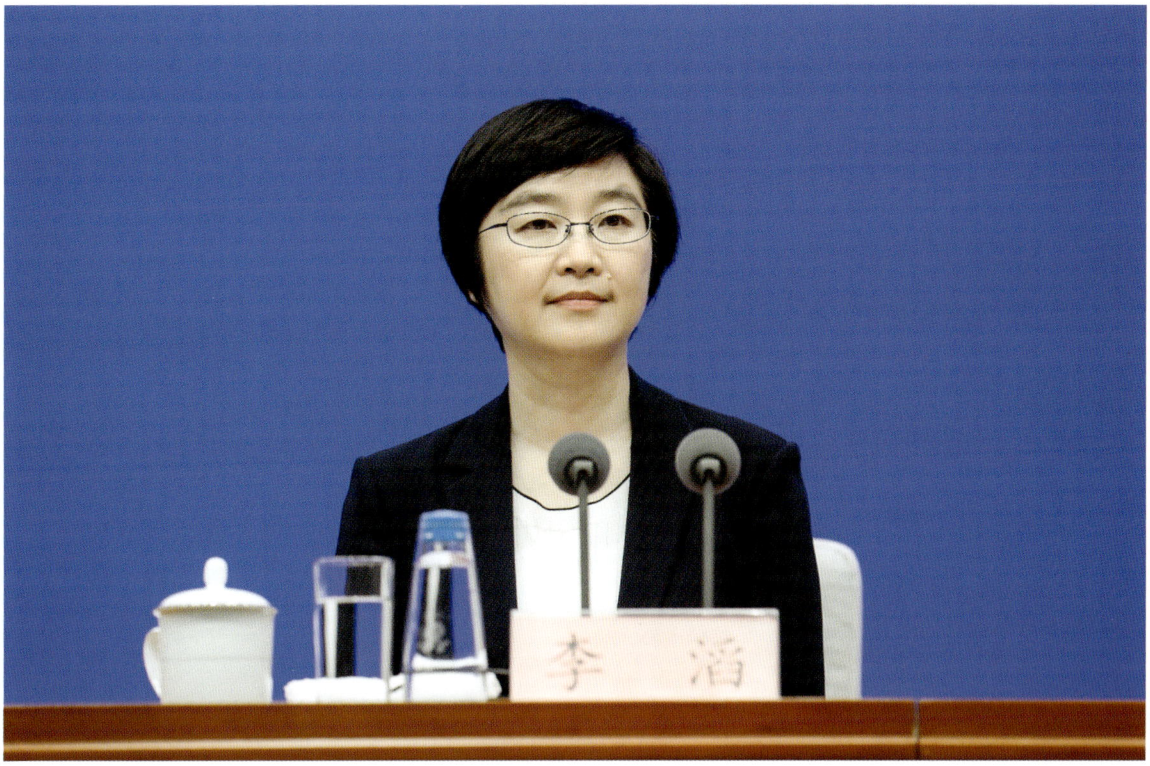

2023年5月18日，国家医疗保障局党组成员、副局长李滔出席国务院新闻办公室举行的“权威部门话开局”系列主题新闻发布会，介绍“贯彻落实党的二十大重大决策部署　着力推动医保高质量发展”有关情况，并答记者问。

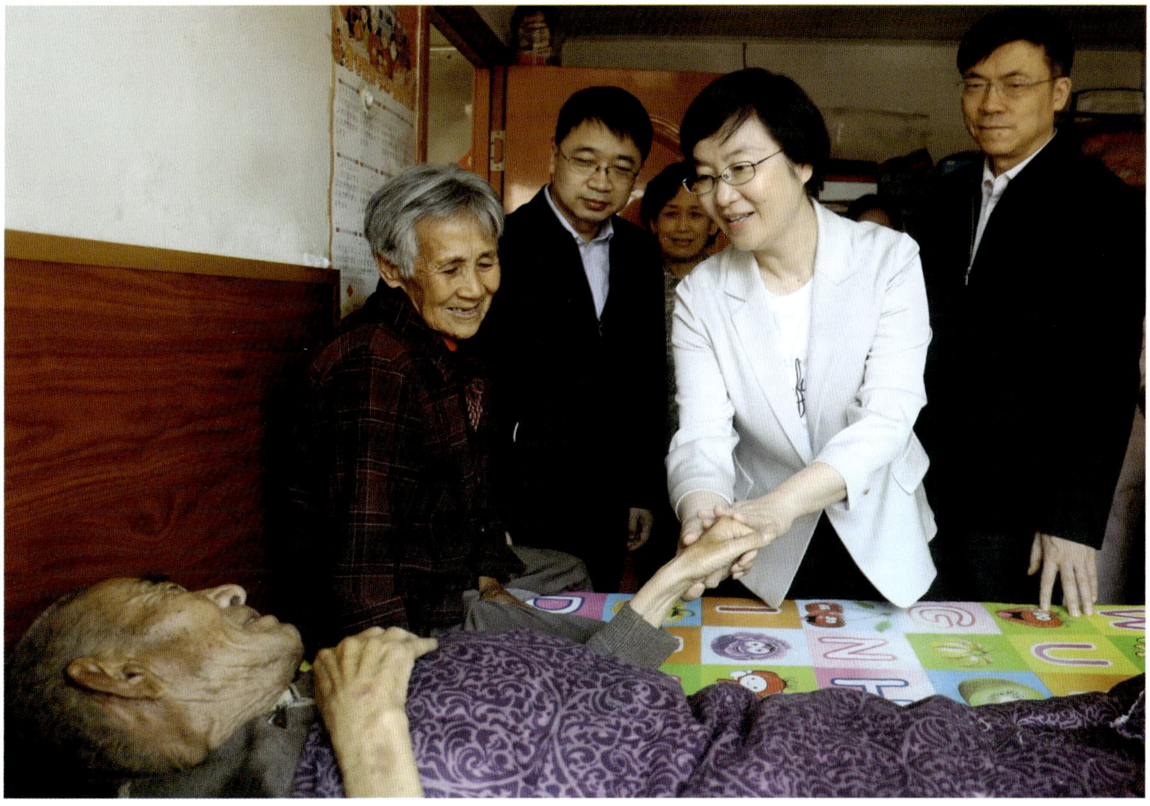

2023年5月10日至11日，国家医疗保障局党组成员、副局长李滔带队赴山东省青岛市即墨区调研长期护理保险工作，前往龙泉街道石门村详细了解失能老人照护和待遇享受情况。

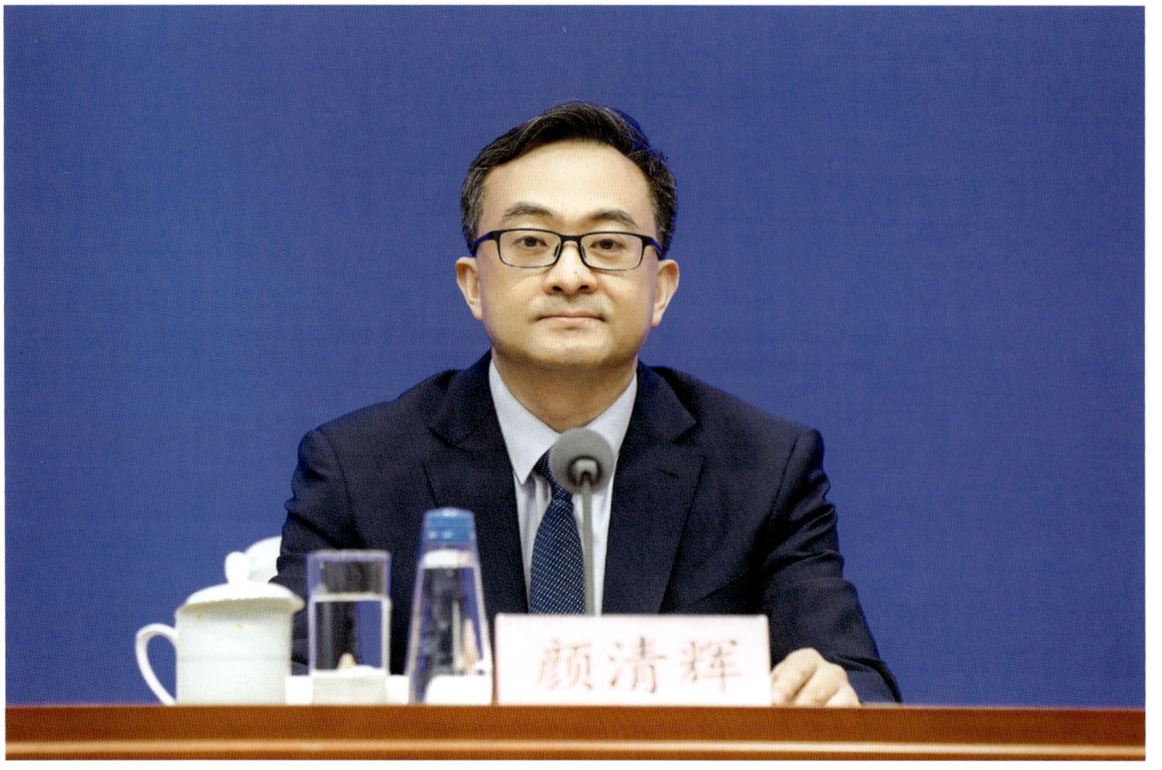

2023年6月9日，国家医疗保障局党组成员、副局长颜清辉出席国务院新闻办公室举行的国务院政策例行吹风会，介绍加强医疗保障基金使用常态化监管有关情况，并答记者问。

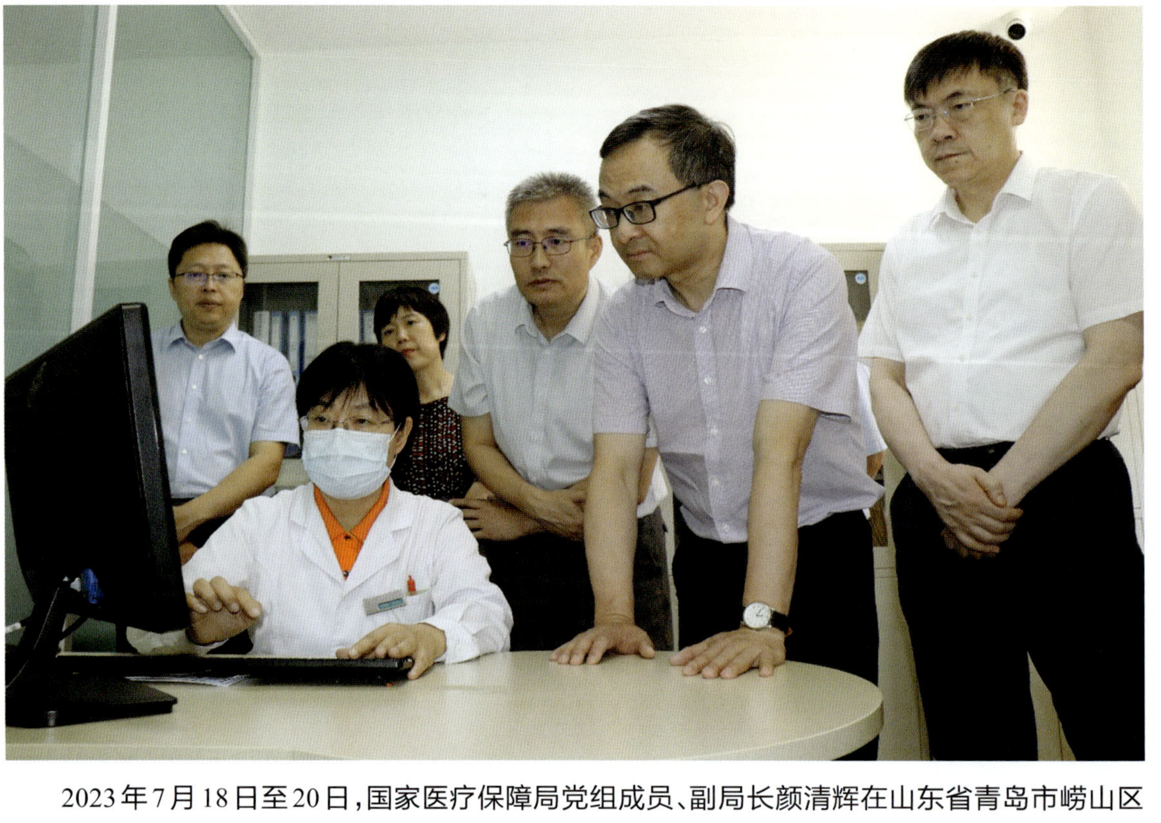

2023年7月18日至20日，国家医疗保障局党组成员、副局长颜清辉在山东省青岛市崂山区社区卫生服务中心，调研当地医保智能审核和监控系统运行情况。

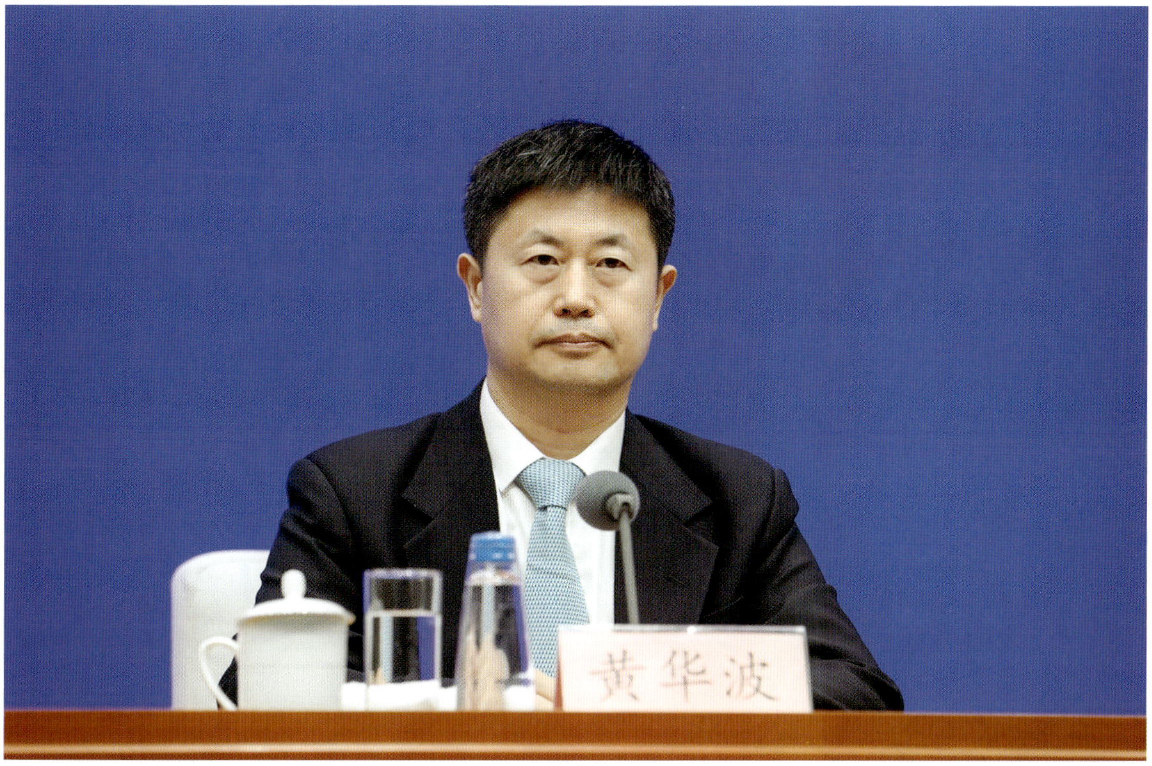

2023年9月4日，国家医疗保障局党组成员、副局长黄华波出席国务院新闻办公室举行的国务院政策例行吹风会，介绍《社会保险经办条例》有关情况，并答记者问。

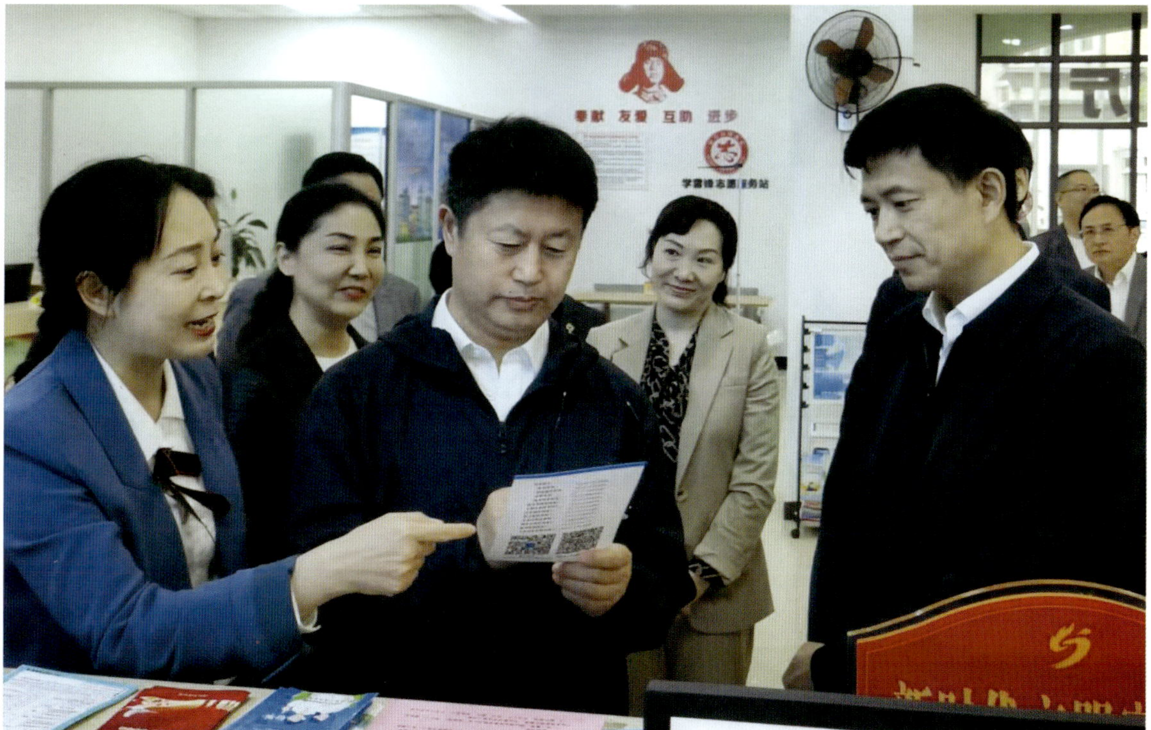

2023年10月19日，国家医疗保障局党组成员、副局长黄华波率队赴湖北省宜昌市调研医保信息化建设和基本医保参保工作，实地走访调研枝江市杨家垱社区。

中国医疗保障年鉴（2024）

联络员

（按单位机构和行政区划排序）

刘嘉月　黄高平　姬小荣　温思瑶　孔繁翠

王吉鹏　尹广恩　赵昕达　黄　猛　李波清

任今今　孙　鹏　张　蒙　吴　刚　刘　新

曹　庆　许　丹　寇振亮　姜玉峰　王　坤

李成志　陈　亮　姚宵霖　刘启纯　汪剑锋

章学彭　张思周　连书平　陈　方　欧阳振华

王宇丹　赵梓竹　陈廷任　张　跃　王锦强

高　攀　王胜平　卢　鹏　杨奋雷　高　翔

张爱萍　刘铁文　张　鑫　周飞翔

编辑人员

张　琳　刘允海　郭心洁　王凌霄　刘砚青

李晓楠　廖占力　董　美　李鑫铭

编辑说明

《中国医疗保障年鉴》是展现我国医保改革成就、真实记录医疗保障事业发展情况的专业性年鉴，重点记录、反映年度医疗保障制度改革的重要事件与热点、重大政策与举措、重大成就与突破、典型案例与成果等，是具有权威性、专业性、资料性的工具书。现已连续出版四卷。

《中国医疗保障年鉴（2024）》主要收录了2023年度我国医疗保障重要文献资料和数据，涵盖重要文献，国家医疗保障工作，地方医疗保障工作，法规政策、重要文件，统计数据，大事记，附录7个篇目。其中，国家医疗保障工作包括工作综述、专题特辑、特载3个章目，工作综述章目又包含了国家医疗保障工作综述、规划财务和法规工作、待遇保障工作、医药服务管理工作、医药价格和招标采购工作、基金监管工作、党建人事工作、医疗保障经办管理服务工作、医药价格和招标采购经办工作、综合管理工作、科研与学术工作11个部分；地方医疗保障工作包括各省、自治区、直辖市及新疆生产建设兵团医疗保障工作综述、重要活动和典型案例（218个）。为便于读者检索，本年鉴附有中文目录、英文目录和索引。

本卷相较上一卷，在内容上有如下调整。

一、"专题特辑"章目。2023年是全面贯彻落实党的二十大精神的开局之年，是三年新冠疫情防控转段后经济恢复发展的一年。国家医疗保障局将深入开展学习贯彻习近平新时代中国特色社会主义思想主题教育作为重要政治任务和重大政治责任，与贯彻落实党的二十大决策部署、学习贯彻习近平总书记关于医疗保障工作的重要指示批示精神结合起来，推动各项工作取得积极进展。本卷收录"国家医疗保障局学习贯彻习近平新时代中国特色社会主义思想主题教育""着力推动医保高质量发展——国家医疗保障局成立五周年""助力新冠疫情防控工作取得战略性胜利并实现平稳转段""国家医疗保障局全力帮助甘肃省积石山县做好抗震救灾工作"内容至"专题特辑"章目。

二、"附录"篇目。党的十九大以来，全国各级医保部门涌现出一大批先进典型，49个单位和50名同志被人力资源和社会保障部、国家医疗保障局授予"全国医疗保障系统先进集体""全国医疗保障系统先进个人"称号，相关名单收录至本卷"附录"篇目。为方便读者系统性了解医疗保障工作的历史沿革及发展现状，本卷还整理了我国自1921年以来医疗保障工作的经典回顾，相关内容收录至"附录"篇目。

《中国医疗保障年鉴（2024）》是在全国医疗保障系统的共同努力下完成的，在此谨向参与编辑出版工作的领导和同仁表示衷心感谢。我们深信，在全国医保系统勠力同心以及广大读者一以贯之的支持下，《中国医疗保障年鉴》将始终坚定存史、资政、育人目标，以更加优质的内容和更加丰富的史料，更加真实、全面、系统地记录新时代中国医疗保障事业的发展历程，为医疗保障事业高质量发展贡献一份力量。

《中国医疗保障年鉴》编辑部

2024年11月

目　　录

重要文献

一、党和国家领导人关于医疗保障工作的重要活动和重要指示批示

中共中央政治局常务委员会召开会议　听取近期新冠疫情防控工作情况汇报
　中共中央总书记习近平主持会议 …………………………………………………3
习近平在第十四届全国人民代表大会第一次会议上的讲话 ……………………………4
中央经济工作会议在北京举行　习近平发表重要讲话(节选) …………………………6
国家主席习近平发表二〇二四年新年贺词 ……………………………………………7
李强在海南调研时强调
　加快建设中国特色自由贸易港　在深化改革开放中增进民生福祉(节选) ……………9
李强主持召开国务院常务会议　研究落实建设全国统一大市场部署总体工作方案和近期举措
　审议通过《关于加强医疗保障基金使用常态化监管的实施意见》…………………………10
刘国中在福建三明调研时强调　促进"三医"协同发展和治理　持续增进人民群众健康福祉 ………11

二、国家医疗保障局领导讲话

全面贯彻党的二十大精神　奋力谱写医保惠民暖民便民新篇章
　——在全国医疗保障工作会议上的讲话……………………………………………胡静林　13
把准关键领域　抓好任务落实　切实做好巩固拓展医保脱贫攻坚成果同乡村振兴有效衔接工作
　——在巩固拓展医保脱贫攻坚成果同乡村振兴有效衔接工作部署会议上的讲话………胡静林　22
深入贯彻党的二十大精神　奋力推进医药集中采购和价格管理高质量发展
　——在全国医药集中采购和价格管理工作座谈会上的讲话………………………施子海　27
提升数据质量　强化治理效能　扎实推进招采子系统数据质量治理工作
　——在招采子系统数据质量治理推进会上的讲话…………………………………施子海　38
全面学习把握落实党的二十大精神　奋力开创医保支付管理高质量发展新局面
　——在全国医保医药服务管理培训班开班式上的讲话……………………………李　滔　44
以党的二十大精神为指引　推动医疗保障经办高质量发展
　——在全国医疗保障经办工作会议上的讲话………………………………………李　滔　51

创新监管方式　强化数据赋能　推动医保基金监管工作实现新跨越
——在全国医疗保障基金监管智能审核和监控
暨反欺诈大数据应用监管试点专题培训班上的讲话……………………………颜清辉　57
全面总结经验　巩固深化成果　推动参保人员个人信息授权查询和使用试点工作扩面提质
——在参保人员个人信息授权查询和使用试点工作视频总结会上的讲话………………颜清辉　65
坚持稳中求进　加强统筹管理　推动医保转移支付和基金预算管理迈上新台阶
——在全国医保转移支付与医保基金预算管理调度会上的讲话…………………………黄华波　70
锚定目标　聚焦问题　注重方式方法　确保有序有效做好参保工作
——在参保工作视频调度上的讲话……………………………………………………黄华波　75

国家医疗保障工作

一、工作综述

国家医疗保障工作综述……………………………………………………………………81
规划财务和法规工作……………………………………………………………………84
待遇保障工作……………………………………………………………………………86
医药服务管理工作………………………………………………………………………88
医药价格和招标采购工作………………………………………………………………90
基金监管工作……………………………………………………………………………92
党建人事工作……………………………………………………………………………94
医疗保障经办管理服务工作……………………………………………………………98
医药价格和招标采购经办工作…………………………………………………………100
综合管理工作……………………………………………………………………………102
科研与学术工作…………………………………………………………………………104

二、专题特辑

国家医疗保障局学习贯彻习近平新时代中国特色社会主义思想主题教育……………108
着力推动医保高质量发展——国家医疗保障局成立五周年……………………………115
助力新冠疫情防控工作取得战略性胜利并实现平稳转段………………………………119
国家医疗保障局全力帮助甘肃省积石山县做好抗震救灾工作…………………………121

三、特载

蹄疾步稳　勇毅笃行　以医疗保障高质量发展更好服务中国式现代化
——在全国医疗保障工作会议上的讲话…………………………………………施子海　123

地方医疗保障工作

北京市 ……135
天津市 ……148
河北省 ……158
山西省 ……171
内蒙古自治区 ……179
辽宁省 ……192
吉林省 ……210
黑龙江省 ……216
上海市 ……225
江苏省 ……238
浙江省 ……252
安徽省 ……266
福建省 ……278
江西省 ……291
山东省 ……306
河南省 ……316
湖北省 ……331
湖南省 ……339
广东省 ……349
广西壮族自治区 ……364
海南省 ……374
重庆市 ……380
四川省 ……390
贵州省 ……404
云南省 ……415
西藏自治区 ……425
陕西省 ……433
甘肃省 ……447
青海省 ……458
宁夏回族自治区 ……466
新疆维吾尔自治区 ……475
新疆生产建设兵团 ……487

法规政策、重要文件

一、法律法规

中华人民共和国国务院令　第765号　社会保险经办条例 ……497

二、中共中央、国务院文件

中共中央办公厅　国务院办公厅印发《关于进一步完善医疗卫生服务体系的意见》……503
国务院办公厅关于加强医疗保障基金使用常态化监管的实施意见（国办发〔2023〕17号）……508

三、部门规章及规范性文件

国家医疗保障局令　第6号　医疗保障基金飞行检查管理暂行办法 ……512
国家医保局　财政部　国家卫生健康委　国家疾控局　关于实施“乙类乙管”后优化新型冠状病毒感染患者治疗费用医疗保障相关政策的通知（医保发〔2023〕1号）……515
国家医保局　人力资源社会保障部关于印发《国家基本医疗保险、工伤保险和生育保险药品目录（2022年）》的通知（医保发〔2023〕5号）……517
国家医保局　财政部　国家卫生健康委　国家疾控局关于进一步做好新冠患者医疗费用保障工作的通知（医保发〔2023〕11号）……519
国家医保局　最高人民检察院　公安部　财政部　国家卫生健康委关于开展医保领域打击欺诈骗保专项整治工作的通知（医保发〔2023〕15号）……520
国家医保局　财政部　国家卫生健康委　国家中医药局关于开展2023年医疗保障基金飞行检查工作的通知（医保发〔2023〕22号）……523
国家医疗保障局关于做好基本医疗保险医用耗材支付管理有关工作的通知（医保发〔2023〕23号）……526
国家医保局　财政部　国家税务总局关于做好2023年城乡居民基本医疗保障工作的通知（医保发〔2023〕24号）……528
国家医疗保障局关于进一步深入推进医疗保障基金智能审核和监控工作的通知（医保发〔2023〕25号）……531
国家医保局　财政部关于印发《长期护理保险失能等级评估管理办法（试行）》的通知（医保发〔2023〕29号）……535
国家医保局　人力资源社会保障部关于印发《国家基本医疗保险、工伤保险和生育保险药品目录（2023年）》的通知（医保发〔2023〕30号）……538
国家医疗保障局办公室关于印发《新冠治疗药品价格形成指引（试行）》的通知（医保办发〔2023〕2号）……540

国家医疗保障局办公室关于进一步做好定点零售药店
纳入门诊统筹管理的通知(医保办发〔2023〕4号) ……543
国家医疗保障局办公室关于完善新冠治疗药品价格形成机制
实施分类管理的通知(医保办发〔2023〕8号) ……545
国家医保局办公室　教育部办公厅
关于做好大学生参加基本医疗保险相关工作的通知(医保办发〔2023〕15号) ……547
国家医疗保障局办公室关于实施医保服务十六项便民措施的通知(医保办发〔2023〕16号) ……548
国家医疗保障局办公室关于加强和改进医药价格和
招采信用评价工作的通知(医保办发〔2023〕23号) ……550

统计数据

一、医疗保障统计公报

2023年全国医疗保障事业发展统计公报 ……553

二、医疗保障事业统计数据

指标解释 ……561
简要说明 ……562
1-1　1994—2023年基本医疗保险参保人数情况 ……563
1-2　1995—2023年基本医疗保险基金收支及累计结存 ……564
1-3　分地区基本医疗保险参保人数(2023年) ……565
1-4　分地区基本医疗保险(含生育保险)统筹基金收支及累计结存(2023年) ……566
1-5　分地区生育保险及医疗救助情况(2023年) ……567

大事记

大事记 ……571

附　录

国家医疗保障局2023年政府信息公开工作年度报告 ……579
国家医疗保障局2023年法治政府建设情况报告 ……582
国家医疗保障局2023年建议提案办理情况 ……586

国家基本医疗保险、工伤保险和生育保险药品目录(2023年) …… 588
全国医疗保障系统先进集体名单 …… 589
全国医疗保障系统先进个人名单 …… 591
医疗保障工作经典回顾(1921—2023年) …… 594

英文目录 …… 605
索　引 …… 612

重要文献

一、党和国家领导人关于医疗保障工作的重要活动和重要指示批示

中共中央政治局常务委员会召开会议
听取近期新冠疫情防控工作情况汇报
中共中央总书记习近平主持会议

中共中央政治局常务委员会2月16日召开会议，听取近期新冠疫情防控工作情况汇报。中共中央总书记习近平主持会议并发表重要讲话。

会议指出，3年多来，我国抗疫防疫历程极不平凡。以习近平同志为核心的党中央始终坚持人民至上、生命至上，团结带领全党全国各族人民同心抗疫，以强烈的历史担当和强大的战略定力，因时因势优化调整防控政策措施，高效统筹疫情防控和经济社会发展，成功避免了致病力较强、致死率较高的病毒株的广泛流行，有效保护了人民群众生命安全和身体健康，为打赢疫情防控阻击战赢得了宝贵时间。2022年11月以来，我们围绕“保健康、防重症”，不断优化调整防控措施，较短时间实现了疫情防控平稳转段，2亿多人得到诊治，近80万重症患者得到有效救治，新冠死亡率保持在全球最低水平，取得疫情防控重大决定性胜利，创造了人类文明史上人口大国成功走出疫情大流行的奇迹。实践证明，党中央对疫情形势的重大判断、对防控工作的重大决策、对防控策略的重大调整是完全正确的，措施是有力的，群众是认可的，成效是巨大的。

会议强调，当前全国疫情防控形势总体向好，平稳进入“乙类乙管”常态化防控阶段，但全球疫情仍在流行，病毒还在不断变异。各地区各部门要以时时放心不下的责任感，深入总结3年多来特别是最近一段时间的经验做法，完善相关机制和举措，抓实抓细新阶段疫情防控各项工作，建强卫生健康服务体系，坚决巩固住来之不易的重大成果。

会议要求，要认真贯彻落实党中央决策部署，压实“四方责任”，盯紧关键环节，做好风险人员管控，在已有工作基础上再推进再落实。要加强疫情监测和常态化预警能力建设，健全疫情监测体系和信息报告制度，及时准确作出预警并采取必要的紧急防控措施。要根据病毒变异和疫苗保护情况，科学谋划下一阶段疫苗接种工作，促进老年人接种率持续提升。要抓好常态化分级分层分流医疗卫生体系建设，继续优化资源布局，建强以公立医疗机构为主体的三级医疗卫生服务网络。要加强医疗物资生产保供，完善储备制度和目录，巩固完善人员、物资统筹调配机制，切实解决好基层一线能力、药品、设备等方面的短板弱项。要统筹推进卫生健康领域科技攻关，积聚各方力量提升生命健康科技水平。要倍加珍惜抗疫斗争的重要成果，讲好中国抗疫故事，激励全党全国各族人民坚定必胜信心，在新时代新征程上披荆斩棘、奋勇前进。

会议还研究了其他事项。（新华社北京2023年2月16日电）

习近平在第十四届全国人民代表大会第一次会议上的讲话

各位代表：

这次大会选举我继续担任中华人民共和国主席，我对各位代表和全国各族人民的信任，表示衷心感谢！

这是我第三次担任国家主席这一崇高职务。人民的信任，是我前进的最大动力，也是我肩上沉甸甸的责任。我将忠实履行宪法赋予的职责，以国家需要为使命，以人民利益为准绳，恪尽职守，竭诚奉献，绝不辜负各位代表和全国各族人民的重托！

各位代表！

具有五千多年文明史的中华民族，在历史上创造了无数辉煌，也经历过许多磨难。近代以后，中国逐步成为半殖民地半封建社会，饱受列强欺凌、四分五裂、战乱频繁、生灵涂炭之苦。中国共产党成立之后，紧紧团结带领全国各族人民，经过百年奋斗，洗雪民族耻辱，中国人民成为自己命运的主人，中华民族迎来了从站起来、富起来到强起来的伟大飞跃，中华民族伟大复兴进入了不可逆转的历史进程。

从现在起到本世纪中叶，全面建成社会主义现代化强国、全面推进中华民族伟大复兴，是全党全国人民的中心任务。强国建设、民族复兴的接力棒，历史地落在我们这一代人身上。我们要按照党的二十大的战略部署，坚持统筹推进“五位一体”总体布局、协调推进“四个全面”战略布局，加快推进中国式现代化建设，团结奋斗，开拓创新，在新征程上作出无负时代、无负历史、无负人民的业绩，为推进强国建设、民族复兴作出我们这一代人的应有贡献！

各位代表！

在强国建设、民族复兴的新征程，我们要坚定不移推动高质量发展。要完整、准确、全面贯彻新发展理念，加快构建新发展格局，深入实施科教兴国战略、人才强国战略、创新驱动发展战略，着力提升科技自立自强能力，推动产业转型升级，推动城乡区域协调发展，推动经济社会发展绿色化、低碳化，推动经济实现质的有效提升和量的合理增长，不断壮大我国经济实力、科技实力、综合国力。

我们要始终坚持人民至上。全面建成社会主义现代化强国，人民是决定性力量。要积极发展全过程人民民主，坚持党的领导、人民当家作主、依法治国有机统一，健全人民当家作主制度体系，实现人民意志，保障人民权益，充分激发全体人民的积极性主动性创造性。要贯彻以人民为中心的发展思想，完善分配制度，健全社会保障体系，强化基本公共服务，兜牢民生底线，解决好人民群众急难愁盼问题，让现代化建设成果更多更公平惠及全体人民，在推进全体人民共同富裕上不断取得更为明显的实质性进展。要不断巩固发展全国各族人民大团结、海内外中华儿女大团结，充分调动一切积极因素，凝聚起强国建设、民族复兴的磅礴力量。

我们要更好统筹发展和安全。安全是发展的基础，稳定是强盛的前提。要贯彻总体国家安全观，健全国家安全体系，增强维护国家安全能力，提高公共安全治理水平，完善社会治理体系，以新安全格局保障新发展格局。要全面推进国防和军队现代化建设，把人民军队建设成为有效维护国家主权、安全、发展利益的钢铁长城。

我们要扎实推进“一国两制”实践和祖国统一大业。推进强国建设，离不开香港、澳门长期繁荣稳定。要全面准确、坚定不移贯彻“一国两制”、“港人治港”、“澳人治澳”、高度自治的方针，坚持依法治港治澳，支持香港、澳门特别行政区发展经济、改善民生，更好融入国家发展大局。实现祖国完全统一是全体中华儿女的共同愿望，是民族复兴的题中之义。要贯彻新时代党解决台湾问题的总体方略，坚持一个中国原则和“九二共识”，积极促进两岸关系和平发展，坚决反对外部势力干涉和“台独”分裂活动，坚定不移推进祖国统一进程。

我们要努力推动构建人类命运共同体。中国的发展惠及世界，中国的发展离不开世界。我们要扎实推进高水平对外开放，既用好全球市场和资源发展自己，又推动世界共同发展。我们要高举和平、发展、合作、共赢旗帜，始终站在历史正确一边，践行真正的多边主义，践行全人类共同价值，积极参与全球治理体系改革和建设，推动建设开放型世界经济，推动落实全球发展倡议、全球安全倡议，为世界和平发展增加更多稳定性和正能量，为我国发展营造良好国际环境。

各位代表！

治国必先治党，党兴才能国强。推进强国建设，必须坚持中国共产党领导和党中央集中统一领导，切实加强党的建设。要时刻保持解决大党独有难题的清醒和坚定，勇于自我革命，一刻不停全面从严治党，坚定不移反对腐败，始终保持党的团结统一，确保党永远不变质、不变色、不变味，为强国建设、民族复兴提供坚强保证。

各位代表！

强国建设、民族复兴的宏伟目标令人鼓舞，催人奋进。我们要只争朝夕，坚定历史自信，增强历史主动，坚持守正创新，保持战略定力，发扬斗争精神，勇于攻坚克难，不断为强国建设、民族复兴伟业添砖加瓦、增光添彩！

谢谢大家！（新华社北京2023年3月13日电）

中央经济工作会议在北京举行　习近平发表重要讲话(节选)

中央经济工作会议12月11日至12日在北京举行。中共中央总书记、国家主席、中央军委主席习近平出席会议并发表重要讲话。中共中央政治局常委李强、赵乐际、王沪宁、蔡奇、丁薛祥、李希出席会议。

习近平在重要讲话中全面总结2023年经济工作,深刻分析当前经济形势,系统部署2024年经济工作。李强作总结讲话,对贯彻落实习近平总书记重要讲话精神、做好明年经济工作提出要求。

会议认为,今年是全面贯彻党的二十大精神的开局之年,是三年新冠疫情防控转段后经济恢复发展的一年。以习近平同志为核心的党中央团结带领全党全国各族人民,顶住外部压力、克服内部困难,全面深化改革开放,加大宏观调控力度,着力扩大内需、优化结构、提振信心、防范化解风险,我国经济回升向好,高质量发展扎实推进。现代化产业体系建设取得重要进展,科技创新实现新的突破,改革开放向纵深推进,安全发展基础巩固夯实,民生保障有力有效,全面建设社会主义现代化国家迈出坚实步伐。

会议强调,明年要围绕推动高质量发展,突出重点,把握关键,扎实做好经济工作。

切实保障和改善民生。要坚持尽力而为、量力而行,兜住、兜准、兜牢民生底线。更加突出就业优先导向,确保重点群体就业稳定。织密扎牢社会保障网,健全分层分类的社会救助体系。加快完善生育支持政策体系,发展银发经济,推动人口高质量发展。

会议指出,要深刻领会党中央对经济形势的科学判断,切实增强做好经济工作的责任感使命感,抓住一切有利时机,利用一切有利条件,看准了就抓紧干,能多干就多干一些,努力以自身工作的确定性应对形势变化的不确定性。要全面贯彻明年经济工作的总体要求,注意把握和处理好速度与质量、宏观数据与微观感受、发展经济与改善民生、发展与安全的关系,不断巩固和增强经济回升向好态势。要准确把握明年经济工作的政策取向,在政策实施上强化协同联动、放大组合效应,在政策储备上打好提前量、留出冗余度,在政策效果评价上注重有效性、增强获得感,着力提升宏观政策支持高质量发展的效果。要讲求工作推进的方式方法,抓住主要矛盾,突破瓶颈制约,注重前瞻布局,确保明年经济工作重点任务落地落实。要始终保持奋发有为的精神状态,胸怀“国之大者”,主动担当作为,加强协同配合,积极谋划用好牵引性、撬动性强的工作抓手,扎实推动高质量发展。(新华社北京2023年12月12日电)

国家主席习近平发表二〇二四年新年贺词

新年前夕，国家主席习近平通过中央广播电视总台和互联网，发表了二〇二四年新年贺词。全文如下：

大家好！冬至阳生，岁回律转。在这辞旧迎新的美好时刻，我在北京向大家致以新年的祝福！

2023年，我们接续奋斗、砥砺前行，经历了风雨洗礼，看到了美丽风景，取得了沉甸甸的收获。大家记住了一年的不易，也对未来充满信心。

这一年的步伐，我们走得很坚实。疫情防控平稳转段，我国经济持续回升向好，高质量发展扎实推进。现代化产业体系更加健全，一批高端化、智能化、绿色化新型支柱产业快速崛起。粮食生产“二十连丰”，绿水青山成色更足，乡村振兴展现新气象。东北全面振兴谱写新篇，雄安新区拔节生长，长江经济带活力脉动，粤港澳大湾区勇立潮头。中国经济在风浪中强健了体魄、壮实了筋骨。

这一年的步伐，我们走得很有力量。经过久久为功的磨砺，中国的创新动力、发展活力勃发奔涌。C919大飞机实现商飞，国产大型邮轮完成试航，神舟家族太空接力，“奋斗者”号极限深潜。国货潮牌广受欢迎，国产新手机一机难求，新能源汽车、锂电池、光伏产品给中国制造增添了新亮色。中国以自强不息的精神奋力攀登，到处都是日新月异的创造。

这一年的步伐，我们走得很见神采。成都大运会、杭州亚运会精彩纷呈，体育健儿勇创佳绩。假日旅游人潮涌动，电影市场红红火火，“村超”“村晚”活力四射，低碳生活渐成风尚，温暖的生活气息、复苏的忙碌劲头，诠释了人们对美好幸福的追求，也展现了一个活力满满、热气腾腾的中国。

这一年的步伐，我们走得很显底气。中国是一个伟大的国度，传承着伟大的文明。在这片辽阔的土地上，大漠孤烟、江南细雨，总让人思接千载、心驰神往；黄河九曲、长江奔流，总让人心潮澎湃、豪情满怀。良渚、二里头的文明曙光，殷墟甲骨的文字传承，三星堆的文化瑰宝，国家版本馆的文脉赓续……泱泱中华，历史何其悠久，文明何其博大，这是我们的自信之基、力量之源。

中国不仅发展自己，也积极拥抱世界，担当大国责任。我们成功举办中国—中亚峰会、第三届“一带一路”国际合作高峰论坛，一系列主场外交迎来五洲宾朋。我也访问了一些国家，出席了一些国际会议，会晤了不少老朋友、新伙伴，分享中国主张，深化彼此共识。世事变迁，和平发展始终是主旋律，合作共赢始终是硬道理。

前行路上，有风有雨是常态。一些企业面临经营压力，一些群众就业、生活遇到困难，一些地方发生洪涝、台风、地震等自然灾害，这些我都牵挂在心。大家不惧风雨、守望相助，直面挑战、攻坚克难，我深受感动。辛勤劳作的农民，埋头苦干的工人，敢闯敢拼的创业者，保家卫国的子弟兵，各行各业的人们都在挥洒汗水，每一个平凡的人都作出了不平凡的贡献！人民永远是我们战胜一切困难挑战的最大依靠。

明年是新中国成立75周年。我们要坚定不移推进中国式现代化，完整、准确、全面贯彻新发展理念，加快构建新发展格局，推动高质量发展，统筹好发展和安全。要坚持稳中求进、以进促稳、先立后破，巩固和增强经济回升向好态势，实现经济行稳致远。要全面深化改革开放，进一步提振发展信心，增强经济活力，以更大力度办教育、兴科技、育人才。要继续支持香港、澳门发挥自身优势，在更好融入国家发展大局中保持长期繁荣稳定。祖国统一是历史必然，两岸同胞要携手同心，共享民族复兴的伟大荣光。

我们的目标很宏伟，也很朴素，归根到底就是让老百姓过上更好的日子。孩子的抚养教育，年轻人的就业成才，老年人的就医养老，是家事也是国事，大家要共同努力，把这些事办好。现在，社会节奏很快，大家都很忙碌，工作生活压力都很大。我们要营造温暖和谐的社会氛围，拓展包容活跃的创新空间，创造便利舒适的生活条件，让大家心情愉快、人生出彩、梦想成真。

当前，世界上还有一些地方处在战火硝烟之中。中国人民深知和平的珍贵，我们愿同国际社会一道，以人类前途为怀、以人民福祉为念，推动构建人类命运共同体，建设更加美好的世界。

此时此刻，夜色斑斓，万家灯火。让我们一起，祝愿祖国繁荣昌盛、世界和平安宁！祝愿大家福暖四季、顺遂安康！

谢谢大家！（新华社北京2023年12月31日电）

李强在海南调研时强调
加快建设中国特色自由贸易港
在深化改革开放中增进民生福祉(节选)

3月29日,中共中央政治局常委、国务院总理李强在海南调研。他强调,要坚持以习近平新时代中国特色社会主义思想为指导,深入贯彻党的二十大精神,坚持改革开放,高质量高标准建设海南自由贸易港,践行以人民为中心的发展思想,用心用情用力做好养老、医疗等民生工作,提高人民生活品质。

在海南省中医院江东院区,李强听取海南省医疗卫生发展、异地就医报销和中医院情况等汇报。他强调,要加强医疗卫生服务体系建设,推动优质医疗资源下沉,完善异地就医直接结算机制,推进区域医疗中心建设,让群众享受到更便利更实惠的医疗服务。李强察看了黎族医药门诊,与当地中医专家交谈。他说,包括黎医黎药在内的中医药是中华民族的瑰宝,要坚持传承创新、开放包容、中西结合,充分发挥中医药防病治病的独特优势和作用。李强指出,三年来广大医务人员为抗击新冠疫情付出了巨大努力、作出了特殊贡献,向大家表示衷心感谢。

李强充分肯定海南经济社会发展取得的成就,希望海南深入贯彻习近平总书记关于海南工作的重要指示精神,谱写改革开放和现代化建设新篇章。(新华社海口2023年3月29日电)

李强主持召开国务院常务会议
研究落实建设全国统一大市场部署总体工作方案和近期举措
审议通过《关于加强医疗保障基金使用常态化监管的实施意见》

国务院总理李强5月19日主持召开国务院常务会议，研究落实建设全国统一大市场部署总体工作方案和近期举措，审议通过《关于加强医疗保障基金使用常态化监管的实施意见》。

会议指出，加快建设高效规范、公平竞争、充分开放的全国统一大市场，促进商品要素资源在更大范围畅通流动，有利于充分发挥我国经济纵深广阔的优势，提高资源配置效率，进一步释放市场潜力，更好利用全球先进资源要素，为构建新发展格局、推动高质量发展提供有力支撑。会议强调，要进一步统一思想、压实责任，自觉在大局下想问题、做工作，坚决打破思维定式、防止本位主义。要针对重点领域的地方保护和市场分割突出问题开展专项治理，紧盯不放、久久为功，确保取得实实在在成效。要在深化改革上下更大功夫，进一步优化产权保护、市场准入、公平竞争、社会信用等市场经济基础性制度，健全激励约束和考核评价体系，完善适应全国统一大市场建设的体制机制。

会议强调，医疗保障基金是人民群众的"看病钱""救命钱"。加强医保基金使用常态化监管，对保障基金安全运行、提高基金使用效率、规范医疗服务行为、减轻群众看病就医负担都具有重要意义。要压实医保基金使用和监管的各方责任，进一步强化医保行政部门监管责任、医保经办机构审核检查责任、定点医药机构自我管理主体责任、行业部门主管责任和地方政府属地监管责任。要优化医保基金监管方式，做实常态化监管，加强信息智能监控和社会监督，进一步织密医保基金监管网。要深化医保基金使用和监管改革，及时总结推广实践中行之有效的经验做法，建立健全激励与约束并重的监管机制，更大激发医疗机构规范使用医保基金的内生动力。

会议还研究了其他事项。（新华社北京2023年5月19日电）

刘国中在福建三明调研时强调
促进“三医”协同发展和治理　持续增进人民群众健康福祉

中共中央政治局委员、国务院副总理刘国中20日至21日到福建三明调研医改工作并主持召开座谈会。他强调，要深入学习贯彻习近平总书记关于医改工作的重要指示精神，认真落实党中央、国务院决策部署，坚持以人民健康为中心，坚持卫生与健康工作方针，促进医保、医疗、医药协同发展和治理，推动新时代新征程深化医改不断取得新进展，持续提高人民健康福祉。

刘国中先后到三明市小蕉村卫生室、富文社区卫生服务站、市第一医院、沙县区总医院，与医疗机构负责人和医务人员深入交流，详细了解分级诊疗制度建设、医共体运行、公立医院改革、医养结合、健康促进、药品配备、人才队伍建设等情况。他强调，近年来，三明市始终坚持人民至上、敢为人先，坚持问题导向，注重体制机制创新，持之以恒深化“三医联动”改革，积累了许多有益经验，提升了三明人民健康的获得感、幸福感、安全感，也为全国医改作出了重要贡献。各地区各部门要因地制宜、创造性地学习借鉴三明医改经验，不断扩大医改成效，让更多群众享受改革成果。

在医改座谈会上，刘国中强调，当前医改面临新的形势，要认真贯彻落实党的二十大作出的战略部署，坚持“大卫生大健康”理念，推动医改与健康中国建设紧密结合，创新医防协同、医防融合机制，推进卫生健康发展方式由以治病为中心转到以人民健康为中心。要加强“三医”改革统筹，改革医保支付方式，完善药品招标采购，动态调整医疗服务价格，健全薪酬制度，保障医务人员合理合规待遇。要深化以公益性为导向的公立医院改革，完善公立医院治理，加强医德医风建设，实现高质量发展。要健全分级诊疗体系，完善国家医学中心和区域医疗中心管理运行机制，扎实推进医联体和信息化建设，加强基层服务能力建设，有序开展家庭医生签约服务，多措并举均衡布局优质医疗资源。要抓好今冬明春呼吸道传染病防控，继续落实新冠病毒感染“乙类乙管”各项措施，加强儿科、呼吸科救治力量，巩固疫情防控成效，为经济社会发展创造良好环境。（新华社福州2023年11月21日电）

二、国家医疗保障局领导讲话

全面贯彻党的二十大精神 奋力谱写医保惠民暖民便民新篇章

——在全国医疗保障工作会议上的讲话

（2023年1月12日）

国家医疗保障局党组书记、局长　胡静林

同志们：

这次会议的主要任务是，以习近平新时代中国特色社会主义思想为指导，深入学习贯彻党的二十大精神，全面落实中央经济工作会议部署，总结2022年和近五年工作，谋划未来一个时期的重点任务，部署2023年工作，动员全系统踔厉奋发、勇毅前行，奋力谱写医保惠民暖民便民新篇章。

一、全面总结2022年和五年来的工作成绩

2022年是党和国家历史上极为重要的一年。党的二十大胜利召开，全面建设社会主义现代化国家迈出坚实步伐。在以习近平同志为核心的党中央坚强领导下，医保系统将把迎接、宣传、贯彻党的二十大精神作为中心任务，全面贯彻落实党中央、国务院决策部署，高质量完成全年目标任务。2022年全国基本医疗保险参保率稳定在95%，基本医疗保险（含生育保险）基金收入超3万亿元、支出2.4万亿元，累计结余4.3万亿元。这一年，我们主要做了五个方面的工作。

（一）提升群众医疗保障质量

深度融入乡村振兴，健全防范因病返贫致贫长效机制，巩固拓展医保脱贫攻坚成果，农村低收入人口参保率稳定在99%以上，累计减负超千亿元。13省份开展分类监测预警、及时帮扶高额医疗费用负担患者，部分省份引导社会力量参与救助帮扶。巩固拓展保障能力，保障新冠病毒感染患者救治和全民免疫费用，第一时间将治疗药品临时纳入支付范围。推动职工医保门诊共济保障机制改革，普通门诊统筹覆盖超七成职工医保参保人，22省份实现省内全覆盖。健全重特大疾病医疗保险和救助制度，23省份明确因病致贫认定标准，9省份提高年度救助限额。有序推进参保人员个人信息授权查询和使用试点。优化生育保险，实现生育待遇支付跨省通办。提升药品保障质效，2022年药品目录新纳入111种药品，目录内药品总数增至2967种，群众用药质量进一步提升。全面消化原省级自行增补品种，群众用上目录内更质优价宜的替代药品，药品目录实现全国统一。优化谈判药品“双通道”管理，275种谈判药品可及性进一步提高。均衡地域间差异，落实医保待遇清单制度，七成省份已统一到国家制度框架内；着手规范统一长期护理保险试点政策标准，3/4试点城市使用国家长期护理失能等级评估标准，推动国家新增长期照护师职业。

（二）降低群众医药费用负担

制度化常态化开展集中带量采购。国家组织开展第七批药品集采，60种药品平均降价48%；开展第三批耗材集采，脊柱类耗材平均降价84%；胰岛素集采中选结果落地，惠及超1000万糖尿病患者。有序开展冠脉支架、药品协议期满接续工作。地方集采如火如荼，省级联盟采购不断实现新突破，不断扩大集采品种。四川牵头联盟采购种植体耗材、平均降价55%，协同口腔种植医疗服务收费治理，群众种植牙负担有望降低超50%。持续

降低疫情防控成本。4批次降低新冠病毒疫苗价格。全国2轮下调核酸检测价格,2轮下调抗原检测政府指导价。新冠治疗药阿兹夫定、清肺排毒颗粒谈判降价后纳入医保目录。研究制定新冠治疗药价格形成指引,京津冀沪苏川六地承担首发报价受理。完善医药采购平台功能。大力推动公立医疗机构线上采购药品和医用耗材,评定10个示范平台。河北、湖南、山西等地分别实施全品种医用耗材挂网、药价省际联动、化药比价关系管理等,引导医疗机构合理采购。青海等地联动耗材集采和大型检查价格,分享降价红利。

(三)巩固群众医保基金安全态势

加大日常监督检查力度。统筹协议管理和行政执法,全年检查医药机构76.7万家、查处39.8万家,追回医保基金188.4亿元,移交公安司法、纪检监察机关6478家(人)。锻铸飞行检查利剑。专项飞检武汉同济医院并公布飞检结果,明确释放权威医院绝非监管法外之地的信号。制定飞检指南、聚焦重点领域、分享飞检经验。加强长效机制建设。创新大数据监管模式,提升精准发现和打击能力,不断完善现场监管与非现场监管有机结合的监管布局。建立全国统一的智能审核和监控知识库、规则库。加强行纪衔接、部门协作,开展年度基金监管综合评价,修订举报奖励办法。

(四)提高群众医保服务便利性

推进跨省异地就医直接结算。优化相关政策,着力破除备案、结算、协同三大困难。提前7个月实现普通门诊费用跨省直接结算县域可及。实现门诊慢特病跨省直接结算统筹地区全覆盖。推动服务下沉。全国八成乡镇(街道)和五成以上村(社区)能够代办、帮办医保业务。推进业务不见面办。六成政务服务事项实现全程网办,医保电子凭证激活超9亿人,激活率达65.5%。开展医保经办服务规范化建设专项行动,指导各地出台一批便民利民举措。

(五)提高医保精细化管理能力

持续夯实管理基础。所有统筹地区均已上线全国统一医保信息平台,被中央广播电视总台评为2022年国内十大财经新闻。同步推动医保数据治理,提升统计数据质量,治理重复参保。部分地区探索地市内医保部门垂直管理。加速推动支付方式改革。253个统筹地区新开展DRG/DIP改革,其中四成多已实现实际付费。推动DRG和DIP版本升级。建立6个监测点评估成效,18个省份探索中医按病种付费。有序推进医疗服务价格改革。5个国家试点城市开展价格调整。全国普遍建立医疗服务价格动态调整机制,规范整合医疗服务价格项目工作提速。强化药品价格常态监管。开展短缺、易短缺药品价格和配送异常信息监测。实施全国医药价格监测工程。应急监测涉疫药品和耗材平台采购情况,强化重点品种挂网与调度,助力保障防疫物资供应。开展药品医保支付标准试点。

这些成绩是过去五年医保系统上下砥砺前行、不懈奋斗的集中体现。2018年,以习近平同志为核心的党中央战略决策组建医保局,以体制变革推动医保改革取得突破性进展。五年来,我们始终锚定习近平总书记赋予的"解除全体人民的疾病医疗后顾之忧"重大政治任务,始终涵养守正不渝、创新不止、笃行不怠的昂扬向上精气神,始终保持抓铁有痕、踏石留印的奋斗姿态,奔跑开局、全力改革、奋力攻坚,让这五年成为群众医保获益最多的五年。

这五年,我们实施系列战略性举措,打基础、增后劲、利长远。加强顶层设计。党中央、国务院印发《深化医疗保障制度改革的意见》,出台医疗保障第一部全国五年专项规划,擘画改革蓝图。推动《医疗保障法》立法,实施《医疗保障基金使用监督管理条例》。推动全国一盘棋。实施医保待遇清单制度,上线全国统一的医保信息平台,统一18项信息业务编码、33项技术标准和规范,统一全国药品目录。探索防范化解因病返贫致贫风险的长效机制。持续完善医保综合帮扶机制,推动事后救贫向事前防贫帮扶转变。脱贫攻坚至今,累计资助困难群众参保4亿人次,综合帮扶政策累计减负近6000亿元。搭建促进早诊早治、健康管理、分级诊疗的门诊保障政策平台。改革职工医保个人账户，推动建立职工医保门诊统筹机制，建立健全“两病”门诊用药保障机制。积极应对人口老龄化。扩大长期护理保险制度试点，试点城市增至49个、覆盖1.69亿人，惠及195万名失能群众，同步发展规范护理服务市场。持续优化生育保险。

这五年，我们推进系列变革性实践，勇创新、强治理、显担当。机制性挤压药耗虚高价格水分。国家组织集采7批294种药品，平均降价超50%；3批4类耗材，平均降价超80%。叠加地方联盟集采，累计降低药耗费用超4000亿元。创造性谈判降低新药价格。药品目录提速至每年动态调整，250种新药平均降价超50%纳入医保报销，新增15万家定点零售药店保供，群众更快用上原本用不起的救命药。叠加谈判降价和医保报销，较谈判前，患者用药平均减负超80%，累计减负超4600亿元、惠及患者超3.6亿人次，中国药价首次成为发达国家药品定价的参考。系统性打击欺诈骗保。实施全覆盖日常监督检查，创新开展以上查下的飞行检查、深度聚焦的专项治理，强化多部门综合监管联合惩戒，建立全民举报奖励、案情公开曝光等系列机制，常态化实施医药价格和招采信用评价制度。累计检查医药机构318.9万家次，处理154.3万家次，追回医保基金771.3亿元，曝光典型案例24.5万件，评定184家医药企业失信等级并实施惩戒。超常规支持疫情防控。第一时间实施“两个确保”，临时扩大支付范围，临时突破管理限制，全力保障患者救治。报销“互联网+”诊疗服务，实施长处方政策，创新经办服务，确保参保群众日常医保服务不中断。保障新冠病毒疫苗和接种费用。持续降低常态化防疫成本，降低疫苗、核酸检测、抗原检测等价格超九成。阶段性减征职工医保单位缴费超1500亿元、缓缴近900亿元，助力企业复工复产。

这五年，我们实现系列突破性进展，强管理、优服务、提质效。跨省异地就医直接结算全面破题。住院就医直接结算率从2017年不足5%提高到60%以上，所有县域均已实现普通门诊费用跨省直接结算，所有统筹地区实现高血压、糖尿病等5种门诊慢特病相关治疗费用跨省直接结算，异地就医备案实现“跨省通办”。跨省异地就医联网定点医药机构32.7万家，累计结算超6000万人次，减少垫付超2400亿元。持续完善医务人员激励机制。DRG/DIP支付方式覆盖354个城市，占统筹地区的90%，改革正向门诊费用支付延伸。医疗服务价格改革平稳推进，有效支持公立医疗机构提升医疗能力、加速回归公益。加快药品销售回款速度，实施集采结余留用，为公立医院优化考核薪酬体系创造条件。稳步提升基金统筹层次，基本实现市地级统筹，9个省份和新疆生产建设兵团探索不同形式省级统筹。

这五年，我们取得一系列标志性成果，惠民生、强协同、促发展。群众历史性获益。城乡居民享受统一的基本医保、大病保险和医疗救助制度。医保脱贫攻坚助力近千万户因病致贫家庭精准脱贫，实现近1亿脱贫人口“基本医疗有保障”。9项高频政务事项实现“跨省通办”，本地就医基本实现持卡（码）结算，多数医保业务不出村、不出户就能办理。中国药价一举逆转近二十年逐年上涨势头。目录内药品有序升级换代，药品数量增至2967种，较2018年新纳入超30%。集采品种中使用高质量药品的患者比例从50%提高到90%以上。医药行业生态系统性重塑。集采中选产品带量进医院、新药降价进医保后销量大增等新机制正取代带金销售老办法，引导越来越多企业走上重创新、重质量、重成本的发展新路。2018年以来，A股和H股上市企业研发投入支出总额和占比持续提高，每年通过仿制药一致性评价的药品数翻了三番。推进医疗卫生事业整体性加速回归公益。初步形成对欺诈骗保的强大震慑，有力支持医药领域腐败治理。“带金销售”空间持续压缩，激励机制不断优化，医疗服务价格、病种支付标准间的比价关系更趋合理，为促进医务人员合理诊疗、更好体现医药卫生事业公益性创造了条件。大量曾滥用的辅助用药、易滥用药正被抗癌药、慢性病用药等必需、急需药品替代，高值医用耗材滥用情况初步逆转。

经过不懈努力，我们成功建立了具有鲜明中国特色的全民医疗保障制度，基本医保以占年度GDP 2%左右的投入实现95%的参保率，职工医保、居民医保政策范围内住院费用报销比例稳定在80%和70%左右。2012—2021年，居民个人卫生支出占卫生总费用的比重从34.3%降至27.7%，人均预期寿命提高3.2岁。习近平总书记5年中3次在新年贺词中提到医保惠民成绩。专家研究发现，按我国保障范围和水平统计，依照医保投入产出效率排序，我国稳居全球第一梯队。

我国医保的跨越式发展生动诠释了“两个确立”的决定性意义。这些成绩的取得根本在于习近平总书记作为党中央的核心、全党核心掌舵领航，根本在于以习近平同志为核心的党中央坚强领导，根本在于习近平新时代中国特色社会主义思想的科学指引。成绩来之不易，经验弥足珍贵。我们始终坚持党的全面领导，推动党建和业务同心同向、同频共振。党中央高度重视医疗保障工作。习近平总书记作出系列指示批示，亲自推动系列医保重大改革，为医保改革发展提供了最强有力的政治保障。医保部门始终全面从严治党，坚持党建引领、政治统领，守牢意识形态阵地。医保干部一心为民、夙夜为公，用医保惠民实绩成为民生领域高高飘扬的一面面鲜红党旗。我们始终坚持以人民为中心，坚定不移推动共同富裕。始终用群众是否受益、是否满意衡量工作成效，直面群众医保急难愁盼，全力以赴推改革、强管理、优服务，“小步快跑”持续改进群众医保待遇。我们始终坚持发挥中国特色社会主义制度优势，汇聚推动医保改革强大合力。坚持系统集成，推动改革创新，充分调动一切积极因素，创新发挥基金战略购买作用，统筹发挥多层次医疗保障制度合力，走出一条中国特色的医疗保障发展道路，初步形成医保、医疗、医药良性互动、共同发展新格局。

二、深刻理解把握党的二十大精神

党的二十大吹响了以中国式现代化全面推进中华民族伟大复兴的冲锋号角，是全面建设社会主义现代化国家、全面推进中华民族伟大复兴的政治宣言和行动纲领。要将学习贯彻党的二十大精神，与贯彻落实习近平总书记关于医疗保障工作重要论述结合起来，全面学习、全面把握、全面落实。

（一）将党的二十大精神转变为奋进新征程、建功新时代的强大力量

当前，国际秩序、世界经济深刻调整，世界进入前所未有的动荡变革期。在全球经济发展缓慢大背景下，各国民生保障压力骤增。如何在经济增长放缓、新冠疫情冲击背景下做好全民医疗保障，成为时代之问。我国社会主要矛盾深刻变化，城镇化、人口老龄化、就业方式多样化、人口流动常态化加快发展，医疗和医药技术飞速进步，疾病谱加速慢性病化，医保支出面临更大压力。医保改革已迈入深水区，一系列新机制尚在襁褓，一系列老问题还需根除，一系列深层次结构性矛盾逐步暴露。医保改革发展比历史上任何时候都更需要习近平总书记的把舵引航，更需要以习近平同志为核心的党中央坚强领导，更需要习近平新时代中国特色社会主义思想的科学指引。

党的二十大报告从全面建设社会主义现代化国家的高度，为新时代新征程医疗保障工作指明了前进方向，为我们危中寻机、化危为机、再获新绩提供了根本遵循。要把学习宣传贯彻党的二十大精神作为首要政治任务，切实转化为医保惠民暖民便民的实际行动和具体措施。要牢牢把握过去5年和新时代10年伟大变革的重大意义，进一步增强拥护“两个确立”、做到“两个维护”的政治自觉。要牢牢把握习近平新时代中国特色社会主义思想的世界观和方法论，坚持好、运用好贯穿其中的立场观点方法，用“六个坚持”指导医保工作、解决医保问题、推动医保改革。要牢牢把握以中国式现代化推动中华民族伟大复兴的使命任务，把医保工作置于全面建设中国式现代化大局中深

刻认识、统筹谋划、协同推动。要牢牢把握以伟大自我革命引领伟大社会革命的重要要求，弘扬伟大建党精神，将“三个务必”转变为医保奋斗路上的清醒和坚定。要牢牢把握团结奋斗的时代要求，在党的旗帜下团结成一块“坚硬的钢铁”，持续提振医保部门顽强奋斗开新局建新功的精气神。要牢牢把握习近平总书记对于医保工作的重要指示批示精神，全面贯彻落实党的二十大关于健全覆盖全民、统筹城乡、公平统一、安全规范、可持续的多层次社会保障体系重大决策部署，以新气象新作为推动医保工作取得新进步新发展。

(二)准确理解把握事关医保改革发展的关键战略问题

医保工作牵扯利益复杂，各方认识不同，要从战略全局出发，厘清一些重大宏观问题，凝聚共识，推动改革。

一是充分认识医保与经济高质量发展的关系，统筹发挥医保“保民生”“促经济”的作用。习近平总书记强调，社会保障是治国安邦的大问题。医疗保障不仅是民生保障制度，更是一项基本社会经济制度，与经济社会发展密切相关。一方面，稳定的医疗保障预期，有助于释放群众消费潜力。群众没有医保或感觉保障不力、医药价格高时，就会为看病就医储备大量资金，挤压了消费。群众有了医保、医药价格有效降低、形成稳定保障预期后，就会减少用于就医的资金储备。这些资金就转化成了消费。另一方面，医保有助于推动卫生事业和医药产业的快速发展。医保释放的群众就医需求和支付的资金，使各类医药机构有了稳定的收入，为医学进步和相关产业发展提供了有力支撑。同时，医保基金支付形成的激励机制，对引导医药产业走上高质量发展道路发挥至关重要的作用。此外，基本医保的发展，还强化了群众的保险意识，同步带动了商业健康险发展。

二是充分认识医保领域福利主义的危害，处理好“当前”和“长远”的关系。习近平总书记深刻指出，经济发展和社会保障是水涨船高的关系，水浅行小舟，水深走大船，违背规律就会搁浅或翻船。这要求我们，必须时刻绷紧防范过度保障的弦，决不能搞超越发展阶段的高福利，否则就会好心办坏事，拖累了经济发展，反而损害群众的长远利益。国际上，一些国家搞民粹主义，实行福利赶超、免费医疗，超越了发展阶段，威胁经济稳定，甚至造成经济衰退。我国正处于群众医疗需求的释放期，更要平衡好医保惠民和经济发展之间的关系。要始终坚持尽力而为，量力而行。“尽力”强调责任，要求主动作为、尽最大努力、调动一切积极因素，充分发挥各个历史阶段有限资源的最大惠民效能。“量力”强调担当，要求有定力，必须旗帜鲜明地反对福利主义，实事求是，统筹“需要”和“可能”，立足国情和保障能力，坚决保障群众长远利益。

三是充分认识推动全国医保一盘棋的重大战略意义，处理好“全国统一”和“地方创新”的关系。习近平总书记在论述扎实推动共同富裕时明确提出，要“促进基本公共服务均等化”。要站在推进共同富裕的战略高度，充分认识医保全国一盘棋的重要性，把促进公平享有基本医疗保障作为工作出发点和落脚点。从宏观发展角度，这有助于化解地区间经济社会发展差异。地区间经济社会发展差异是医保发展差异的根源，医保发展差异又反过来拉大经济发展差异，形成恶性循环。均衡地区间医保差异，就是阻断这一循环，推动共同富裕。从基金运行安全角度，这有助于基金长远可持续。地区间医保制度政策不统一，容易形成待遇攀比，最终走向过度保障甚至免费医疗。目前，随着人口红利的逐步消失，一些富裕地区的职工医保在职退休比正在快速变化，已在预警当前富裕地区的过高承诺很可能变成明日基金兑付的严峻压力。从整合基金战略购买力角度，有助于提高议价能力。医保全国一盘棋，整合了全国医保购买力，可以更大幅度降低药耗价格，减轻医保基金和群众负担。要尊重地方客观差异，可能一定时期内区域间保障水平有所不同，但不能动摇统一制度和政策的目标。鼓励地方在医保管理和服务创新上“千帆竞渡，百舸争流”，用更精细化的管理、更人性化的服务提升群众医保获得感、幸福感和安全感。

(三)以关键任务为突破引领医保改革发展

医保工作千头万绪,必须抓住主要矛盾、关键环节,纲举目张地推动医保工作取得新进展。

一是把参保作为战略着力点。习近平总书记高度重视参保工作,多次强调要扩大社会保障覆盖面。在地方调研时,总会询问群众有没有医保。参保是确保群众获得基本医疗保障的根本前提,也是医保帮助群众化解疾病费用负担、有效防范因病致贫返贫风险的基础条件。当前,基本医保参保率达到95%,是很大的成绩,但决不能有松松劲、歇歇脚的念头;脱贫攻坚虽然结束了,也决不能放松农村参保工作,反而要将农村参保工作的经验拓展应用到城市;全国统一医保信息平台上线,有效治理了地区间重复参保,也对参保工作提出了新的要求。从政治性和实践性要求看,做好参保工作就是坚持人民至上。理论上,政府建立医保的目的,就是防止个人因自觉健康而不参保导致看不起病的悲剧。抓好参保是医保的根本使命。现实中,医保基于大数法则运行。参保工作不扎实,健康群众参保率就不高,参保人群中患病者比例会提高,保障基金就可能不足甚至穿底,进而推高次年保费,导致更多健康群众不再选择参保,陷入恶性循环。抓好参保是放缓保费增速、确保医保可持续的客观要求。当然,参保工作繁琐细致、环环相扣,是系统工程,涉及不同部门、不同机构和大量群众,涉及宣传、动员、参保、缴费等多个环节,必须发挥好中国特色社会主义制度优势,紧紧依靠各级党委政府,补齐短板弱项,加大工作力度,巩固拓展参保成果。

二是把医保基金监管作为决胜关键点。习近平总书记高度重视医保基金监管工作,多次作出重要指示批示。要从反腐败斗争的高度深刻认识基金监管的重大意义。违法违规使用医保基金行为的背后是医药腐败,浪费的是医保基金,扭曲的是卫生事业和医药产业的发展,贪墨的是人民的救命钱,吞噬的是群众的生命健康。从坚持人民至上的角度,基金监管关系民心这个最大的政治,容不得丝毫退让妥协。要较真碰硬坚决打击违法违规使用医保基金的行为。这五年,我们坚决打击欺诈骗保,取得积极进展。但违法违规使用医保基金行为源自各种不良因素的长期积累,整治难以一蹴而就。随着打击日深,欺诈骗保日趋隐蔽、日趋复杂,必须始终保持惩治的高压态势。要从医保、医疗、医药协同发展和治理角度,进一步健全长效机制。由乱到治,既要猛药去疴,也要扶正祛邪。一方面,基金监管要打出震慑,充分释放医保基金监管没有禁区、没有死角的信号;另一方面,要统筹医疗服务价格和支付管理等工具,会同相关部门引导医疗、医药领域重塑合理诊疗、优绩优效的正向激励。

三是把准确认识药品耗材价格治理成绩作为最大共识点。习近平总书记多次要求,切实解决群众看病难看病贵问题。我们抓住主要矛盾,剑指“带金销售”,整合全国议价能力,下大力气挤压药耗虚高价格水分,实现集采中选药品价格全球较低、谈判纳入医保药品价格几乎全球最低的历史性成绩。要充分认识大幅降价背后的合理性,看到降价后良好的衍生影响,加大宣传力度,坚持机制性挤压药品耗材虚高价格水分,推动医药卫生领域深层次的机制转化。药品耗材价格构成特殊,生产成本占比低,研发和销售成本占比高。集采和谈判准入本质都是“以量换价”,短期就能大幅提高药品耗材销量,摊薄相关成本;中选带量进医院、谈判准入后“双通道”保供的新机制,帮助企业大幅减少销售费用。即便大幅降价,企业仍能获取合理利润。从结果看,集采药品和耗材确实“质优价宜”。药监部门质量监督检查结果表明,集采中选药品质量事件年检出率远低于全国化学药抽检质量事件平均检出率。27家医疗机构跟踪研究使用37种中选仿制药的25万患者,结果证实集采中选仿制药的安全性、有效性与原研药临床等效。同时,药品耗材大幅降价后,再难支撑“带金销售”,对医药腐败有釜底抽薪的治理作用,有效净化了行业生态,推动一批企业走上“仿创结合”“由仿到创”“拥抱创新”的新路。当然，我们要充分听取各方意见建议，持续完善集采政策。

四是把大数据赋能作为重要着力点。习近平总书记强调，大数据在保障和改善民生方面大有作为。要深刻认识大数据赋能对推动医保精细化、科学化、人性化管理，对缓解当前医保部门“小马拉大车”“专业能力亟待提高”困境的重要意义。医保数据应用的进步，是医保管理精细化科学化、服务人性化最主要的助推因素。各国也普遍将医保信息化作为战略基础工程推动。依托医保大数据，高度专业的医疗行为会更透明、更易管理，大幅度提高了医保管理能力。医保数据可追溯、可分析、可监管的特点，也会在潜移默化中对违法违规使用医保基金的行为产生强大震慑力。要充分发挥全国统一医保信息平台的作用，把信息化建设的一把手工程从“带头建”转到“带头用、带头出题目用”，要以住院结算清单为突破口，在全面使用中持续优化数据、完善应用、健全机制，充分利用互联网、大数据、云计算等信息技术创新管理和服务，持续发掘全国医保数据的“金矿”，不断提高医保数字治理能力，推动医保高质量发展。要发挥好医保大数据赋能的作用。既要培养医保改革发展新动能，精准发现问题，精准跟踪问效，精准调整完善政策，精准实施管理和监督；又要借好力，让数据多跑路，让群众少跑腿，提供更便捷的医保经办服务，让不出门、不见面办医保业务成为常态。当然，也要传统和智能化服务创新并行，为老年人、残疾人等特殊群体提供更人性的医保服务。要重视数据安全，统筹好安全和应用的关系，更安全更积极更有序地用好医保大数据。

三、凝心聚力做好2023年重点工作

2023年是全面贯彻落实党的二十大精神的开局之年。2022年12月15日，中央经济工作会议召开，深刻分析了当前国内外形势，全面总结了2022年经济工作和新时代10年伟大变革，系统部署了2023年经济工作。各级医保部门要以习近平新时代中国特色社会主义思想为指导，全面贯彻落实党的二十大精神和习近平总书记关于医疗保障工作重要指示批示精神，全面落实中央经济工作会议部署，坚持稳中求进工作总基调，完整、准确、全面贯彻新发展理念，更好统筹疫情防控和经济社会发展，统筹降本、提质、增效三大目标，按照保障稳中有进、管理精细科学、服务便捷人性、改革稳妥系统、“三医”协同治理的思路，扎实推动各项医保工作落地见效。

（一）稳预期、促经济，持续优化群众医疗保障质量

要持续释放医保“稳中向好”的保障预期，助力释放群众消费活力，发挥好基金对产业的引导作用，统筹实现稳保障、促增长。要打响全民参保攻坚战。协同税务部门做好参保工作，巩固拓展现有95%的参保率成果。依托各级党委和政府，聚焦新就业形态劳动者、非义务教育阶段学生儿童等重点人群，探索有效提高参保率的工作机制，探索解决“人户分离”群众参保问题。向群众充分展示政府惠民补贴和医保惠民实效，扫清群众参保“最后一公里”的障碍。要持续提高群众医疗保障质量。助力乡村振兴，做好农村群众医疗保障工作，进一步巩固住拓展好医保脱贫攻坚成果。完善统一规范的医疗救助制度，落实困难人群资助参保和分类救助政策，完善防止因病返贫致贫长效机制，精准提升大病保险保大病能力，坚决守牢不发生因病规模性返贫的底线。落实医保待遇清单制度，推进制度公平统一。巩固住院保障待遇，全面建立职工医保普通门诊统筹。加强生育医疗费用保障，统一规范生育津贴支付政策，探索将灵活就业人员纳入生育保险覆盖范围。抓好新版药品目录落地，为群众送上暖心的新春礼物。要有序衔接多层次医疗保障。联合相关部门支持规范“惠民保”等商业医疗保险发展，更好发挥商业医疗保险保障效用。研究谋划促进多层次医疗保障制度有序衔接、协同发展的制度机制。

特别要强调的是，要切实做好实施“乙类乙管”后新冠病毒感染患者治疗费用医疗保障工作。要有“时时放心不下”的责任感，省、市两级医保部

门要全面摸清辖区内各地市、各县区保障能力，提早谋划基金调剂等工作；继续抓好医保基金监管，切实防范少数不法分子利用政府特殊保障政策侵占人民群众救命钱；抓好部门协同，形成部门合力，更好地保障患者求医问药；要加快费用清算结算速度，帮助救治医疗机构减轻垫资压力。

（二）换机制、促协同，促进医保、医疗、医药协同发展和治理

以净化行业生态为着力点，集成各项医保措施，持续形成正向激励，推动医药服务供给侧结构性改革。一是持续加大基金监管力度，封邪路。开展基金监管安全规范年行动，继续全覆盖日常监督检查，开展专项整治，发挥基金监管打击医药腐败的探照灯作用，协助司法、纪检监察机关深挖涉及医保基金使用的腐败问题，联合惩戒、协同治理。加大飞行检查力度，持续提高飞检查案破题能力，跟踪督办、抽查复查、倒查追责飞检移交线索办理。依托智慧医保赋能非现场监管，年底前所有统筹地区要上线智能监管子系统，建立健全医保大数据分析监测体系，开展医保反欺诈大数据监管试点。探索适应新型支付方式的监管机制。重点加强异地就医基金监管。二是持续挤压药耗虚高价格水分，堵偏门。开展新批次国家组织药品和高值医用耗材集采，做好药品集采协议期满后接续，抓好脊柱类耗材、种植牙耗材集采中选结果落地执行。进一步精细化推动集采品种使用，持续优化创新采购规则，实现质量、供应、价格更高水平的动态平衡。扩大地方集采覆盖品种，年内各省份至少开展一批省级（含省际联盟）药品和医用耗材集采，实现国家和省级集采药品数合计达到450个。引导新冠治疗药品形成合理价格。三是持续优化医保正向激励机制，拓正路。充分发挥协议管理关口作用，落实两定管理办法，出台基金经办管理规程，加强审核结算能力建设，推动智能审核全覆盖。全面落实DRG/DIP支付方式改革三年行动计划，规范完善分组调整机制，提高管理应用能力，推动普通门诊统筹支付方式改革，引导医疗机构优化内部管理和激励约束机制，提高基金使用效率，减轻群众负担。研究探索新时代医药价格形成机制，持续深化医疗服务价格改革国家试点，适时启动省级改革试点。落实医疗服务价格总量调控和动态调整机制，稳定调价预期。接续开展种植牙医疗服务价格等专项治理。全面实施医药价格监测工程，持续编制医药价格指数。做好医药集采经办工作，持续优化医药集采平台功能。做好2023年医保药品目录调整工作，指导各省份稳步做好医保医用耗材目录准入和调整工作。

（三）拓渠道、织密网，持续便捷医保公共服务

按照网点下沉、信息赋能、标准规范的思路，进一步提高服务可及性、便捷性和规范性。一是优化医保经办服务。延伸服务网络，推动医保经办政务服务纳入乡镇（街道）属地事项责任清单，积极推进医保经办服务进村（社区）办理。推动“放管服”改革，实现政务服务事项线上可办率超过70%、更多高频医保服务事项“跨省通办”。按照“一满意两加强”要求，推动经办规范建设，开展经办练兵比武。研究制定长期护理保险、生育保险、医疗救助等系列经办规程，提升经办管理服务水平。二是落实异地就医结算。高质量落地相关政策措施，进一步扩大普通门诊和门诊慢特病费用跨省联网定点医疗机构覆盖范围，稳步提高住院费用跨省直接结算率。加强跨区域业务协同，提高跨省异地就医直接结算服务质量。开展跨省异地就医直接结算政策集中宣传。三是拓展信息化应用。以应用为引领，不断完善医保信息平台功能，有效发挥数据要素作用。不断夯实安全保护措施，进一步加强医保电子凭证、医保服务平台网厅等推广力度，不断拓展推进医保移动支付、电子处方流转、医保服务终端应用，发挥全国一体化政务服务平台、银行、第三方支付机构等渠道作用，在跨省异地就医备案、医保电子凭证使用等领域深化合作。

（四）夯基础、谋长远，稳妥有序系统推进重大改革

一是探索医保引导分级诊疗、推动基层提高

防病治病和健康管理能力的有效机制。要充分利用建立健全职工医保门诊共济保障机制这一改革契机，统筹支付方式、医疗服务价格等政策，在充分尊重患者自主就医权利基础上，探索引导患者基层就医的有效机制。同时，着眼长远，统筹考虑医保门诊保障、支付、价格等各项机制，以健全全科和专科医疗服务合作分工的现代医疗服务体系为目标，协同推动强化基层全科医疗服务，探索以优质"全科签约服务"吸引参保群众主动签约首诊、进而带动强基层的新机制。二是系统集成扎实推动省级统筹。推动省级统筹绝非简单提高基金共济范围到省一级的单项改革，而是系统集成的系列工作和改革。要探索既扩大基金共济范围到省、又不减弱市县基层管理的创新机制和措施。推动省级统筹要系统谋划、深入研究、稳步推进，既不能畏难不前，也不能达不到基本条件就赶潮流蛮干。三是统筹推进扩大长期护理保险制度试点工作。从全球看，长期护理保险没有可照搬照抄的成功模式，必须依托中国智慧、用中国方案探索破题长期护理保险制度。要在国家明确的制度框架下四点同时发力：要在确保民生保障总负担可承受的情况下，建立有效的独立筹资机制，解决筹资均衡性、可持续性问题；要创造性发挥长期护理保险基金购买作用，引导护理服务市场规范发展，为买得到所需的护理服务提供基础条件；要持续创新制度运行管理支撑机制，健全失能等级评估标准体系，完善管理办法，加强人员队伍建设，建立长期照护师培养体系；要探索建立适应长期护理服务特点的有效监管机制，解决护理服务难以有效监管的世界难题。

全面贯彻落实党的二十大作出的战略部署，确保医保事业行稳致远，关键在于加强党的全面领导。要深刻领悟"两个确立"的决定性意义，把习近平新时代中国特色社会主义思想贯彻落实到医保工作各方面全过程，以奋发有为的精神状态，创造性地把党中央决策部署转化为医保惠民实效。要坚定不移全面从严治党，坚持以严的基调强化正风肃纪，强化对重点领域的监督，加强新时代医保廉洁文化建设，持续释放越往后越严的鲜明信号，坚决打赢反腐败斗争攻坚战持久战。要建设堪当重任的高素质干部队伍，努力打造一支"心中有理想、肩上有担当、身上有本领、脚下有定力"的医保铁军，培养一批"有理想、敢担当、能吃苦、肯奋斗"的新时代青年干部，确保医保事业血脉赓续、薪火相传。要时刻绷紧保密安全的弦，建立完善保密规章制度，加强涉密人员和载体管理，构筑国家安全人民防线。要坚决守牢意识形态阵地，抓好医保宣传和舆论引导，及时回应社会关切，把党的医保惠民政策原原本本地宣传到群众中去，把医保的惠民实效切切实实转化为群众对党和政府的衷心爱戴。要扎实推进依法行政，持续推进医疗保障立法，全面落实重大决策程序制度，完善行政执法程序，健全行政裁量基准。

中流击水、奋楫者进。同志们，适逢伟大时代，做好医保工作使命光荣、责任重大，要更加紧密地团结在以习近平同志为核心的党中央周围，以习近平新时代中国特色社会主义思想为指导，增强"四个意识"、坚定"四个自信"、做到"两个维护"，深入学习贯彻党的二十大精神，全面贯彻落实党中央、国务院决策部署，勠力同心、勇毅前行，在新征程中奋力谱写医保惠民暖民便民新篇章！

把准关键领域　抓好任务落实
切实做好巩固拓展医保脱贫攻坚成果
同乡村振兴有效衔接工作

——在巩固拓展医保脱贫攻坚成果同乡村振兴有效衔接工作部署会议上的讲话

（2023年7月5日）

国家医疗保障局党组书记、局长　胡静林

同志们：

在深入开展学习贯彻习近平新时代中国特色社会主义思想主题教育之际，我们召开巩固拓展医保脱贫攻坚成果同乡村振兴有效衔接工作部署会，主要任务是：深入学习习近平总书记关于巩固拓展脱贫攻坚成果同乡村振兴有效衔接的重要讲话和重要指示批示精神，贯彻落实中央关于巩固拓展脱贫攻坚成果同乡村振兴有效衔接工作会议部署要求，总结巩固拓展医保脱贫攻坚成果同乡村振兴有效衔接阶段性工作成效，部署今后一个时期接续推进乡村全面振兴的重点工作。

一、坚决贯彻习近平总书记重要讲话和指示批示精神，扎实推进巩固拓展医保脱贫攻坚成果同乡村振兴有效衔接再上新台阶

推进巩固拓展脱贫攻坚成果同乡村振兴有效衔接，是以习近平同志为核心的党中央从战略全局出发作出的重大决策部署，是习近平总书记念兹在兹、始终亲自抓在手上的大事要事。习近平总书记多次强调，乡村振兴工作要扎扎实实做、踏踏实实做，首先要巩固脱贫攻坚成果，巩固住再往前走，同乡村全面振兴有效衔接。

过渡期以来，各级医保部门坚决贯彻党中央、国务院决策部署，对标对表过渡期内保持主要帮扶政策稳定的要求，按照有序调整、平稳过渡的思路，分类优化医保帮扶政策，探索建立长效机制，稳定实现农村低收入人口“基本医疗有保障”，坚决守牢不发生因病规模性返贫的底线。分类资助参保更加精准，2021年以来纳入监测的农村低收入人口和脱贫人口参保率稳定在99%以上，年均资助参保人数超过8000万人，基本实现应保尽保。三重制度减负机制平稳运行，基本医保公平普惠，大病保险精准倾斜，医疗救助分类保障，两年来累计惠及农村低收入人口就医2.68亿人次，帮助减轻费用负担2700亿元。帮扶政策逐步平稳过渡，14个省份分类治理超标准保障措施，有序并转纳入三重制度框架，农村低收入人口住院实际报销比例稳定在80%左右，与脱贫攻坚期保障水平持平。

成绩催人奋进，但也不容懈怠。站在全面建设社会主义现代化国家的新起点，面对新任务，顺应新要求，我们要深刻领悟“两个确立”的决定性意义，增强“四个意识”、坚定“四个自信”、做到“两个维护”，自觉将思想和行动统一到党中央决策部署上来，深刻认识实现社会主义现代化新征程上医保制度承担的历史使命，更好发挥医保助力乡村全面振兴的制度功能。

（一）坚持以人民为中心，聚焦解决群众急难

愁盼问题，在医保制度改革中不断增强群众获得感

习近平总书记强调，我们建立全民医保制度的根本目的，就是要解除全体人民的疾病医疗后顾之忧。要站稳人民立场，统筹协调推进体制机制性改革，稳定基本保障主体层、丰富发展补充层、筑牢救助托底层，最大限度发挥好三重制度保障功能。要解决群众急难愁盼问题，统筹基金安全与制度规范，处理好“保基本”与“保大病”、“保住院”与“保门诊”的关系，把有限的医保基金用在刀刃上，整体减轻群众医疗费用负担。要尊重人民的首创精神，总结运用好过渡期地方在应保尽保、梯次减负、监测预警、化解风险等方面的实践经验，推动巩固拓展医保脱贫攻坚成果走深走实。

（二）牢固树立底线思维，强化风险意识，织密织牢基本医疗保障“安全网”

2023年是过渡期的第三年，时间过半，任务过半。“基本医疗有保障”是“两不愁三保障”的重要方面，是巩固拓展脱贫攻坚成果的基础性要求，也是推进乡村全面振兴的底线任务。要强化底线思维，压紧压实各方责任，守牢不发生因病规模性返贫的底线、守好三重制度梯次减负的防线，确保共同富裕道路上“一个不掉队”。要突出问题导向，聚焦参保管理、待遇享受、救助托底、监测帮扶等关键环节，强化风险源头治理。要强化风险意识，以“时时放心不下”的责任感，切实抓好医保脱贫攻坚成果巩固。

（三）践行高质量发展要求，促进城乡医疗保障服务均等化，为建设宜居宜业和美乡村提供助力支持

习近平总书记强调，全面建设社会主义现代化国家，最艰巨最繁重的任务仍然在农村。在推进乡村全面振兴中，我们要找准医保制度的功能定位，补短板、强弱项、提能力，采取有力措施促进城乡医保服务均等化，为实现农业农村现代化打牢健康保障基础。要坚持制度公平统一，坚持创新驱动，兼顾效率与公平，促进医保改革成果更好惠及困难群众。

抓好巩固拓展医保脱贫攻坚成果同乡村振兴有效衔接工作，是习近平总书记和党中央交给我们的重大政治任务。各地各级医保部门要以深入开展学习贯彻习近平新时代中国特色社会主义思想主题教育为契机，认真学习贯彻习近平总书记关于医疗保障工作的重要指示批示精神，坚决贯彻落实党中央、国务院决策部署，把基本医疗保障的制度资源统筹好、把基层医保经办服务人力物力配置好、把支持医保脱贫攻坚成果巩固的资金利用好，切实守牢底线、抓好衔接、促进振兴，扎实推进巩固拓展医保脱贫攻坚成果同乡村振兴有效衔接取得新成效。

二、持续巩固提升医疗保障脱贫攻坚成果，加快补齐短板弱项，坚决守牢不发生因病规模性返贫的底线

习近平总书记指出，因病致贫、因病返贫是长期化的，是不随着2020年我们宣布消灭绝对贫困以后就会消失的，要求持续做好防止返贫动态监测和常态化帮扶，防止出现返贫。医保脱贫攻坚成果来之不易，一定要守得住、巩固好，坚决守牢不发生因病规模性返贫底线。

（一）稳妥做好政策接续衔接

确保农村低收入人口和脱贫人口“基本医疗有保障”是巩固医保脱贫攻坚成果的基础目标。2021年我们联合六部门印发专门文件，部署各地做好过渡期政策衔接，明确了分类优化资助参保政策，分项调整三重制度保障政策，探索建立防止因病返贫致贫长效机制的具体举措。总的来看，过渡期内还要统筹处理好“稳”和“优”的关系，精准把握好总体要求：一是把准“稳”的总基调。稳是基础、是大局。一定要不折不扣落实中央有关过渡期内主要帮扶政策稳定的工作要求，一手抓脱贫攻坚成果巩固，一手抓全面推进乡村振兴。过渡期内政策衔接坚决做到“工作不留空档、政策不留空白”，确保医保综合帮扶机制不变、工作责任不减、工作作风不改。二是把好分步“调”的节奏。要按照既定的工作部署，适应脱贫人口身份

转化，做好政策分类优化调整，合理把握节奏、力度、时限，切忌“一刀切”。尤其对个人封顶或报销兜底的做法，要审慎论证资金并转、待遇衔接的方案，既不能“坐等”“观望”，也不能“急刹车”，要结合实际探索过渡期后常态化帮扶政策。三是把牢“可持续”的底线。过渡期，要坚决守好基金安全红线，防止简单待遇加码，影响局部基金可持续运行。要坚持保基本，防止泛福利化倾向，基本保障制度框架做到全国“一盘棋”，避免地区间、人群间待遇“攀比”。要严格对照医保待遇清单制度规定，过渡期内逐步做好地方“土政策”清理规范，确保政策合规、保障适度。

（二）全力确保困难群众应保尽保

确保农村低收入人口和脱贫人口“应保尽保”是我们守住底线的硬任务。2022年我们联合相关部门印发了通知，首次明确要求各地这两类困难群众参保率不低于99%。这是一个及格线，不是一个达优线。各地在抓重点人群参保上，还要下更大的“苦功夫”。一是落实落细分类资助政策。过渡期各地的资助政策总体上与国家要求靠齐，全额资助特困人员，定额资助低保对象、返贫致贫人口以及脱贫不稳定人口。各地要按规定把因疫因病等参保缴费有困难的边缘人群纳入临时性资助，结合地区实际，做好分类资助参保工作，确保应资尽资。二是完善资助参保管理服务机制。要加强与税务部门工作协同，理顺参保动员、底数摸排、资助参保、保费征缴、权益确认和补征补缴流程，细化职责分工。以统筹地区为单位，建立困难群众身份信息共享机制，确保部门间信息同步更新。区分集中参保和动态新增人员参保需求，按时间节点做好信息报送。加强参保数据治理，统一规范身份信息标注规则，做好人员信息剔重查询、去假去重，精准核定资助标准，确保身份唯一、人费对应。三是强化参保核查比对。要健全横向联通部门、纵向贯通省市的困难群众参保核查工作机制，以统筹地区为单位常态化开展参保核查，防止“漏保”“断保”。要下大力气研究解决“动态随时参”的问题，对集中参保期之后动态新增的农村低收入人口，要多管齐下、多方协同打通堵点。要及时总结评估基层首创经验，具体问题具体分析，把资助工作办好办实。

（三）突出抓好重点人群风险防范

当前因病返贫致贫风险较高的主要是特困人员、低保对象、防止返贫监测对象以及脱贫人口中的高额医疗费用负担患者。这些人群既是巩固脱贫攻坚成果的难点所在，也是防返贫监测帮扶的重点所在，更是医保托底保障的短板所在。对重点人群，要加强风险预警处置，确保早发现、早干预、早帮扶。一是精准研判返贫致贫风险。要借助大数据分析工具，动态排查重点人群在参保、资助、待遇享受方面的风险点，确保风险排查全覆盖。要加强医保信息平台与防返贫监测平台、低收入人口监测平台的衔接，健全多部门联动的风险排查机制，定期研判风险类别。二是精细落实医保帮扶政策。要依托医保信息平台，动态监测低收入人口三重制度待遇享受情况，查漏补缺，足额落实好各项待遇。要在做好市域内“一站式”结算的基础上，重点排查异地就医低收入患者大病保险、医疗救助政策落实情况，及时做好相关费用手工结报。要完善依申请救助机制，确有困难的加大倾斜救助力度，同步简化申请审核流程，提高救助便利性。三是精准运用风险化解措施。要瞄准风险点位，锁定负担较重的低收入人口，分类施策，发挥集中帮扶优势。按照“缺什么、帮什么”的思路，解决好突出个案难题，根据困难类别，综合运用开发式帮扶、基本生活保障、商业保险、慈善帮扶、爱心捐助等措施，合力减轻就医负担。

（四）较真碰硬做好反馈问题的整改

前期中共中央办公厅、国务院办公厅已印发通报对整改工作作出全面部署，中央农村工作领导小组也向各地一对一作了反馈。整体来看，“基本医疗有保障”成果巩固基础是扎实的，但个别地区还存在帮扶政策落实不到位、监测帮扶不精准等问题。各地一定要较真碰硬抓好问题整改落实。一是照单全收“马上改”。相关责任地区要坚决扛实本地区整改责任，将考核评估反馈问题与审计、督查等问题结合起来一体化整改落实。对指向明确的具体问题，要建立问题台账，细化整改措施，实行销号管理，确保整改效果经得起检验。二是举一反三“对照改”。整改是全面改进工作，关键是举一反三、防患未然。各地要对照问题清单，全面查摆短板不足，不漏项、不敷衍。省级医保部门要指导统筹地区做好自查自纠，把问题找全、原因找准、措施研究透，坚决摒弃侥幸心理。三是以改促效“长远改”。要统筹抓好具体问题整改和制度建设，加强调查研究，明确整改思路。对需部门协作的问题，要强化部门协同，合力做好整改。

三、把准助力乡村振兴的关键领域，笃行不怠抓好重点任务落实，发挥多层次医疗保障制度功能优势

在全面实施乡村振兴战略、推进“三农”工作重心历史性转移中，医保部门要坚决贯彻党中央决策部署，持续深化医保制度改革，在巩固拓展“基本医疗有保障”成果基础上，助力扎实推进乡村全面振兴。当前和今后一个时期，要着眼“促振兴”，重点抓好以下几项工作。

（一）抓紧完善大病保障制度机制

党的二十大明确要求“促进多层次医疗保障有序衔接，完善大病保险和医疗救助制度”，为我们今后一个时期做好大病患者托底保障指明了方向。一是改革完善大病保险制度。大病保险精准倾斜支付，在打赢脱贫攻坚战和巩固拓展医保脱贫攻坚成果中发挥了重要减负功能。国家医疗保障局正在开展健全完善大病保险制度顶层设计相关工作。各地也要加强制度运行情况梳理，及时优化调整明显不符合现行规定的政策，切实提高制度绩效。要因地制宜开展前瞻性研究，结合地方实际，做好测算测试，为国家健全完善制度提供决策支持。二是完善统一的医疗救助制度。要抓好《国务院办公厅关于健全重特大疾病医疗保险和救助制度的意见》贯彻落实，完善医疗救助对象精准识别和信息共享机制，建立统一的医疗救助对象信息库，加强救助对象分类管理，动态监测不同类别救助对象医疗费用负担及健康保障情况，及时预警提示返贫致贫风险。健全救助制度配套运行管理机制，科学确定因病致贫重病患者认定标准，强化部门间信息共享，优化资助参保工作机制。要探索推进一体化经办，提高救助便民服务水平。三是加快完善长效机制。要落实落细2022年11月五部门联合印发的健全完善防范化解因病返贫致贫长效机制的文件精神，做好长效机制运行情况的评估，根据实际动态调整高额费用监测预警标准，防止出现“门槛高的进不来，标准低的认不准”，统筹提高预警监测的精准性。要做好部门信息共享，医保部门要主动担当，在确保数据安全的基础上，及时向相关部门推送困难群众参保、待遇享受、个人负担情况信息，为精准研判风险提供必要支持。要加强部门工作协同，预警监测不是单向传导，不能“有去无回”，要加强与民政、卫生健康、乡村振兴等部门协作，跟踪掌握好后续认定帮扶情况，推动形成“全链条”帮扶机制。

（二）抓好农村地区医保经办能力提升

要落实进一步深化改革促进乡村医疗卫生体系健康发展工作部署，统筹加大医保对基层医疗卫生体系发展的倾斜支持。一是推动医保支付政策向基层倾斜。健全门诊共济保障机制，落实高血压、糖尿病患者门诊用药保障，引导患者在基层医疗机构就医，助力乡村医疗卫生机构发展。二是提升基层医保服务能力。要将基层医疗保障服务能力建设纳入乡村治理，着力解决乡村两级经办服务专业化、信息化水平不高问题，加快健全基层经办服务网络，依托信息化手段提升为民办事效率，努力实现农村居民参保、待遇享受、异地就医备案等服务“无感化”办理。三是加强基层医保基金监管。我们要协同卫生健康部门规范就医行为引导，逐步把医保基金监管纳入乡镇政府综合监管体系，持续加大对骗保套保等违法违规行为打击力度，守好群众的“救命钱”。

（三）抓细医保脱贫攻坚成果联系点建设

近期国家医疗保障局拟印发通知，明确15个地区作为巩固拓展医保脱贫攻坚成果的第一批联系点。各联系点要立足实际，研究设计适应经济社会发展、符合群众保障需求、具有区域特色的创新实践方案，为完善助力乡村振兴的医保制度顶层设计提供实践支撑。一要动态监测政策实施效果。要综合运用医保信息平台提取数据和日常工作调度数据，定期开展农村低收入人口和脱贫人口参保、待遇享受以及医疗服务利用等方面情况分析，重点监测巩固应保尽保成果、落实医保帮扶政策、防范化解因病返贫致贫长效机制运行、社会力量参与救助帮扶等情况。二要因地制宜创新医保帮扶机制。要以夯实多层次医保制度托底功能为抓手，紧盯关键环节，在信息共享、政策衔接、监测预警、工作协同、资源对接、服务管理等方面创新工作机制、优化工作流程、强化监督管理，统筹提高医保帮扶政策效能。三要做好经验总结推广。要定期梳理本地区创新实践经验做法和成效，为进一步完善多层次医保制度顶层设计提供有益经验。省级医保部门也要加强对联系点的工作指导，及时复制推广经验做法，做好成果转化。

（四）谋划推进多元化救助体系建设

要以推动建立医疗救助为主体，慈善捐赠、医疗互助、商业健康保险等多方协同参与的“1+N”多元化医疗救助体系为抓手，形成托底有力、市场有效、社会有为的综合救助格局。一是探索创新重点人群救助托底方式。立足农村低收入人口慢病高发的现实，以减轻门诊用药负担为切入点，支持有条件的县探索特殊困难人群慢病“全流程”健康管理、特定病种困难群众救助费用“按人头”或按病种捆绑救助。二是健全完善工作机制。国家医疗保障局联合民政部出台了社会救助对象信息共享办法，与国家乡村振兴局签订了数据共享协议。通过信息共享解决了“救助谁”的关键问题，各地也要抓紧细化工作方案，同频共振答好“怎么帮”的问题。有条件的地区，要依托医保信息平台，加快建立救助对象身份信息互认、个人费用负担信息共享、救助需求信息转介、慈善救助资源对接、帮扶结果反馈等机制，提高综合帮扶效能。三是谋划开展专项救助行动。160个重点帮扶县巩固医保脱贫攻坚成果还面临不少困难，国家医疗保障局将持续加大医疗救助资金倾斜支持力度，并有针对性地指导这些地区应对处置好因病返贫致贫风险。国家医疗保障局正在研究谋划开展医保助力乡村振兴专项救助行动，各地也要深入开展调查研究，把重点地区的问题找准吃透，上下协同做好问题解决方案的研究论证、组织实施。

同志们，让我们更加紧密地团结在以习近平同志为核心的党中央周围，以党的二十大精神为指引，持续深化医疗保障制度改革，加快健全完善防范化解因病返贫致贫长效机制，切实补齐多层次医疗保障制度短板弱项，织密织牢医疗保障“安全网”，奋力开创乡村全面振兴新局面，为全面建设社会主义现代化国家、实现中华民族伟大复兴作出新的更大贡献！

深入贯彻党的二十大精神
奋力推进医药集中采购和价格管理高质量发展
——在全国医药集中采购和价格管理工作座谈会上的讲话

（2023年2月28日）

国家医疗保障局党组成员、副局长　施子海

同志们：

在全党全国上下深入学习贯彻党的二十大精神，意气风发奋进全面建设社会主义现代化国家新征程之际，我们召开全国医药集中采购和价格管理工作座谈会，总结交流工作，听取意见建议，分析当前形势，研究部署下一步工作，动员全国医药价格招采系统砥砺奋进、勇毅前行，奋力推进医药价格和招采事业高质量发展。下面，我讲两点意见。

一、充分肯定成绩，准确把握医药集中采购和价格管理面临的形势

2018年以来，全国医药价格招采系统以习近平新时代中国特色社会主义思想为指导，胸怀"国之大者"，攻坚克难，担当作为，医药集中采购和价格管理工作取得显著成效。在新时代新起点上，我们要准确认识当前医药集中采购和价格管理面临的形势，进一步理清思路，奋力推进医药集中采购和价格管理高质量发展。

（一）医药集中采购和价格管理工作取得显著成效

全国医药价格招采系统紧紧围绕党中央关于医药价格和招采改革的决策部署，锐意改革、守正创新，推进各项工作取得显著成效。

——顶层设计基本完成。《中共中央　国务院关于深化医疗保障制度改革的意见》作为医保制度改革的顶层设计，为医药价格和招采改革指明了方向。中央全面深化改革委员会会议先后三次审议了药品集中采购、高值医用耗材治理和深化医疗服务价格改革方案，基本形成医药价格和集中采购的制度框架。集中采购方面，以国务院办公厅名义印发《关于推动药品集中带量采购工作常态化制度化开展的意见》，经国务院同意印发《关于开展国家组织高值医用耗材集中带量采购和使用的指导意见》，两个文件对集中带量采购工作作出了总体部署，为在新的起点上推进药品耗材集采提供改革依据和基本遵循。医疗服务价格方面，经国务院同意，出台《深化医疗服务价格改革试点方案》，确立改革和试点的基本思路；国家医疗保障局印发《医疗服务价格动态调整工作的意见》《关于进一步做好医疗服务价格管理工作的通知》等政策文件，形成总量宏观调控、设置启动条件、规范评估触发、有升有降调价的基本政策框架，推动制度规则从粗到细、价格管理从虚向实、价格调整从无序变有序。日常医药价格管理方面，先后印发《关于做好当前药品价格管理工作的意见》《关于建立医药价格和招采信用评价制度的指导意见》《全国医药价格监测工程实施方案》，在坚持以市场为主导的药品、医用耗材价格形成机制基础上，更好发挥政府作用；建立药品价格和招采信用评价制度，为治理药品价格虚高提供了有力有效的新切口；抓住时机，快速出台新冠治疗药品价格形成指引，探索建立新上市药品价格形成机制；通过价格监测工程构建全过程、广覆盖、多要素的医药价格监测框架，提升医药价格管理的科学化、精准化水平。提升完善集采平台功能方面，先后印发《关于提升完善医药集中采购平台功能支持服务医药价格改革与管理的意见》和《关于开展医药集中采购平台示范工程的通知》，为建立招标、采购、交易、结算、监督一体化的省级集采平台夯实制度基础。

——重大改革成效显著。按照党中央、国务院决策部署，我们重点在三方面推进改革。药品集采方面，按照“招采合一、量价挂钩”的基本原则，创造性形成“国家组织、联盟采购、平台操作”的总体思路，推动药品耗材集采从试点到全国推开、到常态化制度化运行，初步形成上下联动、协同推进的良好局面。国家层面开展7批294种药品集中带量采购，覆盖公立医疗机构化学药和生物药采购金额的35%。上海市医保部门承担起药品联采办职能，为国家集采改革作出了积极贡献。上海、江苏、河南、广东等省份牵头联盟化、规范化推进国家集采协议期满接续工作，进一步稳定了行业预期，巩固了集采改革制度成果。地方集采联盟化加速，湖北、广东、河南、陕西、四川、重庆、江西、黑龙江、新疆、山东等省份牵头对国家集采以外的常用药品开展联盟采购。截至2022年底，各地累计开展省级药品集采62批。占公立医疗机构市场采购金额前80%的623个药品“大品种”中，已有463个被国家或省级集采覆盖。医用耗材集采方面，国家层面选取临床应用广泛、“带金销售”问题突出、群众长期诟病价格虚高的冠脉支架、人工关节、脊柱类耗材开展3批集采。天津市医保部门承担耗材联采办职能，为耗材集采作出积极贡献。继天津、江苏、河南等省份牵头开展人工晶体、药物球囊、骨科创伤类等耗材联盟采购之后，四川、福建、江西等省份分别牵头在口腔种植体、心脏电生理、肝功生化试剂等领域联盟采购取得突破，各地累计开展省级耗材集采89批，平均每个省份省级集采耗材数量达22种。安徽省还在大型医疗设备采购上作了新的探索。医疗服务价格改革方面，选取5个城市作为国家直接联系指导的改革试点城市，印发《医疗服务价格改革试点操作指导手册（暂行）》，推动顶层设计和实践探索的良性互动。5个试点城市以探索建立新的价格形成机制为中心任务，稳妥启动首轮医疗服务价格调整，试点进入实质性操作阶段，社会反映平稳，实现重大改革在波澜不惊中稳步推进。

——群众获得感明显提升。历史性降低人民群众医药费用负担，大幅提升医药可及性和质量水平，取得显著经济效益和社会效益。一是减轻群众的费用负担。改革推动药品耗材价格回归合理水平，药品采购价格指数（MPPI）保持连续下降趋势，2019年以来累计降幅19%。7批药品集采平均降价超50%，3批耗材集采平均降价超80%，切实降低了群众费用负担。二是促进药品耗材可及。集采覆盖了高血压、糖尿病、高血脂、乙肝、高发肿瘤等慢性病和常见病的主流用药，大量原来用不起高价药的患者用上了价格低、质量高的药品，如乙肝一线用药恩替卡韦和替诺福韦酯平均年治疗费用从集采前的5500元和6000元下降到150元左右以后，用量分别提升1.7倍和3.6倍。原来用不起的药品降价后，群众就用得上好药了。三是提高群众使用药品耗材质量。集采品种中，通过一致性评价仿制药和原研药等高质量药品的比例从集采前50%提高到90%以上，材质性能更优的铬合金心脏支架使用比例从集采前的65%提高到95%以上，有效提升群众使用的药品耗材质量。临床真实世界的大数据追踪研究表明，中选药与原研药的临床疗效一致。

——促进医保、医药协同发展。医药价格招采改革从机制上破解“带金销售”问题，引导医药企业从“拼关系、拼回扣”向“拼质量、拼价值”转变，有力促进了行业高质量发展。一是企业创新发展模式加快形成。集采改革引导国内医药企业转变观念，破除以往靠低水平重复、带金销售实现超额增长的传统模式，转向创新药、首仿药、难仿药的开发。医药生物行业研发支出占营业收入的比重呈逐年上升趋势。2018—2021年，上市药企中研发投入最多的50家企业总投入从249亿元提升到703亿元，增长近3倍。二是企业营销模式加快转变。长期以来，我国主要医药企业的销售费用率高达40%。集采以来，约70%的企业销售费用率呈下降趋势，特别是集采中选品种的销售费用率平均降到10%以下，可以说在集采领域依靠渠道营销的时代已经成为历史。三是国内企业竞争力加快提升。仿制药企业申报一致性评价的积极性不断提高，7批集采合计1135个中选产品中，仿制药占比97%，让质量更有保证但成本更低的国产产品脱颖而出，市场占有率不断提升。群众常用的两种慢性病药品阿托伐他汀、氨氯地平，国内企业市场份额从集采前的49%、61%分别提高到83%、90%，为国内优质企业的发展提供良好的市场环境。

——促进医保、医疗协同发展。医药价格和招采改革在有力推动药品耗材价格回归合理水平的同时，有效促进医保、医疗协同发展，对提升高质量医疗服务供给发挥了引领和协同作用。一方面，医保引领医疗。通过结余留用政策引导医疗机构采购并使用更多质优价宜的集采产品，增加医疗机构收入渠道，提高医务人员阳光收入，让医院和医务人员共享改革成果。深化医疗服务价格改革，反映医务人员技术劳务价值，引导医疗机构提供更多高质量医疗服务，满足群众更高质量医疗服务需求。另一方面，医疗协同医保。医药价格和招采改革，离不开卫生健康部门、医疗机构和医务人员的支持。卫生健康部门积极畅通集采中选产品进入医院渠道，监测监督医疗机构使用，医疗机构和医务人员落实采购量和使用量，保障集采的落地。

——服务疫情防治大局。围绕“两个确保”，根据疫情防治形势变化，因时因势积极调整相关价格，全力保障群众医药需求，降低疫情防治和社会运行成本。一是降低防控成本。开展四批次新冠疫苗价格磋商。灭活疫苗、重组蛋白疫苗、腺病毒载体疫苗3种技术路线的单支单剂价格基准统一为16元左右，共11家企业的12种疫苗纳入居民免费接种使用范围，不断丰富免疫接种组合。实行多轮核酸、抗原检测价格全国联调。指导各地合理降低新冠病毒检测价格，核酸单人单检价格从疫情初期每人份200元降至16元以下，多人混检降至5元以下，大规模核酸检测降至3.5元以下；抗原每人次检测价格项目不高于2元，“检测价格项目+检测试剂”总费用按6元封顶。二是降低治疗成本。指导降低新冠治疗药阿兹夫定、Paxlovid等价格，通过新药首发挂网价格形成机制，先后确定了默沙东的莫诺拉韦、先声药业的先诺欣、上海旺实的民得维首发挂网价格，保障新冠药市场供应，激励国内企业创新发展，有效维护公众利益。

——形成担当作为的干部队伍。在深入推进改革实践取得显著成效的同时，打造一支具有“改革创新、团结协同、公正严谨、敬业奉献”精神的价格招采干部队伍。这是我们这几年积累下来的最大最宝贵财富，也是我们最难得的收获，更是我们砥砺奋进、从一个胜利走向另一个胜利的最基本依靠和基础。我们要把这支队伍继续建设好，发挥好作用。

五年来的成绩，为我们在新的起点上推动医药价格管理高质量发展奠定了很好基础。这些成绩的取得，根本在于习近平总书记作为党中央的核心、全党核心掌舵领航，在于习近平新时代中国特色社会主义思想的科学指引，在于以习近平同志为核心的党中央坚强领导。这些成绩的取得，也是医保部门特别是医药价格招采全系统不懈奋斗、砥砺前行的集中体现，是卫生健康、药监、工信、财政等兄弟部门大力协同、发挥改革合力的结果。成绩来之不易，经验弥足珍贵。在此，代表国家医保局党组，向在座各位并通过你们向全国价格招采系统的同志们表示热烈祝贺和衷心感谢！

（二）党的二十大对医药集中采购和价格管理工作提出了新要求

党的二十大对全面建成社会主义现代化强国、实现中华民族伟大复兴作出了战略部署，提出了很多新思想、新理论、新观念、新要求，我们要全面学习、全面把握、全面落实。这里仅从与医药集中采购和价格管理工作关系密切的几个方面谈几点学习体会。

一是推动高质量发展的新要求。党的二十大报告提出，要完整、准确、全面贯彻新发展理念，加快构建新发展格局，着力推动高质量发展。这就要求我们，必须把握好、平衡好诸多关系，比如基本医疗服务价格公益性的要求和医疗机构对项目价格调涨的高预期之间的关系，群众对平抑药品价格的期盼和产业对涨价的诉求之间的关系，药品供应的稳定性要求与供应链的不确定性风险之间的关系，新技术新产品不断涌现与保基本之间的关系，我们既要为群众提供质优价宜的医药产品和服务，又要协同促进医药产业创新发展和医疗服务高质量发展，还要保障医药产业供应链安全，根本目的是更好地解除人民群众疾病医疗后顾之忧。

二是加快建设全国统一大市场的新要求。党的二十大报告提出，构建全国统一大市场，深化要素市场化改革，建设高标准市场体系。建设全国统一的医药大市场是建设全国统一大市场的一个重要方面。这就要求我们，巩固改革成果，进一步消除阻碍市场机制有效发挥作用的“带金销售”、信用缺失、劣币驱逐良币、地方保护、“超国民待遇”等不合理现象，引导行业从桌面下的无序竞争转向阳光透明的公平竞争，以“明规则”代替“潜规则”，以量换价、以量提质，用足用好超大规模市场优势，全面形成医药集中采购的全国统一大市场。

三是助推医药卫生体制改革的新要求。党的二十大报告提出，要深化医药卫生体制改革，促进医保、医疗、医药协同发展和治理。当前，医药卫生面临的首要矛盾不再是低水平的可及性问题，而是优质医药资源发展不平衡不充分，还难以满足人民群众对美好健康生活的需要。这就要求我们，更好地统筹“三医联动”，有效发挥医疗服务价格的“度量衡”“信号灯”和“助力器”功能，发挥集采改革的引领和撬动作用，引导优化医疗资源配置，促进医疗资源从“量的积累”转向“质的提升”，使人民群众充分享受更加高效、经济、可及的医疗服务。

四是人民群众对更优医疗保障的新要求。党的二十大报告提出，必须坚持在发展中保障和改善民生，不断实现人民对美好生活的向往。这就要求我们，坚持集采改革方向不变、力度不减，坚决遏制改革节奏和力度歇脚松劲的念头，防范旧机制回归。要不断扩大集采品种和规模，引入更多价格适宜、质量更高的药品耗材。深化医疗服务价格改革，完善医疗服务价格动态调整机制，在不增加群众总体负担的前提下，规范高效开展新增医疗服务价格项目受理，引入更多疗效确切的医疗服务项目，赋予新时代医疗保障更丰富的内涵。

（三）当前医药集中采购和价格管理面临的矛盾和挑战

经过医药价格招采系统全体同志的不懈努力，我们在顶层设计、制度建设、改革创新等方面取得了一定进展，但还面临不少矛盾和挑战。

一是集采覆盖不平衡、管理不够细致深入。随着药品耗材集采常态化制度化开展，集采覆盖面不断扩大，剩下的很多都是难啃的硬骨头，同时在管理方面也暴露了一些短板和不足。特别是有些地区认识不到位，缺乏改革的勇气和决心，遇到矛盾躲着走，遇到困难绕着走；有的地区既不牵头开展联盟集采，也不积极参加联盟集采，工作进展滞后。希望工作领先的再接再厉、工作滞后的加快步伐，切实提高本地区的集采率。有的医疗机构在报量时“打埋伏”，表面上看是为后续使用非中选产品留出空间，本质上是为了规避抵制采购政策，导致中选企业缺乏稳定的供货预期，增加供应风险，也影响了集采政策效果。有的医疗机构不按规定优先采购使用中选药品，非中选药品和替代药品的采购量占比过高；有的不采购中选药品，反而大量采购高价未过评药品。近期，我们发布了部分药品集采执行情况的通报，阿托伐他汀钙、氨氯地平、硫酸沙丁胺醇3种药品在个别省份中选产品采购量占比明显偏低，部分医疗机构采购非中选药品比例高且涉及金额巨大，采购非中选药品涉及企业较为集中。还有的地方基层医疗机构对集采政策缺乏了解，参与度不高。这些都说明，集采既要扩面，也要提质增效，加强日常精细化管理。

二是医疗服务价格工作认识还需统一。各方面对医疗服务价格改革方向理解仍不统一，对医疗服务价格公益性认识不足，医疗机构调增价格诉求过分强烈，而群众对民生价格上涨又非常敏感。面对双向压力，有的地方不敢管，过分谨慎，无所作为，积累矛盾；有的地方管不住，调控能力弱，对医疗机构不合理要求过于宽松，一些项目价格水平过高、上涨过快，这些问题很容易引发社会风险。医疗服务价格还没有充分体现技术劳务价值，往往被设备耗材利益裹挟，体现技术劳务价值的共识没有充分转化到政策中，没有充分落实到行动上。医疗机构在申报新项目、提出调价建议时，往往偏向新设备新耗材为主的项目，把设备耗材掺杂隐身在医疗服务项目内部，逃避相关监控要求。医保部门审核把关不严，有的明知不合理，却不敢较真碰硬，一味迁就。在真正体现医务人员劳务价值的项目上，反而主动作为不够，成效不明显。

三是药品价格全链条治理还有短板。从新上市药品的首次定价看，这方面工作过去长期缺位，缺乏合理引导，结果是真正的创新药品感受不到应有的政策支持，鱼目混珠的伪创新药品却漫天要价，影响恶劣。从日常挂网药品管理看，乱象不少，效果也不尽如人意。一个是网采率偏低，还有很大提升空间，上报网采率84.71%，平台网采率84.74%，数据准确性还需要夯实。信息平台建起来了，我们要共同努力把平台用好，数据一定要传全、传准、传及时，把数据质量提升上来。还有很多省份要求企业承诺在本省份挂网价为“全国最低价”，看似严格，实则缺少核实比对环节和及时动态调整的后续工作，导致“全国最低价”满天飞。有的同一药品不同厂牌间价格差异很大，有的同一厂牌、同一规格药品在不同地区间价格差异很大，成为“带金销售”的温床。有的省份挂网药品价格管理虚化，对以变换包装、规格、剂型等“改头换面”手段重新挂网不加甄别，放任数倍乃至数十倍的不合理涨价，成为药价“首涨地”并向其他省份蔓延，推高整体价格水平。有的地方考虑地方产业发展多、维护公众利益少。有的药品生产企业、原料企业、代理商相互串通，操纵市场、虚构成本、抬价套现，侵害群众利益和医保基金。这些问题大家要引起重视。

四是基础支撑有待强化。全国医保信息平台已建成应用，但将平台功能转化为医保治理的能力和水平还有明显差距。目前，仍有少数几个省份还没有真正用起来。相当一部分省份采购数据质量不高、不全、不准、不及时的问题比较突出，造成本省份平台数据与国家医保信息平台招采子系统数据不一致。有的省份尚未有效利用全国医保信息平台查询其他省份的挂网价格信息，本省份挂网价明显高于其他省份，却未能发现。有的医疗机构违规线下采购挂网药品，规避平台对价格和采购的监管。

五是医药价格和招采工作能力有待提升。医药价格招采系统同志来自多个部门，对大多数同志而言，医药价格是一项全新的事业和全新的工作，价值理念、履职能力、工作方式方法都需要不断探索提升，本领恐慌和能力不足问题尚未完全解决。

(四)推动当前和今后一段时期工作的总体考虑

医药价格招采改革牵涉巨大的利益调整，改革越深入，推进的难度越大，必须坚持以习近平新时代中国特色社会主义思想为指导，用蕴含其中的世界观和方法论、贯穿其中的立场观点方法指导我们工作。

一是坚持人民至上。习近平总书记指出，人民性是马克思主义的本质属性，是我们党最鲜明的底色。坚持人民至上是我们做好一切工作的出发点和落脚点。医药价格和招采工作事关既得利益调整，目标多元，诉求复杂，矛盾集中，唯有站稳人民立场，做到医药价格和招采事业发展为了人民、发展依靠人民、发展成果由人民共享，不断解决人民群众在医药价格招采领域的急难愁盼问题，才能使我们的工作始终保持在正确的道路上。

二是坚持自信自立。习近平总书记指出，中国的问题必须从中国基本国情出发，由中国人自己来解答，既不能刻舟求剑、封闭僵化，也不能照搬照抄、食洋不化。医药价格治理是世界性难题，我们既要学习借鉴国外经验，更要植根于中国实际，创造性地形成医药价格治理中国思路，走出一条适合中国国情的集中带量采购新路子。尽管一开始有反对声音，未来也不可能没有杂音，但我们已经迈出了重要一步，有了很好的基础。我们要坚持自信自立，把实践证明正确的道路坚定不移走下去。

三是坚持守正创新。习近平总书记指出，我们从事的是前无古人的伟大事业，守正才能不迷失方向、不犯颠覆性错误，创新才能把握时代、引领时代。守正具体到价格招采工作上，就是要坚决贯彻落实党中央三次深改会议决策部署，牢牢把握改革的基本方向不动摇，坚定不移推向前进，不跑偏、不走样，更不走回头路；创新就是紧跟时代步伐，顺应时代发展，把握新形势新要求，不断完善制度体系、运行规则，创新价格治理手段方式，丰富管理工具，提升治理实效。

四是坚持问题导向。习近平总书记指出，问题是时代的声音，回答并指导解决问题是理论的根本任务。要增强问题意识，聚焦实践遇到的新问题、改革发展稳定存在的深层次问题、人民群众急难愁盼问题，不断提出解决问题的新理念新思路新办法。当前群众反映突出的仍然是看病贵、用药贵问题，坚持问题导向就是要坚持把促进价格回归合理作为主攻方向，深化改革，强化管理。改革过程中难免会遇到风高浪急甚至惊涛骇浪，我们要坚定改革定力，发扬斗争精神，一个问题接着一个问题解决，一场仗接着一场仗打，久久为功，全力战胜改革道路上的各种风险挑战。

五是坚持系统观念。习近平总书记指出，只有用普遍联系的、全面系统的、发展变化的观点观察事物，才能把握事物发展规律。要用系统的观念，前瞻性思考、全局性谋划、整体性推进医药价格和招采各项工作。既要推动医药价格合理回归，减轻人民群众负担，也要鼓励医药行业创新发展，激励医疗机构高质量发展。要做好价格招采与医保支付、基金监管、待遇保障等各方面协调衔接，防止“单打一”。要坚持全国一盘棋，增强全局观念，加强上下协同，形成改革合力。

六是坚持胸怀天下。习近平总书记指出，要以海纳百川的宽阔胸襟借鉴吸收人类一切优秀文明成果，推动建设更加美好的世界。要统筹国际、国内两个市场，以大市场和公平竞争环境吸引更多外资企业在中国投入优质药品，共享中国发展机遇，同时要注意防止给予外资企业“超国民待遇”，以免影响国内企业公平参与竞争，切实为人民群众提供质优价宜的医药产品。要总结好、发扬好中国的经验做法，讲好中国故事，向世界贡献医药价格治理的中国智慧、中国方案。

站在新起点，面对新形势，今后一个时期，我们要在以下四个方面持续发力，久久为功，不断取得新进展。

一是集中带量采购要扩面提质。集中带量采购部分药品和高值医用耗材领域取得成功后，还要向更广领域迈进，总的要求是应采尽采、能采都采。要进一步提升集采质量和水平，持续完善集采规则，使之更加契合供需双方特点和集采产品特性。回顾历次集采，每一次都有规则完善和提升，正是通过规则优化，招采成效越来越大，越来越符合实际的需要，今后在集采规则上还要下功夫不断完善。在集采协议期满接续中，要着眼于稳市场预期、稳价格水平、稳供应保障、稳临床使用，确保改革成果长期巩固和可持续。在支付标准调整、及时回款、结余留用、非中选产品的规范挂网等方面，要不断完善，协同配合。组织形式上要强化联盟化趋势，巩固扩大省际采购联盟，规范省际联盟组织形式、决策机制和执行机制，使联盟各成员省份权责一致、改革同谋、责任共担、成果共享。国家层面联盟和省际联盟是集采的两种主要方式，联盟既节约行政成本，也节约企业投标成本。

二是药品价格要着眼全链条治理。在总体框架上，按照全周期、分类管理的思路，有计划地填补短板弱项，完善药品价格全链条各环节管理。结合药品全生命周期，在新批准上市后的首发价格形成、市场上升期的医保目录准入谈判、过专利期后的集中带量采购，以及日常挂网药品价格管理等方面形成完整链条，做到环环相扣、紧密衔接。在理念上，切忌认为政府是万能的，一遇到问题就盲目动用行政手段，要强调多方参与、共建共享，搭建医保基金、医疗机构、医药产业、参保群众多方参与的机制，构建更加多元包容、传导灵敏的共治模式。价格由市场起决定性作用，不能走过去行政定价的老路，实践证明也走不通。价格管理要用好市场的办法、共治的办法。

三是医疗服务价格重在规范和平衡。要全面规范医疗服务价格项目管理、动态调整、项目新增。要按照国家医保局分批下发的立项指南，坚持服务产出为导向的理念，规范价格项目的名称、内涵、除外、加收减收等内容。进一步健全完善价格动态调整机制，严格按照既定的周期开展评估，严格按照评估体系评判是否符合启动调价条件。规范新增医疗服务价格项目审核标准，提高审核质量和效率，既要支持医疗技术创新发展，又要避免设备耗材驱动费用过度上涨。要平衡好群众支付能力和技术劳务价值，确保群众负担总体不增加；平衡好各项目间、各科室间的价格，对技术难度大、风险程度高、充分体现技术劳务价值的服务项目，适当体现价格差异，促进各临床科室、中西医平衡发展。

四是推动基础支撑不断健全。加快构建全国统一开放的医药采购大市场，推动更多医疗机构和零售药店参与省级平台交易，把市场做大。首先是要求公立医疗机构通过省级平台采购、通过口腔种植体集采把民营医院吸纳进来，门诊统筹制度改革又把很多药店吸纳进来。要加强政策和平台技术支持，大力提升药品和医用耗材网采率。持续强化医疗服务价格和招采两个子系统落地应用，优化完善国家基线版本，逐步规范各地系统功能，形成相对统一的功能体系，提升整体性和联动性。优化提升挂网采购、结算支付、结余留用等平台功能，加强集采项目全流程监测，强化技术支撑能力。多措并举持续提升平台数据质量，切实做好数据维护工作。

特别要强调的是，在推进各项重点工作过程中，要增强风险防范意识和底线思维，切实做好对风险的预判、把握和应对准备。比如，医疗服务价格尤其是通用型项目调整一定要稳妥有序，与医保的相关政策做好衔接，对于带有人头费性质的项目调价要稳慎推进。集采药品耗材的供应和质量与老百姓息息相关，要有备供和风险处置预案。药品质量问题从单个产品来看概率小，但是随着集采品种增多，中选产品多达数千个，产品质量相关问题就可能成为大概率事件。集采后常听到两种说法：一是供不上，存在断供现象；二是价格下降可能质量也会下降。这两个问题特殊情况下容易引发社会问题，大家一定要高度重视。

二、凝心聚力、善作善成，全力做好2023年的重点工作

2023年是全面贯彻落实党的二十大精神的开局之年。医药集中采购和价格管理工作要以习近平新时代中国特色社会主义思想为指导，全面贯彻落实党的二十大精神，按照全国医疗保障工作会议部署，以改革创新、精细管理、蹄疾步稳为工作总基调，进一步完善医药价格形成机制，促进医保、医疗、医药协同发展和治理，向人民群众提供优质、高效、经济的医药服务。前几日，国家医疗保障局印发了《关于做好2023年医药集中采购和价格管理工作的通知》。这里，我强调几项重点工作。

（一）坚定不移扩大集采覆盖面，充分释放改革红利

集采是我们的中心工作，扩大集采覆盖面是长期不变的方向，要坚定不移，强力推进。2023年总的目标是：到2023年底，每个省份的国家和省级集采药品品种数累计达到450个，医用耗材集

采品种继续增加。按这个节奏推进，力争2024年底提前一年完成“十四五”规划明确的目标任务。

一是常态化推进国家组织集采。全年开展1～2批国家组织药品集采，3月份完成第八批国家组织药品集采开标工作，根据一致性评价进展适时推动第九批药品集采。从运动医学、外周血管支架、人工晶体等耗材中选择2～3个品种，开展国家组织高值医用耗材集采。统筹推进国家集采药品协议期满接续工作联盟化、规范化开展，统一采购周期，稳定中选价格和临床用药。总结借鉴心脏支架集采续约的成功经验，在国家层面统一开展人工关节集采协议期满后的接续工作，与上一采购周期无缝衔接。

二是推动省级集采“填空”“补缺”。各省份至少开展1批省级药品集采和1批省级医用耗材集采，鼓励地方积极对集采“空白”品种开展探索，为集采“拓荒攻坚”，贡献新思路。对已被大部分省份集采的品种，未参与省份要尽快开展“带量价格联动”，避免成为“价格高地”。药品方面，总体围绕“增加数量、扩大类别、填补空白”的思路推进。各地省级药品集采品种数在2022年100种的基础上再增加不少于30种，累计达到130种以上。

（二）加强集采精细化管理，提升落地实施质量

一是抓报量，夯实带量基础。要认真组织动员本地区医疗机构准确报量，加强政策解读和采购操作培训，重点提升基层医疗机构参与度。加强对医疗机构报量的复核，对“用而不报”、报量与历史采购量差异较大或报量与实际医疗服务能力明显不符等异常情形，在报量阶段就要求相关医疗机构核改或作出说明。要将报量情况与结余留用资金分配挂钩，在执行到位的前提下，做到多报量多留用、少报量少留用、不报量不留用，提升激励政策的精准性。

二是抓保供，提升供应安全。要进一步提高对供应链的认识，保持底线思维，主动防范可能出现的供应风险，持续增强中选产品供应保障的稳定性和协同性。为保障供应，国家集采启动门槛已调整为5家符合条件的企业，各地集采和续约中也要有意识地引入多家中选或主备供机制。要进一步压实中选企业供应保障责任，密切监测中选企业供应配送情况，对无法及时满足医疗机构采购需求的，要及时有效响应，必要时函询约谈，督促整改，对不能按协议供应的，要按协议处理并落实不同等级的信用评价。要加强与药监部门协同配合，及时将集采品种名单提供给药监部门，加强监管；在集采规则制定中，将质量因素引入中选规则，让质量可靠的产品脱颖而出；要对药监部门发现的问题产品及时惩戒，并反映到相应企业的集采资格或中选优先级。

三是抓使用，做好监测通报。各地医保部门要充分发挥集中采购平台的监测功能，常态化、精细化、智能化监测医疗机构执行集采中选结果情况，包括中选产品进院、采购和使用、回款情况等。加大通报检查力度，联采办要定期通报国家组织集采总体执行情况、各省份执行进度等。各地医保部门要建立本地区医疗机构执行集采情况通报制度，对问题突出的医疗机构公开曝光，限期整改。要求医疗机构完善内部制度和绩效考核办法，把政策要求和压力传导至相关人员个人。要用好飞行检查“利剑”，针对2022年医保基金飞行检查发现的问题，认真自查整改，举一反三，督促医疗机构落实优先使用中选产品要求。

四是抓结算，促进精准激励。要督促医疗机构尊重契约精神，履行结算货款第一责任人的责任，按合同及时向企业回款。同时，要深入探索医保基金与医药企业直接结算，有序扩大直接结算地区范围，明确法律关系，缩短回款周期，降低企业交易成本。要落实好集采医保资金结余留用政策，进一步优化结余留用政策，将医疗机构报量、使用量等与资金分配挂钩，提升激励政策的精准性，促进结余留用资金测算更加合理，更加可操作。需强调的是，在实行DRG改革的地区，要统筹集采结余留用和DRG改革结余留用政策，避免两项结余留用重复激励，防止改革红利变成左手倒右手，防止医疗机构形成惯性预期后为未来调

整增加难度。

五是抓规则,动态完善优化。要迭代优化中选规则,让规则更符合实际需要。摒弃改革前不适宜的惯性做法,如企业获奖、境外批文等不相关因素加分,把企业实际履约能力、产品质量情况、医疗机构真实评价等纳入采购规则,真正反映企业能力和信用。供应能力不能只看企业大小,而要看企业实际履约情况;质量不能看获奖情况,而要看过一致性评价情况、真实世界数据、药监局质量检查结果等。

(三)完善价格形成机制,规范平台挂网采购

一是探索完善新批准药品首发价格形成机制。落实《新冠治疗药品价格形成指引(试行)》,北京、天津、河北、上海、江苏、四川6个省(直辖市)做好首发价格受理、定期评估和动态调整等工作,促进新冠治疗药品公开透明合理定价。要高度重视落实源头管理的理念,从一开始就主动介入新批准药品价格管理,如尝试新冠药,如效果良好则可推广到更多创新药。稳妥有序探索新批准上市药品进入医药采购市场首发价格形成及动态调整机制,更好衔接医保目录谈判和集中带量采购,健全以市场为主导的药品价格形成政策链,引导企业依法审慎行使自主定价权利,维护市场秩序,保障群众权益。国家医疗保障局将研究该机制稳慎扩大的思路。

二是研究挂网药品价格形成机制。国家医疗保障局2023年将加强调研,逐步建立市场主导、更好发挥政府作用,多方参与、公开透明的挂网药品价格形成机制,着力治理价格虚高、挂网乱象。挂网药品品种多,价格形成历史成因复杂,治理起来牵一发动全身,需系统谋划。当前,有些看得准的措施可以先走一步。例如,对于申请挂网的产品,首先做好同厂牌药品在不同省份的价格比较,防止信息差形成价格歧视;其次,对同企业产品,不同规格间要执行差比价规则,强化现有制度的执行。逐步研究对同通用名不同厂牌药品的价格做好比较,避免形成不公平的价差。对于撤网药品,要做好原价格信息保留工作,并供国家和各省级平台共享查询,便于同一品种重新挂网时进行价格比对,防止企业通过“撤低挂高”涨价。平台挂网价一般不使用“全国最低价”“最低挂网价”等不规范、不准确表述,就叫“挂网价”。国家医疗保障局2023年要花精力研究,提出规范挂网工作的意见,也请各地总结自己的做法,共同推进这项工作。

三是推动价格招采信用评价工作提质增效。信用评价是治理药品价格虚高的创新举措。经过前一阶段的努力,各地已经实现了投标挂网企业守信承诺全覆盖,在一些典型的医药回扣案件上取得了切实的治理效果。下一阶段的工作重心,一方面要着力提高国家通报案源的落实率,不能搞选择性办理,也不能拖着不办,更不能浮皮潦草匆忙结案;另一方面要着力提高回扣类案源的穿透率。探索建立信用评价制度的初衷就是要穿透企业设置的层层“马甲”,把不正当价格行为的失信责任穿透到源头,推动企业挤出价格水分,不能只落在充当白手套、工具人的商业公司身上。

四是加强挂网药品价格监测分析。用好国家医保信息平台招采子系统,定期将本省份药品价格与其他省份对比,价格明显偏高的应及时调整。坚持走群众路线,对于群众反映的挂网价格问题要当作宝贵线索,及时回应并经核实后调整到位。做好药品批件转让、包装变换等情况的追踪工作,严防“改头换面”涨价挂网。各省份要坚持守土有责,防止问题品种在本省份率先“改头换面”涨价挂网并向外传导。国家医疗保障局将对重点品种的“首涨地”进行溯源,了解首个涨价省份的涨价原因和制度漏洞,并指导有关省份完善制度。各地要切实强化招采子系统应用,及时上传完整采购数据,持续提升平台数据质量,为监测分析提供基础支撑。要不断提高网采率,网上采购是常态,线下采购是特例,线下采购后要及时在网上备案相关信息。

(四)总结试点经验,接续推进医疗服务价格管理和改革

一是不断深化医疗服务价格改革。按照稳中

求进、稳妥有序的工作基调，会同有关部门指导试点城市持续深化改革，做好首轮医疗服务价格调整总结，启动改革试点阶段性评估，在评估基础上提出下一步扩面的工作安排。江苏、山东、陕西、云南等省份指导省级改革试点城市着手建立健全改革试点的制度规则，待国家改革试点阶段性评估后启动实质调价工作。其他有条件的省份可遴选省级试点城市，鼓励部分省级试点城市在新机制框架下探索符合中医特色的医疗服务价格做法。各地要在实践中探索积累更多经验，将试点地区行之有效的好经验、好做法推广到全国。

二是整合规范医疗服务价格项目。国家层面将继续加快推进价格项目编制工作，构建内涵边界清晰、适应临床诊疗、便于评价监管的价格项目体系，分批发布中医外治、辅助生殖等学科项目规范立项指南。研究制定“新增医疗服务价格项目意见”，加快新增项目受理审核进度，指导地方优化价格项目管理工作，提升现有价格项目对医疗技术的兼容性，支持医疗技术创新发展和临床应用。

三是切实做好医疗服务价格动态调整。按照总量调控、结构优化的要求，加强宏观管理，稳定价格预期。群众对民生价格高度敏感，这方面我们一定要守土有责、守土尽责，务必把握好医疗服务调价和宏观基本面的关系，把握好医疗服务调价和促进扩大消费的辩证关系，把握好价格调整的力度、时机、节奏。具体调价方案提前谋划，做到心中有数；调价方案要不要在本年度实施，要看动态调整的评估结果，符合启动条件的就顺向推进，不符合启动条件的或者不适宜启动的要顺延。切实用好动态调整机制，管理好医院和群众的价格预期，防止医疗服务价格问题成为挑动社会情绪的导火索。

（五）做好医药价格专项工作

一是高质量落实疫情防控相关价格工作。随着新冠疫情平稳转段，新冠病毒抗原检测和核酸检测价格的相关工作暂时告一段落，但是新冠抗体检测的需求形势可能会随着疫情波动起伏产生新的变化，这是一个潜在的风险点，大家务必予以关注，要充分借鉴前期经验，把工作做在前面。要持续跟踪监测涉疫相关药品价格和配送情况，协同有关部门研究谋划确保相关药品供应，并降低群众用药负担。

二是落实口腔种植价格专项治理。2023年4月中旬前，所有省份都要启动口腔种植体、牙冠、医疗服务价格调控三项措施，确保惠民政策按时到位。要做细做实工作，把握好宣传口径，三项工作一体宣传，防止群众误将4500元的医疗服务价格或者单个种植体的价格，理解为种一颗牙的整体费用。同时，口腔种植价格治理政策既要注重在公立医疗机构落地，也要注重在民营医疗机构落地。前期最难的集采工作完成了，落地不能出岔子。采购环节社会给予高度评价，群众期待很大，落地过程中出现问题，容易形成大舆情，大家一定要抓好落地，把口腔种植体价格治理的要求落实到位。我们也将适时启动专项治理“回头看”，重点对价格排名靠前、群众投诉举报较多的地区开展检查，确保口腔种植医疗服务价格治理落地落实。

三是配合做好门诊共济保障改革。鼓励定点零售药店自愿参与药品集中带量采购，相关政策要通知到药店，不走过场。要支持定点零售药店通过省级医药采购平台采购药品，给药店开通账户和权限。倡导参考省级医药采购平台价格销售医保药品。零售药店药品价格依法实行市场调节，各地要依法行使药品价格管理、监督、调控职能，推动定点机构药品价格基本协同。国家医疗保障局发文倡导医保药品参考平台价格不是行政强制，大家在具体文件实施中注意把握口径，以引导为主。各地可结合实际研究采取可行措施，引导药店药品价格，但不能成为变相政府定价。

四是配合做好短缺药品保供稳价。定期开展短缺药品价格和配送监测，核查处置异常高价和异常配送情况，研究建立健全处置机制，探索形成工作范式。此外，要强化药品和医疗服务价格执行情况常态化监督管理，规范并用好医药价格信用评价、监测预警、函询约谈、成本调查、信息披露等管理制度，及时纠正不正当价格行为，配合市场监管部门对价格违法行为开展执法检查。做好全口径医药指数编制和发布，充分发挥医药指数在医药价格和招采改革中的作用，提升价格治理能力。

最后，我再强调一下廉政建设。医药价格和招标采购工作涉及多方利益，越是利益集中调整，越容易成为围猎对象，我们一定要高度警惕和警醒，始终保持谦虚谨慎的工作作风，始终做到心有所畏、言有所戒、行有所止。要正确行使手中权力，坚持公平、公正、公开的原则，坚持用制度管人、管权、管事，真正做到想干事、干成事、不出事，在医药价格招采战线形成清正廉洁的基本操守和风清气正的良好生态。

同志们，医药价格招采改革责任重大、使命光荣。我们要更加紧密地团结在以习近平同志为核心的党中央周围，坚持改革创新、攻坚克难、真抓实干，不断提升医药价格和招标采购治理现代化水平，为推进医疗保障事业高质量发展贡献力量。

提升数据质量　强化治理效能
扎实推进招采子系统数据质量治理工作
——在招采子系统数据质量治理推进会上的讲话

（2023年7月26日）

国家医疗保障局党组成员、副局长　施子海

同志们：

今天，我们召开招采子系统数据质量治理推进会，主要目的是进一步提升招采子系统数据质量，强化数据治理效能。我谈四点意见。

一、深刻领悟新形势下强化价格数据质量治理的重要意义

国家医保局组建以来，各级医保部门牢固树立以人民为中心的发展思想，积极推动习近平新时代中国特色社会主义思想在价格招采领域落地生根，客观研判医药价格治理面临的新形势新任务，深入探究医药价格运行的新机制新规律，开展了一系列新探索新实践。

（一）医药价格治理形成了新格局

国家医保局的组建，融合了医药价格管理、医保基金管理、药品耗材招采等多种职能，催生了战略购买手段，使药品价格形成机制发生了新的变化：对于创新药、独家药，实行谈判准入或竞价准入；对于形成竞争的药品，实行国家和地方集中带量采购；对于政府定价的精麻药品，按成本变化和市场供求实行调整；对于新药，以新冠治疗药品初始上市为契机探索新药首发挂网机制；对于已上市挂网药品，强化基于统一的国家医保信息平台招采子系统的价格联动，推动挂网规则协同，促进价格走向合理。随着新时代医药价格形成机制的逐步建立，医药价格工作的功能、视野、格局发生了改变，已由过去基于成本的微观定价的管理之术，逐步上升为医药价格宏观调控与管理的治理之道。新的治理格局对于价格管理工具和手段提出了更高要求，既要加强价格监测、统计和形势分析，提升治理的科学性、前瞻性；又要强化机制改革、市场建设、政策指引、预期管理、成本调查等手段，提升治理的精准性、有效性；还要强化与结算支付、基金监管、信用评价的协同，提升价格政策的可行性和约束性。

（二）数据治理日益成为重要的医药价格治理工具

国家医保局深入贯彻党中央、国务院决策部署，强力推动国家医保标准化、信息化建设，建成了全国统一、高效、兼容、便捷、安全的医保信息平台。随着医保大数据的逐步形成与广泛应用，数据治理不仅为医保工作赋能增效，还日益成为医保治理的重要工具，从医药价格治理角度看，数据资源的作用越来越突出。一是有利于科学研判形势。通过对价格和采购情况的监测，分析不同种类药品价格、采购、配送等数据变化，可以了解药品市场供求关系，为科学有效调控药品市场与价格奠定基础。二是有利于发现问题线索。通过对短缺易短缺品种供应情况、集采中选与非中选品种的使用和替代、各种价格与采购异常波动等关键数据的监测与分析，可以穿透到企业的营销和价格行为、医疗机构的采购和使用行为，以及医生的处方行为，在对数据的抽丝剥茧中发现问题的蛛丝马迹。三是有利于提升工作效能。通过开发

各种分析工具模块、小程序，运用AI技术，构建相关模型，可以由过去的靠手写、凭脑算、现场看，变为海量药品价格、采购数据的自动生成、自动获取、自动筛查、自动预警，价格管理的范围、时效、力度、效果将呈现前所未有的提升。四是有利于提高服务水平。基于数据治理，要对数据不断进行标识、标记、标化，这本身就是规范服务行为的重要内容。而在此过程中推动数据共享和编码统一，也是服务企业和群众的重要工作。

（三）质量是数据治理的根与魂

质量是百年大计。实施数据治理，开展分析、管理、服务的前提是拥有准确、及时、完整、有效的数据，也就是数据质量必须要高。什么是高质量的数据？一是原始数据要真实。近年来我们之所以持续推动招采子系统落地，持续要求提升网采率，就是为了确保数据源头的真实性、全面性和可及性。二是数据要标准化可比较。高质量数据的生产，要剔除大量无关的、非标准化的，甚至是错误的脏数据，做到“车同轨”“书同文”。这样才能够做到可比较、可分析、可衡量、可评价，数据应用才有了基础。三是数据更新要及时。时易则数易，情况变了，数据就要及时反映。数据过时了，再怎么完善丰富分析工具和方法，其结论也难免会南辕北辙、大相径庭。四是数据之间要有逻辑。招采数据是药品价格行为和采购行为的体现与结果，要着力建立一套相互联系的数据体系。在金额与价格和数量之间、采购与配送入库和结算之间有很强的逻辑关系，相互不能产生冲突，否则就不能构成完整的信息流、物流和资金流链条，就会因为逻辑冲突导致数据失真。

所以，数据质量是数据治理的根和魂，数据质量不好就会动摇了数据治理根基，使其成为“无本之源”“无根之木”，从而容易使价格信号失真，使市场机制失灵，使政府治理失效。近年来，党中央一直强调要打击统计数据造假，其原因就在于此。

二、正确看待数据质量治理所面临的形势

2022年5月，我们宣布全国统一的医保信息平台全面建成，并由此获评中央广播电视总台2022年国内十大财经新闻。随着医保信息平台的建成，各地招采子系统相继落地应用，采购和价格数据陆续上传，招采子系统的数据库及其应用日益活跃。目前，日均产生数据量达到30万条，入库历史数据总量达到4.2亿条，日均查询与共享数据达到140万条。面对医药价格治理新格局，数据质量治理工作站在了新的历史起点上。在取得可喜成绩的同时，我们也要清醒地看到，价格数据治理工作还面临不少问题和挑战，需要引起高度重视。

从系统部署应用看：一是系统部署还不完善。截至目前，全国31个省份和新疆生产建设兵团已全面上线招采子系统，20个省份已经实现全部功能或交易、采购等核心功能应用，但有12个省份只实现了部分非核心功能的应用，招采子系统还主要用于数据传输。二是数据应用场景不充分。各地对数据应用的认识还拘泥于原有的思维定式、行为惯性和路径依赖，尚未形成新形势下广泛、高效、灵活、个性化、有特色的数据应用场景；有的地方还只停留在将数据汇聚起来，数据融合、数据共享、数据利用还做得不够；有的地方只能运用数据测算供配情况，或者得出销量用量排名，还不能利用数据加强分析监测，穿透到医疗机构采购行为和参保群众的用药习惯，更谈不上以大数据算法建模，持续提升数据治理能力。三是招采子系统的全国统一性和地方创新的灵活性结合得不够有效。有的省份一直使用自建的平台进行实际交易，只是将数据简单传至招采子系统，由于自建平台和招采子系统设计逻辑不同，造成了数据统计分析的障碍。有的省份自建平台有“医疗机构下单”“配送企业响应”“医疗机构收货”等功能，却没有“配送企业完成配送”的功能，导致企业配送完成信息无法同步至招采子系统，上传交易信息时，配送完成信息只能被收货信息代替。

从数据生产、转换等环节看：一是脏数据率高。我们持续强化脏数据治理，脏数据率已由年初的30%下降到目前的19%，不少省份脏数据率

长期稳定在10%以下。但个别地区采购价格依然较高,有的不降反升。二是采购项目信息不够准确。有的地方在转换时将采购价格与采购金额的字段匹配出错,导致在国家平台上出现几十万的采购单价。有的省份在执行省际联盟采购落地时,对项目表格命名比较随意,经常出现"老平台数据归集""老平台迁移目录""采购项目"等让人不知所以的名称,导致国家平台在核对价格时,无法辨别数据信息的真正内涵,也就无法进行处理。三是数据逻辑关系矛盾。新旧系统切换后,按照要求老平台的数据须及时全量传输到新平台,各地在汇集过往招采项目和挂网目录方面的问题比较突出。有的省份在迁移这些历史数据时,新旧材料交接不够,上传的表结构和现有招采系统不能一一映射,项目、目录、交易三项关键字段不匹配,导致有些医疗机构的交易记录中明明有某些药品的采购记录,但这些药品却不在这些医院对应的院内目录上。还有的交易明细上有配送、收货信息却没有采购记录。

从编码使用看:一是无码采购、废码采购问题突出。在部署新旧系统切换时,为了保障医疗机构的临床用药,国家医保局曾临时允许没有机构编码的单位通过平台采购,但部分省份医疗机构将临时性措施当作长久安排,无机构码采购的问题比较突出。国家医保局2022年梳理作废了近900万条耗材编码,但部分医疗机构还在使用已作废的编码继续采购。二是编码更新不及时。主题教育开展以来,着眼于提高工作效率、为群众办实事,我们在原有编码下发途径之外,又在招采子系统国家端新增了药品耗材编码下载功能,使医保编码从申请到招采子系统用码时间由原来的最长两个月缩短到当前的两周。但部分省份医药集采机构更新编码不及时,所使用的编码版本总是落后于最新版本。三是耗材贯标历史欠账多。有的地方只是简单发个通知、挂个网要求企业动态维护编码,既没有逐个联系相关企业,也没有采取技术摸排手段解决问题,对情况掌握不到位。

从工作态度看:一是医疗机构和企业对平台数据质控工作动力不足,约束不严。按照规程,配送企业在发货前会与下单的医疗机构进行确认,并按照实际用量开展配送。但是,有的医院下错订单后,只和企业打个招呼了事,在平台上不更新。平台缺乏相应的监督、核查、考核和通报机制,无法及时发现错误,发现了也不督促及时更正。二是有的单位责任心不够,相互推诿。有的地方脏数据率长期较高,虽然被国家医保局多次通报,但负责数据工作的同志从未主动联系解决这个问题。当国家医保局向他们了解相关情况时,有的说不清楚数据传哪儿了,也找不到问题结症所在,甚至不清楚质控规则为何物。

上述问题,具有普遍性、典型性。有的是历史遗留的老生常谈,有的是新形势新任务新挑战。产生问题的原因是多方面的,虽然有客观方面的原因,但主要还是受认识不足、重视不够、能力不强等主观因素影响。必须强调的是,中央要求深化药品耗材集中带量采购制度改革,建立招标、采购、交易、结算、监督一体化的省级招标采购平台,实现全国医疗保障信息互联互通,加强数据有序共享。开展数据质量治理,是招采系统同志特别是分管负责同志践行"两个维护"的重要体现,但一些地方一些同志对此还缺乏清醒的认识,有的从狭隘的地方主义出发,认为平台数据好坏并不影响自身的经办工作,反正影响的是国家端,事不关己高高挂起。这种想法是十分错误甚至是极其有害的。在全国统一的信息系统下,各个地方平台组成了全国平台,一个地方平台的数据质量差,如长期不改,久而久之必将由局部性、个别性问题演变为全局性、整体性问题,严重影响整个系统的数据质量,严重损害价格治理的根基。希望大家高度重视,共同努力,尽快扭转这种态势,开创价采数据质量治理新局面。

三、牢牢把握数据质量治理的关键点位

数据质量提升是一项复杂的系统工程,需要久久为功,但必须有紧迫感,立足当前,一步一个脚印,扎实向前推进。我们要坚持"两点论"和"重

点论”的统一,一方面坚持系统集成、整体推进、稳步实施,另一方面要重点突破,围绕数据质量治理的关键点位,牢牢把握好核心要求、重点环节和目标任务。

(一)把握好“完整、准确、及时、规范、安全”五点核心要求

所谓完整是指完整汇集数据,全面反映真实药品耗材交易情况。真实交易数据上不来,数据质量治理就成了“空中楼阁”。最近,我们组织各地测算网采率,要求大家拉取所在省份药品和高值医用耗材采购金额,与国家端招采子系统的数据对比后一看,都是各地的数值大而国家平台的数值小,说明还有很多日常交易的数据没有统上来,数据的完整性打了折扣。要做好日常对账工作,随时补齐缺失数据,保证数据传输完整全面。

所谓准确是指数据生成准、计算转换准、数据传输准。这既要求数据本身的真实性、准确性,又要求在数据转化和传输过程中做到真实准确,避免出现差错。前面提到的个别省份集采平台,本地数据是准确的、可用的,但是连续几个月脏数据率达到百分之百,说明在传输转换过程中出了问题。这种内部准确、外部不准确的数据,从局部来看是准确的,但从全局来看就是不准确的。类似情况在各地都存在,只是程度不同。

所谓及时是指新增数据及时上传,历史数据应归尽归。对于历史数据的补传进度和增量数据的上传时限,国家医保局有一以贯之的要求,各地要按照数据“采、存、管、用”全生命周期要求,通过数据的全链条汇集和精细化治理,形成及时共享的全国和全省的数据资源池,及时将“数据资源”变成各方共享共用的“数据资产”。

所谓规范是指严格落实质控标准要求。国家医保局在平台建设初始,就明确提出了一套统一、规范的数据质控标准,但有的地方还是按照老格式、老程序、老标准管理和上传数据,有的地方执行起来“宽、松、软”,都在不同程度上影响了数据质量。各地要贯彻落实质控标准,压实治理责任,认真分析国家医保局下发的系列通报所指出的问题,扎实推动整改,使数据质量尽快达标。

所谓安全是指数据不泄露。医保信息化建设起步晚,数据保护经验还比较少。从各地反馈的情况看,很多地方存在数据安全责任不清晰、分类分级管理不统一等问题,风险隐患不少。有的地方完全依靠承建方和驻场工程师,甚至把查数、传数、用数、算数的工作都交给了别人;有的地方账号管理不到位,随意销毁存储介质,缺乏台账式管理。要加大医保身份认证系统应用力度,根据职能划分明确应用权限,强化流程跟踪、事件追查和责任认定,确保数据绝对安全。

(二)把握好数据“生成、传输、校准、处置”四个重点环节

严把数据生成关。首先要做到带码采购,针对医疗机构的无码采购行为,要从强化采购账号管理入手,严格落实“带码招标、带码采购、带码结算”要求;有的老平台耗材贯标不彻底,贯标仅到20位,采购时部分产品缺失7位流水码,要不折不扣地落实好贯标的各项要求。同时,要创造性地及时妥善处理好公共卫生事件所需新上市药品等挂网、采购和结算工作。其次要对数据严格审核,有些医疗机构负责采购的同志责任心不够强,而平台又缺乏异常数据核查机制,如某省份一基层医疗机构错下了上亿元订单,不仅拉低了该省份的订单配送率,还导致全国抗疫药品应急监测中该药品配送率非正常原因大幅下降。虽然国家及时发现并剔除了这个数据,还是给我们敲响了警钟。在医药价格指数统计过程中,类似情况屡见不鲜,一些省份也因此被谈话提醒。最后还要保持编码版本的及时更新。从我们掌握的情况看,绝大多数脏数据的产生,是由编码版本不一致或者对码错误导致的。这个问题在公共资源交易中心较为普遍。希望各地医保部门强化责任,敦促公共资源交易部门及时更新系统版本,认真对码,努力杜绝由此导致的脏数据。

严把数据传输关。有的地方中台沟通协调不畅,国家下发基础数据到中台后不能及时更新,国家中台与省级中台间出现“中梗阻”,每次还需要

额外的人工干预，无法及时获取最新药品耗材编码数据，不能及时贯标使用编码。有的地方中台和招采中台之间衔接不畅，甚至独立分属不同服务器，平时各自为战，导致国家端下发的功能模块运行不畅，大家又互相抱怨。各地要成立数据治理专项小组，不仅包括业务处室、医药集采机构，也要积极主动寻求地方信息化负责部门的配合支持，既要守土有责、守土尽责，还要强化协同、形成合力，明确数据流、信息流全流程各个环节责任分工。

严把数据校准关。有的平台订单发货状态与实际采购数据明显存在逻辑冲突，显示未发货却有采购、配送、收货等信息。有的同一医保编码在不同省份出现上千倍的价差，我们通知再次核验时，当地马上就说是包装数量方面出现问题，说明大家都很清楚问题所在、症结所在，主要是工作的责任心问题。各地要加大数据校验力度，可以探索设立校验指标等措施，有针对性地开展立体化、靶向性治理，保障数据的准确性和可用性。要常态化开展数据范围、数据时效、数据完整等专项检查，加大数据质控力度，优化质控程序，强化薄弱环节，对数据质量差、时效低的单位和个人进行督促指导，限期改进。

严把脏数据处置关。为了保障医保数据完整性，各省份交换库都采用“先入库后治理”的形式，这原本是为了数据上得来、看得到，但绝不是让大家“一传了之，放任不管”。大家要切实履行好数据处置的主体责任，针对不同原因，分门别类、条分缕析采取措施。对于医保编码缺失、项目关联出错和耗材贯标不彻底等老问题，要推动医疗机构落实带码采购要求，梳理好各项目的关联价格表格，彻底落实贯标责任和要求。对于新旧系统切换、承建维护商更迭、不同系统数据归集难导致的脏数据问题，要具体问题具体分析，逐个研究、逐项解决。对于大家深感切肤之痛的冗余脏数据问题，国家医保局规定了申请作废的途径和标准。为强化大家治理脏数据的责任，我们正在按月通报相关情况。下一步，对于脏数据治理不力、质控率连续较低的地方，我们将督促指导，屡次不改的，将适时开展专题督导。

（三）把握好“脏数据率”“归集数仓率”“网采率”等三项代表性指标

一是全国平均脏数据率年内要降至10%左右，各省份脏数据率不高于20%。目前，全国平均脏数据率已由2023年年初的30%下降到了19%，但差距还是不小。有的省份历史存量问题较多，脏数据率持续居高不下。有的省份刚开始切换平台，数据量很小，但脏数据率也比较高。我们已经逐月通报，希望大家照照镜子、对标对表、发现差距，及时采取措施把脏数据率降下来。

二是当期药品招采数据归集数仓率要达到60%以上，2019年及以后的历史数据年内全部归集至国家医保局。为反映各地招采子系统数据上传的完整性，我们设立了招采数据归集数仓率这一指标，即各地上报的平台采购金额和国家平台拉取的采购金额的比例，以督促各省级平台数据完整、准确进入国家平台。目前，这一指标全国平均为52%，有17个省份低于50%，5个省份低于10%。大家要高度重视，确保数据完整上传。

三是年内全国平均药品网采率和高值耗材网采率不得低于90%和80%，各地药品、高值耗材网采率不低于85%和70%。为强化责任，我们准备把国家平台拉取的采购金额作为网采率测算分子，把开通交易、结算功能地区的所报数据作为网采率测算参考，对尚未开通交易、结算，数仓归集规模偏小，脏数据率偏高省份的网采率进行抽查核验，必要时，推动网采率下算一级直至主要医疗机构。

上述三项，是2023年的目标任务。这是基于数据治理工作的严峻性和紧迫性，本着适度从紧的原则提出，是实事求是的，大家努努力、跳一跳是可以达到的。大家要高度重视，担当作为，确保各项目标如期实现。

四、持续推动数据质量治理工作再上新台阶

三分部署，七分落实。各级医保部门要切实

担起数据质量治理的主体责任，坚持目标导向和问题导向，积极行动起来，以时时放心不下的责任感，抓严抓实抓细各项工作落实，打好打赢数据质量治理这场攻坚战。

一是提高思想认识。在不久前的局党组主题教育调研成果交流会上，静林同志和各位局党组成员都不约而同地提到数据质量的重要性。开展数据质量治理是一项迟早要做的工作，早做早主动，早完成早受益。做好这项工作，没有任何捷径可走，必须下死功夫、苦功夫、笨功夫。要进一步统一思想，增强责任心和紧迫感，切实将提升数据质量摆上重要议事日程，形成主要负责同志亲自抓、分管负责同志牵头抓、各部门各单位分工配合的良好格局。

二是形成工作合力。国家医保局各单位要分工协作强化对系统数据质量治理工作的指导，及时发现问题，强化督促、调度和信息通报，敦促各地如期完成各项治理目标。医保信息化部门与医药集采机构要明确责任，紧密协作，合理分工，形成合力。平台部署在公共资源交易中心的，医保部门要发挥好牵头抓总作用，积极敦促公共资源交易中心按照任务时限抓好落实。

三是建立长效机制。建立自查自纠机制。近期按照审计署要求，我们先后下发了多批数据部署各地核验，虽然繁琐，但也是提升数据质量的一次预演，希望大家以此为契机，建立完善内控机制，在以用促用中发现问题、解决问题。我们也将发布一些数据分析模型方法，供大家使用。建立定期通报机制。国家医保局将在现有通报的基础上，引入脏数据率、数据归仓规模、网采率等指标分地区排名，排名情况与平台绩效考核、医保能力建设转移支付资金等挂钩，对于排名持续落后的，我们将进行督促指导。

四是加快组织实施。要摸清底数，各地要加大2019年以来历史数据合规上传，严防出现新增脏数据。要针对医疗机构编码缺失、药品耗材贯标不彻底、历史数据缺乏维护等主要矛盾，制定切实可行的解决策略，切实摸清问题所在。要明确要求与责任，国家医保局将持续开展轮调轮试和脏数据治理，各地要紧跟数据质量治理进度，结合信息化建设、集采经办、挂网要求和采购情况，进一步明确主体责任，既不当甩手掌柜简单把问题推给承建厂商，又要着力培养一批能够挑大梁的数据质量人才，持续形成人才梯队和技术支撑。要稳步有序推进，各地要逐一梳理问题所在，提出解决问题的“时间表”“路线图”，倒排工期，按表实施、挂图作业、按时销号，确保各环节不打折扣。

同志们，数据质量治理是重要的基础性工作，功在当前，利在长久。我们要以习近平新时代中国特色社会主义思想为指导，以主题教育为契机，踔厉奋发、勇毅前行，真抓实干，担当作为，持续推进数据质量治理工作，为服务医药价格治理新格局、构建新时代医药价格形成机制打下坚实基础，作出积极贡献！

全面学习把握落实党的二十大精神 奋力开创医保支付管理高质量发展新局面

——在全国医保医药服务管理培训班开班式上的讲话

（2023年7月26日）

国家医疗保障局党组成员、副局长　李　滔

同志们：

今天，我们在山西太原举办全国医药服务管理培训班。主要任务是，坚持以习近平新时代中国特色社会主义思想为指导，深入学习贯彻党的二十大精神，结合主题教育，全面落实全国医疗保障工作会议要求，总结近年来医药服务管理工作成效，对下一步的重点难点工作开展培训。刚才，山西、上海、浙江、山东、广东、四川六个省份作了发言，交流了在医药服务管理工作上的一些做法和经验，各有特色，也值得各地相互学习借鉴。相关负责人通报了2022年和2023年上半年医保支付方式改革进展情况，总体看基本完成了三年行动计划第一年的目标任务，但实际工作中还存在不少问题，需要大家付出更大努力，把工作抓实抓细，确保目标任务完成。下面，我讲三点意见。

一、凝心聚力、攻坚克难，医药服务管理工作取得扎实成效

全国医保系统组建以来，医药服务管理战线的同志们坚决贯彻落实党中央、国务院的决策部署，在国家医保局党组的带领下担当作为、攻坚克难，推动医保医药服务管理工作取得了积极进展，基金使用效率不断提升，群众满意度、获得感持续增强。

（一）战疫情保民生，全力支持新冠疫情防控

疫情防控期间，国家医保局坚决贯彻“以人民为中心”的发展思想，明确“两个确保”特殊政策，各地医药服务管理系统勇于担当，积极作为，临时扩大支付范围，及时结算救治费用，全力保障患者救治。2021年以来，按照党中央、国务院部署，我们会同相关部门认真做好新冠病毒疫苗及接种费用保障工作。2022年底到2023年初，又因时因势调整优化“乙类乙管”后新冠病毒感染医疗费用保障政策，助力群众平稳渡过感染高峰并逐步回归常态化保障。

三年来，面对复杂多变的疫情防控形势，我国的医疗保障制度发挥了“稳定器”“压舱石”的重要作用。习近平总书记在中央全面深化改革委员会第十三次会议上指出，在这次抗击新冠疫情过程中，国家医保局、财政部等部门及时出台有关政策，把新冠肺炎诊疗救治纳入医保基金支付范围并预付部分资金，确保患者不因费用问题影响就医、收治医院不因支付政策影响救治，体现了我国社会主义制度的优越性。习近平总书记的重要指示既是对我国医保制度也是对全体医保工作者的充分肯定！

（二）补短板强规范，医保目录管理取得重大进展

一是完善药品目录动态调整机制，提高用药保障水平。国家医保局不断深化医保药品目录管理制度改革，制定印发了《基本医疗保险用药管理暂行办法》，着力完善政策、规范程序、健全机制。药品目录提速至每年动态调整，5年来累计新增

618种药品，涵盖新冠感染、肿瘤、心脑血管疾病、罕见病、儿童用药等各个领域，大量品种填补了医保目录保障空白，目录结构进一步优化。通过谈判新增的341种药品价格大幅降低，平均降幅达到57.7%。截至2023年6月底，医保谈判药品受益人次超过4.8亿，与原来市场价相比，叠加谈判降价和纳入医保报销，累计为患者减负超5900亿元。

二是狠抓药品目录落地，提升药品供应可及性。为解决国谈药"进得了医保，进不了医院"的难题，国家医保局联合国家卫生健康委建立了国谈药品"双通道"供应保障机制，通过医院和零售药店两个渠道向患者供应谈判药品，实行相同的报销政策。截至2023年6月底，协议期内国谈药品全国配备机构达22.87万家，其中定点医院6.31万家，定点零售药店16.56万家。全国范围内基本实现"每个地市（州、盟）至少有1家双通道零售药店"的目标，浙江、江苏、山东等省份做到"双通道药店覆盖每个县"，保障了患者用药及时便捷。另外，国家医保局定期在官网公布谈判药配备机构名单，近期我们又在官网设置了医保药品目录查询模块，方便患者查询目录具体药品，有力地助推了药品临床应用。

三是推动省级增补药品消化，全国医保用药范围基本统一。落实医保待遇清单要求，对各省份原先增补的西药和中成药用三年时间按照"40%、40%、20%"的比例开展消化工作。截至2022年底，31个省份和新疆生产建设兵团全部按期完成任务，累计消化5770种药品，全国基本医保用药范围实现了规范统一。特别是河北、山西、河南、广东、宁夏5个省（自治区），顶住压力、勇于担当，提前全面完成增补药品品种消化工作，在全国树立了表率。各省级医保部门对此项工作高度重视，科学谋划，统筹推进，在消化的同时做好相应品种的替代保障，确保临床用药不受影响，总体实现了平稳消化的目标。

四是加强标准落地，耗材、医疗服务项目管理更加规范。一方面，国家医保局成立后大力推进医用耗材分类和代码统一，各地医保局认真落实国家医保医用耗材代码的维护工作，现在已经初步见效，把功能相同、作用相同、价值相同的耗材归集到一个类别中，从而实现了医保医用耗材的"一品一码"，对于促进医保精细化管理发挥了重要作用。另外，各省份还加强医用耗材、医疗服务项目的医保准入管理，坚持"保基本"功能定位，从社会效益与经济效益出发，引入卫生技术评估等方法，综合考虑安全性、有效性、经济性、合理性确定了医保支付范围。目前，半数左右的省份已经用准入法制定了全省统一的医保医用耗材目录，提高了耗材管理的精细化水平和医保待遇的公平性。

（三）抓扩面重实效，支付方式改革取得阶段性成效

一是三年行动计划进展顺利，首年目标任务基本达成。2019年开始，国家医保局启动了为期三年的支付方式改革试点。三年试点结束后，2022年在全国整体推进支付方式改革，制订了支付方式改革三年行动计划。刚才医药管理司负责同志通报了全国整体推进三年行动计划进展情况。目前，全国已经有282个统筹地区开展了按病组（DRG）或病种分值（DIP）支付方式改革，占所有统筹地区的71%，还有部分省份实现了全覆盖，总体进展比较顺利。

二是医保支付体系不断完善，治理能力明显提升。从提质增效角度来看，支付方式质量不断提升，改革效果明显。随着病种付费与点数法结合的DIP付费、中国特色的CHS-DRG付费这两种方式在全国普遍应用，改变了医保"被动买单"的局面，真正走向"战略购买"。我们建立了谈判协商、争议处理、特病单议机制，更加科学合理确定分组、权重，妥善处理费用极高极值病例、新技术新项目的使用等特殊情况。同时，上线了新的信息系统，管理工具更加丰富，支付结算更加科学合理，在老百姓负担减轻、基金高效使用、医疗机构行为规范等方面都取得积极效果。近年来，通过基金监管、集中带量采购等多项改革，全国年均医

疗费用增幅逐年下降，其中支付方式改革也发挥了重要作用。

支付方式改革不仅是医保自身发展所需，同时也助力医疗机构高质量发展。通过对病组、病种合理确定支付标准，建立结余留用机制，激励医疗机构主动控制成本、规范行为、优化流程，向医院内部管理要效益。2022年，101个国家试点城市按病组和病种分值付费与按项目付费相比，医疗机构获得结余留用69亿元，参与改革的积极性大大提高。改革促进了医疗机构加强管理，收治的病种更加合理，医疗服务效率提升，不管是时间消耗指数还是费用消耗指数都有明显下降，诊疗的标准更加规范，使用临床路径明显增多，入径率大幅提高。部分统筹地区制定了50～200个基层病种，实行“同病同质同价”，也有力地促进了分级诊疗的形成。

三是群众就医负担有所减轻。通过支付方式改革，复杂的医疗服务变得直观，各个医院、各科室、各病种间从“不可比”变为“可比较”，医疗服务提供更加透明，行为更加规范，群众得到了真正的实惠。部分地区2022年住院次均个人负担费用呈现下降趋势，参保人明显受益，获得感、满意度不断提升。

（四）夯基础稳推进，医保两定机构管理更加有序规范

2020年底，国家医保局修订并发布了《医疗机构医疗保障定点管理暂行办法》和《零售药店医疗保障定点管理暂行办法》，这也是自1999年两定文件制定以来的第一次修订。这两个《办法》充分体现了“放管服”精神，要求进一步简化定点申请程序，优化服务流程。目前，全国定点医疗机构已达49.4万家，定点零售药店45.7万家，基本满足了人民群众的需求。

2023年2月，为配合职工医保门诊共济改革，国家医保局印发了《关于进一步做好定点零售药店纳入门诊统筹管理的通知》，要求各地医保部门采取有效措施，支持符合条件的定点零售药店自愿申请开通门诊统筹服务。文件印发后，各地积极行动，截至5月底，全国已有24个省份约10万家定点零售药店开通了门诊统筹服务，发生结算1314万人次，结算药品费用近30亿元，医保统筹基金支付近18亿元，大大方便了群众日常购药。

在长期护理保险支付管理方面，从2016年第一批试点到2020年扩大试点，全国已经有49个国家试点城市，各地医药服务管理部门配合待遇保障部门积极参与长期护理保险制度试点工作，围绕长期护理保险支付范围、支付标准、定点管理和人员资质管理等做了大量探索，初步建立了长护服务机构及人员的管理规范与标准。2022年，国家医保局积极对接人力资源社会保障部等相关部门，在新修订的《职业分类大典》（2022年版）中新增长期照护师职业工种，目前正在推进职业标准以及长期护理保险服务项目、定点长护机构相关的政策制定工作。

同志们，过去的五年，是医保事业实现跨越式发展的五年，是医药服务管理水平提高最快的五年。这些成绩的取得，根本在于有习近平总书记作为党中央的核心、全党的核心的掌舵领航，根本在于有习近平新时代中国特色社会主义思想的科学指引。同时，也离不开全国广大医疗保障部门，特别是医药服务管理战线干部职工的团结奋斗，以及有关部门、地方政府、社会各界的大力支持。在此，我代表国家医疗保障局，向大家表示衷心的感谢和崇高的敬意！

二、深入学习领会党的二十大精神，在深化医保改革中推动医药服务管理高质量发展

当前，全面学习、全面把握、全面落实党的二十大精神和深入开展学习贯彻习近平新时代中国特色社会主义思想主题教育，是全国各级医保部门最重要的政治任务。我们要深入学习贯彻习近平新时代中国特色社会主义思想，完整、准确、全面贯彻新发展理念，认真落实习近平总书记关于医疗保障重要论述、重要指示批示，坚定不移地推动新阶段医药服务高质量发展。

（一）合理确定支付范围，是医保事业高质量发展的基本保障

习近平总书记在主持十九届中央政治局第二十八次集体学习时指出："围绕全覆盖、保基本、多层次、可持续等目标，加强社会保障体系建设；坚持实事求是，既尽力而为，又量力而行，把提高社会保障水平建立在经济和财力可持续增长的基础之上。"我们要认真学习领会习近平总书记的重要指示批示，切实抓好落实。在当前历史阶段，"保基本"仍然是确定基本医疗保险支付范围最根本的原则。对医药服务管理战线来说，尤其要贯彻党中央、国务院的决策部署，坚持"保基本"原则确定支付范围和支付标准。基本的支付范围体现在医疗保障支付目录和支付标准上。我们要当好战略购买者，用好政策工具，规范医保药品、医用耗材、医疗服务项目目录管理，把握好基金平稳运行和提高待遇水平两者之间的平衡。要体现基本保障与现阶段财力、经济可持续增长保持平衡，统筹好发展与安全，把医疗保障待遇的提升建立在社会经济水平稳步增长的基础之上。

（二）不断完善支付方式，是医保事业高质量发展的核心机制

习近平总书记在主持十九届中央政治局第二十八次集体学习时指出："要深化医保支付方式改革，提高医保基金使用效能。"《中共中央　国务院关于深化医疗保障制度改革的意见》明确了"建立管用高效的医保支付机制"的目标任务。《"十四五"全民医疗保障规划》也将持续优化医保支付机制作为未来五年的重要工作任务。特别是现阶段深化医保支付方式改革已经成为医保领域贯彻新发展理念、构建新发展格局的重要方面。举办这次培训班，是在医保支付方式改革三年行动计划进入时间过半、任务过半的关键时期、关键节点，进行再动员、再部署，再加力度、再细化措施，确保三年行动能够圆满完成。医保支付方式改革既是推进医保高质量发展的核心机制，也是扭转医疗卫生领域深层次利益机制的有力手段，更是"三医联动"改革的"交汇点"，发挥着牵医改"牛鼻子"的作用。同时，也要随着医疗技术的发展、医疗机构运行机制的调整以及医保管理方式的变革不断调整完善，并积极探索创新更加科学、更加精细、更加规范的医保支付方式。

（三）规范定点机构管理，是医保事业高质量发展的重要抓手

党的二十大报告指出："要深化医药卫生体制改革，促进医保、医疗、医药协同发展和治理。"要准确把握新时代医保的杠杆赋能作用，将人民群众的"需求侧"和医疗卫生服务的"供给侧"协同起来，充分释放定点医药机构管理红利。定点医药机构是连接医药卫生服务供给、医药耗材产品供应、医药费用医保结算、参保人员待遇享受的桥梁与纽带，是医疗保障体系运转的中心链条。医保部门通过总额预算、协议管理、绩效考核等方式，规范医疗机构、零售药店"两定机构"的行为，促进定点机构公平竞争、提高质量、降低成本、规范行为，通过战略性购买体现对医疗、医药的价值引领和价值赋能，体现以患者为中心、以临床价值为导向，实现与医疗机构、医药行业相向而行的现实路径。要严把"入口关"、夯实"履约关"、畅通"出口关"，促进定点机构管理的规范化、法治化，实现中国式现代化医保治理效能提升。

当前医保改革已迈入深水区，一系列新机制尚在襁褓，一系列旧问题还需根除，一系列深层次结构性矛盾逐步暴露，在医药服务领域突出表现在以下几个方面。

一是对医保支付方式改革的推进还不平衡。尽管大多数地方医保部门都高度重视支付方式改革，但仍有少数地方对此认识不足、研究不透，有的省份直接把工作交给统筹区，或作为结算层面的工作直接交给经办机构。在建立健全制度方面，全国相比也有较大差距，部分地方配套政策、运行机制、技术规范在各省份还不健全，一些省份技术支撑也不完善，专业队伍、信息系统还有短板。清算工作进度不平衡的问题也较突出。

二是医保目录管理规范化水平有待提升。医保药品目录落地方面各地工作差异较大，电子处方流转、国谈药“双通道”进展不一，对支付标准改革这块“硬骨头”多数地方还存在畏难情绪。按照文件要求，各地要做好支付标准与集采价格的协同，部分价格与中选药品价格差较大的药品，应在2～3年调整到位，但这部分工作普遍比较滞后。要发扬斗争精神，发挥医保系统迎难而上的风格，积极稳妥细化措施，既要保证这项改革平稳落下去，又能让老百姓理解、接受、认可。另外，在药品耗材、自行增补药品、医疗服务项目准入等方面，还存在准入管理不规范、报备不及时、调整程序不完善等问题。

三是定点机构管理精细化水平有待提升。一方面，定点医药机构底数不清楚。两定机构管理是医药服务管理的重要职责，但是目前定点医药机构的底数还不清晰，特别是医药服务管理领域的数据与医保签订协议的数据还不一致。另一方面，协议管理要继续规范。有的地方两定机构的准入还有行政审批的痕迹，有的两定机构准入退出条件和程序不够清晰，特别是绩效评价考核机制尚未完全建立，考核结果如何应用也有待完善。

同志们，虽然医药服务管理工作取得了很大的成效，得到了政府和社会各界的充分肯定，但是面临新任务、新挑战，还存在一些问题和难点。希望我们一起在下一个阶段共同面对新形势，应对新挑战，取得新成效。

三、锚定目标、努力奋斗，扎实做好2023年下半年医药服务管理重点工作

2023年是全面贯彻落实党的二十大精神的开局之年，是全面建设社会主义现代化国家开局起步的重要一年。各地医保部门要按照全国医疗保障工作会议部署，坚持以人民为中心的发展思想，切实做好下一步工作。

（一）真抓实干，确保支付方式改革三年计划落实到位

一是提高政治站位，深刻理解改革重大意义。要从贯彻落实党的二十大精神和习近平总书记关于医疗保障重要指示批示精神的政治高度，从落实“十四五”医疗保障发展规划的战略角度，从提高基本医保管理水平、深化医药卫生体制改革、促进医保医疗医药协同治理的改革深度，深入领会做好医保支付方式改革的重大政治意义。随着改革不断深入，越来越需要更加科学精准、更加公开透明、更加高效规范。医保最重要的工作之一是医保基金的收支管理，支付方式就是如何支出，如何把钱用好，怎么让有限的资金产生更高的效率。DRG/DIP不是简单的支付行为，而是医保工作的重要抓手，是医保部门的重要职责，这绝对不是纯粹的技术工作，而是关系到未来医疗学科发展、人民健康保障水平的关键支撑，要提高站位看待医保支付方式工作。

二是明确工作进度，压实主体责任。三年行动计划提出了滚动目标，这些指标都非常具体。省级医保部门要承担起支付方式改革主体责任。一方面要狠抓工作进度。对标对表三年行动计划，特别是对照“四个全覆盖”目标任务，各地要倒排工期，明确详细的施工图、进度表，确保2023年下半年完成统筹地区覆盖率70%的目标，同时2022年启动的统筹地区要达到医疗机构覆盖70%、病种覆盖80%、基金覆盖50%，2023年启动的统筹地区要达到医疗机构覆盖40%、病种覆盖70%、基金覆盖30%的目标。要区分已实际付费和新开展付费地区，他们时间节点不一样、工作难点不一样，碰到的问题也不一样。各省份要强化主体责任，对统筹地区加强指导，分类施策、压茬推进。另一方面要狠抓工作质量，完善相关工作规范。要加强制度和规范的建设，鼓励有条件的省份率先实现全省统一分组，不具备条件的实事求是、分步推进。还要加强培训，提高干部队伍素养和能力水平，国家层面特别是技术指导组要大力支持。

三是做好结算清算工作，确保基金及时支付。对于DRG/DIP改革来说，只有真正实现了基金结算清算到位，拨付到医疗机构，才意味着整个支付

环节的完成。2023年清算调度结果不理想，原因很复杂，第一年进入清算周期，包括工作流程、信息系统，很多环节还在完善和探索中。但是一般情况下清算应在第二年的三四月完成，现在已经是7月底了，2022年的清算还有11个省份没有完成。各省份要抓紧调度，尽快完成。希望各地及时总结经验，把今年的问题转化为明年的办法，确保明年三四月间完成清算。

四是加强监测评估，完善成效分析。在改革中要用好医保大数据，提炼总结好支付方式改革的成效和问题，不断优化和完善工作机制。在总结提炼方面要侧重参保人感受、基金效率优化、“三医联动”协同治理等，各省份要积极提供好的做法和经验、先进典型。同时，也希望各省份把改革成效用通俗易懂的话上报当地党委、政府，争取支持。

（二）担当作为，提升医保支付范围管理规范化水平

一是认真做好2023年度医保药品目录调整和落地实施。2023年的医保药品目录调整工作已于7月1日正式开始，预计于11月份印发新版药品目录，几个方面的工作希望各地大力支持。第一，各省级医保部门要按要求做好评审、测算、谈判等方面的专家推荐。第二，对前期目录消化工作开展“回头看”。确保已消化品种完全调出支付范围，现予支付的品种完全符合国家规定。第三，进一步完善“双通道”管理。各省份医保部门要结合主题教育“为民办实事”，将“双通道”政策落实落细，确保打通国谈药落地“最后一公里”。第四，规范民族药、医疗机构制剂和中药饮片增补。各省级医保部门要规范准入程序并建立动态调整机制，组织专家围绕安全性、有效性、经济性等方面进行认真评估，确保增补药品符合临床必须、疗效确切、经济性优良等条件。

二是提升医用耗材、医疗服务项目支付管理水平。《关于做好基本医疗保险医用耗材支付管理有关工作的通知》（以下简称《通知》）已印发，大家要认真学习，抓好落实。《通知》提出了“逐步推行医用耗材‘医保通用名’管理、省级准入、国家分步统一”的思路，各省份要建立规范的准入、退出机制，实行动态调整，建立一套包括企业申报、形式审查、专业评审、经济学评估、基金测算、企业谈判、准入支付在内的标准规范。目标是“十四五”期间各省份都要采取准入法统一全省的医保耗材目录，规范耗材管理。国家将根据省级目录建立、耗材集中招标采购等工作进展，适时以医保通用名为基础制定全国统一的医保医用耗材目录。医疗服务项目方面，各省级医保部门要梳理各统筹地区当前医疗服务项目支付情况，逐步缩小统筹地区之间支付管理差异，加快实现省域范围内医保医疗服务项目目录统一。鼓励区域间三大目录的协同，比如长三角地区、京津冀地区、西南片区、长江中游城市群等。希望通过省内统一、区域统一，逐渐实现全国规范。

三是探索建立长期护理保险支付管理机制。长期护理保险制度的推进是一项系统工程，国家医保局成立了领导小组，各相关司明确了任务分工，医药服务管理司负责长期护理保险支付管理工作。目前，很多地方积极性很高，希望尽早建立长期护理保险制度，在全国的顶层制度还没有出台之前，各地可以依据现已发布的部分国家标准先开展评估、服务、定点机构的标准培训，进行模拟运行和压力测试。近期，医药管理司牵头制定的《长期照护师国家职业标准》已通过初审，随后会公开征求意见，长期护理保险基本服务项目目录、定点长护机构的管理办法等也在加快推进中。

（三）协商共治，推进定点机构管理再上新台阶

一是加快制定定点医药机构绩效考核办法。国家层面要加快两定机构绩效考核办法制定完善工作进度，明确考核重点，突出行为规范、服务质量和基金使用效率评价，加强对定点医药机构的考核，使其提供的服务符合医保支付的预期。各省级医保部门要制定并完善医保绩效考核细则，指导统筹地区医疗保障部门实施定点医药机构绩效考核。

二是进一步扩大纳入门诊统筹的定点零售药店范围。目前，开通门诊统筹服务的定点零售药店数量约占定点零售药店总数的22%，进度还不理想，定点零售药店开通门诊统筹服务的整体比例还是偏低。开通门诊统筹服务是定点零售药店应该具备的基本功能，不是对零售药店定点资质重新审核，而是实现医保结算的技术问题，各地要持续发力，做到“应开尽开”。要继续制定完善相关配套政策，明确门诊统筹基金支付范围，加强零售药店药品价格管理，推动处方流转，及时修订医保服务协议，做好费用审核结算和基金监管，进一步释放门诊统筹基金改革红利，提高患者药店购药的便利性。

三是加强长期护理保险定点机构管理顶层设计。医药服务管理司正在抓紧研究定点长护服务机构管理办法，办法出台后各省份要在49个试点城市率先落地，做好政策的规范统一。

同志们，新时代新征程上医药服务管理工作使命光荣、责任重大。让我们更加紧密地团结在以习近平同志为核心的党中央周围，沿着党的二十大指引的方向，踔厉奋发、勇毅前行，不断取得医药服务管理工作新成效，为全面建设社会主义现代化国家、全面推进中华民族伟大复兴提供坚实的医疗保障支撑。

以党的二十大精神为指引
推动医疗保障经办高质量发展
——在全国医疗保障经办工作会议上的讲话

（2023年5月9日）

国家医疗保障局党组成员、副局长　李　滔

同志们：

今天，我们召开全国医疗保障经办工作会议。主要任务是，坚持以习近平新时代中国特色社会主义思想为指导，深入学习贯彻党的二十大精神，全面落实全国医疗保障工作会议要求，总结近五年和2022年医保经办工作，谋划未来一个时期的重点任务，部署2023年工作，动员全系统踔厉奋发、勇毅前行，奋力谱写推进中国式现代化医疗保障经办新篇章。下面，我讲三点意见。

一、攻坚克难、凝心聚力，医保经办工作取得扎实成效

五年来，全国医保经办系统始终锚定习近平总书记赋予的“解除全体人民疾病医疗后顾之忧”的重大政治任务，始终坚持人民至上，以更高的政治站位规划工作，以更强的职责使命落实工作，取得了实实在在的成效。

（一）战疫情保民生，全力支持常态化新冠疫情防控

疫情发生后，全国各级医保经办机构的干部职工迅速行动，服务大局，通过预拨专项资金、保障接种和救治费用、优化经办流程等措施，最大程度保障人民群众的生命健康。一是落实政策有力度。第一时间落实“两个确保”，预拨专项资金超200亿元。持续做好新冠病毒疫苗和接种费用保障工作，累计结算疫苗费用超1300亿元、接种费用超270亿元；开展11轮跨省新冠患者医疗费用清算，有力保障新冠疫情防控工作。二是经办服务有温度。出台疫情期间医保经办服务“五个办”，打通在线医保结算渠道，确保服务不打折、支付不中断；阶段性缓缴近900亿元，助力企业复工复产。三是攻坚作战有速度。实施新冠病毒感染“乙类乙管”后，全国医保经办系统制定省级配套的经办规程，跟进信息平台改造测试，在最短时间内实现全国所有统筹地区经办规程落地和实际结算，切实发挥医保经办在兜牢基本民生底线、稳定经济大盘中的有力作用。

（二）补短板促下沉，经办体系建设取得阶段性突破

五年来，医保经办系统勠力同心，体系越来越健全，基层服务网络织得越来越密。一是持续完善医保经办体系。全国已基本建成中央、省、市、县四级经办管理服务体系，实现县级以上有机构、有窗口、有人员，乡镇（街道）、村（社区）两级有网点、有服务。二是不断织密医保基层服务体系。大力推动服务下沉和延伸，各地结合实际、积极整合资源，下沉高频事项至乡镇（街道）便民服务中心办理，依托村（社区）党群服务中心、卫生室等开展村级医保服务。三是创新延伸医保服务联网办理。依托银行、保险公司、邮政等网点办理参保登记等服务；依托定点医疗机构设立医保工作站，提供门诊慢特病待遇认定、医疗费用报销、政策咨询等服务，方便参保群众办理业务。

（三）破难点疏堵点，经办服务水平显著提升

全国医保经办系统始终坚持以人民为中心的发展思想，大力优化经办服务，推动服务更加高效便捷。一是经办标准化规范化基础逐步夯实。制定全国医保经办政务服务事项清单和操作规范，统一28项常用业务的事项编码、办理流程和标准。制定参保、转移接续等重点事项经办规程，不断规范优化经办服务。二是跨省异地就医直接结算取得重大突破。持续优化相关政策，简化异地就医备案。加快扩大结算范围，提高跨省直接结算率，住院就医直接结算率达65%以上。所有县域均实现普通门诊费用跨省直接结算，所有统筹地区均开通高血压、糖尿病等5种门诊慢特病相关治疗费用跨省结算。截至2022年底，跨省联网定点医药机构达到32.7万家，累计结算超6000万人次，减少群众垫付资金超2400亿元。积极推进定点零售药店跨省直接结算，更好地满足参保群众就医购药的多样化需求。三是医保服务便利性大幅提升。本地就医基本实现持卡（码）直接结算，六成以上的服务事项实现全程网办。基本医保关系转移接续、生育保险待遇核定与支付等8项高频事项实现“跨省通办”。创新医保便民服务举措，部分地方探索开展5G视频办业务，打造“一事联办”“即申即享”等新模式。两年来，北京、天津、河北、上海、浙江、福建、江西、山东、四川9个省份因经办工作成绩优异，获得国务院2021年度和2022年度真抓实干督查激励奖励。

（四）强管理提质效，经办精细化管理取得新进展

各级医保经办机构通过协议管理、审核结算专项治理和自我管理，持续提高经办精细化管理水平，坚决守好人民群众“救命钱”。一是协议管理不断优化。2019—2022年，全国医保经办机构累计核查定点医药机构258.1万家，协议处理106.9万家，挽回医保基金损失536.1亿元。二是自我管理不断强化。各级医保经办机构认真落实审核结算专项治理要求，全面开展自查自纠，排查出来的问题逐年缩减。加强经办机构规范建设，出台医保经办机构内部控制管理规程，制定有针对性的风险防控措施，经办机构内部运行风险得到有效控制。

（五）谋发展促协同，推动医保重点改革任务落地落实

近年来，各级医保经办机构聚焦服务大局，积极推动各项医保重点改革任务落地。一是全民参保扩面提质工作扎实推进。稳步推进统一医疗保险费征缴改革，会同税务总局等5部门联合印发《统一社会保险费征收模式实施方案》，不断优化参保缴费流程，提高参保服务水平。建立常态化重复参保核查机制，2022年清理重复参保845.81万人。二是医保支付方式改革不断深化。全国206个统筹地区实现DRG/DIP支付方式改革实际付费。细化支付方式改革在医疗机构的实施流程、环节、要点，加强培训，不断提高经办能力，推进支付方式改革落地。三是医保信息平台经办应用持续加强。各级医保经办机构认真做好经办业务数据上传和治理工作，确保经办业务数据应传尽传。截至2022年底，各省缴费人数上传率达94.8%，住院结算清单上传率达68%。此外，各级医保经办机构在稳步推进职工医保门诊共济保障机制改革、长期护理保险制度试点、谈判药品落地、药品和医用耗材集中带量采购等各项改革重点工作中，切实发挥了经办政策落地“最后一公里”的作用。

2022年，全国医保经办机构认真贯彻党中央、国务院的决策部署，进一步优化经办服务，各项工作持续向纵深推进。医保经办规范建设专项行动取得突破性进展，以“群众办事报销简简单单、两定机构结算明明白白、医保基金管理清清楚楚”为目标，创新开展规范建设专项行动，切实规范提升了经办服务水平。行风建设取得新成效，2022年度医疗保障系统行风评议平均分比2021年高出1.27分。各地在经办服务网络建设、全面落实公共服务清单优化便民服务、推进高频服务事项“跨省通办”等方面都取得了新进展，群众满意度明显提升。

同志们，过去五年取得的成绩来之不易，这是以习近平同志为核心的党中央举旗定向、坚强领导的结果，是习近平新时代中国特色社会主义思想科学指引的结果，更是各级医保部门齐心协力、全国医保经办系统广大干部职工凝心聚力、真抓实干的结果。在此，我谨代表国家医保局向全国医保经办系统的广大干部职工表示衷心的感谢和崇高的敬意！

二、深入学习领会党的二十大精神，在深化医保改革中推动医保经办高质量发展

党的二十大吹响了以中国式现代化全面推进中华民族伟大复兴的冲锋号角，是全面建设社会主义现代化国家的政治宣言和行动纲领。各级医保经办机构要将学习贯彻党的二十大精神与抓好医保经办实际工作结合起来。

（一）准确把握中国式现代化新征程中医保发展新形势

习近平总书记深刻指出，我国社会保障制度改革已进入系统集成、协同高效的阶段。随着城镇化、人口老龄化、人口流动常态化的加快，疾病谱慢性病化的加速，医疗和医药技术的飞速进步，医保支出面临更大压力，基金安全面临更大风险；叠加疫情冲击、经济增长放缓，医保参保扩面面临更大挑战。同时，医保经办工作还存在一些短板弱项。比如，群众反映医保服务领域办事过程中仍存在一些堵点、痛点、难点；乡村两级服务网络还不健全；对两定机构的协议管理还需进一步细化强化。全国经办系统要顺应医保改革发展新形势，把经办工作置于推动中国式现代化大局中，特别是要放到医保深化改革发展的大局中，统筹谋划、协同推动，采取服务更便捷、效果更明显的经办措施，释放更多医保改革红利。

（二）中国式现代化为医保经办高质量发展提供了科学指导和根本遵循

习近平总书记关于中国式现代化的理论创新为新时代医疗保障高质量发展指明了前进方向、提供了根本遵循。经办机构作为医保政策落地执行部门，要运用好贯穿其中的立场、观点、方法，推动医保经办事业高质量发展。一是坚持和加强党的全面领导是经办高质量发展的根本保障。二是坚持中国特色社会主义道路，建设与多层次医疗保障体系相适应的中国特色的经办服务体系。三是坚持以人民为中心的发展思想，聚焦群众“急难愁盼”，采取更多便民举措，畅通医保服务“最后一公里”。四是坚持深化改革，创造性地提升经办服务能力，创新服务模式方法，推进经办数字化转型，加强新职能建设，巩固深化医保改革发展。

（三）科学把握医保经办在推进中国式现代化中的使命任务

一是聚焦“多层次”，紧跟医保改革步伐拓展医保经办新职能。随着多层次医疗保障制度建设不断深入和健全，医保经办机构的职能也在不断拓展。在巩固做好基本医保、大病保险经办服务基础上，要落实医疗救助、生育保险和长期护理保险等经办服务。在优化住院经办服务的基础上，建立完善门诊统筹经办服务。除不断优化参保、转移接续等传统业务外，还要跟进支付方式改革、医保目录调整、药品耗材集中带量采购等各项重大改革的落地落细。经办落地做得“好不好”，关系着老百姓能不能真正享受到医保改革成果，要时刻坚持“以人民为中心”，持续优化经办服务，巩固拓展改革成果，切实把医保服务做到群众心坎里。

二是聚焦“强基层”，加快健全经办服务体系。党的二十大报告提出“未来五年要实现基本公共服务均等化水平明显提升”，最终实现共同富裕。当前，我国城乡区域医保服务差异较大，城市地区医保服务网点和服务质量远高于农村地区，县以上的地区远高于基层地区。要实现医保公共服务均衡可及，就要健全医保经办服务体系，以“强基层”为重点，加快完善乡镇（街道）、村（社区）两级的经办服务网络，补齐基层医保服务短板，推动实现医保服务网络全覆盖。

三是聚焦“便民”，全方位优化医保服务。医保经办机构离人民群众最近、覆盖范围最广、服务

频次最高、时效性最强，是直接面向老百姓的窗口。要持续在服务的均衡可及和便捷上下功夫，在缩短群众办理等待时间，推进服务流程简捷、方便可及等方面想更多的办法。同时，也要加强传统服务与智能服务融合，兼顾老年人、残疾人等特殊群体需求，让群众更能感受到医保惠民便民服务。

三、锚定目标、接续奋斗，扎实做好2023年重点工作

2023年是全面贯彻落实党的二十大精神的开局之年，是实施"十四五"规划承前启后的关键一年。各级医保经办机构要按照全国医疗保障工作会议部署，坚持以人民为中心的发展思想，切实抓好各项工作落实。这里，我再强调四个方面重点工作。

（一）围绕中心、服务大局，当好贯彻医保改革政策的执行者、行动派、实干家

一是着力开拓门诊共济改革经办新局面。职工医保门诊共济保障机制改革是党中央、国务院明确的改革任务。各级医保经办机构要提高认识，统一思想，认真贯彻落实《国家医疗保障局办公室关于做好职工基本医疗保险门诊统筹经办工作的通知》。第一，扩大门诊统筹定点范围，方便参保群众就医购药。按照"应纳尽纳"原则，2023年底前基本实现定点医疗机构有效覆盖，同时加强研究定点零售药店管理。第二，优化就医结算服务，确保待遇享受到位。支持通过多种方式获取合规处方，鼓励定点医疗机构开设便民门诊。加快电子处方流转平台建设，完善医保费用结算流程。第三，提升经办能力，逐步规范经办管理。指导定点医药机构上传"进销存"数据。加快上线门诊智能审核系统，加强费用审核和核查，强化对费用异常情况的监控。要对标本地区改革节奏，持续优化工作流程，完善经办规程，加强业务培训，及时回应群众诉求，增强风险防范意识，积极稳妥推进改革平稳落地。

二是着力推进支付方式改革落地见效。各地医保经办机构在推进支付方式改革落地上发挥了关键作用。为确保三年行动计划年度目标完成，各地要重点从四方面着力：第一，按时完成月度结算并拨付费用。第二，2023年6月底前完成年度清算。各地要有年度清算意识，对照结算清算的时限要求，加快清算进度，杜绝发生医保欠费事件。国家医保中心近期将分片区开展督导，各省份要抓紧做好自查收尾工作。第三，提高结算清单质量。针对清单数据不规范、分组困难等情况，一方面要强化医疗机构结算清单质控，另一方面要会同信息化部门加快完善数据质控、DRG/DIP分组确认、审核等业务模块建设。第四，加强支付方式专业化队伍建设。加强支付方式改革专业能力培训，提升落地能力。

三是着力守好医保基金安全。一方面，确保定点医药机构结算清清楚楚、支付明明白白。各级医保经办机构要总结协议管理的有效做法，压实定点医药机构医保基金使用主体责任，加快上线并完善审核"知识库""规则库"，加强费用审核和监测，实现智能审核事前、事中、事后全覆盖。另一方面，加强经办机构内控规范管理。各级医保经办机构要加强履职尽责，严格落实内控管理规程要求，规范内审内控，聚焦费用审核、结算支付、待遇核查等关键环节，全面排查风险隐患。

（二）健全体系、提升能力，切实加强经办队伍建设

一是以强基层为重点，健全经办服务体系。2023年要将乡村两级医保服务网络建设作为工作重点。积极争取地方党委政府支持，将医保服务纳入乡镇（街道）属地管理事项。可以依托乡镇（街道）便民服务中心、村（社区）党群服务中心、卫生室等设立医保服务站（点），结合地方实际，合理下放高频服务事项。2023年底前，力争实现乡镇（街道）医保服务全覆盖，下放服务事项要涵盖高频常见的事项。各省份要强化对全省经办服务的指导职能；市级要进一步做实市级统筹，提升标准化、规范化、精细化管理水平，加快实现"同城通办"；县（区）级要进一步提高医保经办服务质量，

积极推动服务向乡村下沉。

二是持续开展经办服务规范建设。在2022年规范建设专项行动基础上，持续推动经办服务标准规范统一。2023年，国家医保中心将聚焦便民服务措施落实、政务服务清单落地、参保群众服务体验等方面，持续深化标准化规范化建设。各地要持续落实经办政务服务事项清单及操作规范，做到办理时限、申请材料、业务流程规范统一。按照“只减不增，最少必须”的原则，推进办事环节精简和流程再造，进一步压时限、减材料、简流程。同时，积极推动医保服务“市内通办”“省内通办”。

三是开展大练兵大比武。2023年我们将首次举办全国医保经办系统练兵比武活动，这是对全国医保经办队伍的一次大检验。各省份要高度重视，积极参与。练兵比武重在练，要聚焦群众需求，不限岗位类别，有针对性地开展练兵。要突出各层级经办特点，省级要强化指导规范基层能力；市、县两级要强化经办服务能力，聚焦基金预算管理、定点医药机构协议管理、审核结算管理、内控风险管理等方面练兵；乡村两级要强化为参保群众办事服务能力，聚焦便捷服务练兵。要突出业务实操性，围绕重点事项经办规程办法开展全流程演练。各省份要按照练兵比武活动通知要求，统筹抓好本省份活动，做到部署动员到位、组织保障到位、宣传引导到位，确保活动顺利开展、经办能力得到显著提升。

（三）全面优化经办服务，增强群众获得感满意度

各地要结合学习贯彻习近平新时代中国特色社会主义思想主题教育，践行以人民为中心的发展思想，聚焦为民办实事，以群众满意不满意作为经办工作根本评价标准，积极破解群众急难愁盼问题，进一步增强服务均衡性和可及性。

一是持续优化便民惠民措施。近期，国家医保中心将针对医保关系转移接续、异地就医、医保信息查询等高频事项，印发《关于实施医保服务十六项便民措施的通知》，各地要做好落实。同时，结合实际，深入开展调查研究，抓住群众医保服务最急最忧的问题，深化推进更多便民举措，作为医保系统开展主题教育活动、推动医保事业高质量发展、提高群众医保服务品质的重要成果。今后，各地要本着便民惠民的原则，成熟一批出台一批，不断出实招、求实效，持续提升经办服务水平。

二是落实异地就医结算。党的二十大报告提出要“落实异地就医结算”。2023年，统筹跨省异地和省内异地，全面推进异地就医结算扩面增效。要进一步提升住院跨省异地直接结算率，力争年底前全国要超过68%。要进一步扩大门诊跨省直接结算服务覆盖范围。提升联网定点医药机构数量，实现门诊慢特病跨省直接结算服务县域可及。要进一步提升政策知晓率。2023年6月，国家医保中心将开展跨省异地就医直接结算政策集中宣传。各省份要加强宣传引导，提升宣传效果。今年还要进一步规范统一省内异地就医结算。

（四）大力推进经办数字化转型，提升经办服务效能

各级医保经办机构作为医保数据的最大生产者、信息平台的第一大用户，要用好医保信息平台，早日成为善于运用信息化手段推进工作、实现经办落地的“行家里手”。

一是抓好“应用”关。各级医保经办机构要深化业务基础、支付方式、异地就医、公共服务等子系统应用，及时提报切实可行的业务需求，推动经办应用从“能用”向“好用”转变。配合信息化部门，加快上线总额预算、结算、清算、绩效考核等模块。持续提高直接结算率，探索手工报销线上办理，推进更多事项“跨省通办”，2023年底要实现医保服务事项线上可办率达到70%。

二是抓好“数据”关。系统好不好用，很大程度上取决于数据的质量，各地要抓好数据管理。一方面，提高经办业务数据上传率。年底前各地缴费数据要应传尽传，力争实现上传率100%；结算清单上传率要达到90%。另一方面，提高数据上传质量。加强对定点医疗机构在结算清单上传质控规则、标准、时限等方面的指导，组织开展结算清单质控培训、交叉评估，定期调度落实情况。

最后，我再强调一下廉政风险。要坚定不移全面从严治党。要严格落实医疗保障系统党风廉政建设和反腐败工作会议要求，坚持以严的基调强化正风肃纪，大力推进医保廉洁文化建设。常态化开展经办系统内控管理自查自纠，健全风险处置机制，全面排查风险隐患。

同志们，做好医疗保障经办管理服务工作，任务艰巨、使命光荣。让我们更加紧密地团结在以习近平同志为核心的党中央周围，深入贯彻落实党的二十大精神，切实把思想和行动统一到党中央、国务院关于医疗保障工作的决策部署上来，提高执行能力，以钉钉子精神推进局党组各项工作安排和各项医保政策落地见效，不断提升医保经办管理服务能力和水平，在中国式现代化进程中推动医保经办高质量发展。

创新监管方式　强化数据赋能
推动医保基金监管工作实现新跨越
——在全国医疗保障基金监管智能审核和监控暨反欺诈大数据应用监管试点专题培训班上的讲话

（2023年9月18日）

国家医疗保障局党组成员、副局长　颜清辉

同志们：

医保基金是老百姓“看病钱”“救命钱”。党中央、国务院高度重视医保基金安全。习近平总书记多次就加强医保基金监管作出重要指示批示。今天，我们在浙江温州举办专题培训班，主要目的是贯彻落实党中央、国务院决策部署，进一步推动智能监管子系统的深化应用和医保反欺诈大数据应用试点工作，加快推进医保基金监管数字化转型，切实提高智能化监管水平和能力。下面我讲四点意见。

一、深刻认识推动医保基金智能监管的重要意义

数字化的兴起是21世纪以来经济社会发展的一个突出特征。习近平总书记高度重视数字化发展，围绕国家大数据战略、推动数字经济发展先后两次主持中央政治局集体学习。习近平总书记指出，“当今世界，信息技术创新日新月异，数字化、网络化、智能化深入发展，在推动经济社会发展、促进国家治理体系和治理能力现代化、满足人民日益增长的美好生活需要方面发挥着越来越重要的作用”。在这种大背景之下，用数字化、智能化方式赋能基金监管工作，具有特殊的重要意义。

（一）智能监管是贯彻落实党中央、国务院决策部署的重要举措

党的十八大以来，党中央、国务院从推进国家治理体系和治理能力现代化全局出发，准确把握全球数字化、网络化、智能化发展趋势和特点，围绕实施数字中国建设、大数据战略等作出了一系列重大部署。2023年2月，党中央、国务院印发《数字中国建设整体布局规划》，提出建设数字中国是数字时代推进中国式现代化的重要引擎，是构筑国家竞争新优势的有力支撑。2022年6月，国务院印发《关于加强数字政府建设的指导意见》，要求将数字技术广泛应用于政府管理服务，推进政府治理流程优化、模式创新和履职能力提升，明确提出要“大力推行智慧监管”。

在医保基金监管领域，党中央、国务院对创新基金监管方式、推进智能监管作出了系列明确部署。一是列入深化改革任务高位推动。习近平总书记亲自主持中央深改委会议，审议通过《关于深化医疗保障制度改革的意见》和《关于推进医疗保障基金监管制度体系改革的指导意见》，将“完善创新基金监管方式，实施大数据实时动态智能监控”和“全面建立智能监控制度”作为中央深改任务的重要内容。二是写入行政法规予以明确。医保领域的第一部行政法规《医疗保障基金使用监督管理条例》第二十四条明确提出，“实施大数据实时动态智能监控”。三是出台文件常态化推进。2023年国务院常务会议审议通过并由国办印发《关于加强医疗保障基金使用常态化监管的实施

意见》,要求"推进智能监控常态化""实施医保反欺诈智能监测项目"。

我们要进一步提高政治站位,充分认识新时代推动基金监管方式创新、以数据赋能基金监管对于维护医保基金安全的重要意义,将做好医保基金数字化、智能化监管作为拥护"两个确立"、践行"两个维护"的试金石,推动党中央、国务院决策部署不折不扣落地落实,切实提升医保治理体系和治理能力现代化水平。

（二）智能监管是主动适应数字化发展潮流的需要

党的二十大报告提出,加快建设"数字中国"。2020年,我国数字经济核心产业增加值占GDP比重达到7.8%,到2025年,这一比重将达到10%。近年来,数字经济发展速度之快、辐射范围之广、影响程度之深前所未有,正推动生产方式、生活方式和治理方式深刻变革,成为重组全球要素资源、重塑全球经济结构、改变全球竞争格局的关键力量。

在数字化发展浪潮之下,数字技术与各行各业加速融合。医疗保障作为民生保障的重要组成部分,与人民生命健康、医药卫生事业发展、经济社会稳定密切相关,基金安全是医疗保障制度持续健康发展的物质基础,尤其需要主动推动数字化转型。医保基金监管面对众多监管对象、庞大的资金量,以及海量的结算数据,靠过去的人海战术、手工审核、人工监管不能适应新形势的需要。只有主动拥抱数字化发展潮流,推动数字技术与基金监管加速融合,才能跟上时代发展步伐。

同时,推动智能监管也是促进数据要素在医保领域应用、主动助力数字经济发展的需要。医保信息化建设通过汇集医保大数据,促进医保数据资源价值在"互联网+医疗"、助力基本公共服务均等化、商业健康保险发展、个人医疗信息查询等领域的应用,已经成为撬动数字经济发展的重要支点。2021年,我们组织开展了第一届智慧医保解决方案大赛,共计133家企业的156个方案参与大赛。这些市场主体都是我国数字经济的重要组成部分,其中不乏一些互联网"大厂"和金融保险"巨头",更多的是有创业热情和好"点子"的初创型企业,这里面有可能就有未来的"独角兽"。大赛最终决出的18个获奖方案中,10个涉及智能监管,可见市场对智能监管领域的关注度很高,这也说明做好智能监管工作能够促进数字经济的发展。我们要主动作为,通过推动智能监管和相关赛事,着力营造开放包容的环境,促进各类优秀解决方案落地,带动企业成长,引领数字经济在医保领域高质量发展。

（三）智能监管是破解当前监管难题的现实需要

目前,基金监管工作面临的矛盾还比较突出。一方面是极其繁重的监管任务和严峻复杂的监管形势。全国定点医药机构95万家,还有近60万家的村卫生室,13亿多参保人,可见监管"点多";目录内药品2967种、中药饮片892种,医疗服务项目1万多个,耗材6.3万种,可见监管"面广";2022年全国医保基金结算43亿人次,2023年以来结算人次进一步放量增长,目前日均达到2100万人次,可见监管"量大";涉及参保、就医、购药、结算等各个环节,可见监管"线长"。经过近几年强力整治,一定程度上遏制了"明目张胆"骗取医保基金的行为,但"跑冒滴漏"现象仍较普遍,欺诈骗保大案要案时有发生,骗保更趋隐蔽化、专业化、团伙化,"老问题"存量未清、"新手段"不断涌现、"深病灶"亟待挖掘,监管上"看不见、管不到"与"打不着、打不疼"问题并存。另一方面是我们较为薄弱的监管力量。全国从事医保基金监管的编制人员约1.1万人,省级医保监管处平均4~6人,市里2~3人,县里一般是1个人。一句话概括,就是监管任务极其繁重,监管力量严重不足,事多人少监管难的矛盾亟待破解。

工作加班加点是常态,这一点大家都深有体会。从监管工作实际看,整体上还处于传统的"被动监管、个案监管"模式,具有被动化、碎片化、浅表化的特征,还是粗放型的监管,受能力、方式、手段等方面的掣肘较多,迫切需要应用新技术新手段解决基金监管“抓末端、治已病”“抓前端、治未病”的需求。

党中央赋予医保系统的首要任务是维护基金安全，要扛稳这个守护基金安全的责任，就必须在增强监管能力、提升监管质效上狠下功夫。坚持问题导向，强化现代信息技术运用，用大数据赋能基金监管，不断改革和创新智能化监管方式，日益成为破解人少事多这一矛盾的“金钥匙”，我们要用好这把“金钥匙”。

（四）智能监管是推动医保信息化应用、提升数据质量的必然路径

统一的医保信息化平台已经全面建成，将医保业务信息和流程映射到线上，实现业务电子化、数据标准化。伴随医保业务的开展、数据不断积累，已经形成全国层面的医保数据库，并同步采集外部多源数据，构成支撑医保基金智能监管的大数据资源。基金监管部门通过智能化方式开展数据分析，发现问题线索，精准打击欺诈骗保行为，有效发挥大数据在监管中的应用价值。同时，在平台应用过程中，监管工作业务流程的优化和数据使用的要求，都会推动不断优化完善平台功能，提高数据质量。比如，我们在开展异地就医的数据分析中，发现个别地方数据上传质量不高，影响数据分析和监管结论。为了保证监管业务的正常开展，我们督促地方加强数据核对，提高数据准确性。

由此可见，信息化与智能监管数据应用是互相支撑、互相促进的关系。一方面，信息化发挥记录、收集、汇总医保全流程数据的作用，为基金智能监管提供全方位、多层次、宽领域的信息化支撑。另一方面，智能化监管手段的加快应用，不仅能大幅提升基金监管的质效，还能促进医保数据质量提升和数据共享，在推进新时代医保高质量发展中发挥更重要的作用。

二、准确把握当前面临的形势

在国家医保局成立之前，部分地区就开始探索利用现代信息技术和医保数据，通过建立规则库，以自动化代替人工，开展医保费用的审核工作，有些地方还建立了监控系统。总的来讲，这一时期各地进行了有益探索，积累了经验。由于职工医保、居民医保、新农合等险种，以及医疗救助、医药价格管理、药品招采等工作分属于不同的管理部门，信息系统也由各地各部门自行建设，缺乏统一的业务编码、数据标准，客观上信息系统碎片化现象也比较严重，各地应用成效差异也比较大。国家医保局成立以来，在前期地方探索的基础上，全国各级医保经办、信息化、监管等职能部门加强协作，推动智能审核和监控、大数据监管工作取得新突破。同时，我们工作中也有不足，还面临新的机遇和挑战，智能监管工作将迎来新的发展阶段。

（一）国家医保局成立以来的工作和成效

监管报表数据显示，2023年1月至7月，全国医保基金监管和协议处理本金金额53亿元，其中通过智能审核和监控拒付、追回金额近13亿元，占比超过24%。2023年年初，静林同志在全国医疗保障工作会议上特别指出，“九成统筹地区上线全国统一的医保智能监管子系统”，“创新大数据监管模式，提升精准发现和打击能力”，“巩固了医保基金安全态势”，对智能审核和监控、大数据监管的成绩给予充分肯定。近年来的工作成绩主要体现在三个方面。

一是筑牢制度建设的“四梁八柱”。在顶层设计上，《中共中央 国务院关于深化医疗保障制度改革的意见》《国务院办公厅关于推进医疗保障基金监管制度体系改革的指导意见》《国务院办公厅关于加强医疗保障基金使用常态化监管的实施意见》等党中央、国务院文件，为我们做好智能监管工作指明了方向；在地方试点上，从2019年开始开展了为期两年的智能监控“示范点”建设，积累了试点经验；在管理办法上，于2022年印发“两库”管理办法，明确了“两库”功能定位、建设原则、建设程序及各级医保部门工作职责，为各地医保部门开展“两库”建设提供了根本遵循；在技术规范上，我们于2023年5月发布国家1.0版“两库”，形成科学规范、全国统一的“两库”框架体系；在操

作要求上，刚刚印发了《关于进一步深入推进智能审核和监控工作的通知》，着力解决各地在系统建设、“两库”落地应用、业务流程等方面的堵点难点问题。这些制度是在过去实践探索和制度建设基础上的继承与发展，经过努力，智能审核和监控基本制度框架已基本建立。

二是探索大数据赋能基金监管的实现路径。2022年开始，我们依托全国统一的医保信息平台，建立反欺诈数据监测专区，研究开发了“虚假住院”“医保药品倒卖”“医保电子凭证套现”“重点药品监测分析”等大数据模型，并与公安机关积极推进线索联合查办。仅“共同住院”一个模型，就查处医疗机构62家，涉及医保资金1.5亿元，抓获犯罪嫌疑人499人。建模型很不容易，需要深入研究违法违规行为的规律，理清模型筛查逻辑，不断打磨验证。模型运行发现问题线索之后，还要争取公安部门支持，开展线索核查。探索是艰辛的，成效也是显著的，让大家看到了大数据赋能基金监管的潜力，增强了信心。在前期摸索经验的基础上，2023年8月，国家医保局印发了医保反欺诈大数据监管试点地区名单，开展全国层面上的试点，集思广益，探索可供全国复制、借鉴、推广的经验。

三是初步建立一支专业化的智能监管队伍。经过这些年的探索，锻炼出了一支忠诚、干净、担当、专业的智能监管队伍。我们的监管队伍广泛分布在经办、行政、监管专职机构以及监管辅助类机构。各级经办机构投入大量专业人员开展智能审核的初审、复审等工作，把守基金安全的第一道关口。各地以智能监控工作的开展为契机，成立了一批监管专职机构和监管辅助类机构，福建、江西基本实现了监测中心的省市两级全覆盖，浙江、重庆、云南、宁夏建立了省级监测中心，北京、上海、天津的专职执法机构都内设了数据分析相关的科室，各地其他的监管事务中心、稽核中心、核查中心、基金运行服务中心等也都或多或少承担了相关数据监测分析的职能。同时，在增加机构编制困难的情况下，各地积极争取，引入信息技术服务机构、商业保险机构等第三方服务，补充智能监管力量。无论是我们医保的机构队伍还是第三方人员，都是我们基金监管的中坚力量，为做好智能监管工作贡献了力量。

（二）正视当前工作面临的困难和问题

智能监管是一项技术性很强的工作，不可能一蹴而就，也不可能立竿见影，我们要清醒认识当前工作中存在的不足。

一是数据应用方面的问题。从省级与统筹地区数据管理模式上看，数据省级集中与统筹地区日常监管需求不匹配，各类数据提取、报表统计以及系统功能开发建设权限都集中在省级层面，受人员力量有限、数据集中管理工作量巨大等因素影响，省级层面数据运维压力比较大，满足地市需求不够充分和及时；地市层面，统一平台改变了以往自己掌握分析本地数据的模式，需要向省里提需求，获取数据流程较长，便捷性、及时性不够，数据共享不足影响了监管工作效率。从省级与国家平台监管数据交互上看，部分省份智能审核和监控拒付、追回金额等相关数据上传国家平台的及时性、准确性不够。通过监管报表报送的数据是13个亿，但从国家端看到的数据仅5.8个亿，数据准确上传率不到50%。2023年以来（截至9月10日），拒付、追回金额排名靠前的湖北、福建、浙江、河南、四川、天津等省份数据上传准确率较高，省级平台数据与国家端数据基本一致；部分省份还未持续完整向国家平台上传数据，还有部分省份上传的数据与实际相比明显偏小，数据上传存在较大遗漏。

二是系统建设应用方面的问题。从“两库”建设上看，规则逻辑清晰、知识点完备，“两库”体系完善，发现问题和疑点信息数量较多，成效比较大。部分地区“两库”数量少、精准性不高，需要加快推进国家1.0版“两库”的本地化应用。从应用成效上看，不同省份拒付、追回金额占其年度基金支出的比例，最大差距达近10倍。部分地区医保部门参与系统建设少，应用效果不明显。从定点医药机构接入上看，对接智能监管子系统开展事前提醒不够，总体上全国平均接入率不到10%。接入率不高既有HIS系统接口改造需要一定成本投入的客观原因，也有部分医疗机构存在侥幸心理，担心系统使用会暴露其存在问题的主观原因。有的医院虽接入了子系统，但关闭端口，不调用我们的“两库”开展事前提醒。当然，也有做得好的地方，如海南整体接入率接近100%，山东覆盖了所有二级及以上定点医疗机构和90%的一级定点医疗机构。

三是业务流程方面的问题。当前，以参保人结算为节点划分业务流程不够合理，事前在医生工作站、事中在医院与参保人结算时，均集中在医院端，经办审核处于事后，缺乏事后行政监管环节。调研还发现，部分医院将预警节点置于参保人结算时的出院结算窗口，导致预审医保基金结算清单触发预警后，需花大量时间与临床科室进行沟通，影响参保群众办理出院。

四是监管能力方面的问题。智能审核和监管工作需要大量临床专业人员，但工作人员中有医学背景的人员占比不高，影响了监管工作质效。引入第三方审核服务增强了监管力量，但未能有效带动医保部门自身监管能力的提高。调研中发现，面对调研组的询问，部分医保部门正式工作人员对系统操作、工作流程、业务情况不如第三方人员熟悉。第三方是协助我们开展工作的，我们自身能力还是要提高。

此外，大数据监管尚处在起步阶段，在更大范围上发挥作用尚待时日。对这些问题要理性看待。客观上，智能监管工作本身比较复杂，子系统上线运行的时间还不长，需要时间去磨合、探索完善；主观上，各地还是要更加重视，加大工作推进力度。

(三)把握当前推进智能监管工作的新机遇

当前，我们已经积累了较为丰富的实践经验，比以往时期具备更加有利的条件，支持我们在更高的起点上推进智能监管。

一是有局党组和各地的高度重视、各部门的支持配合。国家局党组多次召开专题会议，研究推进信息平台深化应用和基金监管工作，静林同志强调深化平台应用是当前和今后一个时期的重要战略任务，要尽快推动智能监管子系统落地应用。各地积极争取地方政府支持，在系统建设、财政投入、人才培养等方面作了大量工作。在部门配合方面，医保部门与公安部门联合开展线索核查、案件侦办，与人社、民政、税务等部门数据共享，协调财政部门加大资金投入；医保部门内部经办、信息化、监管部门互相配合、互相协同、互相促进。此外，还有广大的市场主体关注医保事业，积极投身智能监管工作。

二是有全国医保规范统一的基础。按照“统一规划、统一分类、统一发布、统一管理”的总体要求，建立了18项医保信息业务编码标准，通过贯彻全国统一医保业务信息编码，形成全国医保的“通用语言”。截至2023年8月底，累计发布疾病诊断代码3.3万条、手术操作代码1.3万条、医疗服务项目代码1.5万项、药品代码22.8万个、医用耗材代码8.2万个，构筑了全国统一的医保标准库，医保“普通话”全面普及，彻底结束信息“孤岛”、数据“烟囱”的历史。

三是有信息系统和数据资源全国集中统一的基础。国家医保局成立伊始就科学谋划，将医保信息平台建设作为“一把手工程”扎实推进，建成全国统一的医保信息平台。平台建成后，采集数据报表多达2000余张，平均日归集医保数据1.8T，是一座宝贵的“金矿”。医保系统实现与定点医药机构全国联网直接结算，国家、省、市、县四级医保部门互联互通，医保部门与其他部门数据有序共享，让所有医保业务“有迹可循、有据可查”。

三、聚焦重点推动基金监管方式智能化现代化

建设数字中国是加快推进中国式现代化进程的重要力量。要以智能审核和监控、反欺诈大数据监管试点为重要抓手和切入点，积极推动基金监管方式转变，在推进中国式现代化新征程中展

现医保新担当新作为。在实际工作中要把握好以下五个重点。

（一）基础是数据

数据要素是数字经济深化发展的核心引擎，是最具时代特征的生产要素。医保相关数据的爆发增长、海量集聚蕴藏了巨大的价值，智能监管工作的基础在于数据，要夯实数据这个基础。

一是要保障数据应用权限。开展医保反欺诈大数据应用监管试点，根本目的就是“让数据用起来”，破解基金监管工作中欺诈骗保行为发现慢、发现难、锁定难的问题。各省级医保部门要强化数据支持，按照要求在各省级平台建立“反欺诈数据监测专区”，为统筹地区开展数据分析筛查、模型构建提供数据支撑。

二是要拓宽数据来源。要让数据发挥作用，首要前提是获取数据资源。麦肯锡曾对大数据给出定义，认为大数据具有海量的数据规模、快速的数据流转、多样的数据类型，以及价值密度低四大特征。价值密度低，是指大数据中真正有用的数据占比非常小。从这个意义上说，如果仅有医保数据，还不能算完整意义上的大数据，要拓宽数据来源，用好三类数据：一要用好医保内部数据，如结算数据、参保数据、缴费数据、费用明细、招采数据等；二要用好协作部门数据，如公安部门的人口、出行、亲密关系等数据，卫健部门的资格资质许可等数据，还有市场监管、统计等部门的数据；三要用好社会公共数据，如天眼查、地理位置数据、企业登记数据等。

三是要提高数据质量。质量是数据根和魂，没有质量的数据是“无本之木，无源之水”。要加强数据源头治理，做好数据质控，提升数据质量，实现医保数据的高效采集、存储、清洗和使用。省级平台调用智能监控引擎开展审核、筛查后，要及时、准确将智能审核和监控相关数据准确上传国家平台，确保智能监管子系统与监管报表报送的数据一致。

（二）要害在使用

无论是系统还是数据，只有使用起来才能发现价值，并不断完善，实现系统、业务、数据的良性循环。

一是流程要清晰。要科学划分智能审核和监控的事前、事中、事后流程。在事前，要积极支持院端应用，以适当方式鼓励定点医药机构接入事前提醒，实现前移监管关口，抓早抓小，源头治理；探索对于主动加强智能监管系统应用、开展自查自纠的医药机构，给予减少现场检查频次等政策。事前提醒要使用运行结果明确违规的规则，避免无效提醒对正常看病就医产生干扰，保证合理的遵从率。在事中，各级经办机构要按时完成结算单据的审核。在事后，经办机构可以调用引擎开展事后经办核查，行政部门、专职监管机构也可以调用引擎开展事后行政监管，要加强协议处理与行政监管、经办核查与行政执法的衔接，筛查出疑点信息后，要一次上门查清楚，避免分头多次上门给医药机构带来负担。

二是导向要明确。大数据分析，并非在大数据海洋里随手“摸鱼”，而是要有章法、摸索规律。监管模型的构建不可能凭空臆造，要坚持问题导向，在现实工作中发现什么问题，“解剖麻雀”、解析个案，明确方向之后，再梳理要素、构建模型，循序渐进，提高工作的针对性。

三是试点要聚焦。试点工作不能一哄而上。各试点地区要结合地方优势、数据质量和工作需要，各有侧重确定试点方向，构建医保反欺诈大数据模型，按照发现问题、解决问题、形成经验的路径开展试点，一地成功，全国共享。

（三）关键在精准

智能审核和监控精准的关键在“两库”建设维护，大数据监管精准的关键在数据分析比对。

“两库”方面，要注重科学性、实用性、前瞻性、应变性，动态建设维护“两库”，持续提升引擎运行效率和结果的精准性。要理顺规则的运行逻辑，保持规则合理的粗细度，合理设置规则的阈值；要及时维护更新，不断提升规则对应知识点的准确性、完备性；要拓展适用于医保支付方式改革、职工医保门诊共济保障机制改革、长期护理保险制度试点等领域智能审核和监控的规则、知识，提高监管的针对性、精准性。

数据分析比对方面，要以患者为中心归集医保基金监管相关数据，使用多来源数据“过筛子”“碰撞”，一方面在数据的交集点、异常点中发现违法违规行为线索；另一方面，通过对高风险人群、定点医药机构进行诚信画像，对欺诈骗保行为特点进行风险识别研判。

（四）目标是管用

开展工作的目标追求是要管用，既要处理处罚，形成有效打击震慑，但处罚不是最终目的，目的是要规范医保基金使用行为。

一是要形成业务闭环。对于智能审核机审提示的可疑信息，要逐条分送统筹地区，由统筹地区反馈至定点医药机构，由机构进行申诉，充分听取机构意见并经必要的复审、合议、终审等程序后确定是否支付；对于事后行政监管、经办核查筛查出的可疑信息，同样要按上述流程，最终确定是否追回医保基金。追回医保基金的，还要在结算单据上作出标识，以便系统自动过滤，防止在后续监管工作中发生“二次追回”。要以系统设定的业务流程和控制节点为依据，形成完整闭环。

二是要处理处罚到位。发现问题、核实问题，目的是处理问题。查实相关问题后，协议处理与行政处罚要做好移送交接，做实相关证据链条，按协议、《条例》等作出处理、处罚；该移送公安机关、纪检部门的，要按规定做好行刑衔接、行纪衔接，强化对违法行为的有效震慑，不能查而不罚，留下“半拉子”工程。

三是要统筹推进。要完善非现场监管和现场监管，并与“点线面”监管工具统筹结合，一体推进。要用好智能审核和监控、大数据筛查、投诉举报线索、舆情分析、信用评价等非现场监管工具，研判医药机构、参保人、业务领域存在的苗头性、趋势性问题或具体违法违规行为线索，组织开展现场检查、核查，乃至启动飞行检查，指引现场检查“奔着问题去”，提高检查的针对性。现场检查之后，对普遍性、典型性、领域性问题纳入专项整治，形成管用有效的查案经验以及监管规范、标准，从而转入日常监管。

（五）底线是安全

习近平总书记多次强调，安全是发展的前提，发展是安全的保障，要统筹发展、安全两件大事。医保数据不仅涵盖个人健康等隐私信息，更涉及国家生物安全、数据安全，关系社会和谐稳定和每个参保群众的切身利益。只有牢牢守住安全底线，才能有效保障参保群众利益。

一方面，要加强系统权限管理。日常工作中要按照国家医保局印发的《数据安全管理办法》等文件要求，持续完善网络和数据安全管理体系。在此，我特别强调一下系统权限管理问题，要完善智能监管子系统中的规则和知识启用停用权限、审核各流程节点权限、大数据筛查疑点信息办理权限的管理机制，分级分类管理，有些重要权限还要实行双账号、双校验管理。

另一方面，要加强参保人相关信息保护。我们组织开展数据筛查，参保人的结算信息所反映的疾病诊断和用药记录随之“浮出水面”。我们在严格按要求安全使用数据的同时，也要加强这方面的宣传工作，引导参保人要像对待个人征信一样严肃对待医保结算记录，妥善保管医保电子凭证、社保卡等个人医保身份识别介质，不外借、不滥用。这样也有利于从源头上治理医保卡套刷、盗刷、套现等问题，维护基金安全。

四、明确下一步工作要求

（一）高度重视，大胆尝试

各级医保部门要进一步深化认识，提高站位，高度重视智能化监管方式应用，将推动智能监管子系统的应用见效和反欺诈大数据应用试点作为打基础、利长远的重点工作来抓，组建工作专班，抓出实际成效。要打消“洗碗越多摔碗越多”的顾虑，大胆管、大胆试，敢于发现问题、善于解决问题，只要地方认为有试点价值和工作基础，能出成果的都可以试。

（二）压实责任，争做示范

要压实省级医保部门组织领导和统筹地区使用主体责任，层层传导压力，指定专人从事智能监管相关工作，推动智能监管工作在各统筹地区落地，注重在各统筹地区培育业务骨干，可以通过购买服务等多种方式获得专业的信息技术支持。基金监管司要定期调度各地工作情况，通报工作进展，将智能监管应用成效纳入年度基金监管综合评价，作为重点评价指标。要发挥大数据监管试点和智能审核监控技术示范的带动作用，试点地区、统筹地区要分别对照试点和技术示范要求，逐条检验达标，争做全国先进试点、技术示范。基金监管司要跟进调研和指导，及时提炼典型做法和经验，适时总结推广。

（三）加强协调，形成合力

智能监管工作是一项系统工程，“两库”建设和应用、优化业务流程、智能审核、大数据监管、拓展应用场景等各项工作相互关联，环环相扣，每项任务都需要做大量深入细致的工作。医保部门内部，要加强行政监管、信息化建设、经办实施的工作协同。对定点医药机构，要充分发挥协议管理作用，调动其积极主动性，推动定点医药机构与智能监管子系统接口改造到位；督促定点医药机构提高申诉、复核能力。要主动衔接公安、卫生健康、中医药管理、药品监管、民政、市场监管等相关部门，加强信息交流和数据共享，定期通报情况，开展联合执法、联合检查，把大数据筛查分析的成果转化为实实在在的监管成效。

（四）求真务实，廉洁自律

试点不仅仅是荣誉，更担负着为全系统试出经验的艰巨任务。要不慕虚荣，不务虚功，不图虚名，但求实绩，鼓励全系统出思路、建模型，经检验管用的模型，全国推广使用。智能监管工作不仅涉及信息化建设项目，影响相关市场份额的分割，还涉及医保基金的拒付、追回，乃至协议处理和行政处罚，高度敏感。我们一定要绷紧廉洁自律这根弦，在干好工作的同时，确保我们的干部在廉洁自律方面不出问题。

全面总结经验　巩固深化成果
推动参保人员个人信息授权查询和使用试点工作扩面提质

——在参保人员个人信息授权查询和使用试点工作视频总结会上的讲话

（2023年12月29日）

国家医疗保障局党组成员、副局长　颜清辉

同志们：

这次会议的主要目的是全面总结参保人员个人信息授权查询和使用试点工作，充分交流经验，听取意见建议，谋划下一阶段工作，切实提升医保个人信息规范管理和应用的能力水平。这项试点开展两年多来，各试点地区高度重视、高位推进、高效落实，克服了诸多困难，高质量完成了试点各项任务，达到了预期目标。

刚才，我们一起观看了全国试点工作成果的展示短片，时间虽然短，但内容很丰富。各试点地区汇报了有关工作情况，介绍了试点工作的亮点、成效和发现的问题，提出了很多富有建设性的宝贵意见。总的看，各地试点工作思路和做法可圈可点，探索形成了很多可推广、可借鉴的经验。会后，基金监管司要牵头会同各相关单位认真做好梳理归纳，推动试点工作扩面增效。下面，我讲三点意见。

一、锚定目标狠抓落实，试点工作圆满收官

——两年来，大家统一思想凝聚共识，对试点工作的认识理解不断深化。

试点工作看似“小切口”，实则用意深远，是通过医保部门内部流程改造和管理服务的优化，实现贴近群众提供更优质服务、深入探索数据使用和安全的平衡机制、积极赋能经济社会高质量发展等“大”目标，从本质上讲，是医保管理服务理念的深刻变革，也是医保部门积极适应和拥抱信息化新时代的充分体现。不少地区在试点之初就能够准确把握试点工作要义，针对没有工作基础、没有现成案例借鉴、没有成熟系统参照的实际，充分调研各方面对医保数据的合理合规需求，把解决群众“急难愁盼”的实际问题作为突破口，较快打开了工作局面，如江西萍乡、浙江杭州和衢州、湖南株洲、山东济南和烟台、安徽淮北等地，聚焦商保便捷投保理赔的痛点堵点场景，用不到一年的时间，率先依托国家统一医保信息平台，实现了系统上线试运行。2022年底，我们召开了试点工作中期视频推进会，会上交流经验、互学互促，形成了一个重要共识，就是试点存在的工作进展不均衡、工作机制未理顺的突出问题，根源就在于对这项工作意义的认识还不够充分，工作的主动性还需要进一步加强。2023年，各地进一步找准了试点方向，坚持问题导向，聚焦上线进度滞后、应用场景单一、“外挂系统”迁移等短板弱项，靶向发力，奋起直追，2023年三季度全部实现了试点系统的上线运行。两年的试点，是解放思想、不断创新的过程，是大家跳出固有路径“舒适圈”，运用系统思维、创新思维和底线思维主动发现问题、解决问题的生动实践。

——两年来，大家上下联动协同作战，组织保

障措施有力有效。

试点工作涉及信息平台支持、经办服务流程改造、授权应用场景建设等多个环节，涉及省市两级医保局多个业务部门的职责，必须统筹推进，形成合力。为扎实组织开展试点工作，国家层面由基金监管司牵头，规财法规司和医保中心协同，实现专班化运作、节点化推进，密切跟踪指导各地试点工作。各地也积极争取地方党委政府的重视和支持，加强与相关部门的协调配合，实现省市两级的协同联动，充分调动和利用各类资源，为试点工作的顺利推进注入了强劲动力。比如，江西萍乡市委、市政府将试点工作列为全市重点民生项目，进行专题研究、定期调度；湖南株洲将试点工作列入到了政府季度重点督办事项，纳入市、县年度考核评估内容；广东河源市委、市政府将此项工作列入政府工作报告督查重点任务，每季度跟踪督促；安徽亳州成立了市政府分管领导任组长、相关单位为成员的试点工作领导小组；其他各地也都成立了领导小组或工作专班。福建省医保局充分考虑省级统筹和引导作用，率先在全省医保信息平台上建设了“全省个人信息授权查询和使用子系统”，为试点工作提供了技术支撑，也为后续推广扩面奠定了坚实基础。各地坚强有力的组织领导和健全完善的协作机制，为试点工作落到实处、取得实效提供了根本保障。

——两年来，大家务实担当创新争先，为完善社会治理积极贡献地方智慧和医保方案。

2022年12月，中共中央、国务院印发了《关于构建数据基础制度更好发挥数据要素作用的意见》(以下简称“数据二十条”)，明确提出要建立健全个人信息数据确权授权机制。我们的试点工作探索思路，与“数据二十条”的要求基本一致。这项试点工作早在全国统一医保信息平台建设的全面推进阶段就同步启动部署，目的之一就是要提高医保治理能力和服务水平。各地紧扣“授权”这一关键环节，通过健全信息保护机制，在确保信息安全的基础上，实现了“三权”平衡，既充分保障医保数据的群众所有权和知情权，也更加规范医保部门管理权，还探索赋予其他相关方合理使用权，为激发医保数据潜能蹚出了一条路子。让我们特别感到鼓舞的是，一些地区的试点成果已然成为本省、本市信息技术应用和社会治理现代化的典范，得到了社会各界的广泛赞誉。

二、创新探索稳扎稳打，试点经验弥足珍贵

两年来，各地聚焦“规范、安全、便民、高效”的目标，为创新探索医保个人信息授权查询和使用的有效机制开拓了新思路、探索了新途径、积累了新经验。总结起来，就是做到了“三个坚持”。

（一）坚持需求导向，持续拓展多样化授权应用情景

各地按照“知所必须、最小授权”的原则，依托医保信息平台实现医保码、人脸识别等多元授权方式，针对参保群众、第三方机构、政府部门等各方面对医保数据的使用需求，落地各类应用情景，合理降低各方获取医保数据的门槛。

一是围绕医保便民服务拓展情景。各地充分尊重群众对个人信息的知情权和使用权，不断完善个人信息查询功能。山东烟台坚持取数于民、还数于民，整理形成个人医保数据资产中心，参保人可掌握并主动纠错个人参保、备案、结算等数据。江西萍乡依托省医保公共服务“村村通”终端增设授权服务专区，将授权服务全面覆盖村卫生室，为不便使用智能手机的群体提供刷脸授权便民渠道。安徽安庆也引入刷脸自助终端作为授权工具，解决授权途径的适老、适小问题。

二是围绕促进多层次医疗保障体系建设拓展情景。通过个人信息授权，实现“信息多跑路、群众少跑腿”，极大提高了快速核保、便捷理赔等服务效率，各地商保赔付时间由十余天甚至几十天缩短至一两天或几分钟。比如，在核保阶段，江西萍乡、安徽安庆、山东烟台对基本医保参保身份、既往症情况等授权查询信息提供“是或否”确认性反馈，既快速完成投保资格校验，又实现数据查询“可用不可见”。在理赔阶段，山东济南提供“待办”授权模式，由商保机构向医保系统发起个人医

疗费用结算数据的获取请求，医保服务平台将产生授权“待办”提醒，参保人可作出授权处理。山东济南和烟台还探索将商保理赔申请环节从事后前置到事中，住院初期，参保人可将就诊信息授权至商保机构，方便其提供诊中关怀、诊后理赔等全过程服务。湖南株洲、江苏盐城探索鼓励商保机构将保险产品的投保理赔信息共享医保信息平台，既避免重复报销，也有助于医保部门分析多层次医疗保障成效。

三是围绕提升治理体系和治理能力现代化水平拓展情景。部分试点城市着力打通政府部门之间、公共事业单位之间的数据孤岛和信息壁垒，将试点应用延伸至工会医疗互助、公共卫生管理、民政社会救助帮扶等场景，提升精细化管理和服务水平。浙江杭州、江西萍乡、福建福州、安徽亳州与工会协同，通过“个人授权、部门查询”模式，提升困难家庭职工互助的赔付效率。山东济南联合税务部门实现家庭共济账户缴纳医保，参保人可授权税务系统查询家庭共济账户备案结果。浙江衢州、湖南株洲拓展医疗机构授权查询场景，医生可访问参保人授权的健康数据，调取既往病史记录，特别是急诊时可立即调阅，提高医疗效率和质量，减少重复检查。浙江杭州对接退役军人军休所，方便其及时获取参保的退役军人就诊情况，便于主动慰问；还对接民政部门，经个人授权后，将医保大数据预警的潜在因病返贫人员情况同步推送，确保困难对象认定更及时、帮扶更精准。各地通过情景拓展，特别是把“冰冷冷”的数据变成对相关人员“暖洋洋”的慰问，让医保数据更有温度。

（二）坚持安全可信，探索建设规范化信息保护机制

各地在试点推进中，始终坚持信息安全底线思维，健全内控管理机制，强化网络安全规划建设和监测分析，促进安全与应用协同发展，推动多方参与全流程监管，确保医保数据在安全可靠的环境下有序流动、高效配置。

一是强化参保群众“知数管数”机制。山东济南和烟台依托省级“医保链”平台，充分利用区块链防篡改、防抵赖等技术能力，实现数据确权和精准授权，数据访问权限由参保人自主掌握。山东烟台开发了数据资产化系统，医保数据经逐级审核后上链，进入个人数据资产保险箱，为参保人提供数据资产可视化展示和管理功能。湖南株洲试点系统实时提醒个人数据授权动态，提供数据异常使用行为的反馈渠道。浙江杭州开发个人信息跟踪系统，参保人可实时管理个人信息的用数范围、用数场景、用数频次等授权情况，实现“用前授权、用中跟踪、用后监督”。

二是强化医保部门跟踪监管机制。江西萍乡建立数据安全风险评估制度，定期评估安全系统运行状况、数据交互情况及权限的审批管理情况。浙江衢州实时监测全数量、全流程数据的运行效率、状态和绩效，全面预警数据通道、授权行为和授权记录的异常行为。浙江杭州开发试点工作“数字驾驶舱”，可视化展示及管理系统授权场景应用各类信息。广东河源建设数据授权监控模块，按业务、监控规则等进行多维度智能化分析监管。山东烟台建设追溯监管系统，实时监测数据上链、机构接入、数据授权调用等情况。

（三）坚持规范管理，不断提升精细化医保治理水平

各地以试点为抓手，顺应经济社会数字化转型发展趋势，以创新之“治”代替传统之“堵”，推动数据赋能精细精准治理。

一是做实数据基础源头治理。各地在试点初期，即注重厘清数据底数，改进数据质量，夯实治理基础。比如，浙江衢州全量采集参保人医保、医疗、医药数据，建成“生命全周期、病历全覆盖”的医保健康数据资源中心，打通数据壁垒。再如，江苏盐城建立包含数据汇集、数据标化、数据整改和数据审核的数据治理体系，针对数据完整性、规范性、合理性及一致性建立数据质量标准，剔除无效数据，修复残缺数据。

二是推动数据高效有序流通。各地统筹效率和安全，依托国家医保信息平台，不断完善试点信息系统功能建设，探索实践数据交互模式和路径。

江西萍乡试点系统建设以综合监管子系统为核心、业务经办子系统为基础、公共服务子系统为服务窗口，打通信息交互和经办管理流程。福建福州建设“省级医保个人信息授权查询和使用子系统”，以接口方式向试点城市输出标准化授权服务。山东烟台基于省级区块链“医保链”搭建试点基础应用平台，建设监测管理系统，强化数据上链管理和监督。浙江杭州构建授权应用管理模块，以接口形式将试点应用与政务服务、公共服务联通，对各项接入服务分类定级管理，保障多类型服务接入的信息调用标准化及可拓展性。

三、立足当前着眼长远，推动试点工作扩面提质增效

习近平总书记高度重视数字化发展，强调要运用大数据促进保障和改善民生。近期召开的中央经济工作会议再次强调要发展数字经济。这项试点工作是我们医保部门贯彻落实习近平总书记重要指示批示精神和党中央、国务院重大决策部署的一项重要举措。肯定试点成绩的同时，也要看到，由于试点工作时间还不长、试点覆盖范围有限，试点工作还存在应用场景不足、应用频次不够、安全机制不够健全等问题。下一阶段，要在总结经验的基础上，聚焦问题，精准施策，推动试点工作向更深层次、更广范围、更高水平不断迈进。

（一）要精益求精，继续发挥试点城市示范引领作用

各地试点工作虽已画上句号，但建立健全医保个人信息高效规范使用机制的任务仍在路上。各试点地区要继续保持奋发有为、奋勇争先的工作作风，推动相关工作再上一层楼。一方面，要继续树“样板”。坚持问题导向，在解决实际问题中巩固提升试点成效。刚才，不少地区都提到了试点场景应用深度和广度还存在不足，这是下一阶段改进工作的关键点和突破口。要聚焦市场主体和社会各方的数据需求，丰富场景应用，提升数据“多跑路”的成效，合理降低市场主体通过正规渠道获取数据的门槛，避免市场主体采取不合法合规的方式获取数据。特别是，要贯彻落实党的二十大赋予我们的重要使命任务，助力多层次医疗保障有序衔接，切实提升群众医疗保障待遇水平和服务体验。另一方面，要继续当好“先遣队”。立足试点工作的先发优势，更加积极主动参与个人信息授权查询的全国扩面推广工作，持续贡献地区智慧。国家医保信息平台授权应用功能模块建成后，各试点地区将是接入应用的第一梯队，要按照国家统一要求提前谋划，做好相关业务的平稳衔接和过渡。功能模块上线后，好不好用，试点地区最有“发言权”，各地要积极反馈实际应用的问题和不足，主动建言献策，推动系统迭代升级，由“可用”“能用”向“好用”“易用”转变。

（二）要加强统筹，加快推广复制试点经验

国家层面，加快推动授权应用功能模块在国家医保信息平台的开发部署和落地应用。要结合试点成果，进一步完善模块功能，深入思考数据清洗、权限管理、场景协同、信息安全等关键环节的具体实施路径，系统评估各地提出的问题及意见建议。要注意上下协同稳步推进，国家“授权应用功能模块”建设要重点保障基础性和必要性功能，充分赋予各地区本地化应用权限，功能应用要突出急用先行原则，做到成熟一个推广一个，逐步提升功能模块的建设集约化、管理规范化、服务便利化水平。要做好系统上线后的分类指导，循序渐进推动试点省份和非试点省份接入应用。省级层面，要精心组织和指导本省份试点扩面工作的实施，密切跟踪工作进展，及时发现问题并协调解决。要在国家授权应用功能模块框架体系之下做好本地化应用建设的统筹把关，细化优化完善业务流程，主动加强沟通协调，结合本地实际，强化本地化应用建设的科学性、精准性。特别是，要加强辖区内试点城市与非试点城市的交流互鉴，防止低水平重复建设，一地已经形成经验，就可以在多地推广；一地已经有了好的功能模块，就可以在多地应用。

（三）要坚守底线，全力保障信息安全可靠

习近平总书记指出，网络安全和信息化是一

体之两翼、驱动之双轮，必须统一谋划、统一部署、统一推进、统一实施，强调做好网络安全和信息化工作，要处理好安全和发展的关系，做到协调一致、齐头并进，以安全保发展、以发展促安全。在推进试点扩面的过程中，全系统上下要把加强个人信息保护作为最基本的原则性要求，严格落实《国家医疗保障局数据安全管理办法》等制度，健全完善医保数据分级分类管理机制。要坚持“一事一授权”，按照“知所必须、最小授权”的原则确定查询信息范围，不得采取“一揽子授权”、强制同意或隐性强制等方式过度收集个人信息，确保信息在个人自愿、主动授权的前提下获取应用。要充分调动参保群众对个人医保信息安全保护的积极性和重视度，前期因仍在试点探索阶段，没有进行过多宣传，后续推广应用阶段，要在国家医保局统一部署下，强化宣传解读和舆情引导，引导参保群众像对待个人征信一样严肃对待个人医保数据，推动形成共同维护医保数据安全的良好社会氛围。

同志们，个人信息授权查询和使用工作既关系百姓福祉，也事关数字经济发展，责任重大，使命光荣。我们的目标就是通过这项工作，让医保数据更有价值、更有温度，也更加安全。期盼大家能够乘势而上、全面发力，巩固拓展试点工作成果，在推动数据授权合规高效流通使用、赋能医保高质量发展上取得更大成效！

坚持稳中求进　加强统筹管理
推动医保转移支付和基金预算管理迈上新台阶
——在全国医保转移支付与医保基金预算管理调度会上的讲话

（2023年2月27日）

国家医疗保障局党组成员、副局长　黄华波

同志们：

今天会议的主要任务是，全面学习贯彻党的二十大精神，总结医保转移支付和基金预算管理工作，分析研判形势，部署年度任务，进一步提高医保基金管理能力和水平。

一、充分认识医保转移支付与基金预算管理的重要意义

预算体现党和国家的意志，服务保障党和国家的重大方针、重大方略、重大决策、重大工作。加强包括转移支付在内的预算管理，不仅是构建高水平社会主义市场经济体制的重要支撑，更是推进中国式现代化的重要保障。

第一，加强转移支付和基金预算管理，是扎实推进共同富裕、践行“以人民为中心”发展思想的重要途径。习近平总书记强调，我们谋划推进工作，一定要坚持全心全意为人民服务的根本宗旨。转移支付和预算安排关系民生福祉，是医保再分配功能的重要体现。无论是城乡居民医保补助资金、医疗救助补助资金、医保能力提升补助资金，还是对中西部地区的倾斜支持政策，都对居民收入调节和参保缴费发挥着重要作用。2018—2022年，中央财政对居民医保补助资金从2700亿元增加到3700亿元，占各级财政补助资金近60%；医疗救助补助资金从234亿元增加到311亿元，对于打赢脱贫攻坚战、有效衔接乡村振兴发挥了重要的兜底作用。在新时代新征程上，扎实推进共同富裕，需更加强化医保再分配功能，更加优化转移支付和基金预算管理，实现好、维护好、发展好最广大人民根本利益。

第二，加强转移支付和基金预算管理，是立足新发展阶段、贯彻新发展理念的重要举措。党的二十大报告指出，高质量发展是全面建设社会主义现代化国家的首要任务。全面建成社会主义现代化强国、实现第二个百年奋斗目标，我们面临的风险挑战更多，需要解决的矛盾问题更多。转移支付和预算管理必须立足新发展阶段，贯彻新发展理念，为构建新发展格局、实现高质量发展作出贡献。比如，医保能力提升补助资金从2019年的34亿元增加到2022年的43亿元，强有力支持了医保信息化建设、医保基金监管、经办管理服务、支付方式改革等重点工作，医保战略性购买能力不断增强，医改中的基础性、引导性功能更好体现。

第三，加强转移支付和基金预算管理，是发扬艰苦奋斗、勤俭节约优良作风的必然要求。预算供给具有有限性，通常难以满足现实需求。这就要求将艰苦奋斗、勤俭节约作为健全现代预算制度的基本原则之一，切实提高资金使用效能，完善激励约束机制，强化“花钱必问效、无效必问责”观念，确保好钢用在“刀刃”上。中共中央办公厅、国务院办公厅印发的《关于进一步加强财会监督工作的意见》（以下简称《意见》），明确了财会监督的内容和要求。必须站在国家治理体系和治理

能力现代化的高度，服务配合各类监督有效贯通，持续改进工作作风，提高转移支付和基金使用绩效。

二、医保转移支付与医保基金预算管理取得积极成效

全国医保系统组建以来，不断加强转移支付和基金预算管理，取得积极进展，主要体现在以下三个方面。

（一）管理机制不断完善

一是明确政策规范。按照中央与地方财政事权和支出责任划分改革方案，国家医保局会同财政部出台了城乡居民基本医疗保险、医疗救助以及医疗保障能力提升三项补助资金管理办法，明确了管理职责、补助标准及分配方法。国家医保局配套制定了医保转移支付资金分配管理规程，明确规范资金分配流程和责任分工。二是开展绩效管理。国家医保局印发了全面实施预算绩效管理的意见，将部门预算、转移支付预算、基金预算收支纳入绩效管理和监督问责范围，从2020年起，在全国范围启动了医保转移支付资金绩效评价工作。配合财政部等部门联合印发社保基金预算绩效管理办法，明确自2023年起，全面实施医保基金预算绩效管理，建立完善预算编制有目标、预算执行有监控、预算完成有评价、评价结果有应用的医保基金预算绩效管理全链条，推动实现预算和绩效管理一体化。经过多年实践，医保转移支付和基金预算管理制度框架的“四梁八柱”已经搭建起来，初步形成了上下联动、系统协同、高效运转的管理格局。

（二）管理力度不断加大

国家医保局积极发挥补助资金和基金作用，多措并举提高使用效率。一是管理措施更规范。规范了补助资金下达流程，国家医保局按照相关基础数据，提出分配建议方案，由财政部审核分地区资金预算和制订分配计划，会同国家医保局依法下达预算。规范了基金预决算编报流程，严格编报时间节点，细化和调整编报内容，并不断总结编制经验，改进编制方法。全国各级医保补助资金执行和基金预算编报的水平不断提高。二是绩效评价更扎实。2020年起，国家医保局每年印发转移支付绩效评价手册，在上一年基础上修订完善评价指标和评价办法，坚持以评代考，精准施策，压实地方责任，指导各地对标对表全面开展转移支付自评，借助第三方机构开展各地复评。密切跟踪监测各地医保基金运行情况，连续两年开展基金运行评价，地方也开展了有益的探索。三是结果运用更有效。国家医保局充分发挥“指挥棒”作用，通过绩效评价结果与转移支付补助资金分配直接挂钩，对评价结果排名靠后的压减分配资金；通过基金运行评价，引导地方重视缴费基数做实率偏低、住院率偏高，门诊或基层医疗机构基金支出占比较低等情况，合理确定待遇水平，坚决治理过度保障、过高承诺问题，不断提升地方基金运行质量。四是整改监测更安全。针对审计、财政查出的问题，国家医保局建立整改工作督办机制，加强对医保能力提升补助资金存量情况统计，督促地方资金预算执行；绩效评价分配因素剔除自评因素，使分配方式更加科学；完善地方医保基金管理制度，确保基金运行安全。

（三）资金效益逐步显现

五年来，全国医保部门认真贯彻落实党中央、国务院决策部署，优化结构，突出重点，有力支持医保事业发展。2018—2022年，中央财政分别安排城乡居民基本医保补助资金1.68万亿元，医疗救助补助资金1350亿元，医疗保障能力提升补助资金119亿元，三项补助资金呈现逐年增长态势。基本医保基金收支总体稳中向好，运行安全可持续。2022年基本医疗保险基金（含生育保险）收入3.1万亿元，支出2.4万亿元。基本医保以年度GDP 2%左右的投入实现了95%的全民参保，成绩举世瞩目。2012—2021年，“健康中国”指标中的居民个人卫生支出占卫生总费用的比重从34.3%降至27.7%。人均预期寿命提高3.2岁。一系列战略性举措得以实施。城乡居民医保和医疗救助补助资金助力建立防范因病返贫致贫的长效

机制，脱贫攻坚以来，累计资助困难群众参保4亿人次，综合帮扶政策累计减负近6000亿元。能力提升补助资金极大支持了全国统一医保信息平台的建成，极大促成了全国统一医保编码的全面落地。一系列变革性实践得以推进。能力提升补助资金支撑各地系统性开展打击欺诈骗保，累计检查医药机构312万家次，处理146万家次，追回医保基金731亿元，曝光典型案例19万件。医保基金支持新冠疫情防控，第一时间实施“两个确保”，扩大支付范围，全力保障患者救治以及新冠病毒疫苗及接种费用。一系列突破性进展得以实现。能力提升补助资金推进跨省异地就医直接结算加速扩面，住院就医直接结算率从2017年的不足5%提高到60%以上，所有县域均已实现普通门诊费用跨省直接结算，所有统筹地区实现5种门诊慢特病治疗费用跨省直接结算，异地就医备案实现“跨省通办”。跨省异地就医联网定点医药机构超32万家，累计结算超6000万人次、减少群众垫付超2400亿元。DRG/DIP医保支付方式覆盖354个城市、占统筹地区的90%，正在发挥提高医保基金使用绩效、激励医疗机构主动规范医疗服务行为、促进分级诊疗等积极作用。

三、医保转移支付与医保基金预算管理面临新形势和新挑战

中央经济工作会议指出，当前我国经济恢复的基础尚不牢固，需求收缩、供给冲击、预期转弱三重压力仍然较大，外部环境动荡不安，给我国经济带来的影响加深，必然会对医保转移支付与基金收支产生影响。

从基金征收看，各地医保基金增收压力加大。受三年疫情的经济社会影响，城乡居民医保参保缴费压力增大。受到疫情冲击，大量企业尤其是中小微企业、灵活就业人员就业和收入受到影响，参保缴费压力大；加之阶段性减征和缓缴职工医保费用等政策执行，都对职工医保基金收入产生影响。各地必须花更大力气，协调配合相关部门，切实做好2023年参保和基金征收工作。

从财政支出看，转移支付资金存在不确定因素。国家医疗保障局成立以来，财政部持续增加中央转移支付投入，对各地医保工作起步开局给予了极大财力保障。当前，中央财政的总基调是“稳字当头、稳中求进”，政策要求是加力提效，2023年将适度加大财政政策扩张力度，提高政策效能，更好发挥财政撬动社会资金的杠杆作用。2022年，城乡居民医保中央财政补助3705亿元，补助标准由制度建立之初每人每年10元增加到610元，增长了60倍。2022年，中央转移支付资金增幅比财政收入增幅高出3个百分点。未来，中央财政继续大幅提高补助的难度加大。本轮医保领域的补助资金实施期限至2025年，届时财政部将组织开展绩效评估，根据评估结果确定是否延续补助政策及延续期限。

从基金支出看，经过近30年医保发展，人民群众对医疗保障的要求已从“有没有”转向“好不好”，需求日益多元化、多层次化，医疗保障发展不平衡不充分问题进一步凸显。新型城镇化、人口老龄化、疾病谱慢病化加快，叠加医疗科技进步等因素，群众医疗需求快速增长的压力将长期存在。

从基金管理看，医药机构欺诈骗保和不规范使用基金行为仍时有发生，部分药品耗材价格水分仍然较大，过度诊疗等情况仍然大量存在，医保基金收支紧张和基金“跑冒滴漏”并存，基金安全运转面临着较大的考验。

四、推动医保转移支付和医保基金预算管理迈上新台阶

2023年是全面贯彻落实党的二十大精神的开局之年。各地医保部门要坚持稳中求进工作总基调，围绕统筹降本、提质、增效三大目标，统筹好、管理好转移支付资金和医保基金，推动预算管理工作迈上新台阶，为医保事业高质量发展保驾护航。

（一）以服务大局为中心，切实提高政治站位

一要坚决贯彻党中央决策部署。要坚决贯彻落实中央经济工作会议和全国医保工作会议

部署要求,持续释放医保“稳中向好”的保障预期,助力激发群众放心消费活力,发挥好医保基金对产业引导作用,统筹实现稳保障、保增长。二要压实主体责任。要压紧压实转移支付和医保基金管理主体责任,提升资金执行管理水平。要学懂吃透2022年以来新修订的补助资金管理办法和预算执行相关文件,准确把握政策内涵和程序要求,层层分解责任,落实到岗、分解到人。三要加强工作统筹。既要立足当前,在突出公平性的前提下做到精准发力,确保困难群众救助资金拨付准确到位、能力提升补助资金执行到位、基金运行分析评估到位;又要放眼长远,完善转移支付和基金管理制度,加强中长期战略谋划,在预算安排上优先保障全国统一医保政策措施落实落细,加强对地方出台政策的事前评估和风险评估,全面分析对基金支出的当期和长远影响,确保既解决人民群众的迫切需求,又控制在基金承受范围以内。四要坚持系统集成。既要注重上下联动,牢牢树立全国“一盘棋”思想,加强中央与地方协同配合,在落实预算改革部署、强化基金收支管理、增强医保制度效能等方面形成强大合力;也要加强部门协同,做好和同级财政、审计等兄弟部门的信息共享,学习借鉴兄弟部门的先进经验,增强政策举措的灵活性、协调性、配套性。

(二)以精细化为目标,提升基金管理水平

一要规范编制方法。要认真总结医保基金预算经验,善于发现与分析问题,善于抓住关键环节,结合本地工作实际,探索提高基金预算编制质量的有效途径。要切实提高基金预算编制的准确性,构筑医保基金安全防线。二要继续夯实数据基础。坚决杜绝错报漏报等情况,不断提升数据统计填报工作质量。完善统计报表和基金报表口径,加强数据审核,减少数据差异,更真实地反映各地医保基金运行情况。三要强化基金运行日常监测。科学研判基金运行趋势,各地要根据基金运行评价结果查漏补缺,补齐短板,更好服务本地区医保政策制定。

(三)以规范使用为抓手,切实提高预算执行率

一要科学合理安排预算。各地要以“十四五”全民医疗保障规划和年度实施方案为依据,围绕国家医疗保障服务能力建设要求和各地工作安排,统筹规划,突出重点,合理安排各项预算支出。要充分用好中央财政补助资金,推动重点工作。二要提高预算执行率。把重点单位、重点项目作为预算执行工作的主要抓手,切实加快重点项目预算执行进度。要建立年度医保中央转移支付资金的预算执行进度台账,建立月度、季度分析制度,定期报告,及时通报。三要严格落实存量资金管理要求。对预算执行慢、结余资金多的地方,我们将降低中央财政补助资金绩效评价得分,并根据绩效评价结果确定下一年度预算安排的绩效调节系数。

(四)以绩效评价为导向,强化评价结果运用

各地要坚持公开透明,多角度开展绩效评价考核,逐项做好数据统计,确保评估结果准确真实。一要建立健全绩效评价工作机制。严格审核逐级上报的绩效自评报告,认真核实资金数据,规范报告格式内容,按时按质按量完成各项绩效评价工作。要会同相关部门在编制预算时同步编制下达绩效目标。监控预算执行进度时,也要同步监控绩效指标完成情况,并在年终决算后全面评价基金预算绩效。二要科学设定绩效指标与权重。不断优化绩效指标,对可行性偏低或者不合理的指标该剔除的剔除、该完善的完善。对于操作性强、重要性高的指标,要细化指标的颗粒度,力争反映工作全貌。三要加强绩效评价结果应用。充分发挥绩效评价的“指挥棒”作用,将绩效评价结果作为资金安排和政策调整的重要依据。要优化预算支出结构,使有限的资金发挥更大效益。硬化责任约束,真正做到花钱要问效,无效要问责。

(五)以信息平台为支撑,实现基金全过程管理

全国统一的医保信息平台已经建成并投入使

用，解决了过去数据分散、难以有效挖掘应用的难题。一要发挥信息平台优势。各地要以医保基金绩效评价工作为契机，不断完善全面预算绩效管理政策，覆盖绩效目标事前评估、事中监控、事后评价全过程。二要强化子系统模块应用。信息化手段为医保基金运行与监管、宏观决策、基金财务管理等提供了有效支撑，各地要结合子系统功能，加强基金运行统计分析，为精准决策提供科学依据。三要加强风险预警。要建立分统筹区基金运行评估、监测和风险预警机制，定期对重大政策运行情况进行研判，对基金存在的风险隐患及时进行预警预判，最大限度减少“黑天鹅”和“灰犀牛”事件发生。

（六）以财经纪律为准绳，加强资金使用监督管理

两办印发的《意见》提出新时期财会监督的重点任务，一是保障党中央、国务院重大决策部署贯彻落实，二是强化财经纪律刚性约束，三是严厉打击财务会计违法违规行为。各级医保部门要认真学习，贯彻好《意见》。一要提高思想认识。财会监督是党和国家监督体系的重要组成部分，发挥着基础性、支撑性作用。财会监督首先是政治监督，涵盖了财政、财务、会计监督等各个方面。二要严肃财经纪律。过好紧日子，防止财政资金使用管理中的各类违法违规行为，防范年底不讲效益的“突击花钱”行为。要配合财政部门做好财会监督，对查处的医保领域财务舞弊、会计造假、数据造假及职责履行不到位问题，进行通报问责和对相关责任人的追责问责。三要自觉接受财会监督。各级医保部门要明确职责分工，加强内控建设，主动接受财会监督，加强与监督主体的沟通协调。要加强监督检查结果运用，对执行不力的问题，要敢于唱黑脸、不当“好好先生”，该批评的要批评、该通报的要通报、该约谈的要约谈。国家医保局也会加大沟通和通报力度，问题严重的要组织约谈，确保压力传导、责任落实。

同志们，习近平总书记强调，天下难事必作于易，天下大事必作于细。转移支付和基金管理数据多、规矩严、要求高、责任重、牵涉面广，全面做好这方面工作，不仅需要我们敢于担当作为、大刀阔斧推进改革，更需要我们加强精细化管理、下好绣花功夫，把各项工作做细做实做完美。让我们以习近平新时代中国特色社会主义思想为指导，全面贯彻落实党的二十大精神，进一步增强“四个意识”、坚定“四个自信”、捍卫“两个确立”，做到“两个维护”，把转移支付资金和医保基金每一笔钱算得精确、用得准确，为医保事业高质量发展提供坚强的资金保障。

锚定目标　聚焦问题　注重方式方法
确保有序有效做好参保工作

——在参保工作视频调度上的讲话

（2023年12月12日）

国家医疗保障局党组成员、副局长　黄华波

同志们：

2023年强化全民参保工作以来，各地加大工作力度，耐心细致开展参保动员工作，取得明显成效，居民医保参保进度好于2022年同期水平，成绩值得充分肯定。临近年底，居民医保参保工作进入最为集中、最为关键的时期。今天开展视频调度，主要任务是对居民参保工作进行再动员、再部署，进一步举全系统之力，打好居民参保工作攻坚战，用心、用情、用智、用力，狠抓近期居民参保工作，确保高质量完成参保率不低于95%的硬任务。

一、统一思想、提高站位，充分认识参保扩面的重要意义

党中央、国务院高度重视参保工作，习近平总书记在外出考察中多次关心询问老百姓有没有医保。基本医保覆盖全民，是“国之大者”，稳定参保率是全局性、基础性工作，是一项重要的政治任务。

第一，做好参保扩面工作是践行“两个维护”的具体体现。总书记在党的二十大报告中要求“健全覆盖全民、统筹城乡、公平统一、安全规范、可持续的多层次社会保障体系”，“扩大社会保险覆盖面”。《中共中央 国务院关于深化医疗保障制度改革的意见》中明确提出“坚持和完善覆盖全民、依法参加的基本医疗保险制度和政策体系”。《“十四五”全民医疗保障规划》中明确将“基本医疗保险参保率稳定在95%以上”作为3个约束性指标之一。我们要坚决贯彻落实习近平总书记重要指示和党中央、国务院决策部署，切实提高政治判断力、政治领悟力、政治执行力，把参保工作作为医保部门拥护“两个确立”、做到“两个维护”的具体行动，不折不扣把习近平总书记的重要指示，党的二十大确定的任务贯彻好、完成好、落实好。

第二，做好参保扩面工作是坚持人民至上的具体体现。从群众角度看，参保是群众获得医保待遇、享受所有医保服务的前提和出发点。如果没有参加基本医保，就无法获得基本医保待遇、享受医保服务，多层次医疗保障更无从谈起，极易发生因病返贫致贫风险。目前，我国已经建成世界上最大规模的医疗保障网，已进入全民医保新时代。从这个意义上讲，全民医保是中国特色社会主义制度优越性的具体体现。国家医保局党组高度重视参保工作，2020年为治理重复参保印发了《加强和改进基本医疗保险参保工作的指导意见》，每年绩效评价都将参保作为重要参考因素。

第三，参保工作是医保各项工作的前提和基础。国家医保局成立五年来，我们加大改革创新力度，很多方面取得了突破性进展，建成了全国统一的医保信息平台，实施了全国统一的医保数据编码，落实了医保待遇清单制度，统一了全国药品目录；深化了支付方式改革，进行了常态化新药准入谈判和集中带量采购、打击欺诈骗保、落实异地就医结算等，每项改革任务的落实都使参保群众获得感进一步增强。这些成绩取得的前提和基础是参保。医疗保险首先是保险，扩大稳定参保率，

增加基金量，才能更好体现大数法则，更好体现公平正义，更好提升保障能力，更好解除人民群众疾病医疗后顾之忧。

二、坚定信心、认清形势，进一步增强参保工作的责任感、使命感

2023年以来，受剔除重复参保、规范统计口径等因素影响，参保数据出现了一些波动，但是在各级医保部门的共同努力下，在地方政府、各相关部门、村干部、村医、教师等各方大力支持下，我们的参保人数并没有真的下降。通过全国层面数据比对，我们发现两年来参保数据仍在增长。为了把情况掌握得更准、更实、更鲜活一些，近期局党组安排局内青年干部赴8个省份中工作基础相对较弱的8个村开展参保工作蹲点调研，了解8个村每个人的参保情况、医保费用及报销情况。从这8个村的情况来看，有5个村两年间参保人数净增加809人，即前一年断保当年参保人数大于前一年参保当年断保人数；3个村净减少658人。8个村增减相抵，总体上是净增长151人。2023年11月底，各地2024年居民参保人数已达5.9亿，按照2023年9月参保居民人数计算，参保率已达61%，有的省份如新疆维吾尔自治区和新疆生产建设兵团已经达到90%，无论是宏观面上还是微观点上的数据都反映出参保大盘是稳的。我们做一线参保工作的同志最清楚，我们的努力取得了实实在在的成效，不少以前没有参保的，前几年因各种原因断保的，都重新参保了。一些群众动员参保后，因病享受到医保报销，对工作人员充满感激，成了我们参保工作最好的义务宣传员，使大家更有信心，更有定力。同时也要看到，完成2024年参保任务仍然有很多工作要做，不能有丝毫松懈，必须尽锐出战，不达目标决不收兵。近期个别省份2023年参保人数不仅没有提高，还有所下降，2023年11月份有一些省份2024年居民参保率较低。这些省份要加快进度，争取比2022年有所突破。大家一定要坚定信心、提高站位，进一步增强参保工作的责任感、使命感。

三、加大宣传、改进方法，切实提高动员工作水平

参保动员直接面向群众，是近期医保系统最大的民生工程、政治任务，同时也是一项特别能够检验我们群众工作水平的工作。要坚持以人民为中心，想参保人所想，用参保人愿意听、喜欢听、听得懂的话开展宣传动员，要做到“四个讲到位”。

一是把基本医保筹资、待遇的关系讲到位。群众交了多少钱？报销了多少？全家、全村医保报了多少？医保缴费每年增长，为什么要涨？涨的钱用在什么地方了？门诊用了多少？住院用了多少？要讲到位。以前新农合初期，群众参保缴费缴得少，但是能报销的药品仅有300种，报销比例也不高，更别说跨市、跨省就医直接结算了；现在缴费多了，待遇水平也上升了，居民医保的药品目录与职工医保目录一样，达到3000多种，就医报销也更加方便了。有人算过一笔账，如果一名居民从2003年到2023年连续参保，个人缴费共计2640元，住一次医院医保报销一般都远不止这个数。这次青年干部去调研的8个村，共有1.87万参保居民，医保缴费656万元，患病人数为7138人，占8个村参保居民的38%；医疗总费用3100万元，医保报销了1900万元，是群众个人缴费的3倍；人均医疗费用为4343元，医保平均报销了2662元，都超过了20年连续缴费的总和。

二是把基本医保的优势、特点讲到位。有地方反映部分群众因为参加商业健康保险而不参加基本医保。与商业健康保险相比，基本医保不分人群、不分是否生病，均可以参保，参保人员均可以享受相同的待遇，体现了公平性。基本医保不提管理费，不要利润，财政不仅补助困难群众参保，还对医疗费用过高的人员有补助，可以直接结算，包括在全国范围内的异地直接结算。这些基本医保的优势很明显。要讲清楚基本医保的必要性、基本性，在基本医保的基础上群众有需求、有经济能力可以购买一些商业健康保险，但商业健康保险应该是补充，不能用商业健康保险取代基本医保。

三是把群众参加基本医保的共济道理讲到

位。要和参保人讲明白，参保缴费不只是权利，也是义务，这一点有法律依据。只有大家都缴费了，基金池子才够大，抵御风险的能力才足够强，大家的待遇才有保障。老话讲得好，“吃五谷杂粮哪有不生病的”，特别是在前几年疫情肆虐的时候，每个人都有感染的可能性。如果都认为自己身体好，不缴费，万一得了大病重病，后悔就来不及了。一些人认为自己身体好不缴费，但愿意给家里的老人、孩子参保缴费，说明这些人是知道患病风险的。这些人是家里的顶梁柱，但正是这些人，一旦患大病，对于一家人、对于亲戚朋友，就是灾难性的。年轻人患大病的概率也是不小的，从全国平台数据看，2023年以来，20～40岁参保人医保报销1万元以上的262.58万人，5万元以上15.03万人，10万元以上3.61万人。年轻人参加医保，也是对家庭尽到责任。大家可以举一些身边的例子做工作。

四是把国家的支持讲到位。国家的支持至少有三大块。第一块是普惠性补助缴费，目前财政补助每人640元，居民个人缴费每人380元，1.68∶1，财政缴大头。第二块是补入口。对于一些符合条件的困难群众，国家全部或部分补助缴费，2023年前三季度，享受缴费补助的人数达到7773万人次，国家补助缴费180亿元。第三块是补出口，如对于大额医疗费用，对于困难群众，国家有大病保险、医疗费用救助等保障，也就是我们说的基本医保、大病医保、医疗救助三条保障线。我们要把党和政府解决好群众“疾病医疗后顾之忧”的初心讲清楚，各地宣传中大多体现了这一点。

四、精准精细、帮扶引导，提高参保工作的针对性和有效性

具体工作中，最基本的工作是要找出未参保人员，然后有针对性进行宣传、讲道理、搞好服务。对于未参保人员，从各地反映和调研情况看，大体可以分为四种情况。第一种是群众忘了参保缴费，或对参保缴费没上心，尤其是在外工作忙、身体健康状况较好的人员。这部分未参保人员需要我们及时提醒，户籍地尤其要承担其参保的兜底责任，要打电话提醒。第二种是群众认为不方便。如新生儿参保手续比较复杂，部分地区需要的材料比较多，还有医保关系在不同险种之间、不同地域之间转移接续不够顺畅，参保登记和缴费环节之间衔接不顺畅等。这种情况，就需要我们有针对性地解决管理服务中的难点堵点问题，改进管理，优化服务，加强部门工作协同，方便群众参保缴费。第三种是部分群众缴费有困难。如一些农村群众春节后才卖粮食有收入，有些农民工春节期间回到家里才有钱缴医保。对于这种情况，我们是不是可以研究出台一些有针对性的救援渠道，如缓缴、分期缴、慈善帮扶等。第四种是部分群众不愿意缴费。主要是一些年轻人认为自己身体好，不会生病，参保缴费不划算；还有一些老人不愿意花钱缴费。这部分人是我们参保动员工作的重点，更是难点，最需要用他们听得懂、听得进的话，讲故事、讲道理。陕西同志发了一个宝鸡医保局动员参保的小视频，故事取材于凤翔区田家庄镇河北村的真实案例，由区镇村干部本色出演，讲一个叫“拴牢”的村民从“要我缴”到“我要缴”的转变，非常生动。“拴牢”因动员后参保并因病享受到医疗保障的这种情况，可以说到处都有。我们在地方调研时，也多次听到这类故事。这种用身边人身边事现身说法的方式，就非常好。

总体来讲，就是“一库四个一批”，即建立全民参保数据库，最好是“一人一档”，在此基础上形成未参保人库、中断参保库。建立一村一档、一镇一档、一校一档等未参保人库，福建泉州等地已有较好的探索。对于其中未参保、中断参保人员，建立“四个一批”动态清零工作机制，即及时通知提醒一批，优化服务方便一批，完善政策帮扶一批，耐心教育说服一批。

参保工作事关医疗保障制度可持续发展，请大家务必高度重视，坚定信心、排除万难、群策群力、狠抓落实，带着感情、真情、代入感耐心细致地做群众工作，争取一次把道理讲透、讲到位。相信经过我们各级医保部门的共同努力，必定能不断提高全民医保的含金量！

国家医疗保障工作

一、工作综述

国家医疗保障工作综述

2023年，国家医疗保障工作坚持以习近平新时代中国特色社会主义思想为指导，坚决贯彻落实习近平总书记重要指示批示精神，全面落实党中央、国务院决策部署，深入开展学习贯彻习近平新时代中国特色社会主义思想主题教育，推动各项医保工作取得积极进展。截至2023年底，全国基本医疗保险参保133389万人，参保率稳定在95%以上。2023年，全国基本医疗保险（含生育保险）基金总收入33504.86亿元，全国基本医疗保险（含生育保险）基金总支出28210.45亿元，2023年统筹基金当期结存5042.32亿元，累计结存33983.95亿元。职工医保、居民医保政策范围内住院费用报销比例分别达到80%和70%左右。

【巩固提升群众待遇保障质量】 *提高全民参保质量* 落实《政府工作报告》任务要求，2023年居民医保人均财政补助标准增加30元，达到每人每年不低于640元，同步提高个人缴费标准。规范基本医保参保管理，治理重复参保，加大宣传动员力度，开展集中宣传月活动，会同教育部印发做好大学生参加基本医保工作的通知，推动放开灵活就业人员参加职工医保户籍限制，职工医保参保人增加852万人。

助力乡村全面振兴 持续巩固拓展医保脱贫攻坚成果，建立健全参保核查比对机制，持续完善分类资助参保政策，提高资助参保管理服务水平，农村低收入人口和脱贫人口参保率稳定在99%以上，基本医疗保险、大病保险、医疗救助三重制度累计惠及低收入人口就医1.8亿人次，减轻医疗费用负担1883.5亿元。加快完善防范化解因病返贫致贫长效机制，依托全国统一的医保信息平台，健全高额医疗费用负担风险人群主动发现、动态监测、信息共享、精准帮扶机制，经各地医保部门预警推送和相关部门核查认定，及时落实医疗救助33.3万人，救助支出22.3亿元。

加强门诊保障力度 建立健全职工医保门诊共济保障机制，将常见病、多发病门诊医疗费用纳入普通门诊统筹范围，有效保障门诊就医需求。各地已全面建立职工医保普通门诊统筹，覆盖定点医药机构超40万家，惠及参保职工就医购药超25亿人次，报销金额超2000亿元，统筹基金支撑能力显著提高。城乡居民高血压、糖尿病门诊用药保障机制累计惠及群众1.8亿人，累计减轻患者用药负担860亿元。

拓展多元保障内涵 稳步推进长期护理保险制度建设，统一规范现有试点，完善制度顶层设计，强化失能评估标准体系建设，制度试点覆盖49个城市、超1.8亿人，累计超235万人享受待遇，基金支出约720亿元。优化生育保险，积极落实生育支持措施，便捷待遇领取，探索将灵活就业人员纳入保障范围。2023年生育保险参保2.49亿人，基金待遇支出1177.23亿元，较2022年同期增长23.7%。着眼更好满足群众多元保障需求，在全国12个城市试点参保人员个人信息授权查询和使用，用便捷报销支持商业健康险发展。

提高制度统一规范性 落实医保待遇清单制度取得显著进展，增量得到有效遏制，存量基本清零。在全面做实市地级统筹基础上，稳步推进基本医保省级统筹。截至2023年底，全国已有北京、天津、上海、重庆、福建、青海、西藏、宁夏等10余个省份推进基本医保省级统筹。

【有力降低群众医药费用负担】 *持续拓展集中带量采购广度和深度* 国家持续推进两批80种药品集采，组织开展人工晶体和运动医学类耗材集采，国家组织药品集采累计达到373种。指导湖北、山东分别牵头开展中成药、中药饮片联盟采购；指导广东牵头开展易短缺和急抢救药品联盟集采；指导河南、浙江分别牵头开展介入和神经外科类耗材、冠脉血管内超声诊断导管集采；指导安徽、江西推进体外诊断试剂联盟采购，并探索耗价联动。每个省份都实现国家和省级集采药品数合计至少450个的年度目标。

优化医保药品目录管理　完成2023年国家医保药品目录调整，持续加大对医药产业创新支持力度，新增126种药品，目录内西药和中成药数增至3088种，其中西药1698种、中成药1390种。慢性病、罕见病、儿童用药等重点领域保障水平得到进一步提升。抓好国家医保药品目录执行，督促定点医药机构配备药品，每月公布药品配备信息，2023年协议期内谈判药在全国超24万家定点医药机构有配备，惠及群众2.4亿人次。

创新调控专项医药价格　口腔种植医疗服务收费和耗材价格专项治理落地惠民，单颗种植牙整体费用从平均1.5万元降至6000～7000元，累计种植150万颗以上。探索新药首发价格形成机制，出台《新冠治疗药品价格形成指引（试行）》，实行价格分类管理和风险提示，价格水平与临时纳入医保报销挂钩，引导合理确定首发价格，由北京、天津、河北、上海、江苏、四川等省份具体受理，一省挂网、全国通行，有效提升挂网效率，支持药品创新。开展新冠疫苗价格磋商，形成覆盖不同技术路径疫苗的统一议价规则，有力保障群众需求。

【切实管好群众“救命钱”】　*持续巩固监督检查防线*　全年通过行政专项检查和经办机构日常核查医药机构超80万家，处理超40万家。全面加强飞行检查，国家完成31个省份和新疆生产建设兵团128家医药机构和经办机构飞行检查。聚焦骨科、血液净化、心血管内科、检查检验、康复理疗等重点领域；聚焦医药结算费用排名靠前的重点药品、耗材等；聚焦虚假就医、医保药品倒卖等重点行为。会同最高人民检察院、公安部、财政部、国家卫生健康委员会，接续开展年度专项整治。

打造智能监管新防线　注重医保大数据赋能，探索以大数据监测分析为先导的监管新模式，开展医保反欺诈大数据应用监管试点，深化智能监控和审核建设应用，构筑事前、事中、事后全流程的智能监管新防线。截至2023年底，实现医保智能监管系统在统筹地区全覆盖。

建设医保法治防线　国务院办公厅印发《关于加强医疗保障基金使用常态化监管的实施意见》，国家医疗保障局颁布《医疗保障基金飞行检查管理暂行办法》。协同推进医药领域腐败问题集中整治，成立工作专班，强化全流程管理，更好发挥医保基金监管惩治医药腐败的“探照灯”作用。健全举报奖励和公开曝光机制，对重点举报投诉督导督办。加强和改进医药价格和招采信用评价工作，强化向生产企业穿透，通报4批失信评定结果，392家因行贿被评定为失信的医药企业接受失信惩戒。

【持续优化群众医疗保障服务】　*延伸服务网络*　下沉高频事项到乡镇（街道）便民服务中心办理，依托村（社区）党群服务中心、卫生室等开展村级医保服务，乡镇（街道）、村（社区）两级服务网络持续完善。服务渠道日趋数字化、多元化，参保群众享受医保服务更便捷更高效。

提高便民程度　实施16条医保服务便民措施，各地跟进推出一批具体办法，营造“服务便民”浓厚氛围。全国超7成政务服务事项实现“全程网办”，基本医保参保信息变更和城乡居民基本医保参保登记、基本医保关系转移接续等8项高频事项实现“跨省通办”。

落实跨省异地就医直接结算　强化国家与地方政策协同与跨区域业务协同，加强经办管理和信息系统联动，持续优化备案服务，组织开展政策集中宣传月活动，提升群众政策知晓率。2023年底，跨省异地就医联网定点医药机构达到55万家，比2022年底增长68.4%；当年惠及群众就医1.3亿人次、减少群众垫付1536.7亿元，分别较2022年增长238.7%、89.9%。

加强规范化建设　推动出台《社会保险经办条例》，修订全国医保经办政务服务事项清单。统筹开展定点医药机构医保结算清算工作，组织结

算清算分片督导，完成结算清算目标任务。开展医保经办管理服务评价，围绕“岗位练兵优服务、业务比武强规范”主题，组织全国医保经办系统练兵比武，提升经办队伍能力和服务水平。

【不断提高医保管理精细化程度】 建立管用高效的支付机制　完善定点医药机构管理，扩大医保定点覆盖范围，深化支付方式改革，推进医保支付方式改革三年行动计划，推动支付方式改革与相关改革有机衔接。全国超九成统筹地区开展按病组（DRG）或病种分值（DIP）支付方式改革，其中25个省份和新疆生产建设兵团实现统筹地区全覆盖。进一步完善医用耗材医保支付管理，印发《国家医疗保障局关于做好基本医疗保险医用耗材支付管理有关工作的通知》，明确“国家统一通用名，各省份制定医用耗材目录”的管理思路。

拓展信息化应用　推进“两结合三赋能”工作，促进医保信息平台强调的统一性与地方创新要求的灵活性充分有效结合，赋能医保改革、管理和服务。持续完善数据基础制度，以“三电子两支付”为抓手，丰富应用场景，加快需求响应，持续推广医保码，深化医保电子票据应用，加快医保电子处方落地，优化医保移动支付，研究医保可信支付。医保码累计激活超11亿人，覆盖超80万家定点医药机构。深化医保信息业务编码应用，形成全国共用一个标准库、共享一个数据池的良好格局，各项编码全量维护、及时入库、同步更新、规范应用。31个省份上线电子处方中心，18个省份上线电子票据应用。

及时回应各方需求　因时因势调整优化新冠病毒感染患者医疗费用保障政策，助力群众平稳度过感染高峰并逐步回归常态化保障。建立常态新闻发布制度，及时发布权威信息，开展“医保好声音”宣传大赛，正确引导社会舆论。完成第二批23种国家集采中选药品真实世界研究，用临床真实疗效数据证明中选仿制药和原研药等效，有力提振各方对国产仿制药的质量自信。回应群众就近就便购药诉求，将更多零售药店、村卫生室纳入普通门诊统筹管理，全国超七成村卫生室已纳入医保定点管理。

加强基础性工作　完成2022年医保转移支付资金绩效评价，将评价结果与中央财政补助资金分配挂钩。严格贯彻落实过紧日子要求，提高预算编制科学性、规范性。制定印发年度立法计划，持续推进《医疗保障法》立法工作。扎实推进医保标准化工作，成立全国医疗保障标准化工作组筹备组。

【着力提升医药价格治理能力】 加大药品价格治理力度　着力治理挂网药品价格乱象，归集全网价格信息，统一规范价格数据填报形式，落实药品分区管理，统计形成监测价，启动纠治少数企业同厂牌药品在部分省份不合理高价、歧视性高价。强化药价常态化监管，探索运用药品成本调查工具，强化穿透式分析，及时处置典型人为操纵的垄断涨价案件，约谈督促23家企业的30个药品降低异常高价。

深化医疗服务价格改革管理　全面建立医疗服务价格动态调整机制，突出技术劳务价值，支持医疗技术创新发展，连续三年开展调价评估，2023年28个省份开展调价工作；编制发布医疗服务价格项目立项指南，指导地方落地应用，加快审核新增医疗服务价格项目；稳妥推进深化医疗服务价格改革国家试点，5个国家试点城市平稳实施两轮调价，为纾解历史价格矛盾、验证新机制积累宝贵经验。

完善医药采购平台功能　25个省份及新疆生产建设兵团实现核心功能应用，制定医药集中采购平台服务规范，逐步规范统一办理事项，提升医药集采平台公共服务规范化水平。全面实施医药价格监测工程，常态化开展网采率测算，持续编制医药价格指数。

规划财务和法规工作

2023年，规划财务和法规工作以习近平新时代中国特色社会主义思想为指导，守住参保率保持在95%以上的目标，完成《“十四五”全民医疗保障规划》中期评估，医疗保障立法具备向国务院报送条件，获得国家标准化管理委员会同意设立医疗保障标准化工作组的批复，落地实施新的《医疗保障统计调查制度》，医保码激活人数突破10亿人，医保“两结合三赋能”试点全面启动，医保预算管理水平持续增强，各项工作取得新成效。

【强化参保精细化管理】 2023年，我国基本医保参保人数13.34亿人，基本医保参保覆盖面稳定在95%以上，参保质量持续提升，参保扩面进入精准化阶段。一是及时调度、夯实责任。不定期开展参保工作调度，及时掌握参保工作情况。对工作突出省份及时通报表扬，总结经验。二是优化政策、健全机制。国家医疗保障局会同教育部联合印发《关于做好大学生参加基本医疗保险相关工作的通知》，联合财政部印发《关于开展城乡居民基本医疗保险重复参保治理专项工作的通知》。三是加强分析、精准扩面。指导各地掌握未参保人员年龄结构、收入情况、身体状况等，分析未参保原因，并不断完善参保缴费服务机制。牵头组织局内青年干部赴8个省的8个典型村调研，以点带面，加强重点分析。四是加强宣传、引导舆论。将每年9月定为全民参保集中宣传月，组织全国开展参保集中宣传，不断提升群众的参保意识。围绕大学生、新生儿、流动人口三个重点人群，有针对性地做好参保宣传动员。

【狠抓规划落地实施】 国家医疗保障局会同国家卫生健康委员会出台2023年度规划实施方案，明确年度目标及年度重点工作安排，为年度规划实施提供方向引领。通过自评和第三方机构评估结合方式，圆满完成中期评估工作。利用规划实施模块，加强对各省份规划实施指导，加强对各地规划实施进展信息化管理。

【持续健全医保法治体系】 *持续做好立法工作* 推动医保领域立法工作有计划、有步骤开展，制定国家医疗保障局第二个五年立法规划（2023—2027年）和2023年立法计划。坚持稳慎推进医疗保障领域立法工作，积极参与《社会救助法》等与医疗保障职能相关法律法规的制定、修订工作，推动出台《社会保险经办条例》，制定出台部门规章《医疗保障基金飞行检查管理暂行办法》。

持续推动依法行政 不断规范医保行政权力运行，依法开展合法性审查，加快建立医保系统行政执法公示制度，全面推行执法全过程记录制度和重大执法决定法制审核制度，妥善处理行政复议案件，促进行政权力规范运行。面向全社会开展医保法治政策宣传活动，重点开展《医疗保障基金使用监督管理条例》《社会保险经办条例》等法律法规的宣传工作。

【医保标准化取得标志性进展】 *筹备成立标准化工作组* 2023年8月，国家标准化管理委员会正式发文批复同意全国医疗保障标准化工作组组建，成立全国医疗保障标准化工作组筹备组。

扎实做好标准化管理 对之前由全国社会保险标准化技术委员会归口管理的4项医保相关的国家标准进行归口调整，将其划转至全国医疗保障标准化工作组管理。指导地方积极参与国家标准化建设。

做好编码标准动态维护工作 制定发布医保体外诊断试剂编码标准，并完成长期护理保险信息业务编码标准研究编制工作。截至2023年底，累计发布疾病诊断代码3.3万条、手术操作代码1.3万条、医疗服务项目代码1.6万项、药品代码23.4万个、医用耗材代码8.8万个（涉及单件产品

13万个、规格型号数1041万条），全国门诊慢特病病种等编码已全部维护赋码。

【提高预算管理服务水平】 加强医保基金管理　加强基金报表填报管理和调度工作，及时修订基金报表，提高预算编制质量。按时完成基金月报、季报、年报以及预算填报，组织开展预算和年报的集中会审。建立基金报表错情通报机制。深化落实医保基金会计核算和财务管理制度，开展2023年全国医保预算管理线上培训。进一步深化基金运行分析，围绕医保基金收支平衡、区域平衡以及基金中长期运行开展研究，密切跟踪、监测医保基金运行情况，研究基金风险预警机制，开展常态化医保基金预警和风险评估工作，提升基金安全。

加强医保转移支付资金管理　完善医保转移支付制度建设，出台《国家医疗保障局中央财政医保转移支付资金分配管理规程》，明确国家医疗保障局内分工。研究提出医保转移支付资金分配建议方案，国家医疗保障局会同财政部下达2023年城乡居民医保补助资金、城乡医疗救助补助资金和医疗服务与保障能力提升补助资金（医疗保障服务能力建设方面）。国家医疗保障局会同财政部确定2023年度城乡居民医保参保缴费财政补助标准，规范中央对地方共同财政事权转移支付管理。举办全国医保转移支付与医保基金预算管理培训，组织指导各地开展转移支付资金绩效自评，并开展绩效复评工作。将绩效评价结果与中央财政补助资金分配挂钩，针对绩效评价发现的问题，及时督促地方整改，不断提升资金使用效益。

【深化医保信息平台落地应用】 做好平台深化应用，强化支撑保障　截至2023年12月底，已完成全国医保信息平台30个省份和新疆生产建设兵团的平台验收工作，保障全国参保人的相关服务。持续推进平台子系统的建设和运维工作。持续增强医疗服务价格和招采子系统的大数据分析能力；强化基金监管子系统的知识库和规则库建设，打造全国统一、规范的知识库、规则库框架及内容。持续支撑6省1市行政监管功能模块试运行及举报投诉应用工作，并做好支持保障。

实施"两结合三赋能"重点工作　2023年6月，国家医疗保障局印发《医保数据"两结合三赋能"工作方案》，将数据专区模式应用列入其中并提出了具体工作要求，推动各地区医保数据"两结合三赋能"工作有效开展实施。常态化进行数据治理工作，有序推进数据共享应用，与国务院办公厅、公安部、人力资源和社会保障部、民政部、国家卫生健康委员会、国家市场监督管理总局、国家税务总局、国家乡村振兴局、中国残疾人联合会等多个部门和团体建立数据共享机制。开展医保大数据确权与共享全流程管理课题研究，推动数据共享应用更加精准规范。

高质量提高公共服务水平　正式增加"医保码"作为医保电子凭证的工作术语。在全国范围内开展医保码"走流程、找堵点"活动，深化医保码在看病买药过程中的应用，改善看病买药体验。截至2023年底，国家医保服务平台实名用户达到4.6亿人，医保码累计激活用户10.9亿人，累计结算笔数52.1亿笔。移动支付在31个省份和新疆生产建设兵团全部上线，累计接入定点医疗机构10276家，30个省份和新疆生产建设兵团完成电子处方上线并产生业务数据。持续推动医保电子票据、电子处方、移动支付等一揽子医保便民服务措施落地应用，多层次提升医保便民服务水平。

【推进医保统计工作提质增效】 在按时完成统计月报、季报、年报、统计公报、全国医疗保障运行报告、全国医疗保障运行情况分析、《中国医疗保障统计年鉴》编写工作的基础上，有序推动新版统计调查制度实施，明确主要二级统计指标口径，研究起草《关于进一步明确医疗保障统计指标相关口径的通知》。与国家统计局签署数据共享合作协议。在统计报表系统中，开发了数据共享模块，对各省份统计工作人员和国家医疗保障局内各单位开放查询权限。在医疗保障系统开展统计培训，提高统计人员能力水平。

待遇保障工作

2023年，待遇保障工作始终坚持以习近平新时代中国特色社会主义思想为指导，坚决贯彻落实党的二十大各项决策部署，扎实推进医保高质量发展再上新台阶。

【贯彻落实医疗保障待遇清单制度】 抓好《国家医保局　财政部关于建立医疗保障待遇清单制度的意见》和《贯彻落实医疗保障待遇清单制度三年行动方案（2021—2023年）》的贯彻落实工作，全面清理超清单制度，实现公平保障。截至2023年底，三年行动方案取得实质性进展，各省份的保障制度统一到国家规定的三重制度保障框架内。

【健全职工基本医疗保险门诊共济保障机制】 一是指导各省份按照《国务院办公厅关于建立健全职工基本医疗保险门诊共济保障机制的指导意见》要求，建立健全普通门诊统筹，改进职工医保个人账户，加强门诊共济保障功能，同时赴相关省份现场督导调研。二是持续健全领导小组、信息调度工作机制，印发《国家医疗保障局办公室关于进一步做好定点零售药店纳入门诊统筹管理的通知》等文件，层层压实责任，发挥系统合力，完善配套措施，稳妥推进改革。改革总体进展顺利，群众门诊就医负担进一步减轻，就医便利性进一步提高，制度保障能力进一步提升。截至2023年底，全国职工医保380个统筹地区中，99%的统筹地区已经建立普通门诊统筹，覆盖超40万家定点医药机构。2023年报销人次超25亿人次，报销金额超2000亿元，提高了门诊保障水平。

【巩固拓展医疗保障脱贫攻坚成果有效衔接乡村振兴战略】 一是按规定落实好资助参保政策，健全参保核查比对机制。2023年全年，国家医疗保障局与民政部、国家乡村振兴局、中国残疾人联合会等部门和团体开展重点人群参保信息比对超过1亿人次，确保农村低收入人口参保率稳定在99%以上。二是强化三重制度综合保障。2023年，医保综合帮扶政策惠及农村低收入人口就医18649.8万人次，帮助减轻费用负担1883.5亿元。三是推动健全长效机制。指导地方落实《关于坚决守牢防止规模性返贫底线健全完善防范化解因病返贫致贫长效机制的通知》，做好高额医疗费用负担患者监测预警，建立部门间低收入人口信息共享和数据交换机制。总结陕西省汉中市汉台区经验，入选中共中央组织部第六批全国干部学习培训案例教材。2023年，原承担脱贫攻坚任务的25省份经主动预警推送、相关部门核查认定，及时救助33.3万人。四是抓好巩固医保脱贫成果联系点建设。2023年7月，国家医疗保障局会同财政部、国家乡村振兴局印发《关于做好巩固拓展医疗保障脱贫攻坚成果联系点实践创新和经验总结的通知》，在全国范围内选定15个巩固拓展医保脱贫成果联系点，重点做好巩固应保尽保成果、三重制度综合保障梯次减负、防范化解因病返贫致贫长效机制建设、支持社会力量参与救助帮扶等方面创新实践经验总结。

【健全完善统一的城乡居民医保制度】 落实2023年度政府工作报告要求，国家医疗保障局会同财政部、国家税务总局印发《关于做好2023年城乡居民基本医疗保障工作的通知》，持续提高财政补助标准，明确居民医保筹资标准为1020元，其中人均财政补助标准达到每人每年不低于640元，个人缴费标准达到每人每年380元，同时对合理确定筹资标准、巩固提升待遇水平、扎实推进参保扩面等内容提出具体要求，进一步提升制度保障能力。持续研究完善居民医保筹资机制，全面梳理筹资机制现状，深入开展地方调研。2023年，居民医保参保人数9.63亿人，基金收入10569.71

亿元，基金支出10457.65亿元，总体运行平稳。

【持续做好城乡居民大病保险相关工作】 一是推动完善城乡居民大病保险制度。贯彻落实党的二十大有关完善大病保险制度的安排部署，深入开展城乡居民大病保险政策研究分析。二是常态化做好制度运行分析。从基金运行、待遇享受、难点问题等方面进行对比分析，形成运行情况分析报告。三是指导地方持续做好相关工作。2023年，全国城乡居民大病保险制度持续平稳运行，惠及1000余万人，减轻大病患者医疗费用负担超900亿元。

【健全统一规范的医疗救助制度】 一是健全重特大疾病医疗保险和救助制度。指导各地落实《国务院办公厅关于健全重特大疾病医疗保险和救助制度的意见》，完善统一规范的医疗救助制度，着力夯实医疗保障托底功能。2023年，全国共实施医疗救助25059.9万人次，支出745.9亿元。二是加强部门间信息共享和数据比对。2023年，国家医疗保障局分别与民政部、国家乡村振兴局签署《民政部　国家医疗保障局关于社会救助数据和医保数据共享合作协议》《国家乡村振兴局国家医保局关于防止返贫监测对象数据和医保数据共享和利用协议》，健全跨部门数据共享和信息互通，合力做好低收入人口动态监测与分层分类救助。三是谋划抓好制度机制试点创新。国家医疗保障局会同财政部、国家乡村振兴局抓好巩固拓展医保脱贫攻坚成果联系点建设，跟踪指导15个联系点做好低收入人口托底保障机制创新。

【健全城乡居民高血压、糖尿病门诊用药保障机制】 指导地方持续完善"两病"门诊用药待遇保障政策，深化"两病"门诊用药保障机制。以52个重点联系城市为抓手，健全管理运行机制，提高基层服务能力，促进患者健康管理，有效促进医防融合。组织研究形成"两病"门诊用药保障机制评估指标体系，并开展试评估。组织编写小组，总结湖南郴州市典型做法，形成《确保"确诊不出乡，拿药不出村"——湖南郴州市"两病"门诊用药保障实践》，入选中共中央组织部第六批全国干部学习培训案例教材。截至2023年底，全国累计有1.8亿名"两病"患者享受待遇，累计减轻患者用药负担860亿元。

【系统谋划建立长期护理保险制度】 贯彻党的二十大关于建立长期护理保险制度的决策部署，在总结试点经验、梳理国际情况、开展专题研究等工作基础上，会同有关部门谋划长期护理保险制度顶层设计，稳步推进制度建立。持续健全失能等级评估标准体系，同步研究配套支撑性措施，会同财政部出台《长期护理保险失能等级评估管理办法（试行）》，规范统一评估管理。截至2023年底，长期护理保险制度覆盖49个城市、1.8亿人，累计超235万人享受待遇，累计基金支出约720亿元。

【持续完善生育保险政策措施】 指导地方持续做好生育保险相关工作，强化生育保险对参保女职工生育医疗费用和生育津贴待遇保障。持续研究完善生育保险政策措施，指导有条件省份将灵活就业人员纳入生育保险覆盖范围，指导地方综合考虑基金可承受能力、相关技术规范性等因素，逐步将适宜的分娩镇痛和辅助生殖技术项目按程序纳入基本医保基金支付范围。积极配合相关部门落实生育支持措施。2023年，全国参加生育保险2.49亿人，生育保险基金待遇支出1177.23亿元，较上年增长23.7%。

【稳妥推动基本医保省级统筹】 根据中央有关工作要求，指导地方按照《"十四五"全民医疗保障规划》"政策统一规范、基金调剂平衡、完善分级管理、强化预算考核、提升管理服务"的方向推动省级统筹。截至2023年底，全国已有北京、天津、上海、重庆、福建、青海、西藏、宁夏等10余个省份推进基本医保省级统筹。

医药服务管理工作

2023年,医药服务管理工作将贯彻习近平新时代中国特色社会主义思想摆在首位,坚决贯彻党中央、国务院决策部署,深入贯彻落实《中共中央　国务院关于深化医疗保障制度改革的意见》,规范开展医保药品目录调整,深化医保支付方式改革,持续推进长期护理保险支付管理机制研究,助力新冠相关医疗保障费用工作平稳转段,推进落实深化医改年度重点任务,各项工作取得积极进展。

【动态调整医保药品目录】 开展2023年版医保药品目录调整　经调整,共有126个药品新增进入目录,1个药品被调出目录。《国家基本医疗保险、工伤保险和生育保险药品目录(2023年)》共收载西药和中成药3088种,其中西药1698种,中成药1390种。协议期内谈判药(含竞价药品)430个。

持续开展谈判药品"双通道"管理和落地监测　截至2023年12月底,2022年版国家医保目录中346个谈判药品在全国24.46万家定点医药机构配备,其中定点医院6.82万家,定点零售药店17.64万家,群众用药可及性得到明显改善。2023年,协议期内谈判药报销累计2.42亿人次,医保基金报销956.12亿元。

规范统一地方药品备案　规范民族药、医疗机构制剂和中药饮片备案管理工作,进一步细化明确备案要求,确保地方增补药品符合临床必需、疗效确切、经济性优良等条件。

优化医用耗材医保支付管理路径　2023年7月,印发《国家医疗保障局关于做好基本医疗保险医用耗材支付管理有关工作的通知》,从夯实医保支付管理基础、加强医保准入管理、完善医保支付政策和抓好组织落实四方面明确未来一段时间医用耗材医保支付管理思路。拟采取"分两步走"的策略,"十四五"期间先实现支付范围省内统一,在此基础上逐步实现全国统一。

【深化医保支付方式改革】 全面落实按病组(DRG)和病种分值(DIP)付费支付方式改革三年行动计划　截至2023年底,全国超九成的统筹地区开展按病组(DRG)或病种分值(DIP)支付方式改革,所有省(自治区、直辖市)和新疆生产建设兵团均完成了2023年统筹地区覆盖目标,其中,25个省(自治区、直辖市)及新疆生产建设兵团实现统筹地区全覆盖。在已经启动改革的统筹地区,基本完成医疗机构覆盖70%、病种覆盖80%、医保基金覆盖50%的目标。住院医保基金按项目付费占比下降到四分之一左右。在改革加快扩面的同时,指导各地建立并不断完善病组(病种)、权重(分值)、系数、费率等动态调整机制,形成协商谈判和特殊病例单议等机制。

完善紧密型县域医共体的总额付费政策　积极配合参与国家卫生健康委员会紧密型县域医疗卫生共同体建设监测工作。国家医疗保障局会同国家卫生健康委员会等9部门联合印发《关于全面推进紧密型县域医疗卫生共同体建设的指导意见》,完善紧密型县域医共体医保支付政策。

落实医保定点协议管理、定点零售药店纳入门诊统筹管理等政策要求　支持有条件的地方将符合条件的村卫生室纳入医保定点管理,截至2023年底,全国已有七成以上的村卫生室纳入医保定点管理。按照《国家医疗保障局办公室关于进一步做好定点零售药店纳入门诊统筹管理的通知》要求,积极支持定点零售药店开通门诊统筹服务。

【推进长期护理保险支付管理研究】 研究制订长期照护师国家职业标准　组织专家团队集体研究,广泛征求意见建议,按程序组织开展标准初审、公开征求社会意见、终审等工作，完成长期照护师国家职业标准制订。

推进长期护理保险基本服务项目目录、护理服务机构协议管理研究　全面梳理长期护理保险试点城市现有长期护理基本服务项目、护理服务机构运行情况、管理现状，实地调研长期护理保险试点城市，听取试点地区医保部门和长期护理服务机构意见建议，推进长期护理保险支付管理相关工作。

【推动新冠疫情防控医疗保障工作平稳转段】　2023年1月8日，印发《国家医保局　财政部　国家卫生健康委　国家疾控局关于实施“乙类乙管”后优化新型冠状病毒感染患者治疗费用医疗保障相关政策的通知》，明确新冠病毒感染患者在所有收治医疗机构发生的符合诊疗方案的费用执行前期保障政策的同时，优化门诊保障政策，基层医疗机构就诊原则上不设起付线和封顶线，报销比例原则上不低于70%，并举办新冠感染“乙类乙管”后医疗保障政策培训班，指导各省份医保部门做好相关工作，有效助力群众平稳度过感染高峰，有力支持了疫情防控平稳转段。2023年3月30日，印发《国家医保局　财政部　国家卫生健康委　国家疾控局关于进一步做好新冠患者医疗费用保障工作的通知》，新冠医疗费用保障政策平稳过渡至常规报销政策，先后有四种国产新冠治疗小分子药物被临时纳入医保支付范围，切实减轻群众就医负担。统筹做好新冠病毒相关医疗费用、疫苗及接种费用结算、清算和中央财政补助资金结算工作。

医药价格和招标采购工作

2023年，医药价格和招标采购工作紧紧围绕党中央和国家医疗保障局党组关于医药集中采购和价格管理专项改革的决策部署，坚持党建工作和业务工作融合发展，深化改革和日常治理同步推进，顺利完成各项任务，改革取得显著成效。

【推进医药集中带量采购改革】 *持续扩大药品集采覆盖面* 2023年，持续大力推进国家组织药品集中带量采购，开展了第八批、第九批集采工作。第八批集采于3月产生中选结果，7月落地实施，覆盖39个品种，平均降价56%。第九批集采于11月产生中选结果，覆盖41个品种，平均降价58%。截至2023年底，累计开展九批国家组织药品集采，共373个品种。持续提高国家组织集采精细化管理水平，创新完善集采规则，提高报量准确性，落实优先使用中选产品，加强中选产品供应保障，巩固集采改革成效。规范国家组织集采药品协议期满的接续工作，指导上海、江苏、河南、广东牵头开展各批次国家组织药品集采品种的联盟接续，着眼于稳定市场预期、稳定价格水平、稳定临床用药，保障新老采购周期平稳衔接。

扎实推进高值医用耗材集采 第三批国家组织脊柱类耗材中选结果于2023年2月落地执行。第四批国家组织医用耗材集采覆盖人工晶体及运动医学两大类，于2023年11月产生中选结果，人工晶体类医用耗材覆盖单焦点、双焦点、三焦点、景深延长所有类别的全系列产品，平均降价60%，广泛惠及白内障患者；运动医学类医用耗材平均降价74%。截至2023年底，已开展冠脉支架、人工关节、脊柱类耗材、人工晶体及运动医学耗材集采，基本覆盖重点领域耗材。

地方集采联盟化趋势进一步加强 统一部署各地2023年药品和医用耗材集采重点任务。药品方面，重点指导湖北牵头开展全国中成药联盟采购、江西牵头开展29省份干扰素联盟采购、广东牵头开展27省份易短缺和急抢救药联盟采购、山东牵头开展15省份中药饮片联盟采购等工作。耗材方面，重点指导四川牵头开展全国口腔种植体系统联盟采购以及牙冠竞价挂网、浙江牵头开展全国冠脉血管内超声诊断导管和28省份输注泵类耗材联盟采购、安徽牵头开展25省份体外诊断试剂联盟采购、江西牵头开展24省份肾功和心肌酶生化类检测试剂联盟采购、河南牵头开展20省份神经外科耗材联盟采购、陕西牵头开展6省份硬脑（脊）膜补片和疝修补材料联盟采购等工作。省际联盟采购规模持续扩大，多个重点品种联盟采购覆盖全国绝大多数省份。

【推进医疗服务价格改革】 *推进深化医疗服务价格改革* 指导河北省唐山市、江苏省苏州市、福建省厦门市、江西省赣州市、四川省乐山市5个试点城市深化医疗服务价格改革，探索建立健全医疗服务价格形成机制。2023年，5个试点城市按新机制平稳开展两轮调价，分别涉及1398个、5076个价格项目。在地市级改革试点成功基础上，遴选内蒙古、浙江、四川等3个省（自治区）开展全省（自治区）医疗服务价格改革试点。

稳妥实施医疗服务价格动态调整 指导各省份常态化运行医疗服务价格动态调整机制。2023年6月，完成年度调价评估；8月，印发《国家医疗保障局办公室关于落实2023年度医疗服务价格动态调整促进医疗服务高质量发展的通知》，指导28个省份开展调价。各省份涨价科室主要聚焦儿科、产科、中医等薄弱或需支持专科，涨价项目主要是急诊、特级护理、重症监护、抢救、病理检查等以医务人员技术劳务为主的项目。各省份降价主要是根据检验试剂集采结果适当降低化验类项目价格，适当降低设备折旧为主的CT、核磁等检查

类项目价格。

指导地方规范医疗服务价格项目管理　分批发布"辅助生殖""中医外治"医疗服务价格项目立项指南，及时指导地方逐步规范整合现有医疗服务项目。完善医疗服务价格重要事项报告制度，印发《国家医疗保障局办公室关于进一步做好医疗服务价格重要事项报告的通知》，指导各省份规范医疗服务项目管理。全年指导各省份新增价格项目1900余项，指导上海市快速审核新增"质子加速器放射治疗技术"价格项目，大幅下调价格预期，指导各省份加快新增骨科3D打印等价格项目，助力国产创新技术加快进入临床运用。

【强化药品价格治理】　扎实推进挂网药品价格专项治理　启动挂网药品价格专项治理，牵头拟定治理工作"四步走"方案。第一阶段印发《国家医保局办公室关于落实信息互联互通　推进挂网药品价格治理的通知》，医药价格和招标采购司会同国家医疗保障局医药价格和招标采购指导中心完成统一挂网药品价格数据信息、落实分区管理等基础任务。第二阶段研究提出"四同药品"在不同地区的价格协同规则，印发《国家医疗保障局办公室关于促进同通用名同厂牌药品省际间价格公平诚信、透明均衡的通知》，着力消除省际不公平高价、歧视性高价，对照全国已有挂网药品价格，统计形成4.9万条挂网监测价，指导各省份对照监测价纠治高价。

从严加强药品异常价格监管　两次约谈上海上药第一生化药业有限公司主动剔除原料药不当利益空间，将注射用硫酸多黏菌素B（感染用药）的挂网价格从2303～2970元/支降至123元/支，降幅达96%；同步对该企业的鱼精蛋白等17个药品降低价格，平均降幅25.5%。综合运用监测预警、成本调查、信用评价、信息披露等手段强化药品价格常态化监管，根据有关部门移交问题线索、群众来信反映、工作实际掌握的情况，2023年直接约谈相关生产企业23家，涉及30个品种，约谈药品平均降价超40%。

创造性做好新冠治疗药品和疫苗价格工作　适应疫情防控形势变化，2023年初出台《新冠治疗药品价格指引（试行）》，制定价格分类管理措施，实现首发报价集中受理、"一省挂网、全国通行"，大幅提升药品挂网效率。先后指导受理利卓瑞、先诺欣、乐睿灵、民得维、泰中定等多种新冠治疗药品首发报价，价格分类管理与医保目录谈判初步构建衔接机制，有效促进企业公平合理制定价格。

持续做好短缺药品价格和配送监测处置　按月监测国家短缺药品清单和国家临床必需易短缺药品重点监测清单药品（共57种）价格和配送情况，向国家短缺药品联动机制牵头单位提供监测情况，组织地方核查处置异常交易信息。2023年累计核查处置492条异常高价和171条异常配送信息，敦促企业纠正异常高价153次，推动药品价格回归合理。整体配送率由监测初期的60%左右逐步稳定在90%左右，价格环比稳定或下降的占比稳定在85%以上。

【加强医药价格宏观管理】　压实口腔种植专项价格治理　发布《致广大医疗机构的一封信》《致广大口腔种植患者的一封信》，指导各地于2023年4月底至5月初全面落实口腔种植体集采、牙冠竞价挂网、医疗服务价格调整等三项治理措施，做好口腔种植价格信息公开。各地落地三项治理措施后，常规单牙种植费用从1.5万元降至6000～7000元，精准破解群众"种牙贵"难题。

指导编制和运用医药价格指数　药品采购价格指数（MPPI）保持连续五年下降的趋势，2018年以来累计降幅22.3%；医疗服务价格指数（MSPI）小幅上升，结构优化，2018年以来累计上升17.3%，其中手术等体现医务人员价值和能力的技术类价格累计升幅达20%～30%，检查检验等项目略有下降。持续强化价格指数在医药集采和价格管理的应用。根据药品采购价格指数提出药品集采频率和品种数的政策建议；根据医疗服务价格指数变化指导地方采取积极、稳健或谨慎的医疗服务价格动态调整措施。

基金监管工作

2023年，基金监管工作坚定不移按照党中央、国务院重大决策部署开展，持续加大医保基金监管力度，严厉打击基金使用领域违法违规行为，完善基金监管长效机制，切实守护医保基金安全。

【规范开展监督检查】 *做精飞行检查* 印发《医疗保障基金飞行检查管理暂行办法》，明确飞行检查的遵循原则、检查要求和检查程序等内容，为进一步规范飞行检查提供重要制度保障。国家医疗保障局联合财政部、国家卫生健康委、国家中医药局印发《关于开展2023年医疗保障基金飞行检查工作的通知》，聚焦医学影像检查、临床检验、康复3个群众反映问题比较集中的领域，首次将定点零售药店纳入检查对象。举办2023年度医保基金飞行检查培训班，就2023年飞行检查重点、检查方法、工作要求等进行专题培训。2023年，国家医疗保障局组织飞行检查覆盖全国31个省（自治区、直辖市）和新疆生产建设兵团，同时根据举报线索对两家大型公立医院开展专项飞行检查，全年共检查66家定点医疗机构、32家定点零售药店和32家医保经办机构。

深化专项整治 连续六年组织开展打击欺诈骗保专项整治，进一步明确医保、公安、卫生健康等部门职责，并首次邀请检察机关和财政部门加入，五部门联合印发《2023年医保领域打击欺诈骗保专项整治工作方案》，聚焦重点领域、重点药品耗材、重点行为，持续加大打击力度。召开全国专项整治线索核查部署会，联合公安部召开全国线索核查推进会，强化行刑衔接、行纪衔接。主动回应社会关切，形成打击欺诈骗保震慑。2023年，累计破获医保诈骗案件2179起，抓获犯罪嫌疑人6228名，打掉欺诈骗保团伙346个，联合关停处置违法医药机构263家，涉案金额11.4亿余元。

强化日常监管 指导各地综合运用经办稽核、日常巡查、专项检查、重点检查等方式，继续深入开展覆盖医保经办机构、定点医药机构、参保群众的日常监督检查。按月统计并定期通报各地监管数据。2023年，全国医保系统共检查定点医药机构80.2万家，处理违法违规机构45.1万家，追回医保基金186.5亿元。

完善智能监控 强化调研指导，先后赴宁夏、青海、海南、广西、云南等地实地调研智能监控工作，在北京召开定点医疗机构座谈会。编制公布《医疗保障基金智能审核和监控知识库、规则库框架体系（1.0版）》，并在全国医疗保障信息平台智能监管子系统部署应用。印发《国家医疗保障局关于进一步深入推进医疗保障基金智能审核和监控工作的通知》，解决各地在系统建设、"两库"落地应用、业务流程等方面的堵点难点问题，形成全国智能监控"一张网"。2023年，通过智能审核和监控拒付、追回基金38.9亿元。

推进大数据监管 印发《反欺诈大数据监管试点工作方案》和《关于印发医保反欺诈大数据应用监管试点地区名单的通知》，在全国选取11个省（自治区、直辖市）、52个统筹区开展医保反欺诈大数据应用监管试点。对全国所有地区的49万家定点医疗机构、海量就医行为开展拉网式排查，与公安部配合，追回违法违规医疗费用近3亿元。

强化社会监督 连续五年组织全国医保系统开展基金监管集中宣传月活动，2023年的宣传主题为"安全规范用基金　守好人民'看病钱'"。在国家医疗保障局官方网站曝光台及微信公众号公开曝光欺诈骗保典型案例40起，涉及违规资金6400万元。指导地方曝光案例14.4万个。

【加速完善基金监管体系】 *优化完善监管顶层设计* 报请国务院常务会议审议通过并由国务

院办公厅印发《关于加强医疗保障基金使用常态化监管的实施意见》，固化行之有效的基金监管经验，全面压实各方责任，做实常态化监管，推动加快构建权责明晰、协同发力、系统集成、法治高效的医保基金使用常态化监管体系。

探索推进长效监管机制　制订《门诊共济基金监管工作方案》，赴广州、珠海、中山、大连、丹东等地调研门诊统筹基金监管相关工作。深入开展调研，修改完善《关于做好跨省异地就医结算基金使用监管工作的调研报告》。赴上海、南通、青岛等地开展长期护理保险基金监管调研，书面调度试点城市监管工作，总结地方实践经验，强化长期护理保险监管政策储备。

稳步提升监管执法能力　研究制定《医疗保障基金使用监督管理条例实施细则》。健全完善执法体系，加强执法能力培养，规范行政执法裁量权，全面推进严格规范公正文明执法。加强医保基金监管领域廉洁文化建设，严明纪律规矩和工作作风，不断提升医保基金监管系统拒腐防变能力，全力营造风清气正的监管环境。

党建人事工作

2023年，党建人事工作坚持以习近平新时代中国特色社会主义思想为指导，全面贯彻党的二十大精神，以政治建设为统领，全面贯彻落实新时代党的建设总要求，精心组织开展学习贯彻习近平新时代中国特色社会主义思想主题教育，巩固提升党支部标准化规范化建设成果，坚定不移深化正风肃纪反腐，以高质量党建引领医疗保障事业高质量发展。

【坚决走好“第一方阵”，坚定践行“两个维护”】 坚决做到“两个维护” 旗帜鲜明讲政治，深入学习习近平总书记关于医疗保障工作的重要讲话论述和重要指示批示，坚决贯彻落实习近平总书记重要指示批示和党中央决策部署，建立专门台账，全程跟踪督办，定期开展“回头看”。认真落实《中国共产党重大事项请示报告条例》，重大事项、重大决定、重大问题以及执行党中央重要决定等情况，及时请示报告。

强化政治机关意识 持续开展强化政治机关意识教育，深入抓好模范机关创建工作；开展革命传统教育，组织党员干部赴清华园车站等地进行现场教学；加强党章党规党纪教育，各级党组织和青年理论学习小组定期组织学习，利用微信学习群等载体开展“每日一学”；夯实政治理论知识根基，面向国家医疗保障局党员干部开展政治理论知识应知应会测试；严格落实党员干部工作时间之外规范政治言行的具体规定，定期开展警示教育。

扎实开展定点帮扶 国家医疗保障局党组深入学习贯彻党中央关于全面推进乡村振兴的重大决策部署，认真研究制定国家医疗保障局《2023年定点帮扶工作要点》。加大帮扶力度，持续推动特色产业发展，支持发展教育医疗事业，做好“AI豆计划”、蚂蚁森林、中药材种植等项目跟踪指导。按照中央纪委国家监委驻国家卫生健康委纪检监察组意见，认真抓好定点帮扶工作中存在问题的整改工作，细化整改任务，实化整改措施，明确完成时限，确保整改到位。

【持续加强理论武装，自觉聚力凝心铸魂】 坚持真学真信真用 始终把学习贯彻习近平新时代中国特色社会主义思想作为首要政治任务，及时跟进学习习近平总书记最新重要讲话和重要指示，用以武装头脑、指导实践、推动工作。深入贯彻党的二十大精神，研究贯彻落实党的二十大精神的具体措施，开展辅导授课、研讨交流等活动，组织开展处级及以下干部学习党的二十大精神培训班，确保党中央的各项决策部署在医疗保障领域落地落实。

做好意识形态工作 坚持党管意识形态原则，定期分析意识形态领域情况，加大政策宣传和舆论引导力度，加强对《中国医疗保险》杂志等意识形态阵地的建设和管理，坚决守住意识形态风险底线。扎实抓好思想动态分析工作，国家医疗保障局党组定期召开会议专题研判干部职工思想动态。充分发挥各党支部“一线”和“触角”作用，深入开展谈心谈话。

突出青年理论武装 持续推进青年理论学习提升工程，组织青年干部认真学习习近平总书记重要讲话论述。积极推动年轻干部下基层接地气，组织年轻干部深入实训基地开展联学联建、蹲点调研、跟班学习等活动。用好“医保青年论坛”“医保青年之声”，坚持把青年干部放到重要专项任务中锤炼、重点关键岗位上磨炼、重大斗争实践中历练，开展定点帮扶挂职，深化“根在基层”调研实践。

【扎实开展主题教育，持续推动落地见效】 动员部署有力有序 国家医疗保障局党组召开党组会议，传达学习习近平总书记重要讲话精神，及时对标对表习近平总书记重要指示批示和党中央决策部署，结合医疗保障工作实际，制定有关实施意见和实施方案等；局内各单位通过召开党员干部大会等方式，对本单位开展主题教育进行动员部署，组织党员干部深入学习习近平总书记重要讲话精神。中央主题教育简报专门刊发了国家医疗保障局主题教育相关做法。

理论学习走深走实 充分领学促学，国家医疗保障局党组理论学习中心组制订专题学习计划，每月不少于2次集中学习；全面系统深学，拿出7个工作日时间，组织主题教育专题读书班，开展党章专题辅导；多措并举助学，组织年轻干部参加全国“学思想 强党性 共奋斗”知识挑战赛，并获得团体银奖、最佳组织奖和学习优秀团队奖，开展演讲比赛、线上百题知识挑战赛、读书活动、家风故事诵读会等；增进交流研学，在中国医疗保险微信公众号开设“学习正当时”专栏。同时，在浙江嘉兴红船干部学院组织医保系统学习贯彻习近平新时代中国特色社会主义思想培训班，专题辅导、实地调研“千万工程”经验案例、“浦江经验”等，推动医保系统学习贯彻习近平新时代中国特色社会主义思想走深走实。

调查研究扎实深入 国家医疗保障局党组成员和司级领导干部坚持问题导向，聚焦医疗保障工作困难多、群众意见集中、工作打不开局面的地方和单位，开展调查研究；组织局内青年干部赴基层开展“沉浸式”蹲点调研。调研结束后，召开主题教育调研成果交流会，对调研中反映和发现的问题，逐一梳理形成问题清单、责任清单、任务清单；建立调研成果转化运用清单，加强对调研课题完成情况、问题解决情况的督查督办和跟踪问效；加强工作协调和衔接，对医疗保障领域表现在基层、根子在上面的问题，对涉及多个地区、部门和单位的问题，上下协同、一体推进解决。

检视整改坚定坚决 研究制定国家医疗保障局《关于抓好学习贯彻习近平新时代中国特色社会主义思想主题教育整改整治工作的通知》。坚持突出重点，紧盯习近平总书记、党中央关心关注，影响制约医疗保障事业高质量发展，人民群众医疗保障领域急难愁盼，防范化解医疗保障领域重大风险，全面从严治党5个方面存在的问题，有的放矢地开展集中整改整治整顿；认真梳理形成问题清单，采取台账式管理、项目化推进的方式进行集中整治；严肃认真开好专题民主生活会，局党组以及各单位领导班子结合典型案例认真剖析，真正达到咬耳扯袖、红脸出汗的效果。

教育整顿严肃严格 制定国家医疗保障局关于开展干部队伍教育整顿的实施方案，把机关和直属单位党员干部，包括在国家医疗保障局借调和参加专项工作的干部，全部纳入干部队伍教育整顿范围；开展自查自纠，细化干部队伍教育整顿9个方面问题具体表现，制定干部队伍教育整顿自查自纠表，组织全局党员干部填写；局党组通过谈心谈话、专项调研、召开座谈会等方式，听取局内党员干部以及管理服务对象的有关意见建议。同时，对干部队伍教育整顿中的突出问题，局党组主要负责同志牵头开展专项整治，制订专项整治方案，定期跟进督导。

推动发展提质增效 认真学习“千万工程”经验案例，教育引导党员干部把为民造福作为最重要的政绩。把为民办实事作为主题教育的重要内容，在医疗保障领域积极探索开展“民呼我为”“接诉即办”等，结合实际建立医疗保障民生项目清单，聚焦解决医疗保障领域突出问题，完善解决民生问题的制度机制。主题教育期间，国家医疗保障局各级党组织和党员干部聚焦问题、知难而进，及时处置药品紧缺涨价问题、中成药价格虚高等问题，围绕心脑血管、抗肿瘤等领域主流药品，指导开展第二批中成药省际联盟集中带量采购，有效减轻了人民群众看病就医负担。

【强化基层组织功能，大力加强支部建设】

层层压实责任 研究制定国家医疗保障局2023年党的建设工作要点和全面从严治党工作要点，局党组自觉履行主体责任，定期召开专题会议分析研判。督导各党支部认真落实中央和国家机关

部门党支部全面从严治党主体责任清单，推动全面从严治党向纵深发展、向基层延伸。坚持“书记抓、抓书记”，从严从实开展基层党组织书记抓党建工作述职评议考核，强化考核结果应用，督导各级党组织增强政治自觉，做到党建工作与业务工作同谋划、同部署、同推进、同考核。

建设“四强”支部 将《中国共产党党和国家机关基层组织工作条例》和《中国共产党支部工作条例（试行）》自觉纳入国家医疗保障局党组理论学习中心组和各基层党组织重点学习内容并认真组织学习。深入巩固拓展党支部标准化规范化建设成果。国家医疗保障局待遇保障司党支部、机关党委（人事司）党支部先后获评中央和国家机关“四强”党支部。机关党委认真梳理、总结两个获奖党支部的主要做法、经验启示和特色亮点，充分发挥模范典型引领作用。

从严教育管理 认真落实《中国共产党党员教育管理工作条例》，督导党支部加强对党员的日常监督特别是工作时间之外的监督。认真贯彻《中央和国家机关严格党的组织生活制度的若干规定（试行）》，督导国家医疗保障局各级党组织严格落实“三会一课”等基本制度，确保组织生活有实质内容、实际效果。加强家庭家教家风建设，组织家风故事诵读会、清廉家书评比，要求党员干部加强对家人的教育和监管。

【树牢正确导向，着力建强干部队伍】 *鲜明政治导向* 坚持党管干部原则，所有职务提拔、职级晋升、试用期满考核等均开展政治素质测评。深入辽宁、河南等地扎实开展医保人才队伍调研，系统谋划干部队伍建设思路举措。着力优化干部专业、年龄等结构，有针对性引进急需专业人才。推动成立国家医疗保障局大数据中心。

做实教育培训 组织开展教育培训专题座谈调研，根据国家医疗保障局各司（室）、中心培训需求，科学制定年度干部教育培训计划，适度增加年轻干部参训名额，切实增强干部教育培训的针对性、系统性、实效性。全年共举办党的二十大精神专题培训班、全国医疗保障法治培训班等线上线下培训班共30期，培训全系统党员干部5000多人次，组织司处级干部49人次参加调训，较好地完成了中央组织部、中央党校、中央和国家机关工委调训任务。

激励担当作为 坚持考在经常、考在日常，平时考核结果与年度考核等次相挂钩。加强关心关爱，及时做好挂职干部的考核评优、日常管理和待遇保障工作。加强典型示范，积极加强与人力资源和社会保障部国家表彰奖励办公室沟通协调，严格执行“两审三公示”制度，细致认真做好推荐、审查、考察、公示等工作，协助评选表彰全国医疗保障系统先进集体49个、先进个人50名。多平台、多渠道持续开展受表彰对象先进事迹宣传，大力营造比学赶超、干事创业浓厚氛围。

坚持严管厚爱 加强选用监督，严格执行经济责任审计、“凡提四必”、任前事项报告、“一报告两评议”等制度，加强对各单位“一把手”和领导班子的监督，扎实组织开展2023年度领导干部个人有关事项集中填报、查核等工作。加强日常监督，严格干部出国（境）管理、领导干部兼职管理，扎实开展干部人事档案专项审核。牵头制定《关于加强借调、编外聘用、信息化服务外包运维人员监督管理的办法》，着力规范相关人员管理。加强协同监督，在干部提拔晋升、试用期满、评先评优等环节，按干部管理权限征求纪检监察部门意见。

【强化日常监督管理，坚持不懈正风肃纪】 *聚焦“重点”，健全完善规章制度* 认真对照党的二十大精神和党中央新修订的《中共中央政治局贯彻落实中央八项规定实施细则》精神，修订完善国家医疗保障局党组《关于贯彻落实中央八项规定精神 加强作风建设的实施办法》，进一步扎牢制度笼子。及时印发通知，组织各党支部传达学习中央纪委国家监委《关于加强监督执纪 坚决查处酒驾醉驾案件背后“四风”问题的通知》，进一步健全风腐同查的工作机制，不断加固正风肃纪反腐的堤坝。组织国家医疗保障局内各单位通报形式主义、官僚主义问题典型案例，确保全员警醒、受教育。

守住"节点",确保节日风清气正　以"节点"为"考点",在"元旦春节""五一端午""中秋国庆"等重要时间节点,及时转发典型案例、工作提示,开展廉政提醒,严格警示教育,确保风清气正。创新设立"纪法小课堂",在全局推送纪法知识28期。

紧盯"焦点",切实加强纪律教育　始终紧盯年轻干部这个重要群体,机关纪委书记为年轻干部讲授纪律教育专题党课,为新入职公务员开展廉政辅导,与新任职部分重要岗位处级干部开展廉政谈话。认真落实中央和国家机关警示教育会议精神,专门召开警示教育会议,通报年轻干部违纪违法典型案例,切实以案示警、以案明责。持续整治群众身边腐败和作风问题,督促推进行风建设,协助推进医药领域腐败问题专项整治,让群众有更多获得感、幸福感、安全感。

医疗保障经办管理服务工作

2023年，医疗保障经办工作以落实党的二十大精神为主线，持续加强医保经办规范建设，进一步健全经办体系，优化经办服务，强化精细化管理，推动数字化转型，全面加强经办队伍能力建设，打造高效便捷的医保经办服务，群众获得感和满意度明显提升。

【持续加强经办标准化规范化建设】 推动出台《社会保险经办条例》，修订并印发《全国医疗保障经办政务服务事项清单（2023年版）》，进一步简流程、减材料、压时限。开展医疗保障经办管理服务评价，持续加强经办系统行风建设。围绕政务服务事项清单落实、定点医药机构费用结算支付等方面，开展医保经办服务问题排查，有针对性地制定整改措施。开展全国医保经办系统练兵比武活动，指导各省份开展练兵比武省级决赛，全面提升经办服务能力和水平。

【提升经办服务便利化水平】 大力推进医保服务下沉延伸，不断扩展经办服务覆盖面。截至2023年底，基本实现省、市、县、乡镇（街道）医保服务全覆盖。出台实施16条医保服务便民措施，构建全系统“为民办实事”浓厚氛围。积极推进医保经办数字化转型，全国超七成政务服务事项实现全程网办，医保关系转移接续、异地就医备案等8项高频事项实现“跨省通办”。2023年，全国跨省转移接续线上申请办理104万人次，同比增长4.5倍。配合税务部门推进统一社会保险费征收模式，优化参保缴费服务流程，指导地方协同推进出生医学证明、户口登记、医保参保等“出生一件事”联办。印发《关于做好“乙类乙管”后新型冠状病毒感染患者治疗费用医疗保障经办工作的通知》，做好新冠患者医疗费用和疫苗费用结算工作。

【推进异地就医结算落实】 认真贯彻落实党的二十大关于落实异地就医结算的部署要求，推进跨省异地就医直接结算政策平稳落地实施。持续优化异地就医备案和跨省通办服务，进一步扩大异地联网定点医药机构覆盖范围，推进门诊慢特病费用跨省直接结算县域可及，异地就医结算取得新的突破。截至2023年底，跨省联网定点医药机构达55.04万家，异地就医备案有效人次突破2500万人次，当年住院费用跨省直接结算人次突破千万，住院费用跨省异地就医直接结算率突破80%；门诊费用跨省直接结算人次突破1亿；合计减少群众垫付资金突破1500亿元。开展异地就医全国范围政策集中宣传月活动，群众知晓率得到较大提升。

【切实加强医保协议管理】 持续完善定点医疗机构服务协议范本，进一步梳理协议双方的权利、义务和责任。加强日常核查和违约行为处理，2023年全国医保经办机构共核查定点医药机构84.13万家，协议处理40.03万家，挽回医保资金155.83亿元，其中拒付资金47.55亿元，追回资金86.52亿元，收取定点医药机构违约金14.47亿元。

【规范医保结算清算】 印发《国家医疗保障局办公室关于做好定点医药机构医保结算清算工作的通知》和《国家医疗保障局医疗保障事业管理中心关于开展全国DRG/DIP结算清算分片督导的通知》，规范开展DRG/DIP结算和清算工作。超八成统筹地区建立特例单议、考核激励与风险分担、协商谈判等核心机制，促进医保医疗协同发展。实施“支付方式改革经办骨干工程”，选树15个结算清算先进典型，举办全国医保经办系统结算清算培训班，不断提升支付方式改革落地能力。

【推进医保重点改革任务平稳落地】 积极稳

妥推进门诊共济改革落地见效，印发《国家医疗保障局办公室关于做好职工基本医疗保险门诊统筹经办工作的通知》，指导地方做好门诊统筹服务，优化就医结算服务，提高群众就医购药便利性。推动2022年版国家医保药品目录落地，组织实施2023年版国家医保药品目录调整工作，进一步优化程序、完善规则，实行企业申报、形式审查、专家评审、谈判确认、协议签署等全流程线上服务，提升药品目录调整的科学化、精细化、规范化水平。拟制长期护理保险经办规程，助力长期护理保险制度体系建设。

医药价格和招标采购经办工作

2023年，医药价格和招标采购经办工作稳步推进，深入贯彻落实党中央和国家医疗保障局党组关于医疗保障特别是价格招采工作的各项部署，积极服务医药价格治理与改革，持续强化医药集采经办各项业务，各项工作取得长足进展。

【强化治理能力，服务新时代医药治理新格局】 探索新时代医药价格形成机制　通过探索新的医药价格治理格局的变化，深化对价格治理工具和手段的规律性认识，持续开展新时代医药价格形成机制研究，在此基础上形成医药价格监测预警、医药价格指数编制、挂网价格穿透式分析、新的药品成本调查、招采信用评价等一系列政策工具，进而以价格治理实践扎实推动新时代医药价格形成机制理论创新进程。

实施医药价格监测工程　按照进度要求，对定点药店重点药品、涉疫药品、医保支付标准试点药品、高值医用耗材、重点医疗服务价格项目等开展监测并定期形成报告。初步建立医疗服务要素成本监测体系，筹备长期护理保险价格项目监测。按照不同治疗领域、交易渠道、应用场景构建多维度监测网络，扩展监测领域。

持续编制药品和医疗服务价格指数　编制药品采购价格指数和医疗服务价格指数，召开全国医药价格指数编制培训班，指导各地做好省级指数编制和指数基期轮换工作，定期形成医药价格指数报告。试点推动全口径药品采购价格指数和全口径医疗服务价格指数编制。

开展挂网价格专项治理　成立挂网药品价格治理专班。制订工作方案，形成工作流程，确定技术路线。开展培训指导各地发送填报说明，详细讲解交易价格状态分区、挂网价格、价格形成方式等关键字段填报规则。制定以国家医保编码、通用名、转换比、批准文号为主的校验规则，重点校验产品基础信息，以“一对一”模式指导各省份开展数据填报。重点关注企业意见建议。积极受理企业反馈的问题，编制发布常见问题清单及拟处理意见，供各地医药集采机构参照执行。

开展药品成本调查工作　针对部分药品异常涨价、大幅涨价情况，会同有关部门开展成本调查，及时组织相关专家研究确定成本调查方案，提醒提示相关企业。针对政府定价类药品，探索基于企业个别成本和社会平均成本的调查方式，促进医药企业相关产品质价相宜。

开展药品价格穿透式分析　梳理全国医保信息平台招采子系统药品挂网价格大数据，从首涨、极值、高涨幅和地区价差四个维度强化穿透分析，指导各地强化挂网药品量价监测。通过基于招采大数据的穿透式分析，及时发现异常价格线索并移交地方核查处置，逐步探索建立从技术穿透到核查处置机制。

做好医药价格招采信用评价工作　印发《国家医疗保障局办公室关于加强和改进医药价格和招采信用评价工作的通知》，进一步压实责任，强化制度执行。截至2023年底，各地评定一般失信企业404家、中等失信企业52家、严重失信企业22家、特别严重失信企业4家，对失信企业起到了有力震慑作用。

深化医疗服务价格改革　组织完成开展医疗服务价格改革试点初期评估。持续跟踪5个试点城市改革进展，定期收集改革运行指标评估改革风险。

开展医疗服务价格项目规范编制　编制并发布中医类（灸法、拔罐、推拿）、中医外治类、辅助生殖类等医疗服务价格项目立项指南，指导各地对已发布各类立项指南的落地应用，开展各省份新增或修订转归医疗服务价格项目规范评估论证工作，通过“两随机、一公开”原则随机抽取临床、价格专家，开展复杂型医疗技术专家论证会，为评估新增医疗服务项目做好有力支撑。

【提升服务水平，优化医药集采经办工作】

推动招采子系统落地应用　持续开展招采子系统全国轮调轮试工作，赴各省份进行现场指导。按月通报各地工作进展，截至2023年底，25个省份和新疆生产建设兵团已实现全部功能或交易、采购等核心功能应用。

开展招采子系统数据质量治理　落实招采子系统数据质量治理推进会会议精神，不断提升数据质量，强化数据治理效能。印发《国家医疗保障局办公室关于加强药品和医用耗材采购数据质量管理的通知》。以“脏数据率”“归集数仓率”“网采率”作为数据质量治理重点，实地调研和“一对一”线上轮调轮试相结合，结合各省份脏数据情况逐一梳理，进一步提升数据质量。

常态化开展网采率测算　优化网采率测算方法，开展网采率测算培训，完善网采率测算方案。印发《关于做好药品和高值医用耗材网采率测算工作的通知》，推动医疗机构阳光采购。2023年全国药品网采率为94.5%，高值医用耗材网采率为85.2%。

完善医药集采平台功能　打通资质信息共享渠道，建立招采子系统与企业基础信息库之间的直通车，同频各地招采编码，推动招采子系统直接同步企业、医疗机构和产品的医保编码，压缩医保编码用码流程与时间，由原先的最长2个月缩短至2周。形成招采数据月度存档机制，按月生成药品耗材订单、挂网价文件，各省级平台可自主查找、按需获取。

提升集采平台公共服务规范化水平　印发《首批标准化集中采购经办术语指引(暂行)》，推动集中采购经办术语标准化、规范化。研究起草医药集中采购平台服务规范，制定标准化服务指南，规范服务事项、报送资料、办事时限，提升平台服务质效，优化医药采购市场环境。

综合管理工作

2023年，综合管理工作以认真践行习近平总书记对办公厅(室)工作的重要指示批示精神为目标，全面提高“三服务”工作能力水平，推动各项工作取得积极进展。

【推进党建与业务深度融合】 强化督查督办，推动重点任务落实落地　将督促重点工作落实作为主题教育重要成果形式，建立重点任务落实情况总台账，印发跟踪督查督办办法，常态化开展落实情况“回头看”工作，实现清单式闭环管理。

化解信访难题，推动解决群众急难愁盼　主题教育期间，结合医保信访突出问题开展调查研究，建立“双交办”和积案、集体访、重复访攻坚机制，分类处置，狠抓落实。推动提升系统治理同类问题的能力，加强新出台政策的分析研判，重点解决关联问题。

改进工作作风，持续推进政务信息化　切实贯彻落实中央八项规定及其实施细则精神，稳固信息化基础保障，加快推进机关网络建设。积极研究探索机关政务信息化建设，以及文件和简报资料网络传输和网上办理，减少纸质件运转，降低行政成本，提高工作效率。

加强业务档案管理，坚决落实中央有关会议精神　结合各级医保工作实际，探索推进档案治理体系建设，积极沟通对接国家档案局相关部门，共商医保业务档案管理新模式、新动向和新要求，制订规范医保业务档案管理工作方案，并开展相关工作。

【基础保障质量不断提升】 有力保障值班机要工作　严格落实在岗值班要求，在相关练兵活动中获得上级管理部门通报表扬。实现全年机要通信“零差错”。荣获2023年度中央和国家机关平安建设目标管理考核优秀单位。

全方位服务代表委员履职　2023年，551件代表建议委员提案全部按时办理完成。首次将建议提案办理工作总体情况纳入政务公开范围。

助力政民互动交流　进一步优化“互联网+督查”和网民留言办理方式，研究优化升级政务互动交流平台，强化数据分析功能。与中国政府网运行中心联合开展“关于进一步优化医保便民服务的建议”专题留言征集活动，其征集留言约1800条。

【服务决策能力显著增强】 强化顶层设计研究　组织研究医保引导群众基层就医、提高基本医保统筹层次研究等多项课题，形成研究成果，供领导决策参考。

健全政务信息工作机制　优化数量和质量评价通报机制，探索开展地方医保部门政务信息质量评价。各地全年报送信息4000余篇，评选优秀信息95篇、优秀报送单位15家。以医疗机构和科研机构为重点，拓展政务信息直报点范围。探索健全信息调研机制，继续面向全国医保系统开展信息调研工作，各地报送调研信息190余篇。探索建立专家会商机制，利用专家专业知识提供咨询意见和素材。

优化专家和课题管理　组织17项课题面向社会公开征选确定承担单位。开展第三届课题成果评优，评选出15项优秀课题成果项目。持续优化医保信息平台专家管理功能，强化专家选取使用。

提高青年干部写作研究能力　组织面向局内青年同志的“用数据、找问题、提建议”专题调研征文活动，收到稿件40余篇，召开专门分享会，引导提高大数据分析能力。

【新闻宣传效果明显提升】 举办“医保好声音”宣传大赛　以“全民参保”为主题，启动了第1期“医保好声音”宣传大赛，累计发表1329个参赛作品,累计播放(点击)量超1亿次。

不断建强对外宣传主阵地 进一步丰富微信公众号便民服务功能,上线“异地就医备案”“国家医保药品目录”“国家谈判药品配备机构查询”“参与种植牙价格治理医疗机构查询”功能。

做好重大政策的发布宣传和引导 建立例行新闻发布会制度,举行新闻发布会,邀请媒体宣传医保领域重大政策、惠民举措,多种方式做好医保政策的宣传解读。

【国际交流合作有序推进】 *服务总体外交大局* 保障国家医疗保障局领导出席第四届跨国公司领导人青岛峰会和中国国际进口博览会,会见多家外资企业负责人介绍我国医保政策。参加大湄公河次区域(GMS)经济合作和中亚区域经济合作机制(CAREC)相关会议,参与“健康丝绸之路”建设,对外宣传医疗保障方面的经验做法。

积极开展国际合作 加强与世界卫生组织、国际劳工组织合作,选派8批业务骨干出国参加国际会议,多次参加线上国际会议,积极对外宣传减少贫困、降低药价、助力疫情防控等世界性难题的中国医保方案。会见日本驻华大使馆公使,推动中日医疗保障领域交流合作。与世界卫生组织、联合国儿童基金会、亚洲开发银行等开展医保支付方式国际经验和地方案例等多个课题研究。

开展人才培训教育 与哈佛大学合作,开展第五期国际医疗保障经验学习培训班,邀请美国、日本、德国、新加坡等国际专家学者、政府官员介绍经验。派员赴意大利参加国际劳工组织社会保障培训,派员赴法国参加退役军人工作组织领导体系建设培训,组织人员在线参加世界卫生组织卫生筹资培训班等。

科研与学术工作

2023年，科研与学术工作坚持以习近平新时代中国特色社会主义思想为指导，首都医科大学国家医疗保障研究院（以下简称“研究院”）和中国医疗保险研究会（以下简称“研究会”）对标医保事业高质量发展要求，围绕国家医疗保障局重点工作，努力推动医保政策研究、标准建设、学术发展等工作。

【研究院重点研究工作和成果】 2023年，研究院开展88项科研项目，包括58项课题研究和30项专项任务；组织100余次实地调研，覆盖全国29个省（自治区、直辖市）；举办全国性科研学术交流会议5场；完成各类研究报告117项，其中向国家医疗保障局报送科研专报19项、调研快报3期；主编或编撰专著3本；发表期刊文章23篇、公众号文章13篇；全面支撑国家和地方医保改革发展任务。

开展医保支付方式改革研究 承担按病种分值付费（DIP）国家技术指导组职责，持续跟踪、指导各地DIP改革推进。一是深化支付理论研究。组织专家讨论，发表学术文章。二是开展DIP技术规范研究，完成DIP病种库1.1版、DIP技术规范2.0版（送审稿）。三是2023年赴广东、上海等18个省（直辖市）开展调研培训，为总结典型地区DIP改革成效、转段升级提供专业支持。四是主办第二届CHS-DRG/DIP支付方式改革大会，首届和第二届全国DIP改革实施研讨会暨技术规范（2.0版）论证会等大型学术论坛活动，强化DIP支付方式改革宣传、培训，助力支付方式改革提质增效。

开展医药价格和招标采购研究 全过程参与药品耗材集采品种遴选、规则设计、中选分析、效果宣传，深度参与医疗服务价格改革试点。一是2023年形成药品耗材集采和地方接续采购数据库，完成月报和年终集采形势分析报告。二是完成《医疗服务价格指数基期轮换方案评估分析报告》《全国样本医疗服务项目价格水平分析报告》《全国药品采购价格指数（MPPI）编制方案（2023年版）》。三是完善《医疗服务价格改革试点操作指导手册》。其中，《国家组织集采可替代药品采购和使用情况分析》荣获国家医疗保障局第三届课题研究成果一等奖，《医疗服务价格改革技耗分离研究》获得国家医疗保障局第三届课题研究成果二等奖。

开展医保基金运行绩效评价工作 一是完善2022年医保基金运行评价指标体系，完成全国、省级、统筹区医保基金运行评价分析和结果排名，转化为国家医疗保障局关于医疗保障基金运行评价的相关政策。二是向国家医疗保障局规划财务和法规司提交《2022年基金运行评价指标值统计分析》《省级层面关键指标情况分析》《2022年度全国医疗保障基金运行评价总体情况》《职工医保统筹基金结余率与在职退休比相关性分析》《职工医保排名靠后省份分析》《居民医保排名靠后省份分析》等报告。

开展医保经办管理评价研究 重点开展经办管理制度、业务规程和操作规范制定等研究，包括医保经办管理服务评价指标体系研究、长期护理保险研究、异地就医直接结算研究和联审互查、医保基金全流程经办管理等方面，为经办管理服务高质量发展提供全方位支撑。完成国家医疗保障局医疗保障事业管理中心《规范建设评价指标体系研究》和《开展2023年医保服务专项评价》，研究成果转化为国家医疗保障局出台的医疗保障经办管理服务评价方案和医疗保障经办管理服务交叉评价的相关措施。

开展医保数据治理与应用研究 重点开展医

保信息化建设、医保数据治理，医保重点业务、管理经办等数据挖掘分析方法学等方面研究，分别向国家医疗保障局规划财务与法规司、待遇保障司提交《医保大数据确权及共享全流程综合研究报告》《大数据监测在医保基金监管中的应用研究报告》。同时，连续三年协助国家医疗保障局规划财务和法规司编撰《中国医疗保障统计年鉴》，《2023中国医疗保障统计年鉴》于2023年11月正式出版发行。开展多层次医疗保障制度体系研究。一是开展城乡居民大病保险商业保险参与承办模式研究，对实施效果进行量化分析。二是完成多层次医疗保障体系下的商保发展机遇研究。三是与中央财经大学中国健康保障创新实验室联合主办“多层次医保体系建设座谈会暨典型经验交流会”。

为地方医保部门提供专业支撑　2023年承接地方医保部门课题12项，内容涉及支付方式改革、医药价格指数编制、医疗服务价格调整和集中带量采购、基金监管、基本医疗保险形势分析、“十四五”医疗保障事业发展规划实施中期评估等方面，为地方医保循证决策提供有力支撑。一是天津市、海南省三亚市、广东省、安徽省淮南市、黑龙江省等医保支付方式改革DIP服务项目。二是河南省、内蒙古自治区等地医疗服务价格改革研究，广东省医药价格指数编制研究，深圳市医用耗材阳光交易和监管平台建设及运行实施成效考核评估等。三是黑龙江省、山东省济南市医疗保障形势分析研究，黑龙江省、广西壮族自治区医保“十四五”规划跟踪评估。四是江西省医保支付方式改革下的基金监管研究。五是黑龙江省七台河市医保助推基层医疗卫生服务体系建设效果评估等。

开展国际合作研究　立足国内，放眼国际。一是推动盖茨基金会《结核病多渠道筹资和支付方式研究》实施，形成《项目中期评估报告》《项目政策价值产出》。二是完成世界卫生组织支付改革与初级卫生保健—中国DRG/DIP创新案例研究，总结提炼中国典型地区DRG/DIP创新案例。三是与亚洲开发银行、联合国儿童基金会等国际组织保持积极沟通，共同推进医保科研工作不断取得新成效。

推进医保学科建设　一是继续设立开放性课题。2023年印发《首都医科大学国家医疗保障研究院开放性课题管理办法(修订)》；完成第五批开放性课题管理工作。二是联动首都医科大学医保学科团队，共同完成国家医疗保障局和地方相关课题研究。三是联合培养医保方向硕士研究生和本科生。四是与首都医科大学首都卫生管理与政策研究基地、首都医科大学医院管理研究所等单位联合主办第六届医药卫生体制改革与公共管理创新论坛。

【研究会重点研究工作和成果】　2023年，研究会发挥课题研究、学术交流的组织优势，建言献策，完成或开展9项课题与项目研究，提交20份研究报告、字数近60万字。

深度开展医保课题与项目研究　接受国家医疗保障局和地方医疗保障局的委托，共完成6项课题。完成《定点医疗机构医保工作评价体系及方法研究》，遵循全面公正、可操作性原则，构建了定点医疗机构落实医保政策制度评价理论框架和指标体系，并对典型地区定点医疗机构医保工作进行试评价；开展“完善生育保险政策措施社会风险评估”课题，开展生育保险制度运行与完善政策措施研究，提交《完善生育保险政策措施社会风险评估》等多份研究报告；聚焦长期护理保障制度建设，梳理12国长期护理保障制度，总结经验，探寻规律，形成了《长期护理保险国际追踪报告》和3个专题分析报告；此外，完成了“云南省医疗保障诚信体系建设研究”“黑龙江省‘十四五’基本医疗保险基金运行预测分析”等课题，以及“补充医疗直付及产品应用研究”咨询项目等，为相关政策出台提供理论学术依据、专业论证和国内外信息参考。

承担国家医保局交办工作任务　按照全国医疗保障标准化工作组要求，协助规划财务和法规司做好相关筹建、报批等工作；按照练兵比武活动组委会工作安排，组织开展活动练兵阶段题库建设工作，编制完成四批国家题库试题4000余题，制订全国赛事方案、规则；承接规划财务和法规司“医疗保障年度形势监测”项目，整理国内医保热点话题及群众对新政策反馈情况，追踪国际典型国家和地区医保政策调整变化情况；承接国家医疗保障局办公室“医保国际知识库开发”项目，按照基本制度框架完成了10个典型国家和地区医疗保障制度搜集整理。

学术活动和调研　与研究院联合举办第二届支付改革大会主论坛和9场DIP分论坛；开展“中国医保支付方式改革三年纪行”广东站、河南站活动，调研2省7市支付方式改革情况，开展宣传活动26场次。

持续提升医保杂志及新媒体宣传平台效能　一是持续提升《中国医疗保险》杂志质量。全年出版杂志共24期，刊发文章563篇，约360万字。工作刊发行8.5万份，学术刊发行4.5万份。二是加强杂志学术能力建设。召开学术建设座谈会，制订学术建设方案，做好核心期刊申请筹备工作。截至2023年12月底，学术刊的期刊影响因子为1.927，与业内核心期刊接近。三是稳步壮大新媒体矩阵。微信公众号累计发表文章2400余篇，阅读量2400余万人次，关注人数达281万，第三方合作平台累计阅读量达1.2亿人次。完成短视频创作204条，各短视频平台全年累计播放量达1800余万次。四是做好政策解读和新闻宣传。配合做好医保政策宣传引导和舆情应对，积极回应社会不当言论，围绕医保改革专题开展政策宣传解读，承担国家医保局重点宣传工作。五是承担《中国医疗保障年鉴（2023）》的编印工作，组织编写《医保基金监管蓝皮书：中国医疗保障基金监督管理发展报告（2022）》《医保支付方式改革蓝皮书：中国医疗保障支付方式改革发展报告（2023—2024）》等专业出版物。其中，《中国医疗保障年鉴（2023）》在中国出版协会年鉴工作委员主办的2024年全国年鉴编纂出版质量检查推优活动中获得优秀年鉴，《医保基金监管蓝皮书：中国医疗保障基金监督管理发展报告（2021）》和《医保基金监管蓝皮书：中国医疗保障基金监督管理发展报告（2022）》中的研究报告《2021年度中国医疗保障基金监督管理发展报告》分别获得中国社会科学院皮书学术委员会颁发的“优秀新皮书奖”和“优秀皮书报告奖”三等奖。

完善工作制度机制，加强机构队伍建设　加强党支部建设。落实“三会一课”制度，落实全面从严治党主体责任，筑牢思想防线，把廉政制度嵌入各项业务之中，支持工会、共青团开展丰富多彩的文体和学习活动。完成民政部门对研究会2023年度审计、抽查审计和年度检查工作。按照第三届理事会成员调整原则及时调整更新理事会成员。加强秘书处内部建设，严格人事、财务及内部运行管理，制定和修订了多项工作制度。加强科研人才队伍建设，补充团队科研力量。

二、专题特辑

国家医疗保障局学习贯彻习近平新时代中国特色社会主义思想主题教育

在党中央的正确领导下，在中央学习贯彻习近平新时代中国特色社会主义思想主题教育领导小组办公室和第三十五指导组的具体指导下，国家医疗保障局党组聚焦“学思想、强党性、重实践、建新功”的总要求，紧紧围绕对照凝心铸魂筑牢根本、锤炼品格强化忠诚、实干担当促进发展、践行宗旨为民造福、廉洁奉公树立新风具体目标，深刻领悟以学铸魂、以学增智、以学正风、以学促干的丰富内涵和实践要求，聚焦重点任务、关键环节，强化责任担当，科学统筹谋划，狠抓落地落实，开展主题教育“规定动作”扎实有效，“自选动作”富有特色，在贯彻落实习近平总书记重要指示批示上取得了新成效、在解决人民群众急难愁盼问题上取得了新突破。

【坚持大事大抓、首位首抓，主题教育扎实推进有力有序】 国家医疗保障局党组坚决贯彻落实习近平总书记重要指示精神和党中央决策部署，把深入学习贯彻习近平新时代中国特色社会主义思想作为主线贯穿主题教育始终，广大党员干部进一步加深了对这一重要思想的理解把握，更加深刻领悟“两个确立”的决定性意义，增强“四个意识”、坚定“四个自信”、做到“两个维护”，更加自觉在思想上政治上行动上同以习近平同志为核心的党中央保持高度一致。主题教育开展以来，国家医疗保障局开展主题教育的经验做法，先后被中央主题教育简报、中央和国家机关工委简报，以及中央广播电视总台、《光明日报》等媒体刊发和报道。

提高政治站位，动员部署有力有序　一是第一时间学习贯彻。2023年4月3日，中央召开学习贯彻习近平新时代中国特色社会主义思想主题教育工作会议。4月4日，国家医疗保障局党组第一时间召开党组会议，传达学习习近平总书记重要讲话精神，研究贯彻落实的具体措施。各党支部通过召开党员干部大会等多种形式，组织党员干部认真进行传达学习，确保学习的质量效果。二是第一时间研究谋划。国家医疗保障局党组及时对标对表习近平总书记重要指示批示和党中央决策部署，结合医疗保障工作实际，第一时间制定国家医疗保障局关于开展主题教育的实施意见和大兴调查研究的实施方案，确保主题教育在医疗保障领域扎实推进、落地落实。三是第一时间动员部署。4月7日，召开国家医疗保障局学习贯彻习近平新时代中国特色社会主义思想主题教育动员部署会议，传达贯彻习近平总书记重要讲话精神，明确目标要求、重点内容和实践路径，增强开展主题教育的思想自觉、政治自觉、行动自觉。会后，国家医疗保障局内各单位均召开党员干部大会，深入学习习近平总书记重要讲话精神，对本单位开展主题教育进行再动员、再部署。

聚焦根本任务，理论武装走深走实　一是原原本本真学。始终把深入学习贯彻习近平新时代中国特色社会主义思想作为首要政治任务，一篇一篇读、逐段逐句悟《习近平著作选读》等重要著作，全面学习领会习近平新时代中国特色社会主义思想的科学体系、核心要义、实践要求，把握好这一重要思想的世界观和方法论，坚持好、运用好贯穿其中的立场观点方法。同时，认真研读领悟习近平总书记关于医疗保障工作的重要讲话论述和重要指示批示，跟进学习习近平总书记最新重要讲话和文章，牢牢把握推动工作的根本遵循。二是全员组织精学。专门拿出7个工作日时间，坚持集中学习与个人自学相结合、交流研讨与辅导授课相结合，组织主题教育专题读书班，围绕学习贯彻习近平总书记重要讲话和4本重要著作，组织大学习、大交流、大研讨，邀请中共中央党校（国家行政学院）党建部董亚炜教授作党章专题辅导，党组成员和局内各单位负责同志带头研讨交流，确保学习的时间、质量和效果。三是交流研讨深学。局党组理论学习中心组充分发挥领学促学作用，制定主题教育专题学习研讨计划。主题教育开展以来，先后围绕“深入学习、全面把握习近平新时代中国特色社会主义思想的世界观、方法论和贯穿其中的立场观点方法”“深入学习贯彻习近平总书记关于医疗保障工作的重要讲话论述和重要指示批示”等，组织9次集中学习研讨，推动学习贯彻往深里走、往实里走、往心里走。四是多措并举促学。紧密结合习近平总书记关于主题教育的重要讲话和重要指示批示精神，紧密结合医保干部队伍建设实际，局党组成员带头讲好专题党课。在中国医疗保险微信公众号开设“学习正当时”“医保青年之声”等专题专栏，刊发学习体会；组织38名年轻干部参加全国“学思想 强党性 共奋斗”知识挑战赛，平均成绩在中央和国家机关各部门中名列前茅；开展“学思想 强党性 重实践 建新功”演讲比赛、“学习新思想 奋进新征程”线上百题知识挑战赛、“悦读伴成长”读书活动、“激扬家国情 奋斗新征程”家风故事诵读会等活动，进一步增强学习教育的针对性、实效性和感染力。

强化问题引领，调查研究扎实深入 一是突出问题导向。紧紧围绕医疗保障系统学习贯彻习近平新时代中国特色社会主义思想的成功实践，围绕贯彻落实习近平总书记关于医疗保障工作的重要讲话论述和重要指示批示精神存在的差距不足，明确8个方面重点调研内容。围绕党中央高度重视、医疗保障领域突出、人民群众关心关注的医疗保障急难愁盼问题，确定调研题目，聚焦医疗保障工作困难多、群众意见集中、工作打不开局面的地方和单位，开展“解剖式”调研。二是突出基层一线。坚持眼睛向下、脚步向下，通过实地走访、随机发放调查问卷、与基层医疗机构和参保群众面对面访谈座谈等，深入社区卫生服务中心、医院诊室，随机走访就诊群众，面对面了解就医群众和医务人员问题诉求，听取有关意见建议。建立局下基层、接地气实训基地，组织局内青年干部赴基层开展“沉浸式”蹲点调研，掌握实情、把脉问诊，问计于群众、问计于实践。三是突出成果转化。召开国家医疗保障局主题教育调研成果交流会，局党组成员围绕各自调研课题逐一交流成果体会，查找存在的问题、剖析产生的原因、研究解决的对策。对调研中反映和发现的问题，逐一梳理形成问题清单、责任清单、任务清单，逐一列出解决措施、责任单位、责任人和完成时限。同时，建立调研成果转化运用清单，加强对调研课题完成情况、问题解决情况的督查督办和跟踪问效，切实把调研成果转化运用到推动医疗保障事业高质量发展的实践中。四是突出质量实效。深入学习运用党中央提出的6种调研方法，重点学好用好习近平总书记“深、实、细、准、效”调查研究五字诀，在调查研究中坚持既“解剖麻雀”、蹲点调研，又灵活运用互联网、大数据等现代信息技术，拓展调研渠道、丰富调研手段、创新调研方式，提高调查研究的科学性和实效性。

积极担当作为，推动发展提质增效 一是深入查找分析推动高质量发展问题短板。结合理论学习和调查研究，深入查找分析医疗保障领域在贯彻新发展理念、构建新发展格局、推动高质量发展中的问题短板及其根源，找准切入点、发力点，开展靶向治疗，不断提高推动医疗保障事业高质量发展的系统性、整体性、协同性，切实把医疗保障工作融入新发展格局。二是全面落实党的二十大关于医疗保障工作的重大战略部署。严格执行局党组贯彻落实的党的二十大关于医疗保障工作重大决策部署的具体措施和实施方案，扑下身子当好“施工队长”，一步一个脚印向前推进，以钉钉子精神抓好落实。同时，建立督导机制，对落实党的二十大决策部署情况进行跟踪督导，确保落地落实。三是树立和践行正确价值观。认真学习“千万工程”经验案例，引导党员干部把为民造福作为最重要的政绩，把解除全体人民的疾病医疗后顾之忧作为重要政治要求和根本价值追求。把树立和践行正确政绩观贯彻到推动发展之中，教育引

导党员干部深刻理解把握“政绩为谁而树、树什么样的政绩、靠什么树政绩”这一重大问题，完整、准确、全面贯彻新发展理念。四是立足岗位作贡献促发展。紧密结合医疗保障中心任务和日常工作，开展承诺践诺、岗位练兵等活动，引导党员干部履责担当、积极作为。教育引导党员干部积极主动参加医保药品目录调整、药品耗材招采、信息化标准化建设、打击欺诈骗保等大项工作和重大任务，切实通过学习与实践的结合融合，提升实践能力，推动事业发展。五是全力办实事解民忧。把为民办实事作为主题教育的重要内容，主动回应群众关切，在医疗保障领域积极探索开展“民呼我为”“接诉即办”等，解决群众医疗保障领域急难愁盼的具体问题。7月13日，中央主题教育领导小组办公室联络二组到国家医疗保障局开展为民办实事解民忧相关情况调研，实地调研中国医学科学院阜外医院和北京市西城区医疗保险事务管理中心服务大厅，给予充分肯定。六是推动信访积案化解。认真学习借鉴“浦江经验”，全面梳理、摸清情况、查清底数，严格落实领导包案制，推动解决一批信访积案。

注重立行立改，检视整改坚定坚决　一是及时制订方案。结合医疗保障工作实际，研究制定国家医疗保障局《关于抓好学习贯彻习近平新时代中国特色社会主义思想主题教育整改整治工作的通知》，明确了问题梳理、专项整治、典型解剖等相关要求。二是定实问题清单。坚持边学习、边对照、边检视、边整改，认真梳理调查研究发现的问题、推动发展中的问题、群众反映强烈的医疗保障问题等，形成问题清单。对党中央关心关注、群众反映比较强烈的医疗保障突出问题，实行“一把手”工程，在深入调研、分析解剖的基础上，针对性制订专项整治方案，采取台账式管理、项目化推进的方式进行集中整治，动真碰硬、务求实效。三是聚焦整改重点。坚持突出重点，紧盯习近平总书记和党中央关心关注、影响制约医疗保障事业高质量发展、人民群众医疗保障领域急难愁盼、防范化解医疗保障领域重大风险、全面从严治党等5个方面存在的问题，有的放矢地开展集中整改整治整顿，切实在破解难题上见真章、见实效。中央主题教育领导小组办公室整改整治组调研时专门指出，国家医疗保障局整改整治问题抓得准、抓得细、抓得实。四是注重立行立改。对能够迅速整改的问题，国家医疗保障局坚持即知即改、立行立改。及时对账销号，对符合销号条件的，局主题教育领导小组认真审核把关后上报中央指导组和中央主题教育领导小组办公室整改整治组。截至2023年底，国家医疗保障局10个整改整治问题、局内各单位22个问题（含专项整治问题）均已销号。五是开展党性分析。聚焦学习贯彻习近平新时代中国特色社会主义思想主题，严肃认真开好专题民主生活会。专题民主生活会前，国家医疗保障局党组理论学习中心组专门围绕习近平总书记关于党的建设的重要思想等进行集中学习，深入开展谈心谈话，全面梳理问题。8月18日，国家医疗保障局党组召开专题民主生活会，局党组领导班子和班子成员结合典型案例认真进行剖析，深入检视差距不足，深刻查找问题根源，严肃开展批评和自我批评，真正达到“咬耳扯袖、红脸出汗”的效果。

坚持全面从严，教育整顿严肃严格　一是坚持对标对表。对标对表习近平总书记重要指示批示和党中央决策部署，聚焦“强化政治忠诚、整顿突出问题、健全严管体系、建设模范机关”的目标，结合医疗保障工作实际，制订国家医疗保障局关于开展干部队伍教育整顿的实施方案，将局机关和直属单位党员干部，包括在国家医疗保障局借调和参加专项工作的干部，全部纳入干部队伍教育整顿范围，确保干部队伍教育整顿工作在国家医疗保障局扎实推进、落地落实。二是坚持夯基固本。把理论学习作为开展教育整顿的基础工程，国家医疗保障局党组理论学习中心组发挥领学促学作用，围绕全面从严治党、推进党的自我革命等方面开展专题学习和研讨交流。各党支部也结合“三会一课”、主题党日、每周集中学习日等也都开展了集中学习。三是坚持教育在先。以“重走‘赶考’路，奋进新征程”为主题，开展革命传统教育，组织党员干部参观清华园车站、颐和园益寿

堂等，引导党员干部传承红色基因、永葆政治本色。注重运用身边人身边事开展警示教育，深化以案促改、以案促治；组织党员干部赴北京市全面从严治党警示教育基地开展警示教育，组织观看《永远吹冲锋号》电视专题片，学习《中央和国家机关党员干部违纪违法案例选编》，教育引导党员干部知敬畏、存戒惧、守底线。四是坚持靶向聚焦。开展自查自纠，细化干部队伍教育整顿9个方面问题具体表现，制定干部队伍教育整顿自查自纠表，组织全局党员干部填写，并提出具体要求。围绕党的建设和干部队伍建设开展专项调研，并召开座谈会，查找在党建和干部队伍建设方面存在的问题，听取有关意见建议。召开参保人、医疗机构、药店、医药企业等工作对象座谈会，了解国家医疗保障局在党的建设和干部队伍建设方面存在的问题，听取意见建议。五是抓好整改落实。对查找出的问题，能够及时解决的，不等、不推、不靠、不拖，立即整改；对需要一定时间解决的，做好耐心细致的解释工作，赢得群众的理解和支持。同时，对干部队伍教育整顿中的突出问题开展专项整治，制订专项整治方案，定期跟进督导。截至2023年底，已按照要求销号。

固化经验做法，建章立制形成长效　一是健全理论学习长效机制。对习近平总书记的重要讲话、重要指示批示、重要署名文章，国家医疗保障局党组、局党组理论学习中心组均作为第一议题，第一时间传达学习贯彻。督导机关党委、纪委，以及各党支部结合“三会一课”、主题党日、集体学习等，完善“第一议题”制度，读原著、学原文、悟原理。二是健全贯彻落实长效机制。按照健全体制机制、创新方式方法、加强跟踪督办、抓好问题整改、提升质量效果的要求，研究制定《国家医疗保障局贯彻落实习近平总书记重要指示批示跟踪督查督办办法》，明确责任分工、办理落实、常态化“回头看”要求等，确保习近平总书记重要指示批示精神在医疗保障领域落地生根、开花结果。三是健全基金监管长效机制。坚决贯彻落实习近平总书记重要指示批示，始终将加强基金监管、维护基金安全作为首要任务，严格执行国务院办公厅《关于加强医疗保障基金使用常态化监管的实施意见》，推动建立全方位、多层次、立体化基金监管体系；发布《医疗保障基金智能审核和监控知识库、规则库框架体系（1.0版）》，初步建立科学规范、全国统一的“两库”框架体系；加强医保大数据应用，印发《国家医疗保障局关于开展医保反欺诈大数据应用监管试点工作的通知》，进一步提高打击欺诈骗保智能化、信息化水平，切实守好用好人民群众“救命钱”。四是健全耗材治理长效机制。为提升医用耗材医保支付管理能力和水平，在面向社会广泛征求意见的基础上，研究制定《关于做好基本医疗保险医用耗材支付管理有关工作的通知》，切实加强医保准入管理，完善医保支付政策，提升医保基金使用效能。五是健全全面从严治党长效机制。研究制定《国家医疗保障局关于加强借调、编外聘用、信息化服务外包运维人员监督管理的办法》，补短板、强弱项、堵漏洞，不断提升监督管理工作水平。贯彻落实习近平总书记关于调查研究工作的重要指示批示，制定《关于在调查研究中进一步贯彻落实中央八项规定及其实施细则精神的通知》，推动全面从严治党向纵深发展。

加强组织领导，示范带动作好表率　一是健全组织体系。成立主题教育领导小组；领导小组下设办公室。同时，制定领导小组及办公室工作规则，健全工作机制，统筹推进主题教育工作。二是坚持以上率下。国家医疗保障局主题教育领导小组和办公室，对全局主题教育开展认真研究谋划、统筹推动。注重发挥“关键少数”作用，形成“头雁效应”，局党组成员和司级以上领导干部带头参加学习、带头深入调研、带头检视剖析、带头整改落实，为党员干部做好榜样、作出表率。三是加强督促指导。国家医疗保障局主题教育领导小组及办公室通过指导督导、随机抽查、调研访谈等方式，跟进督导局内各党支部主题教育开展情况和实际效果，及时发现解决苗头性、倾向性问题，通报各单位开展情况和经验做法，坚持不断拧紧螺丝、上紧发条，有效传导压力，督促抓好各个环节的工作落实。四是力戒形式主义。理论学习上，坚持读原著、学原文、悟原理；调查研究上，不搞"作秀式""盆景式"和不解决实际问题的调研；推动发展上，坚持围绕中心、服务大局，把开展主题教育同贯彻落实习近平总书记关于医疗保障工作的重要指示批示和党中央、国务院各项决策部署结合起来；检视整改上，不大而化之、避重就轻，不以工作业务问题代替思想政治问题，注重边查边改、即知即改、立行立改。五是强化过程评估。围绕党的创新理论掌握运用、调查研究成果转化、群众医疗保障急难愁盼问题解决、突出问题专项整治、党员干部群众满意程度等方面，国家医疗保障局主题教育领导小组及办公室加强跟进指导，采取问卷调查、实地查看、随机走访等方式，把过程评价与总结评估结合起来，科学合理评估主题教育重点措施进展情况。六是加强宣传引导。充分发挥国家医疗保障局门户网站及微信公众号、《中国医疗保险》杂志、国家医疗保障局主题教育简报等宣传媒体的作用，深入宣传党中央部署要求，宣传习近平总书记关于主题教育的重要讲话和重要指示批示精神，反映主题教育进展成效，及时选树宣传先进典型，营造良好舆论氛围。共编发主题教育简报18期、医保工作动态8期、内部信息通报1期，中国医疗保险微信号刊载省级医保部门主要负责同志学习体会9篇。同时，加强主题教育开展过程中的舆情监测，制订专门舆情监测和应对预案，坚决防止"低级红""高级黑"，守牢舆情风险底线。

【坚持正本清源、固本培元，主题教育工作取得明显成效】 国家医疗保障局党组坚持学思用贯通、知信行统一，努力把习近平新时代中国特色社会主义思想转化为坚定理想、锤炼党性和指导实践、推动工作的强大力量，凝心聚力促发展，驰而不息抓落实，立足岗位作贡献，在以学铸魂、以学增智、以学正风、以学促干方面取得了实实在在的成效。

持续深化理论武装、学懂弄通做实，理想信念进一步坚定 通过深入开展主题教育，国家医疗保障局党员干部更加深刻认识到，习近平新时代中国特色社会主义思想是当代中国马克思主义、二十一世纪马克思主义，是中华文化和中国精神的时代精华，是新时代党和国家事业发展的根本遵循和行动指南，必须深入学习领悟这一重要思想的核心要义、精神实质、丰富内涵、实践要求，准确把握包括"六个必须坚持"在内的立场观点方法，真学真懂真信真用，切实做到筑牢信仰之基、补足精神之钙、把稳思想之舵。

坚定捍卫"两个确立"、做到"两个维护"，政治忠诚进一步强化 通过深入开展主题教育，更加深刻认识到，国家医疗保障局自组建以来，一路滚石上山、披荆斩棘、攻坚克难，出台一系列重大制度，推出一系列重大举措，推进一系列重大工作，取得一系列重大成效。这些成绩的取得，根本在于习近平总书记掌舵领航、引路指向，根本在于习近平新时代中国特色社会主义思想的科学指引、强大感召。必须旗帜鲜明讲政治，深刻领悟"两个确立"的决定性意义，增强"四个意识"、坚定"四个自信"、做到"两个维护"，不折不扣贯彻落实习近平总书记重要指示批示和党中央重大决策部署，坚决做到"总书记有号令、党中央有部署、医保有行动"。

真抓实干聚力攻坚、务求实绩实效，发展基础进一步夯实 通过深入开展主题教育，更加深刻认识到，必须始终保持对事业的进取心、对工作的责任心，担当尽责、苦干实干、开拓进取，以强烈的政治责任感和历史使命感，以功成不必在我的精神境界和功成必定有我的历史担当，以"时时放心不下"的责任感和一锤接着一锤敲的钉钉子精神，贯彻落实党的二十大精神和党中央决策部署，敢于直面医疗保障改革发展中的突出矛盾，勇于破解医疗保障领域的痛点难点堵点，切实以新气象新作为推动医疗保障事业高质量发展。主题教育期间，局各级党组织和党员干部聚焦问题、知难而进，及时处置参保率出现明显下降问题，聚焦大学生、新生儿、流动人口三个参保重点人群，有效开展政策宣讲和参保动员，做好参保服务扩面工作；及时处置药品紧缺涨价问题，推动药品价格合理回归，有效减轻了群众就医负担；及时处置群众反映强烈的中成药价格虚高问题，围绕心脑血管、抗肿瘤等领域主流药品，指导开展第二批中成药省

际联盟集中带量采购。

牢固树立宗旨意识、走好群众路线，民生福祉进一步增强 通过深入开展主题教育，更加深刻认识到，江山就是人民，人民就是江山，必须始终不忘党中央作出组建国家医疗保障局重大决策的初衷，牢固树立以人民为中心的发展思想，时刻把人民群众的获得感、幸福感、安全感放在第一位，自觉同人民想在一起、干在一起，通过做大“蛋糕”不断增进民生福祉，努力以解决医疗保障领域群众身边的烦心事操心事揪心事的实际成效，推动群众观点和群众路线在医保领域的落地落实、生根发芽。主题教育期间，国家医疗保障局出台16项便民服务措施，优化异地就医结算，初步实现了人民群众异地就医随诊随报不跑路、不垫付的目标；着眼把医保惠民政策落到实处，在国家医疗保障局官方微信公众号上线“国家基本医保药品目录”查询功能，覆盖全国20余万家定点医药机构、涵盖目录内1586种西药和1381种中成药，同时，将定点零售药店纳入门诊统筹管理、购药费用纳入统筹基金报销，群众就医购药更有保障、可及性显著提高；督导地方全面落实口腔种植体、牙冠、医疗服务价格调控三项措施，人民群众感受到了主题教育带来的实实在在的效果。新华社、中央广播电视总台等主流媒体多次进行集中报道。

坚持全面从严治党、严格正风肃纪，干部队伍进一步纯洁 通过深入开展主题教育，更加深刻认识到，全面从严治党永远在路上，党的自我革命永远在路上，既需要常抓不懈，又需要集中发力。必须把全面从严治党主体责任扛在肩上、抓在手中，加强新时代医保廉洁文化建设，加强对权力运行的监督和制约力度，加强警示教育、监督提醒、制度建设，严格落实中央八项规定及其实施细则精神，持续纠治“四风”，一体推进不敢腐、不能腐、不想腐，推动形成清清爽爽的同志关系、规规矩矩的上下级关系、亲清统一的新型政商关系，营造风清气正、海晏河清的良好政治生态。

【坚持学思践悟、细照笃行，主题教育启示深刻经验宝贵】 在主题教育开展过程中，也积累了一些好的做法和经验，为进一步推进思想建党、理论强党、全面从严治党，提供了有益启示。

必须忠诚拥护“两个确立”、做到“两个维护” “两个确立”是战胜一切艰难险阻、应对一切不确定性的最大确定性、最大底气。开展主题教育，最根本的就是教育引导党员干部更加深刻领悟“两个确立”的决定性意义，增强“四个意识”、坚定“四个自信”、做到“两个维护”，更加自觉提高政治判断力、政治领悟力、政治执行力，更加自觉贯彻落实习近平总书记重要指示批示和党中央决策部署，更加自觉在思想上政治上行动上同以习近平同志为核心的党中央保持高度一致。

必须深化创新理论武装、真学真信真用 思想是行动的先导，理论是实践的指南。开展主题教育，必须始终把深入学习贯彻习近平新时代中国特色社会主义思想作为根本任务，坚持学思用贯通、知信行统一，认真学习领会习近平总书记关于主题教育的重要讲话论述和医疗保障工作的重要指示批示，力求熟练掌握这一重要思想的世界观、方法论和贯穿其中的立场观点方法，切实把习近平新时代中国特色社会主义思想转化为坚定理想、锤炼党性和指导实践、推动工作的强大力量。

必须走好党的群众路线、办好为民实事 人民群众的满意度，是检验主题教育成效的最高标准。开展主题教育，必须坚持一切为了人民、一切依靠人民，自觉问计于民、问需于民，把为民办实事作为重要内容，走好新时代党的群众路线，制订计划广泛听取群众意见，调查研究深入群众之中，办实事解民忧成效自觉接受群众监督，努力用开展主题教育实实在在的成效回应群众对医疗保障工作的期盼要求，使开展主题教育的过程成为密切党同人民群众血肉联系的过程。

必须扎实开展整改整治、解决突出问题 开展主题教育，发现问题是前提，解决问题是关键。开展主题教育，必须奔着问题去、带着问题学、对着问题改，对标对表习近平新时代中国特色社会主义思想，认真查找在贯彻习近平总书记重要指示批示和党中央决策部署，在贯彻新发展理念、构建新发展格局、推动高质量发展，在履职尽责等方面的问题，深刻检视剖析，扎实整改整治，切实以

铁肩膀扛起铁责任,以真担当促进真整改,不断在解决真问题、真解决问题中提升思想境界、淬炼能力素质、取信人民群众。

必须扑下身子真抓实干、推动事业发展　高质量发展是全面建设社会主义现代化国家的首要任务。开展主题教育,必须坚持教育实践两手抓、两促进,在改造主观世界的同时改造客观世界,以强化理论学习指导医疗保障发展实践,以深化调查研究推动解决医疗保障发展难题,把学习和调研落实到党中央部署的医疗保障各项工作任务中去,一张蓝图绘到底,一锤接着一锤敲,切实以推动医疗保障事业高质量发展、提高人民群众医疗保障生活品质的新成效检验主题教育成果。

【坚持巩固拓展、持续深化,主题教育形成常态注重长效】　学习贯彻习近平新时代中国特色社会主义思想是根本任务、终身课题。医疗保障工作正处于乘势而上、开创新局的关键时期,必须深入学习贯彻习近平新时代中国特色社会主义思想,不折不扣贯彻落实习近平总书记重要指示批示和党中央决策部署,坚定捍卫"两个确立"、坚决做到"两个维护",抓重点夯基础,补短板强弱项,以实实在在的工作成效推动主题教育向纵深发展。

旗帜鲜明讲政治　持续深入开展政治机关意识教育、对党忠诚教育,严格落实请示报告制度,不折不扣贯彻落实习近平总书记重要指示批示和党中央决策部署,不断提高政治判断力、政治领悟力、政治执行力,建设让党中央放心、让人民群众满意的模范机关,教育引导局全体党员干部深刻领悟"两个确立"的决定性意义,增强"四个意识"、坚定"四个自信"、做到"两个维护"。

坚持不懈学思想　坚持读原著、学原文、悟原理,持之以恒学懂弄通做实习近平新时代中国特色社会主义思想,特别是习近平总书记关于医疗保障工作的重要讲话论述和重要指示批示,深刻领会精神实质和丰富内涵,深学细悟立场观点方法,切实做好学习习近平新时代中国特色社会主义思想的深化、内化、转化工作。坚持知行合一,学以致用,以学促干,不断提高运用科学理论解决实际问题的能力。

干事创业勇担当　紧紧围绕高质量发展这个首要任务,始终保持"奋斗者"的姿态和"攀登者"的状态,勇于挑最重的担子,敢于啃最硬的骨头,对表对标党的二十大精神和党中央决策部署,进一步理清工作思路,明确工作举措,一点一点打基础,一项一项补短板,以担责、负责、尽责的实际行动确保各项任务的落地落实,切实在谱新篇、开新局中展现新担当、新作为。

服务群众见实效　始终把人民健康摆在突出位置,把以人民为中心的理念贯穿医疗保障工作全过程、各环节,多了解基层医保部门、医疗机构情况,多倾听参保人和基层医保工作者的心声,多向群众求计问策,聚焦群众反映的医疗保障领域急难愁盼问题,深入开展办实事解民忧活动,努力通"堵点"、解"难点"、治"痛点",切实让党员干部受教育、人民群众得实惠。

持之以恒正风气　坚持纠"四风"树新风并举,持续推进新时代医保廉洁文化建设。强化经常性纪律教育,常态化开展廉政教育,发挥典型案例震慑作用,切实用身边事教育身边人。精准运用"四种形态",重点强化对权力集中、资金密集、资源富集等重点单位和关键岗位人员的监督管理和廉政提醒,抓早抓小、防微杜渐,防止"小毛病"演化成"大问题"。

整改落实严要求　坚持善始善终、慎终如始,对主题教育中梳理查摆和群众反映的问题,特别是尚未整改到位的问题,列出清单、建立台账,一项一项再研究,一条一条定措施,一件一件抓整改,制定"时间表""路线图""任务书",进一步量化整改目标、强化整改措施、细化整改时限、实化整改任务,全程跟踪督办,确保件件有落实、事事有回音。

着力推动医保高质量发展
——国家医疗保障局成立五周年

医疗保障是减轻群众就医负担、增进民生福祉、维护社会稳定的重大制度安排,不仅是一项事关民心的重大民生工程,更是事关政治安定的治国理政大事。2018年,以习近平同志为核心的党中央高位决策成立国家医疗保障局,以体制改革推动机制变革,实现医保、医疗、医药协同发展和治理,为解决医改这一全球性难题书写颇具特色的中国方案。2018年5月31日,国家医疗保障局挂牌成立。国家医疗保障局自成立以来,坚持以习近平新时代中国特色社会主义思想为指导,坚持以人民为中心的发展理念,坚持全面深化改革,推动高质量发展,人民群众的医保获得感、幸福感、安全感稳步提升。基本医保年度参保率持续稳定在95%左右,基本医疗保险(含生育保险)基金为群众支付医药费用14.7万亿元,职工医保、居民医保政策范围内住院费用报销比例分别稳定在80%和70%左右。

【健全多层次医疗保障体系】 扎实推进制度体系建设,基本形成以基本医保为主体、医疗救助为托底、补充医疗保险和商业健康险等共同发展的多层次保障体系,基本医保、大病保险、医疗救助三重制度综合保障、梯次减负的制度框架持续优化,防范化解因病致贫返贫风险的长效机制初步建立。一是完善制度顶层设计。党中央、国务院印发《关于深化医疗保障制度改革的意见》,高位谋划设计医疗保障制度的“四梁八柱”,为医疗保障改革提供了根本遵循。编制实施首个全民医疗保障五年规划,对“十四五”时期医疗保障改革发展的主要目标和重点任务作出全面系统部署。二是强化医保制度建设。全面建立统一的城乡居民医保制度,实现生育保险和职工医保合并实施,将参保女职工生育三孩费用纳入生育保险待遇支付范围。健全重特大疾病医疗保险和救助制度,着力完善统一规范的医疗救助制度。建立民生领域首个待遇清单制度,明确保障内涵、支付边界等,全面清理超常规医保政策,基本医保用药范围实现全国统一。稳步提升基金统筹层次,基本实现市地级统筹,北京、天津、上海、重庆等9个省份和新疆生产建设兵团实现省级统筹。三是巩固“基本医疗有保障”成果。脱贫攻坚期,构建参保缴费有资助、基本保障有边界、大病保险有倾斜、医疗救助能托底、结算服务更便利的综合保障机制,健全基本医保、大病保险、医疗救助三重制度梯次减负机制,稳定实现脱贫人口“基本医疗有保障”,助力近1000万户因病致贫家庭群众成功脱贫。过渡期,逐步实现从集中政策资金支持脱贫攻坚向三重制度常态化保障过渡,探索建立防范化解因病返贫致贫风险的长效机制,做好高额医疗费用负担患者监测预警,及时将符合条件的重点监测人员纳入医疗救助范围,协同相关部门实施综合帮扶,各地主动推送预警信息超1400万人次。四是加强门诊保障力度。建立健全职工医保门诊共济保障机制,将常见病、多发病门诊医疗费用纳入普通门诊统筹范围,有效保障门诊就医需求,全国绝大多数统筹地区已建立职工医保普通门诊统筹,统筹基金支撑能力显著提高。五是拓展多元保障内涵。稳步推进长期护理保险制度建设,统一规范现有试点,完善制度顶层设计,强化失能评估标准体系建设。制度试点覆盖49个城市、超1.8亿人,累计超235万人享受待遇,累计基金支出约720亿元。优化生育保险,落实积极生育支持措施,便捷待遇领取,探索将灵活就业人员纳入保障范围。2023年,生育保险惠及2.49亿人,基金待遇支出1177.23亿元,较2022年同期增长

23.7%。着眼更好满足群众多元保障需求，在全国12个城市试点参保人员个人信息授权查询和使用，支持商业健康险发展。

【加强医保基金监管】 始终将加强医保基金监管作为首要政治任务，健全经办协议管理、飞行检查、专项整治、综合监管、联合惩处、举报奖励及公开曝光机制，探索大数据精准赋能非现场监管，坚决守好人民群众"救命钱"。截至2023年底，全国医保系统累计检查定点医药机构399.1万家次，处理违法违规机构199.4万家次，追回医保基金957.8亿元。一是始终保持打击欺诈骗保高压态势。综合运用经办核查、日常巡查、专项检查、重点检查等方式，实现监督检查常态化全覆盖。加强经办对定点医药机构的协议管理，促进医保基金使用的合规性。连续多年实施全覆盖日常监督检查，创新开展数据先行、以上查下的飞行检查，联合公安、卫生健康等部门开展打击欺诈骗保专项整治，强化多部门综合监管、联合惩戒，建立全民举报奖励、案情公开曝光等系列机制，常态化实施医药价格和招采信用评价制度，形成对欺诈骗保的强大震慑。二是推动基金监管长效机制建设。国务院办公厅印发《关于推进医疗保障基金监管制度体系改革的指导意见》，明确医保基金监管的改革方向和实施路径。实施医疗保障领域首部专门行政法规《医疗保障基金使用监督管理条例》。国务院办公厅印发《关于加强医疗保障基金使用常态化监管的实施意见》，明确常态化监管各项要求。配套出台《医疗保障行政处罚程序暂行规定》《医疗保障基金使用监督管理举报处理暂行办法》《医疗保障基金飞行检查管理暂行办法》等文件，确保监管有法可依、有章可循。组织开展全国基金监管方式创新试点、基金监管信用体系建设试点、智能监控示范点建设，明确医保基金智能审核和监控知识库、规则库建设管理规范及标准。三是创新发挥医保基金监管作用。发挥医保基金监管打击医药腐败探照灯作用，持续完善行刑衔接、行纪衔接、行行衔接工作机制，有力支持医药领域腐败治理。充分运用智能监控、大数据等现代信息技术，加快构建全方位、多层次、立体化的监管体系，所有省份均上线全国统一的医保智能监管子系统。

【推动深化医药卫生体制改革】 强化部门协作、上下联动、多方合作，以医保基金战略购买推动医药卫生领域改革系统集成、协同联动，探索完善解决医改世界难题的中国方案，破解药价虚高、粗放式管理等难题，促进医保、医疗、医药协同发展和治理。一是推进药品和医用耗材集采常态化制度化。聚焦药价虚高问题，探索"量价挂钩、招采合一"为基本原则的新机制，以"带量采购"破解"带金销售"顽疾，提升完善医药集中采购平台功能。国家先后组织开展9批373种药品集采、4批高值医用耗材集采，同时指导和推动针对国家组织集采以外品种开展集采，形成上下联动、协调推进的局面，持续压缩"带金销售"空间，在有效降低群众药耗负担的同时，促进临床用药用械结构升级，如心脏支架集采促进材质性能更好的铬合金支架使用比例由60%上升到95%以上。二是完善医保药品目录管理机制。创新开展医保药品目录谈判准入，整合全国用药市场"以量换价"，引导企业将之前定"天价"群众用不起的"贵族药"，降至"平价"纳入医保支付。国家医保药品目录提速至每年动态调整，2018年至2023年累计744种药品新增纳入目录，涵盖了新冠感染、肿瘤、心脑血管疾病、罕见病、儿童用药等临床治疗领域，大量新机制、新靶点药物被纳入了目录范围。现行版国家医保药品目录总数由2018年的2552种增加到2023年的3088种，涵盖临床治疗所有领域，广大参保患者临床用药保障需求得到更好满足。出台谈判药品"双通道"等一系列政策，将定点零售药店纳入谈判药品供应保障渠道，并实行与医疗机构相同的报销政策，定期公布谈判药品在全国配备机构名单，药品可及性明显增强。三是深化医保支付方式改革。全面推行以按病种付费为主的多元复合医保支付方式，充分发挥医保支付的杠杆作用，促进医保、医疗、医药协同发展和治理。启动按病组（DRG）和按病种分值（DIP）付费国家试点，制订国家标准的DRG分组方案和DIP病种目录库。制订实施DRG/DIP支付方式改革三年行动计划，聚焦抓扩面、建机制、打基础、推协同四个方面，推动改革提质增效。截至2023年底，超九成统筹地区开展按病组（DRG）或按病种分值（DIP）付费，26个省份实现统筹地区全覆盖，住院医保基金按项目付费占比降至四分之一左右，激励医疗机构优化收入结构、规范诊疗行为。四是加强医疗服务价格改革和管理。启动医疗服务价格改革试点，指导河北省唐山市、江苏省苏州市、福建省厦门市、江西省赣州市、四川省乐山市5个国家试点城市探索建立分类管理、医院参与、科学确定、动态调整的医疗服务价格新机制，平稳实施两轮调价。开展医疗服务价格项目编制工作，分批发布价格项目立项指南，全面建立实施医疗服务价格项目动态调整机制。针对群众反映强烈的种牙贵问题，开展口腔种植医疗服务价格调控、种植体集采、牙冠竞价挂网协同治理，实施全流程医疗服务价格调控。单颗种植牙整体费用从平均1.5万元降至6000～7000元，累计种植150万颗。

【创新支持新冠疫情防控】 全面落实党中央、国务院决策部署，因时因势调整新冠疫情防控医疗保障政策，发挥医保基金战略购买作用，助力以最小成本争取最大防控成果。一是全力确保患病群众救治。疫情之初，明确“确保患者不因费用问题影响就医、确保收治医院不因支付政策影响救治”的政策要求，全部实行先救治、后结算，专项预付医保资金，调整定点机构医保总额预算指标，明确疫情相关费用不占用当年指标，将诊疗方案中涉及的药品和诊疗项目临时纳入医保支付范围，全力确保患病群众救治。实施新冠病毒感染“乙类乙管”后，在继续实施住院特殊保障的基础上，实施门急诊临时专项保障，助力人民群众平稳度过感染高峰期。回归常规保障时，明确临时药品支付政策，将质优价宜的目录外新冠用药临时纳入报销，确保新冠患者用药需求。创新经办服务，报销“互联网+”诊疗服务，实施长处方医保报销政策，确保参保群众日常医保服务不中断。二是降低全社会防疫成本。做好新冠病毒疫苗及接种费用保障工作，助力加快构筑免疫屏障。综合运用价格管理、集采、医保目录准入谈判等手段，持续降低常态防疫成本，降低疫苗、核酸检测、抗原检测等价格超九成，灭活疫苗、重组蛋白疫苗、腺病毒载体疫苗3种技术路线的单支单剂价格基准统一为16元，核酸检测单人单检、多人混检、大规模检测每人份价格分别降至16元以下、5元以下、3.5元以下，抗原检测“价格项目+检测试剂”收费不高于每人份6元。支持企业复工复产，阶段性减征职工医保单位缴费超1500亿元、缓缴中小微企业职工医保单位缴费889亿元。

【提高医保精细化管理水平】 聚焦统一规范要求，进一步推动医保立法和信息化标准化工作，提高医保公共服务规范化水平，实现医保服务更加惠民暖民便民目标。一是完善城乡居民高血压、糖尿病门诊用药保障机制。从门诊用药入手完善保障，综合运用医保待遇、招采、支付和完善管理服务等方式，实现用药成本总体可控、诊疗规范合理、基金安全可承受、群众减负得实惠。截至2023年底，累计惠及1.8亿“两病”患者，减轻用药负担799亿元。二是加强医保信息化标准化建设。建成全国统一的医保信息平台，实现网络纵向贯通、横向联通，被中央广播电视总台评为2022年国内十大财经新闻。统一18项信息业务编码、33项技术标准和规范，基本形成跨区域、跨层级、跨部门、跨业务的全国医保“通用语言”。推进“两结合三赋能”工作，以“三电子两支付”为抓手，丰富应用场景，持续推广医保码，深化医保电子票据应用，加快医保电子处方落地，优化医保移动支付，研究医保可信支付，31个省份上线电子处方中心，18个省份上线电子票据应用。三是跨省异地就医直接结算高效惠民。适应人口流动常态化，巩固拓展住院费用跨省直接结算，渐次实现普通门诊费用和高血压、糖尿病等5种门诊慢特病相关治疗费用跨省直接结算县域可及，让群众跨统筹地区流动时就医不愁。全国跨省联网定点医药机构由2018年的1.5万家增至2023年的55万家，跨省异地就医直接结算规模由2018年的132万人次增至2023年的1.3亿人次。四是群众医保业务办理更便捷。出台系列医保服务便民措施，制定完善全国医保经办政务服务事项清单，组织全国医保经办系统练兵比武。持续健全和完善省、市、县、乡镇(街道)经办管理服务体系，大多数地区群众不出村就能办理部分医保业务。搭建国家医保服务网厅和App，实现医保服务“网上办”“掌上办”，为参保群众、医药企业提供便利。在全国范围内实现“基本医保关系转移接续”等8类医保领域高频事项“跨省通办”。五是稳步推进医保法治建设。坚持急用先行，在医保基金监管等重点领域优先推进立法工作，出台《基本医疗保险用药管理暂行办法》等部门规章，积极推进《医疗保障法》立法进程。六是加强医药价格监测。扎实推进全国医药价格监测工程，开展医疗机构药品耗材价格、药品价格和供应异常、零售药店药品价格、重点医疗服务项目价格监测。针对新冠疫情、流感疫情，及时启动相关药品耗材和医疗服务应急监测。编制医药价格指数。

助力新冠疫情防控工作取得战略性胜利并实现平稳转段

2020年以来，为了控制新型冠状病毒感染疫情快速蔓延，国家医疗保障局深入学习领会贯彻习近平总书记重要指示批示精神，认真贯彻落实党中央、国务院决策部署，及时出台并适时调整医疗保障政策，创造性做好新冠治疗药品和疫苗价格工作，扎实推动救治费用和疫苗费用结算清算，助力新冠疫情防控工作取得战略性胜利并实现平稳转段。

【因时因势调整新冠患者医疗费用保障政策】 从新冠疫情暴发至2023年1月7日，医疗费用实行“两个确保”的保障政策，即“确保患者不因费用问题影响就医，确保收治医院不因支付政策影响救治”，基本医保、大病保险、医疗救助等按规定支付后，个人负担部分由财政给予补助，基本做到了患者个人免费治疗。同时，医保部门采取了预拨专项基金、单列新冠医疗费用预算、新冠费用不占用医院当年总额预算指标等措施，支持医疗机构平稳运行。2023年1月8日，印发《国家医保局　财政部　国家卫生健康委　国家疾控局关于实施“乙类乙管”后优化新型冠状病毒感染患者治疗费用医疗保障相关政策的通知》，明确新冠病毒感染患者在所有收治医疗机构发生的符合诊疗方案的费用执行前期保障政策的同时，优化门诊保障政策，在基层医疗机构就诊原则上不设起付线和封顶线，报销比例原则上不低于70%。随着疫情防控政策的优化完善，绝大多数的轻症患者及无症状感染者通过门急诊就医和药店购药治疗，对于个别地方因药品供应不足考虑临时性扩大医保药品目录的问题，采取一事一议办法，由省级医保部门结合医保基金运行情况提出将部分治疗药品临时纳入当地医保药品目录，报国家医保局备案后执行，有效助力群众平稳度过感染高峰，有力支持了疫情防控平稳转段。2023年3月30日，印发《国家医保局　财政部　国家卫生健康委　国家疾控局关于进一步做好新冠患者医疗费用保障工作的通知》，新冠医疗费用保障政策平稳过渡至常规报销政策。同时，为更好保证药品供应，对医保目录外但价格与目录内药品价格差异较小的新冠治疗小分子药物，临时性纳入医保支付范围。2023年4月起，3种国产新冠药临时性纳入，并在2023年目录调整中正式纳入目录，切实减轻群众就医负担。

【新冠治疗药品和疫苗价格工作】 一方面，出台新冠治疗药品价格指引政策。2023年初快速出台《新冠治疗药品价格指引（试行）》，实现首发报价集中受理、一省挂网、全国通行，大幅提升药品挂网效率，及时保障临床用药需求。先后指导北京医保局等首发单位受理先诺欣、乐睿灵、民得维、泰中定、莫诺拉韦5种新冠治疗药品首发报价，国产新冠药平均比进口药低50%以上，与常规口服抗病毒药品相比，保留适度宽松的利润空间，通过价格分类管理措施引导医疗机构优先采购使用国产新冠治疗药品。构建首发价格与医保目录谈判的桥接机制，在2023年底医保目录谈判中充分考虑新冠治疗药品价格的公允性，充分支持国产药品创新发展。另一方面，高效开展新冠疫苗价格磋商，形成覆盖不同技术路径疫苗的统一议价规则。2023年议定11款新冠疫苗价格，累计议定21款新冠疫苗价格，每人份基准价格统一为16元，多价次疫苗价格适当上浮，有力保障群众免费接种需要。

【新冠疫情防控医保相关费用情况】 新冠疫情防控医保基金支出主要涉及医疗救治费用、疫苗接种费用、看病就医时的核酸检测费用三个方面。一是医疗救治费用。医保会同财政、卫生健康、疾控等相关部门，分别于2020年3月、10月，2022年6月开展了3轮新冠患者医疗费用清算。2023年4月1日后，新冠患者医疗费用医保报销政策已恢复常规医保报销政策，医保会同财政、卫生健康、疾控等相关部门起草了《关于做好新冠患者相关医疗费用清算和财政补助资金结算工作的通知》，拟对2023年4月1日前符合医保规定的新冠患者医疗费用开展最后一轮国家层面统一组织的清算和财政补助结算。二是疫苗及接种费用。2021年，党中央决定启动全球最大规模疫苗接种计划，对按国家医保局议定价格采购的新冠病毒疫苗及接种费用由医保基金负担，财政按规定对医保基金给予补助。国家医保局指导地方医保部门迅速筹集并预拨疫苗采购基金，先后开展了4轮新冠病毒疫苗及接种费用清算及中央财政补助结算。此外，配合有关部门协调生产能力强、供应量大的疫苗生产企业履行社会责任，免费提供疫苗6亿剂。2021年至2022年，全国累计结算新冠病毒疫苗及接种费用超1500亿元（含医保基金和财政补助）。三是患者看病就医时核酸检测费用。明确医保基金按规定支付参保患者看病就医时核酸检测费用，2022年全年医保基金支付核酸检测费用43亿元。对于个别地方违规使用医保基金支付社会面核酸检测费用的行为坚决予以纠正，并责令追回其已支付的大规模核酸检测费用。

国家医疗保障局全力帮助甘肃省积石山县做好抗震救灾工作

国家医疗保障局坚决贯彻落实党中央赋予的定点帮扶甘肃省临夏回族自治州积石山保安族东乡族撒拉族自治县(以下简称“积石山县”)重要政治任务,灾情发生后第一时间开展工作,围绕灾区急需紧缺,举全局之力帮助积石山县做好抗震救灾相关工作。

【第一时间传达学习贯彻习近平总书记重要指示精神】 2023年12月19日上午,国家医疗保障局第一时间召开党组会议,专题传达学习习近平总书记对积石山县6.2级地震作出的重要指示精神,研究帮助做好抗震救灾工作的具体措施。按照国家医疗保障局党组会部署,专门向积石山县委、县政府发送慰问电,同步组建工作专班,建立帮助积石山县抗震救灾工作协调调度机制,每日汇总报送信息、提出工作建议、统筹开展工作,确保机制畅通、协调有力。

【第一时间指导挂职干部积极参与抗震救灾】 2023年12月18日23时59分地震发生后,19日凌晨,国家医疗保障局即与选派到积石山县任职的挂职干部卢棚辉同志、驻村第一书记郭可威同志取得联系,了解积石山县抗震救灾情况、急需紧缺物资情况等,传达组织关心并指导他们积极参与抗震救灾工作。建立与挂职干部24小时联系沟通机制,发挥桥梁纽带作用,实时了解灾区实际困难和急需紧缺物资情况,沟通工作进展,全力帮助解决。两名同志在县委、县政府的统一安排下,全力投入抗震救灾。

【第一时间积极协调调动资源帮助抗震救灾】 第一时间组织局内献爱心活动,12月19日上午以国家医疗保障局直属机关党委名义发出捐款倡议,组织局内各单位党员干部向灾区捐款,将关怀温暖传递到积石山县灾区群众,局机关及直属事业单位共捐款16.69万元,19日下午即捐赠到灾区。了解到灾区急缺药品、方便食品、帐篷、御寒衣物等物资后,国家医疗保障局及时与有意愿捐款捐物的爱心企业、慈善基金会等积极沟通对接,围绕灾区急需紧缺,为灾区捐款捐物。同步帮助协调捐赠渠道、运输通道,确保捐款捐物及时顺畅到达灾区。

【第一时间保障灾区群众医保服务】 立足医保工作职能,第一时间指派专人与积石山县医疗保障局加强沟通协调,实时关注维护医保系统运行,加强工作力量保障,确保不宕机、线上医保报销不断线。同时,加强对甘肃省医保系统的联系指导,提前预支医保基金,确保救治费用及时到位,切实保障灾区群众医保服务。

三、特载

蹄疾步稳　勇毅笃行
以医疗保障高质量发展更好服务中国式现代化

——在全国医疗保障工作会议上的讲话

（2024年1月9日）

国家医疗保障局党组成员、副局长　施子海

同志们：

这次会议的主要任务是，以习近平新时代中国特色社会主义思想为指导，深入学习贯彻党的二十大和二十届二中全会精神，深入贯彻落实习近平总书记关于医疗保障工作重要指示批示精神，全面落实中央经济工作会议部署，总结2023年工作，分析改革发展形势，部署2024年工作。受局党组委托，我讲三点意见。

一、砥砺前行，2023年医疗保障改革发展取得新成效

2023年是全面贯彻落实党的二十大精神的开局之年，是三年新冠疫情防控转段后经济恢复发展的一年。这一年，医保系统坚决贯彻落实习近平总书记重要指示批示精神，全面落实党中央、国务院决策部署，将深入开展学习贯彻习近平新时代中国特色社会主义思想主题教育作为重要政治任务和重大政治责任，与贯彻落实党的二十大决策部署、学习贯彻习近平总书记关于医疗保障工作的重要指示批示精神结合起来，将理论学习、调查研究、推动发展、检视整改、教育整顿等贯通起来，实现主题教育与医保改革发展"双促进""双提高"，推动医疗保障事业以惠民新成效、改革新气象起步新征程。初步统计，2023年全国基本医保参保率稳定在95%以上，职工医保、居民医保政策范围内住院费用报销比例分别稳定在80%以上和70%左右，基本医保基金收入3.3万亿元，支出2.8万亿元，统筹基金累计结存3.4万亿元。

（一）群众医疗保障内涵更加充实

一是提升参保质量。居民医保人均财政补助标准提高至640元，持续加强参保宣传，不断优化参保服务，放开灵活就业人员参加职工医保户籍限制，职工医保参保增加近千万人。二是筑牢托底保障。持续巩固"基本医疗有保障"成果，助力乡村全面振兴，农村低收入人口和脱贫人口参保率稳定在99%以上，基本医疗保险、大病保险、医疗救助三重制度累计惠及低收入人口就医超1.8亿人次、减轻医疗费用负担超1800亿元。完善防范化解因病返贫致贫长效机制，主动推送预警信息，经相关部门核查认定后及时救助33.3万人。夯实医疗救助保障功能，基本实现救助对象、费用范围、救助标准"三统一"，全国资助超8000万人参保。三是提高门诊保障待遇。绝大多数地区建立职工医保普通门诊统筹，惠及职工门诊就医购药26亿人次、医保报销超2000亿元。居民医保持续完善普通门诊待遇，优化"两病"门诊用药保障机制。一些地区大幅提高基层药品配备数量，更好满足群众需求。四是推动地区间待遇规范统一。落实医保待遇清单制度，增量有效遏制，存量基本清零。稳步推进基本医保省级统筹，已有9个省份和新疆生产建设兵团实现省级统筹。五是助力积极应对人口老龄化国家战略。落实医保支持积极生育的措施，便捷生育保险待遇领取。一些省份探索参加职工医保的灵活就业人员同步缴

费参加生育保险,部分地区实现生育津贴"即申即享"。长期护理保险转入全面建制,正开展顶层设计和配套文件起草。

(二)群众医药费用减负更加有力

一是持续拓展集中带量采购广度和深度。国家接续推进两批80种药品集采,集采药品总数达373种;开展人工晶体和运动医学类耗材集采,耗材集采基本覆盖骨科大类耗材。各地挺膺担当推进集采,湖北、山东分别牵头中成药、中药饮片联盟采购;江西、广东分别牵头干扰素、易短缺和急抢救药品联盟集采;河南、浙江分别牵头介入和神经外科类耗材、冠脉血管内超声诊断导管集采;安徽、江西推进体外诊断试剂联盟采购,探索耗价联动。二是优化医保药品和耗材目录管理。完成2023年国家医保药品目录调整,加大支持创新力度,新增126种药品,目录内药品数增至3088种。抓好国家医保药品目录执行,督促定点医药机构配备药品,每月公布药品配备信息,2023年协议期内谈判药在全国超24万家定点医药机构有配备,惠及群众购药2.4亿人次。同时,进一步完善医用耗材医保支付管理,江西率先建立省级医保医用耗材目录,按通用名明确支付待遇、制定支付标准。三是创新调控专项医药价格。口腔种植医疗服务收费和耗材价格专项治理落地惠民,单颗种植牙整体费用从平均1.5万元降至6000~7000元,1万余家公立和民营医疗机构参与,累计种植150万颗。四川牵头种植体集采、牙冠挂网采购。以新冠治疗药品探索新药首发价格形成机制,实行价格分类管理和风险提示,价格水平与临时纳入医保报销挂钩,引导合理确定首发价格,由北京、天津、河北、上海、江苏、四川具体受理,一省挂网、全国通行,有效提升了挂网效率、支持了药品创新。四是支持商业健康险发展。着眼更好满足群众多元保障需求,在12个城市试点参保人员个人信息授权查询和使用,用便捷的报销支持商业健康险发展。

(三)群众医保"救命钱"更加安全

一是持续巩固监督检查防线。对医药机构实行全覆盖监督检查,全年检查核查80余万家医药机构。全面加强飞行检查,国家完成31个省份和新疆生产建设兵团128家医药机构和经办机构飞行检查,23个省份开展省级飞检。会同最高检、公安部、财政部、卫生健康委,聚焦重点领域、重点药耗、重点行为,接续开展年度专项整治。二是打造智能监管新防线。所有省份均上线国家智能监管子系统。探索以大数据监测分析为先导的监管新模式。开展医保反欺诈大数据应用监管试点,取得积极进展。三是建设医保法治防线。国务院办公厅印发《关于加强医疗保障基金使用常态化监管的实施意见》,国家医保局制定《医疗保障基金飞行检查管理暂行办法》。协同推进医药领域腐败问题集中整治,更好发挥医保基金监管对惩治医药腐败的"探照灯"作用。健全举报奖励和公开曝光机制,对重点举报投诉督导督办。做好医药价格和招采信用评价,通报4批失信评定结果,392家"行贿"失信医药企业接受失信惩戒。

(四)群众医疗保障服务更加便捷

一是延伸服务网络。下沉高频事项到乡镇(街道)便民服务中心办理,依托村(社区)党群服务中心、卫生室等开展村级医保服务,基本实现乡镇(街道)、村(社区)两级服务网络全覆盖。二是提高便民程度。国家实施16条医保服务便民措施,各地跟进推出132项具体办法,构建全系统"服务便民"浓厚氛围。全国超七成政务服务事项实现全程网办,居民医保参保登记、参保信息变更、关系转移接续等8项高频事项实现"跨省通办",转移接续线上办理覆盖全国、办理时限压缩三分之二。三是提升跨省直接结算质效。住院费用跨省直接结算率超70%,提前完成"十四五"规划目标。跨省异地就医联网医药机构达55万家、惠及群众就医1.3亿人次、减少群众垫付1536.7亿元。一些省份实现省内异地就医免备案,京津冀区域内实现就医免备案,一些地区探索省内异地患者住院结算与当地患者执行同一支付方式。四是加强规范化建设。落实《社会保险经办条例》,修订全国医保经办政务服务事项清单。开展医保经办管理服务评价，组织全国医保经办系统练兵比武，提升经办队伍能力和服务水平。

（五）医疗保障管理更加精细

一是优化支付管理。完善定点医药机构管理，深化支付方式改革，全国超九成统筹地区开展按病组（DRG）或病种分值（DIP）支付方式改革。25个省份和新疆生产建设兵团实现统筹地区全覆盖。推动支付方式与相关改革有机衔接。一些地方探索DRG支付联动医用耗材采购、实施基层病种支付政策、遴选中医优势病种按病种付费、探索普通门诊统筹支付方式改革。二是拓展信息化应用。积极推进“两结合三赋能”工作，完善数据基础制度，丰富应用场景，加快需求响应，持续推广医保码，深化医保电子票据应用，加快医保电子处方落地，优化医保移动支付，研究医保可信支付。医保码累计激活超10.8亿人、覆盖超80万家定点医药机构。31个省份上线电子处方中心，18个省份上线电子票据应用。河北成立自主研发队伍，一些省份成立专职信息化工作机构，需求反馈和应用开发能力显著提升。三是及时回应各方需求。因时因势调整优化新冠病毒感染医疗费用保障政策，助力群众平稳渡过感染高峰，并逐步回归常态化保障。建立常态化新闻发布制度，及时发布权威信息，开展“医保好声音”宣传大赛，引导社会舆论。完成第二批23种集采中选药品真实世界研究，用临床真实疗效数据证明中选仿制药和原研药等效，有力提振各方对国产仿制药的质量自信。回应群众就近就便购药诉求，将更多零售药店、村卫生室纳入普通门诊统筹支付。职工医保门诊统筹覆盖超40万家医药机构。全国超七成村卫生室已纳入定点。

（六）医药价格治理更加有效

一是加大药品价格治理力度。着力治理挂网药品价格乱象，统一规范价格数据，落实药品分区管理，科学生成监测价，启动纠治少数企业同厂牌药品在部分省份不合理高价、歧视性高价。强化药价常态化监管，及时处置典型人为操纵的垄断涨价案件。同时，探索运用药品成本调查工具，强化穿透式分析。二是深化医疗服务价格改革与管理。全面建立医疗服务价格动态调整机制，突出医务人员技术劳务价值，支持医疗技术创新发展，连续三年开展调价评估，2023年28个省份开展调价工作，加快审核新增医疗服务价格项目，全年新增1900余项。稳妥推进深化医疗服务价格改革国家试点，5个试点城市平稳实施两轮调价，为纾解历史价格矛盾、验证新机制积累了宝贵经验。三是完善医药采购平台功能。25个省份及新疆生产建设兵团已实现核心功能应用，逐步规范统一办理事项。持续优化医药集采平台功能，全面实施医药价格监测工程。常态化开展网采率测算，编制医药价格指数。

成绩来之不易，值得倍加珍惜。这些成绩的取得根本在于以习近平同志为核心的党中央坚强领导，在于习近平新时代中国特色社会主义思想科学指引，同时也离不开医保系统广大干部职工拼搏奋斗，离不开人民群众、相关部门和社会各界的大力支持。在此，我谨代表国家医保局党组向全国医保系统的同志们以及长期以来关心、支持医疗保障工作的人民群众、有关部门、相关组织和各界人士表示崇高的敬意和衷心的感谢！

二、守正创新，准确把握推动医疗保障高质量发展的关键要点

近期，党中央召开经济工作会议，习近平总书记深刻阐释了做好新时代经济工作“五个必须”的规律性认识，为扎实推进中国式现代化指明了前进方向。要全面学深悟透做实，自觉用习近平总书记关于“我国发展面临的有利条件强于不利因素，经济回升向好、长期向好的基本趋势没有改变”的科学判断统一思想，客观准确地认识医保改革发展面临的形势。

一方面，要看清发展大势，坚定信心决心。支撑医疗保障事业高质量发展的政治保障、制度优势、改革大势、物质基础等有利因素进一步凸显。宏观大势上，“两个确立”是战胜一切艰难险阻、应对一切不确定性的最大确定性、最大底气、最大保证，改革发展行稳致远的“五个战略性有利条件”持续巩固加强，经济回升向好、长期向好的基本趋势没有变。医保改革上，我们有习近平总书记掌舵领航，有党中央亲自擘画的蓝图，有人民群众的热切期盼和积极支持，统筹发挥医保民生保障、战略购买、行政规制作用的体制机制日益健全，改革呈现全面发力、多点突破、纵深推进的良好攻坚态势。制度质效上，我国医保仍旧“风景这边独好”，基本医保继续保持优于发达国家的“低成本、高效率”优势，首次开展全国医疗保障系统先进集体和先进个人评选表彰，干部队伍持续涵养干事创业的昂扬向上精气神，全球最大多层次医疗保障体系持续改进完善，法治化、信息化、标准化工作取得突破性进展，创造性发挥了保就医、稳预期、促消费、助创新的作用，以医保的“稳”和“进”助力了经济社会发展。

另一方面，要看到风险挑战，保持头脑清醒。医疗保障事业高质量发展面临的新形势、新挑战、新问题，相互交织、相互影响。一是群众需求进入立体多元新阶段。现有多层次医疗保障体系尚不能满足多样化需求，统筹推动多层次医疗保障体系建设、有效集成各项保障政策刚开始破题。既要兜住、兜准、兜牢基本医保底线，在基金有限的既有条件下，通过结构性改革尽可能满足群众需求；又要支持其他保障形式发展，帮助其更好发挥作用；还要有机衔接基本医保和长期护理保障等方面，更好满足群众多样化、全生命周期保障需求。二是医保改革进入压茬推进新阶段。我国医保支出呈现“占GDP比重相对较轻但增速过快”的态势，较发达国家医保经济负担“轻”的优势正快速减弱，对“降本、提质、增效”改革提出更高要求。参保工作，正从简单“扩面增收”转向“拓面提质”。待遇规范统一工作，由统一制度框架延伸至规范政策标准。提高统筹层次，由做实市级统筹向推动省级统筹迈进。医保服务优化，由推动全国通办拓展至服务区域“同城化”。信息化工作，由平台建设进入“用好平台”“用好数据”的大数据赋能新阶段。药耗集采和目录谈判工作更强调“使用”惠民，挂网价格治理成为补齐挤压药耗虚高价格水分机制“拼图”上的关键一块。三是医保、医疗、医药协同发展和治理进入拓展深化新阶段。医保推动医药服务供给侧结构性改革、净化行业生态的作用机制还需健全完善。一系列“三医”相互交织、相互影响的难题，成为改革惠民躲不开、绕不过的“钉子户”，亟须部门协同啃下来。医药产业正处于转向高质量发展关键阶段，要求持续加力扭转“带金销售”惯性。基金监管触及的问题更深，违法违规行为呈现新趋势、新特点。

总的看，医疗保障事业机遇与挑战并存，高质量发展具备坚实基础，当前面临的问题和挑战更多的是成长中的“烦恼”、改革中的“阵痛”。既要坚持底线思维、极限思维，增强忧患意识；更要坚定信心决心，善于将挑战变为改革契机，将问题化为破题良方，将不足转为后发优势。多年实践告诉我们，有以习近平同志为核心的党中央坚强领导，有习近平新时代中国特色社会主义思想科学指引，医保改革发展一定能够抓住机遇、乘势而上，推动医疗保障事业高质量发展再上新台阶。

党的十八大以来，习近平总书记高度重视医疗保障工作，站在治国理政的战略高度，作出系列重要指示批示，科学回答了一系列基础性、关键性、方向性问题，为医保工作取得突破性进展提供了根本保证，为新征程中应对风险挑战提供了根本遵循。在学习贯彻习近平总书记系列重要指示批示精神的具体实践中，进一步深化了做好医保工作的几条认识，需要在今后的工作中进一步贯彻落实。

（一）坚持政治统领，以医疗保障事业高质量发展更好服务中国式现代化

习近平总书记关于民生工作和中国式现代化的重要论述，深刻阐述了医保作为重要民生工作的政治属性和在服务中国式现代化工作中的重大意义，深刻揭示了坚持和加强党的全面领导是中国医保制度行稳致远的根本保障。要深刻认识医保作为基本社会经济制度的根本属性。政治上，事关国家安全和社会稳定，事关国家战略竞争力；

经济上，是年支出近3万亿元的超级买方，对稳定社会预期、释放消费潜力、助力医药产业发展等具有重大影响；医改上，在医保、医疗、医药协同发展和治理中发挥着基础性、引领性作用；民生保障上，直接关系群众健康，是群众最关心、最直接、最现实的利益问题。要以“推进中国式现代化”这个“最大的政治”统领医保工作，将医保工作融入国家发展、民族复兴的大局中去思考、去谋划、去推进，增强政治敏锐性和工作使命感，自觉践行“解除全体人民的疾病医疗后顾之忧”的初心使命，把保好民生、赢得民意、守好民心作为政治任务，全力解决人民群众医保急难愁盼问题，把工作做到人民群众心坎里，创造性发挥保就医、稳预期、促消费、助创新等作用，让人民群众医保获得感、幸福感、安全感更加充实、更有保障、更可持续。要持续提高制度统一性和规范性，把地区医保工作融入党和国家事业“大棋局”，牢固树立医保工作“全国一盘棋”理念，从全局谋划一域，以一域服务全局，全面落实医保待遇清单制度，杜绝地区间待遇攀比，有序消化地方“土政策”，为后续深化改革扫清障碍。待遇政策调整必须全国“齐步走”，由国家通盘考虑、统一研究、统一部署，各地决不能自搞一套。当然，要尊重客观规律，允许一定时期内存在基于客观条件的待遇差异，但决不能动摇统一制度的目标，必须坚决避免增量，稳妥有序消化存量。地方自主创新的重心要转到管理和服务上来，在精细化管理、人性化服务上创先争优。

（二）坚持人民至上，统筹好群众医疗保障的当前利益与长远利益

习近平总书记深刻指出，我们强调求实效、谋长远，求的不仅是一时之效，更有意义的是求得长远之效。这要求我们要树牢造福人民的政绩观，厚植“功成必定有我”的历史担当，统筹当前和长远，全力做好打基础、利长远的工作。要始终坚持尽力而为、量力而行。这是习近平总书记反复强调的民生工作基本原则，内含“稳中求进”的要义。“量力”是“稳”，强调担当和自律，坚决反对竭泽而渔、贪大蛮干，让医保投入保持在合理“度”上，确保群众医保改善和经济发展同向而动、相互促进。“尽力”是“进”，强调责任和进取，要求“螺蛳壳里做道场、方寸地里做腾挪”，多措并举地“降本、提质、增效”，最大程度发挥当期投入保障效能。要坚决防止陷入医保“福利主义陷阱”。医保“福利主义陷阱”表现为经济高涨时盲目乐观，随意提高待遇，一旦经济增速放缓，基金收支就会趋于紧张，拖累经济发展，影响社会稳定。要深刻认识把握我国仍处于并将长期处于社会主义初级阶段的基本国情，始终保持“战略定力”，守牢基本医保“保基本、可持续”底线，确保在发展中持续改善群众医保待遇。要多用“更好的服务”提升群众获得感。群众医保获得感并非全部来自待遇水平提升，服务改善、保障内容拓展等都能带来实实在在的获得感。当前，医保已进入“从有到优”的发展新阶段，群众对医保的期盼也早已从“有没有”转向“好不好”，贴心、便捷的医保服务更能为群众提供获得感。要在稳定保障水平、尽可能优化保障内涵的基础上，多从群众参保缴费方不方便、就医报销便不便捷等角度谋划工作，用更好的服务持续提升群众医保获得感。

（三）坚持系统观念，统筹好全面深化改革和精细化管理

习近平总书记强调，全面深化改革是推进中国式现代化的根本动力，是稳大局、应变局、开新局的重要抓手；强调要把各项工作做精做细，下足“绣花功夫”。要坚持双轮驱动，把握好改革与管理的关系。深化改革，强调攻坚克难式的“啃硬骨、涉险滩”，是遭遇艰难险阻时的逢山开路、遇水架桥；精细化管理，强调巩固拓展改革成果，是对改革开辟“路”和“桥”的养护升级，让路更宽、桥更牢。两者如车之双轮、鸟之两翼，相互支撑、不可偏废。医保改革历史也表明，“向改革要红利，向管理要效益”是确保改革惠民的重要法宝。必须坚持“改革”“管理”双轮驱动，以大刀阔斧的改革破题，用绣花般的精细化管理巩固成果。要坚持系统集成，持续深化医保改革。当前，医保改革涉及主体愈加广泛，矛盾愈加尖锐，推进愈加艰难，

改革比之前任何时期都更需要系统集成、协同高效。要把深化改革同政策集成结合起来，聚焦基础性和引领性改革措施，最大程度凝聚部门共识，最大程度统筹各方力量，最大程度满足群众期盼，确保各项改革统筹兼顾、同向发力，放大政策组合效应，推动医保改革取得新突破。要坚持协调联动，持续推进精细化医保管理。医保管得精不精、细不细、好不好，医生诊疗、群众负担、医保支出差异会很大。要"致广大而尽精微"，把医保管理做得如绣花般精当细致，有机衔接医保各项管理措施，形成合力、防止掣肘，更有效堵塞基金"跑冒滴漏"，更好发挥基金保障效能，让改革成果更多更好地惠及群众。要坚持应用引领，用好医保数据要素赋能。目前，全国统一的医保信息平台已全面上线运行，医保数据要素在推进改革、优化服务、精细管理等方面发挥着越来越重要的作用，正深刻改变着医保治理的方式方法。要充分发挥医保数据要素作用，将数字技术和大数据分析广泛融入医保工作，更快、更准、更好地响应群众诉求，助力实现医药服务"晒在阳光下"提供，让人民群众享受更加便捷、更有效果、更为经济的医药和医保服务。

（四）坚持防范风险，统筹好医保改革发展和高水平安全

习近平总书记反复强调，要坚持底线思维，坚持极限思维，防范化解重大风险。要从总体国家安全观高度，防范化解医保领域披着"白天鹅"外衣的"黑天鹅"风险。当前，我国面临的风险挑战前所未有，国际国内各种矛盾风险交织叠加，民生领域的谣言舆情，极易引发群众关注。如果防范不及、应对不力、处置不当，极可能由小矛盾变成大矛盾，由民生事件转为社会问题、政治挑战，由局部风险演变为区域性、系统性风险，甚至危及国家安全。对此，我们要有极端清醒的认识，以"时时放心不下"的责任感，盯紧盯住，着力防范化解。要越是艰险越向前，坚持"先立后破"在改革落地中化解风险。增强改革的忧患意识和风险意识，绝不是裹足不前，而是发扬斗争精神，坚持"先立后破"，用更实更细的工作来化解风险。"立"要注重谋定而后动，把工作做在前面，全面摸清情况，深入排查隐患，把困难估计得更充分，把风险思考得更深入，把化解方案做得更扎实，宁可备而不用、不可用而不备。"破"要注重循序渐进、稳扎稳打，紧盯改革落地各环节、各方面，把握好时度效，第一时间掌握并妥善处置各渠道出现的群众新诉求、新抱怨，决不能视而不见、听而不闻。要讲好医保故事，把惠民实绩真实地展现给群众。群众的理解与支持，来自对医保成效的感知。要讲好真实医保故事，做细做精宣传工作，既要向专家、媒体讲清楚真实情况，让他们成为正面宣传的主力军，也要给人民群众说明白惠民成效，不仅说全国面上的成效，更要用群众的村子、社区、身边人来讲身边的实效，真正把医保惠民成果讲到群众的心坎里去，变成人民群众对党和政府的真挚拥护和爱戴。

（五）坚持"三医联动"，统筹推动医保、医疗、医药协同发展和治理

习近平总书记要求，坚持不懈、协同推进"三医联动"。医保改革的重要经验之一，就是统筹有效市场和有为政府两个机制，以纠治虚高药耗价格为抓手，着力破除医疗机构和医药企业利益的深度捆绑，有效推动医药服务供给侧结构性改革。要准确把握"规制"与"引导"相结合的改革逻辑。"规制"强调"扫屋除垢"，一方面，要统筹基金监管和医药价格信用评价，坚决打击违法违规使用医保基金行为，助力整治其背后的医药腐败问题；另一方面，要整合集中带量采购、医保药品目录准入、高值医用耗材价格治理、挂网药品价格治理等措施，持续挤出药品耗材虚高价格水分，不断挤压"带金销售"空间。"引导"强调"拓展正路"，要统筹协议管理、支付方式、医疗服务价格等医保工具，集成发挥医保基金支付和协议约定等作用，在保障群众共享改革红利基础上，助力理顺医务人员收入分配机制，激励医疗机构主动控制药耗成本、改善服务质量。要正确发挥医保助力医药行业创新发展的作用。医保助力医药产业创新，必须守

牢“质优价宜”的底线，必须确保群众获益、基金安全。有临床价值的“真创新”表现为实实在在的疗效，要找到科学评价客观疗效的方法，让医保报销的药品耗材、医疗服务根据疗效“优进劣退”“腾笼换鸟”，确保在群众可负担、基金可承受的前提下，让群众享受到更好、更新的药耗和医疗服务，用真实的“用量”和适宜的价格支持企业从创新中获益。

三、接续奋斗，全力做好2024年各项重点工作

2024年是中华人民共和国成立75周年，是实现“十四五”规划目标任务的关键一年。各级医保部门要以习近平新时代中国特色社会主义思想为指导，深入贯彻落实习近平总书记关于医疗保障工作重要指示批示精神，全面贯彻党的二十大精神，全面落实中央经济工作会议部署，坚持稳中求进工作总基调，紧紧围绕医保、医疗、医药协同发展和治理，以推进医疗保障事业高质量发展为目标，以全面深化改革、精细管理服务、数据提质赋能为主线，以巩固拓展现有改革成果、布局谋划新的改革为重点，统筹好高质量发展和高水平安全，坚定不移地走具有中国特色的医疗保障发展道路，以医疗保障事业高质量发展新成绩更好服务中国式现代化。

（一）进一步巩固拓展全民参保成果

参保是防止群众因病致贫返贫的最有效方式，是必须做好的基础性工作。一是“头脑要清醒”。要认识到剔除重复参保、无效参保数据后，全国真实参保人数仍呈上升趋势，基层工作扎实的地区参保情况都很好，绝大多数群众参保没有问题，“选择性”参保、“人户分离”人群和“无传统劳动关系”人群的参保是痛点和堵点。二是“底数要清楚”。要综合各方数据和信息，层层形成精准到人的应参保人员清单、已参保人员清单、本地户籍外出人员和流入本地人员参保明细，实现参保“一人一档”，真正盘一盘“底账”，为精准参保动员提供依据。三是“责任要落实”。要层层压实责任、压茬推进工作，宣传到人、核查到人、登记到人、缴费到人。落实未参保人员户籍地、常住地双重动员责任。对外出人员，户籍地要标明外出地并核实参保情况。要聚焦儿童等重点人群，精准发力。国家将加大参保工作激励力度。四是“群众要有感”。要用群众喜闻乐见的方式做好宣传，算好个人缴费、财政补助和医保收益账，让群众听明白参保所得、想清楚不参保所失、算明白“细账”“大账”。五是“制度要有效”。要研究健全长效激励约束机制，探索破解“人户分离”人群参保难题，啃下灵活就业人员、新业态从业人员参保“硬骨头”。

（二）进一步改善群众医疗保障质量

既要夯实基本医保底线，又要发挥其他形式的保障作用，更好满足群众保障需求。一是筑牢医疗保障底线。持续巩固拓展医保脱贫攻坚成果，坚决守牢不发生因病规模性返贫底线，抓好农村低收入人口参保，做好防止返贫监测对象医保帮扶，统筹研究过渡期后农村低收入人口分类帮扶政策。健全防止因病返贫致贫长效机制，完善高额医疗费用负担患者动态监测预警机制，做好刚性支出困难家庭重病患者医疗救助，探索建立支持慈善等社会力量参与救助的帮扶机制。加强部门信息共享，提高救助精准度。抓好巩固拓展医保脱贫攻坚成果联系点建设。二是完善多层次医疗保障体系。优化基本医保筹资和待遇调整机制，稳步提高居民医保财政补助标准。健全大病保险和医疗救助制度，更精准减轻大病患者医疗费用负担。支持商业健康险发展，推进个人信息授权查询和使用试点扩面提质。三是优化其他保障待遇。研究完善生育保险政策措施。按照党中央、国务院决策部署，推动建立长期护理保险制度，妥善做好从试点到全面推进的准备工作，联合相关部门开展长期护理师培养培训。现有试点城市要限期向国家模式转轨统一。

（三）进一步提高群众医保便捷度

医保服务不仅能赢得民心，也能优化营商环境，是创新的重点。一是不断优化服务。推动医

保经办政务服务纳入乡镇(街道)属地事项责任清单和村(社区)指导清单,增强基层医保经办服务能力。聚焦群众办事难点堵点,研究推出第二批医保服务便民措施。以医保服务为突破口,鼓励各地探索推进区域医保"同城化"。二是提升医保经办服务规范化水平。贯彻《社会保险经办条例》,深化医保经办规范化建设,落实医保经办政务服务事项全国清单和各省清单。建立健全医保结算清算制度,出台定点医疗机构协议范本,制定医保协议管理经办规程和长期护理保险经办规程。开展全国医疗保障经办管理服务评价,强化评价结果应用。三是推进服务数字化转型。深化信息平台经办应用,强化大数据赋能经办服务,推动更多医保公共服务事项"掌上办""网上办""视频办"。探索人工智能经办应用。深入推进医保关系转移接续"跨省通办",优化个人账户资金跨省转移流程。优化跨省异地就医结算管理服务,探索扩大门诊慢特病直接结算病种范围,进一步强化就医地管理责任。

(四)进一步强化基金监管高压态势

实现现场监管"地毯式"全面覆盖、非现场监管"点穴式"精准打击,发挥好整治医药领域腐败问题的"探照灯"作用。一是巩固拓展现场监督检查成果,重在"惩前毖后"。飞检强调"淬火砺剑",常态开展覆盖全国所有省份的国家飞检,完善业务规范和工作规程,建立问题清单和典型案例制度。专项治理重在"犁庭扫穴",继续联合最高检、公安部、财政部、卫生健康委等部门,聚焦重点开展专项治理。全覆盖日常监督检查讲究"以查促改",既加大欺诈骗保打击力度,又帮助医疗机构做好整改"后半篇文章",更要严肃处理屡教不改、明知故犯的违法违规行为。二是持续提高非现场监管能力,重在线索核查。深化智能监管子系统落地应用,根据业务需求迭代升级,推动实现事前、事中、事后一体监管。探索常态化医保大数据监测,有序推进医保大数据应用监管试点,重点抓好发现线索核查,"顺藤摸瓜"深挖彻查相关机构。对核查迟缓的,将探索实施提级核查。加强部门数据联动,提高穿透式监管能力,充分发挥举报线索作用。三是健全基金监管制度体系,重在建立长效机制。研究制订《医疗保障基金使用监督管理条例实施细则》。实施定点医药机构相关人员医保支付资格管理,探索监管延伸到"人",引导医务人员自觉规范"处方笔"。完善基金监管信用评价体系,树立守信激励和失信惩戒价值导向。开展基金监管综合评价,持续发挥综合评价"指挥棒"作用。

(五)进一步理顺医疗机构补偿机制

一是深化医疗服务价格改革和管理。高质量做好2024年度医疗服务价格动态调整,继续坚持"三个60%"要求,重点关注矛盾突出的项目价格,同步开展大型设备检查价格专项治理;优先通过现有项目兼容方式,快速回应新增医疗服务项目收费需求。探索将价格调整增量主要用于医务人员薪酬的有效方式。新增3个省份以省为单位开展国家医疗服务价格改革试点。加快医疗服务价格项目规范编制,推进各省价格项目与立项指南对接贯标。建立中选药耗使用情况与调价协同机制。探索建立医疗服务价格主体责任年度评价机制。开展医疗服务价格监测和指数编制。二是持续优化医保支付管理。落实《DRG/DIP支付方式改革三年行动计划》,2024年底所有统筹地区要全部开展改革。研究制定DRG/DIP付费管理办法,推动DRG/DIP功能模块落地应用。发挥医保在支持公立医院高质量发展、中医药传承创新发展、紧密型县域医共体建设方面的作用。完善定点医疗机构和零售药店协议管理。

(六)进一步引导医药产业走"真创新"高质量发展道路

一是持续推动集采"扩围提质"。开展新批次国家组织药品和高值医用耗材集采,做好集采中选品种协议期满接续,鼓励各地牵头开展省级联盟采购。2024年各省至少要开展一批省级(含省际联盟)药品和医用耗材集采,实现国家和省级集采药品数合计至少达到500个、医用耗材集采接续推进的目标。强化中选产品使用、供应、考核、监测等各环节管理政策，落实结余留用等激励措施，推动医疗机构更多采购使用集采中选药品。研究探索医保支付与集采价格协同的有效方式。开展地区间非集采中选药品耗材在非供地区的挂网价格联动，以集采中选价格为基础确定医保支付标准。二是持续优化医保药品目录调整工作。在抓好2023年版国家医保药品目录落地惠民基础上，开展2024年医保药品目录调整工作，加大对创新药的支持力度。持续提升医用耗材医保支付管理的规范化水平。三是用好真实世界研究成果。开展真实世界数据医保创新应用。集采中选药品真实世界研究，要纳入更多药品、引入更多权威机构、拓展更多应用场景，向社会更准确释放集采中选药品临床真实疗效。探索实施谈判药品真实世界研究，为谈判药品续约等提供依据。鼓励各地以真实世界研究为支撑，探索“附条件新增”项目的管理服务模式。

（七）进一步发挥药品价格治理效能

规范药品价格秩序，既能缓解群众“看病贵”，又能接续挤压药品虚高价格水分，推动医药服务供给侧结构性改革，是“突破一点、带动全局”的引领性改革。一是推进挂网药品价格专项治理。药品价格全周期管理涉及首发价格、谈判准入、集中采购、挂网治理四个阶段。目前，首发价格形成机制正在探索谋划，谈判准入、集中采购已制度化常态化运行，挂网价格治理是最后的短板，也是最难的一环。要坚决完成挂网药品价格各环节治理。用好治理成果，真正发挥出省际间价格协同联动、价格风险警示等手段作用，消除同一药品不同省份间不合理信息差、价格差。研究完善药品“差比价”规则，持续规范全国药品挂网价格。二是探索药品价格形成新机制。强化对新时代药品价格治理格局和手段的规律性研究。选择部分类别药品，探索创新药品首发价格形成机制及基于市场真实反映的价格动态调整机制。完善医药集采平台功能，全面落地招采子系统，提高数据质量，优化管理服务。持续深化价格招采信用评价工作，加大信息披露力度，强化向生产企业的穿透。三是做好药品价格常态化监管。实施全国医药价格监测工程，持续加强挂网药品价格监测和预警，“穿透式”监测价格异常品种，统筹用好函询、约谈、信用评价等治理工具，及时纠正虚高定价、异常涨价行为。常态化开展短缺药品价格和配送信息监测，探索分级分类处置。密切关注医药领域腐败问题集中整治工作反映的问题线索，加大价格治理力度，保持药品价格稳中有降的良好态势。

（八）进一步以精细化理念改进医保工作

“天下大事，必作于细”，要按照“精”“准”“细”“实”的要求，推进医保管理精细化取得新成效。一是把精细化管理融入医保工作全过程、各方面。“精细化”不仅是对经办机构的要求，更是全部医保工作的遵循。医保工作中看起来不起眼的小事，都是事关人民群众生命健康的大事。必须以精准、精细、精致思维转变作风，精雕细琢、精益求精地做实做细做精各项工作，工作上多想一层、多做一点，积小胜为大胜、积跬步致千里。二是以精细化管理保障省级统筹取得实效。推进省级统筹不可能一蹴而就，是循序渐进、绵绵用力的过程，精细化管理在其中作用重大，是压实地方管理责任、防止“鞭打快牛”、解决“基层管理积极性下降”的关键所在。已探索省级统筹的省份，要做实精细化管理，确保改革取得预期效果；后续推进省级统筹的省份，要提前谋划提升精细化管理能力，确保改革不偏向、不走样、不变形。三是以法治化、信息化、标准化夯实精细化管理基础。推动医保工作法治化规范化，推进《医疗保障法》立法，建设行政复议诉讼案例信息库，提升全系统依法行政水平。以法治精神推动规范预算管理，严肃财经纪律，有效提升转移支付资金执行进度。推动“两结合三赋能”落地见效，加快推进“三电子两支付”工作，持续做好“走流程找堵点”活动，提升国家信息平台应用质量，建设一批智能医保技术示范地区和示范定点医药机构，提升医保数据要素价值。2024年将成立全国医疗保障标准化工作组，认定一批国家标准，提高管理服务标准化水平。

同志们，中国式现代化是中国共产党领导的

社会主义现代化。以医疗保障事业高质量发展更好服务中国式现代化，在中国式现代化新征程中更好展现医保新担当新作为，必须把坚持和加强党的全面领导贯彻落实到医保工作全过程、各方面。要坚定拥护“两个确立”。医保部门首先是政治机关，政治属性是第一属性。要旗帜鲜明讲政治，深刻领悟“两个确立”的决定性意义，增强“四个意识”、坚定“四个自信”、做到“两个维护”，以高度的政治自觉、思想自觉、行动自觉当好习近平总书记重要指示批示和党中央决策部署的执行者、行动派、实干家，始终在思想上政治上行动上同以习近平同志为核心的党中央保持高度一致。要深化创新理论武装。深入学习贯彻习近平新时代中国特色社会主义思想，特别是习近平总书记关于医保工作的重要指示批示精神，巩固拓展主题教育成果，努力在以学铸魂、以学增智、以学正风、以学促干方面不断取得新的更大成效。要牢记为民服务宗旨。经常扑下身子、沉到一线，听真话、察真情，开展问题大梳理、难题大排查、堵点大整治，把握群众医保领域的烦心事、操心事、揪心事，发现和查找工作中的差距不足，推动解决一批医保发展所需、改革所急、基层所盼、民心所向的问题，切实用心用力用情为人民群众干实事、办好事。要坚定不移全面从严治党。要深入学习贯彻习近平总书记在二十届中央纪委三次全会上的重要讲话精神，深刻领悟习近平总书记关于党的自我革命的重要思想，把自我革命抓具体、抓深入，推动全面从严治党向纵深发展。通过一体推进不敢腐、不能腐、不想腐，在医保系统努力营造风清气正、海晏河清的良好政治生态，推进党风廉政建设和反腐败斗争形势向上向好。

道阻且长，行则将至。新时代新征程医疗保障工作责任重大、使命光荣，让我们更加紧密地团结在以习近平同志为核心的党中央周围，坚持以习近平新时代中国特色社会主义思想为指导，奋发有为、开拓进取、真抓实干，全力开创医疗保障事业高质量发展新局面，为以中国式现代化全面推进强国建设、民族复兴伟业作出新的更大贡献！

地方医疗保障工作

北京市

工作综述

2023年，首都医保系统坚持以推动医疗保障高质量发展为主题，以推进全面从严治党为保障，以深化医疗保障制度改革为主线，以促进医保、医疗、医药协同治理为抓手，以完善医保信息化建设为牵引，不断健全多层次医疗保障制度体系。截至2023年12月，北京市基本医疗保险参保1908.61万人，其中职工基本医疗保险参保1504.68万人，城乡居民基本医疗保险参保403.93万人。2023年，北京市职工医保（含生育保险）统筹基金收入1589.80亿元，支出981.80亿元，职工医保统筹基金累计结存2689.60亿元；城乡居民医保基金收入115.55亿元，支出111.97亿元，累计结存80.04亿元。

【健全完善医疗保障制度体系】 完善基本医疗保险政策　12月，完善居民医保首诊转诊政策，对签约家庭医生的城乡老年人及劳动年龄内居民，取消社区首诊转诊政策，可直接到选定的定点医疗机构就医。城乡居民医保门诊封顶线由4500元提高至5000元。

持续落实完善大病保障和医疗救助政策　1月1日起，提高医疗救助保障水平，实现基本医保、大病保险与医疗救助“一站式”即时结算。取消重大疾病救助病种限制，将重大疾病救助并入住院救助，基本医保报销范围内个人负担的门诊和住院医疗费用，全部纳入本市医疗救助保障范围。提高住院医疗救助待遇水平，政策范围内支付比例由80%提升至85%，救助封顶线由8万元提升至16万元。因病致贫家庭救助封顶线由8万元提升至15万元。

推进长期护理保险制度建设　按照国家相关政策，研究本市长护险政策、评估、服务体系和运行管理机制，指导海淀区、朝阳区开展业务流程测试工作。截至2023年12月，石景山区作为长护险试点参保缴费42.79万人，累计4503人享受待遇，协议签约护理服务机构78家，护理服务人员2000余人。

全面启动城乡居民基本医疗保险集中参保　11月，启动2024年城乡居民医保集中参保工作，筹资标准调整为：老年人个人缴费400元/年，财政补助4320元/年；学生儿童个人缴费375元/年，财政补助1695元/年；劳动年龄内居民个人缴费705元/年，财政补助2315元/年。参保登记在传统线下窗口办理基础上，增加北京医保公共平台线上办理渠道。征缴渠道除银行、国家税务总局北京市电子税务局外，增加“京通”小程序缴费渠道。

指导做好商业补充健康保险工作　持续优化北京普惠健康保产品责任，全面保障参保人权益，不断满足群众多层次医疗保障需求。上线北京普惠健康保线上快赔系统，进一步简化参保人的理赔手续，提高理赔速度。年度为参保群众主动发送理赔提醒短信7.2万余条，支持做好理赔工作。2024年度参保人数达425万人。

【推进医保目录动态调整】 动态调整医保药品目录　完成本市医保药品目录与国家医保药品目录统一工作，同步完善本市门诊特殊病政策。3月，将国家新增111种药品纳入本市医保报销范围，包括91种谈判药品、3种常规药品和17种竞价药品，涉及慢性病、肿瘤、罕见病以及新冠病毒感染等多个治疗领域，其中谈判药品价格平均下降60.1%，进一步减轻参保人医药费负担。落实国家医保药品支付标准试点工作，确定27种药品按说明书支付。开展医院制剂规范调整工作，将本市34家医疗机构757个医院制剂纳入本市医保报销范围。

完善国家医保谈判药品“双通道”管理　实现处方流转、药品购买、医保结算全线贯通。10月起，开展国谈药“双通道”管理试点，参保人员可持外配处方到协议药店购买国谈药，483种国谈药可用可及，用药购药渠道进一步拓展。

落实积极生育支持措施　7月，将胚胎移植术等16项治疗性辅助生殖项目纳入基本医疗保险门诊甲类报销范围，促进人口长期均衡发展。

【推进医疗服务价格改革】　深化医疗服务价格改革　综合医疗收入、技术服务收入、医保基金运行情况和民生统计4类指标，开展医疗服务价格动态调整评估，对111项医疗服务价格项目进行调整，引导医院提高医务性收入比重。支持创新医疗技术健康发展，新增医疗服务价格项目20项，促进医疗技术创新成果转化；对101项已立项新增医疗服务项目开展价格备案，加快创新技术应用临床。

规范口腔种植等医疗服务价格　4月起，开展口腔种植医疗服务收费、种植体集中带量采购、牙冠限价挂网“三位一体”综合治理，口腔种植医疗服务价格平均降幅72%，种植专用耗材价格平均降幅55%。

【常态化制度化开展医药集中采购】　4月，落地执行国家组织骨科脊柱类耗材集采结果，牵头开展京津冀“3+N”联盟药物球囊、心脏起搏器类耗材新一轮集中带量采购，组织本市骨科创伤类医用耗材集中带量采购工作。7月，平稳推动第八批国家组织药品集采中选结果落地实施。9月，开展京津冀药品联合带量采购工作，包括化学药品、生物制品等37个品种。10月，实施全国中成药联盟带量采购，涵盖心脑血管疾病治疗等41个临床常用药品。截至2023年底，本市累计集采药品450个、耗材13类。8月，开展医疗机构中药饮片、中药配方颗粒与医用耗材网上阳光采购专项检查治理工作。

【深化医保支付方式改革】　实施GBI新模式支持医疗机构良性发展　优化医保总额预算管理(BJ-GBI)新模式，对全市定点医疗机构医保费用数据“一院一测”，精准预测定点医疗机构医保费用发生规律，以质量评价为抓手，针对不同级别、类型医疗机构打造特色指标，鼓励医疗机构回归自身功能定位，与DRG付费等支付方式有效衔接，与集中带量采购、国家药品谈判等高效联动，推动医疗机构优质高效发展。

深化疾病诊断相关分组(DRG)付费改革　66家定点医疗机构推行647个病组实际付费，对29个涉及国家和京津冀集采耗材的病组在全市定点医疗机构推行实际付费。12月，创新建立DRG付费和带量采购政策联动管理机制，首都医科大学附属北京天坛医院、首都医科大学附属北京安贞医院等6家头部医疗机构牵头组建医疗机构集团开展耗材采购工作，共有15个品种，其中电生理类医用耗材11个品种、神经介入类3个品种、运动医学类1个品种。DRG付费不降低病组支付标准，鼓励医疗机构合理使用集采耗材，耗材降价最大程度惠及患者，实现医保患三方共赢。

【强化监督执法双力度】　强化法治医保建设　完成“十四五”时期医疗保障规划中期评估，做好国家规划和本市重要规划纲要衔接评估，强化规划协同力和执行力。加强宣传曝光和舆情监测，年度曝光违法违规使用医保基金案例1140起，开展17场“法律十进”等普法宣传活动，在“北京医保”微信公众号发布普法和以案件释法专栏29期。组织开展首届医保基金监管“安全规范年”短视频征集工作，医保抖音短视频、原创话剧《抉择》获国家医疗保障局、市级宣传比赛多项大奖。4月，开展“安全规范用基金　守好人民‘看病钱’”集中宣传月活动，通过市级多部门联合、市区联动、全媒体同频共振，推动社会各界共同关注、支持、参与医保基金安全使用和监管。

健全医保监管机制　医保基金监管制度机制不断完善，探索完善“信用+风险”双评价分级分类监管机制，推进“双随机、一公开”监管工作，建立区级医保基金监管综合评价制度，推进定点医疗机构自律体系建设。11月,优化违法违规使用医保基金举报奖励实施细则,最高举报奖励标准由10万元提高至20万元。12月,修订医保领域轻微违法免罚和初次违法慎罚办法,创新医保行政执法方式,推行审慎包容监管,实现医保行政执法法律效果和社会效果统一。

严厉打击欺诈骗保 制定年度医保基金监管工作方案,强化监管工作统筹。严格日常监督检查,拒付或追回医药机构不合理支出2.46亿元,协议处理12家。3月,开展"超适用范围使用药物球囊""植入式心电记录器安置术"相关耗材自查自纠专项检查。5月,聚焦骨科、血液净化、心血管内科、检查检验、康复理疗等重点领域、重点药品耗材、重点违法违规行为,联合市公安局等多部门开展医保领域打击欺诈骗保专项整治工作。加大行政执法力度,2023年,处理定点医药机构111家、人员1444人,追回医保基金1448.03万元,对12家医药机构、19名个人处罚款185.85万元。接受国家医保局对本市5家定点医药机构、经办机构开展飞行检查,退回违规费用3038.31万元。

优化基金监管方式 推进以智能审核知识库和智能监管规则库为核心的智能监管体系建设,累计上线运行33大类1.5万条规则。开展2023年CHS-DRG付费特殊病例数据质量检查工作,对参保人员异常就医行为加强监管,坚持数据规则先行,发挥数据筛查可疑线索精准打击作用。

【强化医疗保障信息化建设】 3月,完成国家医疗保障局医保信息平台验收工作,实现医保信息平台从建设阶段步入运维阶段,医保信息化进入运维管理和提升建设"双轮驱动"新阶段。推动医保移动支付落地应用,本市110家医院实现预约挂号、门诊缴费等医保费用全流程线上支付,免排队秒支付,有效改善患者就医体验。坚持"三医"协同发展理念,以"京通"小程序为统一入口,接入医保高频便民服务功能,推动"三医"大数据互联互通。

【持续提升医保服务水平】 推动医保经办服务"网上办""掌上办""一件事"协同办理 让数据多跑路,群众少跑腿。扎实做好"接诉即办""未诉先办",全年受理群众诉求3.17万件,其中12345派单9775件,均按要求办结。全面推进政务公开,全年累计形成5944篇媒体报道。重点打造"北京医保"微信公众号、抖音号,全媒体宣传见成效。

有序推进定点医药机构动态管理 定点医药机构扩面至5595家,互联网+定点医疗机构达94家。参保人医保码激活率达83.4%,群众就医购药更加便捷。

异地就医直接结算取得积极成效 本市所有有床位的定点医疗机构全部开通住院异地直接结算,3300余家定点医疗机构开通普通门诊异地直结,750余家定点医院开通门诊慢特病异地直结。2023年,异地在京直结2301.74万人次,本市参保人员京外直结836.11万人次,切实破解垫付压力大、报销周期长、往返奔波累、发票丢失等问题。4月,京津冀三地参保人员区域内就医实现视同备案,为三地参保人员区域内就医购药提供便捷。

【全力做好应对疫情等突发事件的医疗保障工作】 做好"乙类乙管"后新型冠状病毒感染患者治疗费用医疗保障。2月,开展"先诺欣"首发报价挂网和价格动态调整工作,药品价格由每盒750元降低至630元。10月起,持续开展基本医疗保险呼吸道疾病监测工作,发挥医保在应对儿童支原体感染等突发公共卫生事件中的支撑作用。

重要活动

1. 实现基本医保、大病保险与医疗救助"一站式"即时结算。1月1日起,提高医疗救助保障水平,实现基本医保、大病保险与医疗救助"一站式"即时结算。

2. 京津冀三地参保人员区域内就医实现视同备案。4月1日起,京津冀三地参保人员区域内就医实现视同备案,无须办理异地就医备案手续即可享受医保报销待遇。

3. **开展"安全规范用基金　守好人民'看病钱'"集中宣传月活动**。4月11日，在全市启动"安全规范用基金　守好人民'看病钱'"集中宣传月活动，以系统宣传解读相关法律法规和政策措施为主线，开展市区联动宣传活动、集中曝光典型案例、短视频征集展播活动等。宣传月期间，市、区医保部门共组织现场宣传活动397场次，发放宣传海报3.5万余张，折页89万余联，问答手册4.6万余册。

4. **口腔种植医疗服务收费和耗材价格专项治理工作开展**。4月20日起，开展口腔种植医疗服务收费和耗材价格专项治理工作，整合规范15项口腔种植医疗服务项目，价格平均下降72%；对"单颗常规种植牙"医疗服务总费用，区分医院等级、城六区与郊区以及国家口腔医学中心等情况共设立4档调控目标；对口腔种植体等医用耗材，组织医疗机构进行集中带量采购，进一步降低口腔种植耗材价格，保障人民群众获得高质量、有效率、能负担的缺牙修复服务。

5. **全市2023年"三医联动"工作会议召开**。5月6日，北京市2023年"三医联动"工作会议召开，促进"三医"协同发展。会议全面总结2022年全市"三医"联动工作情况，安排部署2023年全市"三医"联动重点工作，促进"三医"协同发展和治理。

6. **将16项治疗性辅助生殖技术项目纳入医保支付范围**。7月1日，北京市将促排卵检查、胚胎移植术等16项涉及人群广、诊疗必需、技术成熟、安全可靠的治疗性辅助生殖技术项目纳入医保支付范围。

7. **第八批国家组织药品集中带量采购中选结果全面执行**。7月29日，北京市全面执行第八批国家组织药品集中带量采购中选结果及医保支付标准等相关政策，采购周期至2025年12月31日。

8. **医保移动支付试点运行并逐步扩面**。9月，本市范围内实现医保移动支付试点运行并逐步扩面。截至2023年12月，医保移动支付上线覆盖本市110家定点医疗机构，全市约80%三级定点医疗机构开通医保移动支付服务，实现预约挂号、医保报销全流程"掌"上办理，患者可在预约挂号平台查询检验检查报告和医疗影像，改善就医体验。

9. **开展国家医保谈判药品"双通道"管理试点工作**。10月28日起，本市开展国谈药"双通道"管理试点工作，实现处方流转、药品购买、医保结算全线贯通，参保人员凭医生开具的处方到签订协议的定点零售药店购买国谈药，发生的药品费用按医保规定进行结算。

10. **2024年度北京普惠健康保上线发布会召开**。11月1日，2024年度北京普惠健康保上线发布会召开，推进产品优化升级，动态调整特药清单，持续做好产品宣传，促进多层次医疗保障有序衔接，满足群众多元化医保需求。

11. **2024年城乡居民基本医疗保险集中参保缴费动员部署会召开**。11月13日，2024年城乡居民基本医疗保险集中参保缴费动员部署会召开。会议部署2024年度城乡居民基本医疗保险筹资待遇政策调整、参保、宣传以及征缴等工作，努力与税务部门形成工作合力，做到不漏参一人，不漏缴一人。

12. **违法违规使用医疗保障基金举报奖励标准提高**。11月16日，本市提高违法违规使用医疗保障基金举报奖励标准，最高达20万元，进一步强化社会监督作用，营造人人维护医疗保障基金安全的良好氛围。

13. **DRG付费和带量采购联动管理实行**。12月15日起，本市实行DRG付费和带量采购联动管理，由政府部门搭建平台，首都医科大学附属北京安贞医院、首都医科大学附属北京天坛医院和北京积水潭医院等6家医疗机构牵头组建医疗机构集团，对电生理、神经介入、运动医学三类耗材开展耗材采购工作，共有15个品种，涉及312个耗材，4个相关病组在全市范围内实际付费。DRG付费不降低病组支付标准，鼓励医疗机构合理使用集采耗材，耗材降价最大程度惠及患者，实现医保患三方共赢。

典型案例

案例一：北京市医疗保障局创新出台“轻微免罚”“首违慎罚”制度

为进一步创新医疗保障行政执法方式，2023年，北京市医疗保障局推行审慎包容监管，贯彻落实《医疗保障基金使用监督管理条例》（国务院令第735号，以下简称《条例》），修订形成《北京市医疗保障领域轻微违法免罚和初次违法慎罚办法》（以下简称《办法》）并印发。

【主要做法】 轻微违法免罚　为贯彻执行《条例》相关内容，尤其是第38条对定点医药机构造成医保基金损失的一般违法行为的行政处罚要求，同时促进定点医药机构主动自查自纠，加强自我监管，《办法》将《条例》第38条“造成医疗保障基金损失”的认定时点规定为：北京市医疗保障行政部门发现线索或收到材料时，定点医药机构在此之前及时改正违法行为、主动退回医保基金的，视为没有造成基金损失，未造成不良社会影响的，适用“轻微违法免罚”。

初次违法慎罚　在充分调研北京市医保基金监管工作追回违法违规资金情况，并详细测算近年来市医疗保障局受理的各级定点医药机构举报线索处理结果基础上，考虑到各级定点医药机构年度基金支付总额相差较大，为更好地兼顾各级定点医药机构不同情况，《办法》采取“基金损失金额占上年度基金支付总额的比例”的方式，对“初次违法慎罚”的标准作出规定，即符合“造成医疗保障基金损失金额不超过该定点医药机构上年度医疗保障基金支付总额的0.1%（含）”等条件，可适用“初次违法慎罚”。

【主要成效】 促进定点医药机构自查自纠、主动合规　截至2023年底，北京市有5700余家定点医药机构、80多万家参保单位、1900多万参保人，医疗保障基金使用主体多、链条长、风险点多、监管难度大，与之相对应的是医保执法体系尚不完善，执法人员数量严重不足，监管形势严峻。以往，医保监管往往是政府单向发力，对定点医药机构主体责任、自律要求不够。《办法》出台后，绝大多数定点医药机构愿意为合规付出努力，且帮助提出、完善监管规则。《办法》为定点医药机构主动纠错、自我监管、加强合规建设提供了正向足量化激励。2023年，市医疗保障局依照《办法》对25家定点医药机构造成医疗保障基金损失的行为作出不予处罚决定，免罚金额共计49.57万元。

形成行政监管与协议监管分工合作新模式　医保领域监管模式区别于其他领域之处，在于其同时存在医保经办机构协议监管和医保行政部门行政执法监管两种监管方式。医保经办机构对定点医药机构违约问题的处理程序相对简洁，成本相对较低，而行政执法监管需严格遵循行政执法制度流程，执法成本较高。《办法》通过将《条例》第38条规定的“造成医疗保障基金损失”需进行行政处罚的时点认定为北京市医疗保障行政部门发现线索或收到材料时，实现了经办协议监管与行政执法监管有效衔接，使经办审核侧重于事前、事中监管，行政执法侧重于事后监管，形成行政监管与协议监管分工合作的医保治理新模式。

案例二：北京市多效并举推进医保移动支付

2023年，北京市医疗保障局聚焦患者看病就医急难愁盼问题，将“便捷就医结算”作为医保便民服务改革方向之一，依托全国统一的医保信息平台，开通医保结算服务“掌上办”入口，通过构建线上线下紧密融合的医保移动支付体系，推进医保便民服务走深走实。

【主要做法】 因地制宜落地医保移动支付北京模式　根据国家统一规范要求，针对提升本地医保结算效率及医保医疗服务一体化便捷服务的现实诉求，以市政府“京通”小程序为服务入口，推进医保移动支付、预约挂号等多项医保医疗便民服务线上集合办理；兼顾北京本地特征，构建以银行清算服务为基础、第三方金融机构便利化服务共同参与的医保移动支付清算模式，在安全规范基础上，充分调动多方主体积极性；着力推动医保移动支付规范化、专业化、系统化建设，制定医保移动支付业务规范、技术规范及工作方案，强化职责监管，倒排工期，挂图作战，紧盯关键时间节点，高效实现医保移动支付落地应用。

实行有序推开扩面路径 按照“先行先试、逐步推开”工作原则，稳步提升医保移动支付服务水平。第一阶段，以市属医院为试点先行，利用2个月时间完成系统改造验收等工作，走通功能路径，率先在全市26家医院启动医保移动支付试运行。第二阶段，坚持问题导向，充分总结试点工作经验，以“小步快跑”形式，3个月的时间内不断优化流程，为实现正式上线、全面推开夯实基础。第三阶段，综合考虑医院自身意愿及资源禀赋，合理确定年度医保移动支付扩面范围，建立健全联动机制，明确责任单位分工，细化计划安排及保障措施，按照“成熟一家上线一家”原则，按序扎实推进医保移动支付扩面任务。

增加医保移动支付覆盖渠道 坚持调研开路，广泛深入区医保局、定点医疗机构等医保服务一线部门进行走访座谈，收集医保移动支付流程优化、场景丰富等意见建议，以“局处长走流程”，促进“医保缴费减流程”。基于医保结算支付渠道拓展需求，会同多方研讨方案可行性，明确在以“京通”小程序为服务入口的基础上，增加以医院自有应用为渠道进行医保移动支付。通过医保移动支付拓展创新，参保群众获取线上就医结算新途径，医保结算服务效率得到显著提升。

扩展医保移动支付应用场景 立足不同年龄层参保群众需求及支付习惯，针对儿童、老年人等特殊群体需要家人代支付的医疗场景，扩展医保移动支付渠道。于2023年9月增加支付宝支付及亲情代付功能，在银行卡绑卡支付方式的基础上，进一步简化支付流程，扩展医保移动支付应用场景，实现参保群众为家人展示医保码（医保电子凭证），代为缴纳挂号费、医保门诊费用的功能优化。

赋能“互联网+”便民应用 聚焦新形势新需求，与当下新兴互联网就医方式紧密结合，完善现有互联网就医流程。积极开展“互联网+医保”移动支付业务，实现线上看病、医保直接结算、送药到家的一站式闭环服务，为首都群众提供更加安全、便捷、高效的医保便民服务应用。

加强医保便民服务宣传推广 通过线上线下相结合的方式，多途径、多渠道开展医保移动支付宣传工作，让参保群众知晓服务、弄懂服务、享受服务。线下，充分发挥就医场所主阵地作用，并进一步将范围扩展到经办服务窗口、社区等地，广泛宣传医保移动支付服务、使用流程及注意事项等；线上，利用互联网宣传优势，构建“北京医保”微信公众号、抖音、今日头条等宣传矩阵，回应广大市民群众关切的热、难点问题。

【主要成效】 开展移动支付后，参保群众无须到窗口排队，也不用随身携带社保卡，通过手机端线上获取号源，完成挂号缴费医保实时结算；就诊完成后也不必前往收费处，在线即可完成医保统筹基金报销，个人账户、个人自付费用结算。截至2023年底，北京市110家定点医疗机构实现以“京通”为入口的医保移动支付，其中23家定点医疗机构还实现医院自有应用的双渠道服务覆盖。全市三级定点医疗机构中已开通医保移动支付的占比约80%，看病集中的协和医院、北京大学人民医院、天坛医院等热点医院已全部覆盖，切实为本市参保人员提供更便捷的医保结算服务体验。

案例三：海淀区搭建医疗保障“信用+风险”分级分类综合监管体系

2023年，海淀区医疗保障局以改革创新为抓手，搭建医疗保障“信用+风险”分级分类综合监管体系，树立守信激励和失信惩戒的价值导向，打造分级分类综合监管“海淀模式”。

【搭建模型，分级分类精准监管】 *夯实数据基础* 采集医疗机构奖励和荣誉等正向激励数据，函询行业主管部门行政处罚等负向惩戒数据，结合医保费用明细和满意度调查结果等基础数据，多角度、全方位归集海淀区定点医疗机构数据信息，为“信用+风险”指标体系提供有力的数据支撑。

搭建数据模型　持续完善数据模型指标，依据刑事追究、行政处罚、违约处理、奖励荣誉等既成事实进行信用评价，从医疗费用指标、医疗服务行为、社会监督、管理规范性和医保建设等运营管理层面进行风险评价，与市级部门共同构建定点医疗机构“风险+信用”双评价数据模型。对海淀区344家医疗机构进行模拟测试评估，总体分布呈纺锤形，符合两端少、中段多的数据模型预期。

精准绘制“肖像图”　制定《海淀区定点医药机构医保综合管理考核办法（试行）》，对辖区350家定点医疗机构、155家定点零售药店开展2023年度考核评议。定点医疗机构考核体系设置了4个维度30项指标，定点零售药店考核体系设置6个维度20项指标，考核办法高位置顶基金安全、安全生产、规范管理等工作，提高医保基金使用效能。

【信用为先，引导自律监管】　常态化法治医保培训　邀请区卫生健康委员会、市场监管局共同举办依法执业专题培训会，“三医联动”加强辖区医药机构协同指导，引导医保管理者学细学懂医保政策，全年累计开展基金监管培训1600余家次。

常态化问题反馈自查　加强医药机构主体自律，充分发挥定点医药机构基金监管主体责任，重点督促引导定点医药机构健全管理制度、落实内部管理责任、规范医药服务行为。依托政务专网搭建网上交流平台，实行月度监测和问题汇总，按季度向辖区定点医疗机构进行问题反馈，指导医疗机构把握违规重点，督促医疗机构自查自纠，将风险防范端口前移，积极引导医疗机构合理诊疗。

常态化宣传警示教育　联合街道、社区、定点医疗机构，广泛开展基金监管宣传活动，向辖区522家定点医药机构和29个镇街，统一配发宣传海报3000余张、折页近4万份，线上线下覆盖人群达3万人。用身边事教育身边人，分6期主动曝光28例参保人员及医药机构违法违规典型案例，制作《日常违法小陷阱》短视频，荣获北京市医保基金监管“安全规范年”短视频大赛一等奖。

【风险排查，做好协同监管】　事前事中监控　委托第三方专业机构组织医学、财务、信息等专业人员进驻部分医疗机构，将“事后监督”转为“事前事中监控”。2023年，对39家辖区定点医疗机构开展驻点巡查，累计巡查机构116家次，发现疑点问题329项，及时进行政策指导，立行立改，引导医疗机构提升管理能力。

手把手精准帮扶　精准分析机构特点，加强医保业务互联互通，到辖区重点三级医疗机构、区属医疗机构、新增医疗机构等面对面座谈培训，精准解读医保工作各项要求，同向发力，精准指导定点医药机构提升管理水平。

医保医院联合监管　充分发挥医保专家临床经验，邀请36名辖区定点医疗机构医保专家参与全覆盖检查，以查代训、以查促改，交流医药机构管理经验，提升医药机构监管能力，共同维护辖区医保基金安全。

案例四：丰台区构建以参保人为中心服务模式　推动医保经办提质增效

丰台区常住人口200余万人，辖区参保人数137万余人，参保企业6.4万余家。2023年，丰台区医保部门主动适应便民高效的医保改革方向，充分利用信息时代新方法新技术，聚焦群众在医保经办领域的操心事、烦心事、揪心事，围绕补短板强弱项，完善服务体系、规范服务标准、创新服务方式、提升服务效能，推动丰台区医疗保障事业取得了新进展、新成效。

【完善经办服务体系，构筑便捷高效新常态】　构建服务网络　构建“区—街镇—社区（村）”三级医疗保障服务网络，推动医疗保障服务事项下沉，形成以区级经办机构为中心、26个街镇便民服务中心为主干、426个社区（村）服务站为拓展的丰台区医保经办服务网络，为辖区群众提供家门口的医保经办服务。

打造医保宣传矩阵　将定点医疗机构微信公众号纳入宣传阵地，采取线上与线下相结合方式同步展开，统一发布医保政策相关内容，形成工作合力，营造浓厚的医保政策宣传科普氛围；鼓励定点医疗机构结合自身特点，开展各具特色的独特宣传，发出基层医保好声音。

做优“蒲公英”政策宣传小分队　按照精兵、精干、精心的思路，调整充实小分队成员，加强业务骨干配备，区分不同对象精确准备宣传内容，全年开展医保政策进街镇、进社区、进企业、进机关、进学校、进定点医疗机构10余场，面对面为千余人开展医保政策宣传，树立良好的社会形象。

【规范经办服务标准，形成便民惠企新理念】　完善医保政务服务清单　以“能办事、快办事、好办事、办成事”为宗旨，整合服务事项，进一步推进办事环节精简和流程再造，理顺基本医保+大病保险+医疗救助“一单制”手工报销流程，开通跨省就医备案事项全程网办，开通面向特殊需求单位和重点企业的“绿色通道”，不断优化营商环境。

优化“会客厅式”服务　在医保专区增设服务帮办专员，严格落实《政务服务中心服务与管理规范》《北京市政务服务标准化管理办法》，熟练掌握《医保经办手册》、常见问题库等各类指南，为群众提供高效暖心的医保服务。开展业务培训和经办系统练兵比武知识竞赛，不断建强政策精、业务熟、服务好、作风硬的医保经办队伍。

加强内控督导巡查　制定医保经办系统内部控制工作制度及手册，规范各类工作流程和操作行为，充分运用行风建设、政务服务好差评、内控检查结果，以查促防、以查促改，以查促进，推动医保经办服务再上新台阶。

【创新经办服务方式，探索提质增效新途径】　优化电话咨询服务机制　加强培训管理，提升服务质效，提供电话咨询服务4.6万人次，及时为群众答疑解惑，实现政务服务投诉源头预防、前端化解，积极推动由“接诉即办”向“未诉先办”延伸。

加强线上宣传培训工作力度　常态化组织参保企业“医保月课堂”活动，围绕群众关心的大病保障等问题，为街镇工作人员、企业医保专管员举行12期、覆盖2800余人次的线上培训；联合举行“政务服务面对面　异地就医那点事儿”网络直播活动，通过通俗易懂的语言进行医保政策讲解和知识科普，观看人数6万余人次。

推进医保经办信息化　微信公众号推送文章近400篇，线上接待咨询7000余人次，扩大医保线上影响力，有效分流电话咨询压力；加快推进医保服务网上办、掌上办，在全市率先实现手工报销费用审批表通过自助机和“丰台医保”微信公众号自助下载打印，提高医保服务事项线上可办率，打造智慧医保大厅。

【提升经办服务效能，打造群众满意新品牌】　加强部门联动　联合区政务局、区人力资源社会保障局等部门，率先实现社会保险类政务服务事项办理“大综窗”模式，实现社保、医保政务服务事项70项一窗办理，助力优化营商环境。

聚焦业务指导　举办DRG支付方式改革培训班，邀请国家、市医保局领导和专家现场授课答疑，编制《丰台区DRG支付方式改革工作指南》，指导辖区定点医疗机构落实好DRG支付方式改革政策；发挥考核指挥棒作用，建立定点医疗机构医保管理考评机制，从费用质量等9个方面对辖区248家定点医疗机构进行考评，督促医疗机构围绕自身短板，提高医保管理能力。

坚持问题导向　打造“百名村医培训计划”品牌，围绕医保管理、应急抢救、慢病筛查、推拿治疗等，对49个农村社区站128名医务人员进行线上与线下相结合、理论与实践相补充的系统培训；连续两年面向农村社区卫生服务站开展“双提升”工作，即提升医疗保障能力、提升医保基金效率，组织15家医院与10家农村社区站结对帮扶，派驻专家名医驻点出诊，代培代教农村医务人员，促进村域医疗和医保服务水平不断提升。

案例五：石景山区持续推进“网上阳光采购”改革

2023年，石景山区医疗保障局全面推进医用耗材阳光挂网采购，常态化开展医用耗材集中带量采购工作，坚持以学为先，注重政策培训、强化监督服务，确保辖区定点医疗机构熟知政策、掌握流程、高效落实药品耗材带量采购工作，保障临床用药需求、减轻群众就医负担。

【开展全覆盖检查，确保落实到位】 明确检查标准 制定石景山区医疗机构中药饮片、中药配方颗粒和医用耗材网上阳光采购检查考核细则。经科室讨论、专家委员会论证，分别明确7类考核项目、10项考核内容。聘请第三方公司对辖区内80家定点医疗机构开展全覆盖检查，检查前对第三方人员开展业务培训，解读政策文件和考核细则，确保检查标准统一、流程规范。

全面梳理问题 通过检查，全面掌握辖区定点医疗机构在中药饮片、中药配方颗粒、医用耗材组织机构和管理制度建立、院内点评机制和异常使用预警机制、全品种全用量网上采购、备案采购、线下采购、采购价格依据和价格水平、第一至五批国家组织药品集采完成及整改情况、医用耗材带量采购完成情况（国家组织骨科人工关节），以及非中选产品采购使用情况、医用耗材带量采购结算回款等情况，帮助医疗机构明确问题和整改方向。对辖区有采购权限的55家定点医疗机构进行考核评分，考核满分的占比85.45%，90～95分的占比9.09%，70～85分的占比5.46%。

整改落实到位 在现场检查时对发现的问题即进行沟通、明确原因、立行立改；对问题突出的8家定点医疗机构进行约谈和督导，对7家定点医疗机构开展“回头看”检查，确保整改到位；充分了解定点医疗机构对政策和招采平台使用意见建议，及时上报市医保局，为政策调整和系统优化提供一手资料，全面推进网上阳光采购工作高质量发展。

【坚持高效作为，畅通沟通渠道】 拓宽医疗机构沟通渠道 组建药品医用耗材工作联络群，涵盖辖区定点医疗机构医保、药品、医用耗材负责人及采购人员300余人，专人负责、及时做好政策发布和政策解答。组建区级药品耗材专家库，针对定点医疗机构阳光采购难题，及时组织专家研讨，分析政策，梳理流程，确保政策理解到位，工作稳步推进。

畅通市区两级沟通渠道 充分发挥区级经办上传下达作用，及时汇总区级问题上报市医保局医药集中采购中心，并将集采中心对问题的答复及时告知医疗机构，做到有问必答、有惑必解，充分保障网上阳光采购落地。

【坚持追踪问效，提升监督实效】 注重业务培训，及时对定点医疗机构开展采购政策培训；坚持追踪问效，掌握工作进度，对完成不到位的定点医疗机构及时开展一对一督导。转变工作理念，化督导为服务，帮助定点医疗机构梳理工作流程，及时了解工作中的难点、堵点，针对招采子平台系统不稳定、功能待优化等情况及时上报，协助沟通，积极解决，确保网上阳光采购政策落地落实。

【加强政策宣传，强化社会监督】 多措并举，提高参保群众对集采政策知晓率，充分发挥社会监督作用。通过“阳光医保石景山”微信公众号发布“每天一分钟 医保真轻松”医保政策小问答，方便群众掌握医保政策；开展药品医用耗材医保知识竞赛，近2000人参与答题，多渠道、全方位宣传“以量换价”集采惠民政策，主动接受百姓监督，进一步规范医疗服务行为，减轻群众医药费用负担。

案例六：门头沟区“三医+”联动筑牢医保基金安全防线

2023年，门头沟区医疗保障局创新基金监管方式，构建“三医+”联动维护医保基金安全工作机制，推动以医保、医疗、医药为基础的多部门协同联动，建立“1+3+6”基金监管模式，推动形成部门间协同治理、多举措综合施策、全社会齐抓共管的监管格局。

【“一个方案”牵引】 门头沟区医疗保障局牵头制订《门头沟区“三医+”联动维护医保基金安全工作方案》，成立由区领导担任组长的“三医+”联动维护医保基金安全工作专班，方案明确辖区18个部门和13个镇街在维护医保基金安全方面的工作职责。按照积极预防、依法管理、综合防控、齐抓共管、各负其责、社会参与的原则，落实各方监管责任，推动形成权责明晰、严密有力、安全规范、法治高效的医保基金使用常态化监管体系。

【“三项实招”聚合】 点面结合，抓细常态监管 建立门头沟区基本医疗保险定点医药机构医保巡查机制，组建5支巡查组，对辖区内医保定点医药机构每2周开展一次巡查，全年完成辖区全部62家医保定点医药机构巡查全覆盖，将原有参保人员发生费用后审核的模式，转变为自就医始开展身份核实、诊疗行为、费用结算等的事前监督模式，实现了从事后监督向事前预防转变。

内外并举，抓牢专业监管 加强基金监管规范化管理，聘请会计师事务所开展年度医保定点医疗机构专项检查，弥补监管部门人员数量和专业结构不足。围绕医保管理、财务管理、诊疗服务内容真实性、药品耗材进销存等方面，从全区48家医保定点医疗机构中筛选出上年度基金申报额20万元以上的38家定点医疗机构进行专项检查。

远近统筹，抓实综合监管 构建“三医+”联动维护医保基金安全工作机制，深化部门联动，提升医保基金综合监管能力。镇街落实属地监管责任，将医保基金监管纳入镇街行政综合监管体系，根据村居实际情况设置村居医保代办点并落实人员安排，将基层监管工作纳入镇街对村居的工作考核，定期调度辖区定点医药机构医保基金管理工作，确保监管责任落实到位。

【“六大机制”驱动，织密安全“一张网”】 建立共治机制 充分发挥医保、医疗、医药职能，以医疗保障、卫生健康和市场监管三部门共同参加的“三医”协同巡查机制为基础，每年3月为集中巡查月，针对辖区内基金申报金额较高、存在基金安全风险的医保定点医药机构，组成联合检查组进行现场检查，并分别依据各自法定职责，针对医保基金领域内违法违规行为依法依规给予查处。各部门、各镇街按照职责分工，采取多种手段，形成监管执法合力，成体系地推进医保基金监管工作。

建立共商机制 建立由区政府分管医疗保障工作的领导为召集人，区医疗保障局牵头、相关部门参加的维护医保基金安全工作例会制度，主要研究贯彻落实国家、市区涉及医保基金监管领域的重大决策部署、重大活动安排、重要问题解决等事项，研究解决区域内有关部门在医保基金监管和履职中存在的普遍性、倾向性问题，提出工作措施和建议。

建立共建机制 坚持党建引领，各部门党组织联合开展共建活动，在执法、监督、行刑衔接、案件移送等方面开展业务交流。加强部门贯通协同，实现部门间线索互移、标准互认、结果互通。各部门、各镇街共同开展维护医保基金安全宣传活动，提高人民群众认知力、防范力，树立正确的医保基金监管舆论导向。

建立数据信息共享机制 构建全区死亡信息数据交换共享机制，区医保中心、疾控中心、社保中心交换共享本区居民（含农业人口）死亡信息数据，防止利用已故居民社会保障卡享受医保待遇。聚焦重点领域、重点机构、重点行为，加强部门间数据共享、信息交换、线索共享和监测分析，积极利用现有的信息化平台及设备，推进部门间基础信息和情报线索共享。

建立案件查办协作配合机制 切实做好协议处理与行政处罚、刑事司法的有效衔接，强化案件线索通报。医保部门发现公民、法人和其他组织有侵害医保基金行为，涉嫌犯罪的，依法向公安机关移送；涉及党员和监察对象依法履职、廉洁从政等方面的问题或涉嫌违纪、职务违法等问题的线索，及时移交纪检监察机关；涉嫌违反其他法律法规的，依法向有处理权限的行政部门移交问题线索。

建立预警和风险评估机制 医保部门切实加强医保基金运行的动态监测，设置分级预警标准，对费用和服务质量异常的超支定点医疗机构、服务数量异常的结余定点医疗机构，以及存在基金安全风险的定点医疗机构进行监控预警，对可能发生的风险采取有效防范措施。

案例七：通州区强化区域联动　推动京津冀医疗保障事业协同发展

2023年，通州区医疗保障局秉持区域协同、发展平衡、合作共赢的原则，结合辖区实际，创新工作模式，强化区域联动，积极推进与廊坊市医保一体化协同发展。协同处理相关工作，共同维护医保基金安全，为推动京津冀经济社会高质量发展贡献更多医保力量。

【强化区域联动，建立两地医保部门协调沟通机制】 通州区医疗保障局和廊坊市医疗保障局签订《医疗保障基金异地协同监管框架协议》，建立健全两地医保部门协调沟通机制。一是建立联席会议沟通机制。由通州区和廊坊市共同发起召开，推动实施年度合作内容，协商年度检查工作；根据两地工作实际情况，研究确定相关医保基金异地监管举措，加强两地医保基金的监管力度，构建更加牢固的基金安全防火墙，助力两地医保合作高质量发展。二是建立联络对接机制。为保障两地沟通顺畅，建立安全高效的信息传递渠道，两地各自明确将“基金监管联络员”作为沟通桥梁，加强联络沟通。三是建立医保基金大额费用核查机制。根据异地就医大额费用协查协办请求，做好异地就医涉嫌违规违约问题现场核查工作。

【突出监管重点，明确异地就医住院数据协查方式】 为守护好百姓“救命钱”，助力京津冀协同发展，明确异地就医住院数据协查方式，切实推进医保基金异地协同监管工作。一方面，明确异地就医直接结算数据核查方式。针对每季度异地就医住院直接结算医保内金额大于3万元的费用，双方共同抽取不低于10%的病历进行复核，并建立复核反馈机制；针对定点医疗机构存在的可疑问题，第一时间发送协查函至就医地医保监管部门，就医地医保监管部门收到协查函后30日内反馈核查结果。另一方面，明确未实现异地就医直接结算核查方式。加强对未实现异地就医直接结算人群的医疗服务监管，以异地就医人员所持住院票据为核查重点，通过信息化手段，支持就医地和参保地每季度交换就医费用信息，对异地费用进行核查并复核反馈。

【围绕工作难点，构建京津冀医保合作交流平台】 为凝聚京津冀医疗保障事业一体化高质量发展工作合力，构建合作交流平台。一是通州区与廊坊市（包括北三县）医保部门，就基金监管、定点机构管理和异地医保工作中难点问题召开研讨座谈会，就待遇保障、异地就医直接结算、医保信息化建设、医保经办服务体系建设等重点问题进行协商处理，进一步促进京津冀医保工作一体化发展。二是通过区域间异地就医异地监管机制，相互反馈异地就医数据情况，逐步实现定点医疗机构参保人就医信息共享，及时将相关核查结果进行反馈，实现数据互联互通信息共享。

【提升监管实效，严格落实医疗保障惠民政策】 一是聚焦群众“痛点”，异地结算更加便捷。通州区医疗保障局始终坚持从京津冀协同发展大局出发，按照“急用先行、有重点、分步骤推进”原则，优先开通津冀参保人员就诊人次集中的定点医疗机构。截至2023年底，累计审结津冀参保人25.88万人次、医疗费用2.3亿元，同比分别增长264.21%、90.75%。二是打破行政壁垒，就医流程更加通畅。京津冀各统筹区参保人员，持医保电子凭证或社会保障卡在京津冀区域内所有定点医药机构住院、普通门诊就医购药等，均视同已办理了异地就医备案手续，可直接享受医保报销待遇。截至2023年底，视同备案结算23.22万人次，同比增长277%。三是持续促进通武廊（武清、廊坊）区域一体化高质量发展。河北燕达医院2016年成为北京市医疗保险参保人员异地就医持卡直接结算的协议管理医疗机构，区医疗保障局积极推动该医院参与北京市医保改革各项工作，作为第一批试点医院启动国家医疗保障疾病诊断相关分组（CHS-DRG）实际付费。

案例八：顺义区开展口腔种植专项治理工作

2023年，顺义区医疗保障局全面贯彻落实国家和市医保局关于口腔种植专项治理的工作部署，加大力度规范口腔种植医疗服务价格项目，大幅降低口腔种植服务和相关医用耗材价格，取得了积极成效。

【精心谋划，保障治理平稳有序】 提前谋划部署 主动对接区卫生健康委员会及相关属地，协助开展口腔服务机构摸底调查工作，通过与辖区内公立和民营共计225家口腔服务机构签订《口腔种植专项治理相关事项确认书》、发放口腔种植医疗服务调查和专项治理政策文件、现场答疑等工作，及时了解掌握辖区内口腔服务机构经营现状及口腔种植业务开展情况，从中筛选出具备开展口腔种植业务的30家医疗机构（公立机构2家，民营机构28家），为推进后续专项治理工作打下坚实基础。

建立沟通机制 辖区内口腔种植医疗机构多为民营机构，各机构经营状况参差不齐，人员流动频率较快，出现工作对接不上的问题。为了更快更准确地将相关工作要求传达到每一个医疗机构，通知要求机构指派专人负责专项治理工作，并建立一对一联系服务窗口制度，督促机构落实相关工作要求并及时答疑解惑。

加强政策引导 倡导非公立非医保定点医疗机构按照本市政策规范价格项目，合理确定项目价格及医疗服务价格调控目标，引导鼓励少加价或不加价销售种植体系统和牙冠耗材，在落实口腔种植医疗服务全流程调控价格的前提下，向患者提供优质医疗服务，通过技术劳务价值获得回报。

【综合治理，实现价格稳定惠民】 调控口腔种植医疗服务费用 结合实际主动做好口腔种植医疗服务收费和耗材价格专项治理政策宣贯和解读，充分利用市医疗保障局提供的政策培训材料，及时转发至辖区所有提供口腔种植服务的各级各类医疗机构，督促认真组织内部学习，务必全面准确把握政策内容，认真准备备案材料，及时进行单颗常规种植牙服务价格及耗材价格备案，对发现的问题反馈医疗机构修正，在规定时间内完成了相关工作，27家医疗机构参与口腔种植专项价格治理，单颗常规种植牙医疗服务平均费用降低至4817元/颗（仅包括参与价格治理的机构）。

完成集采报量 通过对医疗机构持续的政策宣传引导，让各医疗机构充分认识口腔种植体系统集中带量采购工作的重要意义，选择合理的中选产品，在规定时间内完成了协议采购量产品和采购量的确定工作，25家机构参加口腔种植体系统省际联盟集中带量采购，首年协议采购量达6000余套。

落实牙冠挂网价格 全市挂网公布口腔牙冠类医用耗材专项价格后，辖区内相关医疗机构牙冠价格最低至211元/颗。专项治理后，顺义区参与价格治理的医疗机构单颗常规种植牙全流程总费用控制在5130～7920元（使用中选种植体产品和牙冠挂网产品）。

【强化监督，督促认真落实价格政策】 做好发放“一封信”相关工作 向辖区内提供口腔种植服务的医疗机构发放一封信，向医疗机构讲明政策要求和实施安排，确保全部通知到位、宣讲到位。要求医疗机构张贴在收费窗口或在首次就诊时发放给患者，向患者讲明种植牙收费构成和价格政策，营造广泛参与、相互监督的良性发展环境。

组织走访调研 到定点医疗机构、民营非定点机构调研自口腔种植专项治理工作开展以来的工作情况、遇到的问题，辅导其准确理解政策内容，落实各项政策要求，及时汇总11项问题上报市级医保部门。

落实价格公开 及时汇总专项治理工作医疗机构名单和全流程价格，在市医疗保障局官网进行挂网公示,方便患者比对,接受患者监督。

开展现场检查 对定点医疗机构口腔耗材集采、使用情况进行监督检查。督促民营非定点医疗机构履行报量承诺,优先使用中选产品,按时完成协议采购量,全面执行口腔种植医疗服务价格和耗材相关政策。

案例九:怀柔区推进村卫生室纳入医保定点

2023年,怀柔区医疗保障局全力推进村卫生室纳入医保定点工作,进一步织密基层定点医疗机构服务网络,让参保群众在家门口就能享受到医保待遇。

【主要做法】 *深入开展调研* 怀柔区政府将"全部村卫生室正式纳入医保"列为群众拟办好事实事项目,挂账督查,定期跟进。区卫生健康委员会、区医疗保障局、区政务服务局等部门前往交通不便、基础薄弱、诉求较高的50余个山区现场调研,对村卫生室场地建设、医师资格、网络设备、业务开展等基本情况进行详细摸底,登记造册。对于村卫生室在临时纳入定点期间运行中出现的问题,组织乡镇卫生院院长到先进区学习信息化建设、药品集中采购、收入管理、考核评价等好经验好做法,为推进村卫生室医保定点全覆盖奠定基础。

加强部门联动 成立有多部门联合的工作专班,定期召开工作座谈会,积极争取市级部门政策支持和业务指导。区卫生健康委员会按照"村办院管"的原则,将"有室无人""村医老化"的村卫生室纳入属地社区卫生服务中心一体化管理,社区卫生服务中心通过增加诊疗地点、派驻医生或医生助理等服务方式,将诊疗服务扩展到相应村。区财政局安排专项资金376万元,为村卫生室全部配齐计算机、读卡器、打印机、医保系统等服务设施。区医疗保障局指导做好信息系统调试,进行实时结算业务验收,组织村卫生室管理人员学习政策,完善服务管理,自觉规范医疗服务行为,促进村卫生室有序、安全、持续运行。

强化"两项保障" 一方面,以"互联网+"思维推动诊疗"一体化",依托互联网建立综合性远程诊疗服务体系,社区卫生服务中心通过远程方式完成药品项目维护、医院信息系统升级、药品器械库存管理、挂号、收费等工作,实现居民医疗费用实时结算;另一方面,推进医保定点可持续发展,利用"联络员"制度,业务骨干分赴镇村,分区分片包干负责,实时关注村卫生室运转情况,召开村卫生室协议协商和技术培训会,采取集中培训、实操指导、线上线下互动等多种方式提升村医专业水平和服务能力。

【主要成效】 在村级医疗卫生"一体化"管理的背景下,依托社区卫生服务中心为农村群众提供"增址"服务,破解"有室无医"问题,村民可享受与社区卫生服务中心相同的药品目录和诊疗项目,并利用"村村通"政务网连接区级医疗健康平台及各社区卫生服务中心医保服务器,实现医保医疗费用实时结算,促进了村级医疗卫生一体化管理和均等化服务落地,快速补位乡村医疗卫生服务的空白。怀柔区213家村卫生室全部纳入医保定点后,已为参保人结算医疗费用2.66万人次、合计305.84万元,同比分别增长130.73%、113.06%。

天津市

工作综述

2023年,天津市医疗保障局坚持以人民为中心的发展思想,担当作为、开拓创新、拼搏进取,聚焦“十项行动”,抓实深改惠民,在医疗保障和医药服务高质量协同发展上取得新的突破。截至2023年12月,全年基本医疗保险(含生育保险)统筹基金总收入462.28亿元,总支出355.81亿元;统筹基金累计结存488.40亿元,其中职工医保(含生育保险)统筹基金累计结存422.45亿元,可支付能力14.9个月,居民医保基金累计结存65.95亿元,可支付能力11个月。

【筹资运行机制更加稳健】 全力推进“统模式”改革　全面梳理完善基本医保缴费基数、缴费比例、滞纳金、补缴费、退费等政策,为经办落地奠定坚实基础。推进基本医保参保登记相关业务顺利划转,加强经办窗口建设,确保参保登记业务同步纳入“一窗通办”范围。完成医保信息系统参保登记功能模块开发改造,精准衔接人力资源社会保障、税务、人民银行等相关系统,全方位支撑业务上线。组织开展业务培训,加强政策宣传,合理引导社会预期。2023年,居民、职工医保参保登记相关业务相继顺利承接,实现平稳过渡。

圆满完成参保扩面任务　坚持把全民参保作为一项重要的政治任务,深入开展参保扩面攻坚行动。出台配套支持政策,合理调整居民医保筹资和待遇标准,阶段性调整错过集中参保缴费期参保人员待遇等待期激励政策,加大在校学生和在托幼儿参保动员,深入开展集中宣传月活动,积极营造全民参保的良好氛围。截至2023年12月,全市基本医保参保1183.6万人,坚决做到“病有所医、医有所保”。

【待遇保障水平持续提升】 促进多层次医疗保障有序衔接　全面完成2023年20项民心工程医保项目,有效减轻群众负担。居民医保住院最高支付限额从18万元提高到25万元,大病保险各费用段报销比例提高5个百分点,将门(急)诊政策范围内个人负担的医疗费用纳入大病保险保障范围。清理规范意外险制度,相关费用纳入基本医疗保障,确保参保人员总体待遇不降低。

实施积极生育保险政策　统筹提高生育医疗保险待遇;支持灵活就业人员同步参加生育保险;参保人员按规定享受生育保险待遇,不再以符合计划生育政策为限制条件;清理规范城乡居民生育保险制度,相关待遇纳入基本医疗保障;全年累计支付生育保险待遇20.4亿元。

深入推进长护险制度试点　完成“1+7”新一轮长护险试点配套文件制定,建立21个服务网点。自2021年试点启动以来,全市通过失能评定且享受待遇2.8万人,累计入户服务1091.9万人次、支付费用9.63亿元。

认真落实重特大疾病医疗保险和救助制度　全年分类资助15万医疗救助对象参保;拨付资助参保、门诊救助、住院救助资金2.76亿元;开展重特大疾病医疗救助,实行“一站式”联网结算;开展因病致贫重病患者依申请医疗救助,救助资金1231万元。

巩固拓展脱贫攻坚成果有效衔接乡村振兴　进一步强化因病返贫致贫风险防范处置,巩固“基本医疗有保障”成果;实施乡村振兴重点工程,为10个涉农区187个街道(乡镇)党群服务中心和8个城乡医保服务中心配备医保终端设备,推动便民服务向农村延伸。

【医药服务供给侧结构性改革深入推进】 坚决落实药品集采任务　完成国家组织第八批药品集采成果在津落地,39种药品平均降幅56%。推进国家组织各批次药品集采协议期满后接续结果执行、到期续签等工作，及时让群众享受到药品降价的红利。

常态化开展高值医用耗材集采 承担国家高值医用耗材集采任务，在津开展人工晶体类及运动医学类医用耗材集中带量采购，平均降价70%；完成国家组织冠脉支架接续采购结果和脊柱类医用耗材中选结果落地执行；组织开展国家组织人工关节集采第二年协议期中选产品续签协议工作；扎实推进口腔种植体集采和牙冠类耗材限价挂网结果落地执行，公立医疗机构单颗常规种植牙总费用降幅超过50%。2023年，全市通过集采累计节约采购费用超过70亿元。

深化医疗服务价格改革 规范调整中医类、超声类等医疗服务项目价格150余项；完成口腔种植类、器官移植类27项医疗服务项目与国家立项指南的规范对接；新增俯卧位通气治疗等医疗服务项目34项，调增基层医疗服务项目、精神心理卫生类等项目价格151项，调减CT、核磁共振等项目价格31项；规范489项儿科类、156项传染类手术项目加收政策。积极推进医药价格治理，进一步规范挂网药品价格数据，及时处置不合理价格上涨问题，醋酸氢化可的松片降价超八成，有序纠正15种药品耗材价格异常问题。

【医保支付机制更加高效】 *严格规范药品目录管理* 完成2022年版国家药品目录在全市落地执行，收载西药和中成药共2967种，通过谈判新增的108种药品价格平均降幅60.1%，减轻患者负担40.82亿元；及时调整完善门诊特定病种（简称“门特”）和门诊保障机制药品保障范围，支持医疗联合体内处方流动，提升药品供应可及性。

深化医保支付方式改革 扩大DRG/DIP实际付费范围，实现全市符合启动条件的医疗机构全覆盖，2023协议年度DRG和DIP实际付费占全市住院医保基金支出总额的77.49%。试点启动以来，累计拨付结余留用资金20.58亿元。积极推进糖尿病门特按人头总额付费，促进健康管理，通过规范行为、控制成本和健康管理，初步实现了基金支出可控、医院规范发展、群众负担减轻的改革预期。

巩固减轻群众负担治理成果 综合实施目录调整、支付方式改革、医药集采和规范费用申报等措施，着力减轻群众负担，2023年职工住院自费率同比下降6.39个百分点，城乡居民住院自费率同比下降5.32个百分点。

【基金监管高压态势不断强化】 *持续完善基金监管制度体系* 制定《天津市医疗保障基金内部审计试行办法》《天津市医疗保障局内部审计试行办法》《天津市医疗保障“双随机、一公开”监管工作实施办法》等制度，不断提升基金监管制度化规范化管理水平。

全面推进医保智能监管 创新线上线下相结合的审核模式，严把支出关口，强化源头管控，通过对医药服务行为的实时提醒，规避基金损失约8.48亿元；加强中药饮片综合治理，建立处方点评机制，深入开展DRG/DIP专项实地核查，有效规范诊疗服务行为；强化异地就医监管，开出天津市首张异地就医违规案件行政处罚“罚单”。

严厉查处各类违法违规行为 深入开展打击欺诈骗保专项整治工作和飞行检查，压实属地责任，深入开展日常稽核、自查自纠、抽查复查。强化行刑衔接、行纪衔接，与公安部门依法联合立案119件，采取强制措施131人；向纪检监察机关通报127件次，曝光典型案例181件，进一步凝聚监管合力。截至12月，累计处理违法违规定点医药机构2604家，行政处理案件117件，约谈753家，暂停和解除医保服务协议28家，审核拒付2556家；涉及金额共计1.9亿元，其中事中审核拒付违规金额0.76亿元，事后查处追回医保基金1亿元，行政罚款1386.99万元。

【医保标准化信息化应用更加广泛】 *扎实推进医保信息化建设* 圆满完成医保信息平台一期建设终验，成为全国首个一次性通过验收的省级平台。聚焦“扩资源、固安全、深应用、强基层”，实施平台二期规划建设，投资规模1.5亿元。建成市医保信息平台监控中心，有效提升平台管理和应急处置能力。全年平台运行“零事故”。

不断提升医保标准化水平　制定定点医疗机构药学、技术人员统一编码动态管理制度和中药配方颗粒统一编码动态维护机制，常态化推动18项编码动态维护机制落实落地。持续加强数据治理，非标率稳定在1%左右。建立与人力资源和社会保障、卫生健康、民政、公安等多部门数据直通互联机制，深入推进数据共享。

创新打造医保电子便民服务生态场景　大力推动“三电子两支付”，医保电子凭证累计激活达1100万人，2900余家定点医药机构实现扫码结算；2503家机构完成医保电子处方上线验收；完成医保电子结算凭证中心部署，全市二级、三级医院已全部推开；44家机构上线移动支付应用，全市医保移动支付单天最高笔数位于全国第六、天津医科大学总医院移动支付单天最高笔数位居全国第一；可信支付在滨海新区中医医院试点上线；津医保App基本实现全市三级医院入驻全覆盖，注册人数达900万，群众就医更加方便快捷。

【医保经办服务更加便捷】　深化异地就医直接结算　实施异地就医结算十项便民措施，累计开通异地就医住院、普通门诊和门诊慢特病直接结算的定点医疗机构分别达到458家、1851家、782家。2023年，外省市参保人员到天津就医直接结算647.5万人次，发生金额109.78亿元，约占全市卫生总费用的1/10。

持续推进医保服务标准化、规范化　全面落实《社会保险经办条例》，梳理规范经办服务事项。推进窗口、自助终端、电话、手机、网厅等五项服务渠道畅通便捷。积极推进“综合柜员制”建设，各级窗口可办率100%。加速推进医保关系转移接续，确保15个工作日完成。新增女职工生育、医保手工垫付报销两个“一件事一次办”。广泛组织开展经办练兵比武，不断提升业务素质能力。持续提升天津12393医疗保障服务热线服务能力，推出在线客服、视频电话客服，打造“场外专席”，升级人工智能质检，荣获“金音奖”2023年度中国最佳政务服务热线奖。

探索四级经办服务体系构建　深入推进经办服务体系建设，明确便民服务示范建设标准，大力推进服务下沉，全市医保经办高频服务事项在村（社区）一级实现帮办代办全覆盖，推动在有条件的银行营业网点、校园、长期护理保险服务中心、定点医药机构等场所设立医保便民服务站，首批已设立百余个，形成“进村居、进校园、进银行、进机构、进长护险网点”的“五进”经办模式。

全面加强医保政策宣传　深入推进“医保政策进社区”，发放宣传材料82万份，联合天津轨道交通集团在552个地铁出入口张贴海报，编制《2023年度医保知识问答手册》，精心制作医保主题漫画、“一图读懂”等宣传材料，用生动形象的宣传促进医保政策走进千家万户。

【京津冀医保协同发展取得突破】　强化协同机制　在津组织召开2023年京津冀医保协同发展工作会议，制定《京津冀医保协同发展2023年工作要点》《京津冀医保协同发展走深走实工作措施》，深化拓展京津冀医保协同发展。

实现“一码通行”　创新推进京津冀异地就医直接结算，实现京津冀区域内异地就医住院、普通门诊和门诊慢特病医疗费用直接结算“免申即享”“一码通行”，惠及京津冀区域约1亿名参保人员。

开展联盟集采　依托京津冀“3+N”医药采购联盟，开展4批次229种药品集采，平均降价近30%；开展12类医用耗材集中采购，其中冠脉导引导丝、冠脉导引导管、冠脉扩张球囊、药物涂层冠脉球囊四类医用耗材平均降价78.29%，关节骨水泥类医用耗材平均降价83.13%，骨科创伤类医用耗材平均降价80.7%，其他起搏器类、超声刀头类、电生理类等均实现大幅降价。在京津冀“3+N”关节水泥类医用耗材集采中，全国31个省（自治区、直辖市）和新疆生产建设兵团参与，覆盖全国总需求量的95%。

推进价格联动共享　建立京津冀中药配方颗粒价格联动共享机制，共同推动中药配方颗粒价格管理。探索形成《京津冀诊疗目录支付系统映射表》，为京津冀三地进一步推进映射结果在异地就医等方面的应用奠定基础。

全面完成“两中心、一平台”建设 基金监管创新中心“三基地”（医保基金监管警示教育基地、医保监管培训基地、医保反欺诈大数据监管试验基地）落地建成；医疗保障服务热线中心（医疗保障经办能力建设中心）以天津12393医保服务热线作为试点和依托，实现知识赋能、AI赋能和运营监控等功能。同时，会同市商务部门为7个区级生物医药产业招商部门与参加集采相关企业搭建对接平台，达成多个投资意向，集采平台促进经济发展的价值初步彰显。

【疫情防控转段平稳有序推进】 *加强待遇和费用保障* 坚决落实新冠病毒疫情“乙类乙管”常态化防控责任，做好新冠病毒感染者待遇保障相关工作。

完善价格和支付管理 完成全国首例新冠治疗药品价格首发；制定俯卧位通气治疗等9项医疗服务项目临时价格并纳入医保支付范围，及时下调新冠疫苗、核酸检测、抗原检测和抗体检测价格。

加强药品监测 承担药品供应保障组工作，组织加强药品供需监测和精准调度，发放5批次43.1万份健康防疫包，向全市涉农区3520个村发放4983个应急药箱，有效应对疫情期间药品供应紧张局面，确保平稳有序。联合8部门制定《天津市药品耗材应急会商保障机制》，切实提高全市药品耗材供应保障能力。

重要活动

1. **《天津市职工生育保险规定》实施。**1月1日，《天津市职工生育保险规定》及其实施细则正式实施，通过扩大参保范围、取消待遇限制、规范津贴支付、拓宽支付项目、优化办理流程、提高保障待遇等措施，加快建立积极生育支持政策体系，促进人口长期均衡发展。

2. **完成全国首例新冠治疗药品价格首发。**1月17日，市医疗保障局按照《新冠治疗药品价格形成指引（试行）》，完成全国首例新冠治疗药品价格首发工作，并确定附条件挂网价格。

3. **召开全市医疗保障工作会议。**3月9日，全市医疗保障工作会议召开，会议全面总结2022年医疗保障工作，分析当前面临的形势和问题，部署2023年重点任务。

4. **与天津大学签署战略合作协议。**4月18日，市医疗保障局与天津大学举行战略合作协议签约仪式，双方将以国家医疗保障局与天津市医保领域合作共建项目为起点，深入推进政校融合，构建优势互补、合作共赢的高质量发展新局面。

5. **召开2023年度天津市打击欺诈骗保专项整治工作会议。**4月27日，市医疗保障局联合市人民检察院、公安局、卫生健康委员会、市场监督管理局、药品监督管理局等部门，召开2023年度天津市打击欺诈骗保专项整治工作会议，就做好2023年打击欺诈骗保工作进行部署。

6. **全面启动长护险错峰失能评定工作。**5月16日，市医疗保障局全面启动重度失能人员错峰评定工作，涉及1.4万余名重度失能人员。通过优化评定流程、规范评定时效，确保重度失能人员及时享受长期护理保险待遇。

7. **召开2023年京津冀医保协同发展会议。**5月30日，京津冀三省（直辖市）医疗保障局在津召开2023年京津冀医保协同发展会议，总结近年来京津冀医保协同发展取得的成效，研究部署下一步工作，会议审议通过《京津冀医保协同发展走深走实行动措施》和《京津冀医保协同发展2023年工作要点》。

8. **开展跨省异地就医直接结算集中宣传月活动。**6月9日，市医疗保障局召开完善异地就医直接结算攻坚行动部署会暨全国跨省异地就医直接结算政策集中宣传月启动会。各区医疗保障局、医保分中心以及1200余家异地就医定点医药机构、250余个街道党群服务中心、69个医保服务示范优案村（社区）积极参与、密切配合，在全市范围内统筹推进跨省异地就医直接结算集中宣传月活动高效开展。

9. **完善防范化解因病返贫致贫长效机制有效衔接乡村振兴。** 7月26日，市医疗保障局等五部门印发《关于完善防范化解因病返贫致贫长效机制有效衔接乡村振兴工作的通知》，进一步明确细化12项具体措施，强化因病返贫致贫风险防范处置，全面巩固"基本医疗有保障"成果，更好发挥医保制度助力乡村振兴作用。

10. **完善基本医疗保障筹资运行和待遇保障机制。** 9月28日，市医疗保障局会同有关部门印发《关于完善基本医疗保障筹资运行和待遇保障机制的通知》，明确六方面十项政策措施，合理调整医保筹资标准，统筹提高居民医保待遇水平，完善职工医保统筹缴费机制，巩固提升职工医保待遇水平，优化其他补充医疗保险筹资运行机制，促进医疗保障高质量可持续发展，更好地保障参保人员权益。

11. **启动基本医保全民参保计划集中宣传月活动。** 10月11日，天津市基本医疗保险全民参保计划集中宣传月活动启动仪式暨医银、医商经办融合服务签约仪式在天津海河传媒中心成功举办。活动以"全民医保手牵手　医保护航心连心"为主题，旨在深入实施全民参保计划，巩固全民医保成果，营造自愿参保、积极参保的良好氛围。

12. **国家组织人工晶体类及运动医学类医用耗材集中带量采购在津产生拟中选结果。** 11月30日，国家组织高值医用耗材联合采购办公室在津成功召开国家组织人工晶体类及运动医学类医用耗材集中带量采购申报信息公开大会，产生拟中选结果。本次集采，人工晶体类耗材平均降价60%，预计每年可节约费用39亿元；运动医学类耗材平均降价74%，预计每年可节约费用67亿元。

13. **开展中药饮片阳光挂网采购。** 12月25日，市医疗保障局组织开展中药饮片阳光挂网采购，在支持医药机构自主议定价格的基础上，充分发挥市场价格形成机制，通过阳光挂网采购实现医药机构中药饮片采购价格水平公开透明，维护正常价格秩序，规范医药机构采购行为，降低患者用药负担，支持中医药事业高质量发展。

典型案例

案例一：天津市实行糖尿病按人头总额付费促进健康管理

2023年，天津市医疗保障局坚持以人民健康为中心，统筹医联体建设、家庭医生签约、医保支付方式、药品集中采购、门诊共济保障等医药领域多项改革，制定出台了结合医联体建设和家庭医生签约服务推进按人头总额付费改革的政策措施，并从糖尿病这一重大慢性病为切入点，探索建立以健康管理为目标导向的激励机制，加快推进医疗机构从以治病为中心向以人民健康为中心的转变，取得了阶段性成效。

【主要做法】 *推行糖尿病门特健康主管责任制*　天津市发挥医保基金战略性购买作用，将糖尿病门特按项目付费转变为按人头总额付费，并明确按人头总额付费要购买的糖尿病门特健康管理服务包内容，除基本的糖尿病诊疗用药以外，还包括糖尿病病情监测、并发症筛查、健康教育以及转诊服务等。医疗机构可自愿申报为糖尿病门特健康主管机构，自行或通过与其他医疗机构组建医联体等形式加强协作，向糖尿病门特患者提供健康管理服务包。支持医疗联合体各成员单位作为一个管理服务主体，整体申报成为糖尿病门特健康主管机构。糖尿病门特患者在自愿的基础上，从中选择一家作为自己的健康主管机构，由健康主管机构向糖尿病门特患者提供健康管理服务。

实行糖尿病门特按人头总额付费　为压实健康主管机构健康管理和规范诊疗的主体责任，天津市以健康主管机构为付费主体，以健康管理服务包为付费内容，实行糖尿病门特按人头总额付费。其中，健康主管机构的糖尿病门特按人头总

额付费额度，主要以其所管理糖尿病门特患者2019年在医疗机构实际发生糖尿病门特费用总额为基础，按照带量入院、托底限高、总体平衡的原则核定，既考虑了患者因病情轻重导致用药费用高低的差异，又可以将国家组织集采后的药品降价空间留给医疗机构作为激励，从制度设计层面充分保障患者用药权益和医疗机构合理利益。明确健康主管机构应与协作医疗机构统筹使用人头总额付费额度，根据糖尿病门特患者病情实际和健康状况，规范诊疗用药行为，做好健康管理服务，严禁以入院糖尿病门特患者既往年度实际发生费用作为制定诊疗用药方案的依据，切实保障患者用药权益。健康主管机构因收治糖尿病门特患者病情较重，导致按人头总额付费额度不足的，政策明确给予额外补偿。

建立以健康管理为导向的激励机制 健康主管机构按照健康管理服务包要求提供服务后，需向政府部门规范报送健康管理事项相关数据信息，包括相关检查化验指标数据、并发症筛查情况以及诊疗用药方案。健康主管机构通过开展健康管理和规范诊疗行为，糖尿病门特按人头总额付费额度产生结余的，政府部门根据健康主管机构规范报送的健康管理数据，对其健康管理过程和结果进行考核后，落实结余由健康主管机构留用的激励机制。

强化对开展健康管理医务人员的鼓励 为了让医务人员有动力持续规范开展健康管理，天津市按照“允许医疗卫生机构突破现行事业单位工资调控水平，允许医疗服务收入扣除成本并按规定提取各项基金后主要用于人员奖励”要求，明确要求健康主管机构将按人头总额付费结余留用资金，按规定用于医务人员薪酬支出和开展医疗健康管理，建立以医疗健康管理结果为导向的绩效分配机制。其中，医联体整体申报为健康主管机构的，可按规定实行医保统一结算，所产生的按人头总额付费结余留用资金，由紧密型医联体内各成员单位依医联体协议进行绩效考核和分配。

【主要成效】 *提高医疗收入* 推行糖尿病门特健康主管责任制以来，800多家医疗机构申报成为健康主管机构，23万糖尿病门特患者到自己选定的健康主管机构接受健康管理，占全市糖尿病门特患者的一半以上。截至2023年12月，医保经办机构累计核定糖尿病门特按人头总额付费预算额度22亿元，健康主管机构通过规范行为、控制成本和开展健康管理，实现按人头总额付费预算额度总体结余5亿元，结余率超20%，医疗机构按规定可以计入医疗服务性收入，并主要用于医务人员薪酬分配。

促进健康管理 健康主管机构在规范糖尿病诊疗用药服务的同时，加强了对糖尿病门特患者的健康管理，根据患者实际情况开具个性化健康处方，积极引导患者健康生活方式和合理用药行为。基层医疗卫生机构主动强化家庭医生签约团队能力建设，为家庭医生配备助手和健康管理人员，共同向糖尿病门特患者提供健康宣教、病情监测和并发症筛查等健康管理服务，切实提升基层对慢性病的健康管理能力。2023年1—12月，接受健康管理的23万名糖尿病门特患者，其住院率较同期未接受健康管理的患者低2个百分点左右。2023年4月，天津向糖尿病门特患者发起对健康主管机构的满意度调查，参评患者满意度达97%。

助推分级诊疗 在糖尿病门特健康主管责任制推进过程中，基层医疗卫生机构和家庭医生团队结合自身功能定位，通过提升健康管理能力、完善用药保障机制，积极引导糖尿病门特患者选择基层医疗卫生机构作为健康主管机构。同时，基层医疗卫生机构还依托卫生健康部门主导推进的医联体建设，逐步完善与上级医疗机构间的双向转诊、分工协作机制，共同做好对糖尿病门特患者的诊疗用药和健康管理服务，让更多患者愿意留在基层医疗卫生机构。截至2023年12月底，23万选定健康主管机构的糖尿病按人头付费患者中，44.0%以家医签约社区卫生服务机构为健康主管机构（在此之前，糖尿病门特患者在家医签约基层机构就诊比例仅为23%），36.3%以其他区属公立

医疗机构和基层医疗机构为健康主管机构，市属公立三级医疗机构仅占19.3%。

案例二：河北区以数字化建设推动医保高质量发展

为着力加强医保数字化建设，切实提高医保电子凭证使用率，扩大移动支付规模，提升群众医保服务体验，2023年，河北区医疗保障局以点带面统筹推动全区医保数字化建设，以医保服务数字化转型推动医保事业高质量发展。

【主要做法】 加强业务培训　通过线上线下融合的方式，组织召开医保信息平台便民服务应用动员部署大会及专题业务研讨会。围绕《关于加快深化医保信息平台便民服务应用的工作方案》，详尽解读并明确各项目标任务、部门职能、工作机制等内容，并针对时间节点、操作流程、接口改造、设备配置等具体环节设定了明确要求。区医疗保障局、河北医保分中心以及第三方公司现场回应解决定点医药机构提出的实际问题。

强化宣传推广　根据人群特性、地理位置和现有资源，采用分类分级的策略推广普及医保电子凭证。充分利用定点医疗机构的核心位置，在门诊急诊大厅、就诊通道等显著区域，通过海报展示、志愿服务、视频循环播放等方式，引导患者激活并使用医保电子凭证。同时，深入街道社区、企事业单位，针对不同年龄层次群体，开展“一对一”“一对多”的精准化宣传与手把手指导服务，提升参保人员对医保电子凭证和医保移动支付的认知度和社会接纳度。

注重实地调研　区医疗保障局联合天津市医疗保障基金管理中心河北分中心，以及支付宝公司组建联合调研团队，赴天津中医药大学第二附属医院、天津市第四中心医院等多家医疗机构进行实地考察研究。通过“看、谈、查、推”的方式，深入了解医疗机构在医保电子凭证及移动支付的宣传推广及应用现状，并针对医保电子凭证使用率低、提升速度缓慢等问题现场进行深度剖析，提出针对性解决方案。

保持紧密跟进　与第三方公司建立紧密联系，及时收集整理各个定点机构的推广实施情况，依据数据统计结果定期进行排名通报。通过电话沟通、面对面交流等多种形式，实时掌握并解决各机构在推进过程中遇到的难点堵点问题。主动约谈进展迟缓、执行力度不足的机构负责人和医保负责人，以确保此项工作顺利高效完成。

【主要成效】 树立标杆示范引领　经过多方共同协作，天津市第四中心医院积极主动配合，按照“先行先试、逐步推开”的原则，在MMC（医疗管理新模式）、自动缴费等区域启用医保支付功能，积极推动就医患者全面使用医保电子凭证、支付宝移动支付就医和结算，成为全市推行“支付宝医保移动支付”功能以来率先实现上线运行的医疗机构。2023年1月，该院被市医疗保障局推荐为国家医疗保障局直接验收对象，并顺利通过验收。该院积极发挥示范作用，通过座谈交流、课堂讲授、现场实操等线上线下相结合的方式，为辖区其他定点医疗机构开展培训，引导相关工作人员就推进过程中遇到的共性和个性问题进行互动交流，及时给予解答，为医保电子凭证使用和移动支付在河北区内其他定点机构的推广和应用起到了引领作用，推动了全区医保数字化建设提速。

推动医院高效运行　医院引入医保移动支付和电子凭证后，一方面，简化就医流程，降低医院前台人力成本，提高财务管理效率；另一方面，通过数字化建设助力医院内部管理和服务质量的提升。例如，通过对接医保系统，实现自动结算、报销，减轻了医护人员的工作压力，同时加快患者流转速度，优化了诊疗环境。

提升患者就医体验　医保移动支付和电子凭证为患者带来了极大便利性，实现“一码在手，医保无忧”。患者可以通过手机轻松完成挂号、就诊、支付等全过程，节约大量时间和精力。同时，医保电子凭证还能方便职工医保参保群众随时随地查询个人账户余额、消费记录，甚至跨区域异地就医也可快速完成备案与结算。

案例三：西青区创新大数据应用推动医保精准扩面

为破解辖区常住人员参保底数不清、无法精准扩面动员这一难题，2023年，西青区医保局开展以数据信息共享为抓手，以研发筛查小程序系统、提速筛查比对效率为突破，不断增强大数据支撑，建立人员信息与参保数据比对机制，探索出一条利用系统平台筛查未参保人员、实现精准扩面的全民参保路径，减轻了街镇、村（社区）等基层工作负担和压力，为全区医保扩面提供精准的数据支持。

【主要做法】 *探索创新，定制开发数据筛查软件* 坚持问题导向，研究破解难题，西青区医保局依托天津市医疗保障信息平台，多次召开专题会议，确定“大数据+参保”的工作方向，组织业务骨干认真研究参保筛查软件功能，分级设定参保信息筛查规则，创建“参保类型”“参保状态”“是否预缴城乡居民医保”等40余项筛查模型，力求筛查软件的实用性、筛查功能的多样性和准确性。采取“试点先行、逐步推开”的方式，以部分街镇为试点区域，评估测试数据筛查结果准确率，综合评估完善后，推广到全区各街镇应用。

广泛应用，精准开展参保扩面 西青区医保局坚持数据找人、精准动员，加强跨部门数据共享，积极争取市医保局、区网格中心、区教育局、区卫生健康委员会等相关部门数据支持，对接获取辖区内常住居民、大中专院校、中小学、托幼托育机构和新生儿等不同类别重点人群名单，通过“先筛查比对、再调查核实、后精准动员”的方式，形成常住人员、学生儿童医保参保动员台账，由村（社区）、教育部门等基层人员采用逐人核实销号的工作方式，精准高效开展扩面动员。

纵向联动，开展常住人员参保排查 联合区网格中心，获取辖区最新时点网格常住人员名单，争取信息数据支持。在集中参保期，组织街镇开展常住人员参保情况筛查，利用小程序剔除职工医保正在缴费、退休人员享受职工医保待遇两类已参保人群，锁定未预缴居民医保费、中断缴费等居民，有针对性地开展扩面，为基层集中参保期扩面动员提供精准数据及方向指引。在补缴攻坚期，为减轻街镇基层工作人员扩面压力，西青区医保局改变以往由街镇开展数据筛查方式，采取歇人不歇机、开足马力日夜筛查的方式，十余天内对全区103万常住人员参保信息进行筛查比对，有针对性地排查出原参保地为西青的未参保人员和系统无参保信息的疑点数据共计3.43万人。发动街镇基层工作人员利用电话核实、上门宣讲等方式，开展拉网式排查动员，并将结果分类汇总，形成动态管理台账，瞄准后期可扩面目标，不断提高辖区常住居民参保覆盖率。

横向联动，确保重点人群应保尽保 一是做好困难群体资助参保工作。联合区民政、残联召开专题工作推动会，加强统筹调度，做好沟通对接，获取民政救助和重度残疾等困难人员数据信息，由西青区医保局对困难人员参保情况进行筛查比对，筛查结果数据精确到村、户、人，并推送街镇要求建立困难人员参保台账，做到底数清情况明。各街镇依托各村（社区）医保、民政和残联等工作人员，有针对性地逐人排查核实，密切跟踪未参保困难人员，耐心动员、宣讲定额资助政策和待遇享受标准，消除群众思想上的误区，争取主动参保。二是做好新生儿家长参保缴费提示工作。由于新生儿参保缴费时间节点具有政策特殊性，西青区医保局积极对接区卫健委，获取辖区各社区卫生服务中心提供服务的新生儿名单，利用筛查小程序排查新生儿参保情况，锁定未参保对象，分解通知各街镇，由街镇逐一电话通知新生儿家长及时为孩子办理参保缴费，确保享受待遇。

四方联动，推进学生儿童在校在园参保 一是做好中小学、托幼机构在校在园学生儿童参保工作。建立每日筛查、每日反馈的数据核查比对机制。集中参保期，由区教育局提供在校在园学生儿童信息，区医保局利用参保筛查小程序进行

参保状态核查，每天将排查出的疑点信息反馈区教育局，由区教育局组织各学校和机构负责人与家长沟通核实，对确认未参保学生动员其参保，做到摸清底数、突出重点、精准施策、应参尽参。2024参保年度，区医保局累计对全区250余家学校和机构8万余名学生儿童参保数据进行了核查。二是协助做好驻区高校在校学生参保工作。为确保辖区高校在校学生应保尽保，区医保局分析比对各高校两年参保数据，结合市医保局下发的情况通报，积极主动对接辖区参保率较低的高校，讲清学生参保重要性，争取高校数据支持，提供信息筛查服务。已利用筛查小程序为部分高校在校学生参保情况进行排查，并反馈高校，由学校组织各院系负责老师对未参保学生进行核实动员，做好在外省市参保学生情况记录，留存缴费证明；对确认未参保学生做好动员宣传，争取应保尽保。

【主要成效】 2023年，西青区基本医疗保险参保人数达67.33万人，其中居民医保参保36.13万人，职工医保参保31.20万人，实现了辖区常住居民、困难人员、在校在园学生儿童、新生儿等重点人群等应保尽保，常住居民主动参保意识不断提高，基本医保参保率逐年提高。

案例四：静海区优化跨省异地就医直接结算服务

为深入贯彻落实京津冀协同发展战略，促进人口流动，让参保群众在异乡工作、生活更有“医靠”，2023年，静海区切实推动异地就医直接结算工作取得新成效，着力解决群众“垫付跑腿”困扰。

【主要做法】 *扩大跨省异地就医直接结算范围* 静海区建立统一管理、分级负责、上下联动的协同工作机制。区医疗保障局牵头组织推动有意愿的定点医疗机构和药店开展异地就医联网普通门诊和门诊慢特病直接结算扩面工作，按季度分批次组织定点医疗机构和零售药店召开扩面座谈会；同时，密切与相关部门的协调对接，静海医保分中心指导网络联调测试并做好经办业务咨询服务工作，信息网络服务公司负责定点医疗机构系统改造工作，定期与相关部门召开工作推动协调会议，稳妥有序推进扩面工作。

提高医保经办服务能力和水平 及时跟进市医疗保障局有关异地就医和政策调整的要求，强化基层经办人员业务能力，组织定点医疗机构召开业务培训会议4次，对乡镇、街道新上岗经办人员提供专业岗前培训指导7人次，并先后深入沿庄镇、大邱庄镇等8个镇街劳服中心实地指导医保经办人员提高业务能力及服务水平。

突出宣传重点，积极开展异地就医直接结算政策集中宣传活动 2023年6月，静海区以“做好异地就医结算服务　让群众在异乡更有‘医靠’”为主题，开展为期一个月的异地就医直接结算政策集中宣传活动，静海区医疗保障局联合静海医保分中心在静海区医院举行现场宣传咨询活动，为群众面对面提供宣传解读，积极推介医保电子凭证、医保服务平台网厅、App和小程序的应用。活动共发放医保政策宣传资料800余份，提供现场咨询服务100余人次；发放“异地就医结算流程”易拉宝20份、《天津市跨省异地就医问答》2000张，通过科普异地就医政策以及医保政策知识，让参保群众异地就医不再困惑。

创新宣传方式，建设长期宣传服务点位，扩大政策知晓率 静海区积极扩大宣传点位，将医保经办机构和各乡镇（街道）劳服中心及定点医药机构作为长期宣传服务点位，将张贴宣传海报，悬挂宣传布标，宣传栏摆放宣传资料，面对面、一对一向群众解读异地就医结算政策、结算流程和结算规则作为线下主要宣传模式；将电视访谈、网络媒体宣传小视频、乡镇村广播告知书等作为线上宣传模式；同时，工作人员积极开展“进乡镇、进社区、进集市、进医疗机构、进家庭”活动，多举措扩大异地就医结算政策知晓率。

维护基金安全，全面做好辖区医保监督管理工作 认真落实医保监管责任，将外地参保人员在静海区就医直接结算作为日常监管、专项检查的重点内容，严厉打击各类欺诈骗保行为，积极配

合参保地做好相关检查。定期开展全区参保人员跨省异地就医医保基金使用情况分析，精准锁定可疑问题线索，积极开展问题核查，确保医保基金安全合理使用。

【主要成效】 静海区坚持问题导向，将加快推进异地就医普通门诊和门诊慢特病直接结算扩面工作作为区级“十项行动”之一全力推进，纾解异地就医重点环节“中梗阻”，努力为参保群众提供便利化、精细化、品质化、规范化的医保经办服务，推进异地就医门诊直接结算取得积极成效。2023年，全区累计开通异地就医普通门诊直接结算定点医疗机构45家，实现区域“动态全覆盖”；静海区有门诊慢特病服务资质的医疗机构36家，已累计开通异地就医门诊慢特病直接结算29家，开通率达到80%，在全市扩面工作中排名前列。2023年，静海区完成异地就医门诊（含门诊慢特病）、住院联网直接结算34247人次，统筹支付1548.57万元，有效满足了跨省异地就医参保人员在本区直接结算需求，解决了参保患者跑腿、垫资等问题。

河北省

工作综述

2023年，河北省医疗保障局持续深化医疗保障制度改革，扎实开展提高住院实际报销比例“三个百分之一”行动和医保经办服务能力提升行动，实现京津冀就医免备案，支持区域医疗中心建设等取得突出成效。截至2023年底，河北省基本医疗保险参保6925.88万人。其中，职工基本医疗保险参保1288.30万人，城乡居民基本医疗保险参保5637.58万人。2023年，全省职工医保（含生育保险）统筹基金收入536.42亿元，支出362.95亿元，累计结存1004.96亿元；居民医疗保险基金收入555.62亿元，支出563.09亿元，累计结存349.35亿元。

【推动重大国家战略在医保领域落地见效】 全面实现京津冀异地就医免备案　2月10日，河北率先取消到京津异地就医备案手续；4月1日，京津取消到河北异地就医备案手续。京津冀全面实现区域内所有定点医药机构就医免备案和直接结算，真正实现了京津冀区域异地就医一体化。

支持雄安新区医保建设　指导雄安新区建立职工医保和居民医保政策，建立雄安新区疏解单位补充商业保险政策措施，制定雄安新区医保目录。

支持京津养老产业向河北延伸　将符合条件的康养机构内设医疗机构全部纳入医保定点，开通异地就医直接结算服务，并建立动态调整机制，对新增康养机构内设医疗机构开设绿色通道，符合条件的及时纳入，对暂不符合纳入条件的，帮助指导改善条件，尽快纳入定点，并开通异地就医直接结算服务。切实做到康养项目延伸布局到哪里，医保政策和服务就跟进到哪里。实现了京津参保人到河北省养老就医购药医保报销无障碍。

全力做好灾区群众医疗保障工作　出台做好因暴雨洪涝受灾地区群众医疗保障工作十项具体举措，做好医保费用结算工作，确保患者不因费用问题影响就医；及时向定点医疗机构增拨周转金，确保收治医院不因支付政策影响救治；优化完善经办服务，确保灾区群众及时享受医保待遇。

【医保政策体系更加健全完善】 全力推动全民参保工作　城乡居民医保集中征缴期，医保、税务等相关部门合力攻坚，建立日通报机制，每日对各市参保工作进展进行通报，通报抄送至各市政府。强化督导落实，赴各地市调研指导参保工作，现场解决工作难点、堵点。通过上门、电话、短信、微信等方式进行联络和动员，多措并举深入实施全民参保。

持续巩固医保脱贫攻坚成果　全面建立因病致贫、因病返贫双预警主动发现机制，动态监测机制，信息共享机制，精准帮扶机制，有效防止发生因病规模性返贫。全省408.94万脱贫人口和农村低收入人口实现应保尽保。

建立健全门诊保障制度　提高门诊统筹、慢特病、“双通道”药品等报销额度，门诊统筹保障向基层医疗机构和定点药店延伸。基层医疗机构门诊统筹开通4.2万家，共结算1780.62万人次，基金支出12.42亿元。开通门诊保障定点药店1536家，实现了县（区）全覆盖，共结算2472.65万人次，基金支出22.02亿元，实现在医院门诊和定点药店就诊取药医保可报销。

实现职工医保个人账户共济　通过完善信息系统，实现了职工医保个人账户的余额可供亲属共济使用。全省职工个人账户共济家庭成员医药费用273.21万人次，支付医药费用4.16亿元。为家庭成员缴纳居民医保费148.1万人次，支付参保费5.68亿元。

两定机构管理更加规范有序　全省新增定点医药机构5291家，解除协议767家。加快推动村卫生室纳入医保定点管理，全省纳入医保定点管理村卫生室4.9万家，纳入率92.89%。

【住院实际报销比例稳步提升】 在全省组织实施通过扩大医保报销范围、集采提速扩面、规范医疗服务行为各提高住院实际报销比例1%的“三个百分之一”行动。

稳步扩大医保目录　111种药品、69种诊疗项目、64种医用耗材纳入新版医保目录，更多以往由群众个人负担的医疗费用纳入医保报销范围。

推动集采提速扩面　集中采购240种药品和79种耗材，药品和耗材累计分别达到604种、135种，平均价格分别降低56.67%和70.4%。推动中成药、生物制剂和全品种医用耗材规范挂网，中成药平均降价14.6%，生物制剂平均降价10.8%。

规范医疗机构行为　常态化开展飞行检查，强化智能监管运用，开展重点药品医保基金使用、违规套取医保资金等6方面专项整治，全省共检查定点医药机构2.9万家，追缴违法违规资金12.74亿元。深入开展提升群众住院实际报销比例“三个百分之一”行动，年内职工实际报销比例提高了4.32个百分点，居民报销比例提高了3.76个百分点，达到了预期效果。

【医保服务更加便民利民】 实现医疗费用手工零星报销“网上办”　省医疗保障局印发《关于在全省开通医疗费用手工零星报销网上办理工作的通知》，召开全省经办工作会议部署推进，6月30日全省实现医疗费用手工零星报销“网上办”。全省医疗费用手工零星报销网上办理1.27万人次，基金支出2509.52万元。

实现生育津贴“自动申报”　开发生育津贴自动申报系统，全省符合享受生育津贴待遇条件的参保女职工，在省内定点医疗机构住院生育或实施计划生育手术系统直接结算，生育津贴在定点医疗机构自动生成并申报。已拨付3050人次，基金支出1.12亿元。

实现省内职工医保关系接续“免申转”　聚焦省内职工医保关系转移接续过程中存在的待遇衔接和个人账户资金到账不及时等问题，调整医保信息平台功能，简化省内职工基本医疗保险医保关系转移接续办理流程，实现参保职工省内医保缴费年限转移业务“免办理”和个人账户转移“无感办”。2023年，全省享受“免申转”政策3.76万人次。

实现门诊慢特病认定结果“全省互认”　已认定门诊慢特病或居民“两病”的参保人，因工作变动等原因变更参保地后，无须在新参保地重新认定即可享受相应慢病待遇。2023年，共724人享受了全省门诊慢特病互认政策的便利。

全面推进“缴费即参保”试点　改革城乡居民和灵活就业人员先在医保部门参保登记、再到税务部门缴费的模式，实现在税务部门缴费的同时自动参保。2023年，共160.85万人通过“缴费即参保”途径参保，减少了“往返跑”办理负担。

全面推进“自助药房”建设　依托门诊保障定点药店在小区、单位、公共场所等布设“自助药房”，实现电子处方流转，为患者提供线上购药、医保结算、一站式24小时服务，方便群众就地就近购药。

【医保支付方式和医疗价格改革持续深化】 按病组和按病种分值付费改革取得突破性进展　建立谈判协商、争议处理、特病单议机制，推动按病组和按病种分值付费模块落地，狠抓提质扩面工作。全省按病组和按病种分值付费实现了符合条件的开展住院服务的定点医疗机构、病种覆盖率、医保基金占比全覆盖，提前一年完成国家医保支付方式改革“四个全覆盖”目标任务。邢台市医保支付方式改革列入全国2023年度深化医保改革典型案例。

持续扩大医保支付范围　将国家新增的111种医保目录药品和河北省确定的45个医技(临床)诊疗项目、24个中医及民族医诊疗项目、64种医用耗材纳入河北省医保支付范围，更好满足群众医保需求。

建立谈判药品单独支付保障机制　在将所有国家医保谈判药品纳入"双通道"管理的基础上，自2023年12月1日起，将334种谈判药品纳入门诊单独支付保障范围，进一步减轻参保患者门诊购药负担。同时，做好河北省现行医保目录内346种谈判药品医保报销工作。2023年，累计报销769.69万人次，基金支出43.86亿元，为患者减负100.88亿元。

动态调整医疗服务价格　提高护理、手术等1420项体现技术劳务价值项目价格，平均涨幅18.86%。降低磁共振、CT等13项设备物耗占比高项目价格，平均降幅17.18%。开展口腔种植价格专项治理，单颗常规种植牙总费用从原来的万元以上降至5000～7000元，平均降幅50%。支持医疗机构新技术应用和发展，新增X线立体定向放射治疗、药学类等11个项目。

支持医院和药企健康发展　落实预付周转金、集采周转金和结余资金留用政策，共拨付周转金36.04亿元、预付集采周转金15.69亿元，拨付到期集采结余留用资金14.1亿元。新增X线立体定向放射治疗、药学类等11个项目。开设企业挂网专区，创新药品、独家生产药品和创新医用耗材可在省药品医用耗材集中采购平台随时申请、优先挂网。

【维护医保基金安全】　*高质量完成国家飞行检查任务*　按照国家医疗保障局部署，高标准完成赴厦门飞行检查任务。指导唐山市做好迎接国家飞行检查工作，督促做好反馈问题整改，反馈问题核实确认率和违法违规医保资金追缴率均为100%。

精心组织省级飞行检查　共检查定点医药机构70家，进一步彰显飞行检查的震慑作用。组织开展对医保经办机构内控飞行检查，完成14家县（区）级医保经办机构交叉检查，实现各统筹区全覆盖。

持续开展专项整治行动　联合河北省人民检察院、公安、财政、卫生健康等部门开展医保领域打击欺诈骗保专项整治，先后开展了重点药品医保基金使用监督、违规套取医保资金、规范诊疗行为、防止年底"突击刷卡"等专项行动，全省共检查定点医药机构29128家，解除或暂停定点医药机构医保服务1114家次，追缴违法违规资金4.52亿元。

强化智能监管应用　加快推动定点医药机构事前、事中监管模块接入，二级以上定点医疗机构接入率达85.35%，调用3025万余次，预警669万余次。2023年重新适配省级监控规则，其中事前预警规则32条，事中监控规则32条，事后分析规则32条，线上确认扣款7289万元。

【坚定不移推进法治医保建设】　*加强法治学习宣传*　坚持领导干部带头学。落实省医疗保障局党组年度学法制度，制定《中共河北省医疗保障局党组2023年度学法计划》，全年举行3次党组会学习相关法律，5次党组会研究推进法治建设议题，2次党组会专题听取法治建设情况报告，运用法治思维解决问题的能力和水平有效提升。组织干部职工全员学习。开展宪法宣传周、国家安全法公开课、医疗保障法治专题培训等活动，召开全省医保系统视频会，推动新修订《中华人民共和国行政复议法》《社会保险经办条例》等法律规章的学习和宣传，进一步增强广大干部职工对法律精神实质及丰富内涵的理解和掌握。

持续完善依法决策机制　重大决策、重大事项和重要政策文件均提交省医疗保障局党组会集体审议、集体决策。将合法性审核作为前置条件，不断提升决策水平。建立公文甄别联审机制，实行公平竞争、合法性审核双审查以及备案制度。充分发挥法律顾问辅助作用，涉及重大政策调整的事项均由律师把关，遴选专家组成专家库，在药品和耗材集采、医保目录调整和医疗服务项目价格调整等工作中，开展专项论证和风险评估，持续提升依法决策、科学决策能力水平。主动接受省人大和政协监督。把省人大代表建议、政协委员提案作为谋划思路、制定政策的重要参考。2023年，承办省人大代表建议和政协提案主办、会办共75件，办结率、回访率和满意率均为100%。

坚持规范公正文明执法　专题研究制定医疗保障2023年依法行政工作要点，动态调整《河北省医疗保障行政执法清单》，修订完善医疗保障权责清单，梳理确认行政执法事项17项，切实做到法定职权必须为、法无授权不可为。持续规范行政执法行为，落实行政执法人员持证上岗和资格管理制度。2023年，完成执法证件申领5人，注销2人。组织全省医保系统年度行政处罚案卷评查和优秀案卷评选等活动，研究制定《河北省医疗保障基金使用监督管理行政处罚裁量基准适用办法》，规范医保部门自由裁量权使用，有力维护行政相对人合法权益。

重要活动

1. **召开全省医疗保障工作会议。**1月18日，全省医疗保障工作会议在石家庄市召开。会议总结了河北省医疗保障局成立4年以来的工作成果，部署了2023年全省医保工作。

2. **《河北省违法违规使用医疗保障基金举报奖励办法实施细则》正式施行。**2月1日，由河北省医疗保障局、省财政厅联合制定的《河北省违法违规使用医疗保障基金举报奖励办法实施细则》正式施行。实施细则将所有违法违规使用医保基金行为的举报纳入奖励范围，奖励金额上限由10万元提升至20万元，充分发挥奖励激励作用。

3. **启动"安全规范用基金，守好人民'看病钱'"集中宣传月活动。**4月7日，由河北省医疗保障局、石家庄市人民政府共同举办的"安全规范用基金，守好人民'看病钱'"宣传月活动在河北博物院广场启动。

4. **召开规范诊疗行为提高实际报销比例专项行动调度会。**5月24日，河北省医疗保障局召开全省规范诊疗行为提高实际报销比例"三个百分之一"专项行动调度会。会议听取了各市专项行动的进展情况和经验介绍，对专项行动进行再动员、再部署。

5. **实现省内跨区门诊慢特病等认定结果互认。**6月27日，河北省医疗保障局发布《关于做好省内跨统筹区门诊慢特病等对象认定结果互认工作的通知》，7月1日起，门诊慢性病、特殊病和城乡居民高血压、糖尿病实现省内跨区互认。

6. **召开雄安新区医保目录座谈会。**7月3日，河北省医疗保障局在雄安新区组织召开雄安新区医保目录座谈会。会议介绍了雄安新区医保目录制定的主要思路、重点内容，听取了参会各方对目录工作的意见建议，讨论了下一步重点工作。

7. **设置24小时"自助药房"。**10月20日，河北省医疗保障局办公室印发《关于设置"自助药房"进一步方便参保群众购药的通知》，以门诊保障药店、谈判药品"双通道"药店为主体，依托实体药店为参保群众提供24小时自助售药服务。

8. **召开2024年度基本医疗保险全民参保计划工作会议。**11月1日，河北省全面推进2024年度基本医疗保险全民参保计划工作会议在石家庄市召开。会议强调，要持续强化医保政策吸引力，着力优化服务流程，大力推进"智慧医保""智慧药店"建设，落实好异地就医直接结算政策，让参保群众就近就便享受到医保服务。

9. **召开省医疗保障局成立五周年工作座谈会。**11月3日，河北省医疗保障局召开成立五周年工作座谈会。五年来，围绕让群众"看好病、少花钱、少跑腿"目标，推动多项医保改革，群众医疗保障获得感和满意度稳步提升。

10. **京津冀联合召开医保基金协同监管座谈会。**12月22日，河北省医疗保障局、北京市医疗保障局、天津市医疗保障局联合召开医保基金协同监管座谈会，研究进一步加强京津冀三地医保基金协同监管、维护医保基金安全的具体举措。

11. **京津冀三地签署医保协作框架协议。**12月26日，廊坊市医疗保障局与北京市朝阳区医疗保障局、天津市滨海新区医疗保障局签署《关于推进京津冀三地先行区(市)医保协同发展合作框架协议》;与北京市通州区医疗保障局签署《医疗保障基金异地协同监管框架协议(2023年—2025年)》。

典型案例

案例一:河北实现生育津贴自动申报

省医疗保障局紧紧围绕让群众"看好病、少花钱、少跑腿"的目标,深入挖掘参保群众在生育津贴申报中遇到的急难愁盼问题,用实劲、出实招、见实效,2023年8月1日,全省实现生育津贴自动申报。

【主要做法】 *顶层设计发力* 省医疗保障局党组高度重视,将"生育津贴自动申报"列入《河北省医疗保障2023年工作要点》,在广泛调研参保单位、参保群众、医疗机构和省内外医保经办机构基础上,经反复研讨和流程模拟,确定工作思路和目标。实现符合享受生育津贴待遇条件的参保女职工,在省内医保定点医疗机构住院生育费用直接结算,生育津贴在定点医疗机构自动生成,参保单位就生育人的生育信息及产假期间工资发放情况进行核准,医保经办机构审核拨付。

推进标准规范 一是统一全省生育病种编码,针对因省内各统筹区生育病种编码不统一,影响省内跨统筹区之间生育费用直接结算的问题,印发《河北省医疗保障局关于统一使用河北省生育病种项目编码的通知》,将14个生育常见病种编码进行统一规范,实现了生育费用省内直接结算,为生育津贴自动申报打下基础。二是充分发挥河北省自建信息化技术团队优势,信息技术和医保经办人员共同参与开发生育津贴自动申报系统,邀请多家医疗机构和参保单位反复测试,确保系统功能完善,快捷好用。系统研发成功具备上线运行条件后,印发《河北省医疗保障局关于省本级试运行生育津贴自动申报工作的通知》,2023年6月15日省本级生育津贴自动申报工作开始试运行。

加强宣传推广 一是生育津贴自动申报系统在省本级试运行期间,加强系统跟踪监测,发现问题及时纠正、完善。系统运行顺畅后,印发《河北省医疗保障局关于在全省开通生育津贴自动申报工作的通知》,2023年8月1日在全省开通生育津贴自动申报。二是通过官方网站、微信公众号、医疗机构宣传栏等多种渠道,广泛宣传生育津贴自动申报政策的相关内容,包括政策依据、申报条件、申报流程、申报时间等,让广大参保人充分了解政策内容,解除参保人的后顾之忧。

【主要成效】 生育津贴自动申报覆盖河北省所有统筹区,2023年,共受理申报4966人次。从实际效果看,已彻底实现生育津贴申报"零跑腿",大幅缩短了申报周期,审核工作也更加精准规范。

生育津贴申请"零跑腿" 省医疗保障局始终坚持为参保人解决实际问题,2022年实现了参保人在手机端"不见面"自助申报生育费用和生育津贴,但仍需到生育医院打印病历。为减少跑办负担,再次对系统进行优化升级,2023年,生育津贴可自动申报;参保女职工在定点医疗机构住院生育,出院结算的次日系统自动生成生育津贴进行申报,无须参保人自己申报即可享受生育津贴待遇。生育津贴申报服务真正做到让参保群众"零跑腿",减轻了跑办负担,节省了时间成本。

生育津贴申报"即时办" 以往生育津贴需参保人自助申报,部分参保职工受限于政策知晓度差、收集整理材料烦琐、生育后休养恢复无暇办理等原因,导致申报时间滞后,无法及时享受生育津贴待遇。实现生育津贴自动申报,在参保人符合享受条件的情况下做到出院结算次日生成申报,经办机构在最短时间内完成生育津贴的审核发放,最大程度简化手续,缩短时限,确保参保群众"尽享""快享",实现更加快捷高效的医保服务目标。

生育津贴信息"自动核" 生育津贴实现自动申报后,医疗机构通过信息平台直接向医保经办机构推送生育信息,无须人工整理提交资料,消除了人为因素对申报数据的影响,避免了虚报假报,保障了医保基金安全。同时,申报审核发放全流程"数据点对点",信息平台自动提取校对生育信息数据,减少了经办人员手工操作环节,规避了人

工审核误差，提高了工作效率，使生育津贴审核更加规范、准确。

案例二：石家庄市探索在一级医疗机构开展“肿瘤化疗日间病房”工作

为解决肿瘤患者在大医院化疗住院难、时间长、负担重的问题，石家庄市医疗保障局积极探索，开展一级医疗机构“肿瘤化疗日间病房”工作，通过不断优化就医流程，切实减少了患者看病就医的时间和费用。

【主要做法】 协同规范肿瘤日间化疗政策　肿瘤日间化疗是指恶性肿瘤病人入院和出院在24小时内（最长不能超过48小时）完成静脉或体腔等途径给予化学药物治疗的诊疗。为规范做好肿瘤化疗日间病房工作，石家庄市医疗保障局联合市卫生健康委员会共同出台《关于开展肿瘤化疗日间病房试点工作的通知》，规定了肿瘤日间化疗的病种范围、开展条件、管理模式、就医流程以及医保报销政策。医疗机构按要求建立健全相关管理制度，完成人员、场地、设施等配备后，可向当地医保部门，卫健部门进行备案及资格审核。

探索一级医疗机构开展试点　2023年2月，经市级、区级医保部门，卫生健康部门共同验收，市医疗保障局印发通知，在石家庄市长安区中山东路社区卫生服务中心开展肿瘤化疗日间病房试点工作。该中心与河北医科大学第四医院、石家庄市人民医院等三级医疗机构签订医联体服务协议，有省级、市级肿瘤科专家定期坐诊，具备为患者提供日间化疗的基本条件。该中心积极申请开展试点，专门开设两间特种病门诊及12张日间病房观察床，严格对照政策完善各项管理要求，探索优化就医流程，实现了一站式开方、缴费、取药、输注、报销。截至2023年底，共收治日间化疗患者1.81万人次，结算医疗费9895万元。

总结试点经验适时全市推广　医保部门持续跟进试点开展各项工作，一是针对一级医疗机构按照现有政策无法输注特殊规定药品的情况，研究解决方案。通过进一步厘清特殊规定药品在一级医疗机构的药品配送、处方流转和医保结算，打通了政策“最后一公里”。二是继续加强对肿瘤化疗日间病房工作的政策指导、日常管理和监督检查，监控结算情况，及时总结试点运行中的问题和成效。三是在试点运行平稳的基础上，进一步完善纳入流程和管理办法，在全市范围内择优扩大试点范围。

【主要成效】 患者就医更加便捷　一是患者个人负担大大降低。日间病房医保报销政策实行门诊特殊病结算（以在职职工为例，无起付线，报销比例90%），相较在省级医院住院化疗（起付线1200元，报销比例80%），患者负担费用（不包括药品）至少可降低40%。二是患者就医体验大幅提升。日间病房打破了此前化疗必须住院、住院一定排队、排上后还需3～5天的诊疗、陪护的模式，降低患者就医各项隐性成本，真正实现了低价、高效，得到患者的广泛好评。

基金使用更加高效　日间病房大部分患者能够在8小时内完成诊疗，免除了普通住院的床位、护理等费用；并且一级医疗机构输液费、留观费、配药费等费用相对较低，较省级医疗机构成本更低，医保基金使用更加高效。

医疗机构得到发展　2023年，肿瘤科年门诊量占到该中心全年门诊量的29%；其中，日间病房就医18124人次，占肿瘤科门诊量的41%，该中心学科建设和整体发展都得到了提升。

带动效应初步显现　2023年9月，《关于对一级医疗机构肿瘤化疗日间病房试点扩面的通知》印发后，相继有4家医疗机构向同级卫健和医保部门提交了开展肿瘤化疗日间病房的申请，其中1家已通过验收，3家正在规范完善，参保群众将获得更多更便捷的肿瘤化疗医保服务。

案例三：唐山市探索建立医疗服务价格形成机制

2023年，围绕医疗服务价格总量调控、分类形成、动态调整、监测考核等关键环节，唐山市持续探索以科学规则和指标体系为主体，政府指导和公立医疗机构参与有效结合的价格形成机制。按照“总量控制，结构调整，有升有降”原则，降低设备物耗占比高的检查检验价格13项，提高体现技术劳务价值的医疗服务项目价格401项。

【主要做法】 建机制，强化价格改革支柱 建立总量调控机制。医疗服务价格改革后，调价总量不再取决于医药费用腾出的空间，而是基于医疗服务收入的水平。唐山市选择剔除药品耗材以及检查化验的低基数，以2022年医疗服务性收入32.51亿元作为历史基数。将增长系数作为调价总量的“控制阀门”，综合考虑地区经济发展水平、医药总费用规模和结构、患者跨区流动、新业态发展等指标，重点考虑医保基金筹资运行情况；结合实际，将增长系数调整到适当区间，在医保、群众可承受的范围内，2023年度增长系数为1.92%。用“历史基数”和“增长系数”的方式确定第二轮调价总量为6242万元，确保总体均衡。建立动态调整机制。根据医疗服务价格改革“新理念”，消除医疗服务价格改革和药品耗材降价之间“跷跷板”式的直接联系。“能不能调”取决于动态调整机制的启动和约束条件。唐山市根据自身实际，运用综合评分模式，综合考量各项指标的重要程度，选取了较为丰富的指标体系，包括患者费用变化、经济社会及卫生事业发展水平、医院运行情况、患者和医保承受能力四个方面共计43项指标。将改革目标、价格功能嵌入机制和规则中，确保指标体系可以科学合理地发挥作用。建立监测考核机制。定期监测医疗机构医疗服务收入与医保基金支出动态信息，进行综合研判和趋势分析。市医疗保障局与市卫生健康委员会联合印发《关于唐山市医疗服务价格改革监测评估相关工作的通知》，全面掌握全市医疗服务价格总量调控和动态调整执行情况，定期评估价格调整对公立医疗机构运行、患者和医保基金负担等影响。出台《唐山市公立医疗机构医疗服务价格主体责任考核管理办法》，发挥监测考核评估结果的激励约束作用，促使医疗服务价格的总量调控、分类形成以及动态调整之间形成政策闭环，使价格管理和医院运行之间形成正向的互动关系。

修规则，完善价格形成机制 调整赋分规则。为充分发挥经济性赋分主导作用，提高经济分占比，同时增加政策性加分项目数量，降低每项加分分值。政策性加分向国家支持的中医、儿科、重点学科等方向倾斜。为促进集采耗材与医疗服务价格协同联动，对主要高值耗材纳入集采的手术项目进行加分。为规范医疗机构价格行为，对医疗机构存在滥用医保基金或违规资金较多的医疗服务项目进行减分。2023年，231项包含政策性加分的项目平均每项加3.3分，政策性加分影响较小，赋分结果更加合理。完善审核规则。为保证价格涨幅合理，避免与省级价格拉开较大差距，报价规则中设定将省级价格的1.5倍作为标杆，且单个项目调增价格不超过1000元，同时要求医疗机构在上报调增项目时，也要上报调降项目，调降项目金额、数量分别不少于调增项目金额、数量总和的10%。运用规则约束医院“乱涨价”行为，真正实现“有升有降，结构调整”。与首轮价格调整相比，复杂型项目的平均涨幅由41%降为33%，涨幅更加合理。扩大医院报价范围。唐山市积极探索改革新思路，在首轮30家公立医疗机构参与报价基础上，增加3家服务量较大的参加公立医院改革的非公立医院参与报价，使更多的医疗机构参与医疗服务价格改革。报价过程中价改工作人员实地调研指导非公立医院，最终报价平均有效率为75%，平均入围率为50%，成功率高，激发了非公立医院参与报价的积极性、主动性。

强基础，加强培训研讨交流 强化内部学习。建立内部交流学习机制，在国家深化医疗服务价格改革试点方案和操作手册的基础上，深入学习国家培训政策和文件，进行内部交流讨论。在围绕政策、遵循规则的基础上，结合唐山市实际积极探索医疗服务价格形成机制。总结改革过程中遇到的疑点、难点和医疗机构反馈的问题，有针对性地研究解决，及时与国家、省医保局沟通，确保改革方向正确。强化医院培训。2022年首轮复杂型项目报价3次，原因之一是医疗机构和医务人员对改革不够了解。为解决这一难题，2023年唐山市医保局4次召开不同层面医疗服务价格改革工作会议，加强引导宣传和政策解读。对全市10个县（市、区）医保局及24家医疗机构进行实地调研，深入到科室点对点面对面宣传引导，取得明显成效。医疗机构减少“顶格上报”的情况，同时更加主动上报调减项目，调减金额达到了4427万元，降低了设备物耗为主的检查治疗价格，形成的价格调整方案更加科学、合理。强化研讨交流。根据本地实际，建立和完善符合不同地域特色的医疗服务价格形成机制。

【主要成效】 唐山市医保局优化报价规则，完善医疗服务价格形成机制，修订《唐山市医疗服务价格改革试点操作手册（暂行）》。2023年度医疗服务价格改革科学测算调价总量为6242万元。按照“总量调控，结构调整，有升有降”原则，降低设备物耗占比高的检查检验价格13项，提高体现技术劳务价值的医疗服务项目价格401项。医保统筹基金预计多支出4575万元，其中职工医保统筹基金预计多支出约2100万元，居民医保基金预计多支出约2475万元，唐山市医保统筹基金可承受。医疗服务性收入占比得到提高，其中住院预计上涨0.65%，门诊预计上涨0.19%。患者住院次均费用增长50.10元，患者可承受。

案例四：秦皇岛市创新“自助药房”推动“双通道”政策落地

2023年，秦皇岛市医保局深入研究“双通道”政策推动过程中遇到的难题，勇于创新，积极探索“双通道”利民便民新举措，充分发挥定点医疗机构和定点零售药店在药品供给过程中便民、可及的作用，更好地满足群众用药需求，依托分布式自助售药设备即“自助药房”打通“双通道”新渠道，倾力打造“双通道”政策落地的创新升级版，取得了阶段性成果。

【主要做法】 聚焦“双通道”难点　按照省医疗保障局印发《关于将符合条件的定点零售药店纳入门诊保障范围的通知》要求，秦皇岛市全力推进门诊保障定点药店试点工作，认真谋划工作措施，细化目标任务，压实工作责任，认真研判由此可能出现的新情况新问题，稳妥推进各项工作。找准突破口，结合工作实际，在处方流转、价格监管、“进销存”管控、规章制度制定等方面，在昌黎县先行开展规范门诊保障定点药店试点，发挥试点样板带动作用，截至2023年底已开通门诊保障定点药店62家。围绕“如何让患者购药更便捷、医院和药企如何公平公正共同发展”等问题，秦皇岛市医保局深入患者、两定医药机构开展调查研究，广泛听取意见建议，并多次组织医院、药企召开“双通道”专题研讨会，认真梳理出“双通道”开展过程中存在的堵点难点问题。一是患者“多跑腿”。按照谈判药品“双通道”患者购药流程，患者用药先到“双通道”定点医疗机构开具处方，然后流转至“双通道”定点药店，患者再去药店结算购药，如果不能在“双通道”定点医疗机构直接购药，患者和信息都要“多跑腿”。二是医院积极性不高。“双通道”定点医疗机构实行药品零差率销售后，为药品管理投入的场地、设备、人力物力，加大了医院负担，同时，谈判药属高值药品，加重了医院资金压力。三是“双通道”药店覆盖面小。定点药店和定点医疗机构无论数量还是布局都不匹配，谈判药品使用的快捷、高效和可及性受到限制。

破解“双通道”难题　针对“双通道”出现的突出矛盾和问题，市医保局决定采用“自助药房”打通“双通道最后一公里”。“自助药房”可满足处方流转、医保基金支付、基金监管等信息化要求，患者用社保卡或医保电子凭证可在“自助药房”上按医保政策直接刷卡结算。投放二级以上定点医疗机构的“自助药房”以谈判药为主，覆盖罕见病、特殊病人群；投放社区卫生服务中心、乡镇卫生院、居民区、学校的“自助药房”以常规药品为主，覆盖常见病、多发病人群，打造秦皇岛市“15分钟购药圈”。根据国家、省级谈判药品医保“双通道”相关政策，以“双通道”谈判药品“零加成”为原则，秦皇岛市医保局大胆尝试，组织协调分布式自助售药设备与医院、药店的信息对接维护工作，使其具备承接处方流转和门诊直接结算功能，患者享受与医院同等的医保报销政策。按照“两定”管理要求，将“自助药房”纳入门诊保障定点药店协议管理和监管范围，以流动药房的形式部署在医疗机构、乡镇（街道）、村（社区）、学校、商场、机场、车站等人流密集的场所，为患者提供24小时就医、购药、医保结算“一站式”自助取药服务。秦皇岛市“自助药房”实现了处方流转、补药取药、人脸识别、支付标准、远程审方业务，真实、全面、准确实时上传药品“进销存”数据，确保基金监管有全流程实时可追溯的佐证依据，“自助药房”按照设定的规范流程操作，有效避免医保资金损失。

【主要成效】 截至2023年底，“自助药房”便民项目已在秦皇岛市市民中心（市直属机关门诊部）、市第一医院、市妇幼保健院、县区综合医院、珠江道社区卫生服务中心、吉星里港口医院社区卫生服务站、秦皇岛火车站红色驿站、抚宁区大新寨镇卫生院等17个场所顺利实施。“自助药房”经营药品品种总数量220多个，已服务患者30000余人次，购药总金额7500余万元，其中医保基金支付4900余万元。为患者提供了就医、购药、结算“一站式服务”，真正实现了患者“少跑腿”。同时，有效缓解医院资金压力，为医药企业节省高额成本，实现患者、医院、药企、医保多方共赢。

案例五：邢台市构建高效医保支付体系

作为DIP改革示范城市，邢台市积极构建“三项机制”，建立起制度完善、操作科学、运作规范的DIP支付方式体系。全市定点医疗机构全部纳入改革范围，顺利完成2022年和2023年清算结算。

【主要做法】 *构建协调联动机制* 一是强化部门高效协同。各级医保部门与属地医疗机构协同合作，建立DIP工作专班，搭建专项沟通渠道，共同推动路径创新，有效解决改革瓶颈。同时，与卫生健康、财政等部门高效联动，合力攻坚，确保各项改革政策顺畅执行。二是建立协商谈判制度。在病种目录库确定和等级系数测算过程中，邢台市医保局多次召开座谈会，听取专家建议，征求医院意见，综合研判改革风险，充分考虑各级医疗机构综合水平，建立起具有邢台特色的病种目录库和科学合理的等级系数动态调整机制。三是积极借助专家力量。坚持问题导向，聚焦改革中遇到的问题，不定期邀请外地专家开展专项培训指导，准确把握改革方向，积极探索破题之策，为邢台市DIP改革赋能增效。

构建科学预结算机制 一是科学合理测定预算。年初，扣除各类专项支出后，确定年度可用住院统筹基金额度。根据上年度每月支出情况，制定本年度每月预算额度，及时拨付至定点医疗机构。二是超支合理分担。年终结算时，考虑各医疗机构对支付方式改革有个适应过程，参照《DIP技术规范》合理调整基金预算，减少各医疗机构盈亏差距，在规则范围内，将医疗机构盈利控制在10%，亏损控制在5%，给予基金补偿和支出控制，防止医院过度盈亏和过度支付。三是建立特例单议制度。资源消耗大、住院时间长和采取新技术导致的极高倍率病种可申请特例单议，最大程度体现单议病例的医疗价值。改革以来，邢台市医保基金年均支出增长率控制在4%～5%，医保基金使用效率大幅提高。

构建病种指导价机制 在基金预算不减的前提下，适时推出病种指导价，引导医院规范诊疗管理。医院根据每月预算额度，结合本院病种分值和系数，计算出病种指导价，下达各科室，保证科室收入不减，医生诊疗行为不受影响，病人负担有效控制。通过近两年的政策解读、业务培训及座谈交流，营造了各级定点医疗机构自上而下“人人知道DIP，人人会用DIP”的氛围。

【主要成效】 一是参保人住院费用显著降低。2023年，全市定点医疗机构平均住院日为7.4天，相较2022年的8.4天下降了12%；次均费用下降率为13%；个人自负费用下降率为8%，有效减轻了群众就医负担。二是医保基金使用更加高效，医保基金的不合理增长得到有效控制，医疗机构得到更多实惠。自启动DIP改革以来，邢台市年均医保基金支出增长率控制在4%～5%，对比改革前的9%，增长率明显下降。三是医疗机构运行持续优化。改革以来，首先，各级医疗机构整体诊疗难度系数（CMI）值从1.27提升至1.31，住院时间缩短12%。药品和耗材占比下降6.8%，诊疗行为持续规范，费用结构不断优化。其次，经过常态化病案质控，二级、三级定点医疗机构甲级病案率分别达88%和93%，全市医保清单入组率达100%，基础数据不断规范，为DIP合理结算奠定基础。最后，院端管理持续规范，病种指导价机制对医院开展DIP改革背景下的绩效考核工作提供了新的抓手，医院可以根据病种指导价，对临床科室病例的耗占比、药占比等指标进行考核，为医院规范诊疗、控制成本、优化费用结构等提供了参照。

案例六：保定市多方探索科学设置DIP病种目录库

2020年11月，保定市被确定为DIP医保支付方式改革国家试点城市，并于2021年9月启动实际付费。2023年，保定市加强病种目录库建立过程控制，利用病种分值引导医疗机构合理施治，多方位探索区域点数法总额预算和按病种分值付费精细化管理，科学设置DIP病种目录库。

【主要做法】 *严格把控数据质量，设立DIP主目录* 采集数据阶段，结合本地实际疾病特征与临床特点，按照1∶2∶7测算全市所有住院定点医疗机构近3年出院患者历史数据信息，以平均医疗费用与所有出院患者平均医疗费用的比值乘以100加权计算病种分值，按医保版疾病诊断分类与代码和手术操作分类与代码标准分类要求，将保守治疗类病种按照主要诊断1位码进行聚类，手术、治疗性操作、诊断性操作按照主要诊断3位码进行聚类。清洗数据阶段，根据质控规则对医保结算清单数据进行检验，确保上传数据的完整性、合理性、规范性。通过设置主要诊断为空或不能作为主要诊断编码、年龄小于0岁或大于120岁或为空等规则，对医疗机构上报数据进行清洗。分组评估阶段，保定市在分组时充分考虑覆盖病例占比和CV值等因素，实现对临床复杂、多样的病例进行共性特征挖掘，确保分组合理性。

强化病种支撑，据实补充辅助目录 辅助目录正向调校。结合国家DIP技术规范、本地细化需求和3年历史数据质量情况，保定市将核心病种（基层病种）纳入辅助目录进行细分。设置病例数在500例或人次占比超过5%、CV值＞0.8等条件，并排除精神类、肿瘤放化疗、长期住院（住院日60天以上）相关病种，结合CCI指数、年龄与疾病严重程度对细分后的数据进行测算。对于分值倒挂、分值差异较小、样本量较小的合并相应细分层次。对于特殊疾病或特殊治疗方式，CCI指数或年龄与医疗资源消耗相关性不明显的，按疾病严重程度进行细分，用于校正因疾病特异性造成的支付失真，从而解决已发现的病种分值付费倒挂问题。规范测算流程。根据国家DIP技术规范，对于经过主目录测算后的数据，筛选入组病例数大于等于50例的病种。应用决策树等分类算法，对筛选病种进行辅助目录构建，根据病例的总费用进行分类预测，将样本划分到不同的类别中，同时计算出分型系数和辅助目录分值，并剔除病例少于5例的细分辅助目录、分值倒挂的细分辅助目录。

立足公平公正，专家分组论证目录库科学性 重点细化核心病种。保定市在将15例临界值之上的病种作为核心病种直接纳入DIP目录库基础上，进一步区分为国家核心病种组和本地核心病种。根据国家DIP技术规范，兼顾病例入组率、病种变异系数（CV）与应用的便捷性、可比性之间的平衡，通过研究不同病种组合的分布规律，结合保定市的病案数量进行测算，病例数量大于等于15例的分组作为核心病种，超出15例（含15例）的病种组合病例数量189.28万例，占比为90.47%。对于未在国家核心病种目录库内，主

要手术操作为手术(或治疗性操作)的病例,但被分入保守治疗或诊断性操作组的,以15例为临界值,超过15例的进入本地核心病种。针对国家核心病种内同一个病种下不同操作导致支付结果差异较大的情况,对其按照“诊疗+操作”进行细分,进入本地核心病种。持续优化基层病种。选取基层医疗机构中DIP病种等级系数大于机构系数的病种,结合基层医疗机构DIP病种中病例数占比情况,由专家组论证该病种作为基层病种的合理性。对基层医疗机构因医疗水平、医疗设备等无法进行相关治疗的病种予以剔除,最终确定31组适合基层医疗卫生机构诊治且具备诊治能力的病种作为基层病种,在不同级别医疗机构间实现“同病同价”,不受医疗机构调整系数的影响,进一步引导患者在基层就医。科学选取中医优势病种。从本地DIP目录库中选取中医特色优势明显、临床路径清晰、中西医诊断可以相互对应、疗效与西医相近或优于西医的病种作为中医优势病种,进行相应的分值加成,支持中医药传承创新发展。“同病异治”,通过数据测算及专家组推荐,将桡骨远端骨折、锁骨骨折、跟骨骨折、肛瘘等突显以中医治疗特色为主病种,作为中医优势病种,对比西医治疗分值加成5%。“同病加治”,对于增加某些中医特色治疗后明显提高疗效的同一病种,如针灸类技术、中医微创类技术、中医骨伤类技术,以固定分值进行加成。与中医辅助目录统筹考虑,达到两边病种不冲突,中医加成不冲突。

【主要成效】 通过对医疗机构上报数据清洗,共剔除无效数据49.07万例,占数据总量的18.14%。全市清洗后病例数221.49万例,涉及医疗机构567家。保定市本次分组测算国家核心病种组覆盖病例占比达84.97%,核心病种覆盖病例占比达90.47%,核心病种组数占比超过80%,符合国家DIP技术规范要求。裁剪前CV值大于1的病种数量共736种,占比为11.59%;裁剪后病例数大于等于15例临界值且CV值大于1的病种数量共148种,占总病种数量的2.38%,后续由临床专家结合国家DIP技术规范与临床实际来判断是否可以成组。据实补充辅助目录,将1233个核心病种进行细分,形成4512个辅助目录。

案例七:张家口市多措并举推进全民参保工作

2023年,张家口市立足打造“政府主导,部门协作,齐抓共管,全民动员”工作格局,全市上下以统筹“三个面”、强攻“三个点”、贯穿“三条线”为抓手,多措并举推进全民参保工作。

【主要做法】 统筹“三个面” 以市、县(区)、乡(镇)三级政府为主导,压实责任、明确措施、统领村(居)委会做实做细。市级层面,市委、市政府将全民参保工作列入年度考核。成立以市政府副市长为组长的全民参保工作领导小组,定期通报县(区)参保进度。市医保局成立工作专班,破解大学生、新生儿、困难群体参保难题,紧盯参保率偏低县(区)展开督导调研,全力协助其攻坚克难。县级层面,建立政府主导、部门协作、齐抓共管、全民动员的工作格局。各县(区)长部署,主管副县(区)长逐一盯办落实。政府设立全民参保工作群,每日推送未参保数据,每周通报乡镇工作进度,每半月召开一次工作推进会,对参保进度缓慢的乡镇定期通报。乡镇层面,压实乡镇(街道)、村(居)两委直接责任,明确乡(镇)长为全民参保第一责任人,制订工作方案,明确具体措施,建立一对一分包责任制,设立“代办员”,将未参保人员信息分解至村(居),委派驻村干部、政策宣传员与村(居)委会班子深入一线,逐人逐户进行参保动员。

强攻“三个点” 以参保率偏低群体为重点,分析原因,查找症结,点对点务实创新。重点是学生群体。市医保局牵头对2023年度大学生参保工作进行改革。市医保、税务、教育、财政四部门联合印发了《张家口市2023年度大中专院校学生参保缴费工作方案》及政策解析书,明确要求高校在入学须知中添加大学生参保告知事项,以本地学籍人数为准,实行全员参保登记,以班级为单位，精准宣传动员，努力实现应参尽参。与2022年度相比，大学生参保人数增加约1万人。焦点是困难群体。严格落实困难群众参保分类资助政策，与民政、乡村振兴、残联等部门建立数据共享交换机制，全面梳理脱贫人口、特困供养人员、低保和重度残疾人员等困难群体参保缴费信息，会同财政部门进行核实，将符合条件人员全部纳入医疗保障范围。以全市困难群体分类资助名单为准，采取“日通报、周调度、半月总结”的工作模式，督促各县（区）落实参保资助政策。2023年，完成困难群体参保率100%的工作目标。难点是新生儿、灵活就业人员、中青年和外出务工人员。建立医保、税务、公安、医院新生儿数据四方共享机制，联合印发《张家口市2023年度新生儿参保工作方案》，市级统筹相关医院提供新生儿人员名单，于每月5日将新生儿数据分解至各县（区），逐户逐人盯办。同时，深入一线摸排灵活就业人员、中青年和外出务工3类人员的参保状态，围绕户籍等6项内容进行数据清洗，精准排查未参保人员名单，积极宣传动员，确保应参尽参。

贯穿“三条线”　以市、县、乡、村四级为抓手，自上而下贯穿宣传一条线、底数一条线、督导一条线。一是重宣传。以19个县（区）为网格，209个乡镇为载体，打造横向到边、纵向到底的宣传主流阵地。充分利用微视频、微信公众号、报纸、广播电台、滚动屏、网络媒体等进行线上宣传。号召乡镇（街道）、村（居）在重点区域、繁华地段持续张贴宣传单、缴费流程图，利用村（居）微信群、大喇叭广播等方式进行宣传动员。二是明底数。进一步建立健全全民参保数据库和计划库，在精准摸清底数上下功夫。前期侧重与公安、税务、民政等部门进行数据比对，筛选出2022年已参保但2023年未参保人员，将数据逐级推送至县（区）、乡镇、村居委会。后期侧重以乡镇（街道）为主，对辖区所有村落（楼宇）进行全面摸排并分类统计。三是强督导。市医保、税务、财政等部门成立全民参保督导工作领导小组，在集中征缴期内多次深入参保率偏低县区进行一线督导，查看县区政府是否再次动员部署，查看县（区）医保部门是否建立应参保、已参保、未参保及外地参保“四本”台账，查看县区税务部门是否建立线上线下多元化缴费体系。开辟“代办员”代收、集体代缴、个人自缴、经办征缴渠道，确保参保登记、缴费顺利进行，最大限度地便民利民。

【主要成效】　张家口市医疗保险参保率连续三年稳居全省前列，2023年度全市参保408.96万人，参保率达99.76%。市医保局将始终以满足人民健康需求为着力点，切实让好待遇、好政策惠及更多参保群众，不断提升参保群众享受医保待遇的获得感、幸福感、安全感。

案例八：廊坊市推进医疗服务价格动态调整工作

为优化医疗服务价格结构，持续加强医疗服务价格管理，在前期价格监测、评估的基础上，廊坊市医保局主动作为、改革创新，根据确保群众负担总体稳定、医保基金可承受、公立医疗机构健康可持续发展的原则，动态调整了34项公立县级和基层医疗服务项目价格，进一步调整优化了廊坊医疗服务项目价格。

【主要做法】　调查医疗服务价格动态调整评估数据　2023年5月，廊坊市开展了县级及以下医疗机构价格动态调整评估数据调查工作。调查范围为全市32家县级公立医疗机构、134家基层公立医疗机构以及医保定点非公立医疗机构。调查指标为医疗机构基本信息和医疗服务项目使用信息，医疗机构基本信息包括医院基础信息、医院整体情况、医院收入结构情况、医务人员薪酬情况、医院运行效率等内容，共63项指标；医疗服务项目使用信息包括通用型医疗服务项目、医技诊疗类项目、中医及民族医诊疗类项目、2020年新增项目、2019年新增项目和药学服务相关项目等现行价格、工作量及收入情况等内容。

科学做好动态调整医疗服务价格评估　一是通用型项目。根据触发标准和约束标准，经过评估，廊坊市可启动符合医疗机构普遍开展、服务均质化程度高的诊察、护理、床位等通用型项目价格动态调整工作。二是复杂型项目。根据触发标准及约束标准及2022年度的价格评估情况，2023年可以启动下调部分医疗服务项目价格，对部分检验类现行县级价格高于市级价格的项目进行调整。

及时启动动态调整医疗服务价格工作　一是确定通用型调整项目。根据《河北省完善公立医疗机构医疗服务价格动态调整机制的实施意见(试行)》，通用型医疗服务项目目录清单包括诊查类16项、护理类17项、床位类35项。本次通用型项目价格调整拟对诊查类项目中的挂号费和门诊诊查费进行调整。二是确定通用型调整标准。按照不增加患者负担、统筹基金可承受的原则，调整县级普通门诊诊察费为5元(项目内涵包括挂号费、诊查费、出诊建病历、病历手册)；副主任(主任)医师诊查费按照幅度进行调整，按照不增加患者负担的原则医保支付4元。三是研究确定复杂性型项目调整方式。廊坊市2022年度复杂型医疗服务项目上调已触发上调条件，但廊坊市已于2022年上调了部分中医类项目，同时2022年度由于新冠疫情原因导致数据异常，2023年度不对复杂型项目进行上调；对价格倒挂的检验项目进行了下调。四是确定无住院资格的公立基层医疗机构暂不执行公立基层门诊诊察费政策。

【主要成效】 提高部分医疗服务价格　2023年，通用型项目价格调整了诊查类项目中的挂号费和门诊诊查费，提高体现医护人员技术劳务价值的医疗服务价格。通过测算，本次价格调整涉及调整总量共计2772.28万元，其中门诊诊查费调整涉及调增2644.98万元，相关化验类调整涉及调减127.3万元。调整后将为全市公立县级及以下医疗机构综合增收2400余万元(增加劳务性收入2600余万元，降低检验类收入160余万元)；同步减少了参保人诊疗费用600余万元，进一步完善了医疗服务价格政策，保障了人民群众获得高质量、有效率、能负担的医疗卫生服务。

同步调整价格倒挂的检验项目　按照国家医疗保障局《关于落实2023年度医疗服务价格动态调整促进医疗服务高质量发展的通知》要求，廊坊市现有100个县级收费标准高于市级收费标准的诊疗项目，其中综合医疗类3项、医技检验类30项、临床治疗类41项、血管介入类2项、物理治疗类23项、中医类1项。其中，临床治疗、物理治疗中涉及血液透析和血液病等特殊患者群体，因此选取了30项现行县级收费高于市级收费标准的检验类项目，按照调价原则在现行市级收费标准基础上，下浮10%制定县级收费标准，逐步理顺了不同等级医疗机构的医疗服务比价关系。

山西省

工作综述

2023年，山西省医疗保障局紧紧抓住人民群众急难愁盼问题，实施一系列“惠民生、暖民心”的政策措施，狠抓待遇落实，进一步增强人民群众医保获得感。截至2023年底，山西省参加职工基本医疗保险753.92万人，参加城乡居民基本医疗保险2432.15万人。

【待遇保障机制进一步完善】 巩固拓展医疗保障脱贫攻坚成果　建立因病致贫和因病返贫双监测预警机制，有效防范因病规模性返贫致贫。省医疗保障局会同省民政厅、财政厅、卫生健康委员会、乡村振兴局联合印发《关于进一步健全完善防范化解因病返贫致贫长效机制的通知》，进一步扩大医疗救助保障范围，守牢不发生规模性返贫底线。全省农村低收入人口、脱贫人口实现应保尽保，困难群众省内住院合规费用综合报销比例平均达到87.6%。晋中市开展“基本医疗有保障”知识竞赛，运城市加强医疗集团对村卫生室、村医的双考核。截至2023年底，太原、大同、运城、临汾、晋中、阳泉、忻州、晋城实现困难群体全员参保。

完善筹资运行机制　城乡居民基本医保财政补助标准提高到人均640元，2024年个人缴费达到380元。开展山西省暨太原市基本医保全民参保计划集中宣传月活动，通过信息比对等技术手段集中治理了无效参保和省内重复参保。截至2023年底，全省医疗保险参保3186.07万人，参保率保持在95%。其中职工医保参保753.92万人，城乡居民医保参保2432.15万人。医保制度运行平稳，基本医保（含生育保险）统筹基金累计结存558.42亿元，其中职工医保（含生育保险）统筹基金累计结存329.39亿元，可支付月数为21.6个月；居民医保基金累计结存229.03亿元，可支付月数为12.4个月，均在安全线以上。

平稳推进职工医保门诊共济保障改革　1月1日，山西省改进职工基本医疗保险个人账户计入办法，全面实施职工医保普通门诊统筹，建立健全门诊共济保障机制。实施全省统一的职工医保门诊统筹制度，执行按次低起付线，让参保患者普惠受益，实现定点医药机构“应纳尽纳”，异地普通门诊费用直接结算，有效拓宽门诊统筹待遇享受范围，全年2912.37万人次享受待遇，统筹基金支付23.42亿元，政策范围内报销比例54.96%。居民医保门诊统筹、“两病”门诊用药保障机制持续优化，38个门诊慢特病实现免复审，870.8万人次享受到“两病”门诊保障待遇，统筹基金支付5.76亿元，政策范围内报销比例达63.99%。太原市在全省率先结算职工门诊统筹第一单，省直、太原、大同、运城充分利用零售药店提供门诊统筹服务，有效提升了待遇可及性。

全面落实重特大疾病医疗保险和救助制度　聚焦减轻困难群众重特大疾病医疗费用负担，强化基本医保、大病保险、医疗救助三重制度综合保障，基本实现救助对象、费用范围、救助标准三统一。2023年，全省共有306.31万人次享受医疗救助，共支出12.63亿元。晋城市率先实现医疗救助资金市级统筹和“一站式”结算，太原市拓展推广二代“蓝手环”实现精准救助。

稳步推进居民医保省级统筹　12月14日，经省政府常务会议审议通过，省政府办公厅印发《山西省推进城乡居民医疗保险省级统筹方案》，明确2025年1月1日起，全省居民医保实现参保范围、待遇标准、基金预算管理、基金调剂管理、经办服务、信息系统“六统一”。

贯彻落实积极应对人口老龄化国家战略　全

面实施三孩生育医保支持政策和便捷措施，深入推进长期护理保险试点。晋城市累计有2537名重度失能参保人员享受长期护理保险待遇，553人享受辅具租赁服务，基金支出3092.6万元。

【医保支付机制改革纵深开展】 健全完善医保目录动态调整机制　全面执行2022年国家医保药品目录，进一步规范药品耗材目录编码应用，初步实现医用耗材按国家编码通用名统一管理。国家谈判药品落地数量达到362种，同步优化了“双通道”支付管理。累计将480种取得国家和山西省药品标准的中药配方颗粒纳入医保药品目录。规范统一门急诊费用报销政策，明确从2024年1月1日起普通门诊诊察费纳入医保报销范围。

不断深化医保支付方式改革　加快推进以按疾病诊断相关分组付费、按病种分值付费为主体的支付方式改革。全省12个统筹地区423所二级及以上等级医疗机构全部启动实际付费，统筹地区和医疗机构覆盖率达到100%，病种覆盖率达到90%，医保基金支出占比87%，提前完成国家三年行动计划目标任务。同时，启动实施省内异地住院DRG付费，是全国最早启动异地支付方式改革的省份之一。有效提升基金使用效率。在国家支付方式改革2023年评估中，山西省被评为“优秀”等次。

全力支持中医药传承创新发展　各统筹地区年度医保总额指标普遍向中医类医疗机构倾斜。加快调整中医类医疗服务价格49项，其中上调19项，新增和规范30项。全面推广中医适宜技术，将5大类71项中医适宜技术用于治疗的20个中医病种门诊治疗费用纳入统筹基金支付范围。运城市着力提升基层适宜技术应用能力，群众普遍受益，受到省政府领导表扬。山西省还公布第一批中医优势病种20种，按病种付费管理给予倾斜。院内制剂由定期申报调整为动态申报，337种医院制剂纳入医保报销，其中中医类占98%。

【基金监管保持高压态势】 不断提升基金监管法治化水平　修订完善山西省《违法违规使用医疗保障基金举报奖励实施细则》，并于2023年8月1日起正式实施。省医保局聘请第一批医疗保障社会监督员，更好地发挥医保基金监督员的“探照灯”作用。连续五年开展基金监管集中宣传月活动。晋城市、运城市芮城县拍摄的短视频荣获2023年全国医保基金监管“安全规范年”短视频大赛优秀奖。

持续保持打击欺诈骗保高压态势　在厅际联席会议基础上，加强与检察、财政、市场监管、药监、纪检监察等部门在联合执法、案件移送、联合惩戒等方面协作，持续深入开展打击欺诈骗保专项整治。常态化组织开展省级抽查复查、省级飞行检查，同步配合开展全省医药领域腐败问题集中整治工作。全省共检查定点医药机构38317家，检查覆盖率100%，共处理违法违规定点医药机构31651家，全年追回医保基金3.26亿元。其中，向司法机关移交涉嫌违法犯罪医药机构11家、个人10人；移交纪检监察机关4家；向卫生健康、市场监管部门移交问题线索6件。省直和太原开展门诊统筹专项检查；晋中、大同加强信用体系建设，推进医保基金分类精准监管；临汾、阳泉强化多部门联合执法，查处多个典型案例。各市还公开曝光了一批违规的医药机构。

推进智能监控系统应用　依托全省智能监控系统强化日常监管，通过系统追回和拒付资金1786.82万元，县级应用率达100%。晋城、临汾两市被确定为全国反欺诈大数据应用监管试点市，在国家平台基础上，吕梁市开发了基金监管“一系统三平台”，大同市引入人工智能医保风控能力平台，运城市将“进销存”数据全部上传，强化功能模块实践应用。

【医药价格及招采常态化】 常态化制度化开展药品耗材集中带量采购　建立完善省市县三级集采药品耗材执行情况定期监测通报机制，实现化学药、生物药、中成药3大领域全覆盖，医用耗材向心内科、骨科、口腔科等重点科室聚焦，有效推动药品耗材价格回归合理水平。全省落地执行的药品品种达786种，超额完成国家目标任务；医用耗材达100种（高值26种、低值74种）。中选产品价格平均降幅50%以上，累计节约相关费用约80亿元。运城市落地集采药品品种数量全省最多，太原市牵头积极开展市级联盟低值耗材集采，晋城市、运城市率先试点集采药品按中选价进药店销售，大同市深入推进低值耗材医保与企业直接结算试点，朔州市出台集采配送及回款政策，晋中市、长治市、临汾市强化优先使用集采产品管理成效明显。

不断规范完善省平台药品耗材挂网管理　在持续推进“同质量层次化学药品挂网价差不超过1.8倍”管理基础上，通过与“京津冀沪”药品挂网价格实施动态联动，形成了以“分类挂网、分层限价、合理差比控价、省际挂网信息联动”为主要措施的药品挂网采购制度，实现与其他省份挂网药品价格信息互通互查。2023年省平台新增挂网药品共计2641个，调整降低药品价格共计2594个，平均降幅18.23%，始终保持山西省药品价格不高于周边省份。

深入推进医疗服务项目价格改革　制订了2023年动态调整工作方案，大力支持区域医疗中心建设及“136”兴医工程建设，全年共计规范调整和新增医疗服务项目价格160项；同步调整医疗机构门诊诊察费，降低调整规范B超、CT、核磁、病理等检查项目；落地执行种植牙价格综合治理结果，单颗牙种植体整体费用从平均1.5万元降至6000～7000元，进一步减轻群众就医负担。

【公共管理服务更加优化便捷】　全面提升经办服务能力　全面落实《社会保险经办条例》，建立医疗保障经办政务服务事项清单，在二级以上定点医疗机构推行“医保帮办”事项，实现基本医疗保险参保登记、参保信息变更等网办率72%，提前完成国家医保局60%的阶段性任务。全面推行综合柜员制服务，基本实现乡（镇）、村两级服务网络全覆盖，构建起县、乡、村三级全覆盖经办服务格局。长治市以政府办公室名义印发《优化医疗保障服务推进经办服务下沉实施方案》；晋城医保驿站建设、综合柜员制、同城一体化通办、医疗救助等工作经验在全省推广；朔州依托“有事你就说”电台广播栏目加强医保互动；晋中市在国家医保基金运行评价指标分析工作中全国排名靠前；临汾、阳泉组织开展了医保经办系统练兵比武大赛。由于2021、2022年全省医保基金使用管理工作突出，国家连续两年奖励山西省城乡居民补助资金共计4462万元。

集中力量推进省内就医“一体化”　全省12个统筹地区全部将异地就医线上快速备案规范为线上自助备案，跨省就医住院直接结算率达88%，提前完成国家“十四五”确定的70%的目标任务。将普通门诊费用跨省直接结算定点医疗机构范围在每县1所的基础上，扩大到市（县、区）76%以上的定点医疗机构。太原、阳泉、晋中、忻州、吕梁中部城市群医保服务实现住院和门诊慢特病区域内“免备案”直接结算一体化管理。省内异地住院非急未转人群实现全省“免备案”直接结算。2023年山西省与全国30个省份和新疆生产建设兵团实现跨省直接结算479.23万人次，费用89.77亿元。省内直接结算3080.10万人次，费用303.38亿元。太原、长治、运城、阳泉、晋城结算率整体保持在85%以上。

规范完善全省统一的（国家）医保信息化平台　完成职工门诊统筹、全省医保服务一体化、2023版医保目录应用等新政策落地系统改造；实现生育保险跨省通办、省内线上转移接续等医保公共服务线上应用；开展“互联网+”医保支付，推动医保移动支付和处方流转扩面工作；推动平台新增功能模块落地应用，忻州市、朔州市通过DRG支付方式改革功能模块开展实际结算，晋城市全面落地应用长护险管理功能模块。不断深化医保便民公共服务，全省已有37585家定点医药机构实现医保电子凭证结算服务，其中山西白求恩医院、大同市国药同煤总医院、阳泉市第一人民医院等13家定点医疗机构实现挂号、就诊、取药等就医结算全场景应用。医保电子凭证累计激活

2338.11万人，激活率73.21%。“山西医保”微信公众号实现61项高频医保服务事项掌上办理。太原、长治、大同医保移动支付结算量、结算率显著提高。

重要活动

1. **实现电子处方流转实际结算。**2月21日，太原市第二人民医院通过省医保信息平台电子处方中心，将院内处方流转至院外药店，实现了本省职工门诊统筹首批次基于线上处方流转实际结算。

2. **全省医疗保障工作会议召开。**3月22日，全省医疗保障工作会议在太原市召开。会议传达了2023年全省医疗保障制度改革领导小组会议精神，全面总结2022年全省医疗保障工作，并就做好2023年医疗保障工作进行安排部署。

3. **实行38个门诊慢特病免复审。**6月6日，省医疗保障局印发《关于进一步加强门诊保障政策落地执行工作的通知》，对38个门诊慢特病实行免复审，进一步方便参保群众便捷享受待遇。

4. **实行职工门诊统筹省内无异地。**7月6日，省医疗保障局、省财政厅联合印发《关于进一步做好参保职工普通门诊异地就医直接结算工作的通知》，2023年8月1日起，实行职工门诊统筹省内无异地，将跨省临时外出就医人员在就医地发生的普通门诊医疗费用纳入门诊统筹报销范围。

5. **省级医疗保障基金飞行检查启动。**9月7日，2023年度省级医疗保障基金飞行检查正式启动，省医疗保障局会同省财政厅、省卫生健康委员会在全省范围内对2021年1月1日—2022年12月31日期间医保基金使用和管理情况开展省级飞行检查工作。

6. **实施“互联网+职工门诊统筹”医保支付工作。**12月1日起，山西省全面实施“互联网+职工门诊统筹”医保支付工作。全省经卫生健康部门批准的互联网医院，均可申请开展“互联网+”医药服务的医保支付服务，为参保人员提供职工门诊统筹和使用个人账户在线就医购药的医保结算服务。

典型案例

案例一：山西推进药品耗材集采提质扩面

省医疗保障局牵头，协同财政、卫生健康、药品监督管理等部门实施政策联动，建立“医保基金预付货款、采购价与支付标准协同、医保基金结余留用激励、强化质量监管、保供稳价、监测通报”等一系列政策制度，通过落实国家组织药品耗材集采、积极参与省际联盟集采、组织本省及市域联盟集采等方式，不断完善集采政策措施，大力促进集采落地见效。截至2023年底，全省先后落地执行集采药品786种、医用耗材100种，实现了化学药、生物药、中成药3大领域全覆盖，医用耗材向骨科、心内科、口腔科等重点科室及用量大的低值易耗产品扩展，全方位多层次推进集采提质扩面。全省集采中选产品平均降幅达50%以上，累计节约相关药品耗材费用近80亿元。

【主要做法】 *落实好国家集采中选结果* 全省共采购国家组织的8批集采333种药品，平均降价超50%；国家集采高值医用耗材包括心脏冠脉支架、人工关节、骨科脊柱等品种，平均降价80%以上。集采药品中，患者使用原研药和通过质量疗效一致性评价的药品，其份额从集采前的50%上升到90%以上。冠脉支架产品中，集采前占比1/3的不锈钢支架基本已被淘汰，中选的铬合金支架使用率达到95%，群众受益明显。

积极参与省际联盟集采 山西省参加并落地执行省际联盟集采药品达443种，包括广东联盟集采、河南联盟集采、鲁晋联盟集采、湖北中成药联盟集采、“八省二区”联盟集采等药品；参加并落地执行省际联盟集采耗材23种，包括京津冀“3+N”联盟心脏起搏器、江苏联盟冠脉药物涂层球囊、广东联盟超声刀头、内蒙古牵头“八省二区”导引导丝等医用耗材，平均降幅达50%以上。

组织开展本省及市域联盟集采 省级层面上组织开展19个未过评药品以及全省心脏冠脉支架、医用胶片、疝气补片、吻合器的集中带量采购。在做好国家及省级带量采购的基础上，为发挥区域联盟联合集中带量采购优势，指导各市组建了三个市域联盟开展低值耗材的带量采购。通过分层推进带量采购，放大集采规模效应，实现全省区域、品种、医疗机构的广泛覆盖。

建立完善工作机制 建立完善了省市县三级集采监测和通报约谈工作机制。印发《关于进一步做好药品耗材集中带量采购中选产品采购使用监测管理工作的通知》，建立了省市县三级实时监测、分级管理负责、上下联动的集采监督管理和层层抓落实的定期通报工作机制，进一步夯实全省药品和医用耗材集采全流程管理。

建立信息交流平台 建立了集采"三方"信息实时交流沟通平台。组织省药采中心依托省药采平台建立了"采购供应保障信息交流系统"，为医疗机构、生产企业、配送企业提供三方实时沟通交流平台，便于相互沟通信息，及时解决相关问题。

完善考核激励机制 进一步完善集采医保资金结余留用考核激励机制。牵头印发《关于推进国家和我省组织药品耗材集中采购医保资金结余留用工作的通知》，进一步完善医疗机构集采药品耗材医保资金结余留用考核评分规则，鼓励医疗机构使用质优价宜的集采中选产品。截至2023年底，已拨付医疗机构集采结余留用资金共4.9亿元。

【主要成效】 *减轻群众负担* 通过实施药品耗材集中带量采购，一些临床用量大、采购金额高的药品耗材价格明显下降。以心脏冠脉支架手术为例，手术支架从1.3万元左右降至700余元，术后常用药波立维价格从每盒108元降至17元，患者负担明显减轻。

提升治疗水平 多层次集采的中选结果覆盖了药品、医用耗材的临床主流产品，大多数为常见病、慢性病用药，或是治疗中常用的高值医用耗材，为医疗机构和患者提供了更多质优价宜的选择，临床使用药品耗材质量得到稳步提升，临床服务需求充分释放，直接助力临床治疗水平整体提升。

净化行业生态 集中带量采购优化了医疗机构药品、医用耗材的采购模式，中选产品正向替代效应明显。特别是将供应、质量、信用等相关因素纳入集采规则，从体制机制上净化医药流通的生态环境，有助于激励企业公平竞争、提升质量、大力创新。

案例二：太原市全面推动职工医保门诊共济保障政策落地惠民

太原市通过实施"六个强化"，系统推进职工医保门诊共济保障改革落地惠民，为参保职工门诊就医购药提供便捷可及的服务，充分释放门诊共济保障改革带来的红利，增强参保群众获得感、幸福感、安全感。

【主要做法】 *强化压茬推进* 2022年4月1日起，太原市执行全省统一的45种门诊慢特病病种，并将支付标准平均提高40%；2022年7月1日，全市全面启动个人账户家庭共济，增强个人账户基金使用效率，提高门诊保障能力；2023年1月1日，改革个人账户计入办法，全面实施职工医保门诊统筹制度，将门诊保障范围扩大至常见病、多发病，实现全省门诊统筹结算"第一单"。

强化系统支撑 在推进个人账户家庭共济、落实门诊统筹政策过程中，始终把信息系统支撑放在首要位置，及时指导督促定点医药机构对系统进行升级改造。针对性测试工作要点，全覆盖安排各定点医疗机构开展数据测试工作。组建工作专班，重点围绕结算单正误督导测试工作进度，解决发生的问题，确保门诊共济政策实施后群众门诊结算无问题、享受门诊政策待遇无问题。

强化定点扩面 将定点医药机构纳入职工门诊统筹管理，实现定点医药机构开通结算功能全覆盖，作为职工医保门诊统筹制度落地的重中之重。职工门诊统筹制度推行以来，按照"医院—社区（诊所）—药店"的顺序，以尽早尽快让参保职工

享受到门诊统筹待遇为第一要务,加快开通门诊统筹定点医药机构。

强化处方流转　依托全省电子处方中心,挖掘并推广“诊所+药店”模式,破解参保职工药店购药没处方的难题。太原市域内的一批大型连锁药店多数自带诊所,太原市充分利用这一特色,在将零售药店纳入定点范围的同时,也把符合条件的诊所纳入定点范围,帮助实现零售药店和连锁诊所之间处方顺畅流转,同时破解了零售药店“卖药”无处方、参保职工“买药”无处方的难题,一定程度缓解了定点医疗机构药品供应不足、参保职工挂号排队购药拥挤的问题。在全市推开“诊所+药店”模式,部分定点零售药店通过“诊所+药店”模式,实现参保患者开方、取药、报销一体化服务。

强化“互联网+”医药服务　积极推进“互联网+”医药服务,通过将门诊慢特病和常见病用药纳入“双通道”管理,并依托实体医院建立的互联网医院和全省电子处方中心,实现定点医药机构端、患者端和医保结算端互联互通,参保患者在互联网医院复诊后,获得处方,处方流转至定点零售药店,零售药店可实现医保直接结算和药品配送一体化服务,一些慢性病患者足不出户即可享受门诊统筹服务。

强化宣传引导　与市委宣传部、市委网信办、市信访局、市公安局、市卫生健康委等相关部门建立工作协同机制。在线下,多次组织开展门诊共济政策业务培训,向定点医药机构精准推送政策“一图知晓”,力争做到医保经办人员和医护人员熟悉、掌握政策;在线上,围绕参保职工最关心的问题,撰写政策宣传推文,引导正确的舆论导向,让全市参保职工充分理解医保互助共济的重要意义,为门诊共济改革顺利落地创造了良好的舆论氛围。

【主要成效】　门诊共济保障改革落地　2023年1—12月,职工医保个人账户家庭共济已授权9.72万人次,被授权8.92万人次,结算14.31万人次,结算医疗费用0.33亿元;将12.4万名参保职工纳入门诊慢特病保障范围,结算104.23万人次,结算医疗费用5.73亿元,统筹支付4.27亿元;职工门诊统筹结算438.57万人次,结算医疗费用15.59亿元,统筹支付6.73亿元。

门诊就医购药便捷可及　截至2023年12月31日,全市4947家定点医药机构被纳入职工医保门诊统筹管理范围,其中开通职工医保门诊统筹定点零售药店2742家,开通率98.4%,零售药店开通率居全省之首;2023年全市有16.17万人次参保职工在定点零售药店享受职工门诊统筹服务,涉及购药费用6341.34万元,统筹基金支付3349.74万元;全市4家互联网医院已按标准纳入“互联网+”医药服务管理,切实提升了参保职工就医购药的便捷度。

案例三:大同市抓实抓细医保助力乡村振兴工作

2023年,大同市医保部门在参保精准扩面、待遇精细落实、风险精确研判上下足功夫,稳定实现全市农村低收入人口和脱贫人口“基本医疗有保障”,推动巩固拓展医疗保障脱贫攻坚成果取得新进展,坚决守牢不发生因病规模性返贫的底线。

【主要做法】　精准推进参保扩面　按照“政府主导、医保牵头、税务征缴、乡镇落实”的原则,全市高位推动基本医保参保缴费工作,将参保缴费工作纳入巩固脱贫攻坚成果和民生工作考核内容,建立督导机制和定期通报制度,定期对各县(区)参保缴费情况进行专项督查、重点通报,确保如期完成基本医保年度征缴工作。在集中缴费期内,市、县医保部门采取“线上+线下”等多种形式,充分运用各类传统媒体和新媒体平台加强宣传,全力推动城乡居民参保缴费工作。医保部门扎实履行参保主体责任,充分发挥牵头作用,抓好参保缴费任务落实。会同市乡村振兴部门建立督导机制,从巩固脱贫攻坚成果、推动乡村振兴的高度督查参保缴费工作,确保全市打好参保缴费攻坚战。

精细落实三重保障待遇　推动医疗保障由集中资源支持脱贫攻坚向统筹基本医保、大病保险、医疗救助三重制度常态化保障转变。强化三重制度保障，严格落实基本医保普惠、大病保险倾斜、医疗救助托底的各项政策待遇。全面加强门诊慢特病保障，依托基层医疗机构定期对辖区内农村低收入人口和脱贫人口门诊慢特病保障情况开展排查，及时将符合条件的困难群体纳入保障范围，确保待遇应享尽享。

精确研判因病返贫致贫风险　建立因病返贫致贫风险动态监测预警机制和月推送制度，依据困难群众经济状况和医疗费用负担情况，分类设定高额费用负担患者监测预警标准，对特困人员、低保对象、低保边缘家庭成员、返贫致贫人口、脱贫不稳定人口、边缘易致贫人口、突发严重困难人口中个人年度累计负担医疗费用超过6000元的，纳入医保防范因病返贫监测范围；对其他参保居民个人年度累计负担医疗费用超过2万元的，纳入医保防范因病致贫监测范围。健全部门间信息共享机制，按月将监测预警信息提供给同级民政、卫生健康、乡村振兴部门，帮助相关部门尽早研判，实现早发现、早干预、早帮扶，提高监测的主动性、精准性、及时性，及早防范因病返贫致贫风险。

【主要成效】 扎实巩固应保尽保成果　2023年，全市应参保的脱贫人口248391人、监测对象18090人、农村低保对象178749人、特困供养14385人全部纳入基本医保覆盖范围，参保率100%，实现应保尽保；全市动态调整新增脱贫人口338人、监测对象6567人、农村低保对象12503人、特困供养699人，均已纳入医保覆盖范围，实现应保尽保。

梯次减轻困难群众负担　2023年，全市农村低收入人口住院6.89万人次，医疗总费用57315.51万元，政策范围内费用52388.49万元，基本医保支付31129.64万元，大病保险支付7689.37万元，医疗救助支付7625.76万元，住院政策范围内综合报销比例平均达到88.65%。2023年，全市符合门诊慢特病保障条件的脱贫人口57517人、监测对象7816人、低保对象67266人、特困供养2791人，已全部纳入门诊慢特病保障范围，实现应纳尽纳。

整体提升预警帮扶效能　2023年，全市共推送同级民政、乡村振兴等部门医保返贫致贫风险动态监测预警信息7638条。民政部门将其中345人纳入低保对象范围、2人纳入特困供养范围；乡村振兴部门将其中的325人纳入监测范围，其中脱贫不稳定户37人，边缘易致贫户48人，突发严重困难户240人。各级医保部门及时对纳入救助、监测范围的672名困难群众给予精准医保帮扶，新增困难群体补缴居民医保个人缴费自付部分后，自民政部门、乡村振兴部门提供名单之日起享受医保帮扶政策。

案例四：晋中市全面深化DIP付费改革推进医保服务提质增效

晋中市从扩大政策覆盖范围、提高政策适用性、增强制度可行性、发挥正向引导作用、合理控制基金风险等方面深化DIP付费改革，走出一条符合当地实际、实现基金有效治理的晋中之路。

【主要做法】 统筹推进“四个全面覆盖”　晋中市提出统筹地区、医疗机构、病种分组、医保基金的“四个全覆盖”目标。改革过程中，创新使用一系列技术方法，如运用DIP床日病种解决精神类、康复类、护理类病种无法纳入DIP结算的问题；使用“医保实际报销比例法”替换“自付自费项目逐项列减法”等，提高了DIP的适用范围，从而在2021年10月启动DIP实际付费时就实现“四个全面覆盖”，提前两年完成国家三年行动计划的主要目标。截至2023年底，对全部发生住院结算的161家医疗机构的67万人次实行DIP结算，结算金额42.97亿元。全省范围内，晋中市是DIP/DRG付费统筹区内结算比例最高的城市。

创新“区域点数总额预算”　在国家DIP技术规范的基础上，为确保基金合理分配、发挥预算点值的引导作用，防范机构冲分值，创新使用“年度预算+年度预算点值”的分配方法，一个年度内，全市统一使用一个预算点值，做到公平合理透明。经过三年实际运行，这套办法控制了基金支出过快增长。2023年在异地就医费用增长56.27%的背景下，本地医疗机构住院医疗费用增长率仅为15.09%。同时，合理的总额预算制定和分配办法，在制度上基本解决了人为干预的问题，为各级医保经办机构特别是基层经办机构建立起一道制度“防火墙”。

推行病种“动态追溯调整” 晋中市对DIP病种和分值加强宏观与微观两方面管理，宏观上做好相关规程的规范以及基金结算方式的运用；微观上强化DIP病种的动态调整和精细化管理，其中实施“追溯调整”是晋中市的又一项创新。为了使DIP病种管理更加合理，防止医疗机构“高套病种”“高套分值”，从病种、分值及其政策的调整上，其结果都追溯运用到上一年度。看似微小的调整，因使用了最新的数据，调整的要素更及时、更科学，也加大了“高套病种”“冲分值”的难度。

强化政策驱动加强宣传引导 一方面，完善DIP各项政策，并保持政策的相对稳定，避免过多频次调整政策；另一方面，利用宣传培训方式，引导定点医疗机构与医保政策同向而行，保持运行在正确的轨道上。2022年全市启动了“百千万人培训计划”，深入基层、深入医院开展专项培训和交流，强化DIP支付政策宣传与培训引导，增强政策的辐射效应。

重视运行评价加强基金监管 在DIP实践过程中，晋中市注重相关评价体系的建设。一方面，建立起含有139项指标的医保结算清单质控体系，提高病案首页和结算清单的填报质量，结算清单合格率保持在99.99%以上；另一方面，建立监管考核机制，通过对医疗机构年度总费用增长率、平均费用增长率、重复住院增长率等指标进行考核，将考核结果运用于年终清算，建立激励约束机制，发挥医保基金“杠杆”作用。

【主要成效】 通过三年的DIP支付方式改革，全市形成医保部门和医疗机构同向改革、共同发力的良好局面。定点医疗机构运营效率有所提高，医疗水平逐渐提升，次均医疗费用明显降低，盈利水平有所提高，有序竞争的环境初步建立。医疗机构主动参与、支持改革的积极性极大提高，2023年全市次均住院费用较2022年降低5.31%。晋中市第一人民医院、榆次区人民医院、平遥县人民医院等一大批示范医疗机构，主动深耕学科优势，利用新技术和新手段开展DIP病种分析，提升绩效考核针对性，实现机构收入和医疗服务水平相适应，从而进一步强化“三医”协同发展和治理。

内蒙古自治区

工作综述

2023年,内蒙古各级医疗保障部门全面落实国家、自治区决策部署和工作要求,圆满完成年度各项任务目标。截至2023年底,全区基本医疗保险参保人数为2158.72万人,其中职工医疗保险参保606.59万人,居民医疗保险参保1552.12万人。基本医疗保险统筹基金总收入434.11亿元,总支出368.44亿元。全区基本医保参保率稳定在95%。

【制度体系建设】 推进全民参保计划 深入推进全民参保计划,确定各统筹区参保扩面任务目标,召开全民参保工作推进会,定期发布工作动态,开展集中宣传活动。完善政府主导推进,各部门协同配合,自治区、盟市、旗(县、市、区)、乡镇(街道)、村(社区)5级联动的基本医疗保险全民参保工作机制。

健全城乡居民基本医疗保险筹资和待遇调整机制 2023年全区城乡居民基本医疗保险人均财政补助标准提高至640元,筹资水平达1020元/人。落实城乡居民高血压、糖尿病门诊用药保障机制,政策范围内支付比例达到50%以上。

推进职工医保门诊共济保障机制改革 全区15个统筹地区全部建立职工医保门诊统筹制度,起付标准全区统一为1000元;最高支付限额方面,在职职工不低于4000元,退休人员不低于5000元;支付比例方面,三级医疗机构不低于50%,二级及以下医疗机构不低于60%,退休人员增加5个百分点。为进一步减轻参保人员门诊就医经济负担,提高参保职工获得感,12月出台政策,2024年起进一步降低全区职工门诊统筹起付标准。督导各统筹地区将符合条件的定点医药机构全部纳入门诊统筹管理,方便群众就医购药。

支持国家生育政策 印发《关于将部分产检相关医疗服务项目纳入医保支付范围的通知》,将21个原自费产检相关医疗服务项目纳入医保支付范围。自治区本级印发《关于调整自治区本级生育保险医疗待遇的通知》,改变生育保险定额报销办法,实行按比例支付,同时大幅度提高年度最高支付限额。赤峰市、锡林郭勒盟、阿拉善盟等地参照自治区本级提高生育保险待遇。

稳步推进试点城市长期护理保险制度试点工作 呼和浩特市稳步推进长期护理保险制度试点工作,实施辅助器具租售服务,丰富服务项目种类,进一步提升失能人员长护险待遇水平。

【巩固拓展脱贫攻坚成果,有效衔接乡村振兴】 全面落实自治区健全重特大疾病医疗保险和救助制度,完善防范化解因病返贫致贫长效机制,基本实现救助对象、费用范围、救助标准“三统一”。全区238.94万低收入人口实现应保尽保,资助参保168.62万人,三重制度综合保障惠及396万人次,减负53.62亿元,住院政策范围内报销比例达87.98%。

【药品耗材集中带量采购】 常态化制度化推进药品耗材集中带量采购,落实国家组织集采第八批药品、口腔种植体、骨科脊柱类耗材以及肝功生化检测试剂中选结果,平均降幅分别为56%、55%、84%和69%。截至2023年底,内蒙古累计开展带量采购药品566种、医用耗材43类,平均降幅60%以上,累计节约医药费用117.16亿元。牵头15省份联盟组织开展止血材料医用耗材集中带量采购,平均降价72%,最高降幅97.6%。优化医保基金与医药企业直接结算模式,实施“医银企”直联,集采药品平均回款天数缩短至20天;将冠脉支架等4类集采耗材纳入直接结算,平均回款天数缩短至46天;共拨付试点扩围药品和第二批国采药品结余留用资金1930.57万元。医保信息平台药品耗材招采子系统数据质量质控合格率为98.6%。

【医保支付方式改革】 全区建立病种目录、结算办法、质控规则、经办流程、协商谈判、考核评价"六统一"的DIP改革制度体系，实施DRG/DIP的住院医疗机构1352家，覆盖住院病例305.04万例，DRG/DIP基金支付144.56亿元，基本实现统筹地区、医疗机构、住院病种、医保基金全覆盖；患者平均住院日、次均费用、个人自付费用分别同比下降0.39天、9.40%、18.09%。将日间手术、择期手术、日间放化疗等住院前检查检验费用纳入医保支付范围。印发《关于进一步调整基层医疗机构门诊诊察费医保支付政策的通知》，调整医师诊察费项目价格及支付政策，按医师级别定价，实行同城同价，报销比例向基层倾斜，乡镇卫生院、社区卫生服务中心报销比例由80%调整为100%；推进分级诊疗机制形成，开展家庭医生签约服务医保支付试点，引导患者合理选择就医渠道。确定250种DIP基层病种，开展基层医疗卫生机构药学服务项目试点。

【支持公立医院高质量发展】 优化医疗服务项目价格和医保支付政策，建立医保基金总额预算及预付机制。适应区域医疗中心建设需求，在项目新增、耗材采购、支付方式等方面给予适当倾斜。

【国家药品目录实施和管理】 持续健全药品供应保障机制，全面执行国家基本医疗保险、工伤保险和生育保险药品目录。国家谈判药品全部纳入"双通道"管理，139种药品通过门诊特殊用药实现单行支付，惠及292.1万人次，为患者减负17.89亿元。

【医疗服务价格项目管理】 动态调整医疗服务项目价格212项。其中，下调CT平扫、CT增强扫描、磁共振增强扫描、数字化摄影(DR)等项目价格172项；上调门/急诊诊查费、住院诊查费、互联网复诊、院内会诊、护理项目价格等40项，门诊诊察费按医师级别定价，实行同城同价。对26项肝功生化检验项目实行技耗分离，检验项目实行同城同价，检验试剂单独收费。按照国家立项指南要求，坚持服务产出导向的原则，分类整合中医(灸法、拔罐、推拿)、中医外治、器官移植、辅助生殖类项目价格，指导盟市完成项目整合后价格制定工作，使医疗机构更好计价、更好执行、更好评价，更能适应临床诊疗需要的医疗服务体系。全面落实口腔种植医疗服务收费、种植体系统带量采购和牙冠竞价挂网"三位一体"的综合治理措施。其中，口腔种植医疗服务收费总体不高于3800元，种植体集采中选平均价格900元，牙冠挂网竞价为327元，单颗牙种植三项费用较综合治理前整体下降50%左右。

【医疗保障基金监管】 健全综合监管机制，联合检察院、公安厅、卫生健康委、财政厅等部门聚焦重点领域、重点对象、重点药品耗材，开展打击欺诈骗保专项整治，同步开展飞行检查。全区检查定点医药机构2.79万家，处理8709家，被检违规率31.22%，追回资金1.81亿元，公开曝光2243家。上线国家医保信息平台智能监管子系统，积极开展数据筛查分析。协同推进医药领域腐败问题集中整治，向社会公开征集问题线索，实现医药领域腐败问题治理常态化。不断加强监管队伍建设，在自治区异地就医结算中心加挂"内蒙古自治区医疗保障基金监测中心"牌子，增加人员编制，强化监管力量。推进社会监督常态化。组织开展2023年医保基金监管"安全规范年"短视频大赛活动，通过网络评选向国家医保局报送短视频20个。

【医保经办服务】 优化经办服务 针对办理转移接续时存在的"多地跑、折返跑、线下办"堵点难点问题，坚持数字赋能，进一步优化医保关系转移接续业务模块，实现数据归集；重塑办理流程，实现过程审核"智能办"；通过预设个人账户，将转移接续办结后个人账户转移资金业务到账环节前置，实现账户资金"秒到账"。推动自治区内医保关系转移接续"免申转"，实现"无感办"，缴费年限及时接续，个人账户及时到账；开通医保关系转移接续“跨省通办”，精简办理材料，取消《基本医疗保险参保凭证》和《基本医疗保险关系转移接续联系函》等材料；缩短办理时限，基本医疗保险关系跨省转移接续时限由原来的45个工作日压缩至15个工作日；拓宽经办渠道，参保人可自主选择在线上办理或在线下转出地与转入地任何一处办理，不再需要“两边跑”，真正实现“一地办、线上办”。举办练兵比武活动，各级经办队伍综合素质显著增强，16个省（市）代表赴包头市现场观摩，起到示范带动作用。

延伸服务网络 建成1.4万个基层医保服务站（点），将高频事项下沉到苏木乡镇（街道）、嘎查（村、社区），依托党群服务中心、卫生室等开展基层医保服务，基本实现苏木乡镇（街道）、嘎查（村、社区）医保服务全覆盖，自治区、盟（市）、旗（县、市、区）、苏木（乡镇、街道）、嘎查（村、社区）五级经办管理服务体系基本建成。

拓展信息化应用 全面推动医保码应用、移动支付、电子处方、电子票据和医保区块链应用等工作，全区医保码累计激活1716万人。开展“走流程、找堵点”活动，推动医保码就医购药全流程应用，支持在挂号、取药、取报告、结算等全业务流程使用医保码。推动定点医药机构开通医保移动支付，实现网上挂号费医保直接结算报销，医保移动支付结算率10.41%。医保电子票据和区块链业务创新应用方案通过国家医保局评审并完成部署，接入国家医保区块链中心统一管理。全面推进自治区“两优”专项行动，积极推动自治区本级19项医保经办业务全区通办，满足参保群众“就近、便利、高效”的办事需求，真正实现“让数据多跑路、群众少跑腿”。

提升跨省直接结算质效 全区1.9万家定点医药机构纳入跨省异地就医联网直接结算范围，其中开通871家跨省门诊慢特病定点医院；实现无责外伤和急诊免备案跨省直接结算，呼伦贝尔市参保群众赴黑龙江、阿拉善盟参保群众赴宁夏跨省就医免备案直接结算。2023年内蒙古参保群众跨省直接结算534.7万人次，减少垫付资金88.4亿元，住院费用直接结算率达90%，提前实现国家“十四五”末达到70%以上的目标任务。

重要活动

1. **全区医疗保障工作会议召开。**1月18日，全区医疗保障工作会议在呼和浩特市召开。会议总结2022年和近五年医疗保障工作，研究部署2023年医疗保障工作。会议以视频形式召开，呼和浩特市、包头市、通辽市、赤峰市、乌兰察布市、鄂尔多斯市等6个盟市医保局作交流发言。

2. **全区医保基金监管集中宣传月启动。**4月，在全区范围内组织开展以“安全规范用基金，守好人民‘看病钱’”为主题的集中宣传月活动，多渠道对全区居民进行全覆盖、无死角的医保基金政策宣传。

3. **全区医疗保障运行分析电视电话会议召开。**4月10—12日，全区医疗保障运行分析培训班在呼和浩特市召开，分析2022年全区各统筹区医疗保障运行情况。

4. **全区基本医疗保险全民参保工作电视电话会议召开。**4月26日，全区基本医疗保险全民参保工作电视电话会议在呼和浩特市召开，安排部署全民参保工作。自治区政府有关负责同志出席会议并讲话，自治区发展改革委等14个相关部门参加，赤峰市政府、锡林郭勒盟行署分管领导作了典型经验发言。会议以视频形式召开。

5. **举办全区练兵比武大赛。**5月31日，2023—2024年度全国医保经办系统练兵比武活动启动仪式暨内蒙古自治区练兵比武大赛在包头市成功举办，16个省（区、市）代表现场观摩，全国超过60万人在线观看。

6. **全区异地就医直接结算政策集中宣传月启动。**6月，以“做好跨省就医结算服务　让群众在异乡更有‘医靠’”为主题，在全区开展宣传活动，提高社会公众对异地就医政策的知晓度。

7. **组织召开十一省（自治区、直辖市）医保协作工作座谈会。**6月29日，在呼伦贝尔市组织召开十一省（自治区、直辖市）医保协作工作座谈会，就加强省际异地就医协作进行交流。北京、天津、河北、山西、辽宁、吉林、黑龙江、上海、海南、宁夏等省(区、市)医疗保障部门参会。

8. **举办全区基层医保服务站(点)建设示范培训班**。7月18—19日,全区基层医保服务站(点)建设示范培训班在锡林郭勒盟成功举办,推动医保经办服务下沉。

9. **开展基本医保全民计划集中宣传活动**。9月,在全区范围内开展以“全民医保手牵手 医保护航心连心”为主题的基本医保全民计划集中宣传活动,采取线上线下相结合的方式,引导鼓励参保人员多方式缴费,推进参保缴费服务下沉。

10. **牵头开展止血材料省际联盟带量采购**。内蒙古自治区牵头组织开展15省省际联盟止血材料医用耗材集中带量采购。11月24日,召开信息公开大会,共41家企业的60个注册证中选,止血材料医用耗材价格平均降幅72%。

11. **召开医疗保障基金监管厅际联席会议**。12月5日,医疗保障基金监管厅际联席会议在呼和浩特召开,自治区公安厅、民政厅、卫生健康委员会、市场监督管理局、药品监督管理局等成员单位参加会议。

典型案例

案例一:内蒙古多措并举助推医疗服务资源下沉基层

近年来,内蒙古医疗卫生事业发展迅速,但医疗资源不平衡、医疗服务不足等问题仍较为突出。其中,基层医疗机构作为医疗服务的重要组成部分,承担着为广大群众提供基本医疗保健服务的重要任务,但基层医疗机构普遍存在技术水平低、服务动力不足、老百姓不信任等问题,基层医疗服务占比明显低于全国平均水平。针对这些问题,自治区医保局主动领题,调研攻坚,出台具体举措推动医疗资源下沉。

【主要做法】 *调整医师诊察费项目价格及支付政策* 腾空间、调结构,在降低大型设备检查检验费用的同时,提高门诊诊察费收费标准,充分体现医务人员劳务价值。门诊诊察费按照医师级别定价,不区分医疗机构等级,实现同城同价,二级以上医疗机构医师到基层出诊,收费标准与原机构一致,鼓励优质医疗资源下沉基层。同时,提高门诊诊察费支付待遇,门诊诊察费实行单行支付,不纳入门诊统筹及门诊慢性病总额管理,不设起付线,报销比例向基层医疗机构倾斜,在乡镇卫生院或社区卫生服务中心就诊门诊诊察费医保全额支付,有效调动基层医师医疗服务积极性。

建立基层病种目录 在全区按病种分值付费(DIP)核心病种目录库中,选择基层医疗机构具备收治能力、救治病例数排名靠前、三级医疗机构同时开展的病种作为基层病种,对各级医疗机构开展的基层病种不再拉开差距,均按照二级医院系数执行。在支付政策相同的情况下,由于三级医疗机构诊疗成本较高,开展基层病种利润空间小甚至亏损,不再具有吸引力,引导其专注于急难危重症的救治,回归功能定位,从而缓解高等级医疗机构对医疗资源的“虹吸效应”。同时,对于基层医疗机构开展基层病种执行二级医疗机构等级系数,相对提高收入,促使其主动提升服务能力,提供优质诊疗服务。

优化调剂使用医院制剂支付政策 将经药监部门备案,允许医疗机构间调剂使用的中医蒙医医院制剂纳入医保支付范围。上级医院在基层医疗机构坐诊的医师,或基层医疗机构中蒙医执业医师、执业助理医师、经注册的中蒙医乡村医生开具的上级医院院内制剂,都可以享受医保报销。进一步打通基层用药报销壁垒,从而引导上级医院医师、药品等优质医疗资源下沉基层,同时支持中医药(蒙医药)传承创新发展。

推动药品带量采购结余留用政策向基层医疗机构倾斜 推进医保资金结余留用政策落地落实,及时向医疗机构拨付结余留用资金,将结余留用资金精准拨付到集采政策落实到位的基层医疗机构。在完成集采产品约定采购量的基础上,各地在考核评价及资金核定方面,适当向基层医疗

机构倾斜，提高结余留用资金比例。

开展基层医疗机构药学服务项目试点　在呼和浩特市新城区毫沁营卫生院增设药学门诊诊察费，由具有一定资格的药师，在门诊固定场所为确有需要的患者提供药物治疗既往史记录，开展用药指导、干预或提出用药意见，进一步拓宽基层医疗机构收入渠道，引导其充足配备药品，确保基层常见病、慢性病“有药可用”，从而留住患者。

建立家庭医生签约服务医保支付机制　在呼和浩特市探索开展家庭医生签约服务医保支付试点，实行按人头打包付费，年初预付部分医保基金，年终根据考核结果付费，达到相关服务要求后，结余部分留用，拓宽家庭医生服务筹资渠道，充分调动基层医疗服务积极性；同时，通过家庭医生签约管理，引导患者合理选择就医渠道，推进分级诊疗机制形成。

【主要成效】　通过综合改革，基层医疗机构服务能力及服务量均有所提高，改革效果初步显现。基金运行分析显示，2023年，职工医保基金支出三级机构占比下降5.4个百分点，二级机构和一级机构分别上升0.83和4.35个百分点，居民医保基金支出占比也较上年提升2.25个百分点。

案例二：呼和浩特市长期护理保险让失能人员更有“医靠”

2023年，按照国家、自治区、市委、市政府关于长期护理保险工作相关部署，呼和浩特市稳步推进长期护理保险各项工作。

【主要做法】　开展长期护理保险辅助器具租赁　为进一步完善呼和浩特市长期护理保险政策，扩大保障服务范围，为失能人员提供更为人性化的服务，通过提供辅助器具服务改善失能人员护理质量，减轻家庭经济负担，帮助失能人员提升生活水平。印发《呼和浩特市长期护理保险辅助器具服务管理办法（试行）》，明确对申请辅助器具租赁的失能人员长护基金实行月度限额，试运行期间重度失能人员最高支付500元/(月·人)［6000元/(年·人)］，中度失能人员最高支付400元/(月·人)［4800元/(年·人)］。租（售）类费用月度限额由长护险基金和个人共同分担支付，分担比例8∶2。制定《呼和浩特市长期护理保险辅助器具租售服务目录》，将5类辅助器具纳入服务目录，其中租赁类产品共3类（家用电动护理床、浴厕轮椅、手动轮椅），销售类产品2类（纸尿裤、护理垫）。通过公开招标，引入2家辅助器具商提供租售产品，呼和浩特市长期护理保险辅助器具租售服务于2023年12月1日正式落地实施。截至2023年12月31日，呼和浩特市完成适配评估人数100人，已配送电动护理床16个、手动轮椅12个、浴厕轮椅27个、护理垫730个、纸尿裤1320个。

提升照护服务质量　为提升护理服务人员照护水平，保障失能人员受到专业的护理服务，对选择亲情护理的失能人员家属开展护理技能培训。委托承办机构对接专业护理培训职业学校对失能人员家属开展培训，培训合格后发放证书，失能人员家属开展照护服务。一年来，共有5000余人参加护理技能培训，切实为失能人员提供了更为专业的护理服务，护理行为更加规范。

调整护理服务片区　将呼和浩特市9个行政区域进行划片，参保人员由过去的按参保地享受待遇变为按居住地享受待遇，让群众少跑路，规范业务经办流程，参保群众可就近选择在任意一家承办机构网点申请长护险，同时减轻承办机构及养老服务机构日常工作负担。

完善长护险信息系统建设　一是实现在线申请长期护理服务。为方便失能人员申请长期护理保险待遇，在“蒙速办”App、“爱青城”App开通了申请入口，提供申请评估、进度查询、护理账单、护理记录、政策咨询等功能，实现失能参保人员“足不出户”就可申请长期护理服务。二是开发辅助器具租售信息模块，实现辅助器具租售业务在自治区医保信息平台上线，通过信息系统加强辅助器具租售业务管理，提升长期护理保险辅助器具租赁商与承办机构工作效率，加强基金监管。

加强定点护理机构管理　加强对护理机构的

监督管理，承办机构对定点护理机构护理服务质量开展日常巡查和专项检查，确保为失能人员提供优质的护理服务，对2022年21家定点护理机构开展考核，对2023年新申请的13家定点护理机构进行勘验。截至2023年底，呼和浩特市共有48家定点护理机构，其中提供机构护理服务的15家，上门护理服务机构21家，既能提供机构护理又能提供上门护理的12家。

提升评估服务水平　定期举办长期护理保险失能评估案例分析会。为总结评估经验，发现薄弱环节，建立失能评估案例分析会制度。2023年度，举办3次案例分析会，以视频会议的形式召集评估专家、评估员和相关工作人员学习典型评估案例，总结交流经验，查找不足，整改提高，切实提升评估人员业务素养，推进评估工作全过程的规范化、标准化，严把评估入口关。

强化承办机构管理　一是加强风险管控。每月要求承办机构上报长期护理保险承办工作开展情况汇报，统计各家承办机构人员受理人次、待遇发放、稽核等重要数据，实时掌握各家承办机构工作开展进度。指导承办机构建立异常数据筛查机制，对重点地区、疑点数据及失能人员的生存状态开展审核检查。加强承办机构对失能申请受理审核，严把失能申请入口关。二是以问题为导向，推动问题整改落实。对各家承办机构反映的问题，及时协调解决，逐一落实，不断完善规范经办管理，提升长期护理保险精细化管理水平。

【主要成效】　一年来，失能人员待遇享受人数不断增多，长期护理保险基金支出大幅增加，失能人员生存质量明显提升，家庭经济负担有效减轻，失能人员获得感、幸福感不断增强。截至2023年12月31日，累计受理失能人员申请18463人次，累计享受长期护理保险待遇11900人，其中职工医保3761人，居民医保8139人；长期护理保险基金待遇累计支出10635.69万元，其中长期护理保险基金职工待遇支付4154.21万元，长期护理保险基金居民待遇支付6481.48万元。2023年享受长期护理保险人数为10823人，职工医保3306人，居民医保7517人；2023年长期护理保险基金待遇支付6839.93万元，其中职工待遇支付2533.97万元，居民待遇支付4305.96万元。

案例三：呼伦贝尔市创新开发“医保通”智能终端

呼伦贝尔市针对本市地广人稀、嘎查与旗市区距离较远的地域实际，聚焦村级医保服务触及性不强的现实难题，运用有解思维，推进落实传统服务方式与智能化应用并行理念，创新开发呼伦贝尔“医保通”智能移动服务终端，推动实现医保服务“进家门”“面对面”，解决村卫生室纳入医保定点难题，促进广大群众就近获得更加公平可及、系统连续的医保服务，为维护人民健康提供有力保障。

【主要做法】　统筹谋划、精细部署，创新推动医保服务“智能办”　一是坚持科学研判。经基金、政策分析，确定“医银合作”工作思路，医保明确服务内涵，银行投入智能设备，精准开发服务终端。二是坚持问题导向。以基层参保群众的实际需求和现实问题为导向，通过实地调研，结合服务频次和数据分析，科学梳理确定待遇兑现、异地办理等12项服务项目清单，全力开发调试，推进应用落实。三是坚持规范统一。以统一业务、技术标准为原则，推进实现“医保通”与医保信息系统互联互通，村医使用设备读取身份信息、进行生物识别和地点定位，验证“人证合一”“专机专用”，确保操作可控、信息安全。四是坚持源头监管。落实村民问诊、村医诊疗、医保结算等服务场景全过程实时远端记录功能，最大限度压缩人为操控空间，从根源上防范医保基金运行风险。五是坚持便捷实用。着重强化服务支撑功能，智能服务终端内置业务引导视频，村医可视频引导群众办理业务。通过构建即时通信通道，医保部门根据工作需要适时推送图文信息，实现政策发布即时精准。

循序渐进、合理布放，有序推动服务终端“进基层”　以“成熟一批、投放一批”为原则，2023年

6月起，900台"医保通"智能服务终端分批、分步有序推动安装使用。在嘎查较为密集、群众较集中的旗市区先行先试，不断解决难点、堵点，以点带面在全市推开。截至2023年底，已在全市442个嘎查投放"医保通"智能服务终端。

协同改革、广泛应用，扎实推动智慧医保"高效能"　协同高血压、糖尿病门诊用药保障机制政策，依托"两病"机制的"上门认定"方式，用"医保通"为新排查出的"两病"患者即时兑现医保待遇。协同家庭医生签约服务政策，在"医保通"植入家庭医生签约服务功能，智能记录村医服务轨迹、项目和费用，将原按季度由乡镇（苏木）卫生院汇总至医保部门核销的结算流程，变更为医保部门按月与村医直接结算，切实增强村医积极性。协同门诊统筹报销政策，利用"医保通"在村级医疗机构设置直接结算点，居民足不出村即可享受门诊统筹报销待遇。截至2023年底，已有442名家庭医生注册使用"医保通"，其应用范围和频次有效扩大，改革效能充分释放。

【主要成效】　村民"零等待"享受医保待遇　签约医生携带"医保通"走村入户开展服务，为行动不便群体提供极大便利。根据患者病情开具处方、开展诊疗，对符合"两病"指征的居民直接上传信息，实现待遇全程"线上申办"，有效提升慢性病待遇享受率和经办便捷度，助力实现慢性病未病先治理念和减少大病发病率的医保高质量发展目标。

村医"零成本"实现稳定增收　通过"医银"合作投入设备、资助软件运维等整合资源方式，实现村级医疗机构"零成本"接入医保专网。乡村医生持"医保通"高频开展门诊救治、慢病施治，与患者形成稳定的契约关系，推进患者认可度、依从性上升，有效提高基层首诊率和业务量，切实增强基层医疗机构活力。

医保"零投入"实现服务延伸　"医保通"投入使用后，医保部门在"不增加人员数量、不增加办公场所、不增加经费投入"的情况下，有效解决基层经办难题，扩大医保延伸服务改革受益面，实现经办"无缝隙"、服务"零距离"，参保群众获得感、幸福感和安全感持续提升。

案例四：通辽市创新驱动医保支付方式改革落地

2023年6月，通辽市作为自治区试点，率先上线国家DIP支付管理系统，实现DIP月度付费。在改革路径的发展中，通辽市逐步形成了一套高效管用的经验做法，推动改革落地落实。

【主要做法】　统筹规划，构建科学体系　为保障改革有序实施，通辽市结合实际情况，构建了"一顶一梁四支柱"的科学组织体系。"一顶"指顶层设立全市DIP改革的决策机构，由分管副市长担任组长，医保、卫健、财政等部门负责同志共同组成，发挥改革"指挥部"作用，设计改革蓝图，规划改革路线，全面领导DIP改革工作。"一梁"指横向搭建全市DIP改革事业的联络机构，成立通辽市DIP专项工作推进办公室，统一协调卫生健康、财政、市场监管及医疗机构等部门，对接系统开发公司，调度市医保局相关业务科室、县级医保局及经办机构等，坚决推进改革任务落实，牵头执行医保DIP结算、考核、清算及信息平台建设等各项工作。"四支柱"指纵向延伸全市DIP改革的技术支撑机构，通辽市DIP专项推进办公室下设4个工作专班，保障改革平稳推进：信息技术专班，负责DIP管理系统的稳定运行，针对需求开展优化和升级，为DIP改革提供技术支持；数据分析专班，负责实时动态监测医保基金运行、机构运行等数据，形成科学严谨的分析报告，为决策提供有力支撑；业务指导专班，负责涉改部门改革相关业务的指导培训，重点对医疗机构医疗服务管理、诊疗路径执行、医疗费用控制等关键环节进行指导；评议审核专班，负责DIP改革推进中的争议处理，通过遴选医保、临床、病案、信息等方面专家，合理解决DIP支付中费用超高、双侧手术、危重症、新技术等特殊情况病例争议。

完善机制，保障改革动力　一是融合机制。与市卫生健康、财政等部门融合联动，破解改革痛点、难点，协同推进医疗体制改革工作；与医疗机构融合治理，促进精细化管理，优化医疗供给侧结构；与内设科室融合协作，打破体制壁垒，合力推动改革任务落实；与软件开发公司融合共建，助力信息系统搭建，推进DIP管理平台集成。二是调优机制。针对病种目录调优，积极开展论证活动，动态完善DIP病种目录，设立和优化中医优势病种、基层病种目录等；针对权重系数调优，通过数据分析，结合调研与论证，调整病组分值，积极修正因历史数据质量不佳造成特定病种持续亏损问题，优化机构系数，大幅提高医疗服务资源和医保基金使用效能。针对基金运行调优，根据基金运行分析及医疗机构结算情况，适时调整年度基金预算等，在确保基金安全运行的同时，保障医疗机构合理收益，增强改革信心。三是报告机制。形成面向政府、医保部门及医疗机构的三类报告机制，通过常态化开展全市DIP运行情况月度分析，摸清运行情况，向政府分管领导报告全市运行情况，给改革决策提供数据支撑；向医保部门提供更为详细的医疗机构运行情况、基金收支情况、病种分值情况等报告，有的放矢推进改革；针对重点机构形成质控报告、预警报告、考核评价报告等，结合实地调研，一院一策，分类施治，进一步消除医疗机构对DIP改革的认知盲区与误解，大幅降低因操作不当造成的经济损失。

数字赋能，打造“五维”平台　改革以来，为优化管理模式及经办流程，通辽市积极推进信息系统建设工作，依托国家医保信息平台，结合工作实际，在优化原有支付系统的基础上，根据需求填补了其他功能系统，在全国范围内率先建成了集支付、分析、监管、考核、评审“五维一体”的DIP综合管理平台，实现了DIP全流程线上管理，为DIP支付方式改革持续推进发挥了重要作用。一是支付平台（包括分组付费中心、DIP测算系统、DIP综合查询、年终清算系统）：在国家医保局分组付费中心基础上，完善了清单质控查询、病种分值查询、基金拨付查询等模块。优化了年终清算系统，实现“结余留用、超支分担”、政策补偿等功能，并实现线上直接拨付。二是分析平台（包括指标分析系统、大屏展示系统）：构建了基金、机构、病种等多维度分析框架，使数据分析真正实现“横向到边、纵向到底”，助力发现问题、剖析原因、精准施策，引导医疗机构规范诊疗流程、控制医疗费用、实现精细化管理。三是监管平台（包括DIP监管审核系统、负向辅助目录管理系统）。一方面，建立了DIP监管审核系统，形成疾病诊疗路径知识库，发挥大数据优势，智能化判断是否存在低编高套行为。另一方面，引入负向辅助目录管理系统，重点监控二次住院、低标住院、超长住院、死亡风险等指标，以确定医疗机构是否存在违规行为。实现了事前质控提醒、事中预警反馈、事后监管处罚的全流程监管。四是考核平台（包括机构考核评价系统）：建立了机构考核评价系统，基于年度考核办法，设立评分标准，通过智能算法对比分析，线上评价打分，形成审核报告，反馈医疗机构，督促其纠正改进，从而促进医疗机构管理优化、效率提升、服务创新。五是评审平台（包括特病单议评审系统、双侧手术病例评审系统）：建立了特病单议、双侧手术病例审核系统，特殊病例通过随机匹配、专家盲审、复议申请等流程，确定补偿标准；双侧手术病例医疗机构线上申报，经专家评议后进行分值补偿，保证了争议评审的便捷性、公平性、准确性。

【主要成效】 医保基金运行更加安全合理　2023年，全市医疗机构按项目付费总金额14.38亿元，通过DIP支付方式全年实际支付金额12.80亿元，医保基金节约1.58亿元，有效预防基金赤字风险，基金运行更加安全、合理。

医疗机构管理更加科学规范　2023年二级及以上公立医院医疗收入47.04亿元，同比增长10.98%；三级、四级手术病例48070例，同比增长9.35%。从数据上可以看出，通过医保支付方式改革，医疗机构管理愈加规范，服务能力稳步提升。

参保群众获得感、满意度不断提升　2023年，全市患者平均住院日下降0.59天，降幅7.89%；次均住院费用下降930.99元，降幅13.19%；患者平均自付费用下降328.68元，降幅14.38%。

案例五：赤峰市创新方法做实DIP监管工作

2023年，赤峰市协同完善DIP付费方式改革稽核监管机制，牢牢守住医保基金运行风险底线，取得显著成效。

【日常监测，做实端口前移】 建立DIP月预结算监测机制 随着DIP付费方式改革进入深水区，赤峰市科学把握改革形势，在实现了医疗机构、住院医保基金、住院病种全覆盖的基础上，将门诊慢性疾病、门诊特殊疾病、住院前检查全部纳入DIP结算，稳步实施DIP付费方式下的年初预拨、月预结算、年终清算机制。充分运用DIP付费下的月预结算结果，坚持对月预结算支付率、结算清单匹配率等重点指标进行日常监测，开展月度常态化调研指导，确保当月问题即时解决，2023年全市定点医疗机构DIP付费方式下的结算清单合格率、匹配率、入组率均保持在100%，基金支付率稳步提高，有效防止了基金运行风险隐患。

完善异常信息分析预警机制 赤峰市不断完善DIP下的基金运行分析机制，充分运用大数据工具，精准调取各类数据，将DIP付费方式下的重点指标纳入全市基金运行分析。结合平均住院天数、次均费用、药品费用、收支情况等基金运行分析出现的异常数据和大数据分析，对部分定点医疗机构医保基金管理使用情况开展现场核查，共查处医保违规基金386.28万元，暂停医保服务协议4家，解除医保服务协议2家，暂停医保医师处方权1人，有效维护了基金运行安全。

建立日常稽核监管负面清单机制 赤峰市紧紧把握新形势下基金稽核监管重点，注重总结DIP付费方式下定点医疗机构的医疗服务违规行为，分类建立日常稽核监管发现的违规行为负面清单，明确了病案质量、院外购药、推诿病人等十条稽核重点和高套病组、低标入院、分解住院等八项监管重点，为全市同步实施DIP稽核监管奠定良好基础。

【靶向施治，做实闭环管理】 开展专项检查，实现成果转化 赤峰市医疗保障局不断完善协同监管机制，根据国家DIP技术操作规范和2022年度DIP年终清算结果，深度分析医保基金使用金额、盈余额、盈余率、CMI值、RW值、次均费用、实际报销比等重点指标，联合卫生健康部门选派临床医师、DIP编码员及医保系统监管骨干，开展DIP支付方式下的基金监管专项检查。2023年，全市共查处48家存在异常数据的定点医疗机构，其中约谈12家，现场检查36家，追回医保违规基金298.91万元。检查过程中，对定点医疗机构进行政策讲解，既查处了DIP支付改革中的违规问题，也解决了医保结算清单填写不规范造成的漏费问题，有效规范医疗行为，确保基金合理使用。

开展专项培训，解决难点问题 2023年，赤峰市医疗保障局对全市各旗县区业务骨干开展6次DIP基金稽核监管业务培训，实现定点医疗机构、医保部门DIP付费方式培训全覆盖，有效提升了人员职业素养和专业水平。根据DIP付费方式改革中存在的问题，持续完善各旗县区医保部门、市本级医保经办机构和各定点医药机构的属地管理机制，在进行DIP年终清算对亏损定点医疗机构一对一分析的基础上，开展分类、分批座谈15次，现场解决定点医疗机构问题50余个，推动定点医疗机构立行立改、形成改革共识。

实施专项考核，有效激励奖惩 赤峰市将DIP付费方式改革任务落实情况列入对定点医疗机构的年度考核指标，考核分值权重达40%。建立了监管考核结果与病种分值年度清算挂钩的激励奖惩机制，对分值较高的定点医疗机构在年末清算中予以倾斜，对考核不合格的定点医疗机构取消其医保定点资格。将DIP付费方式改革情况纳入全市医保重点工作通报、医保系统行风建设评价和医保基金市级统筹考核重点指标，对各旗县区医保部门DIP付费方式改革属地责任落实情况进行督办考核，并将任务完成情况与年度工作经费分配挂钩。

【提质增效，完善制度支撑】 运用信息系统监测功能　全面整合信息系统监测数据，充分运用基金运行分析成果、智能监控大数据筛查和举报投诉线索等渠道，精细化分析和锁定数据异常医药机构，完善线索移交核查机制，落实各管理区划属地稽核监管责任，有力查处DIP付费下出现的低码高编、高码低编、低标准住院、医疗服务不足等违规问题。

发挥特病单议制度效能　围绕深化医保支付方式改革具体任务要求，完善DIP特病单议制度，综合开展特病单议工作，组成特病单议评审专家组，对全市定点医疗机构申报的1177份特病单议病例进行了充分审核，对1095份合规病例予以赋分，维护定点医疗机构合规权益。

织密支付方式制度防控网　完善支付方式配套制度，针对个别定点医疗机构在DIP区域总控下无序发展问题，探索实施对定点医疗机构在DIP付费下的"小总控"支付方式，进一步加强定点医疗机构成本管控，着力规范医疗服务行为，提高医保基金使用效率，维护基金安全平稳运行。

案例六：锡林郭勒盟医保领域"放管服"改革打造"15分钟医保便民服务圈"

锡林郭勒盟扎实推进医保领域"放管服"改革，着力构建"15分钟医保便民服务圈"，探索出医保经办服务向基层延伸的"锡林郭勒模式"。

【主要做法】 坚持改革创新，着力推进医保经办服务向基层下沉　为进一步提升医保经办服务能力，立足锡林郭勒盟地域面积广、人口少、管理服务半径大、群众出行成本高的实际，按照"试点先行、推广普及、提标扩面"的原则，因地制宜探索建设基层医保服务站(点)，有效解决群众反映的难点、堵点问题，着力优化医保服务质效。

坚持因地制宜，统筹推进基层医保服务站建设　遵循精准服务各类人群的原则，依平台属性对下放经办事项各有侧重，推动实现医保服务突出重点、覆盖全民。依托党群服务中心、银行营业网点建设的标准化医保服务站(点)侧重承担城乡居民参保登记、信息查询、变更登记、异地就医备案等经办服务事项；依托公立医疗机构和基层卫生院建设的标准化医保服务站(点)，侧重承办与群众就医过程紧密相关的新生儿参保、"两病"用药、门诊特殊用药保障等医保服务；嘎查村医保业务服务点，通过"掌上办""电话办""帮代办""容缺办"等便民措施，突出政策宣传、参保缴费、信息查询、帮办代办等经办服务内容。

坚持典型引路，打造具有地方特色的基层医保服务样板站　注重突出地方特色，打造样板，积极树立典型。一是打造智能化服务站点。锡林浩特市通过投放医保自助服务一体机、医保业务手持服务终端、医疗处方智能识别扫描系统，为群众提供"24小时不打烊"医保自助服务。二是打造流动式服务站点。乌拉盖管理区在边境人口分散的嘎查依托边境管理大队移民管理警察，建立"马背"医保流动服务点，由移民管理警察在日常骑马巡逻过程中帮助嘎查为牧民群众开展"帮代办"和医保政策宣传，将医保服务搬到马背上，送进蒙古包。三是打造惠农型服务站点。多伦县立足农区实际，构建起以"县医保经办机构"为中心辐射点，以"乡镇+村(社区)"经办服务、"总医院+基层医疗机构"公共服务、"银行+营业(助农)网点"便民服务三条同心辐射线为支撑，覆盖县乡村三级的"点驱线动"医保服务体系。四是打造政策宣传型服务站点。苏尼特右旗将医保政策装进"红书包"，通过"红书包"志愿服务队伍走边关入牧户，将生动的医保政策阐释与暖心的医保经办服务送到草原深处，送到群众手里。

坚持培训指导，建立紧密型基层医保服务经办队伍　针对基层医保服务站(点)经办人员多为兼职的特点，各旗县市(区)医保经办机构每月至少组织苏木(乡镇、街道)、嘎查(村、社区)和银行网点、定点医药机构等医保服务站(点)经办人员开展一次业务培训及实训；每周派出专人加强经办工作现场业务指导，确保专兼职医保代办员会帮办、能办好下沉事项。

【主要成效】 “四级”医保经办服务体系基本形成　2023年，全盟共提标扩面标准化基层医保服务站(点)1203个，覆盖盟、旗(县、市、区)、苏木(乡镇、街道)、嘎查(村、社区)的四级医保经办服务体系全面建成。

医保经办服务体验明显提升　在基层医保服务站(点)开通网上大厅、自助终端、“锡医保”智能小助手、政务服务等线上服务，“线上+线下”全覆盖、一体化医保服务体系日益完善。基层医保服务站(点)在发挥好传统“线上为主”医保经办模式的同时，推进“线下兜底”的就近办、帮代办、上门办、电话办经办模式，实现了“15分钟医保便民服务圈”。

医保惠民服务更加高效　以基层医保服务站为支点，全盟医保系统大力推动城乡居民参保、异地就医备案、国家医保服务平台App的安装，以及微信、支付宝、医保电子凭证的激活使用。2023年，各基层医保服务站(点)累计办理参保信息查询19.73万余人次，激活医保电子凭证8.5万余人，办理异地就医备案0.6万余人次，医疗救助手工报销0.19万人次，其他业务咨询5万余人次。

医保政策宣传阵地得到拓展　基层医保服务站(点)加强医保政策、医保经办服务、打击欺诈骗保、医保电子凭证推广等宣传。正镶白旗以农村信用合作联社流动银行服务车为载体，将“医保服务直通车”作为流动医保服务站，通过线上帮办代办、线下代收转办等方式，采取“常态+机动”相结合的方式，为群众提供政策宣传解答、参保缴费、帮办代办等多项经办服务。

医保医疗医药“三医联动”进一步深化　通过在医疗机构设立医保服务站，实现了紧密型县域医共体内药品由总医院集中带量采购，解决了基层医疗机构采购药品不及时、短缺的现状；在医疗机构设立基层医保服务站，参保人员在就医的同时就近享受医保业务服务，实现医保业务办理“零距离”；在基层医疗机构投放“医保通”，实现了“两病”申报认定、慢病用药直接结算、诊察费直接报销，精准推动“三医”服务“进家门”。

案例七：乌海市推动集采药品进药店

乌海市医疗保障局坚持“民有所呼、我有所应”，紧盯人民群众“看病难”“看病贵”问题，为进一步降低群众医药费用负担，在全区率先开展“国家集采药品进药店”活动，通过统一设置蓝色标识“销售专柜”，实行“零差价、零利润”销售，让药品阳光采购成果惠及广大群众。

【主要做法】 调查研究　乌海市医疗保障局对全市药店部分药品价格虚高问题进行了实地调研和走访，并广泛征求群众意见，组织部分药店负责人进行了面对面沟通交流。经梳理发现，药店部分药品价格虚高问题的根源是药店与医院的进药渠道不一样，要解决药店部分药品价格虚高问题，就需将药店纳入药品阳光采购平台实施国家组织药品带量采购。同时了解到，群众为买到医院的集采药，每次都要花费大量时间和精力在医院排队挂号、排队问诊、排队取药等。

稳步推进　在前期多方调研论证的基础上，印发《乌海市将集采药品纳入定点零售药店的实施方案》，成立工作领导小组，按照“准备、遴选、启动、实施、总结”五个阶段积极推进。建立统一挂牌、统一专柜、统一标价、统一配送、统一监管的“五统一”和“规范品种、规范采购、规范保供、规范回款、规范监管”的“五规范”集采药品实施模式，加强对定点药店的管理，推动“集采药品进药店”工作规范化、制度化。

慎重遴选　印发《乌海市医疗保障局关于公开遴选定点零售药店参加“国家集采药品进药店”试点工作的通知》，设定上一年度定点零售药店考核成绩80分以上、信息系统可与处方流转平台连接等9个软硬件条件，结合“一刻钟社区生活圈”建设，按照“自愿申请、适度竞争”原则，在全市定点零售药店范围内，公开遴选资质合规、管理规范、信誉良好、布局合理的定点零售药店作为“集采药店”试点。同时，成立由分管局长任组长、相关业务科室和药采中心参加的审核验收领导小组，对申报的231家定点零售药店进行材料审核、现场验收，最终选定了81家符合条件的定点零售药店参与集采试点工作。

细化举措　积极发挥牵头抓总作用，先后召开“国家集采药品进药店”试点工作座谈会，认真听取药店、药企及配送公司的意见建议；召开药品保供协调会，加强协调联动，与各配送公司和中选企业做好对接，确保采购途径畅通，药品保供稳价；开展政策培训、深入试点药店调研，指导专柜建设和销售工作；按季度召开试点工作运行情况分析会，及时解决试点工作运行中存在问题和矛盾，确保试点工作稳步推进。为了更好满足全市群众用药需求，前期摸底全市410家药店销量靠前的药品，稳慎选择常用、可配送的46种集采药品，药品种类涉及高血压、糖尿病、心脑血管疾病、呼吸系统疾病、消炎抗病毒等12类集采常用药。

严格监管　与“国家集采药品进药店”试点单位签订“五统一”“五规范”管理规定承诺书和《乌海市医疗保险定点零售药店集采药品试点服务协议》，明确经营场所内必须配备功能完好的视频监控系统，并与医保监管系统实时连接，实现医保24小时实时监控。在全市范围内建设医保基金结算药品监管系统，加强定点零售药店监管，通过对定点零售药店销售数据与医保结算数据筛查分析，实现了对提价、超适用范围等医保结算行为和参保人员单日刷卡次数、单次刷卡购药数量及费用明显超出合理范围等行为的有效控制，进一步引导参保群众理性购药，避免出现参保群众大量囤药、频繁购药等情况。同时，市、区医保部门对“集采药店”运行情况组织定期检查和年底考核，开展“国家集采药品进药店先进药店”评选活动，对检查中发现的问题和年度考核不及格的“集采药店”按照签订的协议条款进行处理。

【主要成效】　一是高血压、糖尿病、心脑血管疾病、呼吸系统疾病、消炎抗病毒等12类46种集采常用药，药品平均降价达52%。2023年，81家集采药店销售集采药品24717盒，工作开展趋于稳定，减轻患者用药负担50万余元。二是解决群众购药难问题，81家集采药店均可购药，群众无须到医院买集采药，无须花费大量的时间和精力在医院排队挂号、排队问诊、排队取药，使得老百姓切实享受到医改的红利。

案例八：阿拉善盟实现蒙宁跨省异地就医免备案直接结算

为认真贯彻落实《“十四五”全民医疗保障规划》关于“落实异地就医结算”的工作部署，聚焦参保群众跨省异地就医的急难愁盼问题，不断优化异地就医备案结算，打破跨省异地就医壁垒，阿拉善盟实现参保群众赴宁夏跨省异地就医免备案直接结算。

【主要做法】　加强沟通协调，实现信息共享　2023年7月28日，经过前期对接、筹备、协商，阿拉善盟对宁夏银川市两家医院（第一人民医院和第三人民医院）跨省异地就医住院免备案直接结算进行实地测试，确保全盟职工和居民医保均可使用“医保码”实现跨省住院直接结算免备案，着力解决全盟参保人员跨省就医难的问题，提高直接结算成功率。

推进协议共商，建立长效机制　2023年8月8日，内蒙古自治区医疗保障局与宁夏回族自治区医疗保障局在阿拉善正式签约，达成跨省异地就医免备案直接结算合作协议，阿拉善盟参保群众持医保卡或“医保码”即可在宁夏地区所有跨省异地联网定点医疗机构实现异地就医直接结算，直接结算范围包括普通住院、普通门诊、门诊慢特病、药店购药四个医疗类别。同时，阿拉善盟参保群众可凭社保卡或医保码在宁夏196家定点零售药店刷卡购药，即时结算。

打造宣传矩阵，推动惠民政策“破壁出圈”　签订协议以来，阿拉善盟积极打造全方位立体化宣传矩阵，充分利用电视、报刊、广播等传统媒体，以及微信、官方网站等网络媒体，开展多层次、多角度、多形式的政策宣传解读。同时，结合“四下基层”等方式，深入社区、嘎查、企业等群众较为聚集的场所广泛宣传跨省异地就医直接结算、门诊共济、医保基金监管等相关政策，为参保群众答疑解惑，通过“零距离、面对面、实打实”的宣传服务，让医保政策走近群众，让参保群众充分享受医保改革带来的红利。

【主要成效】 2023年8—12月底，阿拉善盟参保人员在宁夏地区免备案异地就医直接结算5.6万人次，减少参保群众垫付资金4526.8万元。跨省异地就医政策的落地实施为阿拉善盟参保群众赴宁就医提供了便利，有效减轻了群众医疗负担，实现了异地就医备案服务“不见面、零跑腿”，极大地节省了群众看病就医备案成本和时间，提高了便民服务质效，真正实现了“群众少跑腿，数据多跑路”的服务初衷，进一步提升了人民群众医疗保障的获得感、幸福感和安全感。

辽宁省

工作综述

2023年,辽宁省医疗保障系统扎实推动各项医保工作落地见效,不断增进人民群众健康福祉,助力实施全面振兴新突破三年行动首战告捷,高质量完成全年工作任务。2023年,辽宁省基本医保参保3721.73万人,其中,职工医保参保1596.53万人,居民医保参保2125.20万人;全省基本医保统筹基金(含生育保险)收入699.80亿元,支出653.14亿元,累计结存639.48亿元。全省政策范围内报销比例,职工医保为76.5%,居民医保为67.7%;全年医保结算住院患者764.6万人次,普通门诊及门诊慢特病患者1.3亿人次。

【促进提质增效,持续提升参保人满意度和获得感】 推进职工医保门诊共济保障机制改革 2023年初,全省13个统筹区启动职工医保门诊共济改革。2月,成立辽宁省职工医保门诊共济保障机制改革工作领导小组,积极协调各单位推进改革,并做好风险稳控工作。省医保局指导尚未启动改革的沈阳市和省直两统筹区完善改革方案,指导大连市优化现行政策,做好沈阳市、省直同城协同和沈阳、大连协同;组织已启动改革的统筹区开展政策评估和测算,在做好基金支出测算的基础上,论证各统筹区政策调整的空间和幅度,结合各地实际,研究制定政策优化方案。

持续推进基本医疗保险省级统筹 持续指导各市落实医疗保障待遇清单制度,统一规范和清理清单外政策,为推进基本医保省级统筹奠定基础。3月末,会同省财政厅、省税务局出台《关于印发辽宁省基本医疗保险省级统筹三年行动方案(2023—2025年)的通知》,明确推动基本医保省级统筹重点任务、实施步骤和工作要求。组织各市采集2020—2022年度医保运行数据,开展初步分析测算,为确定绩效目标和省级调剂资金分配方案提供参考。6月和8月分别印发《辽宁省医疗保障基金运行监测及风险评估预警办法(试行)》和《辽宁省医疗保障基金管理绩效考核评价办法(试行)》。

研究修订完善全省门诊慢特病保障政策 6月,制发《关于完善全省门诊慢特病保障政策的通知》,就调整部分病种的认定标准、适当放宽部分病种的认定医院等级、提高部分病种的支付限额、优化透析结算办法等方面工作进行优化完善。

持续深化高血压、糖尿病门诊用药保障机制 指导各地优化完善政策措施,建立提升保障效果的长效机制,明确要求各市单独建立城乡居民"两病"门诊用药保障机制,全面取消起付标准,政策范围内报销比例不低于60%,合理确定年度最高支付限额。截至2023年底,"两病"门诊用药保障政策范围内报销比例达到61.39%,享受待遇人数312.58万人。优化服务流程,落实"长处方"制度,保证药品供应,确保"两病"患者及时、便捷享受到门诊用药待遇。

指导盘锦市高质量试点长期护理保险制度 指导盘锦市稳步推进长护险制度试点工作,激励养老服务产业发展,修订完善定点护理机构管理办法,提升定点机构层次,满足参保人员服务供给需求。截至10月末,盘锦市长护险待遇享受人数累计达到5767人,现有待遇享受人数4513人;人均待遇标准为1850元/(月·人),基金累计待遇支出9044.47万元;现有39家提供护理服务的机构纳入长护险定点管理。

【减轻群众负担,全力提升医药服务效能】 严格执行国家医保目录动态调整结果 一是按照国家要求严格落实2022年、2023年版国家医保药品目录,继续实施医保药品分类管理,组织专家论证将肿瘤靶向药、罕见病治疗药等181种药品纳入辽宁省高值药品管理范围。开展国家医保谈判药品和高值药品供药机构和使用情况监测。将中药配方颗粒纳入辽宁省医保支付范围，统一全省中药饮片、中药配方颗粒医保目录及乙类先行自付比例。开展全省医疗机构制剂目录的动态调整工作，调整医疗机构制剂75种。对原省级增补药品消化工作开展“回头看”。二是开展医疗服务项目目录调整工作。组织开展数据准备、专家抽选、需求调研、专家论证等工作，会同省人力资源社会保障厅印发《关于调整辽宁省基本医疗保险、工伤保险和生育保险医疗服务项目目录的通知》，调整医疗服务项目医保类别215条。将“左心耳封堵术”等新技术、“蒙医沙疗法”等民族医疗项目调整为医保乙类，将透析相关医疗服务项目医保类别调整为医保甲类，全省于2023年7月1日统一执行。规范全省医疗服务项目乙类先行自付比例，将10%、15%两档统一为10%一档。三是不断规范医用耗材目录管理。配合集中带量采购，制定全省统一的集中带量采购医用耗材医保支付政策。以国家医用耗材分类与代码数据库中医保编码的前15位，作为医保通用名编码进行医保支付管理。对集中带量采购的医用耗材按照甲类和乙类纳入医保支付范围。完善支付标准与集中采购价格协同机制，推动医用耗材目录准入管理。

持续深化医保支付方式改革　一是加快推进各地扎实、规范开展医保支付方式改革。在沈阳、大连、鞍山、抚顺、本溪、丹东、锦州、营口、阜新、盘锦10市和省直已实现实际付费基础上，推动辽阳、铁岭、朝阳、葫芦岛4市于2023年7月1日启动按病种分值实际付费，实现全省实际付费统筹地区全覆盖。二是收集并整理清洗近3年沈阳等7市按病组付费、营口等7市按病种分值付费数据，印发《关于实施统一的区域点数法总额预算和按病种分值付费(DIP)病种目录及分值相关工作的通知》《关于实施统一的按疾病诊断相关分组(DRG)病组目录相关工作的通知》《关于统一执行辽宁省区域点数法总额预算和按病种分值(DIP)付费病种目录及分值(1.0版)的通知》，推动全省应用统一的付费病种(组)和结算标准，包括病组640组，病种4824种。2023年12月全面落实支付方式改革三年(2022—2024年)行动计划。全省15个统筹区全部启动DRG/DIP实际付费。全省符合条件的医疗机构2068家，纳入付费范围2035家。医疗机构的病组(病种)入组率为90%，医保基金支出占比达88%，全省全面完成医保支付方式改革统筹区、医保基金、医疗机构、病种四个全覆盖的任务目标。截至2023年底，全省符合条件开展住院服务的医疗机构占比达98.4%，医疗机构病组(病种)入组率为90%，医保基金支出占比88%，全省提前1年完成《DRG/DIP支付方式改革三年行动计划》四个全覆盖任务目标。

推进异地结算提质增效　强力推进全省落实《辽宁省医疗保险异地就医结算管理办法(2022年版)》和《辽宁省基本医疗保险异地就医结算经办规程(2023年版)》，不断提高异地就医直接结算率，将异地就医住院费用医保直接结算率达到70%作为辽宁全面振兴新突破三年行动计划任务目标。组织各市开展异地就医直接结算工作交叉评估。6月1—30日，以“做好异地就医结算服务，让群众在异乡更有‘医靠’”为主题，在全省开展异地就医直接结算集中宣传月活动。推进宣传“五进”活动，全省完成进医院7905家、进药店13441家、进社区3342个、进乡村2961个、进校园111家。

发挥医保在疫情防控中的支撑作用　完成门诊专项保障目录制定及信息系统改造测试对接等工作，指导各市全面落实好新冠病毒感染“乙类乙管”后符合规定的住院费用“两个确保”，门诊专项保障、预拨周转金等优化医保政策措施。按照诊疗方案会商财政、卫生健康部门形成解读口径，指导各市做好费用审核，加强监管协同，强化政策解读，促进新冠病毒感染“乙类乙管”平稳转段。

完善门诊共济保障机制改革配套政策　印发《关于做好定点零售药店纳入门诊统筹管理的通知》《关于进一步做好定点零售药店纳入门诊统筹

结算范围有关工作的通知》，按照"应纳尽纳、应开尽开"原则，推进定点零售药店纳入门诊统筹结算范围。制定优化门诊便民惠民服务的10项政策措施，将副主任医师门诊诊察费按甲类纳入医保报销范围，将全部公立医院、政府办社区卫生中心及卫生站、政府办乡镇卫生院全部纳入门诊统筹定点范围。各市的公立医疗机构、政府办社区卫生服务中心和乡镇卫生院均全部开通门诊统筹服务，实现全覆盖。推进线下电子处方流转工作，建立周调度工作机制，推动各市开展医保电子处方中心接入的系统测试及上线运行，确保参保人员凭定点医疗机构处方在定点零售药店购买医保目录内药品发生的费用，可由统筹基金按规定支付。制定并发布《辽宁省"互联网+"医疗服务医保支付管理办法（试行）》，开展"互联网+"问诊医嘱、线上购药、诊间支付、处方流转、配药结算等线上服务，推动实现"信息和处方多跑路，患者少跑腿"，不断满足人民群众对便捷医疗服务的需求。

支持中医药传承创新发展 制定并印发《关于医疗保障支持中医药传承创新发展的指导意见》，提出将符合条件的中医医疗机构纳入医保定点、加强中医药服务价格管理、将适宜的中药和中医医疗服务项目纳入医保支付范围、完善适合中医药特点的医保支付方式、强化医保基金监管5个方面的16条支持措施，充分发挥医疗保障支持作用，促进中医药传承创新高质量发展。

【强化责任担当，协同推进"三医联动"改革】 *常态化制度化开展药品医用耗材集中带量采购* 落实第八批国家组织药品、"八省二区"省际联盟第四批药品、骨科脊柱类、补片类等品类集采中选结果。不断扩大集采品种范围，持续开展化学药品、中成药、中药配方颗粒、干扰素、急抢救药品结扎夹等品类集中带量采购。截至12月底，辽宁省共落实国家和省级集中带量采购458种药品和45类医用耗材中选结果，平均降价幅度分别为54%和67%，覆盖化学药品、生物药、中成药以及心脏支架、人工关节、口腔种植体、心脏起搏器等医用耗材，累计节省采购资金约92.5亿元，切实降低了群众医药费用负担。

有序推进口腔种植价格专项治理 规范整合辽宁省口腔种植医疗服务价格项目，明确公立医疗机构单颗常规种植牙全流程调控目标不超过4300元。参加口腔种植省际联盟集中带量采购，种植体系统平均价格降至900余元，牙冠竞价挂网每颗不超过656元，辽宁省单颗常规种植牙平均总费用降幅超过50%。组织开展口腔种植价格专项治理"回头看"，对各市信息公开情况、治理落实情况开展实地交叉检查，确保专项治理取得实效。

持续规范药品耗材集中挂网采购行为 增加中选药品备供机制，加强集采品种供应能力。通报全省公立医疗机构2022年度药品和医用耗材集中采购情况，规范采购行为，提高公立医疗机构网采率。重新出台药品和医用耗材集中采购配送管理与考核试行办法，加大集中采购配送监管力度。

着力推进医疗服务价格管理 组织和指导省本级和各市完成2023年度医疗服务价格动态调整综合评估，未触发启动条件的，不开展价格调整。推进医疗服务价格与耗材集采科学协同，降低23个肝功生化类检验项目价格，平均降幅8.1%；降低调研发现的2个试剂成本下降的检验项目价格，平均降幅35.3%，有效降低群众就医费用负担。促进新技术进入临床使用，新增医疗服务项目34项；同意70项新增项目继续试行，暂停2项。按季编制辽宁省药品和医疗服务价格指数，做好价格指数基期轮换工作。

【加强基金监管】 *加大医保基金监督检查力度* 1月初印发《辽宁省医疗保障局关于做好2023年全省医疗保障基金监管工作的通知》，为做好2023年全省医保基金监管工作定好总基调。各市医保部门积极完善日常监督检查工作机制，合理制订并严格执行年度监督检查计划，统筹经办机构力量持续开展每年一次的定点医药机构全覆盖现场检查，针对不同类型监管对象特点和易发频发问题开展重点检查。2023年，全省14市及省中心共检查定点医药机构37163家，均完成现场全覆盖检查；处理违法违规医药机构24332家，占已检查定点医药机构数的65.47%，其中，行政处罚228家、暂停医保服务协议296家、解除医保服务协议272家、移交司法机关17家、移交纪检监察机关13家、行政罚款225家；处理违法违规人员327人，其中，行政处罚4人、行政罚款1人、移交司法机关23人、暂停医疗费用联网结算4人；处罚并追回医保基金共6.58亿元；发放举报奖励19例，金额8903元；主动公开曝光5017例，报送要情报告29例。

常态化推进省级飞检　3月份印发《辽宁省医疗保障局关于印发2023年度全省医保基金监管飞行检查工作方案的通知》，明确了飞行检查的范围、对象、内容、检查组人员组成以及时间安排。在完成第三方服务公司招标、更新省级飞行检查联络员库、召开专题培训、组建医疗专家库等基础上，省级医保飞行检查于7月初展开，9月份完成全部检查任务。辽宁省共组织5批次、16个省级飞行检查组，完成对全省14个市的年度飞行检查全覆盖。参加省级飞行检查人员包括医保行政执法人员、经办机构管理人员，医疗机构选派的医保、物价、财务专家及第三方信息、综合保障方面人员，共计776人次。省飞行检查共现场检查经办机构13家，定点医药机构45家，查出违规金额4482.98万元；已追回本金3484.19万元，对5家定点医疗机构处违约金或扣除保证金126.03万元，对7家定点医疗机构处行政罚款466.99万元。

有序推进专项整治和专项检查　一是组织开展全省打击欺诈骗保专项整治工作。6月9日，省医保局联合省检察院等部门召开辽宁省2023年打击欺诈骗保专项整治电视电话会议。二是印发《关于开展全省职工医保门诊保障基金使用专项检查的通知》，结合2023年度定点医药机构全覆盖现场检查开展。三是下发《关于印发2023年全省医保经办机构基金监管专项检查工作方案的通知》，严厉打击内外勾结、欺诈骗保等违法违规行为，加强医保经办机构监督管理。

完善制度体系，强化法治建设　一是推动《辽宁省医疗保障基金监督管理办法》审议出台。经省政府常务会议1月审议通过，自3月5日施行。二是按照国家医保局、财政部文件精神，会同省财政厅制定了《关于印发〈辽宁省违法违规使用医疗保障基金举报奖励办法实施细则〉的通知》，在国家文件的基础上进行全面补充完善。三是健全完善辽宁省医疗保障基金监管信用管理制度。3月《辽宁省医疗保障基金监管信用管理暂行办法》经局长办公会议审议印发。6月下发《辽宁省医疗保障严重失信主体名单管理暂行办法》。四是加强基金监管规范制度建设。4月印发《辽宁省医疗保障行政处罚信息公示暂行办法》《辽宁省医疗保障行政执法音像记录工作暂行规定》。五是推进柔性执法，完善行政处罚裁量机制。9月审议通过并下发执行《辽宁省医疗保障局不予行政处罚减轻行政处罚从轻行政处罚事项清单》。六是积极推动省本级及各市基金监管举报投诉模块正式在国家智能监管子系统上线运行。5月起，按照国家医保局规定时限模块开始正常运转，有效提升了举报处理工作信息化、精细化水平。

强化常态化基金监管宣传机制建设　一是做好基金监管宣传月工作。3月末印发《关于印发辽宁省“安全规范用基金　守好人民‘看病钱’”集中宣传月活动实施方案的通知》，对全省开展宣传月活动进行统一部署，明确宣传重点、宣传方式及日程安排。全省印制宣传手册、宣传折页、宣传单等面向社会发放的材料共计35万余份。二是召开3期“基金监管云讲坛”。讲坛主要内容包括集中学习党的二十大报告中关于基金监管的重要论述，门诊保障制度改革政策和加强监管的措施设想，赴外省考察所收获的先进地区监管工作经验方法分享，2023年度省级医保飞行检查第一组经验做法分享，以及系统学习《国务院办公厅关于加强医疗保障基金使用常态化监管的实施意见》。三是与省医保研究会联合举办“我是监管一员　我为省局建言”活动，共征集到建言作品72篇。四是落实常态化医保基金监管宣传工作机制，在省医保局官网上每季度曝光定点医药机构违法违规使用医保基金的典型案例共15例。五是制定《辽宁省医疗保障局关于开展医保基金监管领域廉洁文化建设三年行动的通知》,全面培育廉洁监管文化生态,全流程加强廉洁风险防控,全力打造廉洁自律的监管队伍。

推进基金监管大数据应用　3月起,组织各市开展基金监管大数据应用研究,通过会商研究课题及方向,明确了牵头市局以及配合市局的分工。确定研究重点包括大数据监管政策、全流程智能监控等几大方向和10余个子课题。大数据监管应用确定了三个年内实施的重点目标。2023年底,全省14个市均落地应用国家医疗保障信息平台智能监管子系统。

【统筹安排规划,确保医保基金平稳运行】

推进规划实施落实落细　牵头落实《辽宁省"十四五"医疗保障规划》年度计划。组织开展规划实施情况中期评估工作,涉及3个体系42项工作任务总体进展顺利。从全省来看,15项主要指标中13项指标符合预期;从各市来看,铁岭、大连、锦州、朝阳、丹东、营口等市中期评估报告质量较高。

全面落实医保统计制度　按照《国家医保局关于印发〈医疗保障统计调查制度(修订)〉的通知》要求,进一步明确38张报表(包括月报2张、季报20张、半年报7张、年报9张,共3265个指标;其中27张报表由省医保中心负责、11张报表由局机关相关处室负责)责任部门和指标口径,并严格落实统计人员岗位责任制,规范统计工作程序,保证统计数据的准确性、及时性和全面性。同时,深化医保数据应用赋能,将报表嵌入统计报表平台,逐步实现在全省数据查询库直接提取医保数据,大幅提高数据时效性。

深化基金运行管理　一是会同省医保中心高标准、高质量做好医保基金预决算草案编制工作。二是全面做好基金运行分析及监测预警工作,研究制定《辽宁省医疗保障基金运行监测及风险评估预警办法(试行)》《辽宁省基本医疗保险基金管理绩效评价办法(试行)》两个制度性文件,累计向有关市发出医保基金风险提示预警函18份。建立省级医保基金运行管理专家智库。三是注重与财政部门协同推进收回挤占挪用及清算上解医保基金工作,在联合制发《关于做好收回挤占挪用及清算上解医保基金相关工作的通知》的基础上,先后8次调度各相关市工作推进情况,并参与全省医保基金突出问题整治专项行动,及时督促相关市加大问题整改力度。截至12月31日,已收回挤占挪用资金4.57亿元。四是会同省财政厅等部门及时修订辽宁省中央转移支付资金管理办法,强化绩效监控、评价和结果运用;会同财政做好转移支付资金分配工作;并通过基金审计子系统调度中央财政医疗保障服务能力提升补助资金执行情况,制发通报2期。

扎实推进法治政府建设　一是不断完善工作机制。立足"依法执政、依法行政、依法管理",牵头研究制定《关于加强全省医疗保障系统法治政府建设的若干措施》《辽宁省医疗保障局主要负责人履行推进法治建设第一责任人职责清单》《辽宁省医疗保障行政执法人员执法行为规范(暂行)》等6个机制性文件,推动健全法治建设制度机制,补齐工作短板。二是积极推进行政执法监督工作。牵头组织开展行政执法专项考核、行政执法案卷评查和国家法治督察问题整改等工作。围绕医保系统行政执法情况进行专题调研,通过线上、线下相结合的方式开展全省医疗保障行政执法社会满意度问卷调查,详细了解基层行政执法现状,共有25384人参与问卷调查,并坚持问题导向,深化调研结果应用,制定出台相关政策措施,不断夯实法治政府建设工作基础。三是严格落实公平竞争审查制度和行政规范性文件合法性审核制度。2023年度已合法性审核并向省司法厅备案规范性文件10件;开展存量、增量政策措施清理工作,共清理涉及市场主体的存量政策措施文件161件,废止5件。四是精心组织医保系统普法宣传。制定年度普法计划清单,进一步压实各市和各有关部门的普法责任,进一步提升全体干部职工用法治思维和法治方式解决问题、开展工作的能力。

五是动态调整行政执法事项清单和权责事项目录。在《医疗保障行政执法事项指导目录》明确的15项行政执法事项以及《辽宁省医疗保障局权责事项目录(2021版)》明确的4项职权基础上,补充完善,制定《辽宁省医疗保障局行政执法事项清单(2023年版)》。研究制定《辽宁省医疗保障局权责事项目录(2023版)》。六是扎实做好行政复议和行政应诉工作,切实发挥好法律顾问和公职律师作用。一年来,涉及省本级行政诉讼案件1件、省医保中心案件4件,其中胜诉2件、正在审理2件、执行案件1件。

牵头做好参保扩面工作　会同省医保中心主动对接省税务、公安、教育等部门推进数据共享,锁定重点人群,联合推进参保扩面工作。同时,充分利用宣传月和参保缴费窗口期等契机,广泛宣传医保惠民政策,积极营造“人人支持医保、人人参与医保、人人共享医保”的浓厚氛围。

【提升服务能力,促进医保基本公共服务均等化】　*持续推进全省医保公共管理服务质量提升工程*　全省12个市完成了市本级经办标准化大厅改造;8个市完成了县级标准化大厅改造;12个市实现市本级综合柜员制服务,沈阳、大连、抚顺、本溪、丹东、锦州、营口、阜新8个市所有县级经办大厅均实现了综合柜员制。

持续推进医保公共管理服务质量提升　通过实施经办大厅标准化、公共服务规范化、经办管理精细化、经办队伍专业化的“四化”建设,构建全省“规范统一、上下贯通、服务优质、运行高效”的医疗保障公共管理服务体系。推进全省统一的经办服务窗口标准化建设。统一经办服务规范、服务清单,确定经办服务标准。统一“两定”机构协议管理。健全基金监测、预测、预警制度。实现地市级以下医保经办部门垂直管理。

进一步优化营商环境　编制全省医保《办事不找关系指南》。组织全省医保经办系统开展“清风辽宁政务窗口”创建活动。出台《辽宁省医疗保障领域优化营商环境便民利企十二项措施》。推进政务服务“一网通办”全覆盖。8个“一件事一次办”全部完成上线。进一步规范、统一全省医疗保障经办政务服务事项。搭建基层医保服务网络。明确医保经办事项清单、规范服务流程:全省1355个乡镇(街道)全部可提供相应医保服务事项,覆盖率为100%;全省16289个村(社区)中的14481个村(社区)可提供帮办代办医保服务事项,覆盖率为88.9%;在医疗机构、大学、企业等设立医保工作站;与中国工商银行辽宁省分行等银行系统签署医保经办服务下沉框架协议。

高标准高质量开展练兵比武活动　统一规范业务经办操作流程,编写练习题库,组织全省经办人员开展“全人员、全业务、全流程”集中学习培训。开展线上竞赛,全省总报名和注册人数均超4000人,注册率97.3%,参与线上学习竞赛次数超410万次。拓展比赛内容,开展优秀调研、创新报告评选,演讲比赛、实操比赛和知识竞赛等系列活动。乡村基层医保服务站点参加比赛人员比例达到50%,上报创新报告、调研报告50余篇。

提高异地就医结算服务便利性　优化异地长居人员备案的“两城一家”服务。为参保人员异地急诊抢救、临时外出就医、女职工生育住院开通“免申即享”服务。临时外出就医直接结算22万人次。为参加辽宁省居民医保的大学生制定全国范围内的“多城一家”服务。实现40种慢特病门诊费用省内异地就医直接结算,省内结算19.47万人次。

全面推进门诊慢特病工作取得新突破　统一认定标准及经办服务规程。实现全省40个统一病种省内异地互认,线上结果传递3612例。推进省内异地直接结算。开展满意度调查工作,回访人数1830余人,满意度99%。门诊慢特病省内异地互认、直接结算作为主题教育民生事项。

贯彻落实《社会保险经办条例》　举办全省贯彻落实《社会保险经办条例》培训会,特邀专家解读条例,切实提高各级经办人员依法经办的能力和水平。组织支付方式改革专题培训,切实提高全省经办队伍的业务能力。

落实用人单位“统模式”改革工作　提前一年

完成医疗保险个人缴费“统模式”。完成单位参保缴费政策调研，形成税务征收业务规则。梳理完成数据接口28项，改造完成地市功能点12项。开展数据治理、完成迁移。实现职工医保、公务员补助、长期护理保险医保业务全量对接，全省用人单位“统模式”正式上线，运行平稳。

门诊共济保障机制改革平稳实施 全量参保职工纳入普通门诊统筹保障范围。开展社会稳定风险评估，化解改革风险。拨付药品配备预付金，完善药品配备。多渠道开展宣传服务，提升政策知晓率。组织参保单位和定点医疗机构集中培训；深入定点医疗机构进行现场督导和系统测试。组建网络评论员队伍，维护社会稳定。全省享受普通门诊统筹待遇4571.3万人次，统筹基金支出51.1亿元。

建立全省医保经办服务地方性标准 与辽宁省标准化研究院共同制定了《辽宁省医保经办服务标准体系建设指南》，从服务层级、服务方式、服务内容、服务管理四个维度构建经办服务标准体系。辽宁省医疗保障事务服务中心医疗保障经办服务标准化试点纳入国家社会管理和公共服务综合标准化试点范围。建立医保经办服务通用基础、服务保障、服务提供、服务评价四个标准体系。辽宁省地方标准《医疗保障经办机构环境管理规范》纳入立项计划，完成标准文本和编制说明工作。

把握宣传工作“时度效” 在全省组织开展“做好异地就医结算服务，让群众在异乡更有‘医靠’”为主题的异地就医宣传活动，选送宣传视频参加全国评比；开展“一建五进两服务”活动，营造良好的全民参保氛围。上报“为民办实事”典型案例17例，充分发挥示范带动作用。开展岗位大练兵比武系列活动宣传，多家媒体进行了报道。

“沈阳都市圈”医保经办服务线下“通办” 为助力“沈阳都市圈”发展，依托全省医保信息平台，搭建“辽宁省医疗保障业务通办信息平台”，将便民利企政务服务事项全面纳入“沈阳都市圈”通办事项清单，出台全省统一的医保经办服务规程，实现“沈阳都市圈”政务服务通办事项名称、受理条件、办理流程、申请材料、办结时限、办理结果等要素标准全省统一。通过线上线下多种方式，实现基本医疗保险参保登记及信息变更、参保人员异地就医备案、门诊慢特病病种待遇认定、医疗费用手工（零星）报销等医保经办服务跨区域通办。通过开展深化医保经办平台应用强化数智赋能行动，推进“辽宁省医疗保障业务通办信息平台”应用从“沈阳都市圈”拓展至全省，逐步实现省内医疗保障政务服务事项线下“跨域通办”。

【夯实发展基础，充分发挥医保大数据支撑能力】 *强组织，建立健全信息化工作机制* 通过内部挖潜，在全局范围内抽调精干力量组建信息化建设专班，建立“1+ 3 +N”工作机制（一个专职专班办公室、三个工作推进组、N个省直部门间协调机制），强化需求导向，分组推进各项工作。持续开展数据归集治理和信息化标准化建设“双通报”机制，每月对各市工作开展情况进行评分排名，强化国家—省—市多级协调，确保信息化建设工作全省“一盘棋”。

强基础，推进医保信息平台建设 全力推进基于信创架构的医保信息平台二期建设，为全国范围内的医保信息平台全面信创提供实践经验。积极协调有关部门顺利完成项目立项，组织各单位细化业务需求、科学编制招标方案并进行专家论证，规范开展公开招标，实现招标采购全过程“零质疑、零投诉”。按照国家医保局信息平台验收工作要求，组织各市开展医保信息平台建设省内验收检查，配合国家医保局验收工作组对辽宁省医保信息平台建设运行、定点医药机构系统对接及贯标执行等情况进行实地验收。辽宁省医保信息平台建设内容、系统功能和性能指标等均符合国家医保信息平台建设标准规范要求，顺利通过验收。

强应用，建设药品耗材招采监管系统 梳理药品耗材招采使用监管的40项业务需求，开发建设了报量分量、数据监测、采购进度分析等6个模块的69个功能。开展第八批带量采购药品和冠脉支架的序时进度分析，初步实现从人工手动抽

取数据审核向大数据智能监管转型。

强服务，提升医保业务智能化水平 不断优化核心经办和异地就医结算子系统功能，集中技术力量支持解决大学生转移接续问题。持续推广医保电子凭证和移动支付，依托支付宝"辽宁医保"小程序实现线上挂号和诊间支付功能，全省58家定点医疗机构接入全省统一的移动支付中台，12个统筹区应用医保综合服务终端实现刷脸支付，医保公共服务水平大幅提升。建设全省统一的电子处方中心，推进各统筹区及717家定点医疗机构和7668家接入，有力保障沈阳等全省各市门诊共济改革电子处方流转顺畅开展。

强支撑，坚持数据赋能医保业务 完善异地就医、支付方式、门诊慢特病等运行监测功能，构建医保数据模型，开展省级统筹、门诊共济等数据测算及未来趋势推演，为政策制定提供数据依据。组织沈阳、大连2市开展"两结合三赋能"试点。多维度实施数据治理，建设省级数据中心，同步推进全省业务数据治理，大幅提升数据效能。维护发布33批次医保标准化编码，在辽宁省医疗保障局官网、微信、支付宝开通线上便民查询。

重要活动

1. **召开全省医疗保障工作会议。** 2月9日，全省医疗保障工作会议在沈阳市召开。会议系统回顾总结了2022年辽宁省医疗保障工作，分析研判医疗保障改革形势，全面部署2023年工作任务。沈阳、大连、辽阳、铁岭、朝阳、盘锦6市医保局代表作交流发言。各市医保部门主要负责同志参加会议。

2. **省医保信息平台建设通过验收。** 3月14日，经国家医保局工作组对辽宁省医保信息平台建设和运行情况进行全面细致的核查，认定省医保信息平台建设内容、功能和各项指标均符合建设要求，正式通过验收。

3. **开展基金监管集中宣传月活动。** 4月1日，在全省范围内启动了以"安全规范用基金守好人民'看病钱'"为主题的基金监管集中宣传月活动，各级医保部门线上线下同步发力，做好宣传工作。全省印制宣传手册、宣传折页、宣传单等面向社会发放的材料共计超35万份。

4. **开展"我是监管一员　我为省局建言"活动。** 4月25日，为广泛收集"金点子""好建议"，在全省基金监管战线开展了"我是监管一员　我为省局建言"活动。活动得到全省监管战线、"两定"机构等相关人员的积极响应和广泛参与，全省共征集到建言作品72篇。根据参赛要求和作品质量，评选出一等奖3名、二等奖7名、三等奖15名、鼓励奖47名。

5. **开展医保经办机构基金监管专项检查工作。** 5月5日，为持续巩固基金监管高压态势，严厉打击内外勾结、欺诈骗保等违法违规行为，加强对医保经办机构监督管理，在全省范围内启动医保经办机构基金监管专项检查工作。检查工作共分为组织各级经办机构自查自纠及各市医保行政部门对各市医保经办机构开展重点检查两个部分。

6. **召开全省药品和医用耗材集中采购政策培训会议。** 5月18日至19日，全省药品和医用耗材集中采购政策培训班在沈阳召开，对2022年各市医疗机构药品和医用耗材集中采购情况进行通报，深入解读药品和医用耗材集中采购政策，对市局及各级医疗机构相关负责人开展了省药品和医用耗材集中采购平台的操作培训。

7. **开展医保领域行政执法社会满意度调研。** 6月至7月，通过线上答题和现场答题的方式，开展医保领域行政执法社会满意度调研。此次调研对象主要包括医院及药店相关工作人员，共有25384人参与；约89%的调研对象对医保行政执法感到满意。

8. **举办省际联盟补片类医用耗材集中带量采购申报信息公开大会。** 7月21日，省际采购联盟补片类医用耗材集中带量采购申报信息公开大会在沈阳召开。此次集采有12省(自治区、新疆生产建设兵团)参与，共涉及1260家医疗机构。本次集采有42家企业的1506个产品拟中选。中选产品价格平均降幅为72.14%，预计首年节约采购金额1.2亿元。

9. **召开辽宁省暨沈阳市基本医保全民参保计划集中宣传月动员启动大会。**9月8日，辽宁省暨沈阳市基本医保全民参保计划集中宣传月动员启动大会在沈阳市召开，对全省基本医保全民参保工作进行动员部署。会议要求对医保参保工作开展全面、深入、多层次、立体式的集中宣传，以促进全省人民进一步了解医保、参加医保、共享医保，实现常住人口和户籍人口应保尽保。

10. **全省医保基金预算编制培训会在沈阳召开。**11月7日，为做好2024年医保基金预算编制工作，加快提升全省医保基金预算管理水平，推进医保基金预算管理科学化规范化，省医保中心举办的全省医保基金预算编制培训会在沈阳召开。会议总结了全省医保基金预算工作取得的成绩，并对2024年预算编制进行了部署。省财政厅相关负责同志针对财政基金预算报表填报工作进行专题授课，重点对预算编制程序、预算编制方法、汇编过程中发现的问题及下一步工作重点进行了系统讲解。

11. **召开全省《社会保险经办条例》暨支付方式改革培训会。**11月14日至15日，省医保中心举办全省社会保险经办条例暨支付方式改革培训会。培训会对《社会保险经办条例》、支付方式改革经办内容及信息模块、辽宁省DRG/DIP经办规程总体情况及内容等作了详细讲解。

典型案例

案例一：改革创新、提质增效，辽宁规范门诊慢特病保障制度

2023年，辽宁以规范完善门诊慢特病保障制度为核心，全面提升经办管理服务效能，促进医保、医疗、医药协同发展和治理，取得了较好成效。

【主要做法】 聚焦问题，瞄准改革创新工作的“关键点” 随着人口老龄化进程的加快，辽宁广大参保人员在慢特病诊治上发生的费用越来越多，2023年接近百亿元。省医保局在推进省级统筹的过程中，发现门诊慢特病保障制度存在一些问题，归纳为“两大两多”：病种数量差异大，设置不科学；待遇水平差距大，政策不公平；经办服务“堵点”多，群众不满意；管理粗放问题多，保障不合理。特别是辽宁人口流动频繁，以往省内门诊慢特病费用手工报销人次较多，亟须解决门诊慢特病异地就医问题。为确保医保公平性，缩小地区差异，提升基金使用效率，减轻患者经济负担，满足异地就医需求，省医保局决定从顶层设计入手改革门诊慢特病保障制度，以患者为中心规范完善门诊慢特病管理，推动经办服务工作提质增效。

精准发力，打好规范完善措施“组合拳” 辽宁省坚持问题导向，在全面系统调研的基础上，组织全省医保战线相关业务人员和医疗专家，先后出台了4项政策和经办管理制度性文件，系统地改革完善门诊慢特病保障制度和优化经办服务。推进“五个规范”，即规范全省病种目录、待遇指导线、保障范围、认定标准以及经办规程。通过综合施策和改革创新，切实破解难点，打通堵点，打造亮点，以“小切口”推动“大改革”。一是规范病种种类，有效提升公平性。采用全国病种认同度评分方法并进行专业论证，综合考虑现有病种、疾病发病率、基金承受能力等因素后确定了40个病种。将恶性肿瘤等重特大疾病以及艾滋病、丙肝等常见传染病纳入保障范围，增设了一批未成年人病种，加强对残障群体的保障，增强了待遇的公平性。二是规范待遇水平，有效解决差异性。组织全省14个地市进行费用测算后确定了全省待遇指导线，大部分病种的门诊综合保障水平得到提升，同时大幅度缩小病种待遇的地区差。对于各类困难群体发生的门诊慢特病费用，全省统一纳入医疗救助范围。三是规范基金使用，有效增强安全性。按照全省规范诊治的费用标准确定医保报销限额，将慢性病的报销比例控制在60%～80%，让参保人员合理分担费用。针对透析容易出现的基金浪费问题，制定了按人头付费的标准（职工6600元/月，居民6000元/月），并根据透析次数进行费用结算。四是规范认定标准，实现全省

统一性。按照“因地制宜、科学适用、宽严相济”的原则，组织专家对40个病种逐一研究论证并全省征求意见后确定认定标准，确保了全省慢特病资格认定标准的科学性、合理性和可操作性。五是规范经办流程，提高认定结算的便利性。全省优化了认定流程，增加认定频次，简化认定材料，并将初审工作全部下放到符合条件的定点医院。创新开展了省内异地认定结果互认，彻底打通了慢特病患者异地无法资格认定、不能直接结算的堵点。

【主要成效】 自2023年初开始，辽宁省医保中心组织各市经办机构，以规范化、数智化、精细化为核心，推动全省经办服务工作提质增效，取得了良好成效。改革运行一年来，全省138万人享受待遇1437.6万人次，全省医保各项基金（含大病保险和医疗救助）合计支付74.7亿元，实际报销比例超过了75%。

推进了规范化建设，实现全省“四统一” 在全省范围内实现了门诊慢特病资格申请、认定标准、病种编码、办理流程的“四统一”，取消了以往各地区自设的各类非必要的认定材料。省医保中心随机随访全省门诊慢特病人1830人（涵盖全部病种），满意度为99%。

增强了医保数智化，补上异地就医服务“短板” 依托国家异地就医平台，实现了省内所有病种的异地就医费用直接结算。与改革前相比，2023年省内异地就医直接结算人次增长了13倍；直接结算统筹基金支出同比增长了20倍。持续推动各市做好门诊慢特病省内异地认定结果互认工作，2023年仅沈阳市就为全省其他统筹地区认定了1824人，大大减轻了患者在参保地和居住地之间往返认定的负担。

实现了精准化管理，提高基金使用效益 引入市场机制推进慢特病下沉，全省一半以上统筹地区的基层就诊人次数明显增长。职工医保方面，省直增加了142%，朝阳市增加了33%；居民医保方面，盘锦市增加了75%，本溪市增加了53%。同时，综合施策，提高基金使用效益。以鞍山市职工医保为例，改革后在慢特病个人自付占比降低的同时，统筹基金支出减少了11%，人均统筹基金支出减少了16%，医保基金节约成效明显。

案例二：沈阳市创新模式开启医保“掌上执法”

2023年，沈阳市立足行政执法法治化、规范化、标准化，深度挖掘医保数据“云资源”，开发数字化、信息化潜能，创新医保基金监管方式，建立医保“掌上执法”新模式。该模式将医保治理法治化与智能化深度融合，推动医保基金监管迈入移动“云数据”智慧化监管新阶段。2023年10月，沈阳市依托“掌上执法”智能化终端，实现医保行政执法全流程信息化管理，开启医保法治建设数字化新篇章。

【主要做法】 *打造医保“掌上执法”* 沈阳市医保系统运用大数据思维，集合各类信息化资源，改变过去线下申请检查、调取疑点数据、填报纸质执法文书、与其他部门会商等执法方式，汇聚医保行政执法各个事项于移动执法终端，开启医保基金监管“掌上执法”模式。

启用医保电子签章 沈阳市借助“数字沈阳”电子证照库和电子签章系统，融合医保电子凭证和人脸识别身份认证功能，实现了移动“掌上执法”文书自动生成电子公章、电子签名等功能，为医保行政执法由纸质化向数字化转变提供了大数据支撑。

应用医保执法电子文书 沈阳市充分发挥并放大信息数字技术在医保行政执法实践中的作用，开发建设医保“掌上执法”系统现场检查电子化填报标准程序，形成了不可篡改、具有防伪标识的“唯一性”电子档案，确保医保行政执法监督管理信息记录实时准确、公开透明。

【主要成效】 *基金监管智慧化水平显著提高* 沈阳市医保“掌上执法”与国家医保信息平台互联互通，可实时查询参保信息、机构信息、结算信息、历次检查处理信息等，能够随时调取各类医保基金使用相关数据进行现场比对，大幅缩短了工作流程，进一步提高日常执法、事后分析、信息溯源、风险管理等业务环节数字化水平，提高工作效率。

部门协同作用日益突出 基于“掌上执法”系统和沈阳市大数据共享平台，沈阳市医保局打破了各部门间的业务“数据壁垒”，消除了“信息孤岛”，同步引入市场监管、公安、卫生健康等相关部门行政执法数据信息，实现了数据实时获取，为行政执法质量和效率提升提供有力支撑。

“法治医保”进一步深化 通过医保“掌上执法”系统的搭建和应用，沈阳市医保局构建了阳光执法工作体系，进一步完善了执法监督机制。同时，沈阳医保行政执法系统与沈阳市纪委监委“行政权管理平台”对接，实现执法信息即时传递，随时接受纪委监委的监督检查，确保医保执法严格、规范、公正、文明，有力推动了法治医保建设。

案例三：大连市全域推行职工门诊统筹APG点数法付费

为了进一步规范门诊医疗服务行为，提高医保基金的使用效能，针对门诊医疗服务就诊频次高、就医群体大、病种复杂多样等特点，大连市于2023年在全省率先实行“基金预算管理下的门诊按病种付费和门诊病例分组（APG）点数法付费相结合的复合式支付方式”。

【主要做法】 通过大数据赋能，将门诊病例通过临床特征、医疗费用消耗等因素形成全市统一的门诊病例APG分组，进行分组打包付费，提高医保支付精细化管理水平。

分组思路 根据疾病类型、治疗方式、费用消耗等因素对门诊医疗服务进行归类和分组。对于门诊病种付费以外的普通门诊统筹医疗费用，采取基金预算管理下的按APG点数法付费管理。运用大数据分析历史病例数，合理测算各病组平均历史费用，计算形成相应病组点数，从而统筹分配门诊医保基金。

核心要素 APG分组核心要素包括基准点数、结算点数和差异系数。一是APG病组基准点数。基准点数是不同门诊病例医疗费用的标化单位，体现每一病组的相对价值。二是结算点数。基准点数乘以差异系数后的点数为实际结算点数。三是差异系数。综合考虑历史服务量、医疗费用差异等加权确定。对存在费用转移、过度诊疗等基金支出风险的APG组，设定总量控制，与住院DRG形成闭环管理。对费用差异较小的APG组，不设差异系数，实行同病同城同价，逐步向基层引导。

【主要成效】 *促进医保管理能力提高* 通过优化支付方式、加强部门协同、强化基金监管、提升服务水平等多种举措，有效推动医保管理机制的深刻转变，医保由被动买单向主动作为转变、从粗放的管理向精细化管理转变。

促进分级诊疗格局初步形成 在推动优质医疗资源下沉、引导群众基层就医方面发挥了积极作用。基层医疗机构结算人次已超过门诊统筹结算总量的一半，基层诊疗量和报销人次分别达到全市总量的51.18%和59.51%。

基层医疗机构内生动力得到有效激发 社区卫生服务机构在诊疗量、总收入和医保收入等方面均得到显著提高，其门诊诊疗量达到改革前同期的3.4倍，门诊总收入和统筹收入分别达到改革前同期的4.3倍和7.2倍。参保群众就医习惯正在由到大医院逐步向到基层医疗机构就诊转变。

案例四：DRG支付下经办智能稽核体系建设的鞍山实践

鞍山市在DRG支付改革中把DRG付费稽核作为改革效果得以实现的关键环节，通过建立“科学规划、立体防控、多元核查、联合共治”的智能稽核体系，全面建成DRG付费稽核和运行分析系统，实现DRG付费改革科学化运转、高质量发展。

【主要做法】 *科学规划，明确DRG稽核工作思路* 一是组建“三训三库六组”的组织架构：“三训”，即抓好对市本级经办机构、县（市）区经办机构、定点医疗机构的三级培训；“三库”，即组建DRG点数法付费医保经办管理专家库、医学专家库、医学知识和医保政策相融合的机审知识库；"六组"，即成立DRG支付方式改革领导小组，成立DRG审核小组及四个DRG专业小组，负责DRG医保结算清单月审核工作。二是建设"两平台三模块"大数据智能稽核体系。开放运行DRG分组付费平台和运行监测平台，对医疗机构公开数据形成比对，运行监测指标由2021年的10项增加到2023年的20项。开发建设DRG审核监管模块，对运行审核中发现的相关问题提出规则建议，机审规则由2021年的9万余条增加到2023年的15万余条，覆盖562个DRG病组，覆盖率达96.73%，数据筛查覆盖率100%。完善医保结算清单上传信息查询反馈模块，质控校验规则由初始的59项增加到203项。有效利用定点付费核查反馈模块，定点医疗机构每月可及时查询结论，对有异议的问题病历可在模块中申诉。三是建立从"冷稽查"到"热服务"的"三会指导"稽查审核服务。每年召开一次DRG运行分析大会，从审核结算分析、运行监测分析入手为全市医保工作人员提供全业务指导。每月召开月度申诉终审会，汇总因拒付提出申诉的病例，邀请医疗机构专家和医保中心人员共同审核，定点医疗机构对确有问题的拒付病例可查询结果可申诉。每月赴县区召开DRG联合审核工作会，在协助审核疑点病例的同时，培训县区经办人员，病例审核效率逐步提升。

立体防控，建立线上线下相结合的靶向稽核方式　一是以规范、完整的信息数据采集为基础，以标准一致性的指标体系为框架，以规则筛查为切入点，建立"一规四审"制度流程，树立稽查审核权威。瞄准关键内容，制定稽查审核规则。以审核问题为依据，制定《鞍山市医保DRG付费审核规则》，历经三年的补充修订，现已完善至10款41条。二是规范线上线下审核，确定"四审"流程。一审为数据审核。智能匹配筛查主要诊断、其他诊断、手术及操作编码与参保人住院结算明细之间的规则逻辑。二审为人工审核。根据系统提示违约问题，结合结算清单、费用明细、病历资料，对使用药品、诊疗项目、手术操作、收费情况等展开核查。三审为人工复审。初审病历不通过的，经专家组判断是否通过，通过DRG监管平台下发结论，定点医疗机构存在异议的，可按规定时间提交申诉。四审为终审。通过月度申诉终审会进行小组讨论，给出最终结论及拒付理由并在DRG定点付费核查反馈模块中发布。三是建立智能稽核五大监测系统，即在线上部署费用监测、病组概况及异常监测、医疗服务监测、机构维度监测、规则维度监测，对定点医疗机构进行全费用智能稽核全覆盖。

多元核查，由DRG审核向全样本智能稽核过渡　依托国家医保信息平台，部署智能监管子系统及远程视频监控系统。日常提醒突出事前。依托国家医疗保障信息平台监管子系统、结算清单上传系统、医保基金监控场景系统，建立事前提醒规则。数据审核突出事中。对定点医疗机构住院联网上传的费用数据再次进行费用合规性审核，做到100%全覆盖。重点稽核突出事后。通过"一规四审"对高编高靠、分解住院、转嫁付费、诊疗不规范等违规行为进行日常稽核，并有重点地进行线下核查和专项稽核。

联合共治，建立常态化稽核结果处理机制　建立多方联动配合的处理机制，有效沟通各方协同工作，让监督管理更有形、更有效。一是理清监督管理责任：对日常稽核中发现的普遍性问题、严重性问题、投诉举报问题进行专项稽核；对社会影响较大的违规违法行为、涉嫌严重骗保问题的，移交行政部门；对国家、省、市飞行检查中发现的问题，按行政机构移交处罚通知作相应处理；严重违反医疗诊疗规范行为的，移交卫生健康部门处理；党员和公职人员涉嫌违纪、职务违法的，移送纪检监察机关处理；发生重大骗保问题，涉嫌构成犯罪的，经请示行政主管部门和纪检组同意，依法移送公安机关。二是强化协议管理稽核工作：对定点医药机构实现费用稽核全覆盖，在全覆盖中发现定点医疗机构违规使用医疗保障基金的，依据协议处理。三是规范开展行政执法检查：制定《行政执法三年行动计划》，严格按照行政执法的相关制度、程序、方式开展行政执法检查工作。

【主要成效】 DRG稽查审核规范医疗行为效果明显　通过各环节完成日常审核，违规病例逐年降低，医疗行为日趋规范。2021—2023年人工复核确定疑点病例分别为20006份（市本级）、32142份、32347份，分别占全部结算总人数的10.18%、9.15%、7.42%，终审确认高编高靠等违规病历分别为6974份、6597份、5015份，每年DRG审核拒付费用分别为1769万元（市本级）、3998万元、3239.7万元。

结算清单（病案）管理质量实现根本性好转　定点医疗机构结算清单（病案）质量是直接影响DRG入组情况、影响权重及支付标准的关键，医生更加重视诊断、操作的选择，信息人员更加准确地上传相关病案信息，医院病案质量管理建设成效显著，2022年和2023年清单上传率和入组率均达99%以上。

提升医保基金使用效率　通过多元核查、联合共治，充分发挥医保"指挥棒"作用，实现医保基金支出合理增长。定点医疗机构平均住院总费用由改革前2020年的8284元降至2023年的6718元，下降了18.9%；平均住院统筹费用由2020年的4568元降至2023年的3983元，下降了12.81%。参保患者就医负担减轻。

案例五：丹东市医保局开展"移动医保　联通群众"活动

2023年，丹东市医保局开展"移动医保　联通群众"活动，推动优化营商环境建设"再升级"。

【主要做法】 做到三个"依托"　依托丹东市医保局各相关科室（分局），以主题方式深入开展活动，将医保政策带下去、讲出来，让群众理解、受益。依托丹东市医疗保障事务服务中心各部室、各县（市）区分中心，医保经办人员深入基层现场办公，解决基层群众遇到的医保难点、堵点问题。依托各社区（村）党组织，帮助协调沟通联系基层群众，解决群众身边的医保问题。

打造品牌服务　"移动医保　联通群众"活动每月至少组织一次医保经办人员深入基层一线，把医保经办服务送到村落的田间地头，端到特殊群体的身边床前，带进企事业单位的生产车间，深入校园的课间操场；主动开展医保政策宣传、疑难问题解答、个人账户查询（慢特病查询）、征缴扩面等有关工作，切实解决广大群众对医保相关问题的咨询需求。同时，工作人员还提供现场经办服务，一步到位，满足群众办理医保需求。

工作具体要求　一是做好服务延伸。将"移动医保　联通群众"活动作为丹东市医疗保障局优化营商环境在基层的延伸，为基层群众提供家门口的一站式医保经办服务，建立与村（社区）常态化联动机制，努力让基层群众切实感受到优化营商环境的红利。二是严明工作纪律。开展"移动医保　联通群众"活动，严格执行中央八项规定及其实施细则精神，不给群众和基层组织增加负担。注重深入困难多、群众急盼的地区和企业，开展医保经办服务工作。三是加大宣传力度。挑选有示范效应或有代表性的案例，形成可复制可推广的"移动医保　联通群众"活动经验，充分利用各类宣传媒体，采取多种多样的形式进行宣传，树立丹东市医保局在优化营商环境建设工作方面便民利民惠民的良好形象。

【主要成效】 "移动医保　联通群众"活动深受基层群众欢迎。截至2023年底，开展各类活动16次，现场办理医保经办业务近千件，现场解答政策咨询1.5万人次，辐射全市100多个村（社区）。

案例六：锦州市推进基层"医保服务驿站"建设

2023年，为确保参保群众参保登记、查询及变更，异地就医备案和手工报销受理等基层服务事项有效开展，在逐步推进乡镇（街道）医保服务站和村（社区）医保服务点建设的基础上，锦州市医保中心在全市范围内积极推进基层"医保服务驿站"建设工作。这一举措打破了地域限制，真正实现了医保服务"零距离"。

【主要做法】 合理布局，触角延伸　锦州市医保中心不断探索在医疗保障服务体系建设上的创新发展，将医保经办相关业务下沉到基层医疗机构，充分利用定点医疗机构从事医保工作人员的专业优势，建立“医保驿站”，推进医保各项惠民政策落地落实。截至2023年底，已在全市各级定点医疗机构逐步将医保服务驿站扩展至23个。在医保服务驿站可办理异地就医备案、线上经办事项受理引导、国家医保政策宣传咨询等业务。驿站与专窗优势互补，构成了覆盖基层的医保经办“10分钟服务圈”，让群众在家门口就能享受“零距离”“一站式”医保暖心服务。

加强培训，强化服务　为确保医保服务驿站业务办理顺畅，锦州市医保中心确定了“统一培训事项、统一培训材料、统一培训流程”的“三统一”原则，印发《锦州市医保服务驿站培训手册》，对各服务驿站的工作人员进行业务培训，使经办人员明确政策、掌握流程、操作熟练，提高服务驿站工作人员标准化服务本领，保证群众“就近办”“少跑腿”，切实打通服务群众“最后一公里”。

拓宽渠道，创新服务　在医保服务驿站办理异地就医备案业务基础上，锦州市已开通两种线上备案渠道。一种是依托国家医保服务平台App和国家异地就医备案小程序，开展全国统一的异地就医备案服务(办理跨省异地就医备案)。另一种是通过“锦州医疗保障”微信小程序，自助办理异地就医备案(办理异地就医备案和办理临时就医住院备案)。锦州市参保人员足不出户，只需轻点手机即可为自己或者他人申请异地就医备案，医保服务效能实现再升级。医保服务驿站的工作人员在工作期间将随时提供备案服务，协助参保人通过手机申报异地就医备案，并严格按照国家医保局规定，在2个工作日内完成备案审批，真正实现了“信息多跑路、群众少跑腿”。

【主要成效】　打通堵点，努力实现服务群众“零距离”　“医保服务驿站”的建立，让百姓真正享受到优质便捷高效的医保服务。锦州市医保服务驿站在全省率先建立，切实打破了地域限制，减少参保人员集中到市中心窗口办理备案等业务的聚集规模和频次，为参保群众节约了时间和成本，有效解决了群众反映的痛点、难点、堵点问题，切实打通服务群众“最后一公里”。

完善配套，全力打造“10分钟医保便民服务圈”　为进一步推进全省医疗保障公共管理服务质量提升工程行动计划，锦州市积极推进经办服务网络建设，努力实现市、县、乡镇(街道)、村(社区)的医疗保障服务网络全覆盖。2023年，市本级及市辖9个县(市)区医保分中心全部进驻政务服务大厅，完成了经办大厅标准化建设改造工作。持续推进医保经办服务下沉，全市建成乡镇(街道)医保服务站100个，覆盖率达到100%；开展医保“帮代办”服务的村(社区)1373个，覆盖率达到100%。医保服务驿站与五级经办服务网络建设紧密联系，构建“10分钟医保便民服务圈”。

高效便民，着力提升为民服务能力　推进医保经办机构高效协同办公，实现全市范围内医保业务经办方式统一。全市共设置48个综合服务窗口，实现了市域内医保“综合窗口”业务通办。建立了全市统一的综合柜员工作制度、信息系统、事项清单、服务规范、办事指南，实现窗口服务标准化。在全省28个政务服务事项中，确定18项服务内容作为乡镇(街道)医保服务站下沉服务事项。村(社区)医保服务点可通过“锦州医疗保障”小程序、“锦州市政务服务网”、锦州市医疗保障公共服务平台等多种渠道，实现参保登记、异地备案、待遇查询三大类事项的办理。

案例七：营口市医保局持续优化医保服务，强化保障措施

2023年，营口市医保局积极推进医保体制机制改革，稳步提升参保群众待遇，不断探索创新工作方法，持续以惠民实践推动医疗保障事业高质量发展。

【主要做法】　为全省异地就医管理提供了经验做法　提出市参保群众六类异地就医服务“即(免)申即享”政策，持续提升办理效率。全面开通包括高血压、糖尿病等40个病种省内异地长期居

住人员就医直接结算，做到了转外就医和接诊异地患者规定病种100%全覆盖，依申请将营口市门诊慢特病63家定点医疗机构纳入联网直接结算范围。全市异地就医结算共计70370人次，异地就医住院联网直接结算率93.79%，提前完成省政府确定的“三年行动”任务目标。

新建慢特病认定工作流程 引入信息化手段改革慢特病认定管理工作流程，对门诊慢特病认定管理工作进行系统性改革，开发“营口医保门诊慢特病”管理系统，实现微信小程序掌上申报、AI智能辅助认定、专家“双盲”认定等管理目标，减轻参保人申报负担，规范体检及认定环节，减少人为干预因素，使门诊慢特病认定工作更加公平、公正。共受理门诊慢特病申请16097人，初审通过11178人，完成体检人数10198人，依据体检结果已鉴定合格7438人，合格率占体检人数的72.94%。

规范“两定”机构管理 印发《关于进一步规范全市定点医药机构协议管理工作的通知》，建立“两定”机构管理机制，形成全闭环管理。指导市医保中心落实2024年“两定协议”文本起草、协议签订及2023年定点医药机构协议考核工作。全市医保定点医药机构有2026家，其中住院医疗机构156家，门诊医疗机构281家，零售药店1589家。持续推进“两个示范”医院建设，共评选出10家示范医院和20家DIP付费改革示范医院，组织医疗单位和经办机构通过讨论、座谈、协商谈判等形式，查找医保管理和服务中的不足，统一标准和规范，全面提高医保经办、医疗服务水平。

常态化、制度化推进集中带量采购工作 全市已执行8个批次国家组织和6个批次省际联盟组织的药品集中带量采购和使用工作，中选品种共计458个；已执行8个品类国家组织和32个品类省际联盟组织的医用耗材集中带量采购工作。集中带量采购的药品价格平均降幅54%，全年支付中选药品共计1.09亿元，节约采购资金2.74亿元；集中带量采购的医用耗材价格平均降幅65%，全年支付中选医用耗材金额共计0.58亿元，节约采购资金1.22亿元。

做好药品保供稳价工作 积极推进药品集中带量采购政策宣传和服务下沉，指导乡村医疗卫生机构更好地满足群众个性化用药需求。通过约谈、函询等方式与医药企业沟通，协调解决短缺药品临床供应问题，代表省医保局约谈磷酸奥司他韦等中选企业及时足量供应。2023年春冬季呼吸道感染高发期间，为医疗机构采购药剂6万余支（盒）。

打造便捷医保经办便民服务 在营口市中心医院、营口市第六人民医院等4家医院建设“医保服务站”，服务事项涵盖门诊慢特病病种待遇认定、高值药品使用认定、异地转诊人员备案、定点医药机构信息查询和医保目录查询等20项业务，实现医保业务办理“零距离”。

【主要成效】 *“看病难、看病贵”问题得到有效解决* 积极推进集中带量采购工作，降低虚高药价，减轻群众用药负担。不断完善异地就医管理办法，持续提升办理效率，方便群众看病就医，更好满足群众异地就医相关需求。

经办服务体系建设更加完善 全市三级公立综合医院的“医保服务站”建设已全面完成，将医保服务和医疗服务进行高效整合，在规范医保精细化管理的过程中，更好地服务患者，让参保人在就医的同时，就近办理医保业务，实现“院内事院内办”，避免在医院和医保中心之间“往返跑”，实现医保业务办理“零距离”。

案例八：辽阳市全面启动电子处方流转工作

2023年2月，辽阳市将符合条件且自愿纳入门诊统筹服务的医保定点零售药店开通门诊统筹服务，参保人员凭本统筹区定点医药机构处方，在门诊统筹药店购买医保目录内药品发生的费用，可由医保基金按规定支付。2023年10月23日，辽阳市在全省率先全面启动电子处方流转工作。截至2023年底，全市共152家定点医疗机构开具电子处方7.36万个；283家定点零售药店开通门诊统筹服务。其中，216家定点零售药店实现电子处方流转，切实做好职工门诊共济便民服务。

【加强组织领导，实时调度】 成立门诊统筹工作领导小组，市医疗保障局主要领导任组长，多次召开推进处方流转工作会议。按照"属地管理、分级负责、全面覆盖、职责到人"的原则，实施网格化包保服务，采取日汇报、周调度和全员网格化管理推进此项工作。

【制订配套方案，协同启动】 制定《辽阳市医保门诊统筹定点医药机构全面启用电子处方流转平台工作网格化包保服务实施方案》，要求全市医保系统干部职工下沉到定点医药机构，现场解读政策，实地解决工作中遇到的问题。制定《全面启用电子处方流转平台风险及预警处置预案》，成立风险预警与处置组、现场督导与解答组、电话解答和大厅接待组、信访与舆情信息收集组，预判风险点，并建立工作调度机制，确保平稳过渡，顺利实施。

【完善便民措施，平稳推进】 *完善门诊便民服务措施* 要求所有定点医疗机构全部门诊诊室都要开展处方流转业务，满足参保人就医购药需求；同时，要求规范设置方便门诊，为复诊单纯开药及定期检查不需要提供新的治疗方案的慢性病患者提供便捷服务，方便门诊"挂号费"最高限价为1元；安排导诊人员引导患者就医，三级医疗机构不少于3人，二级医疗机构不少于2人；增加常用药品的品种和数量，满足参保人常见病、慢性病用药需求。

落实长期处方管理制度 要求各级医疗机构严格按照《长期处方管理规范（试行）》有关规定，为临床诊断明确、用药方案稳定、依从性良好、病情控制平稳、需长期药物治疗的慢性病患者，开具最长可达12周的长期处方。长期卧床及行动不便的人员，可委托他人凭委托人和受托人的身份证明到医疗机构代为开具处方及购药。

预拨基层医疗机构周转金 为基层定点医疗机构预付周转金，按照上年度定点医疗机构统筹记账金额月平均额度的70%进行预拨付，同时通过大数据统计，向基层医疗机构提供全市药品销量前300名的药品名单，积极支持基层定点医疗机构增加配备药品的品种和数量，满足参保人员用药需求。

上线门诊统筹药品比价"神器" 正式启用"职工门诊统筹药品价格查询系统"，该系统支持参保职工查询药品在各相关门诊统筹定点零售药店的价格信息，堪称比价"神器"；同时还支持导航功能，查到合适的药品后，可"导航到店"直接前往。

采用医药机构处方对口流转模式 采用"一对多，多对多"形式，提供定点医疗机构附近零售药店名单，并公布医药机构联系人及联系方式，医药机构可及时对接处方流转中遇到的问题，为参保患者就医购药提供便捷服务。

加强政策宣传和引导 印制"职工门诊统筹定点医药机构全面启用电子处方流转平台"宣传海报、"门诊统筹定点医药机构全面启用电子处方流转平台政策问答"宣传材料，发放到医保经办机构和定点医药机构，提高政策知晓率，合理引导参保人员预期。

案例九：朝阳市推进"高效办成一件事"服务体系建设

2023年，朝阳市医保局紧紧围绕"便民医保"的服务宗旨，加强"高效办成一件事"体系建设，结合实际，大力优化传统经办服务，建成"三无"服务模式，即通过"无声、无表、无纸"的方式，确保"一件事一次办、快速办"。

【"无声"优服务】 "无声"即取消简单咨询的医保热线电话，将服务关口前移至12345平台。朝阳市创新工作思路，积极推进医保经办服务与市12345政务服务便民热线平台（以下简称"市12345平台"）深度融合，将12345平台话务员培训成医保电话的接听员、医保政策的解答员；将医保服务窗口通过一根电话线延伸到了群众家，26项医保业务通过电话即可办理，实现"零见面、零跑腿、零等待"，一个电话办成事。

设立医保专席 选派6名业务能力强、作风

正派、责任心强、热心民生事业的业务骨干，统一进驻市12345平台，设立医保专席进行现场办公；设立县区联络员，与医保专席对接，确保全市范围内医保业务快速受理、快速办结。同时，正在积极推进县区人员常驻12345平台。

接通医保专网　将医保专网接至市12345平台，并派驻工程师。截至2023年底，人员综合查询、参保及关系转移等26项医保业务可通过电话在12345平台直接办结。同时，开设了专用微信和邮箱，参保群众可通过微信、邮箱上传要件。

加强培训　构建培训机制，综合分析群众关注度较高的各类问题，经认真梳理，提炼出589条医保高频事项，统一规范内容表述，及时更新到知识库，并结合医保改革动态及时梳理、总结高频热点问题。对市12345平台所有话务员进行常态化培训，目前培训率已达到100%，确保做到人人能受理、个个能处理。

规范管理　印发《医保业务培训手册》《朝阳市医疗保障事务服务中心派驻工作人员仪表规范》《朝阳市医疗保障事务服务中心派驻工作人员语言规范》，统一派驻工作人员仪表、语言、态度、行为等；同时制定严格的考核制度，奖优罚劣，确保话务员队伍和医保专席人员始终保持较高的业务水平和良好的服务态度。

【“无表”提效率】　“无表”，即取消表格填写。以往医保大厅办理业务过程中，需群众填写申请表格，无形中为业务快速办理增添了障碍。为提升业务办理效率，朝阳医保部门取消了纸质表格填写，开发了“朝阳医保电子信息备案”小程序，由现场帮办代办人员通过手持平板电脑自动生成表格，办事群众只需电子签字确认即可完成办理，极大提高了办事效率。

【“无纸”减负担】　“无纸”，即取消纸制要件。将原来需复印、打印材料的32个业务事项梳理、精简为16个，取消提供证件复印件的要求，参保人员只需在首次赴医保大厅办理业务时提供要件的原件，由工作人员进行电子采集存档，存档过的相关材料，参保人员再次赴大厅办理业务时，原件无须再次提供；对于未携带原件的，符合容缺受理原则的，参保人员可通过电子邮件、传真等方式在规定时限内补齐材料。反复复印、重复提交、手续烦琐的办理模式彻底退出朝阳医保历史舞台，极大减轻了群众办事负担。

【主要成效】　实现“四个转变”　使后台经办转变为前台服务，接线员转变为服务员，公众号码转变为医保服务号码，被动服务转变为主动服务，在延伸医保服务触角的同时，扩展了医保服务队伍，提升了百姓满意度。

实现“即来即办”　医保服务大厅综合服务窗口高峰时段每天叫号700余人次，现已减少至每天约50人次，经办大厅人流量减少至原来的7%，将预约排号办理彻底扭转为“即来即办”的办理方式，为医保服务大厅高效办成一件事奠定基础。

实现“延长服务”　12345服务平台实行7×24小时工作制，医保服务也不再局限于工作日，可为参保群众提供全年不间断的医保服务。

实现“质效提升”　医保经办“三无”服务模式实施以来，经办效率明显提升，业务办理平均时长由原20分钟降低至平均5分钟，办理时长减少75%。同时，全面取消纸质材料流转也极大降低了人工管理成本，全面提升了医保经办效率和服务质量。

2023年度，12345平台受理医保业务61476件，其中直接回复40852件，专席办理20624件，投诉率同比下降60.5%。

案例十：葫芦岛市智能审核应用全覆盖

2023年，为加强医疗保障基金监管、提升基金监管效能，葫芦岛市医疗保障事务服务中心充分运用大数据，发挥智能化监管作用，不断完善国家平台智能监控子系统开发建设。同时，开发上线了医保住院患者人脸识别查房系统，运用“大数据审核+生物识别”手段，有效防范了基金运行风险。

【主要做法】　规范智能审核流程　一是成立审核服务领导小组。按照国家医保局医疗保障基金智能审核和监控知识库、规则库框架体系建立了政策类、管理类、医疗类3类知识目录，含有法律法规和政策规范、医保信息业务编码、医药学知识、管理规范等内容，并基于知识库设定本市智能审核规则库，充分结合国家飞行检查、省交叉检查发现的违规问题，对规则库、知识库进行本地优化，极大提升了审核的精准性，提高审核质量。二是不断完善信息系统。在国家医保平台上实现本地、异地、门诊、住院全部结算数据的初审、复审，明确违规规则，与定点医药机构线上交互疑点违规数据，违规扣款一目了然，省去纸质材料的报送，减轻定点医疗机构反馈工作量和医保复审工作量，提高了审核效率；违规扣款与医保业务核心系统关联，实现与医药机构的"一站式"月度结算，违规数据及时反馈，不断规范医务人员行为，减少违规发生；接通事前提醒服务，从开处方、下医嘱等源头降低定点医药机构违规风险。

智能审核应用全覆盖　一是审核类别全覆盖。对纳入市医疗保险基金使用的本地住院、门诊慢特病、门诊统筹、"双通道"药店购药等全部结算数据进行全面审核。二是审核对象全覆盖。智能审核覆盖全市所有定点医药机构，2023年在定点医疗机构全覆盖审核的基础上，将定点零售药店全部纳入审核范围，并根据智能审核疑点问题开展了定点医药机构门诊统筹专项检查。三是审核地区全覆盖。2023年，通过智能监管子系统将葫芦岛市作为就医地的异地患者（含省内、跨省）结算费用纳入智能审核范围，加强了异地患者就医违规行为的审核管理。

【主要成效】 2023年，葫芦岛市医保智能监控由事后审核向事前提醒、事中审核延伸，实现了事前、事中、事后全流程覆盖。通过智能场景监控系统，促使医疗机构增强自律自控，主动优化出入院标准、诊疗行为、治疗收费等医疗行为。国家医保平台智能监管子系统上线，至2023年底，疑点数据审核确认违规81047条，违规金额914万元。随着医保智能审核的开展，审核队伍的专业水平持续提高，审核数据的精准性和时效性不断增强，医务人员的医疗行为不断规范，不合理收费、重复收费等违规现象得到遏制，减少了参保人个人负担和医保基金损失。

吉林省

工作综述

2023年，吉林省加快推动全省医保工作高质量发展，在医保政策体系完善、重点领域改革、医保基金监管、医保公共服务优化、助力服务经济发展、医保民生实事落地等方面均取得新进展新成效，以暖心惠民的举措为全省参保群众提供更高品质的医疗保障。截至2023年底，全省基本医疗参保2238.48万人。其中，职工医疗保险参保553.06万人，居民医疗保险参保1685.42万人，参保率稳定在95.3%以上。基本医疗保险（含生育保险）统筹基金总收入370.64亿元，总支出315.11亿元，累计结存481.57亿元。其中，职工医保（含生育保险）统筹基金总收入193.57亿元，总支出149.86亿元；居民医保基金总收入177.07亿元，总支出165.25亿元。全省基本医保制度运行总体平稳、基金安全可控。

【待遇保障机制公平适度】 *完善职工医保门诊保障* 建立健全职工基本医疗保险门诊共济保障机制，职工医保门诊共济改革平稳推进，截至2023年底，全省1416万人次享受职工医保普通门诊统筹待遇。

提升城乡居民医保待遇 提高城乡居民医保财政补助标准，将2023年城乡居民基本医保财政补助标准提高到每人每年640元。2023年，城乡居民医保“两病”门诊用药保障机制稳步落实，惠及全省34.64万人，进一步减轻居民“两病”门诊用药负担。

推进长期护理保险制度 稳妥推进长护险试点工作，加强护理服务能力建设。调整省直长护险筹资和保障标准，完善失能等级评估，开展省直居家照护服务试点。出台全省长期护理保险服务标准与规范，2023年9月，省医疗保障局印发《吉林省长期护理保险服务标准与规范（2023版）》。截至2023年底，全省试点地区长护险参保1496万人，享受待遇3.01万人。

【落实医保综合帮扶政策】 2023年，全省全面完成农村低收入人口和脱贫人口“应保尽保”底线任务，实现动态“应保尽保”；全面落实医疗救助分类参保资助政策，医保帮扶政策措施全面落实，医疗费用实现“应报尽报”；健全数据交换和动态监测预警机制，建立吉林省医疗保障信息平台特殊人群监测系统，重点针对特殊人群开展数据监测，动态掌握各项待遇落实情况，实现了对监测对象早发现、早干预、早帮扶。

【完善医保筹资运行机制】 *推进基本医保省级统筹* 省医疗保障局提请省政府常务会议审议通过《吉林省推动基本医疗保险省级统筹实施意见》，推进实现全省基本医保覆盖范围、筹资政策、待遇政策、医保支付、预算管理、信息系统和经办服务“七统一”，增强医保制度均衡性、可及性和基金抗风险能力。

开展参保扩面专项行动 2023年，全省开展参保扩面专项行动，将参保扩面工作纳入省政府对市州政府绩效考评，推进建立部门齐抓共管、整体联动扩面机制。持续开展参保扩面“七进”集中宣传，提前完成国家扩面指标。

【加强医保基础设施建设】 *医保信息平台建设* 医保信息平台建设不断完善，医保码全流程应用和医保移动支付进一步深化。全省医保信息平台顺利通过国家验收，建立了覆盖基层、医院和院校的医保公共服务平台，覆盖2.3万余家定点机构，日均结算33万笔，日均支付1.9亿元。医保码累计激活1729万人，全年展码1.8亿次。

“先医后付”便民服务 省医保部门探索启动智慧医保“先医后付”便民服务。“先医后付”以个

人征信为基础，通过医保信用赋能，依托全国统一的医保信息平台，使用医保码作为身份认证介质，由合作银行以消费金融产品方式，向所有符合条件的吉林省基本医疗保险参保人员提供限期免息、超期低息的专属授信额度，经本人签约授权后，可用于门诊就医自动扣费或缴纳住院押金，实现门诊看病"全场景无感付"和入院押金"免现金信用付"。首批试点完成建设并启动试运行，有效提高医院门诊诊疗效率，减轻参保人员就医资金垫付压力，改善患者医保就医体验。

【完善综合基金监管体系】 2023年，全省扎实开展基金监管安全规范年行动。进一步压紧压实地方政府的监管责任、两定机构的主体责任和医保部门的监管责任，完善联席会议工作机制。制定吉林省落实医疗保障基金使用常态化监管若干举措，进一步完善基金监管制度体系，提高基金监管执法规范化、法治化水平。建立查审分离的行政处罚案件审理制度，完善协议处理和行政处罚衔接工作机制。统筹推进省级飞检、专项整治和日常监管常态化有机结合的综合监管格局，构建现场和非现场立体化监管机制。探索建立协议考核分档预留保证金制度。2023年，全省追回医保相关资金4.67亿元，公开曝光违法违规使用医保基金典型案例768例。

【提升医保公共管理服务效能】 提前落实"实现省内门诊异地就医免备案直接结算"民生实事，群众在省内异地门诊就医结算更加方便快捷。印发《吉林省医疗保障经办政务服务事项清单（2023版）》，进一步"简事项、优流程、减材料、压时间"，取消兜底性质的"其他材料""有关材料"等模糊表述，实现了同一事项全省无差别受理、同标准办理，进一步加强了医保经办服务标准化建设。印发《吉林省医疗保障局2023年助力营商环境优化12项措施》和《吉林省优化五类医保服务20条便民举措》，切实将主题教育成果转化为持续优化医保惠企便民政策和服务措施，助力优化全省营商环境。加快完善医保基层服务体系，印发《加快完善吉林省医疗保障服务体系建设推进服务下沉工作方案》和《吉林省医保政务服务首批下沉事项清单》，按服务网点类型分类设置下沉事项，实现全省范围内业务无差别受理、同标准办理。打破事项办理的属地限制，全面推进高频事项"跨省通办""一网通办""免申即办"，省内异地门诊实现免备案直接结算，医保关系转移接续实现"省内无感办"。开通省级医保抖音直播间，讲好医保政策和医保故事，累计观看人数超过157.5万人次，"吉林医保"抖音号关注人数5.3万人。

【推进医保改革任务】 医保支付方式改革 实施支付方式改革攻坚行动，截至2023年底，全省所有统筹地区均实现实际付费，提前1年完成《吉林省DRG/DIP支付方式改革三年行动计划》相关改革任务。

医保目录管理 统一规范全省基本医保医用耗材目录，结合医用耗材集采情况制定医保支付标准，提前完成《"十四五"全民医疗保障规划》相关工作任务。将222种药品纳入"双通道"管理范围并实行分类管理，保障参保人员治疗肿瘤、罕见病等用药需求。将3个肿瘤相关项目及16项新技术项目纳入医保目录，提升参保肿瘤患者保障水平并支持了新技术发展。

扩大集采覆盖面 2023年，持续扩大药品耗材集中带量采购覆盖面，全省新增集采药品308种，平均降幅59%；累计落地集采药品658种，全面完成国家年度任务，预计年减轻群众费用负担10亿元；落地集采耗材和试剂11类，平均降幅65%，累计落地执行脊柱和人工关节、弹簧圈等高值医用耗材品种18类，其中脊柱类耗材平均降幅84%，人工关节平均降幅82%，预计年减轻群众费用负担15亿元。

落实集采预付机制 2023年，全省拨付国家组织6个批次集采药品结余留用资金1.3亿元。落实药品耗材集中带量采购预付机制，减轻医疗机构资金周转压力，鼓励医疗机构使用中选产品。

完善医疗服务价格管理 2023年，全省加强药品耗材价格综合治理，进一步完善医疗服务价格管理政策，规范整合口腔种植类医疗服务价格项目，持续落实国家“互联网+”相关政策。实施医药价格监测工程，定期对短缺、易短缺药品，集中带量采购以及社会关注度高的药品耗材价格开展监测并进行公示。出台17项举措，支持中医药传承创新发展。

重要活动

1. **2023年全省医疗保障工作会议召开。**1月17日，省医疗保障局在长春市通过视频形式召开全省医疗保障工作会议。会议传达了2023年全国医疗保障工作会议精神，交流各地工作经验，总结2022年工作，安排部署2023年重点工作任务并提出工作要求。

2. **开展全省医保基金监管安全规范年行动。**2月28日，省医疗保障局在全国率先出台《关于2023年度全省医保基金监管安全规范年行动方案》，进一步压紧压实地方政府的监管责任、两定机构的主体责任和医保部门的监管责任。

3. **党风廉政建设工作和反腐败工作会议召开。**4月4日，省医疗保障局在长春市召开党风廉政建设工作和反腐败工作会议，全面总结2022年全省医保系统党风廉政建设和反腐败工作成效，分析研判形势，部署2023年重点任务。

4. **开展“我为群众办实事”实践活动。**6月14日，省医疗保障局组织开展“我为群众办实事”实践活动，充分发挥基层党组织战斗堡垒作用、党员先锋模范作用和党员领导干部表率作用，着力解决人民群众急难愁盼问题，不断增强人民群众获得感、幸福感、安全感。

5. **举办2023年吉林省暨长春市“基本医保全民参保计划集中宣传月”启动仪式。**9月1日，省医疗保障局在长春市举办2023年吉林省暨长春市“基本医保全民参保计划集中宣传月”启动仪式，宣传月的主题为“全民医保手牵手　医保护航心连心”。

6. **开展乡村振兴医保政策宣讲进乡村活动。**9月18日，省医疗保障局组织开展全省乡村振兴医保政策宣讲进乡村活动，全省组建205个乡村振兴宣传队，宣讲1200余场，覆盖超过20万人次。

7. **“吉林医保”政务抖音号首次开通直播。**10月30日，“吉林医保”政务抖音号首次开通直播，并通过主题为2024年度城乡居民医保参保缴费专场直播为参保群众解答医保相关问题。

8. **开展全省医保经办系统练兵比武活动。**10月31日，省医疗保障局组织全省医保经办系统练兵比武活动系列比赛启动仪式暨长春市示范赛，为各地提供可借鉴可复制的全面比武模式。

9. **举办智慧医保“先医后付”便民服务试点运行启动仪式。**12月22日，省医疗保障局在长春市举办吉林省智慧医保“先医后付”便民服务试点运行启动仪式。

典型案例

案例一：吉林建设智慧医保“先医后付”便民服务体系

2023年，省医疗保障局会同相关部门，推进智慧医保“先医后付”医保便民服务体系建设，融合信用支付、医保码院端全流程应用、医保移动支付、医保电子处方流转等多维度医保服务举措，并于12月22日举行“吉林省暨长春市智慧医保‘先医后付’便民服务试点运行启动仪式”，28家试点医院启动试运行，实现了医保码线上线下挂号、就诊、检查、交费、取药、取报告等就医场景“全流程一码通”，解决群众反映强烈的门诊就医流程烦琐、交费环节多、资金垫付压力大等急难愁盼问题，切实改善群众医保就医体验。

【主要做法】 *政府主导部门协同*　智慧医保便民服务体系建设由省政府统筹领导，医保、卫生健康、政数、金融监管、银行等多部门协同联动组织实施，形成高统筹层次的推进机制。

遵循国家标准规范　智慧医保“先医后付”便民服务体系建设以全国统一的医保信息平台为基础支撑，遵守国家医保业务信息编码标准和医保数据分类管理规范，遵循国家医保电子凭证身份认证规则，坚持数据不出域，“可用不可见”，确保

系统建设合规,可复制、可推广,守牢数据安全底线。

全体参保人员共享 智慧医保“先医后付”便民服务体系的服务对象定位为全省职工医保、城乡居民医保的全部参保人员,实现无城乡差别、无经济差别的全省全覆盖。

覆盖门诊住院就医 智慧医保“先医后付”的授信额度可用于“门诊就医无感付”,也可用于缴纳住院押金结算住院费用,减少参保患者资金垫付压力。

增强体系持续能力 通过打造第三方运营平台,为全体合作金融机构、商业保险机构、医保两定机构以及医药相关企业等市场主体提供公平公开、共治共享、可扩展、高可用的服务载体,具有可持续能力。

整合多方惠民资源 智慧医保“先医后付”便民服务体系规划中涵盖基本医保、大病保险、商业保险、医疗救助等支付业务,通过聚合支付方式实现多渠道补偿资金“一站式支付”和“前置支付”。进一步拓展提供医药生产销售企业产业链金融产品服务、普惠型商业健康保险共保营销服务等,促进多部门便民服务体系联动,产生“聚合”优势。

【主要成效】 通过智慧医保“先医后付”便民服务体系建设,全省强化了医保信息平台建设、搭建便民服务聚合平台,实现与医保信息平台及关联机构业务平台和互联网群众端的互联互通,提供运营和运维服务;夯实了医保码全流程应用、部署医保综合服务终端,打通认证障碍;提升服务支撑能力,丰富便民服务金融产品,以普惠专属金融产品为主体,兼容信用卡、个人贷款等传统消费金融产品;创新建立社会信用、金融征信与医保信用协同互认的征信业务服务新模式,推进完善医保信用评价体系;推行门诊就医“全场景无感付”,实现自动线下医保基金结算和个人现金支付部分的免密免介质自动线上扣款;推动医保电子处方落地应用,实现医保电子处方机构间存储、授权、传输和展现;推动定点机构HIS系统和自建挂号平台改造,同步推动医院就医流程和财务核算流程改造,建立“先医后付”可持续长效机制。随着改革的深入和工作的进一步细化,最终将实现医保码就医购药“全流程一码通”“先医后付”,门诊就医“全场景无感付”和入院押金“免现金信用付”;探索推行定点医疗机构“商保一站式直赔”和医保预结算授信“医疗备用金”以及参保人金融消费积分聚合支付“医保惠民权益”等便民惠民服务,切实改善群众医保就医体验。

案例二:白山市实现市域医保基层服务全覆盖

白山市积极构建全域“一刻钟医保服务圈”,截至2023年底,全市共建基层服务网点702个,实现基层服务全覆盖,累计办件15.7万件次,其中跨区通办1.9万件次,市、县医保经办大厅办件量同比下降25.8%,基层服务承接效果明显。

【主要做法】 *强化组织保障* 市委、市政府联合印发白山市“一刻钟医保服务圈”工作方案,将医保服务纳入基层服务职责范围。将医保服务下沉工作纳入各地政府督查范围,由政府督查室对乡镇、街道工作落实情况开展督查。建立联席会议制度,构建齐抓共管的工作新格局。

强化资金保障 市、县两级财政部门将基层医保服务纳入重点支持项目,落实专项预算,用于基层服务网点建设、配备设施设备、开展政策宣传和业务培训等工作。全市累计投入217万元,其中市本级116万元。

强化人员保障 各乡镇政府按照每个服务网点设1名兼职医保服务员的标准,把702名村级保障员和社区网格员纳入医保服务队伍,同时通过购买服务方式充实基层服务力量,提升基层医保服务水平。

平台搭建到位 在各辖区乡镇便民服务大厅和村(社区)便民服务中心设立医保服务窗口。乡镇(街道)、村(社区)分别接入政务服务一体化平台和医保基层公共服务平台,统一分配系统权限,实现“一窗受理、集成服务”。按照“有窗口、有标识、有设备、有系统、有人员、有清单、有制度、有经费、能办件”的要求,统一设计制作医保标识、工作

制度、服务指南等15项服务元素，统一配备计算机、打印机、高拍仪等设备。

业务管理到位　明确乡镇日常管理、医保部门业务指导的工作原则。全市统一制定基层服务网点首办负责、一次性办结、AB岗轮值和好差评等9项制度，有效规范服务行为。规范业务办理，制定下沉业务办理指南，统一业务流程和办理标准。对即时办结业务，由基层网点直接办结；对限时办结或复杂业务，由基层网点及时向乡镇报送，乡镇汇总后统一提交至属地医保经办机构进行审核。通过建立微信群、发放基层服务联系卡等形式，建立县级经办机构与基层服务点沟通渠道，及时审核业务，妥善解决基层服务中遇到的问题。

宣传培训到位　充分发挥基层服务网点优势，采取“面对面唠家常”“赶大集小喇叭”等形式开展宣传，2023年累计赶大集460余场，发放宣传资料7万余份。逐级组织开展集中业务培训，医保经办机构到基层服务网点巡回“一对一”培训、“手把手”指导，确保基层工作人员能够独立、快速、准确地提供服务。建立服务网点绩效评价机制，选树较好的基层服务网点，通过组织现场观摩、交流学习等方式，总结推广经验。

【主要成效】 创新服务模式　将基层医保服务与社区网格化管理有机结合，精准掌握辖区群众医保服务情况，有效助力参保扩面等工作开展。针对白山市山区多、农村居住相对分散、群众办事不便的实际，基层服务网点配备医保移动服务终端，为居住偏远或出行不便的居民提供预约上门服务。提高适老化服务水平，除配备老花镜、临时拐杖等辅助用品外，还提供帮办代办服务，探索推进社区卫生服务中心送药上门服务。

创新通办机制　实现市域内业务通接通办，白山市参保群众不受地域限制，可在全市各地基层服务网点办理业务，与参保地办理业务的标准和程序相同。试点实现跨统筹区业务通接通办，与长白山保护开发区管理委员会医保部门签订合作框架协议，为两地基层服务网点人员双向授权，实现业务无差别受理、同标准办理。建立两地定点医药机构双向互认，建立定点机构互认、联合基金监管等工作机制，实现两地医保定点管理标准、定点服务和基金监管“三统一”，定点机构根据参保人员身份选择相应统筹区结算系统办理结算业务，参保人员两地就医不用办理异地备案，进一步方便群众跨区域就医。

创新管理制度　市医保经办中心设立“一刻钟医保服务圈”调度中心，自主开发基层服务网点管理系统，通过电子地图实时查看基层服务网点基本情况和服务办件量等情况。参保群众可通过“白山医保”微信公众号查看身边服务网点位置和基本情况，方便就近办理业务。将基层医保服务纳入县（市、区）政府对乡镇（街道）的绩效考核指标，有效促进工作落实。强化部门协同管理，政数部门负责纳入政务服务平台服务事项的管理、调整及维护工作；民政部门将基层医保业务落实到保障员和社区专干职责范围，一体管理，一体考核，形成了多部门联动的有效工作合力。

案例三：梅河口市扎实推进DIP支付方式改革

按照《吉林省DRG/DIP支付方式改革三年行动计划》的要求，梅河口市勇于担当，组建工作专班，开展“百日攻坚”，明确时间表、路线图，DIP支付方式改革稳步快速推进。

【主要做法】 夯实改革基础　按照国家医疗保障局和吉林省医疗保障局相关工作部署，梅河口市印发《梅河口市DIP支付方式改革三年行动计划》，成立以市政府分管副市长为组长的梅河口市DIP支付方式改革领导小组，同时对应吉林省三个技术指导组成立了DIP支付方式改革推进小组。组建DIP工作专班，开展重点工作研究和落实各项任务，为DIP付费改革做好组织保障。

提升参与意识　2022年以来，梅河口市多次组织开展DIP业务培训，全市累计4000人次参加培训。2023年7月，梅河口市承办吉林省医保支付方式业务培训班，各定点医院参与意识明显提升。8月，市医疗保障局组织经办机构及定点医院赴广东省揭阳市学习考察当地DIP支付方式改革的经验做法，针对一些重难点问题进行深度交流。

加强质量管理 针对各医疗机构医保结算清单填报不规范的实际，市医疗保障局印发《关于规范医疗保障基金结算清单管理的通知》，持续加强对各定点医疗机构医保结算清单上传数据的监督检查，从数据上传及时性、完整性、准确性三个方面狠抓结算清单管理。定期就各医疗机构医保结算清单存在问题进行通报，累计下发通报10余次，促进医疗机构持续整改，提高医保结算清单质量。截至2023年9月，累计核验结算清单102169份，上传数据101070份，上传率98.9%，合格率96.86%。

建立病种分值库 针对梅河口市核心病种少、综合病种多的情况，市医疗保障局通过与国家医疗保障局印发的DIP病种目录库（1.0版）及其他改革地区目录库横向比较，结合梅河口市病历少特别是重病病历少的实际，通过降低入组标准、扩大比较范围的方式增加核心病种数量。重视医疗机构意见，增加癌症和重病核心病种，保障重病患者就诊需求，于2023年9月出台《梅河口市按病种分值付费（DIP）病种分值库（2023年版）》，涵盖核心病种1816种、综合病种469种、基层病种11种。

实施科学测算 依据《吉林省医疗保障区域点数法总额预算和多元复合式医保支付方式暂行办法》，结合梅河口市实际情况，经过多轮测试，出台《梅河口市医疗保障区域点数法总额预算和多元复合式医保支付方式实施细则（试行）》。基于2022年和2023年上半年医保结算清单，合理确定梅河口市病种的分值库。按照“等级管理、平稳过渡”的原则，综合考虑医疗机构诊疗服务能力，经过反复测算，确定全市医疗机构系数。召开区域总额预算和按病种分值付费（DIP）实际付费启动仪式，正式实行按病种分值付费。

【主要成效】 *实现改革全覆盖* 对照改革全覆盖任务，狠抓医疗机构、病组分组和医保基金三扩面。2023年10—11月运行结果表明，梅河口市开展住院服务的定点医疗机构27家，机构覆盖率达100%，DIP病种覆盖率达95%，基金覆盖面达100%。医疗机构、医保基金、病种基本实现支付方式改革全覆盖任务。

实现“两降一升” 住院次均费用下降，2023年10月，全市参保患者住院次均费用较上年度同期下降1777元，降幅18.35%，减少医疗资源浪费，抑制过度医疗；参保人员费用负担减轻，参保患者住院人均自付费用较上年度同期下降775元，个人负担率下降17个百分点，参保人员受益更多，获得感、满意度不断提升。医保结算清单质量提升，医疗机构医保结算清单上传率同比提升70%，达到98.9%，医疗机构更加重视数据质量，信息化水平明显提高，诊疗体系建设实现新飞跃。

医保基金可控性增强 2023年10月，全市参保患者住院人次5249例，按DIP付费方案执行，统筹基金支出2189.78万元，较上年同期支出住院基金下降260.48万元，降幅10.63%。区域点数法总额预算2217.48万元，按DIP结算较总额预算当月结余27.7万元，实现当月基金适度结余。

黑龙江省

工作综述

2023年，全省医疗保障系统将开展主题教育作为重大政治任务，与学习贯彻习近平总书记视察黑龙江省期间的重要讲话重要指示结合起来，与深化能力作风建设“工作落实年活动”结合起来，以改革新气象、惠民新实效奋进新征程。截至2023年底，全省基本医疗保险参保2753.16万人（职工参保891.69万人、城乡居民参保1861.47万人）。基本医保（含生育保险）统筹基金总收入492.38亿元，其中职工医保（含生育保险）统筹基金收入291.15亿元，居民医保基金收入201.23亿元。基本医保（含生育保险）统筹基金总支出478.65亿元，其中职工医保（含生育保险）统筹基金支出258.19亿元，居民医保基金支出220.45亿元。基本医保（含生育保险）统筹基金累计结存570.15亿元，其中职工医保（含生育保险）统筹基金累计结存367.74亿元，统筹基金累计结存可支付15个月；居民医保基金累计结存202.41亿元，累计结存可支付11个月。

【提升依法行政能力】 2023年4月1日，《黑龙江省医疗保障基金监督管理条例》正式实施。该条例为全国首部医疗保障基金监督管理的省级地方性法规。10月1日，为规范医疗保障基金使用监督管理违法违规行为举报处理工作，省医疗保障局制定并印发《黑龙江省医疗保障基金使用监督管理举报处理暂行办法》。

【医保体系建设】 *推进职工医保门诊共济保障机制改革落实落地* 建立健全应急处置工作机制，深入开展舆情形势分析研判，动态调整各地风险等级，及时做好风险监测，推进落实各项配套政策措施，强化调研督导，加强宣传解读，全省17个统筹地区（除森工系统）建立职工医保门诊共济保障机制，2000余家定点医疗机构开通了便民门诊服务，持续完善处方流转、配齐配足基层医疗卫生机构目录内药品品种等配套措施，支付待遇1857.15万人次，统筹基金支出30.48亿元。

进一步提升基本医疗保障待遇水平 将城乡居民基本医保人均财政补助提高30元，推进“两病”门诊用药保障政策落实，全省城乡居民“两病”门诊专项保障待遇享受22.68万人次，医保基金支出1842.43万元，基金支出较2022年同期增长200%，待遇享受人次较2022年同期增长123%，将癫痫病、帕金森病、支气管哮喘、重症肌无力纳入全省基本医疗保险门诊慢性病管理，全省统一的慢性病病种由16种扩大至20种。牡丹江市城乡居民“两病”门诊用药保障范围扩大到心脑血管疾病。制定印发《关于进一步做好生育保险有关工作的通知》，保障妇女生育期间的基本生活和医疗需求，促进妇女平等就业。

推进医疗救助市级统筹 全省各地医保系统按照《关于加快推进做实医疗救助市级统筹工作的通知》，全部出台了相关文件。进一步理清欠款费用，强化医疗救助资金管理，开展医疗救助资金运行分析，全面落实了医疗救助市级统筹。

巩固拓展医疗保障脱贫攻坚成果有效衔接乡村振兴 落实因病致贫和因病返贫“双预警”监测机制，全省各级医保部门共向民政、乡村振兴部门推送超过370万条次信息，进行全面细致返贫致贫风险核查。全省特困供养人员、孤儿、事实无人抚养儿童参保率达到100%，低保对象参保率达到99.2%，防止返贫监测对象参保率达到99.34%，脱贫人口参保率达到99.58%。全省累计支出医疗救助资金4.38亿元，对163万余名困难群众进行参保资助。住院救助101.31万人次，门诊救助225.23万人次；全省医疗救助资金门诊和住院支

出17.13亿元，其中，住院救助支出14.20亿元，门诊救助支出2.93亿元。特困供养人员、孤儿、事实无人抚养儿童住院政策范围内报销比例、实际报销比例明显提高，解除了他们的疾病医疗后顾之忧；脱贫人口住院政策范围内报销比例达到85.44%，实际报销比例为78.86%；纳入监测的易返贫致贫人口住院政策范围内报销比例达到86.61%，实际报销比例为75.57%；最低生活保障对象住院政策范围内报销比例达到89.19%，实际报销比例为80.46%，待遇享受稳中略升，达到了"兜得住、兜得准、兜得牢"的要求。加大对边境县(市、区)资金支持力度，从省级医疗救助补助资金中单独拿出2700万元，用于支持边境县(市)医疗救助工作。倾斜支持省级乡村振兴重点帮扶县，会同财政部门单独安排省级医疗救助补助资金1300万元，对全省13个省级乡村振兴重点帮扶县每县补助100万元。

加快推动基本医疗保险省级统筹 省医疗保障局和省财政厅、相关市(地)医疗保障局组成联合调研组，先后赴青海省、福建省分别就城乡居民医保、职工医保开展调研，并形成高质量调研报告。成立了由省医疗保障局主要负责同志任组长，省医疗保障局各处室、相关厅局和市(地)医疗保障局相关人员组成的推进基本医保省级统筹工作领导小组，强化组织领导。完成省级统筹测算评估，制定《推进基本医疗保险省级统筹实施意见》并呈报省政府。

健全完善长期护理保险制度 按照国家统一部署，稳步推进齐齐哈尔市长护险试点工作。7月，省医疗保障局与齐齐哈尔市医疗保障局组成调研组赴河南省开封市等地学习考察长期护理保险试点经验做法。制定了《关于全面深化齐齐哈尔市长期护理保险制度试点的工作安排》，以新思路、新举措破解齐齐哈尔市长期护理保险试点过程中面临的突出问题。

支持商业保险健康发展 以推进"龙江惠民保"与基本医保、大病保险、医疗救助"一站式"结算为工作重点，成立了由省医疗保障局主要负责同志任组长的工作专班，破解一站式结算中遇到的各种问题，实际赔付50.54万件、8.35亿元。其中，单件理赔金额最高为31.68万元，实际报销比例由36.44%提高到72.13%，有效减轻了参保群众的高额医疗费用负担，得到广大参保群众的认可。

【医保重点领域改革】 *医保支付体系建设实现新突破* 创新建立全省医保支付方式改革专家技术指导长效机制和哨点监测机制，积极推进精神类疾病按床日付费，创新日间手术、日间病房、日间药物注射等多维度医保支付方式，创新研究将辅助生殖类医疗服务项目纳入日间病房开展医保支付，遴选中医优势病种并探索开展按疗效价值付费试点，以DRG/DIP付费为主体的多元复合医保支付体系初步建成，病种病组平均覆盖率超过90%、统筹基金平均覆盖率超过80%。根据已完成清算数据测算，平均住院天日同比下降11.5%、次均费用同比平均下降11.4%，在国家医疗保障局组织的医保支付方式改革实地调研评估中，黑龙江省均获评优秀等次。创新举办直达县级与社会办医疗机构的全省医保支付方式改革研学班，提高参训学员的思想认识、业务能力。

医保助推基层发展实现新突破 以七台河市作为全省试点，建立家庭医生签约服务医保"基础+激励"模式，按档次支付激励基金。试点单位普通门诊合计就诊人数增幅达208%，能够开展住院服务的3家试点单位改革后住院人次同比增幅为118.18%，人均住院费用由1979.55元下降为1588.13元，降幅19.77%。以加快构建紧密型县域医共体试点(兰西县)为突破点，对符合条件的紧密型县域医共体探索实行医保基金总额付费，通过将门诊、住院、慢性病等医保基金进行"打包"，按规则向牵头医疗机构进行总额付费，同时加强监督考核，建立结余留用、合理超支分担机制。联合省卫生健康委员会印发《关于推进全省基层医疗卫生机构纳入医保定点管理工作的通知》，形成以乡镇卫生院为主体，一体化管理村卫生室为延伸点的医保结算体系。截至2023年底，基层定点覆盖率达到90%，较年初增长40%。

医保医药服务精细化管理实现新突破　坚持以建立管用高效的医保支付机制为目标，聚焦打基础、建机制、强协同三个层面，分阶段、抓重点、阶梯式推进医保支付方式改革从局部向全面、从部分向全体、从粗放式向精细化纵深发展。坚持“保基本”功能定位，用好动态调节机制，优化、规范、加强医保药品、耗材、医疗服务项目“三大目录”的管理工作，建立健全管理机制，不断适应群众基本医疗需求、临床技术进步、医药产业发展，推动基本医保“保基本”不断“升级换代”。坚持以规范定点医药机构管理为抓手，加强定点医药机构管理的规范化、法治化、精细化建设，探索建立简单、便捷、高效的定点医药机构服务管理新机制，通过战略性购买实现医药机构、医疗行业相向而行的目标。坚持以基层基础建设为重点，以机制改革为驱动，推动医保重心下移、资源下沉，健全适应乡村特点、优质高效的乡村医疗卫生体系，让广大人民群众能够就近获得更加公平可及、系统连续的医疗卫生医保服务。

常态化制度化推进药品耗材集中带量采购　全省参与国家和省级集中带量采购药品731种，同比增幅115.6%，比国家要求指标数450种超出281种，超出比为62.4%。种类覆盖基础输液和高血压、糖尿病、抗感染、消化道疾病等常见病、慢性病用药，以及肝癌、肠癌等重大疾病领域用药。截至2023年底，全省已执行心脏支架、人工关节、透析等医用耗材带量采购产品22种(国家集采3种，省际联盟19种)，同比增幅120%，提前实现“十四五”规划目标，患者就医负担显著减轻。

积极推动医疗服务价格改革　积极落实医疗服务价格动态调整，全省在哈中省直和13个市(地)积极开展本统筹区医疗服务价格动态评估工作，哈尔滨、七台河、鹤岗、大兴安岭、伊春5个市(地)符合启动条件，并按照评估结果完成调价工作。对全省医疗服务项目进行价格调整，印发《黑龙江省在哈中省直公立医院医疗服务项目价格(2023版)》，全省各市(地)统一执行调整后的医疗服务项目，运行平稳。

【基金监管】　严厉打击欺诈骗保行为　通过全覆盖检查、专项整治、飞行检查等多种监管方式，严厉打击欺诈骗保等违法违规使用医保基金行为，全年全省检查定点医药机构24024家，处理10444家，公开曝光案例2707件，追回医保资金7.49亿元。在全国医保基金监管综合评价中被评为“优秀”等次。

打造常态化监管　根据国务院办公厅《关于加强医疗保障基金使用常态化监管的实施意见》要求，印发全省《关于加强医疗保障基金使用常态化监管实施方案》，制订了落实工作方案，压紧压实监管责任，构建基金监管长效机制。

打造法治化监管　全面推进医保基金监管法治化建设，以2023年4月1日实施的《黑龙江省医疗保障基金监督管理条例》为契机，加强医保基金监管法律法规和政策措施的宣传教育；印发《黑龙江省医疗保障基金监管举报处理暂行办法》《黑龙江省医疗保障基金使用举报奖励实施细则》《医保基金飞行检查行为规范(试行)》等文件，健全完善监管体系；开展国家医保局医保基金行政监管执法试点，推动行政监管执法行为全流程在线运行、留痕可溯、监督预警，强化执法信息和结果的归集、关联和综合运用。

【保障服务】　异地就医直接结算质效持续优化　完善异地住院、普通门诊、门诊慢特病直接结算，推进异地药店购药费用直接结算，全省参保人员各类异地直接结算达785.4万人次，减轻群众垫资负担146.61亿元，跨省住院费用直接结算率达到88%，提前两年完成《“十四五”全民医疗保障规划》相关目标任务。与内蒙古自治区医疗保障局签署跨省异地就医免备案直接结算合作协议，提供免备案直接结算服务8万人次。印发相关文件全力助力冰雪旅游，全省范围定点医药机构均可为外地游客提供急诊、住院、门诊及门诊慢特病的异地就医直接结算“绿色通道”等相关服务。截至2023年底，全省共开通10968家异地定点零售药店，在游客密集的哈尔滨市范围内，开通3360家异地定点零售药店。

医保经办服务体系不断增强　截至2023年底，已在3847个定点医疗机构、9706个定点零售药店、1235个乡镇（街道）、7464个村（社区）、116个银行网点、53所学校、179个机关企事业单位设立医保服务站。推进边境县和乡村振兴帮扶县医保服务下沉，截至2023年底，18个边境县已建立基层医保服务站1584家，实现医保服务下沉全覆盖。与省文化和旅游厅联合印发通知，推动符合条件的A级旅游景区所属县（市、区）定点医药机构及景区内设立医保服务站，配备专（兼）职人员，为游客提供政策解读、帮办代办、就医购药指引等医保服务。截至2023年底，佳木斯市富锦国家湿地公园、鸡西市密山市兴凯湖、哈尔滨中央大街等景区内部及周边定点医疗机构已建设标准化医保服务站。

医保服务更加便民高效　进一步创新服务模式，简化办事手续、精简材料、压缩时限，在国家医保局16条便民措施基础上，形成33项医保便民服务举措。积极做好门诊慢特病认定、药品"双通道"认定等工作，落实糖尿病合并症统一标准，确保群众关心关注的慢病工作落实到位。落实高层次人才专属服务。选取业务骨干作为12393服务专席和全流程帮办服务专员，为全省参保的高层次人才提供咨询专席服务、全流程帮办服务、直系亲属医药费零星报销绿色通道、免申即享异地就医直接结算等。

推进12393热线工作　2023年，全省12393医保服务热线共计接通279.44万通，满意度99.79%，智能客服助手接通18.92万次，通过5G"视频办"办理医保业务共1.35万件，并实现5G"视频办"四网融合。12393热线数智化能力荣获工业和信息化部主办的第六届"绽放杯"5G应用大赛一等奖。

经办管理精细化程度不断增强　2023年，全省协议处理金额5.91亿元，其中通过主动追回、扣除违约金、自查自纠退还等协议处理方式共涉及违规资金4.86亿元，拒付违规资金1.04亿元。开展省本级自查自纠专项行动。对2023年公务员补助资金支出超5万元的参保单位和个人进行约谈，共约谈195家单位的373个参保人员；对省直定点医药机构进行评估，共暂停省医保服务761家次。通过数据共享、筛查等方式，拓宽数据比对渠道，对全省3万余家参保单位、超292万名参保人员进行稽核，共查出违规缴费基数3.45亿元。

医保经办综合考核评价体系初步建成　在落实国家经办管理服务评价30项指标的基础上，结合本省工作实际，推出60项医保经办量化指标，通过定期考评，全面推进经办服务管理规范化、标准化发展。

经办队伍能力不断提升　2023年，全面开展经办系统练兵比武活动，形成全省练兵比武专家库和竞赛题库。12月3日，与省总工会联合举办全省医保经办系统练兵比武大赛决赛，范围覆盖省、市、县、乡镇（街道）、村（社区）五级经办机构，参与人数超2000人，线上观摩达8万余人次。

【信息化建设】　省医疗保障信息平台整体实现了"从无到有"进入"从有到优"的发展阶段，年结算1.6亿人次、结算资金507.63亿元。2023年完成职工和居民参保2751万人。实现异地普通门诊结算506.6万人次、发生费用13.56亿元；异地住院结算128.9万人次、发生费用234.77亿元。全省网办公共服务事项87项，单位网厅24个功能、个人网厅43个功能、"龙江医保"公众号/小程序32个功能，2023年办理医保公共服务事项200.85万件。开通异地定点零售药店5651家，医保基金累计结算2891.28万元。119家定点医疗机构上线移动支付，结算51.48万笔，金额9226.2万元。推进"三电子两支付"建设应用，印发《医保电子处方流转建设实施方案》，开展医保电子处方流转建设，实现2032家定点医疗机构和8119家定点药店上线电子处方流转；全省2281.36万人激活医保电子凭证，结算4790万人次；开展医保数据"两结合三赋能"，实现13市（地）4个行业和省本级"数据地方专区"建成投用。智能监管系统深化应用，上线审核规则110条，覆盖150万条审核监控点，住院事前提醒2535万次，事中审核拒付违规金额累计1.55亿元；门诊统筹智能监管上线审核规则60条，已全面上线应用，扣款金额259.31万元。通过业财银一体化拨付医保基金426.93亿元。积极推进医保数字政府建设，共享政务数据目录63个，提供高频便民应用19个，实现支撑"一件事一次办"主题19个。

重要活动

1. **《黑龙江省医疗保障基金监督管理条例》实施**。4月1日，正式实施《黑龙江省医疗保障基金监督管理条例》。作为全国首部医疗保障基金监督管理的省级地方性法规，该条例的出台旨在推进医保基金监督管理制度化、体系化、法治化，有效防范化解基金运行风险，维护基金安全，助推医保事业高质量可持续发展。

2. **黑龙江医疗保障研究院成立**。5月11日，黑龙江医疗保障研究院揭牌仪式在哈尔滨市举行。黑龙江医疗保障研究院由省医疗保障局联合哈尔滨医科大学成立，旨在聚焦医保体制机制建设和改革创新，开展医疗保障重点领域研究，为医保政策决策提供理论和实证研究支撑，充分发挥战略研究和智库作用。

3. **国家医疗保障局与黑龙江省人民政府签署共建协议**。12月5日，黑龙江省人民政府与国家医疗保障局共建协议在哈尔滨市签署。双方围绕全面贯彻落实习近平总书记视察黑龙江期间重要讲话重要指示精神，在推动医疗保障制度改革、精细化管理、信息化建设等领域加强共建合作，提升医疗保障治理效能，为人民群众提供全方位全周期的医疗保障。

典型案例

案例一：黑龙江推动医疗保障医药服务工作迈向精细化管理新阶段

2023年，省医疗保障局以医保医药服务全面精细化管理为重点，着力促进医保、医疗、医药协同发展和治理，不断增强推动医保高质量发展的精细化本领。出台《关于加强医保医药服务精细化管理工作的指导意见》（以下简称《指导意见》），围绕医保支付、医保目录、定点管理、基层医疗卫生体系建设4个方面，统筹提出33条举措，逐步构建权责明晰、服务优化、管理规范、人民满意的医保医药服务精细化管理体系，加快形成一批具有龙江特色的医保医药服务精细化管理示范区域、标杆工作和品牌项目，持续为龙江振兴发展和现代化强省建设注入活力。

【主要做法】 医保支付机制　《指导意见》在建立管用高效的医保支付机制方面有14项措施，包括扎实推进DRG/DIP支付方式改革三年行动计划、探索建立DRG/DIP省级层面制度框架、优化总额预算管理实践路径、加快推进DRG/DIP信息系统建设、建立数据质量管理评价体系、健全完善支付结算体系、建立DRG/DIP数据分析对比机制、完善协商谈判与争议处理机制、探索建立DRG/DIP付费新药新技术除外机制、探索建立DRG/DIP付费和带量采购政策联动机制、完善按床日付费管理机制、推进医共体总额付费、适时启动门诊支付方式改革、适时启动省内异地就医支付方式改革试点。

医保目录管理机制　《指导意见》在建立科学规范的目录管理机制方面有8项措施，包括推动全省医保医用耗材目录统一、加强省级事权医保药品目录制度建设、探索建立医疗服务项目临时医保目录管理机制、探索建立医保目录监测机制、探索建立医保报销数据监测分析机制、探索建立医保基金健康效益指标监测机制、引入医保智库助力医保目录管理、探索建立医保目录管理风险防范机制。

定点医药机构服务机制　《指导意见》在建立功能完备的定点医药机构服务机制方面有4项措施，包括健全医保定点医药机构考核管理机制、探索建立医疗保障信用评价体系、完善"互联网+医疗健康"医保管理服务、积极落实国家组织集采药品医保资金结余留用激励政策。

基层医疗卫生体系医保运行机制　《指导意见》在建立协同便民的基层医疗卫生体系医保运行机制方面有7项措施，包括分类推进村卫生室纳入医保定点管理、推动医保总额预算向基层倾斜、探索建立基层病种(组)库、探索建立更为精准的家庭医生签约服务医保支付模式、助推基层首诊和双向转诊、推进基层医疗机构合理用药、推进集中带量采购中选药品进乡村。

【主要成效】 建立清单管理机制　对于《指导意见》安排部署的工作任务,省医疗保障局要求各地医保部门第一时间绘好流程图、任务书、时间表,明确目标任务、完成时限、工作措施、具体责任人,确保每个节点环环相扣。

建立全流程跟踪机制　省医疗保障局压紧压实工作责任,实行月报表、季调度、年报告,安排专人全程督导。同时,适时开展县级自检、市级轮检、省级抽检,运用"四个体系"推动工作,检验成效。

建立协调配合机制　对于涉及两个以上职能部门的事项,省医疗保障局建立部门联合会商机制,围绕工作落实,加强信息互通,细化各自职责,形成工作合力,共同组织推进。

建立调查研究机制　围绕重点任务和突出问题,省医疗保障局深入基层一线调研,掌握真实情况,强化预警预测,做好分析研判,为完善政策提供有力支撑,提高抓落实的针对性和实效性。

建立重点督查机制　省医疗保障局适时派出督查组,以听汇报、查阅文件资料、现场督办、座谈走访、问卷调查和明察暗访等方式,对各地抓落实情况开展督查,提出督查意见,向办理单位反馈。

建立问题整改机制　对没有按照目标要求和时间节点完成落实任务的地(市),省医疗保障局责成其及时制订整改方案,限期整改到位。同时,对问题整改情况视情开展"回头看""再检查",确保整改实效。

案例二:佳木斯市提升异地就医直接结算工作服务质效

2023年,佳木斯市医疗保障局通过同步推进结算类型"扩面"、结算机构"增量"、备案服务"提速"、经办管理"增效"等工作,构建政策统一、管理规范、资金安全、服务便捷的异地就医直接结算服务体系,切实提升了医保服务质量和参保群众满意度。

【主要做法】 结算类型"扩面"　佳木斯市在2022年已实现5种门诊慢特病异地直接结算双向服务、自由转诊直接结算和个人账户异地定点药店刷卡直接结算。2023年,市医疗保障局全方位、多层次完善异地就医结算体系,实现省内生育住院费用异地直接结算,参保人员可在全省开通生育费用异地直接结算的定点医院持社保卡或医保码结算发生的生育住院费用。以"龙江医保"微信公众号和省医保网上服务大厅为载体,实现省内医疗费电子票据网上办理零星报销功能。

结算机构"增量"　市医疗保障局围绕打造黑龙江省东部区域医疗康养中心的战略部署,将所有符合条件的异地定点医疗机构及定点零售药店一并纳入联网结算,并做到新增的定点医院同步开通异地直接结算业务,让更多老百姓享受异地就医惠民政策。积极推进医保服务与旅游业态融合,持续释放和扩容龙江冰雪旅游效应,将服务延伸到辖区内所有景区,通过设立医疗保障服务站,为游客提供医保政策咨询解读、医保待遇查询、异地就医备案帮办代办等医疗保障服务。

备案服务"提速"　市医疗保障局进一步拓展备案渠道,统筹区参保群众可通过政务服务平台、个人网上服务系统、佳木斯市医疗保障局微信公众号、国家医保服务平台App、国家异地就医备案小程序、"龙江医保"微信公众号、12393"视频办"、医保经办窗口等多个渠道进行备案;进一步精简备案材料,允许承诺办,支持就医前、就医中、就医后全周期办;以"能免则免、方便就医"为原则,开通"免备案、即享受"的异地就医直接结算服务方式。将职工个人账户、普通门诊纳入免备案全国异地直接结算范围,职工医保自行转诊省内住院、三种门诊特病(恶性肿瘤门诊治疗、透析、器官移植抗排斥治疗)门诊治疗、生育住院费用纳入省内免备案异地直接结算范围。

经办管理"增效"　市医疗保障局建立市、县联动的异地就医报错反馈机制,实现政策执行标准化、问题处理清晰化、业务办理高效化;进一步细化医保服务协议书,从信息系统、结算要求、就医管理等方面规范医疗机构行为，将异地就医直接结算工作纳入机构考核，并及时与定点医院清算数据、拨付款项；定期分析异地就医数据，持续抓好异地就医经办管理。全市75个乡镇、21个街道、932个行政村、188个社区全部设立医保服务工作站。推进“医银一体化”试点，将医保服务延伸至银行端，市医疗保障局联合农村信用联社在全市建成81个“银行网点+医保服务站”。

【主要成效】 截至2023年底，佳木斯市可为外地参保人提供异地就医直接结算服务机构数量由2022年底的189家增至1136家，其中异地定点医院211家、定点零售药店925家；备案服务办结时限缩短至1个工作日，部分渠道实现秒批；“免申即享”的直接结算方式使全市职工医保省内住院直接结算率由2023年初的67.25%升至93.52%。市医疗保障局确保数据清算与拨付款项及时，有力保障了异地就医直接结算工作正常运行；确保报错24小时内妥善处理，显著提升了政策执行规范性与问题解决时效性。通过定期进行异地就医数据分析，精准发现问题并持续优化，有效防范资金风险，提升医保基金管理效能。医保服务全面下沉与“医银一体化”创新，极大便利群众办理异地就医业务，真正实现“数据多跑路、群众少跑腿”，显著提升了参保人异地就医医保结算体验。

案例三：伊春市嘉荫县加强医保服务增进边境地区民生福祉

嘉荫县位于伊春市北部，行政区域面积6739平方千米，边境线长246千米，共有9个乡镇、73个行政村，5.6万人，其中抵边乡镇6个，抵边村40个，抵边村居民2.2万人，群众居住分散，许多村民医保业务办理、医保直接结算存在困难。2023年，嘉荫县医疗保障局积极推进医保服务站建设和医保经办服务事项下沉，打通服务群众的“最后一公里”，让更多群众感受到新时代医保服务的便捷高效，使边境群众获得感成色更足、幸福感更可持续、安全感更有保障。

【主要做法】 *高效推进医保服务站建设* 嘉荫县政府统筹协调组织召开联席会议10余次，成立两定机构和乡村（社区）2个专项工作推进组，严格对标《医疗保障服务站管理办法及分级建设标准》，确保服务站建设高质量推进。根据行政区划，9个乡镇、5个社区、73个行政村、48家定点医药机构，实现医保服务站建设全覆盖。开展培训40余次，培训专（兼）职工作人员249人，并实行人员管理备案制度。在省医保部门配发自助查询机及平板电脑等19台设备的基础上，为各级服务站配备自助查询机、平板电脑、计算机、打印机等设备98台。设计制作标识、图版、公示牌等要件600余个，以乡镇为单位，直接配送到村。为乡镇、社区连通医保专线，实现医保服务“一站式”办理。完善考核评价机制，将重要指标列入县委工作实绩考核体系，县政府跟踪督办。强化两定机构协议管理，组织业务骨干对各级各类服务站进行全覆盖督导检查，发现问题限时整改，累计线上线下督办100余次。在工作关键阶段，每日“早会商、晚通报”，全面掌握情况，形成齐抓共管、协同发展的工作格局。

有序推动医保经办服务下沉 全面梳理服务事项，科学设定管理权限，把乡镇职责任务清单事项和医保办理“一站式”服务事项落实到位，乡镇层面，承接异地安置登记撤销、参保信息上传国家等18个服务事项；村级层面，承接参保登记、信息修改、异地备案等14个服务事项，做到“服务事项放得下、基层站点接得住、群众需求办得好”。依托服务站，深入社区、超市等人员密集场所进行医保政策解读，张贴车顶广告，利用新闻媒体、公众号转发音视频，全方位多渠道开展政策宣传，让广大群众关注医保、了解医保、参加医保、享受医保，累计发放宣传单、宣传品4万余份，“嘉荫县医疗保障局”微信公众号关注人数超过万人，单条信息最多浏览人数近4万人，进一步提高了政策知晓率。

促进直接结算与医保服务相互融合 为医保定点村卫生室配备设备、培训人员，2023年11月，实现门诊费用在村级卫生室直接结算，参保人员

可就近享受医保服务，有效解决村屯居民到县城、乡镇就医购药的实际问题，减少群众医药负担和出行费用。

推动基层治理与医保服务有机整合 以人口规模较大社区作为试点，在34个网格群中及时发布更新医保政策信息，为2000多户重点人群发放"医保网格服务卡"，形成线上线下互联互通的模式。同时，充分发挥城管驿站服务功能，设置政策宣传展示区，让城管、园林、环卫等一线户外工作者在驿站内了解各项医保政策，为基层医保服务站管理提供了良好平台。

助力家庭医生与医保服务有效联合 医保服务站联动签约医生，常态化开展入户随访，多次组织医疗机构上门服务，为行动不便人员体检，进行慢性病初步筛查，指导"两病"患者用药。

【主要成效】 2023年，嘉荫县初步构建了"城乡全覆盖、服务全流程、运行全链条"的工作体系，164个医保服务站登记注册率、验收通过率、培训达标率均达到100%。持续巩固拓展脱贫攻坚成果，2023年，共核销医药费9400余万元、20万人次，其中为低保人员、脱贫人口核销医药费430余万元、0.8万人次，有效防范化解因病返贫致贫风险。2023年为1266名患者办理门诊慢性病认定，确保其及时享受医保待遇。强化医疗机构门诊功能，引导参保人员分级诊疗，减轻就医压力，更好地满足人民群众多层次医疗保障需求，不断增强人民群众获得感、幸福感、安全感。

案例四：七台河市以医保激励机制提升分级诊疗能力

2023年4月，省医疗保障局作出"医保助推基层医疗卫生服务体系建设试点工作"部署，并确定七台河市为唯一的试点城市。七台河市在常规家庭医生签约服务医保支付的基础上，进一步健全医保激励机制，为分级诊疗注入医保动力。

【主要做法】 *成立联合工作专班* 省医疗保障局、市政府联合成立工作推进专班，由主要领导担任双组长，省、市相关部门为成员单位，强化省级层面对试点工作的协调指导，市级层面选派13名专业干部，到试点单位蹲点督导，及时协调解决实际问题。

设定指标体系 家庭医生签约服务医保支出由"基础部分+激励部分"组成，激励标准分为优秀、良好、合格三个档次（最高支付奖励金额为每人24元/年）。考核60分以下、符合一票否决的基层医疗机构不予激励。具体执行中，医保部门按照《家庭医生签约医保服务工作考核细则（试行）》，会同相关单位或聘请第三方机构利用信息化手段，对家庭医生签约服务指标完成情况进行考核评价，将考核结果作为向基层医疗机构支付医保基础服务费和激励费用的依据。

形成考核办法 建立以"基础+激励"签约考核模式，制定了配套文件。奖励激励资金直达试点单位，试点单位自主进行二次分配，按不低于70%用于家庭签约医生的薪酬分配。省医保局牵头建立了"黑龙江省家庭医生签约服务激励机制动态监测平台"，将考核指标量化、异常指标实时预警，便于精准科学考核。

分批次确定试点范围 在现有乡村医疗卫生体系框架下，强化所属地域统筹，综合考量城乡均衡分布、医疗机构基础条件、领办机构支持能力、医疗机构主观意愿、具有普遍代表性等多方面因素，确定首批试点单位6家、第二批试点单位7家，覆盖全市52%的医疗机构，约33%的人口。

完善试点配套机制 试点期间，暂时取消基本药物目录品规和采购金额限制等考核指标；市场监督管理部门允许试点单位将临期药品调剂给三级医疗机构，避免试点单位库存药品过期，造成浪费；人力资源社会保障部门放宽医疗卫生技术人员的招聘比例限制；乡村医生参与医保服务管理，实行村医"乡聘村用"、药品耗材"乡采村用"。

加大保障资金投入 医保基金预付药品采购款650万元，有效缓解试点单位药品采购资金压力。同时，开展家庭医生签约服务预考核工作，按照50%比例预付下半年基础服务费，年终清算时将激励费用足额拨付。

【主要成效】 提升签约质量　试点工作开展以来，各试点单位坚持在应签尽签、有效签约、规范履约三个方面同时发力，家庭医生服务团队一改过去坐等患者就诊的工作模式，主动上门为居民提供诊疗服务、“扫楼”签约。截至2023年底，完成实际签约21.51万人，平均签约覆盖率71.9%，高于非试点基层医疗卫生机构实际签约65.26个百分点；重点人群平均签约覆盖率100%，高于非试点基层医疗卫生机构76.75个百分点。

提升基金合理流向　各试点单位及时跟进了解基层群众就医需求，创新推出全覆盖政策包，将按DIP付费的基层病种种类由13种优化调整到15种，将社区卫生服务中心住院报销比例提高到90%，群众就医负担减轻。通过医保、卫生健康大数据对比，将慢性病、“两病”人员信息推送给对应签约的家庭医生，慢性病、“两病”患者管理率提高11.17%。通过市医疗保障局拨付的采购药品预付资金，西药种类由试点前的1012种扩大到2233种，增长率120.65%。门诊就医人次上升至21人/日，增长率达2900%。试点单位次均门诊费用由170.42元下降为156.94元，降幅为7.91%。在试点单位引导拉动下，全市各级医疗机构门诊次均费用由769.13元下降为431.37元，减少支出337.76元/人次，降幅为43.91%。职工医保门诊实际补偿比同比提高36.43个百分点，居民医保门诊实际补偿比同比提高16.51个百分点。

促进分级诊疗　医保基金注入家庭医生签约服务机制，进一步强化了基层医疗卫生机构服务参保群众的前沿作用，以多重服务为纽带，拉近了基层医疗卫生人员与城乡居民之间的距离。基层医疗卫生机构向“有病可治，有药可医”的目标又迈进一步，为分级诊疗打下了坚实基础。

上海市

工作综述

2023年，上海市医疗保障局坚持问题导向和结果导向，统筹“保民生”和“助发展”，深入推进医保改革，优化医保服务，医保“安全网”“稳定器”和“助推器”作用持续凸显，市民、企业对医保的获得感不断增强。截至2023年12月，上海市基本医疗保险参保2004.11万人，其中职工基本医疗保险参保1623.23万人，城乡居民基本医疗保险参保380.88万人。2023年，上海市职工医保（含生育保险）统筹基金收入1761.09亿元，统筹基金支出949.13亿元，统筹基金累计结存3624.87亿元；城乡居民医保基金收入104.05亿元，支出118.37亿元，累计结存19.15亿元。

【持续完善多层次医疗保障体系】 *落实职工医保门诊共济改革* 落实国家相关工作要求，分阶段实施改革任务部署，及时排查门诊共济保障改革方案风险，建立风险处置应急方案和工作机制，完成改革方案再研究再评估。2023年7月1日起，调整职工医保在职职工个人账户计入标准，降低门急诊自负段标准，提高门急诊共负段报销比例，统筹基金最高支付限额提高至61万元，扩大个人账户在药店的使用范围、开放定点药店门诊统筹报销。进一步方便群众就医购药，减轻门诊医疗费用负担。优化基层门诊报销政策，在职职工基层门急诊报销比例提高到80%，退休人员基层门急诊报销比例提高到85%～90%，同时降低门急诊起付标准，提升群众到基层就医的整体待遇。

优化职工参保和生育保险政策 市医疗保障局会同市人社部门印发《关于灵活就业人员参加本市职工基本养老、职工基本医疗保险有关问题的通知》，自2023年5月1日起，放开灵活就业人员参加上海市职工医保的户籍限制。优化完善失业人员生育保险政策。研究提高生育医疗费补贴标准。

优化城乡居民医保政策及大学生就医体验 明确居民医保参保人员在6月30日前完成缴费的，暂不设置等待期，次月享受待遇。启动2024年度城乡居民医保参保工作，会同相关部门，全面动员部署，市区联动全力推动参保扩面。创新大学新生参保经办流程，通过高校线上申报，学生在线上完成参保确认与承诺，实现大学新生注册报到起即可享受居民医保。截至2023年1月1日，全市62万参保大学生整体实现“持卡、刷码”就医、直接结算；截至2023年底，上海市大学生持卡（凭证）结算发生359.71万人次，涉及121所院校，切实改善大学生就医体验。

落实落细医疗救助相关工作 2023年明确将特困人员（无劳动能力、无生活来源且无法定赡养、抚养、扶养义务人，或者其法定义务人无履行义务能力的城乡老年人、残疾人及未成年人）纳入医疗救助体系。进一步优化重点救助对象资助参保主动筛查机制。建立年度救助限额动态调整机制，将门急诊医疗救助年度救助限额调整为2800元。积极贯彻落实市人民政府办公厅《关于本市健全重特大疾病医疗保险和救助制度的实施意见》要求，建立健全因病致贫预警机制，建立困难群众医疗救助个人清算机制。做好因病致贫预警人员相关数据下发、反馈、收集等工作，首批下发数据覆盖全市16个区及光明集团，共计8.2万人。

促进商业补充医疗保险“沪惠保”发展 稳妥推进2022年度上海城市定制型商业补充医疗保险（以下简称“沪惠保”）保障内涵优化，提升理赔服务。指导完善2023年“沪惠保”，投保人数约630万人。优化保障责任，进一步拓展“沪惠保”

对创新药械的覆盖面,实现“主动赔”。

【支持创新药械发展】 出台支持创新药械发展28条　2023年7月,市医疗保障局会同多部门联合出台《上海市进一步完善多元支付机制支持创新药械发展的若干措施》,提出9个方面28条措施,通过促进商业健康保险规范发展、提升基本医保支持力度,推动建立完善由“基本医保”和“商业保险”对创新药械的多元支付机制,释放积极信号,稳定医药产业预期。

促进商业健康保险规范发展　推动商业健康保险产品目录与基本医保目录有效衔接。搭建大数据实验室推进医保信息共享。推进使用医保电子诊疗数据应用于商保产品理赔过程的“快赔”“直赔”“主动赔”。推进高端医疗险直接结算。利用基本医保数据和监管手段支持商保机构降低赔付风险。

提升基本医保支持举措　新增医疗服务项目试行期内医疗机构自主定价,优化新增医疗器械医保准入流程,对谈判纳入国家医保目录的创新药前三年实行单列预算,支持创新药参与国家药品目录谈判,加快电子处方流转平台应用,推动国家谈判创新药入院。

【助力社区卫生服务能力提升】 出台支持社区卫生服务能力提升15条　市医疗保障局会同市卫生健康委员会、市中医药管理局联合出台《本市医保进一步支持社区卫生服务能力提升的若干举措》,有针对性出台医保赋能基层15条措施,从待遇、准入、价格、支付等方面不断优化完善医保政策,促进分级诊疗体系建设。

提高基层用药报销比例　出台社区用药参照甲类支付政策,基层使用目录内的乙类药品按甲类标准支付,涉及约1970个品种,预计每年至少为参保患者减负近2亿元。

推动适宜技术下沉　将“腹透”等适宜技术相应大病医保定点资质放宽至社区,进一步方便居民就近进行大病治疗。

【推动长三角医保一体化高质量发展】 促进长三角医保公共服务便利共享　会同江苏、浙江、安徽医保部门印发2023年长三角医保一体化工作要点。提升异地看病就医便捷度,截至2023年底,异地就医门诊费用直接结算覆盖长三角41个城市和2.38万家医疗机构,门诊慢性病跨省直接结算实现本市定点医疗机构全覆盖,上海市82家互联网医院实现异地结算功能。加快推进医保公共服务便利共享,推进现行医保诊疗项目和医疗服务设施目录相对统一,建立新增项目同步纳入医保支付范围机制,三省一市共同开展治疗性辅助生殖技术等医疗服务项目纳入医保支付专家评审工作。贯彻落实国家“两定办法”有关要求,形成长三角统一的医保定点医药机构评估纲要。

做好区域联盟集采工作　长三角联盟(沪浙皖)对国家药品集采协议到期品种开展第二次联合集采接续工作,43个国家集采接续品种价格降幅24%,推动长三角区域药品耗材招标采购协同联动。牵头成立“国家药品集采上海接续联盟(十五省区市)”,规范化开展国家药品集采接续,完成征集联盟成员、起草工作机制、拟定采购方案、发布采购文件、首批集采开标等工作,共涉及49种国家集采药品。

建立长三角异地就医协同监管机制　与江苏、浙江、安徽医保部门签署《长三角地区医疗保障基金监管合作框架协议(2023年度)》,协调长三角三省一市,开展首次长三角区域省级医保基金联合检查。

加快长三角示范区医保“同城化”建设　推进异地药店购药医保直接结算试点,覆盖全市1747家定点零售药店,同步探索异地购药结算与示范区免备案、脱卡结算等便捷服务无缝衔接。

【深化长期护理保险制度试点工作】 加强长护险机构管理　建立第三方平台机制,优化完善长护险居家护理服务机构第三方综合评价标准,组织开展综合评价工作。针对居家服务市场化特点,完善五大类18项评价指标,发布2023年度“百强”优质服务机构并将其作为行业标杆,促进品牌化、专业化发展。优化中级养老护理员开展长护险服务的衔接政策，推动长护险护理服务队伍能力提升。

加大长护险监督管理力度　组织专项检查和随机抽查，对近400名服务对象主动评估修正。截至2023年底，全市各类定点护理服务机构1210家、护理人员5.6万名、护理中失能老人36.1万人（其中居家上门照护30.4万人，养老机构照护约5.1万人），切实减轻老人家庭费用负担。

深入推进长护险关心关爱行动　拓展长护险评估绿色通道适用范围，覆盖重度、孤寡、高龄、离休以及特定病种出院老人。上线长护险“一网通办”便民服务，对高龄失能老人落实优先服务和即申即享，优化办理方式，提升服务便捷度。

【深化集中带量采购和医疗服务价格改革】 做好国家药品、医用耗材集采工作　继续承担国家组织药品联合采购办公室职责，组织实施第八批、第九批国家药品集采，两批次分别有39种和41种药品完成集采，中选药品价格平均降幅分别为56%和58%。做好国家冠脉支架类耗材集采到期接续及骨科脊柱类耗材集采的落地执行。落实国家集采结余留用政策，根据每轮集采完成进度，2023年度按规定拨付药品、耗材集采结余留用资金19.58亿元。截至2023年底，拨付结余留用资金四批次共24.94亿元。

推进上海市药品和医用耗材集采工作　组织开展上海市中成药带量采购，共纳入76个品种。组织开展上海市人工晶体类耗材集中采购到期接续工作，65个品种中选。组织开展上海市冠脉球囊类医用耗材集中采购到期接续工作。

开展口腔种植医疗服务项目和耗材价格专项治理　市医疗保障局会同市卫生健康委员会等相关部门，开展全面覆盖本市公立和民营医疗机构的口腔种植价格专项治理工作。市医疗保障局和市卫生健康委员会联合印发《关于规范调整本市口腔种植类医疗服务项目价格的通知》。市医疗保障局印发《关于做好本市口腔种植专用耗材价格治理有关工作的通知》，确保省际联盟种植体系统集中带量采购中选结果在本市平稳落地执行，进一步优化完善本市牙冠类耗材采购与使用管理机制。

建立首发价格受理工作机制　市医疗保障局申报成为“全国新冠治疗药品首发价格受理单位”之一。在新冠治疗药品来瑞特韦片（乐睿灵）被批准上市后，快速完成该药品首发报价受理，并通报其他省份，推动在全国范围内挂网销售，减少企业全国挂网成本。同时根据外省市通报，做好其他新冠治疗药品的快速挂网工作。

优化医疗服务价格动态调整机制　根据“设置启动条件、评估触发实施、加强总量管控、有升有降调价、医保支付衔接、跟踪监测分析”的调价机制，完成2023年度医疗服务价格动态调整综合评估。充分发挥公立医疗机构专业优势，调动医务人员积极性，研究形成新一轮医疗服务价格调整项目储备工作方案。

做好新增医疗服务项目管理　及时受理、汇总医疗机构新增医疗服务项目申报，2023年共报告7批次拟新增价格项目共计87项。截至2023年底，全市已累计上报新增医疗服务项目八批次150项，公布试用期新增医疗服务价格项目四批次41项。指导医疗机构规范开展试行期新项目价格备案工作，完成36个试行期新项目价格备案177项次，累计公布107项新项目，备案5100余项次。

优化医疗器械医保准入机制　推行“取消本地编码，使用国家编码”“完善耗材分类，提高创新兼容”“推行一口受理，及时答疑解惑”“企业直接挂网，取消医院环节”“紧盯流程运转，确保新政实效”等综合举措，稳妥解决医疗器械准入管理存在的审核流程相对复杂、办理时限过长、获取收费编码难等问题，减少企业办事成本，提升办事效率。

【全面推进医保支付方式改革】 深化DRG/DIP支付方式改革　扎实推进DRG/DIP国家试点，提前完成全面覆盖任务。完善总额预算管理政策，重点优化机构和区域复合管理模式，强化总额预算管理引导约束作用。持续巩固完善住院区域总额预算管理下的按病组、按病种分值付费常态化工作机制，确立新版DRG/DIP分组方案，创新提出“基准+浮动”的总额管理方式，统一点数结算标准。

探索多元复合支付方式 有序拓展中医优势病种按疗效价值付费试点范围，开展长期住院按病种分值床日付费试点，积极推动按病组、按病种分值付费等多元复合支付改革衔接融合，探索按支付改革绩效评价及疗效价值付费。

【完善医保目录管理】 *稳妥落实国家新版药品目录* 召开医保目录调整会议，督促医疗机构做好新版药品目录落地工作。持续监测新增谈判药品采购、结算情况。加快国谈创新药临床应用，对谈判纳入国家目录的创新药前三年实行单列预算，不纳入当年医院医保总额预算，第四年按前三年最高一年使用情况纳入总额预算测算基数。开通国谈创新药绿色挂网通道，对新进医保目录的创新药械直接纳入支付改革新技术激励范围。

适当扩大诊疗项目和医用耗材医保支付范围 将60种医用耗材新增纳入本市医保支付范围，进一步减轻群众就医费用负担。

稳妥推进“双通道”管理工作 开通定点零售药店门诊统筹服务，加快医保电子处方流转平台应用。持续推进“双通道”药店扩面，及时优化“双通道”药品管理范围。开展定点零售药店互联网医保支付试点，实现定点零售药店在互联网销售的非处方药品可用医保个人账户支付。

【加强医保基金监管制度体系建设】 *完善基金监管制度* 会同市卫生健康委员会修订《关于本市试行开展医保医师违规行为记分管理的通知》，会同市药品监管局修订《关于本市试行开展医保定点零售药店医保药师违规行为记分管理的通知》，完善医保医师、医保药师违规行为记分标准，规范服务行为。联合市财政局印发《关于印发〈上海市违法违规使用医疗保障基金举报奖励办法实施细则〉的通知》，完善举报奖励制度。

深入开展打击欺诈骗保专项整治 联合卫生健康、公安、检察、财政等部门召开2023年打击欺诈骗保专项整治工作会议，动员部署相关工作，印发《2023年上海市开展医保领域打击欺诈骗保专项整治工作方案》。在数据筛查的基础上，组织全市定点医疗机构对检验检查、康复理疗、中医治疗项目开展不合理、重复收费、已收费未执行等违规行为全面自查自纠。同时，聚焦重点机构开展抽查复查，重点核查虚构医疗服务等欺诈骗保行为。

加强基金监管普法宣传 采取线上线下相结合方式，开展形式多样的宣传活动，将普法宣传贯穿全年。2023年4月，以“安全规范用基金守好人民‘看病钱’”为主题，组织开展全市医保基金监管集中宣传月活动。落实“谁执法，谁普法”普法责任制，推动市、区两级医保部门在现场检查中同步开展政策宣传。

创新医保监管实践方法 依托大数据智能监管技术，构建多卡聚集模型，联合公安、卫生健康等多部门开展靶向整治，移送多起持社保卡或医保码在门诊配药骗保贩卖案件。率先试点“云约谈”线上监管模式，借助智能化手段提高行政执法监管效能。出台《上海市医疗保障监督执法标准化建设三年行动方案（2023—2025年）》，推进医保执法标准化建设。

【持续优化医保公共服务】 *优化生育保险待遇申领流程* 落实待遇申领新规，加强数据共享和证照调用，优化办件流程、增加办理频次，实现零跑动、掌上办、一次办。加强市区联动，形成办理合力，“生育保险待遇申领（医保）事项”好差评情况显著改善。

稳步推广医保电子凭证应用 结合“上海市便捷就医服务数字化转型3.0”工作，制订深化医保电子凭证应用工作方案，并确定为市区医保部门联动攻坚项目。发动志愿团体、公众号、第三方渠道等，大力推动医保电子凭证宣传进医院、进社区、进药店、进服务大厅，督促医药机构全流程支持医保电子凭证使用，实现医保电子凭证、亲情账户的激活率和使用占比稳步提高。

有序开展互联网购药医保支付试点 依托互联网平台实现基本医保支付范围内的非处方药品在线交易，进一步提高参保人购药便捷度。上海市布点网络覆盖率超80%，市区覆盖率97%，并逐

步扩大覆盖面。截至2023年底，试点共产生结算22.69万单，532家定点药店发生线上医保结算。

重要活动

1. **上海市医疗保障工作会议召开**。2月28日，市医疗保障工作会议召开，市医保局主要负责同志通报2022年全市医保工作情况，部署2023年医保重点工作。长宁区政府、崇明区政府、中山医院分别作交流发言。市委、市人大、市政府、市政协相关部门及有关人民团体，各区政府，各区医疗保障局及医保中心，市级医疗机构、部分综合医院及社区卫生服务中心相关负责人参加会议。

2. **实现120急救车医保直接结算全覆盖**。2月，市医保局牵头，会同市卫生健康委和相关区政府、市区120急救中心等部门，推动实现全市急救车医保直接结算全覆盖。

3. **召开长三角医疗保障工作座谈会**。3月10日，长三角医疗保障工作座谈会暨复旦大学长三角医疗保障研究中心成立仪式在沪召开。上海市、江苏省、浙江省、安徽省医保部门负责同志分别介绍了2022年长三角医保一体化重点工作进展和2023年重点工作安排。

4. **召开2023年本市打击欺诈骗保专项整治工作会议**。5月11日，市医疗保障局、人民检察院、公安局、财政局、卫生健康委员会等部门联合召开打击欺诈骗保专项整治工作会议，部署全市2023年度专项整治工作。

5. **召开外资生物医药企业沟通会**。5月12日，市医疗保障局联合市外商投资协会，召开外资生物医药企业沟通会，围绕“医保支持生物医药产业创新发展”进行调研，集中听取部分外资生物医药企业意见建议。市医疗保障局、市外商投资协会相关负责同志出席会议，22家外资生物医药企业30余位代表参会。

6. **开展医保法治宣传系列活动**。5月，市医疗保障局围绕“美好生活·民法典相伴”开展民法典宣传月系列学习活动。7月，开展“进法院、观庭审、听讲评”活动，旁听静安区行政诉讼案件及专业讲评。10月，开展市区法治培训，就《社会保险经办条例》进行解读，邀请专家对公平竞争审查制度、政府信息公开制度的重点要求进行辅导。12月，举办宪法宣传周活动，邀请专家专题讲授习近平法治思想。

7. **推动医保电子处方中心建设**。7月1日，上海市医保电子处方中心正式建成上线。

8. **开展长三角区域首次医保联合检查**。8月4—11日，上海市医疗保障局牵头，联合江苏、浙江、安徽三省医疗保障局对本市异地结算排名靠前的两家二、三级医疗机构，开展首次长三角区域医保联合检查。

9. **举办上海长护险居家护理服务第三方综合评价优质服务机构发布会**。9月27日，市医疗保障局指导上海申健长期护理研究促进中心，举办上海长护险居家护理服务第三方综合评价优质服务机构发布会。会上，发布2022年度上海市长护险居家护理服务第三方综合评价“百佳”优质服务机构名单，并组织相关区、优质服务机构交流管理经验。同时，举办全市长护险服务机构行业研讨论坛及业务培训会，提高上海市长护险服务精细化管理水平。

10. **将60种医用耗材纳入医保支付范围**。10月起，市医疗保障局将60种医用耗材纳入医保支付范围，预计每年为全市参保患者减负8.35亿元，进一步提升创新药械的可及性和可负担性，减轻群众就医费用负担。

11. **举办创新医保体系支撑生物医药产业高质量发展论坛**。10月17日，市医疗保障局与相关单位联合举办“创新医保体系支撑生物医药产业高质量发展论坛”，聚焦完善多元支付机制，激发生物医药产业创新动力。该论坛为2023上海国际生物医药产业周重要活动之一，高校院所相关领域专家、企业和创新支付方代表等业内人士围绕推进医药服务供给侧改革、鼓励生物医药企业创新等领域展开讨论。

12. **开展互联网药店购药医保直接结算试点**。10月19日起，上海市开展定点零售药店互联网医保支付试点，基本医保参保人在定点零售药店互联网渠道购买医保支付范围内的非处方药，可用医保个人账户在线支付。

13. **举办部分集采中选药品耗材签约仪式暨医保政策政企交流会**。11月8日，市医疗保障局、中国国际进口博览局在第六届进博会现场举行"部分带量采购中选药品和高值医用耗材采购意向集中签约仪式暨医保政策政企交流会"。市医疗保障局相关负责人围绕深化药品和医用耗材集中带量采购改革、完善医疗服务价格形成机制等方面作主旨发言。部分药品和医疗器械企业代表作交流发言。

典型案例

案例一：上海市完善多元支付机制，促进医药产业创新发展

针对生物医药企业反映创新药械产品缺乏稳定的支付端支撑，面临医院药店"进不去"、资本市场"不敢投"、商业健康保险对创新药械的支持力度薄弱等问题，2023年，上海市医疗保障局充分发挥基本医保对商业健康保险的牵引带动作用，提出完善基本医保和商业保险对创新药械的多元支付机制，在促进群众用药水平提升，支持生物医药产业、保险金融业、公立医院高质量发展中发挥积极作用。

【主要做法】 *多方合作增强商业健康保险发展动力* 引入第三方服务机构，搭建创新医药企业与保险机构合作平台，重点支持将创新性强、疗效确切、临床急需的创新药械纳入商业健康保险支付范围，促进商保产品开发。相关部门进一步明确企业购买商业健康保险产品企业所得税政策操作办法，调动企业为职工购买商业健康险积极性。指导推出2023年度"沪惠保"，进一步拓展对创新药械的覆盖范围，将适宜纳入特药的上海市生物医药"新优药械"全部纳入保障范围。

加强数据赋能，支持商业健康保险优化产品、提升服务 与市数据局、上海保交所联合推动医保数据开放共享，支持商业健康保险产品测算开发。2023年9月起，在"随申办"App开通"一码通赔"功能，打通医保与商保数据服务链路，提升理赔效率。与国家金融监督管理总局上海监管局签署《关于加强基本医保和商业健康保险行业监管合作备忘录》，在合作监管等6个方面强化交流合作。

加大基本医保对创新药械支持力度 在DRG支付方式改革中，对创新药械予以倾斜，提高新技术应用病例支付标准，新技术应用高倍率病例不设控制比例，成规模新技术应用可独立成组。2023年10月，将60种医用耗材新增纳入本市医保支付范围，重点将创新耗材纳入。加强对创新医疗服务项目支持力度，新项目试行期内由医疗机构自主定价，对已立项的新增医疗服务项目实行市场调节价管理，简化新项目备案流程。常态化开展"医保医企面对面"沟通活动，积极主动做好政策解读宣讲，搭建交流平台，扩大政策知晓度和受益面。

加快推动创新药械临床应用 会同市卫生健康委员会、申康医院发展中心，进一步畅通创新药械入院流程。明确对谈判纳入国家医保药品目录的创新药在前三年实行单列预算，不纳入当年医院医保总额预算，第四年按前三年最高一年使用情况纳入总额预算测算基数。2023年7月起，依托定点零售药店纳入门诊统筹管理，拓展创新药在定点药店的销售渠道。优化医疗器械挂网流程，2023年7月起，取消医疗器械本地医保编码申请事项，全面使用国家医保编码进行采购和结算，经办单位由多口受理调整为一口受理。

【主要成效】 *基本医保对创新药械的支持力度不断加大* 创新药械纳入医保取得积极进展，创新药械实现快速入院。创新药械在医疗机构的使用量大幅增长，2023年，上海市医疗机构采购国谈创新药金额108亿元，较2021年增长120.5%，全年医保单列支付创新药81.6亿元，较2021年增长164.9%。国谈创新药销售渠道进一步拓展，参保人在全市1800家定点零售药店均可购买。创

新技术在医保支付中进一步体现，在2023版DRG支付分组方案中，对新技术新项目单独成组17组，涉及病例4.5万例，单列支付金额5亿元。

多方合作支持商业健康保险发展的氛围逐渐形成　形成商业健康保险产品定位共识，更多聚焦基本医保未包括的自费医疗费用，重点支持将创新性强、疗效确切、临床急需的创新药械纳入商业保险保障范围，与基本医保互补衔接。税优政策进一步支持商业健康险产品，2023年8月起，5家公司上线11款税优健康险产品。

医保商保合作机制进一步健全完善　“沪惠保”品牌影响力不断扩大，2023年“沪惠保”投保人数约630万人，在降低群众高额自费费用负担中继续发挥积极作用。医保助力商保产品提升购买和理赔体验，商保产品“一码通赔”平台已支持3家保险公司实现“快赔”（即快速理赔，简化理赔手续，缩短理赔时间）；“沪惠保”在“快赔”基础上实现“主动赔”（即在参保人符合理赔条件时，主动发送短信提醒）；26家市级医院实现高端险“直赔”（即保险公司与医疗机构直接支付理赔款项，无须参保人垫资）。

案例二：黄浦区打造生育保险待遇申领全链条服务

黄浦区位于上海中心城区，生育保险经办业务呈现申请人员多、均次费用高的特点。2023年，黄浦区医疗保障局通过对生育保险的全流程管理，推进经办服务人性化、智能化、规范化，形成便民惠民的全链条服务新格局，切实提升了参保人员的获得感和幸福感。

【常规申领便捷办】　依托一网通办及大数据平台，实现生育保险从待遇申领到支付“一平台申请、一系统审核、一体化支付”。“一平台申请”即参保人可通过“随申办市民云”App直接在线上按照操作指引填写相关资料并提交申请；“一系统审核”即实现医保经办操作系统与随申办数据同步、互联互通，经办人员可在后台即时收到参保人的待遇申请并及时进行待遇审核；“一体化支付”即黄浦区医保工作人员审核确认后的数据会通过医保系统直接归集至上海市医保中心，最后由上海市医保中心与银行对接，及时准确地将待遇发放给参保人，真正做到让参保人“一次都不跑，全流程网办”。

【疑难情况创新办】　开设官方电子邮箱　为畅通参保人和参保企业咨询渠道，及时回应参保人关切的常见问题，开设生育保险业务官方电子邮箱，打破传统咨询服务所受时间、地域等条件限制，设置专人，每天登录回复参保人通过邮件咨询的各类问题和诉求。

建立“承诺+容缺受理”机制　对于非上海市户籍在外省市生产的、缺少相关证明材料的参保人，根据其签署的承诺书内容及历史参保记录，核实其申请条件是否符合生育保险待遇的申领要求，尽量避免参保人因材料不全而重复申领。

【精准管理联合办】　联合人社部门　一方面，开展督查，督促企业落实生育保险相关政策，及时缴纳生育保险费，保障女职工权益；另一方面，针对黄浦区外籍参保人数多，医保系统无法查询到在国外登记结婚的人员婚姻情况，与黄浦区人社局建立专项工作群，及时核实参保人婚姻信息。

联合卫生健康部门　针对生育保险待遇审核过程中生育史模糊的情况，需要判断该参保人是否符合生育当时的待遇政策，核实申请人的婚姻情况和胎次信息。

联合各街道　针对婚姻库中部分外省信息缺失的情况，利用街道现有信息数据和申请人办理居住证时的相关信息进行比对，确保审核高效准确，共同加强精准管理。

案例三：徐汇区深化应用举措，增效“一码通行”

2023年，徐汇区医疗保障局以深化医保电子凭证应用为抓手，优化服务，加强引导，高效推动医保经办服务数字化转型。

【主要做法】　压实责任强组织，锁定工作目标　制定《徐汇区深化医保电子凭证应用工作方案》，成立医保电子凭证应用推广工作小组，分解工作任务，压实工作责任。重信息赋能，督导医药机构改造信息接口，实现医保电子凭证在各环节落地，加快医保信息化建设。攻难点堵点，落实整改应用场景现存问题。在实现接口改造的基础上，工作小组充分开展应用场景实测。综合运用座谈交流、个别提醒等方式，及时反馈医保电子凭证激活率和使用率，协助查找症结，针对问题诊查整改。

深入机构调研，摸清堵点痛点难点　坚持“调”以务实、“研”以致用的工作思路，深入医保电子凭证应用场景，寻找问题症结。第一阶段，树立数据思维，做到摸清底数。针对医保电子凭证应用场景全覆盖的目标，围绕就医购药、医保查询、费用结算等医保业务场景，设计制定调查问卷，面向区内52家定点医疗机构发放，了解医保电子凭证应用现状。第二阶段，深入现场调研，做到掌握实情。优先选取异地就医占比较高的8家三级定点医疗机构和13家社区卫生服务中心作为调研对象，以现场体验的形式走流程、找堵点。第三阶段，强化数据分析，做到施策循因。开展医保电子凭证应用相关数据分析，提炼经验亮点和堵点难点，围绕提升医保电子凭证宣传力度、针对不同就医群体精准施策，提升激活率和使用率，深化线上平台应用等方面研讨，在加强工作督导和部门协同的基础上，合力完成阶段性工作目标。

联动宣传促引导，加强宣传推广　凝聚宣传合力，联手各兄弟单位，深入开展进机关、进社区、进企业、进学校、进商圈“五进”宣传活动。协同权威官媒，加强线上宣传。利用区内宣传矩阵优势，向企业楼宇和商圈投放推广短视频，在官方视频号、街镇公众号等多渠道进行宣传。同时，与区投资促进办公室、重点企业形成合力，通过其网站和微信公众号，向其服务对象和企业职工定向指引申领及使用医保电子凭证。协同基层治理单元，组织线下引导。一方面，聚焦老年群体，落地社区宣传，与区级机关党工委联动，把参保扩面和医保电子凭证推广作为下半年“满意在徐汇”组团式走访的重点宣讲内容，“零距离”教会社区老年人申领及使用医保电子凭证；另一方面，聚焦区内学校，激发家庭动能，通过与教育部门携手，开展“小手牵大手”宣传活动，以家庭为单位拓宽医保电子凭证服务维度。

【主要成效】　2023年，徐汇区共开展各种形式的医保电子凭证推广宣传300余场，制作完成医保电子凭证激活和使用短视频，在上海徐汇等公众号平台发布。徐汇辖区内108.66万参保人激活医保电子凭证，83家定点医疗机构、71家定点零售药店实现医保电子凭证接入全覆盖。

案例四：长宁区推出长护险服务“一件事”一网通办

2023年10月，长宁区医疗保障局以“少环节、减时间、减材料、零跑动”为目的，推出可办、可查、可实时了解评估进度的长护险“一件事”系统。通过业务流程再造，打通市区街（镇）企（评估机构）四级条线部门“数据壁垒”，依托“随申办市民云”手机App、小程序，推出长护险服务“一件事”一网通办。

【主要做法】　回应民生关切，优化服务能级　区医疗保障局联手长护险评估机构和技术公司，开展攻坚研讨30余场次，讨论数据流转闭环和服务事项网办的可行性。深入试点街镇社区事务受理服务中心和西郊协和颐养院、金福第三养老院进行实地测试。在“随申办市民云”App中“长宁旗舰店”的“长护险服务”模块增设长护险政策智能助理（语音咨询、政策解答）功能，不断优化线上服务触点及相关细节。

聚焦规范标准，提升服务质效　依托“随申办市民云”App，开通网办事项及数据接口。完成多部门间系统前后端数据闭环流转，邀请真实服务对象（老年人）开展环境系统测试，及时发现流程设计中信息交互和上传、信息填写规范性识别等技术性问题，进一步修改完善，确保操作流程信息传递标准化、规范化。

升级帮办措施，更显服务温度　为持续深化长护险服务“一件事”实际应用，在办事大厅、服务延伸点加大对长护险服务“一件事”的宣传和推广。不熟悉线上操作的居民还可前往街镇事务受理服务中心窗口，由工作人员提供线上操作“精准帮办”。同时，认真听取居民群众真实意见建议，为长护险服务“一件事”平台功能的持续完善提供支撑。

【主要成效】 实现流程再造　依托信息化赋能，“一件事”系统实现“政策答疑、到期提醒、机构查询、线上申请、评估进度查询、评估结果查询”的业务环节全流程、全方位有效覆盖。居民只需登录“随申办市民云”App，即可实现长护险服务主题申报、长护险评估进度和结果查询及长护险评估公示全流程服务，全程办理仅需1分钟左右。

优化用户体验　“一件事”系统真正实现长护险“受理—评估—服务”全事项“零跑动”“指尖办”。长护险期末评估时，申请人及家属可在手机上办理，评估人员“自动如约上门评估”，办理进度、评估结果均在线可查，真正实现免跑窗口、免交材料。

减轻经办人员负担　以长宁区区域人口最多、老龄化程度较高的新泾镇为例，中心窗口每年受理长护险业务量约1000件。长护险“一件事”系统上线后，街道窗口经办人员无须再重复受理、审核期末评估的纸质材料，同时减少了人民群众办事等待时间和跑腿次数，有效提升政务服务效率。

案例五：静安区高效推进“静心办”医保经办体系建设

2023年，静安区医疗保障局大力推进数字化转型，以建设全区统一的“静心办”医保综合管理信息平台为抓手，将基层医保经办服务融入“两张网”建设，建立横向与区域内“一网通办”“一网统管”平台、纵向与各街镇的信息共享通道，实现“一屏观医保、一网管全域、管理更智能”。

【业务“全流程”管理，为基层经办赋能】 开发“静心办”平台，实现区、街镇两级医保信息互联互通、数据有序共享。通过流程再造，实现每笔业务“可追溯”、办理进度“随时查”、业务交接“电子化”、急件要件“提醒办”、经办要求“可视化”。平台上线后，街镇医保业务查询有途径，静安区医保中心每天接到街镇要求查询业务流程的电话从平均10个左右到现在基本清零。街镇服务质量管理有抓手，街镇移交材料退回率从10%左右下降为不到1%。

【资源“全要素”整合，为医保管理提质】 将医保经办平台、个人账户三期、结算系统、审核系统、社区受理3.0系统、信访平台、排队叫号系统7个系统和医保经办业务、定点医疗机构医保管理等9类数据统一归集到“静心办”平台，使系统整体功能、性能更符合使用要求，做到经办情况一目了然，医保信息化的价值和作用得到体现。2023年，静安区医保中心到定点医疗机构开展现场检查35次，单次现场检查时间从过去1～2天缩短为0.5天，大幅提高工作效率。

【绩效“全方位”量化，为质量管控增效】 完善绩效考核方案，建立以工作数量、工作质量、工作难易程度、考勤情况、好差评满意度评价为依据的“五维一体”考核体系，将考核数据量化，并与考核评优挂钩。对经办服务事项、满意度评价、平均办件时长等数据统计分析，对干部职工进行精准画像，合理调配岗位、开展针对性培训，提高经办管理精细化水平。截至2023年底，根据“静心办”平台统计数据，静安区医保中心对干部职工进行小班化培训8次，开展岗位轮换12次，各街镇完成经办培训179场次，汇编医保业务经办题库共计1000余题。

【政策“全覆盖”送达，为民生服务加速】 配套开发“静心办、码上查”微信小程序，为定点机构、参保群众和医保经办部门搭建起沟通反馈桥梁，实现线下办事进度“码上查”，业务推送“云通知”，高频政策“智能答”。在小程序中设有多个高频医保事项模块，涵盖个人办事查询、医保政策问答、长护险就近服务、长护险远程评估、长护险集中评估、健康数据查询等服务群众事项内容。截至2023年底，小程序共推送医保办事进度102314人次，推送健康信息5249993人次。

【终端“全时段”服务，为政务延伸扩容】 开展医保公共服务“四进”工作，在上海大学校医院配置医保自助机1台，在静安区党建服务中心、南西华业居民区、彭浦镇“小镇驿站”等处共配置“一网通办”自助机9台，进一步优化“1+14+N”（即以区级医保部门为“数据枢纽”、14个街镇中心为“数据仓库”、N个医保服务终端为“数据触角”）三级医保服务网络，完善“15分钟医保服务圈”，在更广范围内实现自助办、就近办、24小时办。

案例六：虹口区补短板通堵点，实现精准医疗救助

2023年1月，虹口区正式启用医疗救助信息系统。为切实发挥好医疗救助政策托底保障作用，做好困难群众的基本医疗权益保障，区医保局通过专题调研发现问题、剖析问题，完善制度机制，提升服务效能，推进网办建设，探索医疗救助工作精准化、精细化，将主题教育成果转化为医保领域生动实践。

【主要做法】 深入一线走访调研，查摆问题　区医保局负责同志和工作人员深入调研，发现仍存在部分困难群众待遇享受不精准不及时的问题。结算层面，部分群众实际收到的救助金额与应救助金额不一致；发放层面，部分群众未能按时收到救助金；服务层面，对部分困难群众的医疗救助服务不到位、不高效。深入了解问题、剖析成因后，区医保局积极制定整改措施，有针对性提升医疗救助工作的受理、审核、办结各环节精细化水平，确保困难群众救助待遇应享尽享，持续提升医疗救助实效。

完善内控、清算机制，精准发放待遇　根据2023年医疗救助信息系统启用后的实际情况，召开专题研究会修订制度，形成《虹口区医疗保障局医疗救助内部风险防控制度》《医疗救助操作规范》《虹口区医疗救助清算机制实施办法》等系列制度文件。通过建章立制，强化内控管理，加强监督检查，规范操作流程。针对清算方面存在的问题，建立医疗救助个人清算机制；与软件公司协商，在医疗救助系统模块中加入救助对象个人清算模块，对比核查应发款项后进行补扣或补差，避免医疗救助资金重复支付、少支付的情况，确保群众及时精准享受救助待遇。

优化区、街道二级经办，精细救助服务　积极组织街道医保经办人员培训，听取反馈建议。针对提出的信息录入内容繁杂、报表上传方式烦琐等问题，及时简化录入板块、更改上传方式。2023年11月，区医保局召开专题会，与各街道深入交流2023年全区医疗救助工作开展情况。针对经办服务中更换银行卡号等协调配合的问题，与各街道沟通，进一步提升救助效率。

探索医疗救助“一件事”，精准救助帮扶　上线医疗救助“一件事”。救助对象可通过“一网通办”在线政务服务平台或“随申办市民云”App中“虹口旗舰店”，实现线上告知书签署、救助资金查询、救助发票查询、待救助发票查询、告知承诺书查询等功能。通过推进信息集成、智能网办，实现医疗救助工作更精准、更便捷、更到位，提升广大群众体验满意度。

【主要成效】 多方协同实现精准办　区医保局通过局系统分工协作、街道联动配合，收集、研究、改进的闭环工作机制，推动医疗救助工作提质增效。广泛听取基层街道的工作建议，及时发现问题。加强与市级部门、软件公司的沟通，及时解决问题。加强部门、街道信息共享，及时防范各类风险问题。

数据联通实现精准办　打造数字底座，推进医疗救助信息平台建设，发挥信息归集与数据分析功能，实现信息共享和协同服务。

优质服务实现精准办　加强经办队伍建设，严格抓好医疗救助经办管理，定期组织教育培训和轮岗锻炼。针对操作规程、细则、新出台的相关政策及专项业务等内容，联络各街道安排经办人员参加培训，确保工作人员系统全面掌握医疗救

助工作职责、政策规定和业务流程，人员换岗时注重政策和专业操作的交接，着力提升医疗救助服务效能。

案例七：宝山区创新运用“N+监管”筑牢医保基金“安全网”

2023年，宝山区医保局在常规检查、专项检查、预警检查、飞行检查、“双随机”联合检查等现场检查监管的基础上，对症下药，创新运用“N+监管”模式，以零容忍的态度严厉打击欺诈骗保行为，不断筑牢医保基金监管“安全网”。

【主要做法】 关口前移，促进源头规范　启动医保基金监管集中宣传月，开展医保政策咨询、医保政策有奖答题及医疗咨询等活动。开展线上医保知识竞答活动，2.6万余人次响应，举办医保知识线下竞答决赛。组织各类医保定点机构开展5场医保政策法规辅导及系列专题培训，营造宣教结合的良好氛围。强化社会监督作用，充分发挥医保社会监督员优势，年内处理涉及定点医疗机构投诉信访件共20件。

凝聚合力，提升监管效能　联合区检察院、公安局、财政局、卫生健康委制定《2023年宝山区医保领域打击欺诈骗保专项整治工作方案》，加强落实各项工作机制。与公安部门落实行刑衔接等工作机制，年内协助完成9件医保诈骗案立案调查工作。与纪检部门有效落实行纪衔接，主动全量上报监督检查工作安排和处理报告。主动赴安徽宣城市医保局、江苏盐城市医保局落实异地就医协同监管联动机制、完成合作签约，并对两家“飞地”定点医疗机构开展联合监督检查，加大异地就医费用监管力度。

分级分类，推动行业自律　与区市场监管局联合制定区标准化指导性技术文件《药品零售企业分类分级评定与管理规范》，在全市率先开展区内药品零售企业分类分级评定及授牌工作。组织医保定点机构签订医保基金监管信用承诺书。探索建立定点医药机构医保基金监管信用管理体系，建立健全守信激励和失信惩戒机制，通过差异化监管手段开展分类分级管理。

智控精密，提高监管质效　运用定点医疗机构智能监管系统、药店人脸识别系统和长护险“长护e安”三级管理平台，同时通过市医保智能监管系统子系统，线上线下同步落实开展三类机构监管工作。优化完善“长护e安”系统，有效防止长护险虚假签到、虚假服务和超范围服务等违规问题。

【主要成效】 打击医保基金诈骗违法犯罪行为　2023年度，累计检查三类定点机构913家次，飞检长护险受护老人2009人次，追(退)回医保基金共计362.56万元，处行政罚款234.78万元。市区二级审核864家次，线上线下扣减不合理费用134.68万元。与宝山区公安分局配合全链条捣毁3个医保诈骗团伙，涉案金额160万余元。

提升警示宣传教育针对性和实效性　“宝山区定点零售药店虚构处方行政执法案件”入选上海市医保监督执法典型案例库。自编自导自演“医保钱，不能骗”系列以案说法警示宣传情景短视频，获2023年上海市医疗保障局“安全规范年”短视频大赛优秀作品奖。《小贪大害零容忍——吕某、谈某欺诈骗取国家医保基金案》短视频被列为市级警示教育片。

加强长护险服务全过程监督　“长护e安”系统上线后，每日异常工单占比率从初期的10%直线降至2.8%左右，当日异常情况及时处理率从48%提升至98%，违规现象发生的频率明显降低。整体服务质量有效提高，受护老人及家属对护理机构和护理员的“非常满意度”不断提升。

案例八：嘉定区提升“嘉昆太”群众异地购药便利度

2023年，嘉定区医疗保障局聚焦群众急难愁盼问题，开通嘉定、昆山、太仓三地(以下简称“嘉昆太”)定点零售药店异地购药直接刷卡结算功能，方便三地参保人员医保结算，满足人民群众多元化保障需求，助推长三角医保一体化发展。

【主要做法】 坚持问题导向，深挖问题根源　通过实地调研、座谈访谈等方式了解实际情况，多渠道收集基层党员干部群众、工作服务对象的意见建议，明确调研方向。从实际出发，不断提高调研的科学性和实效性，拿出切实可行的办法和措施，推动问题高效解决。

联合两地，推动整改整治　联合昆山、太仓两地医疗保障局进行可行性调查研究，制定《“嘉昆太”三地医保定点零售药店跨省异地购药直接结算实施方案》(嘉医保发〔2023〕16号)，深化“嘉昆太”协同创新核心圈建设。借鉴青浦、嘉善、吴江(“青嘉吴”)异地备案经验，逐步明确实施方案、实施细则和工作步骤，推进“嘉昆太”工作高效落地。

坚持区域协同，数字引领服务　坚持区域协同，优化医保关系转移接续和异地就医、购药管理。推进药店系统架构、结算流程升级改造，加强数据安全防护。扩大异地购药直接结算定点零售药店的范围，推进医保凭证异地购药走深走实。坚持数字引领，深入推进医保领域“放管服”改革，积极回应群众关切，打造高效便民医保服务体系。加快推进医保服务网上办、掌上办，推广医保电子凭证、医保电子记录册、电子处方等场景应用，优化升级就医服务便捷度。

【主要成效】 异地购药流程更简捷　“嘉昆太”跨省异地购药直接结算实施后，三地同时施行基本医疗保险参保人员异地就医免备案制度，实现异地购药结算与免备案、脱卡结算等便捷服务无缝衔接，提升群众跨省异地购药便捷度。

异地购药直接结算更惠民　嘉定区基本医疗保险参保人员在“嘉昆太”三地医保定点零售药店发生的属于基本医疗保险支付范围的药品费用，除可使用其个人账户当年计入资金和历年结余资金支付外，不足部分由个人支付至自负段标准。截至2023年底，“嘉昆太”购药共结算24377人次，医疗总费用314.55万元。

“嘉昆太”一体化发展更深入　“嘉昆太”医保部门强化对接合作，建立业务交流、信息互通和监管合作的融合发展工作机制，让“信息多跑路、群众少跑腿”，促进三地医保服务均等化、普惠化、便捷化，形成“嘉昆太”民生保障新格局，推进医保事业高质量发展。

案例九：金山区运用“一提二压三推”工作法推进参保扩面

2023年，金山区医疗保障局把落实“应保尽保”作为重要目标，通过创设“一提二压三推”工作法，全力推进基本医保参保扩面，不断增强基本医疗保障能力。

【提高思想站位】 区医疗保障局主要负责同志牵头研究制订本区参保扩面工作方案，成立参保扩面工作专班，局主要负责同志担任组长，局分管负责同志和科室(部门)相关负责人为组员，下设工作专班办公室，为高效开展参保扩面工作提供坚实的组织保障。及时召开各街镇经办机构(街镇社区事务受理服务中心)专题会议，细化工作举措、明确目标任务，全面部署医保参保扩面工作，形成了区医保局主要负责同志牵头、科室(部门)具体推进、街镇精准落实的工作机制。

【压实关键环节】 压实数据质量，强化信息赋能　强化部门沟通对接，建立与区政务服务办的数据、信息协同机制，以市医保部门下发的原始数据为基础，将未参保信息与区大数据中心进行数据比对，进一步完善未参保企业、人员的所属街镇、联系方式等信息，提高数据质量并下发至各社区事务受理服务中心，健全参保扩面台账，做到逐一核实、精准宣传、动态维护。

压实工作责任，强化三级联动　建立区、镇、村三级联动格局，将参保扩面工作逐级落实到全区11个街镇(高新区)社区事务受理服务中心、123个村(居)，明确专人负责、层层传导压力，让参保扩面工作既横向到边、纵向到底，又责任到岗、任务到人。建立健全按周报告通报工作机制及实地督导和经验分享制度，统筹推进参保扩面工作，全面把握工作进度，确保取得实效。

【推进政策落实】 聚合力，协同联动“推”扩面广度　联合区社保部门，精准锁定未参保人员较多的企业，向其推送参保提示信息7000余条，并进行点对点联合走访，实地了解企业未缴费原因，提醒企业及时为职工办理参保。聚焦高校毕业生和无（失）业人员等群体，借助各街镇（高新区）人才招聘会活动平台，开展参保扩面现场集中宣传活动。挖掘扩面资源，主动将独居老人、精神病人、刑满释放人员等重点人群纳入参保扩面人员排摸范围，充实本区扩面资源库，确保参保扩面不留死角。

重宣传，分类施策“推”扩面深度　坚持分类施策，依托基层力量，对不同的参保对象实施精准宣传。例如，立足“金山医保”微信公众号，以“鑫小宝”系列宣传为载体，以“四类演绎”（即医保快板书、医保农民画、医保政策动漫、医保政策小故事）形式实现“政策六进”（即进机关、进医院、进社区、进学校、进企业、进家庭）。重点围绕参保扩面、年度转换等热点强化宣传，普及医保政策。聚焦0～3岁未入园幼儿群体，充分发挥社区卫生服务中心儿童保健宣传阵地作用，提醒家长及时为新生儿和未入园幼儿参保。

显特色，惠民为本“推”扩面温度　加强被征地人员“清单式”管理，通过梳理下发一次性缴费待遇即将期满人员名单，并开展“点对点”提醒告知和多渠道政策宣传。聚焦农业户籍人员，做好政策下沉服务，继续对农业户籍人员中60周岁及以上、农村特困供养人员、低保和残疾人员参加城乡居民医保个人缴费给予资助参保。

江苏省

工作综述

2023年，江苏省医疗保障系统持续推动医保制度体系更加健全、医保改革更加深入、基金运行更加平稳、公共服务更加便捷。截至2023年底，全省基本医保参保人数8133.34万人；全年医保统筹基金收入1872.89亿元、支出1795.06亿元，基金收支保持总体平衡；职工医保和城乡居民医保政策范围内住院医疗费用报销比例分别稳定在85%以上和70%左右。全省职工基本医疗保险参保人数3476.59万人，其中在职职工2539.36万人，退休人员937.23万人。全省城乡居民基本医疗保险参保人数4656.75万人，人均实际财政补助793元。

【着力推进医疗保障法治建设】 省人大将《江苏省医疗保障条例》列入重点立法项目，该条例由省医疗保障局起草，经省政府、省人大常委会审议通过，提请省第十四届人民代表大会第一次会议进行表决，自2023年6月1日起施行。该条例共设8章83条，对全省医疗保障全领域、全流程作出规范，为医疗保障事业高质量发展走在前列提供坚强法治保障。

【持续健全医疗保障制度建设】 *平稳实施职工医保门诊共济保障制度* 持续推动医疗保障制度更加成熟定型，健全完善与经济社会发展水平相适应的待遇保障机制，确保民生有保障、基金可持续。2023年1月1日起，13个设区市全面建立职工医保门诊统筹制度，合理设置起付标准和最高支付限额，政策范围内普通门诊医疗费用统筹基金支付比例提高至不低于60%，门诊保障功能稳步增强，全年统筹基金累计支付超289亿元。

完善重特大疾病医疗保险和救助制度 全面落实省政府办公厅《关于健全重特大疾病医疗保险和救助制度的实施意见》，对特困人员、低保对象、低保边缘家庭成员等10类救助对象分类资助参保和按规定直接救助。全省全年累计资助338.22万名困难人员参保，资助金额12.12亿元，直接救助2443.46万人次，救助金额40.44亿元。联合民政、财政等8个部门印发《关于建立健全防范化解因病致贫返贫长效机制助力乡村全面振兴的通知》，指导各地科学合理设置因病致贫和因病返贫双预警线，加快完善困难对象精准管理机制，探索多元化医疗救助体系建设，不断提升医疗救助的精准性、及时性。

健全完善多层次医保体系 优化调整"江苏医惠保1号"2024年度保障方案，推出产品基础版和升级版，满足多元化保障需求。2023年度全省投保人数超过508万人，受益人群达33.75万人次，人均赔付0.92万元，单笔最高赔付42.98万元。经补充赔付后，报销比例平均提高11个百分点。

【优化完善生育保险制度】 印发《关于享受生育保险待遇有关问题的通知》，取消参保职工享受生育保险待遇的限制性条件，明确用人单位及职工参加生育保险即可按规定享受待遇。全年生育保险参保人数2175.8万人，享受待遇222.5万人次，待遇支出113.05亿元。

【深化长期护理保险制度建设】 推进省政府"深化长期护理保险制度建设"民生实事项目落地落实。持续指导各地按照省医疗保障局和省财政厅联合印发的《关于深化长期护理保险制度建设的指导意见》进一步规范基本政策，推进失能等级评估标准统一到国家标准，健全失能评估管理办法。

【助力经济运行率先好转】 贯彻落实省政府决策部署，省医疗保障局出台《关于医保助力经济运行率先整体好转若干举措的通知》，继续实施降低灵活就业人员缴费费率政策措施，指导南京、无锡、常州、苏州、盐城、扬州、泰州、宿迁8个符合条件的地区平稳实施阶段性降费率政策，全年减负107.39亿元。

【深化重点领域改革】 健全完善药品耗材阳光采购制度　省医疗保障局印发《江苏省医保定点公立医疗机构药品（医用耗材）招采专项评价办法（试行）》，将阳光采购、带量采购政策执行情况计入年度医保基金使用绩效综合评价，实现阳光采购与医保总额管理联动，激励约束医疗机构落实阳光采购政策。印发《江苏省医疗保障局关于进一步优化药品（医用耗材）阳光挂网工作的通知》，实施企业挂网承诺制，进一步简化挂网程序，缩短挂网时间，将药品、耗材挂网周期全部缩短为按周开展，2023年全年共公布挂网药品4050个、耗材4497个。常态化开展药品医用耗材挂网价格预警标记，全年累计标记预警药品870个、耗材产品3031个，促进超过200个产品主动降价。完善阳光采购监测机制，常态化监测预警药品采购情况，按季度通报预警采购情况，规范医疗机构采购行为，采购预警药品医疗机构数量较2022年相比下降24%，采购预警药品金额较2022年下降40%。组织开展挂网药品挂网价格动态调整工作，660个药品主动降价。

开展药品耗材集中带量采购　新开展省第四轮药品和第九轮医用耗材集中带量采购，参与省际联盟药品和医用耗材集中带量采购共5批次，执行国家组织药品和医用耗材集中带量采购中选结果2批次，累计节约采购资金约43.01亿元。牵头组建省际联盟，开展国家组织药品集中带量采购期满接续2次，开展省级和省际联盟医用耗材集中带量采购期满接续共2轮，累计药品90个品种、耗材9个品种成功接续，持续释放集采改革红利。

深化医疗服务价格改革　启动价格动态调整，有升有降调整医学影像、病理、临床诊疗、麻醉、检验等499个项目价格，平均调价幅度83.5%，调整规模17亿元。省医疗保障局印发《江苏省医疗服务价格项目目录（2022版）》共5579个项目。公布新增医疗服务价格项目46个（含新增特殊医用材料3个）、完善项目37个。省医疗保障局印发《关于创新医疗项目申报新增医疗服务价格项目有关事项的通知》，支持创新医疗技术应用。国家试点改革城市苏州市通过改革试点初期评估，推进分级定价、同城同价，逐步理顺比价关系。省级改革试点城市常州市出台《常州市医疗服务价格改革试点实施方案》及配套政策，启动首轮调价。

落实更加管用高效的医保支付机制　扎实推进支付方式改革三年行动计划落实落地，提前一年完成国家要求的统筹地区、医疗机构、病种、统筹基金“四个全覆盖”。统一完善分组政策，创新重点学科和基础病组分组目录，下发《关于印发按疾病诊断分组（DRG）部分急危重症细分组目录的通知》，统一全省DRG急危重症病例分组方案，促进医疗资源消耗得到合理补偿。统一下发50个DRG基础病组、160个DIP基础病种目录，在设区市范围内同病同效同价，促进医保支付向基层倾斜，助力分级诊疗体系建设。推进DRG/DIP功能模块落地应用，加快建成具有江苏特色、省市共用、统一规范的DRG/DIP支付管理系统。2023年，全省符合条件的住院医疗机构中纳入DRG/DIP付费的占96%，DRG/DIP病种覆盖率达90%以上，住院费用按DRG/DIP付费的统筹基金支出占住院费用统筹基金总支出的94%。

【完善医保目录管理】 优化服务举措，推动创新药成果转化，42个“江苏制造”创新药进入国家医保目录。严格执行国家2022年药品目录，将267个国谈药纳入“双通道”管理，其中136个实行单独支付，提高参保患者购药可及性。2023年，全省参保患者享受国谈药待遇1827万人次，医保统筹基金支出80.4亿元，实际报销比例66.7%。建立医保药品目录支付管理制度，制定《江苏省基本医疗保险医疗机构制剂管理暂行办法》《江苏省基本医疗保险中药配方颗粒管理暂行办法》，明确规定目录制定调整原则、目录使用支付政策和监督管理要求等，填补本省医疗机构制剂、中药配方颗粒医保管理规范性文件的空白。制定《江苏省基本医疗保险医疗机构制剂目录》，将2395种医疗机构制剂新增纳入江苏省基本医疗保险医疗机构制剂目录。

【加强医药机构定点管理】 制定定点医疗机构管理实施细则，规范统一医疗机构医疗保障定点申办流程和有关时限要求，将定点医疗机构协同推进医疗保障改革纳入其义务范围，强化对定点医疗机构医疗服务行为的监督管理，明确互联网医保定点相关管理规定，进一步强化基本医保定点管理政策支撑。

【深入开展医保基金监管】 省医疗保障局制定印发《江苏省医疗保障基金监管安全规范年实施方案》，推动基金监管体系更加系统完备。纵向上建立省、市、县三级医保部门日常联动检查机制，横向上建立部门联席会议制度，会同公安、卫生健康等部门开展联合监管、专项整治。持续开展飞行检查、专项检查、日常监管、智能监控和社会监督等多种形式监督检查。聚焦医保基金使用量排名靠前的医疗机构，对省内二级以上定点医疗机构开展飞行检查，实现全省所有设区市飞行检查全覆盖。印发专项整治通知，聚焦骨科、心内、血液透析等重点领域违法违规行为，虚假就医、药品倒卖等重点骗保行为，部署专项整治工作，开展虚假住院、超量用药等专项检查。2023年，全省现场检查定点医药机构4.07万家，处理违法违规定点医药机构3.04万家，拒付追回违规资金等共计13.7亿元。大力推进智能监管系统应用，推动阳光规范执法监督。

【加强医保基金总额管理】 落实省医疗保障局《关于规范医疗保障基金总额管理的实施意见（试行）》《医疗保障基金总额预算编制定点医疗机构集体协商和谈判实施办法（暂行）》，明确定点医疗机构通过集体协商和协商谈判的方式，参与医保基金总额预算编制。制定《江苏省定点医疗机构医保基金使用绩效综合评价办法（试行）》，基本实现医保基金全环节、全过程闭环管理。

【优化完善医保公共服务体系】 持续优化医保公共服务，全面建成乡镇（街道）医保公共服务站1276个，覆盖全省所有乡镇（街道），累计服务基层参保群众377.31万人次；全面建成村（社区）医保公共服务点21035个，累计服务参保群众超1000万人次，让参保群众在“家门口”就能享受优质高效便捷的医保公共服务。迭代形成全省2023版医疗保障经办政务服务事项清单，所有事项均可通过“网上”或“掌上”办理。2023年全面建成“江苏省医保公共服务电子地图”，覆盖全省超2万个医保公共服务点，参保群众通过互联网一键掌握医保经办网点地址、服务事项、所需材料等。持续提升12393医保服务热线服务效能，全省日均接听量超1.8万人次，满意率达99%以上。

【持续完善异地就医服务管理】 继续贯彻落实《国家医保局　财政部关于进一步做好基本医疗保险跨省异地就医直接结算工作的通知》，5种门诊慢特病按病种跨省直接结算实现县域全覆盖，累计开通省内和跨省异地就医联网结算定点医疗机构11610家、定点零售药店3.03万家，异地就医直接结算率稳定在83%以上。全年完成异地就医直接结算3392.19万人次，结算金额563.54亿元。

【加快推进医保信息化建设】 强化信息平台“一体化”建设　落实“以统为主、统分结合，一地创新、全省共享”医保信息化建设的新要求。依托全省统一的医保信息平台，落实《江苏省医疗保障条例》要求，以及新型冠状病毒感染实施“乙类乙管”、职工医保个人账户“家庭共济”、统一社会保险费征收模式等政策，确保群众及时享受政策待遇。2023年，医保信息平台累计医保结算10.54亿人次，结算金额3263.78亿元。

赋能医保公共服务　以医保码和医保信息业务编码“两码”全流程应用为牵引，促进医保公共服务水平提升新实践，全省医保码累计激活用户6152.32万。持续优化“江苏医保云”移动端应用，开发上线全省医保公共服务电子地图、个人权益电子清单、家庭共济、亲情账户等功能，372家定点医疗机构接入开通“挂、缴、查、押”功能。

推进“两结合三赋能”　在完成省平台升级扩

容的基础上，建设部署医保数据地方专区，持续推进与人社、公安、民政等省级部门数据信息共享合作，探索数据应用场景，开辟赋能医保改革、管理、服务的新渠道。

重要活动

1. **召开2023年全省医疗保障工作会议。**2月20日，全省医疗保障工作会议在南京召开。会议认真落实全国医保工作会议精神和省委省政府要求，总结2022年和过去5年医保工作，全面部署2023年9个方面重点工作。

2. **召开国谈药进院三方联席会。**3月16日，省医疗保障局召开推进国谈药使用医保、医疗和医药三方联席会，搭建交流沟通平台，协同发力让国谈药在江苏更快更好落地使用。30家大型医疗机构、24家创新型药品生产企业、全省医保系统相关负责同志参加联席会，并分组就国谈药使用进行面对面交流沟通。

3. **召开全省打击欺诈骗保专项整治工作会议。**5月22日，省医疗保障局、人民检察院、公安厅、财政厅、卫生健康委员会等部门联合召开2023年全省打击欺诈骗保专项整治工作会议。贯彻落实党中央、国务院和省委、省政府关于加强医保基金监管工作的决策部署，部署年度专项整治工作。

4. **举办全省异地就医直接结算政策集中宣传月启动仪式。**6月13日上午，江苏省异地就医直接结算政策集中宣传月活动启动仪式在盐城市举行。此次活动以“做好异地就医结算服务、让群众在异乡更有‘医靠’”为主题，进一步推动跨省和省内异地就医直接结算工作落实落地，提高社会公众医保政策知晓度。

5. **举办全省医保经办系统练兵比武活动。**8月8日，省医疗保障局在徐州市举办2023—2024年度全省医保经办系统练兵比武活动启动仪式。启动仪式采取“现场+网络直播”形式召开，在徐州市设主会场，在各设区市设分会场，全省县级以上医保经办机构、乡镇（街道）“15分钟医保服务圈”和村（社区）医保服务点工作人员参加了启动仪式。

6. **举办基本医保全民参保计划集中宣传月启动仪式。**9月6日，江苏省基本医保全民参保计划集中宣传月启动仪式在江苏南京市举办。江苏省教育、公安、民政等9个部门共同发起“携手全民医保，守护健康美好”的全民参保倡议。

7. **召开长三角基本医保全民参保圆桌会议。**9月6日，省医疗保障局牵头组织长江三角洲地区基本医保全民参保圆桌会议，加强长三角地区基本医保全民参保工作协同。长三角“三省一市”医疗保障局负责同志及部分高校专家代表参会。

8. **举行全省第四轮药品集中带量采购。**11月3—4日，省医疗保障局采取网上报价方式开展第四轮药品集中带量采购，最终西药40个品种、中成药16组品种采购成功，包含化学药、生物药和中成药等多个品种，主要涉及心血管、抗感染、呼吸系统疾病等领域，中选产品平均降幅40%，预计全年节约采购资金约19亿元。

9. **举行全省第九轮医用耗材集中采购。**12月19日，省医疗保障局在南京市组织开展第九轮医用耗材集中带量采购，本轮采购涉及神经介入支撑辅助导管（中间导管）、微导管（弹簧圈输送）和颅内球囊扩张导管（含输送型颅内球囊扩张导管）3类神经介入类高值耗材，补足神经介入类耗材集采空缺，满足临床使用需求，平均降幅达48%，预计全年节约采购资金约1.2亿元。

典型案例

案例一：无锡市以三维过程管理体系深入推进DRG付费改革

2023年，无锡市认真贯彻落实国家和省关于支付方式改革的三年行动计划，坚持问题导向，着力破题攻坚，在筑牢数据根基、科学确定核心要素、凝聚改革合力的基础上，重点构建了大数据下以DRG运行监测为关键、专项稽核为重点、绩效考核为导向的三维过程管理体系，实现了DRG付费风险的有效管控，医保战略购买的导向作用充分发挥。2023年，无锡市按DRG付费基金支出占住院基金总支出的86%，病种覆盖率达到98%，入组率达到99%以上，实现了DRG付费改革“四个全覆盖”。

【第一层维度——DRG运行监测体系】 *日常运行监测指标坚持广度与精度相结合* 构建日常运行监测体系，覆盖DRG付费事前、事中、事后全流程，从基金整体运行、病组指标变化、医院绩效指标、患者个人负担4个方面对DRG付费情况进行综合监测。同时，区分全市、层级和医院3个维度，通过与历史同期相比，横向层级和机构相关比对，及时预判和处理DRG付费日常运行中的风险。

动态完善日常运行监测指标 结合近年来的实际付费经验，根据日常运行监测情况，及时预判、定位DRG付费运行中的风险，完善DRG付费核心要素的动态调整机制，及时优化日常运行监测指标体系。整体指标构建既注重广度，又聚焦精度，确保运行监测结果客观全面反映DRG付费工作实际情况。目前的监测指标共137项。

日常监测结果应用注重自律和他律相结合 通过“系统大数据筛选+人工疑点数据分析”，不断规范医院行为。按季度出具DRG付费运行监测报告，针对日常运行监测发现的疑点问题，有针对性地向各医疗机构发放预警函，督促医疗机构及时对标整改，引导医疗机构加强对医疗行为、服务质量等方面的管理。2023年，累计发放预警函335份。

【第二层维度——DRG专项监管体系】 *持续发挥定点医疗机构协议管理作用* 在医保协议中明确DRG结算专项内容，明确医院的病案质控、信息上传、费用结算、监管要点等DRG付费相关要求和规范，强化定点医疗机构的履约意识，引导医院按照协议约定提高服务质量，规范服务行为。

筑好“人防”加“技防”两道屏障 持续加强病历稽核专项检查，结合临床实际探索提炼DRG智能审核规则，打好“智能审核+专家核查”组合拳，重点稽核医院申报数据不实、高靠分组、分解住院、服务不足等情形，对于在日常运行监测过程中发现的未整改的疑点开展重点核实。

坚持对违约违规行为零容忍 兼顾因病施治原则，对是否违反合理收治、合理检查、合理治疗、合理用药、合理收费等情形进行常规稽核。已完成2023年住院病历稽核检查23252份，追回违规金额及违约金合计1352万元。

【第三层维度——DRG绩效考核体系】 *制定DRG付费专项考核办法* 构建绩效考核体系，发挥激励约束作用。根据DRG付费改革推进情况，不断完善绩效考核指标体系，从综合管理、医疗服务能力、医疗服务效率等7个维度对DRG付费医院进行绩效考核。

完善绩效考核流程 在定点医疗机构年度考核中新增现场测评环节，实行综合测评与现场测评相结合，通过实地访谈、查看台账、系统统计等方式，从多个维度和角度完善考核工作，使考核结果更加客观地反映医疗机构的实际情况。

建立激励约束机制 将绩效考核结果与医保结算相挂钩，形成奖优罚劣的鲜明导向，引导医院规范开展工作，保障基金安全和参保人员权益。

案例二：徐州市“五聚焦工作法”全面提升居民大病保险运行质效

徐州市医疗保障局充分运用第三方机构人员、设备和专业优势，采取“五聚焦工作法”，持续完善城乡居民大病保险运行机制，切实发挥大病保险在多层次医疗保障中的重要作用，确保居民大病保险基金的使用精准到人、财尽其用。2023年，全市64.12万人次享受居民大病保险待遇，基金支出7.83亿元，个人最高享受大病保险待遇134.9万元。

【聚焦全流程规范，统一管理标准】 以统一口径、统一结算、统一核查、统一宣传、统一管理的“五统一”为原则，推行大病保险标准化管理。参保人员一个统筹年度内发生的合规费用，个人自付超过起付标准后自动启动大病保险保障机制，对低于10万元的部分，按60%支付；10万元以上的部分，按70%支付，上不封顶。创新编制《徐州市城乡居民大病保险事项操作流程》，加强日常经办、配套管理、稽核检查、变更移交、定期考核等全流程管理，并就保费拨付、待遇支付、基金清算、报表报送等具体事项进行明确规范。通过这一工作流程，进一步提高服务质量，确保政策落地落实，有效遏制可能发生的违规现象，实现医保基金的合理使用和可持续健康运行。

【聚焦全链条管理，形成工作合力】 采取“政府主导、专业承办”的模式，医保部门主导把握大病保险整体工作，承保商保公司与医保部门积极联动，发挥在算力方面的专业优势，实施精细化管理，双方形成工作合力，不断提升经办服务能力。在日常工作中，医保部门对中标机构居民大病保险的运行采取嵌入式管理，在政府采购合同中对保费拨付、履约保证金的收取与返还、理赔周转金的收取与返还等各关键环节细化要求，形成管理链条，并以月报、季报和年报的形式，定期评估大病保险项目运行情况，及时发现和处置可能出现的各类问题。同时，加强数据精算，适当提高保费筹资标准和综合管理成本，降低履约保证金，缩短拨付周期，调动行业主体的工作积极性，引导各方同向发力，确保医保基金稳健运行。

【聚焦全要素稽核，强化过程监督】 为确保大病保险基金安全，徐州市医保部门狠抓医保基金监管长效机制建设，完善医保系统行政处罚和协议处理程序规定等制度，通过日常管理和季度、年度定期考核，督促商业保险机构按合同要求，依规、及时、合理支付医疗费用。加强对医疗机构医保费用管控，优化举报处置和监督检查程序，依托医保智能监管系统，强化智能审核应用，做到日常检查实现全覆盖，确保大病保险监管更加严格，内控更加精细。切实发挥商保公司线下网点多、专家库资源丰富的优势，全面开展大病费用核查，提升大病保险稽核能力，确保每一分大病保险基金的使用合理、合规、合法，全力保障医保基金安全，守好人民群众的“看病钱”“救命钱”。

【聚焦全天候服务，提升经办效能】 在采购合同和考核管理文件中，明确承办机构经办服务评价标准，优化经办服务流程，提升经办服务实效，以更“实”作风推进全市城乡居民大病保险服务取得更“新”发展。一方面，完善医保经办业务系统建设，推动医疗机构普及医保电子凭证终端设备，引导参保群众主动使用医保码就诊，参保居民凭医保电子凭证办理住院即可在定点医药机构享受大病保险“一站式”办理、“全天候”结算、“无卡式”服务；另一方面，持续优化经办服务，患者住院启动大病保险机制后，各事项转为内部流程，患者全程只须缴纳个人承担费用，无须事先垫资和事后往返网点报销，确保患者及时、快速、足额享受大病保险待遇，提升参保群众获得感。

【聚焦全方位宣传，加大普及力度】 加大本地新媒体宣传力度，借助“徐州发布”微信公众号、《都市晨报》等群众喜闻乐见的媒体，大力宣传居民大病保险惠民政策。重视网络平台推广，通过融媒体的影响力延伸医保政策宣传辐射半径。编写印制政策宣传折页，在全市“15分钟医保服务圈”便民网点及定点医药机构投放，确保群众了解相关政策更加便利可及。借助健康节、读者节、“3·15”消费者权益日、医保基金监管集中宣传月等活动，结合日常党员下基层、共青团员宣讲团等形式，定期开展政策进社区、进乡村、进医院、进企业、进校园、进机关，提高医保政策宣传精准性与覆盖面，不断提升群众对大病保险政策的知晓度。

案例三：苏州市积极构建医疗服务价格运行新机制

2023年，苏州市进一步完善医疗服务价格改革制度体系，推进医疗服务分级定价、通用型项目同城同价和复杂型项目优质优价等改革，推动第二轮价格改革顺利实施，在群众能接受、医院能发展、基金能负担之间寻求最大公约数，为全国深化医疗服务价格改革贡献“苏州经验”。

【突出系统集成，初步建立医疗服务价格管理制度体系】 严格遵循国家明确的医疗服务价格改革方向和路径，因地制宜，积极创新，进一步健全完善“1+5”制度体系，即以苏州试点总体方案为主轴，以总量调控、通用型及复杂型项目动态调整、价格专项考核、价格监测评估为配套的政策闭环体系，初步建立了较为科学规范的医疗服务价格运行新机制。在前两年试点工作基础上，制订苏州市2023年医疗服务价格改革方案，严格按照相应程序和规则实施第二轮价格改革，调整抢救、病理、手术、康复等医疗服务项目731项。

【突出价值导向，有效发挥医疗服务价格杠杆功能作用】 一是实行按医疗机构等级分级定价。公立医疗机构医疗服务价格按卫生健康行政部门核定医疗机构等级实行分级定价，三甲医院执行三类价格，三乙（含三级）和二甲医院执行二类价格，二乙及以下医院（含未定级）执行一类价格。二是推进通用型项目同城同价。注射、输液、采血等以劳务和物耗为主、均质化程度高的通用型项目，以及部分临床诊疗项目实行同城同价。截至2023年底，已实现1058个均质化程度高的项目同城同价，缩小2130个手术项目等级价差，增加医疗机构收入约2.53亿元，有力促进基层医疗机构发展。三是推进复杂型项目优质优价。对技术难度大的复杂型项目按医院等级定价，对国家、省重点专科开展的核心项目，在医院等级定价基础上允许价格上浮，2023年共调整复杂型项目703项，引导高等级医院把发展重心放在难度高、风险大的项目上，支持医疗技术创新发展。

【突出价格机制，推动公立医院参与复杂型项目的价格形成】 复杂型项目政府“定规则、当裁判”，按照“发布报价公告、医疗机构报价、无效报价审核、生成平均价格、遴选调价项目、生成调价方案”的工作流程，由医院和医生提出专业性的价格意见，深度参与政府指导价的形成过程，广大医务工作者成为改革的参与者和受益者。在调价项目遴选时，按照各项目经济性和政策性赋分分值高低，确定调价项目优先次序，在总量范围内进行调整。对历史价格长期偏低、医疗供给不足、临床重点发展等学科和服务，增加政策性赋分分值，优先纳入调价范围。同时，针对加权平均报价涨幅过高的项目，引入专家论证程序，向下修正不合理项目价格，更好理顺医疗服务比价关系。2023年，全市公立医院医疗服务收入共增加5亿元，收入结构进一步优化。

【突出风险防范，确保医疗服务价格试点改革落地见效】 一是强化价格改革监测，建立医药价格报告制度，开展2023年度医药价格报告，加强对患者费用变化、医疗机构运行情况、医保基金收支情况等6个方面98项指标的监测，全面掌握价格改革运行相关数据。二是强化价格改革运行评估，开展医疗服务价格改革试点中期评估，全面评估医疗服务价格改革成效，系统分析医疗机构费用增长、患者负担和医保基金的承受能力，及时调整改革方案。三是强化价格管理考核，对二级及以上公立医疗机构开展医疗服务价格专项考核，重点考核遵守价格政策、规范价格行为等5个方面设定的12项考核指标，考核结果纳入定点医疗机构基金使用绩效综合评价，与医保支付相挂钩。同时，密切关注调价对重大疾病患者和特殊困难人群的影响，确保群众负担总体稳定。

案例四：南通市开展“医保服务大体验”，持续提升公共服务质效

南通市医疗保障局坚持群众满意导向，聚焦群众关心的医保政策优不优、服务好不好、管理严不严等方面解痛点、攻难点、通堵点，组织开展“政企面对面、基层大调研、质效大家评”等“医保服务大体验”活动，不断健全医保改革服务体系，提升公共服务质效。2023年，市医疗保障局窗口荣获市“政务服务十佳窗口”，在省医疗保障局医疗保障经办政务服务专项评价中，经办服务满意度达100%，公共服务体验式评价位列全省第一梯队。

【政企面对面，紧跟需求，实现“助企发展”】

建立常态化走访机制　成立生物医药产业服务工作专班，在医药产业园设立医保服务站点，选派

“医保首席服务员”，为生物医药企业提供全生命周期的医保跟踪服务。

健全体验闭环工作链路　聚焦生物医药企业急难愁盼，局主要领导带队现场调研40余次，举办政企面对面座谈20余场，梳理医药产业发展需求20余项，列出“一事一协调、一事一处理”跟踪服务清单，健全定期调研、跟进对接、信息反馈等体验闭环工作链路。

深化企业服务添活力　在全省率先发布支持生物医药产业创新发展和医保服务经济社会高质量发展“双十条”措施，联合上海交通大学、崇川经济技术开发区创建“智能医疗器械产业化基地”，编制《南通市地产药品、医用器械产品目录(2023)》。全年举办两届“医·药好通”展示交流会，全市医疗机构使用本地医药企业产品比例提高近5个百分点。

【基层大调研，聚焦群众，实现“贴心服务”】 深入一线摸实情　组织医保业务处室、中层骨干、年轻同志等赴乡镇(街道)、村(社区)开展调研走访。对村镇两级医保公共服务事项数量、办件量占比、线上线下办件数据等进行梳理、分析。

推动服务事项下沉　针对参保群众最关心的参保登记、医保关系转移、异地就医备案等业务，推动办事流程优化再造，减少中间环节，缩短服务半径，提升办事效率，将与参保人员密切相关的医保关系转移接续手续办理等25项业务下沉至市区各办事处；将医疗费用零星报销等19项业务下沉至乡镇(街道)；将异地转诊人员备案等14项业务下沉至医院医保服务站；将居民参保登记等6项业务下沉至村(社区)，实现村(社区)医保公共服务覆盖100%。

树立“贴心服务”新品牌　针对参保群众关于分人群分类型设立医保服务窗口的新期待，优化窗口设置，设立“优抚专窗”，为老年人、孕妇等特殊群体开辟绿色通道；开通“办不成事”窗口，业务骨干轮流值班，现场解决各类“疑难杂症”；创建“青年服务岗”，安排医保青年干部轮班志愿服务，宣传解答群众的医保政策咨询，擦亮“医通保民”党建服务品牌。

【质效大家评，落实评价，实现“质效提升”】 升级体验评价机制，推动服务质效“大家评”　统筹医保经办窗口、“15分钟医保服务圈”示范点评价、村(社区)医保公共服务点评价和医保经办政务服务专项评价等各类体验评价机制，全年发放体验评价表单500余份，收集评价意见650余条，健全常态化评价反馈，用群众满意度倒逼服务效能提升。

创新“选聘式”主动体验，推动服务意见“大家提”　从人大代表、政协委员、机关(事业)单位、企业、退休人员、参保群众等各类群体中选聘首批医保体验员16名，开展“我陪群众走流程”活动，从服务对象角度感受和发现在医保经办或就医过程中的焦点问题，集聚优化医保服务的“百姓智慧”。2023年，开展各类体验10轮次，反馈优化事项6类；开展“15分钟医保服务圈”、医院医保服务站、村(社区)医保服务点等体验活动5场、100余人次，收到体验纪实、评价和优化建议30余份。汇集体验建议，出台基层医保公共服务管理规范地方标准《“15分钟医保服务圈”管理规范》，为全市范围内各级各类医保公共服务阵地提供建设蓝本和运行方案。

案例五：连云港市数智化赋能医保智慧客服

2023年，连云港市医保部门创新医保公共服务手段，在全面实现网上办、掌上办等“不见面”服务的基础上，搭建医保智慧客服平台，在全国医保系统和政务服务系统首创人工智能深度融合公共服务，设计开发医保智能办功能，借助AI智慧客服实现随时随地“面对面”服务，涵盖“问、查、印、办”等应用情景。构建与线下实体窗口相似的云端场景，参保群众可实时获得线上指导和协助，远程自助办理医保业务和政策咨询，体验感和便捷度大幅提升。

【梳理医保现行政策法规，构建链式智能知识体系】 数据化梳理现行政策法规　医保智慧客服平台能够自动从不同来源、不同结构的数据中进行知识提取，根据医保政策法规、通知公告、医保大数据等信息，智能化提取出知识内容，分场景、险种和业务类别梳理汇总，将表格、图像等统一转换为文本数据，形成完整的医保业务知识库。

体系化构建链式知识图谱 通过对医保政策信息归纳与知识建模，将各类医保信息的关键词节点及关系进行向量化连接，形成知识图谱，实现知识的统一归集管理，提升服务响应效率。

智能化提炼问答大数据集 基于医保业务知识库，通过智能提取，进行结构化标注，经过合理的算法推理，形成问答大数据集，实现医保知识的精准检索和快速定位。

【拟真数智人交流互动，提升群众真实体验感受】 *动作自然形象拟真* 通过动作捕捉、语音渲染、AI训练，将窗口工作人员仿真成具备自然语言及语音合成能力、面部动作和情感模拟能力、视频合成和实时推流能力的数智人，可以展现丰富细腻的表情和肢体动作。

沟通流畅互动真实 结合先进的算力调度技术和知识库链式分步推理模型，使数智人具备自然流畅交流能力，以对话聊天的方式引导用户精准表达，构建用户需求画像，匹配医保知识场景模型，从而精确剖析用户意图，反馈最符合用户期盼的政策解答和业务办理指引，使用户获得类似与真人实时互动并接受解答协助的体验。

自主学习进化完善 在对知识库内容和索引架构进行初始人工标注优化的基础上，医保智慧客服通过用户对数智人回答内容的五级好差评反馈，由人工智能自主优化问答索引路径，实现数智人永远在学习、在进化、在完善，不断为用户提供更优质的服务。

【联通医疗保障信息系统，打破传统客服服务限制】 *突破服务功能限制* 医保智慧客服平台与医疗保障信息系统联通，突破语音智能客服"只答不办"的限制，在功能上实现"既答也办"，支持政策咨询、信息查询、业务办理三大模块，包含政策待遇咨询、药品目录查询、定点医药机构查询、个人缴费明细查询、参保登记、费用报销、医保关系转移、异地就医备案等24项服务功能，提供可交流、有温度的"面对面、手把手"指导服务，在全面实施"不见面"服务的基础上，进一步将"面对面"服务送到群众家中、手中。

突破时间空间限制 医保智能办为参保人提供7×24小时不间断的即时回复服务。无论是居住在城区还是偏远地区的居民，都可以通过手机端登录医保智慧服务平台办理医保业务，避免了长时间的排队等候和路途奔波，实现医保业务的人群全覆盖、区域全覆盖。

突破人力资源限制 参保群众人人都能拥有"专属客服"，享有"一对一定制服务"，提高医保经办工作效率的同时，也将进一步减轻医保服务窗口工作压力，优化人力资源分配，持续推动医保公共服务工作高质量发展。

案例六：淮安市提升医保结算清单质量

为进一步提升医保工作效率、优化服务流程、保障群众权益，2023年，淮安市医疗保障局秉持高效、准确的原则，积极探索与创新工作流程和方式，确保结算清单及时准确上传，全力推动医保结算工作提质增效。

【开展结算清单全流程应用】 *清单质控* 在DIP信息系统里设置数据质控规则，进行智能化质控，并与医疗机构建立线上公示反馈机制，经医疗机构修改正确后可以正常入组。如果结算清单"住院医疗类型"中不加以选择，则日间手术病例上传时就变成普通住院入组。

违规筛查 DIP结算系统进行违规筛查时，直接将高可疑度分解住院、高套分值、降低入院标准等违规病案线上同步推送给医疗机构，如有异议可线上上传相关病历材料进行说明，由审核专家对单据进行初审和复审，最终给出是否违规及如何处置的判定结果，完成一个闭环的沟通交流。

特例单议 在线将符合特例单议的病例统一推送至相应的定点医疗机构；定点医疗机构线上查看并上传对应的病历材料；当期从专家库中抽

取专家对病例诊断与治疗的正确性和合理性、对个体差异和疾病严重程度等偏差原因进行分析，并根据评审结果折算成分值，再引入月结算和年终决算模块中。

医保结算　在医保结算清单质控到月度预结算过程中，市医保经办机构牵头，定点医疗机构和全市医保经办部门就医保结算清单质量、病例违规、异常金额病例等情况进行多层次交流，对相关争议达成广泛共识，保证年末清算工作的顺利开展。

【扎实落实结算清单】　全面开展培训　一是促协同。面向定点医疗机构开展培训，从全市贯标工作培训到DIP结算管理平台使用培训，再到DIP结算清单质控及入组培训，将培训对象从医院领导、医保、信息、运营等部门人员拓展至临床医生、护士在内的临床一线人员，采用线上线下相结合形式，指导医疗机构加强结算清单数据质量管理，强化医疗机构政策掌握水平与业务经办能力，促进DIP结算工作提质增效。二是强业务。面向医保经办机构开展培训，各县区医保经办机构分管领导及结算科负责人、业务经办人员现场参会，分析医疗机构结算清单上传的报错原因及注意事项，规范和统一DIP业务经办管理，提高上传结算清单的准确性。通过培训交流，不断提升经办人员专业素质，组建起一支DIP专业人才队伍。三是广参与。邀请三级综合医院病案管理室专家授课，从背景介绍、现状分析、结算清单精细化管理、疾病主要诊断及手术选择等，分析医疗机构结算清单上传的重点方向，为医疗机构加强质量控制和上传的数据质量管理进行具体指导。四是点对点。与定点医疗机构及时共享清单质控数据问题，严格把控数据质量，按月统计清单质控严重错误较多的定点医疗机构，通过电话沟通、上门指导、小范围会议等方式进行沟通交流，共同分析问题数据产生的原因，协同医院提高数据质量和专业队伍建设。

定期监测通报　根据本市DIP管理需要，将医保结算清单上传及质控情况纳入定点医疗机构年度综合绩效考核范围，明确医疗机构清单上传时间节点，按月统计全市定点医疗机构结算清单上传情况，分析结算清单未上传占比，提醒结算清单未上传占比较高的定点医疗机构，倒逼医疗机构高度重视、统筹安排、细化分工。

纳入绩效评价　根据DIP支付方式改革绩效评价文件，将绩效考核结算清单完整性、及时性纳入绩效考核指标，年度考核结果与定点医疗机构因素结算系数挂钩，引导医疗机构规范清单审核。

【结算清单应用成效显著】　质控确保信息准确　2023年医疗机构病案的不完整清单占比由2022年的7.3%同比下降至5.78%，清单系统共计执行904558条清单的质控，其中严重问题清单42551条，定点医疗机构全部按时完成修正反馈，为后续清单的入组和结算打下良好基础。

结算清单线上应用　结算清单的信息是经办机构分析违规和筛选特例单议的数据基础。2023年DIP系统清单共计904558条，落实违规7934条，共计扣分112290.93分；2023年DIP系统筛选评审特例单议1072份，655名专家参与评审，全部完成线上专家评审，总分值在特例单议后由原来的64914.3分变为208089.79分。

高效完成医保结算　医疗机构及时准确上传清单，经办机构次月可在系统里进行清单校验、违规审核、特例单议，次月底完成月度结算，同时完成医疗机构的数据统计，医疗机构能够收到相关数据反馈，及时调整医疗行为，逐步回归价值医疗。

案例七：盐城市强化数据赋能推进智慧医保建设

盐城市医疗保障局坚持把大数据赋能作为医保改革发展的重要着力点，坚持系统集成、完善制度机制、统筹协调推进，强化大数据对医保改革、管理和服务赋能，激发医保数据要素价值，实现良好开局。

【推进智慧医保建设】　聚力队伍整合　将数据赋能与医保业务深度融合，在原信息中心基础上，整合成立监管中心，选调懂业务的信息骨干4名，引入6名计算机、医学类专业的干部，为信息工作提供坚强人才支撑。发挥队伍自身优势，整合第三方技术力量，与国家、省信息系统有机衔接，自主研发管用高效的智慧监管小程序，满足科学化决策和智能化监管需要。

聚力规划引领　坚持以全省信息化规划为基础，因地制宜做好信息化整体谋划，制定《盐城市智慧医保建设三年发展规划（2024—2026年）》，有序推进数字化转型升级。

聚力数据治理　统筹安全与发展，建立健全协同高效的数据管理体系和共享平台，打通数据互联互通的堵点，让医保数据"引进来""走出去""活起来"。加强户籍和常住人员与参保数据比对，共享医疗救助数据，实现精准参保扩面和待遇保障，促进数据有效归集、合规管理、高效使用。

【推广"一码结算"应用】　着力推广普及医保码　启动医保电子凭证落地应用。截至2023年底，全市医保码激活人数657.81万人，医保码激活率达91.72%。

着力推广应用移动支付　全市94家二、三级定点医院中已有69家通过国家医疗保障局审核验收，67家正式与江苏医保云移动就医对接，在线提供预约挂号、门诊结算、特病挂号等服务。

着力参与国家改革试点　积极承担个人信息授权查询和使用国家试点，利用医保码查询，创造性地探索试点工作，使用机制不断完善，应用场景不断丰富，按期完成改革试点任务。

【优化"便捷高效"服务】　优化"互联网+医保"服务　建成医保网上服务大厅，升级"不见面"线上办理，开发"一图清""互联网+购药"等便民服务，开展"待遇算得清"省级试点，深入推进公共服务线上办、视频办服务和生育保险"一站式"结算纳入2024年度市政府为民办实事项目。

推进"信用就医"平台建设　在盐城市第一人民医院等12家定点医药机构先行试点，简化患者就医付费流程，依托银行信用就医额度垫付，实现"先诊疗，后付费"，提升医疗机构服务效率和医保便民服务水平。

加强"数据监管"应用赋能　将开发运用医保基层云HIS平台、提升医保结算服务水平和基金监管能力，列为全省首批医保信息化推广应用项目。将定点医药机构视频监控系统接入"平安盐城"平台，以"人脸画像"构建"轨迹模型"，推进智慧医保非现场监管。完善"刷脸付"应用场景，强化从业人员管理，防范挂证服务、虚假审方等问题。

案例八：镇江市"六轮驱动"推动参保扩面提质增效

2023年，镇江市医疗保障局坚持将扩总量、调结构作为医保工作的重中之重，通过"行政驱动、政策拉动、部门联动、检查促动、宣传发动、经办推动"六轮驱动，做好参保扩面工作，为参保群众提供更加充实、更有保障、更可持续的医疗保障服务。

【主要做法】　坚持行政驱动，高起点统筹谋划　围绕省事业发展计划和高质量考评指标，由市政府牵头召开全市参保扩面工作推进会，按照"政府主导、镇街主责、村居主抓、部门协同"的工作原则，全面部署参保扩面任务，进一步完善难题协调、闭环管理机制。

坚持政策拉动，持续性优化结构　放开灵活就业人员就业地参保户籍限制，继续实施灵活就业人员降费政策。指导用人单位为高层次人才缴纳特殊医疗补充保险，引导新业态从业人员、灵活就业人员、劳动年龄段城乡居民等参加职工保险，畅通居民与职工医保转换路径。

坚持部门联动，靶向型精准扩面　建立多部门共同参与的参保扩面联席会议制度，联合市财政、民政、人社、税务、教育、公安、市场监管等部门印发专项行动方案。会同税务部门发挥线上线下缴费渠道优势，做好居民医保缴费征收工作；会同财政部门稳步提升居民医保筹资水平；与教育部门和驻镇高校联动，进一步提高大学生参保率；联合税务、人社、市场监管等部门开展参保状况摸底，对未参保单位发送告知书，督促及时办理参保登记。

坚持检查促动，全方位摸底排查　健全数据共享机制，完善覆盖全民的参保数据库，将全市参保数据与税务、民政等部门数据比对，精准定位未参保单位、个人及中断缴费人员，对未参保人员发送“依法全民参保”提醒短信；将国家医疗保障局、江苏省医疗保障局反馈的医保数据与人社部门比对，对无效、差异数据进行批量清理和分类处理。加强数据动态管理和分析运用，做好特殊人群参保登记和动态管理。

坚持宣传发动，多渠道营造氛围　始终将宣传作为参保扩面的重要抓手，紧扣三个关键时间节点：集中缴费期开始前，在医保门户网站、微信公众号发布参保一封信，在社区、街道、小区张贴宣传板，调动群众参保积极性；集中缴费期开始后，持续开展参保宣传动员，提醒市民及时为本人和家人办理下年度参保缴费业务；集中缴费最后一个月内，通过大数据分析比对常住户籍人口、上年度参保记录等，对未参保群众实行精准定位并发送短信提醒，确保应保尽保。

坚持经办推动，出实招优化服务　用好大数据、“铁脚板”，开展“快办行动”，通过实体大厅、网上掌上、自助办事等多渠道提供全流程参保服务。积极发挥“15分钟医保服务圈”阵地作用，依托乡镇（街道）为民服务中心、村（社区）便民服务中心实现包括参保登记在内的医保公共服务业务“全城通办”，集中力量对排查出的未参保居民做好点对点参保动员工作。继续在窗口开展“周六我在岗”“中午不打烊”延时服务，依托12393医保服务热线，提供全天候一站式专业咨询，近距离解决好参保群众急难愁盼问题。

【主要成效】　镇江市医疗保障局坚持扩总量、调结构、聚合力、齐攻坚，通过完善政策、提高参保扩面长效性；通过数据比对、提高参保扩面精准性；通过凝聚合力、提高参保扩面针对性；通过优化服务、提高参保扩面便利性。在顺利实现征缴职能划转、上线全省统一的征缴信息模块的基础上，融合经办资源、完善联动机制，形成统一高效的参保扩面工作格局。全市全年基本医保参保达278.17万人，参保覆盖率稳定在98.7%以上，其中职工基本医疗保险参保114.32万人、占比达41.1%，参保结构持续优化。

案例九：泰州市积极构建“积分制+网格化+大数据”基金综合监管新格局

2023年，泰州市医疗保障局坚持标本兼治、源头治理、综合施策，创新医保医师积分制管理、医保基金基层网格化管理、医保智能审核系统应用，探索建立医审协同合作机制，一体构建“不敢骗、不能骗、不想骗”基金综合监管新格局。

【勤修内力，创新“积分制”协议管理】　抓住医保医师积分制管理这一“牛鼻子”，纵深推进基金监管源头治理，取得明显成效。对医保医师实行积分制协议管理，将管理情况作为定点医疗机构信用评价指标之一，与总控分配、费用结算有机挂钩。落实惩戒措施。对于同一违规情形，实行医保部门与定点医疗机构扣分互认，不重复扣分，鼓励定点医疗机构主动加强管理。2023年，对106名医保医师实施扣分处理，如实记录到医保信用档案，记分情况全市互通。对违规情节严重的，取消医保医师资格，并作为反面典型公开曝光，倒逼规范医疗行为。加强正向激励。建立两年一届的“医保好医师”评选制度，选树50名“医德医风好、医疗技术好、医保政策执行好、参保群众评价好”先进典型，用身边事激励身边人。开展“规范使用医保基金模范医院（病区）”争创活动，与年度考核、总额分配挂钩。

【巧借外力，推动“网格化”监管落地】　将医保基金监管纳入乡镇政府综合监管体系，织密医保基金监管网。拉紧责任链条。在市（区）政府领导班子年度考核中增加医保基金监管工作内容，在乡村振兴考核中增加“医保基金监管100%纳入乡镇政府综合监管体系”指标，将医保工作纳入全市网格化管理，压紧压实各级政府医保基金监管属地责任。明确监管内容。重点围绕定点医药机构日常监管和参保人员就医行为监管，精心筛选乡镇政府综合监管首批8个下沉事项，推动基层监管“放得下、接得住、管得好”。建强监管体系。全市全部91个镇街建立覆盖市（区）、镇、村的三级基金监管网络，1187名网格员陆续到位，人均监管2.1个医药机构。网格化监管实施以来，泰州市定点医药机构检查频次加大，违规行为明显减少，医保基金支出过快增长的势头得到有效遏制。

【凝聚合力，用好“大数据”信息支撑】 建立全市统一的医保信息系统，实现对省智能监控平台反馈数据的高效响应、多方协同、准确处理。严把审核关口。制定智能监管系统《疑点审核管理制度》《疑点审核工作流程图》，规范审核流程、审核尺度、申诉时限等7个方面内容，按时保质完成初审、复审、终审工作。2023年，通过省智能监控系统确认违规53483人次，扣款金额1174.3万元。提高反馈效率。建立疑点问题快速响应机制，要求定点医疗机构将智能监控申诉下沉到病区，医保办、病区负责人、主治医生层层过审，限时反馈。对专业性强、学科交叉、情况复杂等问题，组织合议，统一尺度，明确整改要求，鼓励定点医疗机构建立智能监控负面清单。在相同规则下，泰州市智能监控疑点数据从2023年4月的27369条，两个月内迅速下降至7906条，违规行为明显减少。抓实监管闭环。采取“数据+现场+影像”三者比对的方式，立体式确认违规情形。坚持举一反三，针对易错、高频、典型问题，及时通报曝光，倒逼整改落实。结合辅导培训，敦促自查自纠，适时开展专项整治，巩固监管效果。

案例十：宿迁市探索家医医保融合，提升公共服务效能

2023年，宿迁市医疗保障局健全医保“1+5+95+N”公共服务体系，扩展医院和银行为公共服务载体，深化基层公共卫生与医保融合发展，丰富家庭医师签约融合服务内涵，以党建引领推动医保治理创新，形成了具有宿迁特色的信息赋能、集成通办、网格治理的“大数据+网格化+铁脚板”医保公共服务体系，切实提升医保公共服务治理效能。

【创新家医医保融合，做实医保签约服务内容】 积极推进家庭医师签约融合服务试点，根据本地实际，加强与卫生健康部门沟通协调，制订家庭医师签约融合服务试点方案，完善签约协议内容和考核细则。明确签约医师和卫计中心考核方案，充分调动家庭医生积极性。丰富家庭医师签约服务包内涵，增加医保服务包，囊括参保服务、延伸服务、协同治理、慢病管理、大病核查、转诊服务、救助服务7项服务。通过优化服务机制，打造“全流程基层服务”，成效初显。签约团队共84人，覆盖试点区域2.86万城乡居民，实现签约全覆盖、参保全覆盖、服务全覆盖。2023年度，试点区域家庭医师融合服务医保支付2931人次、23.49万元，居民“两病”待遇结算16525人次、33.62万元，同比分别增长15%、10%。

【推进医卫融合发展，织牢医保经办服务网络】 为发挥好医保基金支持基层公共卫生服务体系发展的作用，宿迁市医疗保障局聚力推进基层医保公卫融合管理服务，2023年下半年，通过细化基层公卫医保融合服务实施细则，促进乡、村两级卫健与医保队伍融合，实现基层公共服务格局优化升级。家庭医师融合试点区域乡镇卫生健康中心，挂牌或更名为“健康与医保服务中心”，村卫生室统一改造为“卫生医保服务室”，人员实行双重管理，实现试点区域10个乡镇“15分钟医保服务圈”与“健康与医保服务中心”、“卫生医保服务室”与70个“医保村（社区）服务网点”双重联动，推动乡、村两级事情有人做、有抓手，落实有合力，治理有成效。

【深化家庭医师融合服务，丰富医保公共服务内涵】 为切实提升家庭医师融合服务质效，2023年，宿迁市医疗保障局会同试点区域卫生健康部门将基层健康服务与医保服务深度融合。一是拓展服务内涵，促进联动征缴扩面、健康管理与支付方式改革协同推进。充分发挥签约家庭医师上门服务便利，深入群众开展参保扩面宣讲和医保政

策宣传，有效促进参保扩面任务落实。截至2023年底，家庭医师融合试点实施后，试点区域内参保扩面年度目标任务完成率提高到100.43%，共提升0.44个百分点。二是同步加强健康管理。通过开展家庭医师融合服务，试点区域常住人口、老年人、孕产妇、儿童、“两病”患者、严重精神障碍患者、肺结核患者在享受健康评估服务、家庭随诊、检查等服务时，均按规定享受家庭医师签约服务包医保报销政策。三是以家庭医师引导分级诊疗协同门诊支付方式改革。在家庭医师融合服务中，签约医师注重引导签约对象优先门诊就医、基层就医，压降非必要住院、越级就医行为，促进分级诊疗落地落实。同步建立与门诊支付改革（APG）配套的家庭医师融合服务机制，探索区域门诊就医人次占比与门诊统筹预算总额挂钩，调动家医、村医积极性。

浙江省

工作综述

2023年，浙江省医疗保障局强力推进医保领域创新深化、改革攻坚、开放提升，扎实推进浙江医保事业高质量发展。全省参加基本医疗保险5621.12万人，其中参加职工基本医疗保险（含生育保险）2953.98万人，参加城乡居民基本医疗保险2667.14万人。全年基本医疗保险（含生育保险）统筹基金总收入1613.26亿元；统筹基金总支出1387.04亿元；统筹基金累计结存2552.92亿元。2023年全省职工基本医保人均筹资水平为5660元，全省平均职退比为3.73∶1；2023年全省城乡居民基本医疗保险人均筹资水平为1612元，其中人均财政补助1048元、人均个人缴费564元。

【医疗保障制度体系建设】 建立健全全民参保长效机制　以全省统一医保信息平台及市级统筹为抓手，精准有序开展参保动员、参保信息清查比对和参保登记工作，巩固参保覆盖率，实现省域内重复参保清零。全省范围内进一步放开参保地域、户籍限制，灵活就业人员均可参加当地职工医保或城乡居民医保。2023年，全省灵活就业人员参保人数达712万人。允许以在职职工身份参加浙江省职工基本医疗保险的无雇工的个体工商户、非全日制从业人员以及其他灵活就业人员同步参加生育保险，全省生育保险参保2235.9万人，其中灵活就业人员参保318.8万人。累计向3.5万名灵活就业人员支付生育津贴6.8亿元（包含计划生育津贴）。

健全因病致贫返贫防范长效机制　探索建立“主动发现、精准识别、梯次减负、保障兜底”因病致贫返贫防范化解长效机制，强化部门联动，稳妥推进政策集成衔接，稳步提升医疗费用综合保障率，确保困难群众“增量动态清零、存量逐年减少”。2023年，全省困难群众98.4万人，较上年减少11.6万人。上线“浙里病贫共济”场景应用，识别高额医疗负担人员12.6万人，帮扶总金额92.2亿元。同时，支持各地建立“暖心无忧”慈善救助基金。

深化长期护理保险制度改革　2023年12月，省政府办公厅印发《浙江省构建多层次长期护理保障体系实施方案》，推进政策性长期护理保险制度建设，探索发展惠民型商业护理险，逐步构建多层次多支柱长期护理保险体系。

完善商业补充医疗保险制度　坚持“目录外、保大病”的模式定位，指导各地在可持续发展的基础上，稳步推进“浙里惠民保”项目，积极探索“浙里惠民保”与生育保障、出生缺陷、门诊共济改革等领域之间的融合发展路径，打造省域“共富型”医保制度集成创新平台。“‘惠民保’防范因病致贫返贫模式”被列为全省第一批14个共同富裕创新模式之首。2023年，“浙里惠民保”全省投保超过3271万人，投保率达到58.8%，赔付率达97%。

构建出生缺陷儿童全生命周期医疗服务保障长效机制　2023年1月14日，省人民政府办公厅转发《省医保局等部门关于浙江省出生缺陷儿童全生命周期医疗服务保障工作实施意见的通知》，完善出生缺陷综合防治体系，落实婚孕检、产检、新生儿疾病筛查三级预防，加快构建以预防为主、治疗和康复相结合的出生缺陷儿童全生命周期医疗服务保障体系，推进优质出生缺陷防治资源下沉、优质医疗资源互通。12月20日，省医疗保障局出台《关于新增完善基本医疗保险部分医疗服务项目（出生缺陷诊治类）的通知》，加快出生缺陷防治新技术研发和适宜技术成果推广应用，将出生缺陷疾病筛查诊治的新技术新项目纳入医保支付，提升出生缺陷儿童保障水平。

【药品支付和管理】 完善医保药品目录 2023年3月1日起执行《国家基本医疗保险、工伤保险和生育保险药品目录(2022年)》。5月1日起执行2023年度医保药品支付标准,以2022年度药品使用量计算,此次医保支付标准调整后,预计每年可节约药品费用3.6亿元。开展第三批医保医院制剂遴选工作,将26个医院制剂纳入浙江省医保基金支付范围,将8个医院制剂调出基金支付范围。

健全国家谈判药品和竞价药品管理机制 每季通报三级医疗机构国家谈判药品采购信息,方便患者购买国谈药品。每月通报各市医疗机构国家谈判药品配备情况,压实地方医保部门责任。

【深入推进支付方式改革】 2023年清算调整DRG细分组目录,增加了血液、淋巴系统的4个细分组。遴选产生第二批不设差异系数病组30个。支持临床新技术应用和弱势学科发展,初步制定了创新医药技术医保支付激励管理办法。10月30日,省医疗保障局出台《浙江省基本医疗保险DRGs点数付费评价办法(试行)》,加强对分解住院、挂名住院、病组高套等问题的核查。针对中医药的技术特点与服务价值,建立中药饮片门诊总额预算管理下的“结余留用、超支分担”激励约束机制,全面推行住院DRG支付中医激励政策。

【完善诊疗项目管理】 完善医保医疗服务项目管理机制 2023年3月26日,省医疗保障局办公室印发《浙江省基本医疗保险医疗服务项目目录调整规程》,进一步加强基本医疗保险医疗服务项目管理,保障群众获得高质量、有效率、能负担的医疗服务。11月20日,省医疗保障局出台《关于新增完善基本医疗保险部分医疗服务项目的通知》,将8个儿童孤独症诊疗项目纳入医保支付范围,自2024年1月1日起执行。12月20日,省医疗保障局出台《关于新增完善基本医疗保险部分医疗服务项目(出生缺陷诊治类)的通知》,将12个出生缺陷诊治项目纳入医保支付范围,自2024年2月1日起执行。牵头召开辅助生殖类医疗服务项目统一纳入长三角地区医保支付范围专家论证会,将12个项目纳入长三角地区医保支付范围,首次实现长三角地区新增医保医疗服务项目联动统一。

优化医疗服务价格项目管理机制 研究制定医疗服务价格管理工作规程,确定新增、修订、调价医疗服务项目范围,规范和优化完善项目的申报、受理、审核、价格调查及专家论证等程序,实现了在医学高峰建设支持基础上兼顾各级各类公立医疗机构功能定位和服务特点。统筹构建省市一体价格调整机制,按照“增量控制、存量消化”的原则,统筹省市医疗机构诉求,通过总量调控、分区博弈、联动调整等方式,逐步推进全省域医疗服务合理比价,对复杂型医疗服务价格项目探索政府主导、医院参与的新型价格形成机制,进一步规范医疗服务价格管理机制。

【深化医疗服务价格改革】 高位推进口腔种植专项治理 2023年3月14日,省医疗保障局出台《关于规范口腔种植等医疗服务价格项目的通知》,规定省级公立医疗机构单颗常规种植医疗服务全流程总价不超过4320元,实施医疗服务全流程总价调控,同时执行种植体集采和牙冠挂网竞价结果,力推口腔收费透明化、耗材价格合理化、种植牙行业规范化。专项治理后,全省单颗常规种植牙平均费用从11000元左右降至5500元左右。截至2023年底,全省共完成单颗种植牙33.9万例,为群众节约费用超18亿元。

稳步推进基层医疗服务价格改革 推动省政府出台《关于发挥医保支付杠杆作用促进基层医疗卫生高质量发展的若干意见》,指导舟山市推进集成改革试点,全面实施基层医疗服务价格改革,对390项基层医疗服务价格实行项目分类调整,优化基层医疗收入结构,2023年舟山市基层门诊就诊381.65万人次,同比增长14.8%。

【推进药械带量采购改革】 推进集中带量采购改革扩面提质 执行省级第三批药品集采中选结果。开展省级第四批药品集采,中选药品47种,品种覆盖化学药、中成药、生物制品,平均降幅42.5%。执行浙江省牵头开展的医用耗材冠脉导引导管、冠脉导引导丝省际联盟集采中选结果，牵头开展医用耗材冠脉血管内超声诊断导管、输注泵省际联盟集采工作，分别成立省际联盟集采工作领导小组，各涉及32个、29个省份（含新疆生产建设兵团），平均降幅分别为53%、76%。持续做好国家和省际联盟药品医用耗材集中带量采购中选结果落地执行工作，执行国家集采药品1批39种、医用耗材1批1类的中选结果，执行省际联盟集采药品2批22种、医用耗材4批6类的中选结果。药品累计集采品种509种，执行414种，年采购入库金额达89亿元；医用耗材累计集采22类，执行17类，年采购入库金额达28亿元。

探索集中带量采购执行全流程闭环管理　探索建立集中带量采购临床使用评估体系，梳理分析集采品种临床使用情况，初步研究制定评估指标。聚焦集中带量采购关键环节，研究确定系统开发需求，完成药品集采网上报量、企业报名、专家网上评审、约定采购量分量、执行进度查询、中选与非中选品种采购情况分析等系统功能开发和测试。对集采品种网上采购交易情况实施常态化监测，督促相关企业保障供应，定期通报药品和医用耗材集采中选产品执行情况，以及部分药品非中选产品的替代使用情况，督促医疗机构按要求优先使用中选产品，自2023年3月起，药品和医用耗材分别完成8期、3期通报。在前期经验基础上，梳理报量、执行、供应监测、考核激励等环节流程，初步研究形成集中带量采购精细化管理思路。

完善药械采购平台功能　全省2400多家医疗卫生机构在“智慧医保”药品和医用耗材招采管理子系统参与交易，在线交易（注册）企业中药品企业2900多家、医用耗材企业1万多家。药品采购平台基础库产品5.7万个，交易产品2万个，采购订单1540万份，采购入库金额673亿元，结算金额674亿元；医用耗材采购平台交易产品204万个，采购订单897万份，采购入库金额363亿元，结算金额357亿元。开展短缺药品、治疗用生物制品、通过质量和疗效一致性评价药品等9类药品挂网工作，全年新增挂网产品2169个，暂停长期无交易产品699个。做好国家谈判药品挂网落地工作，全年新增挂网产品647个、调价产品112个。确定中药配方颗粒挂网和交易规则，启动阳光挂网采购试点工作。开展医用耗材第二轮集中采购产品动态调整，新增全新二级目录14个。常态化开展医用耗材自行采购、阳光采购工作，分别新增挂网产品9485个、12145个。开展牙冠价格联动挂网和医疗机构本院自制牙冠产品挂网，新增挂网牙冠产品1635个，上线9家医疗机构本院自制牙冠产品51个。执行2022年度在线交易产品价格联动结果，1055个药品降价，平均降幅7.8%；医用耗材2560个降价，平均降幅13.4%。升级药械供应链“订单贷”服务，累计签约11家银行，发布13款信贷产品，254家医药企业实际用信18.93亿元，与5家银行完成系统对接，实现申请受理、授信放贷、用信还款等全流程在线办理。6月28日，完成药械采购平台3家监管账户银行系统全线切换。

实行医药企业信用评价机制　开展医药企业信用评价工作，新增2900多家企业提交守信承诺，开展案源信息调查、信用评级及信用修复等工作，确认8家企业存在失信行为，拟评级企业6家“一般”、2家“严重”，均于正式评级前按规定完成信用修复。

开展医药价格治理　全年核查价格与供应异常变动产品信息共356条，函询企业46家次、面谈企业20家次，并根据短缺异常原因分级分类处置，按要求督促企业保供稳价，其中33个产品恢复正常供应，142个产品纠正不合理价格。完成2023年5份省级医药价格指数MPPI编制，按照2023年度第三季度和第一季度指数测算结果对比，全省药品采购价格环比指数下降8.3%，同比指数下降5.6%。落实药品价格治理工作，根据“交易价格状态”完成挂网产品分区管理。针对涉嫌原料垄断药品甘油磷酸钠注射液，创新开展小单元开放式竞价治理方式，谈判成功产品价格降幅达80%。

【加强医保基金监管】　打击欺诈骗保　2023年，

全省各级医保部门会同公安、卫生健康、市场监管等部门，以骨科、血液净化、心血管内科、医学影像、临床检验、康复理疗为重点领域，以虚假就医、倒卖药品为重点，通过飞行检查、双随机抽查、专项治理、日常巡查、第三方监管等方式，开展定点医药机构和参保人员全方位核查，全年共检查定点医药机构25424家，处理6845家，行政处罚595家。查处违规人员3179人，行政处罚112人。共计追回医保相关资金8.19亿元，其中医保基金6.44亿元，行政罚款7818.60万元。在全省启动常态化小规模飞行检查，每季度聚焦一个领域一个专题，精准快速开展现场检查、核实处理等工作，全年完成常态化小规模飞检4批次，检查各级医药机构103家次，查处并追回违规资金6932.86万元。

健全基金监管机制　2023年6月12日，省医疗保障局办公室印发《贯彻落实〈国务院办公厅关于加强医疗保障基金使用常态化监管的实施意见〉"六个一"工作方案》，扎实推进该实施意见在全省各地贯彻落实。省医疗保障局联合省财政厅印发《浙江省违法违规使用医疗保障基金举报奖励实施办法》，9月1日正式实施。12月25日，省医疗保障局印发《浙江省医疗保障基金飞行检查规程》，规范飞检工作流程。突出强化行业主体责任。2023年4月20日，省医疗保障局印发《浙江省医疗保障三类主体信用评价指引（试行）》，加强和规范医保领域守信联合激励和失信联合惩戒，提升行业主体医保管理水平。进一步调整完善2023年基金监管综合评价标准。

完成医保基金举报线索处置试点工作　2023年5月，完成国家医疗保障局医保基金举报线索处置试点验收，制作《举报投诉平台模块标准化快捷操作手册》和《信息平台智能监管子系统举报投诉管理标准化操作流程》短视频，全省累计录入举报投诉线索218条，共计追回医保基金592万元，处行政罚款及违约金275万元。

组织基金监管基层综合治理试点　为提升基层基金监管治理能力，2023年6月，筛选确定余杭区、鄞州区、乐清市、德清县、长兴县、秀洲区、诸暨市、东阳市、永康市、龙游县、岱山县、临海市、温岭市、庆元县、遂昌县15个县（市、区）开展全省医保基金监管基层综合治理试点建设。

强化医保基金预算管理　2023年2月，省医疗保障局组织省内各地开展城乡居民转移支付绩效自评，引导各地加强资金使用绩效管理。2023年6月，开展2022年全省基本医疗保险基金绩效自评，宁波、杭州、舟山、金华、湖州、绍兴、丽水、台州8市综合评价结果优秀。做好城乡居民基本医保补助资金预算，确保城乡居民医保财政补助省定标准增加30元。

【提升医保公共服务水平】　构建医保公共服务能力提升制度体系　2023年5月，省医疗保障局发布《关于浙江省医疗保障公共服务能力提升强力助推营商环境持续优化实施方案（2023—2025年）》，聚焦全人群、全生命周期医疗保障公共服务，从4个维度加快构建统一规范、高效便捷、普惠均等、智慧精准的现代化医疗保障公共服务体系。

推进长三角一体化建设　深入推进长三角医保高质量一体化发展和区域合作，2023年9月初实现浙沪双向异地药店购药直接结算。示范区试点工作积极推进，嘉善县异地定点医疗机构36家、异地定点零售药店103家，实现定点医药机构异地结算全覆盖，同时聚焦群众关注的跨域就医零星报销难、报销理赔慢问题，进一步完善跨省域医保智能理赔平台应用。浙江、江西、福建、安徽四省深度合作方案出台，协力打造四省边际城市公共服务区域医保一体化。

深化异地就医直接结算　规范统一省内异地就医。在2011年《浙江省基本医疗保险异地就医联网结算实施细则》"一张网、一目录、一张卡"标准化建设基础上，持续深化推进定点管理、待遇框架、药品目录、备案要求、费用审核和结算清算"六统一"。省内异地就医结算人次、医疗费用逐年增长，2023年，省内异地就医直接结算3802万人次，结算金额超过240亿元，直接结算率达到99.6%。

持续深化跨省异地就医，先后印发《浙江省医疗保障局　浙江省财政厅关于进一步深化基本医疗保险异地就医直接结算工作的通知》《浙江省异地就医直接结算经办规程》，完善跨省异地就医直接结算相关政策。2023年，作为就医地和参保地，跨省流入流出结算1829万人次，结算金额超224亿元，跨省异地就医直接结算率达81%。

推进医保公共服务标准化　一是推进省级地方标准研制工作。2023年2月21日，省医疗保障局提出并组织实施《定点医疗机构医疗保障管理与服务规范》省级标准。4月向全省医保经办机构征集医保领域省标研制项目，将12项内容纳入重点培育标准名单并逐步开展标准研制工作。截至12月底，共提交7个省标立项申请，其中生育保险服务标准、惠民型商业补充医疗保险服务规范获省市场监管局批准立项。此外，还于10月7日发布第三版医保服务标准体系表。二是组织全省医保标准化业务培训。组织召开“医疗保障服务标准化试点”项目动员大会暨培训会，全面推进医保服务标准化工作启动实施。先后组织召开了省标研制培训会、医疗保障标准化建设专题培训班等，选派省市业务骨干参加省标院组织的国标宣贯及标准化试点示范培训班，取得培训证书。成立“医疗保障服务社会管理和公共服务综合标准化试点专班”；省医疗保障局制定并印发《医疗保障服务标准化试点实施方案》和工作计划；建立标准化工作例会制度；将试点相关工作纳入全省医保本年度标准化工作目标考核。11月30日，该试点项目顺利通过中期验收。

推进医保惠企服务数字化　企业基本医疗保险参保登记“无感申办”，与市场监管部门持续做好企业开办、变更、注销“一件事”集成联办。2023年，全省通过“无感办”完成企业单位医保参保登记54.6万件，变更登记20.18万件，注销2983件，办结率100%。优化企业办事体验，涉企医保政务服务事项“线上通办”，全面实现全省退休人员社保医保退休“一件事”联办，支持通过企业退休“一件事”、机关事业单位职业生涯全周期“一件事”和退休单事项受理后的医保退休联办等渠道，落地全省社保医保退休集成“无感联办”，2023年，全省办理退休“一件事”2.26万人。持续优化省内医保关系转接“免申即享”，增加完成转入地参保登记后自动发送短信告知相关结果功能，增加每日未到账人员轮巡，确保到账后第一时间触发个账转移，5月实现千元个账结余资金“免审即转”省内全覆盖，8月“免审”额度提至2000元。2023年，全省小额个账“免审即转”41万人次，个账“秒到账”1.96亿元。6月全面实现生育医疗费用省域内直接结算，10月全省生育医疗费用规范结算率达92%，12月实现生育津贴“免申即享”统筹区全覆盖，生育津贴发放从原来的不超过20个工作日，大幅缩减至不超过5个工作日，2023年全省累计为1.25万名女职工办理生育津贴“无感申办”。

推进便民利企政务服务便利化　打造企业群众办事“五级经办”体系，持续推进全省基层经办服务体系和网络建设，全面落地基层医保办事三张清单，全面做实“15分钟医保服务圈”，鼓励各地创新探索基层经办服务特色亮点和服务站点，基层自助终端设备部署达4000台，基本实现基层医保办事24小时不打烊。2023年10月25日，省医疗保障局出台《浙江省医疗保障领域推进政务服务增值化改革实施方案》，深化医保大服务理念，围绕企业和参保群众全生命周期、全服务流程，推出若干项改革举措，鼓励基层自下而上探索，主动为企业和群众提供各类衍生服务、个性化服务，全面优化政务服务和人文环境。5月出台《浙江省医疗保障局办公室关于开展医疗保障公共服务事项省域内通办工作的通知》，11月浙江省医保公共服务开启线下全省通办模式，创新三种通办模式，着力提升群众线下办事体验，打破地域限制，省内参保人可跨市就近办理，实现本地异地办事无差别；打通线上线下数据壁垒，线下办件线上可查询办事进度，实现线上线下服务一体化。2023年线下通办业务受理96.23万件，其中跨市通办6135件，办结率100%。

【深化医保数字化改革】　高质量完成医保电

子票据区块链应用国家试点工作　2023年3月15日，浙江省作为试点省，正式上线国家医保电子票据区块链应用，依托区块链、云计算、大数据等技术，实现医保电子票据即时生成、传送、储存和报销全程“上链盖戳”，实现票据真伪“秒查”、群众报销“掌上”速办，减轻医保经办部门查验压力和群众跑腿垫资压力，破解参保群众在医疗费用零星报销事项中存在的“材料繁、报销慢、监管难、成本高”等问题。3月30日，在杭州成功举办全国医保电子票据区块链应用启动仪式。截至12月31日，全省12个统筹区共4448家医疗机构接入医保电子票据区块链应用，累计上传并上链的自费电子票据694.4万张，涉及金额30.9亿元。

开发建设“医保大脑”应用　2023年初启动“医保大脑能力体系构建项目”采购工作，设计“医保大脑”建设方案，启动项目建设。建设期间完成172个需求功能点主要模块建设，以数字化形式展示医保改革、管理、服务亮点，推进数字化技术、数字化思维、数字化认知与医保领域深度融合，实现全时段智能响应、全数据决策支持、全流程协同联动，11月28日完成项目初步验收。

推进“浙里医保”集成应用建设　依托浙里办、支付宝和微信小程序，持续推动“浙里医保”应用迭代升级，上线“医鄞保点评”“医保小智”“医保共富村里帮”等地方特色专区应用；推动改造定点医药机构导航功能，持续优化地图找医院（药店）功能。“浙里医保”应用累计注册人数达5114万人，累计访问2.69亿次，应用好评率超过99%。

强化系统、数据安全管控　2023年4月28日，省医疗保障局印发实施《浙江省医疗保障数据安全管理办法》《浙江省医疗保障数据分类分级管理规范》等13项制度，对医保领域的数据安全管理流程、数据分类分级、数据开发利用等作出全面规范。持续完善数据安全管控，共纳管数据库实例51个，接入主机2196台，记录数据库访问日志1337.79亿条；监测跟进清空表数据运维277次、删除表数据运维115次。组织8场对运维人员的安全培训，内容覆盖安全制度宣贯、网络和数据安全意识培训、云平台安全培训、重保安全应急防御等，参训人员约200人次；举办3次全省医保系统安全工作培训班，提高医保干部职工网络信息数据安全意识。

重要活动

1. **全省医疗保障工作会议召开。**2月13日，全省医疗保障工作会议在杭州召开。会议全面总结2022年和近五年医保工作，分析医保事业发展面临的形势，部署2023年医保重点任务。

2. **开展基金监管集中宣传月活动。**4月1—30日，浙江省开展医保基金监管集中宣传月活动。活动期间，全省召开新闻发布会15场次，开展咨询培训2239场次，开展宣誓倡议活动411次，签订信用承诺书38470份。制作宣传新媒体产品1157个，发放宣传折页、海报等宣传品69万份。

3. **浙江省打击欺诈骗保专项整治行动电视电话会议召开。**5月16日，浙江省召开2023年度全省打击欺诈骗保专项整治行动电视电话会议。省医疗保障局、检察院、公安厅、卫生健康委员会、财政厅等相关负责同志在主会场参会；各市、县（市、区）相关同志在分会场参会。

4. **异地就医集中宣传月启动仪式召开。**6月1日，浙江省异地就医集中宣传月启动仪式在湖州召开，各市医保局分管局领导、经办机构主要负责人、异地定点医药机构代表及多家新闻媒体单位参加。

5. **举行全省医保系统攻防实战演练活动。**7月10—14日，省医疗保障局组织开展“2023全省医保系统攻防实战演练”活动，以攻代查、以攻促防，进一步提升全省医保部门网络和信息系统的网络安全防护能力。

6. **试点上线县级数据决策专区。**7月19日，省医疗保障局在杭州市富阳区试点上线县（市、区）级数据决策专区，推动县级医保部门在专区开展数据查询、统计分析、决策应用等业务，进一步提高数据决策专区的使用效率。

7. **召开“六省一市”医疗保障统计工作会议。** 8月2日，省医疗保障局在宁波市召开东部地区“六省一市”医疗保障统计工作会议。来自上海、江苏、浙江、安徽、福建、江西、广东六省一市的医保部门统计工作负责人及经办人员参加会议。

8. **举行全省医保经办系统练兵比武活动启动仪式。** 9月7日，2023—2024年度全省医保经办系统练兵比武活动启动仪式在嘉兴召开，省医疗保障局有关负责同志出席仪式并讲话。

9. **上线“医保信用付”模块。** 9月22日，省医疗保障局在浙江省人民医院、浙江医院、浙江大学医学院附属第二医院等25家医疗机构上线“医保信用付”模块，实现全省12个统筹区全覆盖。

10. **联合开展飞行检查。** 10月9日—11月30日，省医疗保障局联合财政厅、卫生健康委员会、市场监管局、中医药管理局、药品监督管理局组建6个检查组，对11家定点医疗机构、10家定点零售药店和11家县级医保经办机构开展飞行检查，共发现违规问题237项，查处违规资金4939.71万元。

11. **召开生育津贴“免申即享”现场推进会。** 10月12日，浙江省生育津贴“免申即享”现场推进会在杭州市召开，省医疗保障局生育津贴“免申即享”场景应用在杭州、台州试点后正式全省推广上线，是全面推动继省内医保关系转移接续、门诊慢性病备案等医保办事“免申”系列的又一个医保服务增值化举措。

12. **省医疗物资意向签约会在杭州举行。** 11月8日，省医疗保障局会同省卫生健康委员会、经济和信息化厅和商务厅，在杭州市联合举办第六届中国国际进口博览会浙江省进口药品、医用耗材及医疗器械意向采购签约会，签约意向成交金额共计99.216亿元。

13. **浙江省医保公共服务“全省通办”启动。** 12月5日，浙江省医保公共服务“全省通办”现场会在温州瑞安市召开。会议举行了浙江省医保公共服务“全省通办”启动仪式，标志着浙江省实现全省医保公共服务通办“零距离”。

典型案例

案例一：浙江实施小规模飞行检查　全面推进基金监管常态化

为保障医保基金安全运行，扎实推进医保基金使用常态化监管工作，2023年，省医保局发挥统筹牵引作用，全面铺开医保基金常态化小规模飞行检查（以下简称“小飞检”），助力医保基金使用常态化监管落到实处、取得实效。

【主要做法】 *数据筛查为先导，体现小飞检精准性*　为确保风险全面掌控，针对定点医药机构违法违规使用医保基金行为，每季度聚焦一个专项领域开展检查。在选定检查领域后，依托大数据筛查模型，进行全省医保结算数据分析，按照机构类别、等级、违规金额进行全省排名，固定待检对象及违规明细数据。检查过程由信息技术人员提取医疗机构HIS系统端数据，进一步对比、锁定问题，保障现场问题查实率。

“短平快”检查为特征，体现小飞检灵活性　小飞检作为国家飞检和省级飞检的有力补充，更加侧重对二级及以下基层医疗机构的监督检查，浙江省2023年开展的三批次小飞检检查的103家医药机构中，二级以下医疗机构80家、定点药店6家，基层医药机构占比超过83%。小飞检“短平快”推进，每季度开展一次，每次检查人员控制在10人以内，3个工作日以内完成现场检查和问题线索移交，被检地医保局30日内提交处理报告并跟进后续处置工作。每批小飞检检查周期仅为10天左右，检查组接到通知后1小时内进场，平均2.85天完成现场检查，被检地最快28天即完成后续处置。

机制闭环为保障，展现小飞检常态性　为确保责任“一贯到底”，构建“省局总牵头、检查组带队、被检地跟进”的网格式三方联动机制，在省医保局统一组织下，地市医保局组建检查组，被检地医保局根据检查情况跟进处置，三方联动有序推

进小飞检工作。检查全程形成数据分析—制订方案—通知组队—检查培训—现场检查—结果反馈—集体会商—后续处置—形成规范—自查自纠—"回头看"跟进的闭环流程。查处问题全省推送,并同步列入自查自纠与"回头看"问题清单,确保落实整改。建立由承检组、属地组及专家组组成的工作联络平台,发挥工作调度、处理跟进及问题协商职能,形成管理闭环。每批次小飞检结束后,省医保局召集各地医保局及检查组集体研讨会商,就重点问题、多发问题等明确定性口径和处置方式,指导各地统一开展后续处理,小飞检开展以来,开展会商研讨4次。

能力提升为实效,展现小飞检可持续性　小飞检严格按照国家和省级飞检要求,高标准制定组织流程、检查要求和相关文书,对作为小飞检主力军的县级医保部门来说,小飞检是一次标准化执法的"实战"经历,有力提升了基层执法的规范化、法治化水平;对各级医药机构起到了震慑作用,倒逼医药机构规范医疗服务行为、提高医保基金使用效率。

【主要成效】 2023年,全省共开展小飞检4批次,检查各级医药机构103家次,其中第一批针对医学检验领域检查医疗机构20家;第二批针对康复理疗领域检查医疗机构23家;第三批针对2022年飞检发现的问题开展"回头看",检查医药机构30家;第四批针对口腔种植与治疗领域检查医药机构30家。四批次小飞检共查处违规资金6932.86万元,在全省医药领域起到了强化警示震慑作用。四批次省小飞检共调动8个设区市及33个县市区医保局参与检查,共检查医疗机构94家,定点药店6家,自查自纠3家。

案例二:杭州市扎实推进口腔种植专项治理

2023年,杭州市医疗保障局扎实推进口腔种植专项治理,平均每颗牙种植所需的耗材和医疗服务费用已由之前的12000元左右下降到约5500元,首年为种牙群众节省种牙医疗费用近10亿元。

【主要做法】 加强调查研究,摸清底数现状　按照"横到边、纵到底、全覆盖"的原则,杭州市医保部门主动对接卫生健康部门,对全市开展口腔种植服务的各类医疗机构进行深入调查摸底,全面掌握包括公立、民营、医保定点和非医保定点医疗机构在内的所有具备口腔种植服务资质的医疗机构底数,为规范口腔种植医疗服务项目和价格政策、落实口腔种植耗材集采奠定坚实基础。

加强组织领导,健全工作机制　杭州市医疗保障局先后多次组织召开专题会议研究部署,并成立工作专班,制订实施方案,明确目标任务,细化职责分工,建立健全工作机制。同时,会同纪检监察、卫生健康、市场监管等部门及时组织召开动员部署会,为扎实推进专项治理提供组织保障。

加强宣传发动,鼓励积极参与　组织开展政策宣讲,确保口腔种植医疗机构全覆盖。医疗机构积极响应,形成了"公立医院积极带头,民营医院主动参与"的良好格局。全市462家医疗机构参加种植体系统集采,其中民营医疗机构423家(包括非定点医疗机构68家),占参与集采医疗机构总数的91.6%。

加强过程管控,确保治理实效　一是部门协同齐抓共管。邀请卫生健康、市场监管和信访部门共同做好监督检查工作,督促医疗机构规范收费行为、做好价格公示和医保支付衔接。二是督促医疗机构严格落实种植体系统集采和牙冠价格联动挂网结果,按时完成协议采购量,并优先向患者推荐中选产品。三是加强口腔种植价格信息公开和监督,及时公布口腔种植医疗服务价格项目和相关医疗机构信息,为患者就医提供指引。四是及时分析研判风险点,提前做好信访舆情化解预案。通过多种形式解读政策,合理引导预期。及时回应医疗机构和群众关切,主动对接信访部门做好信访答复工作。五是加强专项治理督导。2023年6月印发专项治理检查工作方案,全面开展督导检查。截至2023年底,共开展督导检查600余次,督促医疗机构及时整改存在问题,确保各项治理措施持续落实落细落到位。

【主要成效】 口腔种植医疗服务价格实现全

流程调控　及时出台规范口腔种植医疗服务价格项目政策，对口腔种植医疗服务价格实施全流程调控，明确三级公立医疗机构单颗常规种植医疗服务全流程总价不超过4320元，二级及以下公立医疗机构不超过4065元。截至2023年底，口腔种植医疗服务费用已从治理前的7000元左右下降至3900元左右。

集采和竞价挂网实现耗材降价　严格贯彻落实种植体系统集采和牙冠竞价挂网结果，种植体带量采购中选产品平均价格降至900余元，平均降幅达55%。单牙种植用全瓷牙冠平均挂网价格降至356元，医院自制牙冠也同步实行降价挂网，降幅超过60%。截至2023年底，平均每颗种植牙的耗材费用从治理前的5000元左右下降至1600元左右。

案例三：宁波市创新推出医保基金使用年度报告制度　全面强化定点医药机构主体责任

2023年，宁波市创新推出医保基金使用年度报告制度，通过规范报告内容、组织集中报告、开展数据分析、当面反馈意见、强化结果应用五个环节，压紧压实定点医药机构规范使用医保基金的主体责任，督促医药机构规范使用医保基金，提高行业自律，坚决守住医保基金安全底线。2023年，已对3420家定点医药机构落实年度报告制度，整改200余项问题。

【主要做法】　规范报告内容，实现全面覆盖　制定《宁波市定点医药机构医保基金使用年度报告管理暂行办法》，聚焦医保基金日常大数据监管重点，设置三个层次的报告内容。一是数据指标全覆盖。从医疗机构基本情况、收支结构及费用控制、开展手术、住院DRG、药物配备及使用、医保三目录、药品和医用材料采购7个维度设置62项数据指标，全维度呈现医药机构基金使用情况。二是文本指标促自查。从医保基金内控管理角度，设置包括异地、外伤、网络安全、人员备案、控费措施、问题整改等20项文本类报告类目，引导定点医药机构加强基金管理。三是个性指标突重点。根据年度基金监管重点工作选定2项个性化问题，并制定事项指标填报说明，逐项对指标进行精准释义，统一填报标准。

组织集中填报，强化报告自觉　将全市所有纳入医保定点协议管理满一年的医药机构均列为报告对象，每年6月进行集中网上填报。上线《定点医药机构医保管理报告》填报系统，设置填报进度提示、数据质量校验、风险指标预警、同质化指标横向监控、历史数据纵向对比等功能，对填报内容进行全覆盖、全流程、全方位动态管理，确保填报数据质量。同时厘清各地账号开通及使用情况，及时对新增机构、跨区域机构及“僵尸机构”等进行管理或清理。

开展数据分析，进行精准画像　将定点医药机构报告数据与省智慧医保决策专区、医保结算、日常智能审核、DRG监管等数据进行数据碰撞，通过离群点检测、关联挖掘、聚类分析等大数据分析与挖掘方法，结合视频云监管等方式，从年度报告填写、医保基金使用、医院管理、医保管理提示风险及建议4个维度绘制各家机构基金使用个性化“数字画像”，实现同类医院同质化指标横向监控。

当面反馈意见，督促限期整改　根据数据分析及核查情况，邀请市卫生健康、纪检等有关部门共同参与，对二级以上定点医疗机构、大型连锁药店、大型连锁医疗机构分批次召开反馈会。通过“一对一、面对面”的方式对各定点医药机构年度报告情况逐家通报。医药机构现场签收问题清单，并作表态发言，要求限期落实整改，进一步自查自纠。

强化结果应用，提升监管效能　把年度报告情况同定点医药机构的医保信用等级评定、履约考核、监督检查、周转金拨付等挂钩。对完成质量好、基金管理规范的，在年度考核时给予倾斜；对完成差的进行通报，责令闭环整改。

【主要成效】　医药机构使用医保基金主体责任进一步夯实　通过报告制度对定点医药机构“把脉问诊”，形成医保基金使用“体检报告”，帮助医药机构及时发现医保管理中存在的问题和风险。定点医药机构以落实医保基金使用年度报告制度为契机，加强自身管理，切实把强化医保基金监管摆在医院管理的重要位置，强化自我管理意识，履行好基金监管主体责任。

医药机构违规使用医保基金行为有效遏制 通过个性化医保基金使用“数字画像”，及时发现医药机构基金使用存在的风险点，以反馈会的形式进行风险预警。这种模式不仅对医药机构起到震慑作用，更起到警醒作用，有助于及时纠正医药机构行为偏差，保障医保基金的合理使用。将维护医保基金安全融入日常，成体系地推动形成基金监管高压态势，是推进医保基金监管常态化的有效举措。

整体联动相向同行，基金监管氛围初步形成 通过对报告制度的落实，促进医药机构管理者及医务人员对医保政策和规定的学习与理解，实现医保政策再宣传、再教育。医保部门以报告制度的实施为桥梁，及时了解医药机构对医保管理的建议及发展中所面临的问题，形成医、保同行协作机制，共同确保医保基金高效使用和运行安全，有利于常态化监管体系的良性发展。

案例四：温州市深化“医保纾困”改革　防范化解因病致贫返贫

为进一步深化“医保纾困”改革，构建防范化解因病致贫返贫长效机制，根据温州市“扩中提低”专项行动决策部署，2023年，温州市医疗保障局迭代升级“医保纾困”政策，推动市政府办公室出台《温州市深化“医保纾困”改革　开展相对低收入家庭重特大疾病专项保障试点实施方案》。

【主要做法】 *拓展政策覆盖面* 政策重点从“提低”向“扩中”延伸，即由困难群众向低收入家庭延伸。主要以5个加快发展县和洞头区为试点，其他有条件的县(市、区)可参照执行。对因病生活陷入困境或家有“一老一小”的相对低收入家庭，多渠道筹资给予城乡居民医保临时性参保补助，实现应保尽保。同时，资助参与惠民型商业补充保险，力争愿保尽保。

数据共享精准识别 建立健全与相关部门间的数据共享机制，将大额医疗费用参保名单及时与民政部门相对低收入家庭库进行共享，建立因病致贫返贫潜在人员库。迭代升级“医保纾困一件事”平台，完善平台内部高频病组动态调控保障、赔付趋势动态分析、赔付目录清单动态调整等子场景。横向融合“综合帮扶在线”、纵向贯通“浙里病贫共济”模块，向上级积极争取支持率先创建“医保大数据应用实验室”，以数据共享推动数智赋能。

完善多层次保障 基本医保方面，调整城乡居民门诊慢病病种保障范围，完善高血压、糖尿病等病种基层用药保障机制。大病保险方面，按照浙江省统一部署，适时将相对低收入群体大病用药纳入大病保险保障范围。医疗救助方面，增强医疗救助托底保障功能，逐步实现医疗救助基金统收统支。商业补充保险方面，不断优化“浙里惠民保·温州益康保”系列产品，重点将相对低收入家庭用药负担较重的目录外医疗新技术、新药品、新器械应用纳入商业健康保险保障范围。发挥“慈善医疗救助共富基金”作用，对相对低收入家庭医疗费用经各项综合保障后自负部分超12万元部分予以慈善救助。市级每年筹集2000万元“慈善医疗救助共富基金”，专项用于5个加快发展县和洞头区相对低收入家庭重特大疾病专项保障试点补助，当地政府积极引导社会力量按照1:1比例筹集配套资金，给予针对性救助帮扶。

【主要成效】 形成“医保纾困”政策体系，推动实现医保制度高质公平。医保纾困政策体系从1.0版迭代升级至3.0版，政策惠及面不断扩大，推动“一老一小”医疗保障水平从65%提升至70%，困难群众综合保障率从80%提升至88%。

案例五：绍兴市创建“枫桥式”医保服务驿站

绍兴市医保部门坚持和发展新时代“枫桥经验”，创新打造以智能终端为核心的“枫桥式”医保服务驿站，将服务触角延伸至村社和工厂园区等基层最小单元，解决群众“上班没空办、下班没处办”及“企业园区、边远村镇购药不便”等短板难点，让群众24小时享受更便捷、更高效、更优质的医保便民惠企服务。截至2023年底，全市已建成医保驿站19个，覆盖周边企业200余家，为2万职工、25万居民提供相关服务。

【主要做法】 “一个终端”集成，实现医保服务时空增值　打造“枫桥式”医保服务智能终端（以下简称“自助机端”），解决“上班没空办、下班没处办”难题。一是三端融合，同源办理。将浙江政务服务网、“浙里办”App融入自助机端，依托两端实现21个医保高频事项100%在自助机端同质办理。二是一机多能，高效集成。自助机端集医保办事、购药、咨询、视频代办等功能于一体，推进“跑一次集成办”服务。尤其是将智能药柜与自助机端合二为一，实现自助购药医保直接结算，为群众提供7×12小时药师远程审方、7×24小时自助购（取）药服务。三是AI客服，全时在线。开发AI智能视频坐席系统，实现200条医保政策、150条用药知识在自助机端、电话端、微信端7×24小时智能解答；打通人工坐席系统，老年人、残疾人等特殊群体可一键呼叫人工坐席进行视频代办，实现智慧办优质高效、人工办暖心兜底。

“一个平台”管理，实现医保治理效能增值　创建医保驿站综合管理平台，加强驿站管理，强化数据汇聚、共享和利用，推动医保服务向“要什么给什么”转变。一是远程监控，终端更安全。将各地的医保驿站纳入平台综合管理，对自助机端温湿度、药品缺补货、前端操作、网络状态等进行远程监测、控制，保障驿站安全顺畅运行。二是汇聚数据，服务更精准。对用户购药特点、意向需求进行数据分析，推动药品精准投放，增强患者与智能药柜的黏性，实现患者满意、药企盈利。对高频事项办件量、医保政策和用药知识咨询量进行数据排名，提升线上AI问答、线下政策宣传的精准性，实现管理效能倍增。三是描绘画像，决策更科学。平台可以描绘参保人个人医保画像，帮助参保人本人更好地掌握就医情况，帮助管理者掌握参保群众医保诉求和办事体验，为医保宏观决策提供第一手资料。

“一个体系”支撑，实现医保经办内容增值　打造全方位“下沉式”服务体系，做优惠企便民“15分钟服务圈”，构建起业务邻里办、药品邻里购、共富邻里帮、政策邻里答、基金邻里管的全天候医保服务“邻里享”新格局，群众办理医保事项实现“小事不出村、大事不出镇、矛盾不上交”。构建完善市—县—镇—村四级经办平台。全市服务网点实现乡镇（街道）、村（社区）全覆盖，总数超过2200个，实现90%以上事项村级可办。积极推广建设医保驿站，减轻窗口经办压力；试点推行二级以上医疗机构“医保通办点”11个，按经办服务大厅标准办件；深化医保专员制度，逐步形成医保驻点指导员、经办辅导员、两定机构管理员等多支队伍，重点推动医保干部下沉指导、经办人员上门服务。115名医保专员点对点联系指导各乡镇（街道）医保工作，现场服务近2000人次，为基层解决事项1800余个，医保咨询性信访数量同比、环比均下降20%以上。

【主要成效】 医保事项办理更便捷　自助机端功能齐全，不用排队取号，不受时间限制，只要刷身份证、社保卡、医保码其中一项即可办事，可办理参保登记、就医备案、费用报销等21个医保事项，极大地便利了社区居民。2023年7至12月已累计为3万余名参保群众提供服务，破解了参保群众多次往返医保经办机构耗费时间和精力的难题，群众办事便捷度明显提升。

医保购药24小时不打烊　群众购药不再受时间、空间的限制，特别是能够满足群众夜间购药需求。药店结合居民实际用药需求，对慢性病用药、胃痛腹泻常备药进行合理有序精准投放，最多可提供群众日常需求的非处方药230余种1000余盒，解决了居民日常用药和应急用药的需求，同时支持医保、微信、支付宝、数字人民币等多种方式结算付款购药。

医保咨询渠道多元化　针对不同群体，将原有单一的电话咨询优化为文字文本、AI数字人智能问答的全天候、多元化、智能化咨询服务，不仅实现了全天24小时服务，更提升了服务的精准度、专业性和便捷度。多种智能化的咨询服务渠道，提供医保政策、办理途径、办事流程等方面的200余条医保知识问答，并根据医保政策实时更新，满足了群众多元化的服务需求。

案例六：金华市探索中医按疗效价值付费改革

2022年11月起，金华市在全省率先试点开展全市域中医按疗效价值付费，探索符合中医药服务特点的医保支付方式，并在2023年持续完善支付政策，充分体现了中医药临床价值导向。按照“中医药优势突出，临床路径明确，诊疗方案成熟，治疗风险可控”原则，遴选了16个病种开展中医按疗效价值付费，在确保疗效的基础上，实现医疗总费用、患者个人支付费用、医保基金支出“三个降低”。

【主要做法】 *遴选试点病种* 制定《金华市中医按疗效价值付费办法(试行)》，第一批遴选出桡骨远端骨折、肱骨干骨折、腰椎间盘突出症、尺桡骨骨折、锁骨骨折等10个试点病种，明确每个病种的诊断标准、治疗及疗效评估方法。试点一年后，第二批新增6个试点病种。

突出中医优势 针对同一疾病中医传统治疗支付标准远低于西医手术治疗的现状，金华市探索将中医疗效与医保支付挂钩，对中医传统治疗达到与西医手术治疗同等疗效的病例，按照相应DRG病组基准点数的85%标准予以支付。同时结合医院等级设置差异系数，实现中西医治疗同病同效同价。

严把疗效质量 制定《中医按疗效价值付费病种临床评判标准及支付标准》，严格把握试点病种适用对象、入院标准、治疗方法、出院疗效判定及支付标准，制度化、精细化保证中医药治疗效果。如因保守治疗失败3个月内再次入院治疗的，已按疗效价值付费拨付的点数予以全部扣减。

【主要成效】 *群众就医负担减轻* 推行中医按疗效价值付费方式改革后，参保群众可根据本人需求，选择中医保守治疗，减少西医手术治疗风险，还可降低医疗费用负担。以治疗桡骨远端骨折为例，中医传统复位治疗医疗费用在5000元左右，而西医采用钢板内固定术手术费用在1.8万元左右，中医治疗费用仅为西医手术治疗费用的1/3，并且不需要进行二次手术取钢板及额外承担取钢板的手术费用。

医疗机构提质增效 医保部门对中医治疗达到西医手术治疗同等疗效的病例予以相应西医病组基准点数的85%进行结算，以此调动医疗机构积极性。2023年共有490例采用中医按疗效价值付费方式结算，在获得原本结算212.71万元以外，还可获得额外312.5万元结余奖励。医院将结余奖励的80%用于绩效奖励，直接兑现到科室和医务人员，极大地激励了医务人员开展中医优势病种治疗研究的积极性，促进医院中医服务质量和服务效率双提升。

基金使用绩效提高 在0.85倍支付标准下倡导中医传统治疗，医保基金支出至少可节约15%，有助于缓解医保基金运行压力。

中医获得传承创新 打破以往中西医“同病、同效、不同价”现象，医生更有动力参与改革，试点病种中采用中医传统治疗的病例稳步增加，医疗机构更加注重中医人才培养。运行以来，依托中医按疗效价值付费，医疗机构通过打造专家工作室、特色学科门诊等形式，成功培育出中医传统治疗品牌门诊，中医传统治疗得到传承发展。

案例七：衢州市实现医疗费用零星报销“一触即办”

2023年，衢州市医保局依托国家医保电子票据区块链应用试点，抢抓机遇、先行先试、探索实践，推进电子票据区块链技术与零星报销有机结合、深度融合，助推零星报销业务从“最多跑一次”向“零次跑”升级转变。

【主要做法】 *系统部署，实施全域覆盖一体推进* 按照一次改造、全业务覆盖的原则，组织全市各定点医疗机构开展零星报销、处方流转、生育津贴等业务系统同步改造。建立“一周一督办、一周一会商”工作机制，对改造进度较慢的医疗机构，推行领导挂帅联动，点对点做好答疑解惑、现场指导。同时，密切与省智慧医保项目组的联系对接，实现与省系统无缝衔接，搭建全市医保数据共享平台。

源头减量，落实医疗费用“应刷尽刷” 针对离休干部等特殊人员报销范围不明确及处方流转、新生儿待遇等引起的零星报销，通过完善政策、优化流程，实现费用应刷尽刷，减少手工报销业务量。一是优化特殊人员医疗费用报销政策，对不可报销的项目进行负面清单管理，实现全量费用“一站式”结算，平均减少手工报销量约1200笔/年。二是全面做实电子处方流转，实现“双通道”用药、慢特病药、大病用药等场景的医院开方、药店配药全流程线上流转结算。三是推行生育津贴“无感办”、新生儿参保“免申即办”，完成全市40家有生育业务的医疗机构接口改造工作。

票据上链，实现零星报销“一触即报” 市级层面建立零星报销数据库，组织全市各定点医疗机构全量上传电子票据、费用明细，夯实医疗数据基础。开发零星报销“浙里办”App应用场景，让群众手机上一键快速申报，实现线上快速报销、资金快速到账。同时，借助区块链技术，使票据、明细、报销结果全程“上链盖戳”。

专窗兜底，针对特殊情况“现场秒办” 将经办窗口下沉至医院，在全市各定点医疗机构开设报销专窗，强化兜底保障。一是帮助群众实时排查刷卡故障，现场受理因特殊情形等引发的零星报销业务，让群众“不用跑”；二是做好经办服务答疑解惑，推进更多业务“现场办”，降低经办成本。同时，组建“医保帮帮团”队伍，定期深入联系医院开展政策宣传、业务指导。截至2023年底，全市共开设132个零报专窗，服务咨询群众8400余人次。

【主要成效】 零星报销实现“一触即办” 应用实施前，零星报销时间一般在20个工作日内。应用实施后，群众只需在手机上即可完成报销申请，一般在5个工作日内即可实现报销费用到账。

经办服务实现提质减量 应用实施前，主要依靠人工逐条纸质审核，审核不够精准，同时，由于经办人员业务素质参差不齐，也有一定的财务风险。平台上线后，每月全市医保经办窗口受理零星报销业务1500余笔，同比下降43.7%。

医疗机构满意度显著提升 以往因不能联网结算或零星报销各类问题，对医疗机构的咨询投诉时有发生。以衢州市第二人民医院为例，每月需要处理此类问题50余起。平台上线后，该院通过率先实现全流程改造，落地服务专窗，日接待咨询群众20余人次，群众满意度大幅提升。

案例八：台州市推进医疗保障服务精细化标准化管理

2023年4月，台州市医疗保障服务精细化标准化管理创新项目入选浙江省高质量发展建设共同富裕示范区第三批试点。试点推进以来，有效破解医保基层服务网点不够多、事项跨域办理不互通、经办标准不够统一、服务模式转型不够快等问题。

【主要做法】 完善医保公共服务经办体系 一是群众办事“四级服务”。完善以市级和县级经办机构为枢纽，乡镇（街道）医保服务站为阵地，村（社区）协办员队伍为纽带的四级医保经办服务体系，打造“纵向全贯通、横向全覆盖”的“短距离、高密度”医保经办服务圈。二是高频事项“一放到底”。优化全市统一的市县乡村四级经办服务清单，下放25项医保服务事项到乡镇（街道）、村（社区），方便群众就近办理。三是经办服务“跨域通办”。依托全省统一的一体化收件受理平台，实施省内跨市域医保政务服务事项线上线下通办，让群众异地办事不再“多地跑”“折返跑”。四是签约医生“帮办代办”。全省率先打造由签约家庭医生组成的医保服务队伍，探索将医保延伸服务与定点医疗机构年终考核、医保基金总额预算管理、医保医师信用管理制度、家庭医生签约服务工作年终评估等挂钩，激发家庭医生做好医保服务的“内生动力”。

完善医保公共服务标准体系　一是事项办理"统一标准"。制定台州市医保四级经办服务规范、业务规范,全市统一推广。依托省医疗保障标准化技术委员会,牵头起草惠民型商业补充医疗保险服务规范。二是窗口服务"高标管理"。持续优化"一站式""一件事"服务,让群众进一扇门、取一个号、在一窗办。落实局领导窗口坐班制度、晨会制度、督导制度、"好差评"制度,严格执行首问负责、限时办结、承诺受理、信息公开等经办制度,确保事事有人管、件件有回应。三是网点建设"示范引领"。开展医保公共服务基层优质共享"示范点"创建活动,提升基层服务网点软硬件水平,打造优质医保服务市域样板。

完善医保公共服务数智体系　一是医保服务"一网通办"。大力推广"浙里医保"应用,将参保登记、信息查询、医疗费用零星报销、生育津贴支付、异地就医备案等业务全部推送至网上经办,持续优化业务流程、压缩办理时限,方便群众随时可办。二是医保地图"精准导航"。设置"经办事项""服务网点""两定机构"三大模块,一图融合全部医保业务办事指南,一图呈现四级经办机构和所有定点医药机构基本信息,一图实现服务指引、定位导航、线上办理等便捷功能,为参保群众提供精确高效办事指引。三是医保待遇"免申即享"。全省率先打造"信息院端上传、申请自动触发、待遇直达快享"生育津贴"无感申办"服务新模式。四是医保支付"互联网+"。将医疗机构、零售药店纳入"互联网+医保"定点,打造"患者在线就医、药品线下配送、医保线上支付"就医购药新模式。五是异地结算"持续扩面"。扩大门诊慢特病跨省联网结算定点医疗机构数量,增加异地定点医疗机构家数,提升住院费用跨省直接结算率。

【主要成效】　经办基础更加坚实　"15分钟医保服务圈"持续扩容,四级经办体系覆盖全市132个乡镇(街道)、3549个村(社区),基本实现群众办事"足不出村(社区)"。经办流程统一规范,编制印发县(市、区)、乡镇(街道)、村(社区)标准化经办规程,实现全市4131名医保协办员两轮培训全覆盖。新型医保队伍不断壮大,推动591名家庭医生成为"医保管家",累计帮助参保群众办理门诊特殊病种备案等医保事项2800余人次,解答各类问题2万余人次。

医保服务更加高效　"浙里医保"广泛应用,台州市全年新增用户数256.84万,累计用户数369.28万,好评率达99.44%,医保服务事项"网办""掌办"办结率达99.93%。省域通办扎实推进,实现参保变更类等16个事项"一窗通办",待遇给付类等7个事项"一窗受理",就医备案等6个事项"一地办理",上线以来累计办理3405件。生育津贴"直达快享",上线以来生育津贴"无感办"占比达46.4%,居全省第一。医保地图持续迭代,10个区级以上业务大厅、132个乡镇(街道)医保经办服务中心、21个村(社区)医保经办服务站及1845家两定医药机构纳入医保地图,推动线上线下服务圈深度融合,为群众健康生活提供精准导航。

就医购药更加便捷　异地就医更有"医靠",全市963家定点医疗机构100%开通异地结算,开通门诊慢特病跨省直接结算定点医疗机构145家,跨省住院直接结算率达85.98%,居全省第一;个人历年账户家庭共济实现省内跨域直接结算。"互联网+"医保服务不断取得新突破,开通"互联网+医保"定点医疗机构15家,开通医保移动支付医疗机构31家,开通医保"信用付"1家,开通医保电子处方流转医疗机构65家、零售药店655家,"患者在线就医、药品线下配送、医保线上支付"就医购药新模式初步形成。

安徽省

工作综述

2023年，安徽省医疗保障局坚持以人民为中心的发展思想，持续完善制度、深化改革、加强管理、优化服务，推动全省医疗保障事业高质量发展，各项工作取得新的显著成效。全省基本医疗保险参保6377.87万人，参保率稳定在95%以上。其中，职工基本医疗保险参保1103.48万人，城乡居民基本医疗保险参保5274.39万人。基本医疗保险（含生育保险）统筹基金收入942.09亿元，其中，职工基本医疗保险（含生育保险）统筹基金收入403.90亿元，城乡居民基本医疗保险基金收入538.19亿元。基本医疗保险（含生育保险）统筹基金支出770.25亿元，其中，职工基本医疗保险（含生育保险）统筹基金支出236.44亿元，城乡居民基本医疗保险基金支出533.81亿元。

【提升待遇保障水平】 基本医疗保险　2023年7月31日，省医疗保障局、财政厅印发《关于完善职工基本医疗保险异地就医报销政策的通知》，在全省层面统一职工医保省内、省外异地就医报销政策，明确省内、省外异地就医报销比例。9月1日，省医疗保障局等6部门印发《关于做好2023年城乡居民基本医疗保障工作的通知》，将城乡居民医保筹资标准提高至1020元，其中城乡居民医保人均财政补助标准新增30元，达到每人每年不低于640元；同步提高城乡居民医保个人缴费标准30元，达到每人每年380元。9月20日，省医疗保障局、财政厅印发《关于进一步优化安徽省职工基本医疗保险门诊统筹保障政策的通知》，自2023年10月1日起，从起付线、报销比例、封顶线、药店购药纳入报销等方面对职工医保门诊统筹保障政策进行优化调整，进一步释放职工医保门诊共济保障改革红利。2023年，全省896.58万人次享受职工医保门诊统筹保障待遇，医保基金支出11.90亿元。全省职工基本医疗保险、城乡居民基本医疗保险政策范围内住院费用报销比例分别达83.25%、68.92%。

大病保险　截至2023年12月31日，安徽省参加城乡居民大病保险5274.39万人。2023年，全省享受城乡居民大病保险待遇426.00万人次，城乡居民大病保险赔付76.99亿元。

医疗救助　通过建立医保监测预警机制、完善依申请救助机制、规范困难群众信息比对机制、健全组织保障机制，有效防范化解因病致贫返贫风险。继续夯实医疗救助托底保障功能，通过医疗救助资金分类资助低收入人口参加基本医保，确保低收入人口参保率稳定在99%以上，实现应保尽保；对特困人员、低保对象、低保边缘家庭成员和防止返贫监测对象等个人自付合规医疗费用分别按不低于80%、75%、60%的比例给予救助，实现应救尽救。2023年，全省共资助救助对象341.62万人（重点救助对象229.24万人）参加城乡居民基本医疗保险，资助参保金额10.67亿元。全省农村特困人员、低保对象、防止返贫监测对象的住院费用中，基本医保、大病保险、医疗救助综合报销120.56亿元，综合报销比例达86.06%；门诊慢特病费用中，基本医保、大病保险、医疗救助综合报销46.68亿元，综合报销比例达91.62%。

慢性病保障　2023年4月26日，省医疗保障局印发《关于调整基本医保慢特病门诊用药目录的通知》，按照动态调整原则，根据临床医学专家意见，对全省基本医疗保险门诊慢特病门诊用药目录等进行增补。6月1日，省医疗保障局印发《关于扩大基本医疗保险门诊慢特病病种及优化部分病种认定标准的通知》，进一步扩大门诊慢特病病种数量，调整22种疾病的认定标准，不断满足参保群众慢特病门诊治疗需求。8月16日，省医疗保障局印发《关于优化安徽省基本医疗保险慢特病门诊用药报销政策的通知》，取消慢特病门诊用药“小目录”，参保慢特病患者门诊使用符合病情需要的国家基本医保药品目录内药品时，可按规定享受基本医保门诊慢特病报销待遇。

“两病”门诊保障　安徽省持续完善医保“两病”门诊用药保障机制，发挥政策叠加、机制协同作用，保障参保患者健康需求。2023年，全省共计135.97万人次享受“两病”门诊用药保障待遇，城乡居民“两病”政策范围内门诊用药费用报销比例稳定在50%以上。

生育保险　2023年，全省生育保险参保人数为782.21万人，其中女性参保人数为337.90万人。全省享受生育保险待遇44.09万人次，生育保险待遇支出27.07亿元，其中生育医疗费用待遇支出5.34亿元，生育津贴支出21.73亿元。

医保助力乡村振兴　8月16日，省医疗保障局编制《2023年巩固拓展医疗保障脱贫攻坚成果有效衔接乡村振兴工作方案》，入选省“千村引领、万村升级”工程20个专项工作方案之一。2023年，全省各级医保部门为参保城乡居民减轻医药费用负担533.81亿元，为参保职工减轻医药费用负担391.03亿元，有效解除参保群众看病就医后顾之忧，有力防范化解因病返贫致贫风险。

长期护理保险　省医疗保障局指导安庆市继续深化长期护理保险制度试点，进一步优化完善制度体系、标准化建设、经办管理。2023年，安庆市长期护理保险累计待遇享受2083人，待遇支付1362.35万元。加强与财政、民政、税务、人力资源和社会保障、卫生健康等部门工作对接会商，研究长期护理保险制度的统筹层次、筹资政策、征管体制、待遇政策、政府投入责任、基金财会核算等内容，探索推进长期护理保险制度建设的路径方法。

商业补充医疗保险　2023年5月23日，省医疗保障局会同省财政厅、国家税务总局安徽省税务局、国家金融监督管理总局安徽监管局印发《关于支持商业补充医疗保险发展完善多层次医疗保障体系的指导意见》，指导省保险业协会通过公开遴选确定共保体，提供设计产品方案时必要的测算数据、政策支持。10月23日，省医疗保障局会同省地方金融监督管理局、省财政厅、国家税务总局安徽省税务局、国家金融监督管理总局安徽监管局印发《关于做好2024年度“安徽惠民保”参保工作的通知》，推出全省统一的商业健康保险产品。11月22日，省医疗保障局组织召开“安徽惠民保”参保工作对接会，全力推动基本医保与商业补充医疗保险顺畅衔接。12月21日，省医疗保障局等部门印发《关于做好全省职工医保个人账户缴纳“安徽惠民保”保费有关工作的通知》，支持职工个人账户资金为本人和直系亲属购买“安徽惠民保”产品。

【加强医药服务管理】　完善医保药品目录管理　2023年2月21日，省医疗保障局、人力资源和社会保障厅印发《关于执行〈国家基本医疗保险、工伤保险和生育保险药品目录(2022年)〉的通知》，将纳入安徽省医保支付范围的药品品种扩大至2967个，同步将363个协议期内国家谈判药品纳入“双通道”管理范围。3月28日，省医疗保障局、人力资源和社会保障厅、药品监督管理局印发《安徽省基本医疗保险、工伤保险和生育保险医疗机构制剂和中药饮片目录(2022年)》，将155个医疗机构制剂及82个中药饮片纳入安徽省医保基金支付范围。

推进医保支付方式改革　一是深入推进按病组和病种分值付费改革。2023年，安徽省17个统筹地区(16个市和省直医保)全部开展DRG或DIP付费改革，16个统筹地区实现实际付费，医疗机构覆盖率、病种覆盖率、医保基金覆盖比例分别为97.31%、89.72%、90.37%。11月，省医疗保障局印发《关于印发DRG/DIP支付方式改革共享专家库管理办法(试行)的通知》《安徽省按病组和按病种付费基层病种参考目录》《安徽省定点医疗机构DRG/DIP支付方式改革绩效评价办法(试行)》；12月26日，省医疗保障局等部门印发《关于做好DRG/DIP支付方式改革与紧密型县域医共体医保基金包干管理衔接工作的通知》,完善配套政策,对全省支付方式改革进行指导和规范。二是全省同步推进其他付费方式改革。完善基层日间病床按病种付费,11月21日,省医疗保障局等部门印发《关于进一步做好基层医疗机构日间病床付费试点工作的通知》,取消基层日间病床床位数等限制,鼓励基层医疗机构收治常见病患者。推进康复类疾病按床日付费,省医疗保障局指导宣城、安庆等5个试点市制定本地配套政策,遴选试点医疗机构,合理确定康复医疗床日付费范围和付费标准,完善信息系统配置,推进康复类按床日付费试点。在宣城市、黄山市开展中医优势病种按疗效价值付费试点。

支持中医药传承创新发展　一是加强医疗机构制剂和中药饮片医保支付管理。2023年4月13日,省医疗保障局、人力资源和社会保障厅、药品监督管理局印发《关于开展2023年度医疗机构制剂和中药饮片纳入基金支付范围工作的通知》,启动全省医疗机构制剂和新增中药饮片纳保工作。6月7日,省医疗保障局印发《关于加快推进2023年度医疗机构制剂和中药饮片纳入基金支付范围工作的通知》,全面加快工作进度。12月25日,省医疗保障局、人力资源和社会保障厅、药品监督管理局印发《安徽省基本医疗保险、工伤保险和生育保险医疗机构制剂和中药饮片目录(2023年)》,将17个医疗机构制剂、1个中药饮片纳入医保支付。二是加强中药配方颗粒医保支付管理。8月17日,省医疗保障局、人力资源和社会保障厅、药品监督管理局印发《关于将广藿香配方颗粒等156种中药配方颗粒增入〈安徽省基本医疗保险、工伤保险和生育保险中药配方颗粒目录〉的通知》,将156种中药配方颗粒纳入医保基金支付范围。

推动“双通道”便民购药　省医保部门将所有国家谈判药品和竞价药品纳入“双通道”管理范围,总数由275个增加到363个。省医疗保障局督促指导各市进一步简化、优化“双通道”备案管理流程,实现院端备案“一窗办理”。截至2023年12月31日,全省开通“双通道”定点医疗机构286家、定点零售药店298家,实现县(区)全覆盖。开通“双通道”管理的国谈药品报销516.39万人次,涉及药品总费用43.45亿元,医保报销28.53亿元,实际报销比例65.65%。

推进零售药店纳入门诊统筹　2023年4月28日,省医疗保障局印发《关于做好定点零售药店纳入门诊统筹管理工作的通知》,统一规划部署定点零售药店纳入门诊统筹结算管理工作。5月5日,省医疗保障局、卫生健康委、药品监督管理局印发《关于推进医保电子处方流转应用工作的实施方案》,加强全省医保系统业务培训,实施工作周调度。7月1日至12月31日,全省共有526家零售药店纳入医保门诊统筹,门诊统筹基金结算18316人次,结算金额2128.76万元。

保障新冠病毒感染患者救治　2023年1月7日,省医疗保障局、财政厅、卫生健康委印发《关于贯彻实施“乙类乙管”后优化新型冠状病毒感染患者治疗费用医疗保障相关政策的通知》。2月10日,省医疗保障局、财政厅、卫生健康委印发《关于医疗机构不再收取“乙类乙管”后新冠患者住院治疗个人负担部分费用的通知》。2月20日,省医疗保障局、财政厅、卫生健康委印发《关于做好收治医疗机构新冠病毒感染患者住院台账管理工作的通知》,规范全省新冠病毒感染患者住院身份信息和医疗费用统计工作,省医疗保障局协调做好“乙类乙管”后优化新型冠状病毒感染患者治疗费用个人负担部分财政补助工作。3月31日,省医疗保障局、财政厅、卫生健康委印发《关于进一步做好新冠患者医疗费用保障工作的通知》,自2023年4月1日起,新冠患者住院费用综合保障、门诊专项保障等特殊保障政策转为常规医疗保障政策。

【医疗服务价格管理及药品招标采购】　推进医疗服务价格改革　一是优化完善管理机制。2023年2月24日,省医疗保障局、卫生健康委印发《关于进一步做好医疗服务价格管理若干工作的通知》,简化医疗服务试行价格申报程序,规范新增项目管理,优化价格核定流程,推进医疗服务价格管理规范化、制度化。二是动态调整医疗价格。调整完善手术类项目使用特殊刀头收费政策，核定省级公立医疗机构2023年度第一批、第二批、第三批新增(新开展)医疗服务项目试行价格。组织省属医院遴选部分医疗服务项目实施价格专项调整，重点关注急诊、护理、儿科、手术等技术劳务项目价格。三是做好特需项目协同。会同卫生健康部门增设“特需涉外门诊诊察费”项目，指导安徽医科大学第二附属医院做好国际医疗部特需项目价格备案，合理利用优质医疗资源，满足外籍患者差异化医疗需求。四是支持优质资源扩容。指导复旦大学附属儿科医院安徽医院(安徽省儿童医院)梳理部分重点引进的、本省尚未制定政府指导价的输出医院项目，做好本地化对接，按同质同价原则进行市场调节价备案。五是规范完善现有项目。组织医保管理、医院物价等人员成立修订小组集中讨论，修订完善一级护理等44项医疗服务价格项目，进一步满足人民群众的医疗服务需求。优化营商环境，取消70项进口试剂加收政策，促进各类市场主体平等竞争。六是组织试行价格转归。开展省属医院市场调节价项目服务情况监测，收集梳理遴选拟政府定价项目，开展价格调查，委托第三方进行项目成本测算，按程序进行政府定价工作。七是做好项目新增立项。完成安徽省第十六批医疗服务项目新增立项，做好项目医保编码贯标及市场调节价备案指导，促进项目更好更快临床应用。

推动药品耗材集采提速扩面　一是抓好集采落地惠民。做好国家集采药品第八批，联盟集采耗材(口腔种植体、口腔正畸用托槽、冠脉扩张导引导管及导丝、心脏介入电生理类医用耗材)，2022年省采药品，省采耗材(冠脉药物涂层球囊、硬脑脊膜补片、腹股沟疝补片、颅内弹簧圈、结扎夹、心脏起搏器、雾化吸入器、双管喉罩、鼻吸氧管)，省采临床检验试剂(凝血类、心梗类)中选结果执行工作。完成18家省属医院第一批国家集采药品结余留用工作，合计拨付资金5459万元。二是强化联盟横向协同。牵头开展24省(自治区)和新疆生产建设兵团的体外诊断试剂(人乳头瘤病毒、人绒毛膜促性腺激素、性激素六项、传染病八项、糖代谢两项检测)省际联盟采购，平均降幅为53.9%，年节约采购金额近60亿元。参加天津市牵头的关节用骨水泥、三明联盟牵头的人工骨填充材料等耗材、浙江省牵头的冠脉血管内超声诊断导管和输注泵、“京津冀”联盟牵头的外周血管弹簧圈等耗材、福建省牵头的连发结扎夹、江西省牵头的人干扰素、山东省牵头的中药配方颗粒、广东省牵头的易短缺急抢救药等集采联盟，通过“组团采购”，不断扩大集采规模效应。三是推动省级集采扩品扩围。完成新一轮心脏起搏器集中带量采购，74个中选产品价格再创全国新低，年节约采购资金约2518万元。组织开展牙冠限价挂网，31家企业187个产品入围，平均价格355元/颗，平均降幅达40%。开展2023年省级药品集采，平均降幅为40%，最高降幅达89.3%。四是实施省市上下联动。委托芜湖市牵头开展一次性射频、等离子刀头医用耗材省级集中带量采购，平均降幅为65.72%，年可节约资金1.02亿元。指导安庆市开展全省冠脉扩张球囊集采协议期满后接续。指导黄山市牵头开展结扎夹、中成药全省带量采购，不可吸收、可吸收结扎夹平均中选价格分别下降67.22%、39.75%，年可节约采购资金约6000万元。五是组织医用设备集采。按照“三分一合”集采模式，对公立医疗机构使用非财政预算安排资金的乙类大型医用设备和省属医院单台200万元及以上非乙类大型医用设备开展集中采购，全年共完成3大类4批15台设备集采，总采购金额约1.54亿元，节约医疗机构采购资金约3400万元。

开展集采平台药品价格治理　一是对平台交易系统内挂网超过1年且1年内未发生采购、无省级限价、非(易)短缺约3万个药品予以暂停交易。二是开展平台挂网药品信息标准化工作，全面规范平台挂网药品价格信息，统一加注“质量层次”“价格形成方式”“交易价格状态”“信用评价等级”等信息，提升平台数据质量。三是加强药品价格治理。2023年5月4日，省医疗保障局、卫生健康委员会、药品监督管理局印发《关于进一步规范药品挂网采购工作的通知》，开展平台挂网药品价格联动，共有15886个药品联动全国最低有效挂网价，年节约医疗机构采购资金12.5亿元。截至2023年底，共有15批612种药品、22批41839种耗材集采成果落地惠民，年节约采购资金107.87亿元。

【强化基金监管】 整治违法违规使用医保基金行为　2023年，全省各级医保部门共现场检查定点医药机构34296家，现场检查覆盖率100%，处理违法违规定点医药机构13964家，处理违法违规个人1343人。其中，行政处罚违法违规定点医药机构535家，暂停医保协议或医保结算262家，解除医保协议78家，移交司法机关7家，移交纪检监察机关19家，移交其他行政部门98家；行政处罚违法违规个人32人，暂停医疗费用联网结算27人，暂停医保支付资格1人，移交司法机关48人，移交纪检监察机关8人，移交其他行政部门10人。共追回医保基金6.9亿元，扣除违约金5743.6万元，行政罚款4720.6万元，发放举报奖励金46517.8元，曝光典型案例979起。

开展集中宣传月活动　2023年3月31日，省医疗保障局启动"安全规范用基金　守好群众'救命钱'"医保基金监管集中宣传月活动。通过举办系列活动，丰富拓展各类宣传载体，有形、有感、有效开展基金监管法律法规和政策措施的宣传教育。省医疗保障局主要负责同志在线互动解答听众问题，各市医保部门利用政府官方网站、医保相关App和微信公众号、宣传短信、有线电视、广播电台等媒体，通过发布倡议书、解读医保政策、曝光典型案例等方式，引导广大参保群众参与医保基金监管。线下举办现场宣传、教育培训、文艺汇演等多种活动，不断提高医保服务和管理人员法规政策水平，持续提升人民群众和社会各界关注程度。

推进智能监控系统上线应用　截至2023年12月31日，安徽省17个统筹地区医保基金智能监管系统全面上线使用，基于国家医保信息系统63个基础规则模板，优化完善本地化规则642条。全省共有8500余家定点医药机构接入事前提醒、事前预警服务，系统提供17746.3万次分析服务，疑似违规告警提示720.2万次。全省医保部门共完成131.7万笔疑似违规结算数据审核，确认33.4万笔结算存在违规行为，确认违规金额5092.5万元，全省医保基金监管数据化、智慧化初见成效。

【医疗保障信息化工作】 医疗保障信息平台　2023年，国家（安徽省）医保信息平台建设工程顺利通过国家医疗保障局验收。省医保部门全力打造"安徽e保"品牌，推动医保信息平台公共服务小程序（2.0版本）上线运行，82项医保高频业务全部实现网上办、掌上办、线上办，生育津贴、部分慢病待遇实现"免申即享""即申即享"，"安徽e保"应用场景更加丰富，群众使用更加便捷。截至2023年12月31日，全省医保公共服务类线上业务办理6733.33万件，"皖事通"渠道的"安徽医保公共服务"使用11600.17万人次。

深化医保码推广应用　一是优化医保码应用效果。指导定点医疗机构升级改造系统，优化为一次扫码验证身份支持连续办理预约挂号、获取账单、医保结算等多个业务，提升群众体验。二是推动医保码就医结算"一码通办"。将医保码作为全省定点医疗机构就医结算通用凭证，出示医保码即可办理预约挂号、签到就诊、检查检验、报告查询、药房取药、医保结算、票据打印等全部就医业务，做到"看病免带卡、就医少排队"，让群众就医看病更方便。三是开展医保业务综合服务终端推广应用。为方便老年群体就医购药结算，在定点医药机构铺设医保业务综合服务终端，推动医保结算从"刷卡办"到"刷码办"，再到"刷脸办"转变，更进一步方便群众就医购药。截至2023年12月底，安徽省累计激活医保码4980.62万人，总体激活率78.73%；2023年12月完成医保码结算1271.37万笔，月度医保码结算率52.82%。实现医保码全流程应用三级定点医疗机构101家，全流程覆盖率89.11%，数据达标率84.16%；二级医疗机构实现医保码全流程应用284家，覆盖率为

37.92%。累计铺设医保业务综合服务终端5740台，日均“刷脸”结算超6.5万笔。

推动医保移动支付应用　做好医保移动支付线上就医结算场景应用，将在线医保支付功能嵌入医疗机构既有线上就医服务应用之中，实现在线建档、预约挂号、报告查询、医保结算等就医结算业务“掌上办”，让群众门诊和住院报销免排队，保障门诊统筹政策又好又快落地。拓展医保移动支付在互联网医院场景应用，全面打通互联网诊疗和医保支付节点，让门诊慢性病患者在家中就能享受“线上问诊、在线支付、线下配送”的全程无接触就医购药服务，有效缓解人民群众看病取药难问题。截至2023年12月31日，安徽省16个市239家医疗机构上线医保移动支付应用，月掌上医保结算34.71万笔，本地三级定点医疗机构上线率达81.43%。其中，中国科技大学附属第一医院、安徽医科大学第二附属医院、芜湖市第五人民医院等互联网医院上线医保移动支付应用。

推进医疗收费电子结算凭证应用　2023年2月2日，省医疗保障局印发《关于推进医疗收费电子结算凭证在我省医保领域深化应用的工作方案》，开展医疗收费电子结算凭证在手工零星报销、医保基金监管、个税大病医疗费用扣除等医保场景应用试点，医保区块链在药品器械集中采购、多层次医疗保障等场景应用试点。截至2023年12月31日，全省共34家医疗机构实现医疗收费电子结算凭证应用上线，累计归集医疗收费电子结算凭证等信息152.42万条，完成医疗收费电子票据手工零星报销365笔；全省206家医疗机构、35家药品配送企业接入医保区块链，累计上链采购单287张、配送单263张、入库单136张、结算单15723张，完成医保基金支付1.23亿元。

全面推动医保信息业务编码贯标　一是根据人员变动和政策调整，组织开展医师、护士、药师、医药机构定点协议及三病种(门诊慢特病病种、按病种结算病种、日间手术病种)编码信息动态维护。二是指导定点医药机构基础库、医生(药师)工作站、“进销存”等全场景应用医保信息业务编码，做到带码入库、带码使用、带码结算。三是坚持编码应用情况周检查、月通报、季评分制度，推动医保信息业务编码应用到位、执行到底。截至2023年12月31日，全省累计执行医保药品编码233666条，医用耗材编码10698747条，医疗服务项目编码20656条，医保单位编码297条，医保工作人员编码5252条，定点医疗机构编码22921条，医师编码187692条，护士编码188991条，药学人员编码11115条，医技人员编码13812条，定点零售药店编码17555条，药师编码20339条，门诊慢特病病种编码336条，按病种结算编码1150条，日间手术病种编码83条，日间手术编码4条。

【优化医保管理服务】　推进长三角医保一体化　一是门诊住院费用“一站式”结算。与长三角地区2.25万余家定点医疗机构住院费用跨省联网直接结算，全省所有统筹地区实现住院、普通门诊和5种慢特病门诊费用跨省直接结算。截至2023年12月31日，安徽省在长三角地区住院直接结算74.44万人次、普通门诊直接结算414.98万人次、慢特病门诊直接结算15.09万人次。二是开通跨省自行临时外出就医人员“自助备案”服务。6月20日，在“安徽医保公共服务”小程序等省级线上备案渠道开通“自助备案”服务，自行外出就医人员可享受“即时开通、即时享受”直接结算服务。截至2023年12月31日，安徽省在长三角地区有7.6万人次享受“自助备案”服务。三是开通职工医保个人账户跨省异地定点零售药店直接结算服务。12月15日起，安徽省职工医保参保人员，在省外联网定点零售药店购药时享受“免备案”使用个人账户直接结算服务，截至2023年底，安徽省在长三角地区职工医保个人账户购药直接结算4869人次，总费用达45.49万元。

推动异地就医直接结算　一是定期对全省17个统筹地区异地就医直接结算情况进行分析通报，指导各地全面落实异地就医政策，提升直接结算服务能力。二是建立“快速备案”审核日提醒机制，开通自行临时外出就医人员“自助备案”服务。三是全省异地就医住院直接结算率稳步提升。

2023年，全省跨省及省内异地就医住院直接结算180.70万人次、总费用331.18亿元、基金支付205.47亿元，跨省住院直接结算率74.37%，省内住院直接结算率86.95%，提前2年实现国家“十四五”全民医保规划目标任务。

推进医疗保障服务示范点建设　2023年4月1日，省医疗保障局印发《安徽省“十四五”医疗保障行风建设暨服务示范工程行动方案》，通过制定实施省级医疗保障服务示范点评审方案及评审细则，组织单位自主申报、市级初审、资料评估和现场评审，确定长丰县医疗保障基金管理中心服务窗口等34个省级医疗保障服务窗口示范点、长丰县医疗保障基金管理中心岗集镇医保服务网点等49个省级医疗保障基层服务示范点、中国科学技术大学附属第一医院（安徽省立医院）等51个省级医疗保障定点医疗机构示范点、合肥市医疗保障局等4个省级智慧医保管理服务示范点。

开展医保经办管理服务评价　2023年11月9日，省医疗保障局印发《安徽省医疗保障经办服务评价方案（试行）》，通过专家评价、体验式评价、非现场体验式评价等，对全省市级、部分县级医保经办管理服务开展评价。合肥市、蚌埠市、宣城市、宿州市、六安市、马鞍山市、铜陵市被评为2023年度全省医疗保障系统行风建设先进市，灵璧县、桐城市、泾县、利辛县被评为2023年度全省医疗保障系统行风建设先进县（市）。

重要活动

1. **全省医疗保障工作会议召开。**2月9日，省医疗保障局召开全省医疗保障工作会议，总结2022年全省医疗保障工作，回顾五年来的医保工作成就，部署2023年全省医保工作任务。

2. **全省医疗保障系统深入推进全面从严治党加强党风廉政建设工作会议召开。**2月9日，省医疗保障局召开全省医疗保障系统深入推进全面从严治党加强党风廉政建设工作会议，进行相关工作部署。

3. **开展模拟接访比武竞赛活动。**2月16日，省医疗保障局组织开展模拟接访比武竞赛活动，聚焦医保信访工作中遇到的“疑难杂症”，通过精心设计、模拟场景，还原信访工作中真实情景，促进提高服务意识和接访能力。

4. **开展医保基金监管集中宣传月活动。**3月31日，省医疗保障局启动“安全规范用基金　守好群众‘救命钱’”医保基金监管集中宣传月活动，组织开展医保政策宣传解读、典型案例公开曝光等工作，营造加强基金监督良好社会氛围。

5. **全省打击欺诈骗保专项整治工作视频会议召开。**5月6日，省医疗保障局、人民检察院、公安厅、财政厅、卫生健康委员会联合召开全省打击欺诈骗保专项整治工作视频会议，传达学习全国打击欺诈骗保专项整治会议精神，部署全省专项整治工作。

6. **全省医保信息平台建设应用工作推进会议召开。**5月22—23日，省医疗保障局在宣城市旌德县召开全省医保信息平台建设应用工作推进会议，通报全省信息化标准化建设工作推进情况，介绍医保电子处方中心、门诊慢特病网上鉴定、手工零星报销辅助管理、医保智能监管等系统建设应用情况，安排部署2023年医保信息平台建设应用重点工作。

7. **基本医疗保险参保扩面动员视频会召开。**6月1日，省医疗保障局、税务局、教育厅联合召开基本医疗保险参保扩面动员视频会。对全省医保、税务、教育系统落实2023年基本医疗保险参保扩面工作目标任务进行部署和解读。

8. **学习贯彻习近平新时代中国特色社会主义思想主题教育调研成果交流会召开。**7月6日，省医疗保障局召开学习贯彻习近平新时代中国特色社会主义思想主题教育调研成果交流会，通报调研整体情况，局领导班子成员就调研情况开展交流，围绕典型案例剖析检视，讨论修订调研成果转化运用清单，省委第四巡回指导组作点评。

9. **全省医疗保障局长座谈会召开。**7月

30—31日，省医疗保障局在宣城市绩溪县召开全省医疗保障局长座谈会，传达省委十一届五次全会精神，总结2023年上半年全省医保系统工作，分析面临形势和存在问题，部署下半年重点目标任务。

10. **人大代表、政协委员医保工作座谈会召开。**8月23日，省医疗保障局召开人大代表、政协委员医保工作座谈会，聚焦“谋良方·纳良策，共助医保事业高质量发展”主题，听取人大代表、政协委员对医保工作意见建议，通报主题教育、上半年医保工作和人大代表建议、政协委员提案办理情况。

11. **全省医保系统《民声呼应》办理情况通报调度会召开。**10月27日，省医疗保障局召开全省医保系统《民声呼应》办理情况通报调度会，通报《民声呼应》创办以来涉及群众医保诉求办理情况，就推进落实“民声呼应”工作机制提出要求。

12. **人大代表重点建议办理工作座谈会召开。**11月30日，省医疗保障局召开人大代表重点建议办理工作座谈会，听取《关于加大中医药政策支持力度的建议》办理情况，研究推动医保支持中医药传承发展有关举措。

13. **二十五省份体外诊断试剂省际联盟集采信息公开大会在合肥召开。**12月20日，省医疗保障局牵头开展24个省（自治区）和新疆生产建设兵团体外诊断试剂省际联盟集中带量采购，集中带量采购价格申报以线下公开方式进行，共130余家企业代表参与价格申报。

典型案例

案例一：安徽门诊慢性病待遇认定实现全程线上办、少跑腿

2023年，安徽省医保部门聚焦门诊慢性病申报认定程序烦琐、待遇享受不及时等问题，精准发力、综合施策，切实解决群众急难愁盼问题。

【主要做法】 *申请认定“线上+线下”* 在保留原有现场办理渠道的基础上，实现门诊慢性病待遇申请认定全程线上办理。一是优化病种认定标准。梳理全省门诊慢性病病种认定标准，对部分病种认定标准优化简化，形成全省统一的认定“尺度”。二是开发“申请认定”模块。在“安徽e保”公共服务网厅和小程序，搭建线上申请、评审、审核、查询等全流程应用功能。三是建立线上评审机制。遴选3500多名医疗专家，建立线上评审专家库，通过系统随机推送，专家实时在线审核。

待遇保障“免申即享”“即申即享” 对疾病诊断、治疗路径明确，且手术后需要长期门诊治疗的器官移植术后、心脏瓣膜置换术后2种慢性病实行“免申即享”，恶性肿瘤慢性病实行“即申即享”。一是采用“数据画像”技术，智能筛选符合病种申请条件的对象，将信息自动推送至线上审核平台。二是通过数据比对、线上审核等方式，确定慢性病保障待遇资格。三是在征求个人或家属意愿的基础上纳入慢性病管理，即时享受门诊慢性病保障待遇。

医保政策“两取消一扩大” 一是取消慢性病定点医院数量限制。由过去只能选择1～2家医院放开至所有一级及以上定点医疗机构（含社区卫生服务中心、乡镇卫生院），群众在任意一家符合条件的医疗机构就医购药均可报销。二是取消慢性病门诊用药目录。取消原先省里制定的慢性病门诊用药“小目录”，凡使用符合病情需要的国家基本医保药品目录内药品，均可按规定享受门诊慢性病报销待遇。三是扩大门诊慢性病病种数量。根据医保药品目录变化，动态分析群众就医需求，将群众反映强烈、治疗费用较高的一些病种纳入门诊慢性病保障范围。

【主要成效】 *让群众少跑腿* 全省医保部门门诊慢性病“申请认定”提供7×24小时不打烊服务，线上评审实现群众手机申请、专家线上评审、结果在线可查。

让群众早受益 各级医保部门通过实时筛选、无感审核，让参保群众即时享受门诊慢性病保

障待遇，推动医保便民服务从“人找政策”到“数据找人”的转变。

让群众得实惠 通过实施“两取消一扩大”，取消医保管理服务中的不合理限制，切实解决慢性病患者“看病难”“开药难”问题，进一步减轻群众医疗费用负担。

案例二：淮北市创新“接诉即办 民呼我应”机制

2023年，淮北市通过“七个一”具体举措，创新实施“接诉即办 民呼我应”信访工作制度，积极化解医保领域信访隐患，着力解决群众急难愁盼问题。

【主要做法】 *“一个口子”统一办理* 实行“一个口子”矛盾纠纷化解工作机制，整合群众来信、信访信息平台、人民网留言等各类“线上＋线下”信访渠道，实现信访事项“一个口子”接收、分流、协调、办理、督办和答复，让群众诉求“一扇门进出”，矛盾纠纷“一揽子调处”。

加强信访“一张网”建设 在全市医保系统干部队伍中挑选懂业务、善于做群众工作的30名业务骨干充实到“接诉即办”岗位，组建信访网格队伍，专人专管，实现信访工作全覆盖，确保信访事项第一时间有人接、有人办。

接诉后第一时间告知 信访专员接到诉求后第一时间联系信访人，告知其接收情况和处理途径。对于咨询类诉求能即时答复的，即时答复；不能即时答复的，0.5个工作日办结；申诉、求决类诉求1个工作日内办结；特殊情况按程序申请延期，有效预防重复访和一件多投现象的发生。

实行“一把手阅批” 认真落实“一岗双责”信访工作责任制，形成“一把手”负总责，分管领导具体负责、齐抓共管的信访工作格局。实行“一把手阅批制”，所有信访事项受理和回复均由局主要负责同志阅批，阅批率100%。

“一张单子办到底” 实行“清单＋闭环”管理和首问负责制，严格按照来访必登、受理分类、建立台账、会商督办、回访、资料归档等环节，全程“闭环”监督管理，确保“一张单子办到底”，群众呼声有人管、有人问、有结果，责任全程可追溯。

“一把尺子量到底” 建立“日统计、周通报、月分析、季点评、年考核”机制，每周从办理时长、办理质量、满意度评价等多维度通报信访办理情况，发现问题立行立改，确保“接诉即办，办就办好”。同时，将信访工作纳入年度目标绩效考核，对信访事项重视不够、工作不实不细、推诿扯皮等影响信访事项办理质效的情形予以扣分。

说“不”即上提一级办理 在办理过程中，遇到信访人对答复不满意、重复访、越级访等说“不”事项实行提级办理，由信访专员汇报到承办部门负责人主办；对于情况特别复杂、仍不满意的，提级至局分管负责同志直至主要负责同志出面协调处置，切实做到信访人说“不”即提级，确保信访答复质量和满意率持续提升。

【主要成效】 *办理时长大幅缩短* 2023年，受理各类信访渠道群众反映的问题744件，按时办结率100%，整体满意率99.6%，其中市级层面满意率100%，平均办理时长缩短至0.27个工作日，同比缩短2.05个工作日。

满意度大幅提升 通过对各类信访工作中收集到的群众反映的问题和热点诉求进行梳理分析，在职权范围内及时优化调整政策措施，实现从解决一个诉求到解决一类问题的提升，群众满意度大幅提升。例如，针对企业和职工反映与医保相关的退休业务办理流程烦琐、时长过长等问题，通过加强政企联动，优化办事流程，以“微改革”“小切口”精准解决群众在医保领域遇到的实际问题，平均办理时长同比缩短30余天，节约时间50%以上，实现职工在职转退休业务“一趟不跑”“不见面办”。

信访量大幅下降 随着“接诉即办 民呼我应”信访工作制度的实行，淮北市医保部门从源头预防化解突出矛盾，医保领域信访形势持续平稳，

信访受理量同比减少12.97%，切实做到矛盾化解在早、化解在小、化解在基层。

案例三：安庆市稳步推进长期护理保险制度试点

安庆市作为首批15个国家长期护理保险试点城市之一，覆盖面从市本级拓展至全市参保职工，可享受待遇群体由重度失能人员扩大到中度失能人员，筹资渠道从“个人+基金”两方拓展至“个人+基金+财政”的三方筹资，实行“机构+居家护理”双服务模式，较好解决了重、中度失能人员不同时期的生活护理需求问题。

【主要做法】 持续丰富基金筹集渠道　职工个人缴费部分随职工大额医疗救助保险费一并征收，也可从职工医保个人账户中代扣代缴。失业人员在领取失业保险金期间，当期应当缴纳的长护险费从失业保险基金中支付。

合理确定待遇保障水平　根据失能人员选择的护理方式不同，分别制定相应支付标准。待遇类型主要分为定点医疗机构护理、定点养老机构护理、居家护理和居家护理上门服务。失能人员可根据其自身需求，自由选择机构护理还是居家服务。待遇设计充分考虑筹资标准、待遇享受群体和经济发展水平，其中重度和中度失能人员入住医疗机构，分别按60元/天和40元/天标准保障，入住养老机构分别按50元/天和30元/天标准保障，选择居家的分别享受生活补贴15元/天和10元/天的待遇。居家人员可根据自身需要选择上门服务，基金按70%比例支付，重度失能和中度失能人员分别最高不超过500元和300元。

持续创新优化经办服务　一是商保公司业务承办。通过公开招标签订委托经办协议，由中标商业保险公司承办，医保部门主要负责制度设计、服务标准设定、监督管理和绩效考核，形成管、办分离格局。二是服务窗口网络延伸。线上线下服务并行，申请人可通过拍照等方式申报待遇资格，无须提交任何纸质材料，足不出户即可完成申请，并可随时查询事项办理进度。三是失能评定网络派单。成立二级及以上定点医疗机构副主任医师失能评定专家库，运用失能评定任务派发手机App端，隐藏评定对象基本信息后由专家在线实时“抢单”，被评定对象和评定专家处于“双盲”状态，有效杜绝“人情评定”，把好关口、防范风险。

【主要成效】 待遇完善减负担　通过持续推进试点工作，减轻失能人员家庭经济负担，让失能人员享受到专业护理服务，进一步提升待遇享受群体的满意度。

养老产业得发展　服务供给主体多元化，民营机构替代政府主办机构成为护理服务供给主力，有效推动安庆市长期护理服务产业的形成和发展。2023年，服务协议机构已达93家（其中医疗机构21家、养老机构56家、居家护理服务16家），协议养老床位数4064张，养老护理员811名，民营资本直接运营82家，占全部协议机构的80%以上。

基金支付提质效　因病情需长期保留胃管、气管套管、胆道外引流管、造瘘管、深静脉置换管等各种管道的人员，转入护理病区后，年度住院频次及医保基金支出呈现下降趋势。医疗机构收治享受长护险待遇的失能人员，节约医保基金支出成效显著。

案例四：黄山市创新医保支付举措支持中医药传承发展

2023年，黄山市开展中医优势病种按疗效价值付费试点，通过医保基金对中医优势病种实行倾斜支付，助力全社会形成支持中医药发展的大格局。

【主要做法】 突出疗效价值　遵循中西医同病同效同价原则，对诊断明确、疗效评估简易的病种，中医适宜技术治疗达到与西医手术治疗同等效果的，打破现行以成本定价的支付体系，按照西医治疗费用的60%制定医保基金付费标准，体现医保政策支持。医保基金倾斜支付标准约为中医治疗按项目收费的4～5倍，充分激励医疗机构和中医药从业人员积极性。

合理确定病种　充分征求中医药专家意见，按照“中医药优势突出，临床路径明确，诊疗方案成熟，治疗风险可控，中医药治疗费用低廉，疗效与西医药疗效相近或优于西医药疗效”原则，先后分两批确定10个病种作为试点病种，制定收治标准和疗效评判体系，确保安全有效、合理施治。

尊重临床实际　充分考虑黄山市新安医学发展布局要求，将具备住院资质的省级以上非物质文化遗产代表性传承人所在医疗机构，以及二级及以上中医医疗机构共同列入试点医疗机构范围。首批共有黄山市休宁县中医医院、黄山市歙县中医医院、黄山市祁门县中医医院、黄山康正医院、黄山市中医院5家医疗机构自愿申报开展试点工作。

跟踪监测评价　省、市、县三级医保部门密切联动，建立月调度工作机制，强化跟踪监测。与卫生健康、中医药管理等部门密切配合，统筹加强对试点医疗机构及临床一线的宣传指导，及时发现、解决改革推进过程中的困难和问题。

【主要成效】 2023年3月—12月，黄山市各试点医疗机构共收治病例303例，其中桡骨远端骨折72例，单纯性胸腰椎骨折44例，腰椎间盘突出症185例，肱骨近端骨折2例，初步实现“患者少花钱、医院增收入、医保减支出、中医得发展”的多方共赢局面。

群众负担得以减轻　经测算，303例病例实际产生总医疗费用82.56万元，按病种对应的西医手术诊疗方法，总医疗费用约为304.54万元左右，实行中医治疗后费用同比下降72.89%。按照黄山市现行报销比例测算，其中患者应付85.27万元。实行按疗效价值付费后，按照2022年DIP对应西医病种分组的点值和分值初步测算，患者自付40.58万元，比按西医治疗少付44.69万元，患者自付费用同比下降52.41%。

医院收入有所增加　实行按疗效价值付费后，303例试点病例给各试点医疗机构带来收入182.72万元，比实际按项目收费增加100.16万元，医院实际收入同比增加121.32%。同时，休宁县中医医院、祁门县中医医院等试点医疗机构制订专项奖励绩效分配方案，向治疗组倾斜，提升医疗机构和医务人员推进试点工作的内生动力。

基金支出有所减少　经测算，按病种对应的西医手术诊疗方法，303例病例医保基金应支付219.27万元。实行按疗效价值付费后，医保基金实际支付142.14万元，比按西医治疗节约77.13万元，医保基金支出同比下降35.18%。

中医特色优势彰显　部分逐渐退出临床的中医特色适宜技术重新焕发生机。例如，治疗骨折患者的“杉树皮夹板固定术”，因其就地取材、成本低廉、疗效明显，得到当地中医支持、患者信赖，实行中医按疗效价值付费后，该疗法已在黄山市祁门县中医院推广使用，获得当地群众充分肯定，新安医学传统特色治疗得以传承和发展。

案例五：阜阳市探索区块链技术在集中带量采购业务场景创新应用

安徽省阜阳市基于全国统一的医疗保障信息平台，探索药品、医用耗材集中带量采购和结算的区块链深度运用，推动配送企业端、医疗机构端及医保结算端基于电子结算票据的业务流转状态闭环上链，实现集中带量采购业务全流程可追溯、全数据防篡改，进一步提升医保治理创新水平。

【主要做法】 依托医保大数据上下贯通、左右融通的双向赋能路径，将参与集采的定点医疗机构、药品配送企业、医保经办机构相关业务数据纳入区块链，通过共识机制和智能合约实现医疗机构采购、配送、入库、结算等环节的各种凭证、单据在链上有序规范流转，验证后的数据上链存证，实现集采全业务流程链上平稳安全高效运转。

药品采购配送“一键”　依托市级药品耗材货款结算平台，将医疗机构药品采购电子订单自动推送到医药配送企业。药品配送后，医疗机构“扫码”验收、一键入库，无须配送企业线下领取纸质订单和医疗机构人工录入药品验收数据，经核验后的采购单和配送单信息上链，确保真实、准确。

数据同步集成“一链”　借助区块链技术，链接医疗机构HIS系统和医药配送企业ERP系统，实现医院、企业、医保三方实时自动同步药品采购、配送、入库数据，通过标准化电子表格形式上传到医药集中采购平台，每笔数据全流程、全周期状态上链，数据可追溯、防篡改。

货款结算回款"一站"　医药配送企业通过结算模块上传药品发票、申请结算，发票信息经结算模块智能核验后，自动流转到医保经办机构或医疗机构，按照支付规定线上完成回款，全过程一站式不见面办理，关键票据信息经区块链核验，状态上链存证。

【主要成效】　通过试点医保区块链技术在集采业务场景应用，借助区块链多方协作、公开、透明、可追溯、不可篡改等技术优势，有效解决医疗机构传统采购和结算模式存在的业务与数据分离、医保基金使用风险等问题，以及医疗机构、配送企业之前在集采履约方面的突出矛盾和困难，实现多方共赢。

强化数据治理　区块链各方协助和数据信息上链存证防篡改机制，可有效确保集采业务流程与数据流程精准同步，确保经此流程的数据真实、可靠。试点医院向省医药集中采购平台提交药品采购数据的方式由以前手工逐条提交升级为电子表格批量提交，且成功率达95%以上，药品价格变动信息更新处理率接近100%，药品采购数据治理取得初步成效。

提升医保服务　在区块链技术集采业务场景应用中，通过可信的数据同步机制，为各参与方提供便捷的数据批量自动化处理功能，有效减少烦琐易错的手工录入、人工核验，极大减轻业务人员工作负担。试点医院"一键"入库药品采购数据月均1000条，向省医药集中采购平台批量导入的药品采购计划金额月均4000万元，显著提升医保服务质效。

确保基金安全　将校验机制贯穿到集采全过程，关键票据状态信息上链存证，链上各方共同见证监督，确保每一笔医保基金支付真实、可靠，有效确保基金安全。通过对未通过校验的采购信息进行反查，可寻找基金监管线索。试点以来，累计上链结算单据96530条，采购单2109条、配送单570条、入库单164条，上链后安全支付医保基金7.4亿多元。

优化营商环境　在区块链技术支撑下，医保基金与医药企业直接结算货款的线上流程更畅通，回款效率再提高，集采药品回款周期压缩到30天左右，有效破除传统集采模式下回款慢等障碍，参与直接结算的40多家药品配送企业的资金周转压力得到缓解，经营成本得以降低，真正优化了医保营商环境。

规避廉政风险　通过区块链共识机制，实现集采业务全流程不见面线上办理，降低医保、医疗各环节人工干预程度，有效规避传统集采模式附带的廉政风险。

福建省

工作综述

2023年，福建省医疗保障局健全多层次医疗保障体系，深化“药价保”集成改革，巩固提升医保待遇水平，有序推进医保制度改革各项工作任务落地落实。2023年，全省基本医保参保3833.46万人，其中，职工医保978.70万人、居民医保2854.76万人。职工医保（含生育保险）统筹基金当期收入406.07亿元，支出265.06亿元，累计结存564.45亿元；居民医保基金当期收入290.75亿元，支出294.51亿元，累计结存126.31亿元。全省生育保险参保人数732.24万人，生育保险享受待遇221.16万人次。

【持续健全完善医疗保障体系】 开展全民参保攻坚行动　出台《福建省基本医疗保险全民参保攻坚行动方案》，指导各地聚焦新就业形态劳动者、非义务教育阶段学生儿童、高校学生等重点人群，探索有效提高参保率工作机制。建立全民参保基础数据库，实现参保信息实时动态查询，扎实推进全民参保攻坚行动。同时，建立福建省基本医疗保险费征收工作会商协作机制，规范统一全省职工医保登记和缴费。

实施职工医保门诊共济保障机制改革　积极开展门诊共济保障改革的监测调度和风险应对工作，建立应急处置机制，扎实做好舆情监测和政策宣传引导。加强部门协同联动和改革情况运行分析评估，研究谋划进一步推进落实职工医保门诊共济保障改革工作。

规范门诊特殊病种管理　全面落实医疗保障待遇清单制度，出台《关于调整规范城乡居民基本医疗保险门诊特殊病种种类的通知》，统一34种居民医保特殊病种。制定地中海贫血、尘肺病、儿童康复治疗、学生意外伤害4个病种的基本医疗保险门诊特殊病种管理暂行办法，进一步规范门诊特殊病种管理。

【巩固提升医保待遇水平】 提升居民医保住院待遇水平　出台《关于完善城乡居民医保住院待遇政策的指导意见》，指导各地调整优化居民医保住院待遇，加强督导监测调度。2023年，全省居民医保住院政策内报销比例较上年提升3个百分点。

健全完善多层次医疗保障　贯彻落实《福建省人民政府办公厅关于健全重特大疾病医疗保险和救助制度的实施意见》及其实施细则，全年资助参保114万人、医疗救助707万人次，救助金额15亿元。建立高额医疗费用支出预警监测机制，监测并向同级民政、乡村振兴等部门推送高额负担人员6.93万人次，认定因病致贫重病患者502人，建立健全防范化解因病返贫致贫风险长效机制。

支持补充商业医疗保险发展　通过允许使用个人账户和家庭共济账户购买的方式，支持“惠闽宝”“惠厦保”等商业医疗保险加快发展。截至2023年底，参保人数达418万人，较上年增加68万人。

【加强医保基金运行管理】 强化医保基金预决算管理　认真做好省本级定点医疗机构2022年度职工医保结算和2023年度职工基本医疗保险总额控制预算批复，保障基金有效运行。及时编报2024年度全省医保基金预算草案，核实反馈福建省情况和意见。

加强预算执行进度监督　及时下达2023年度中央三项转移支付资金和省级财政补助资金117.01亿元，其中居民医保补助109.14亿元、医疗救助资金6.18亿元、医疗保障能力提升资金1.69亿元。制定医保能力提升补助资金管理办法，督促各单位加快预算执行进度，切实提高资金使用效益。

强化基金监测与分析 制订实施基金运行监测分析能力提升行动方案,明确职责分工,建立医保形势分析工作机制。牵头做好2022年度医疗保障统计运行情况分析,扎实开展医保基金运行情况与医疗保障能力提升资金使用情况调研。

强化资金绩效管理 统筹协调并认真做好国家医保局对福建省医保转移支付资金的绩效评价工作。组织编制2023年度省本级和全省基本医疗保险基金绩效目标,开展2022年度居民医保基金、职工医保基金、医疗救助补助资金和能力提升补助资金4项资金绩效全省交叉评查。

开展民生社保领域资金专项整治 组织全省各统筹区医保部门开展自查自纠和专项整治复查,及时督促各地市整改有关问题,进一步规范资金使用管理。组织开展省级医保信息平台建设专项审计,对项目实施以来的立项和招投标程序、合同履行及项目资金使用等情况进行审计,对发现的问题及时整改落实。

【深化"药价保"集成改革】 *落地执行国家组织集采中选结果* 2023年,新增1批次39个国家第八批集采药品、1批次国家集采骨科脊柱类耗材中选结果在福建省落地执行。持续跟进国家第九批药品集中采购、国家组织人工晶体类及运动医学类医用耗材集中带量采购、国家组织冠脉支架集采接续采购工作。

开展省级药品和医用耗材集采 开展第四批药品、医用耗材省级集采。选择74种药品(含化学药品50种、中成药24种)开展省级集采,49种化学药品中选,平均降幅47.4%;24种中成药中选,平均降幅27.27%,预计一年可为群众减轻医疗费用5.36亿元。选择输液器等4类医用耗材开展省级集采,平均降幅58.37%,预计一年可为群众减轻医疗费用1.27亿元。

推进省际联盟集采 2023年,福建省医疗保障局牵头开展覆盖26个省份的结扎夹类医用耗材省际联盟集采,心脏介入电生理类医用耗材省际联盟集采每年可节约医疗费用约30.73亿元,腔镜切割吻/缝合器类医用耗材省际联盟集采每年可节约医疗费用约38.83亿元。同时,积极跟进福建省参与的河南省神经外科和血液透析、浙江省冠脉血管内超声诊断导管和输注泵、安徽省体外诊断试剂、广东省易短缺和急抢救药品、江苏省冠脉药物涂层球囊接续采购等相关省际联盟集中带量采购工作。其中,四川省口腔种植体、天津市关节骨水泥类、江西省肝功生化类检测试剂等集采中选结果已在福建省落地执行。

推进国家和福建省部分集采药品和医用耗材到期接续工作 完成2022年国家组织药品集中带量采购协议期满药品福建省接续采购,通过竞价,81个药品品种全部成功接续,中选结果自2023年5月11日起在招采子系统挂网执行。与上一轮中选价格相比,平均降幅27.45%,其中62个品种上轮中选企业接续成功,与上一轮中选价格相比,平均降幅14.6%。按照2021年医疗机构采购数量测算,每年预计可进一步节约医药费用7.58亿元。同时,完成国家组织冠脉支架、人工关节协议期满接续的落地工作。

夯实医疗服务项目价格管理 一是优化医疗服务价格结构和比价关系。研究完善互联网首诊、体外人工膜肺(ECMO)、口腔按诊疗结果、远程家庭病床巡诊、运动诱发电位等服务的收费政策。全省各地累计调整医疗服务价格金额约7.58亿元。二是规范新增和修订项目管理流程。探索区域医疗中心医疗服务项目与普通医疗服务项目审核运行机制分类区别化,核定62项新增医疗服务项目、38项修订医疗服务项目。积极支持国家区域医疗中心引进输出医院医疗服务价格项目。三是探索药学服务收费、整体护理按床日收费新模式。规范整合口腔种植类医疗服务项目价格,持续推进口腔种植价格治理。

【推进医保基金常态化监管】 *常态化开展日常监管、专项整治和飞行检查* 2023年,全省各级医保部门常态化开展日常监管、专项整治和飞行检查,共完成对13125家定点医药机构的现场检查,行政处罚337家,移送纪检监察、司法机关18家,追回违法违规资金8.95亿元。

建立健全基金监管长效机制　以落实“医保基金监管安全规范年”行动为主线，扎实开展主题为“安全规范用基金　守好人民看病钱”的集中宣传月系列活动。强化审核检查责任，聚焦骨科、血液净化、心内、检查检验、康复理疗等重点领域，加强对2022年医保结算费用排名前30位的重点药品、耗材的检查力度，完成对全部28家定点医疗机构的现场检查工作。截至2023年底，经审核后拒付违规费用1290.66万元。

【持续优化医保经办服务】　推进解决跨省异地就医结算问题　开展福建省跨省异地就医结算情况调研，持续扩大跨省异地就医定点机构覆盖面。指导各统筹区按照“应扩尽扩”的原则，进一步扩大普通门诊和门诊慢特病费用跨省直接结算机构范围。截至2023年底，福建省普通门诊和特殊门诊实现跨省联网的定点机构数量分别为14674家和8827家。积极推动定点药店跨省购药刷卡直接结算，截至2023年6月中旬，所有统筹区均已开通此功能。

积极打造惠民暖心服务品牌　着力解决人民群众急难愁盼问题，印发《全省医疗保障惠民暖心服务品牌创建行动实施方案》，推进医保服务6个方面19项任务。优化提升县级以上医保服务标准化窗口，制定出台《福建省医疗保障经办政务服务窗口标准化建设实施方案》。提供更多线下线上服务渠道，医保服务事项线上可办率超过90%。10个统筹区推行外出就医备案服务承诺制、事后补备案等简便措施。

全力优化医保领域营商环境　优化医保关系转移接续，拓展医保自助查询渠道，促进全省医保服务水平全面提升。落实政务服务“一件事一次办”。实施该工作机制以来，已办结企业开办一件事1221件、退役士兵参保一件事856件、新生儿出生一件事32273件。

扎实推进医保服务站工作　完善2023年度省本级医保驻省属公立医院医保服务站项目公开招标工作，在区域医疗中心复旦大学附属华山医院福建医院等定点机构增设医保服务站，为参保人员提供便利服务。

持续推进医保经办服务标准化建设　梳理完善医保政务服务事项，重新编制了《2023年全省医疗保障经办政务服务事项清单及办事指南》。依托全省统一的医保服务平台，推进医保业务经办结果省内跨统筹区互认。印发《福建省医保政务服务事项全省线下通办实施方案》，开展五项业务省内线下通办。自2023年7月1日启动至2023年底，通过全省线下通办渠道共办理门特认定13858人次，跨省临时外出备案143人次，居民参保登记127人，转移接续189笔，以及人员基础信息变更440次。

强化医保业务编码数据治理　持续抓好国家医保业务编码贯标工作。定期开展医保结算清单数据质量监测和情况通报。强化医保结算清单经办管理，完善医保结算清单管理流程，建立医保结算清单与医保医疗费用结算联动管理机制。

优化协议管理相关经办服务　扎实推进全省医药机构协议管理经办服务标准化建设。探索开展定点协议网上签约工作，建设并上线医疗保障信息平台线上定点申请业务办理模块。印发《福建省医疗保障定点医药机构协议管理经办规程（试行）》，推动各地市做好国家医保业务编码动态维护平台定点医药机构年度协议上传工作。截至2023年12月底，各地级市协议上传率均已达到99%以上。

【推进“智慧医保”加快发展】　加快推进医保信息系统标准化智能化建设　一是优化和完善现有省级医保信息平台功能。完成福建省内参保人外省药店购药系统改造，已实现省外定点药店直接结算。推进福建省医保个人信息查询和使用功能模块的应用架构，并于福州地区试点上线应用。二是继续推进医保码和医保移动支付应用落地。其中医保码亲情代展码服务已实现。截至2023年12月底，全省共有3778.67万人激活医保码，激活率为全省参保人数的98.69%，医保码在医药机构的扫码结算率为44.96%。三是加强医保知识库建设，完成知识库在医保内网平台及基层代办系统部署，并推进省级医保知识库和医保智能客服应用设计，基本形成医保智能客服应用功能点。

积极推动智能监控常态化　调整医疗保障智能监管子系统有关功能模块设定。加快规则库、知识库等“两库”建设工作，加强动态维护升级，不断提升智能监控效能。积极构建完善事前提醒、事中监控实时监控系统，实现事前提醒、事中监控和事后追溯的全流程实时监控。同时，省本级正式上线医疗保障智能监管子系统的“T+1”审核功能。定点医疗机构可于医保费用结算次日登录两定平台，实时查询“T+1”规则审核疑点信息，及时规范诊疗服务和收费行为。

推进医保业务全流程网上办理　利用医保单位网厅建设契机，加强网办业务标准化建设，推进用人单位实行医保业务无纸化申报。已有28项国家政务服务事项提供线上服务。

【推进法治医保建设】　推进医保立法工作　持续推进修订《福建省企业职工生育保险规定》立法工作，深入开展立法论证，完善修订草案。积极配合国家开展“医疗保障法”立法活动，及时提出意见建议。

建立医保行政行为规范　开展涉及民营经济、行政处罚、行政复议、内外资企业等专项政策文件的清理工作，公布废止了47份文件。制定《福建省医疗保障局重大行政决策社会稳定风险评估实施办法》，建立重大行政决策事项风险评估工作制度，牵头办理2件行政复议案件。

重要活动

1. **召开全省医疗保障工作会议。**2月23日，全省医疗保障工作会议在福州召开。会议系统总结2022年工作，分析研判医保改革发展形势，全面部署2023年福建省医疗保障工作。福州市、厦门市、漳州市、泉州市、龙岩市、宁德市分别就医疗保障形势分析与决策支撑、医疗服务价格改革、医保基金监管、县域医共体医保基金打包支付、推进DIP支付方式改革、参保扩面工作等作典型发言。

2. **开展医疗保障基金监管集中宣传月活动。**4月，在全省范围内开展以“安全规范用基金　守好人民看病钱”为主题的医保基金监管集中宣传月活动。积极开展医保基金监管“安全规范年”短视频创作和知识竞答活动，利用线上、线下多渠道宣传，共发放医保基金监管法律法规宣传海报15000份，营造全社会共同关注、支持、参与医保基金监管的良好氛围。

3. **召开2023年全省打击欺诈骗保专项整治工作会议。**5月26日，2023年全省打击欺诈骗保专项整治工作会议以视频形式召开。会议贯彻落实2023年全国打击欺诈骗保专项整治会议精神，分析研判当前福建省医保基金监管面临的形势和问题，部署2023年专项整治工作。

4. **推进省际联盟集采。**7月，福建省医疗保障局牵头开展覆盖26个省份的结扎夹类医用耗材省际联盟集采，心脏介入电生理类医用耗材省际联盟集采共16家企业中选，中选产品价格平均降幅49.35%；腔镜切割吻/缝合器类医用耗材省际联盟集采共136家企业中选，中选产品价格平均降幅55.52%。

5. **召开全省医疗保障形势分析工作会议。**8月10日，全省医疗保障形势分析工作会议在福州召开。会议总结分析2023年上半年医疗保障工作情况，研判医保改革发展形势和存在的问题，部署下半年重点工作。各设区市医保局、平潭综合实验区分别汇报上半年工作情况、存在的问题和下半年工作安排。

6. **组织开展“十四五”全民医疗保障专项规划中期评估。**9月18日，福建省完成“十四五”全民医疗保障专项规划落实情况中期评估工作，其中5项指标已超额完成2025年目标、3项指标已提前实现2025年目标、4项指标已按计划进度完成。

7. **召开2023年全省医保移动支付推进会议。**9月27日，全省医保移动支付推进会议以视频方式召开。会议明确了持续推进福建省医保移动支付应用工作、深化医保电子凭证运用工作的目标和任务。

典型案例

案例一：福建高效推进药械货款统一结算服务

福建省实行药械货款统一结算制度，通过搭建系统、规范流程等举措，提高企业、医院、医保各方协同效率，持续推进药械货款结算服务“高效办”，将结算周期控制在23个工作日内，结算率保持在98%以上，有效化解了医院、药品供应商、医保部门之间货款结算“三角债”的问题，促进营商环境优化。2023年，全省医保部门累计为各定点公立医疗机构代结算药品货款金额275.95亿元，结算率达99.96%；结算带量集采的耗材货款金额34.92亿元，结算率达98.55%。

【搭建系统，实现业务线上办理】 为实现业务全流程线上办理，提高结算效率，福建省医保局在互联网和医保专网分别搭建了药械结算报表管理模块和电子支付模块。其中，药械结算报表管理模块搭建在招采子系统上，即在互联网运行；电子支付模块则搭建在医保专网上。两个模块的交互使用，实现了结算系统与医保信息系统、财务管理系统、银行管理系统的无缝对接。

【健全规则，确保按时支付货款】 *实行属地管理分级结算* 货款结算实行“属地管理，分级结算”模式。由各统筹区医保经办机构分别负责属地内定点公立医疗机构的药械货款和抵扣药械货款后的医保费用结算工作。

建立备用金制度 各统筹区医保经办机构根据本统筹区参保人员上年度在定点医疗机构发生的1个月平均医保结算金额核定结算备用金，专门用于保障药械货款按月及时结算。

完善结算流程 出台《福建省医疗保障电子结算规程（试行）》等一系列指导性文件，统一药械货款结算时间和范围，明确医保定点公立医疗机构通过省级平台采购的药品及医用耗材集中带量采购中选品种货款，纳入统一结算范围。规范药械入库确认、数据复核、货款支付等工作流程，确保药械货款统一结算工作规范、有序运行。

明确结算时限 各级医保经办机构于每月15日前，根据定点医疗机构和药械供应企业双方确认一致的上月入库数量、金额，代医疗机构先行向药械供应企业支付药械货款，再根据定点医疗机构上月发生的各项医保费用结算数据与药械货款进行抵扣，于每月25日前完成支付结算工作。医保费用结算款扣除已代付药械货款的剩余部分，由医保经办机构支付给定点医疗机构，医保费用结算款不足抵扣已代付药械货款的，不足部分由医保经办机构依据签订的委托协议向医疗机构发起托收。

【防控风险，保障结算资金安全】 *科学设置岗位* 要求各级医保经办机构、各医疗机构按不相容职务分离原则设立复核岗位，明确岗位职责权限，对应付企业款项、应付基金款项等数据进行交叉复核，严防错付、串户等情况的发生。

流程分离管控 为加强监管，最大限度地减少人为操纵因素，依托药械结算报表管理模块和电子支付模块实现结算数据与电子支付流程分离管控，确保结算资金安全。

严控账户风险 通过采购平台实现药械采购计划、配送、票据、结算数据、货款相互验证，保障交易合同的真实性和结算数据的准确性，及时依托电子支付模块将药械货款结算资金通过银行清分系统实时划转到供应企业指定的结算账户。

【主要成效】 *企业发展更有活力* 药械货款通过医保统一结算后，收款时间固定，有利于企业加强资金统筹规划，降低运营成本，提升资金使用效率，部分企业通过药械货款统一结算每年可节省600万元资金；同时也促进了龙头企业培育，推动医药流通行业从速度规模型转向质量效益型。

医保议价更有空间 企业回款快、资金成本下降，促使企业愿意进一步降低药械供应价格，以价换量，加大了医保部门对供应企业的议价权。

群众就医更有保障 在货款统一结算机制的推动下，企业不断完善药械配送网络，打通了配送“最后一公里”，边远地区也可及时获得药械供应保障，提升了药品可及性，群众就医用药更加便捷，负担进一步减轻。

案例二：福州市以个人信息授权查询使用助推多层次医保体系建设

2023年，福州市医疗保障局遵循“依法依规、保护权益、多方参与、协同联动、需求导向、应用共享”原则，依托全国统一的医保信息平台，探索建立管理清单统一、流程标准统一、子系统统一、应用场景多元的“三统一、一多元”医保个人信息授权查询和使用机制。试点以来，在确保个人信息安全应用的基础上，支持线上、线下授权查询和使用渠道，规范信息授权查询和使用程序，助力多层次医疗保障体系建设。

【主要做法】 *统一医保个人信息分类和分级管理清单* 根据国家医疗保障局推荐的参保人员个人信息授权查询和使用分类管理清单，结合福州市日常高频查询或使用的个人信息项，福州市分级分类信息管理清单增加了参保人员特殊身份、医保费总额、公务员医疗补助、家庭共济账户支付、病理诊断等信息项，并将福州市参保人员个人医保“基础信息、结算信息、健康信息”划分为3个敏感子级，实行授权频次、查询时长管理，如基础信息授权一次则在一年内有效查询，结算信息授权一次则在一月内有效查询，健康信息授权一次则仅限一次查询，建立健全了医保个人信息分类、分级管理制度。

统一医保个人信息授权查询和使用业务流程标准 依托医保经办服务窗口和医保公共服务平台，福州市开辟了线上线下授权查询渠道，建立了医保个人信息身份认证、授权查询和使用规范流程，明确参保人、委托人、第三方机构查询医保个人信息标准流程，主要包括明确查询出具或提供医保个人信息状态、数据项要素和统计时间段，分级分类生成个人信息记录，留存医保个人信息授权查询、下载打印等佐证材料，保留授权核验和查询记录日志，对参保人员医保信息获取、授权查询和使用进行风险提示，从而确保医保个人信息授权查询和使用的安全性、合法性和规范性。

统一医保个人信息授权查询和使用子系统 基于国家医保信息平台建设标准和技术规范要求，福州市协调省医保部门依托全国统一的医保信息平台，按照医保个人信息分类分级管理清单，结合线上线下授权查询，以及第三方机构授权查询和使用场景，首次设计并建设“省级医保个人信息授权查询和使用子系统”，支持“个人信息授权、信息授权审核、信息授权记录、敏感信息清单维护”等功能项，实现医保个人信息授权、查询、代办、应用等业务流程信息可追溯。

构建多元应用个人信息授权查询和使用场景 按照《国家医疗保障局关于加强网络安全和数据保护工作的指导意见》要求，建立信息分组、分类管理清单，规范第三方机构共享应用管理，划分数据访问权限，实施脱敏、日志记录等控制措施，防范数据丢失、泄露、未授权访问等安全风险。探索医保个人信息在履行法定义务、履行政府公共职能、医保业务经办、医保公共服务、医保亲情代查代办、第三方机构应用服务等多元场景下授权应用，建立健全统一的个人信息查询和使用授权架构。

【主要成效】 *信息应用管理更加安全* 福州市医保个人信息授权查询和使用的规程和管理机制，为福州市社会市域个人信息治理体系现代化建设提供了新思路、新体系。2023年5月，个人信息授权查询和使用制度代表福州市顺利通过省级社会市域治理现代化现场检查。

数据价值效益更加突显 福州市通过医保个人信息授权查询和使用子系统，有效支撑医保业务亲情代查代办、“惠闽宝”线上投保、医保信用就医购药“先享有、后付费”等新型服务场景落地应用，真正实现数据安全共享赋能现代化社会服务治理价值目标。2023年，全市医保数据共享政务公共服务应用534.22万条；医保个人信息授权代

查代办服务121.90万次;医保门诊免预缴金先诊疗后付费服务2129次;医保助推构建多层次医疗保障体系17.70万次,其中,"惠闽宝"投保授权服务17.50万次,基本医保与工会职工医疗互助"一站式"授权查询服务0.2万次。

医疗保障体系更加健全 福州市探索基于医保个人信息授权查询和使用的工会医疗互助"一站式"服务应用场景,创新建立全方位、多层次、多维度的新型综合医疗保障体系。自试点实际运行起,工会医疗互助已通过"一站式"应用场景为680人次提供互助资金102.27万元。

案例三:厦门市创新建立"123"医保基金分配路径

厦门市打造"1个体系,2项机制,3方协同"的医保基金分配模式,将DIP由单一的医保支付功能扩展到基金监管、绩效评价及医院管理等医保综合治理领域,在保障参保人权益、限制医保基金不合理支出等方面取得积极成效。

【创新一个医保支付体系】 *推动医保基金支出预算精细化管理* 构建医保基金支出精算平衡模型,从医疗供给、就医需求、基金收支三个维度进行平衡测算。测算模型涵盖参保结构、医保待遇、就医构成、患病率、医疗资源布局等各类参数,可以精准确定每年可分配的基金预算。

创新建立覆盖门诊及住院的分组支付模式 通过大数据聚类,将全市医疗服务分为6458个住院病种组、7625个门诊诊疗服务组和12类基层医师组,并根据不同的资源消耗确定分值,将基金预算精准分配至各个医院。简言之,医院患者疾病越严重、资源消耗越大、医师服务量越多,获得的医保基金就越多。

【创新两项评价审核机制】 *创新多维度综合评价机制,由数量考核转向质量评价* 过去,医保考核主要侧重医疗费用和就诊次数的增长;改革后,则更注重医院服务质量综合性评价。厦门市针对医院的不同管理环节、服务场景,建立了精细化的评价考核体系,将考核结果与医保基金支付挂钩。通过诊疗能力、运行质效、综合管理三大维度100余项评价指标,重点关注成本管理、参保人满意度等方面,对医疗服务进行全流程立体式考核评价,年底根据评价结果对医院总得分进行正向加成或反向扣减,评价越高、调增越多,则医院获得的医保基金越多,从而倒逼医院提质增效。

创新全周期审核监测机制,由事后监管转向事中审核 过去,医保、卫生健康部门对医院的监管主要是在医疗及收费行为发生后,处理违规问题取证时间长、难度大,耗人耗时耗力。改革后,厦门市将监管关口前移,创新"费用+病种+特例单议"相结合的DIP全链条审核机制,从收费真实性、诊断准确性、诊疗合理性几个方面开展全周期审核监测,对医疗行为实时跟踪、审核、提醒,对违规费用及高套分数实时拒付,帮助医院及医生及时规范医疗行为,实现源头治理。2022年和2023年两年,全市每年通过审核拒付不合理费用近7000万元,确保医保基金花在"刀刃上"。

【创新三方管理协同模式】 *共同编制DIP管理指南* 厦门市医保、卫生健康部门及医院共同编制数据、病案、医院管理三部DIP管理指南,统一数据采集、病种归组、临床及医院管理标准。

拓展评价结果运用 相关部门将DIP相关指标评价结果进行多方运用,取得显著成效。医保部门通过评价结果提升基金使用质效;卫生健康部门将相关指标纳入公立医院绩效考核,有效提升医疗安全和服务水平;医院加快建立DIP下现代医院管理新模式,将病种成本管理,三级、四级手术占比等指标纳入绩效考核,引导建立以合理诊疗为核心的绩效考核评价体系,突出优劳优酬,推动医院从粗放式增收向精细化增效转变。协同评价达到了医保基金使用更高效、卫生健康绩效考核更科学、医院良性运转更规范的"三方"共赢。

【主要成效】 *企业减支降本增活力* 通过改革,极大提高了基金使用效率,在保障参保人较高待遇水平的同时,全市医疗费用支出增幅大幅下降。为保企业发展,近五年厦门市大幅下调企业医保筹资标准,在减负降费的背景下,仍实现医保基金收支平衡。

医院提质增效优结构　支付创新推动医院积极开展疑难重症诊治，医院从追求“大而全”盲目扩张转向“规模适度、特色突出”科学发展，地区整体医疗水平显著提升。三级医院四级手术占比提升，全市医疗总费用中检查化验占比下降，医院收入结构明显改善。近年来通过支付方式改革提升医疗辐射作用，异地患者来厦就医费用三年间增长近1倍，每年结算费用超50亿元。

群众降费减负得实惠　2023年，全市住院患者CMI标化例均费用、平均住院日均有不同程度下降，基金保障大病患者使用的高额药品2亿元；职工医保平均缴费费率为省内最低；从三级医院到普通门诊部，参保人就医全病种均可医保报销，异地就医无须“打折”，每人每年医保报销限额高达120万元，真正减轻参保人就医负担，实现“低征缴高保障”。

案例四：漳州市医疗保障局创新“135”模式推动集中带量采购落实落好

自跟进“4+7”中选结果以来，漳州市全面贯彻落实集中带量采购常态化制度化机制，创新“1个考评、3个优化、5项服务”，切实保障集采产品落地“最后一公里”。2023年，通过集中带量采购累计节省采购资金约9.85亿元。

【制定“一个考评”，压紧压实主体责任】　细分指标，量化评分　2023年4月，漳州市医保局出台《漳州市医疗保障局关于贯彻落实“深学争优、敢为争先、实干争效”要求对集中带量采购工作任务落实开展绩效考评的通知》，将集中带量采购及监管工作细分为四大指标、13个评分细则，将集中带量采购合同量完成、优先使用中选产品、落实带量采购政策、日常跟踪监管举措、上报数据及时准确等带量采购监管工作全流程纳入考核。

按批跟进，按月通报　对医疗机构完成情况按批次跟进，按月评价县区考评结果，全市排名通报，形成“比学赶超”局面。

明确职责，责任到人　建立完善落实带量采购内部基础制度，职责到岗，责任到人，专人跟进；在招采子系统建立子账号下放进度查询权限，加强账号使用管理。

结果运用，挂钩绩效　带量采购考评结果纳入漳州市医疗保障局重点工作考评，与其他重点指标共同影响单位绩效考评等次、年度考核优秀名额分配、个人评先评优、绩效奖金发放的结果。

【聚焦“三个优化”，落细落实监督管理】　优化定点协议管理　2023年起，将落实带量采购政策情况纳入医疗机构医保定点服务协议，要求优先采购和使用国家和省组织药品耗材集中带量采购中选产品，并全面落实中选产品约定采购量。通过加强协议约束和日常监管，促进医疗机构合理制定采购计划，规范药品耗材采购使用，优先采购集采中选产品，将集采降价成效落到实处。

优化备案采购管理　2023年备案采购实行线上审核后，及时优化备案采购审核流程，线上即收即审，程序合规、材料完整的及时办理，发现欠缺的提醒补充材料，实现“即时办、当日办”。

优化总额预算管理　结合国家、省医保局文件制定漳州市集中带量采购结余留用政策，对漳州市医疗机构落实药品耗材集中带量采购结余资金进行结算和考核，将集采节省的资金拨付给考核合格的医疗机构，用于对医疗机构积极参与集采改革、积极使用中选产品的激励，提升医务人员参与政策的积极性。2023年，向全市164家公立医疗机构落实结余留用资金5440.71万元。

【做好“五项服务”，加强政策落地保障】　做好进度提醒服务　根据集采政策的发展，不断完善提醒方式，按照实际执行情况，分别对医疗机构采取临时提醒、按季提醒和按月通报、结合约谈等形式，更好地促进集采产品的落地和约定采购量的完成。2023年共通报约谈医疗机构157家。

做好日常沟通服务　多次深入医疗机构和配送企业进行调研，在每年春节长假前走访主要配送企业并开展座谈，提醒企业足量备货，促进医院和企业的沟通交流。组建药品耗材采购配送微信群，促进医院、医保、配送企业三方交流，协调药品耗材供应保障。自2023年起建立集采工作联络员制度，市直及各县（区）均指定专人负责集采工作的沟通协调。市局按季度分析漳州市配送企业发货率情况，按批次监测集采产品发货率情况，对发货率较低的企业发出履约预警函，已累计向配送企业发出履约预警函10次、提醒函5次。

做好品种标识服务 针对漳州市集采产品用量第一大户漳州市医院，积极推进在该院内部系统添加带量采购中选产品标识，使医师在开具医嘱时可以清楚看到目前在院集采品种并积极使用。添加开具非集采品种弹框提醒，若医师开具同通用名非中选药品，会弹框提醒院内现有中选药品，并列出供医师勾选。通过该项标识措施促进医师优先使用在院集采产品，以点带面，逐步推开。

做好指导咨询服务 按季度分析全市带量采购产品使用及完成情况，分析结果市县两级共享，对于季度内未按时完成约定采购量的医疗机构及时了解情况并分析具体原因，了解医院政策落实中存在的问题并帮助协调解决，通过各级医保部门集采工作联络员指导医疗机构解决具体问题。加强对医疗机构报量、签约、采购全过程指导，针对基层医疗机构与市局联系较少，对集采政策理解较为薄弱问题，通过各县（区）医保部门集采工作联系人将政策指导延伸到基层医疗机构，促进集采政策落实落细。

做好政策宣讲服务 多渠道、多角度宣传推广带量采购政策，组织各级医疗机构及医保部门开展政策宣讲培训，指导医保基层经办机构通过喜闻乐见的形式将好的政策宣传到参保群众。按年度将国家、省、市的药械采购相关政策梳理汇总，收集了2012年以来国家、省、市关于药械采购的相关政策，印制成政策汇编三册，发放给各县医保部门和主要医疗机构，让工作人员在解答问题时、医疗机构在政策执行中有据可依，有章可循。

【主要成效】 漳州市全部公立医疗机构纳入集中带量采购执行范围，部分民营医疗机构也踊跃纳入，各批次约定采购量均超额完成。2023年，全市医疗机构通过采购中选产品为患者节约药品费用约6.84亿元，节约耗材费用约3.01亿元。

案例五：泉州市大数据赋能“一人一档”推进全民参保

2023年，泉州市医保部门以推进全民参保全覆盖为目标，坚持问题导向，针对参保底数不清、数据共享不足、信息化运维不强等问题，开展基本医保参保扩面全人群信息比对、数据集中治理和信息化运维管理等工作，并建成基本医保“一人一档”参保信息管理平台，有力有效推进精准参保扩面。

【主要做法】 *精准开展数据治理* 泉州市民营经济活跃，外来人口流动性大，为摸清参保底数，泉州市从医保信息系统中导出全量参保数据，经过与公安部门的户籍和外来人口信息、统计部门的人口普查数据、民政部门的死亡信息、人社部门的养老保险数据、司法部门的服刑人员信息、教育部门的大学生信息，以及卫生健康部门的新生儿信息等数据进行比对，获取全市全人群数据。将全市全人群数据与国家医保信息平台参保数据进行比对，经过清洗、去重、匹配和整理，形成全市全人群参保情况数据库。泉州区域的参保数据更加精准，经大数据汇总统计，2023年在泉人口数（剔除死亡、出国、服刑等无法参保因素）达1102.75万人，已参保人数1057.88万人，其中在泉州参保709.51万人，户籍人口参保率96.46%；在市外参保348.37万人，常住人口参保率达96.44%；未参保人数44.87万人（其中本地户籍未参保29.30万人、外地户籍未参保15.57万人）。

精准实施“一人一档” 泉州市依托福建省医保信息平台“泉州专区”，建设全人群“一人一档”参保信息管理模块。建立市、县、乡、村四级组织管理架构，实现全人群“一人一档”参保情况的集中管理与信息共享，可以实现参保信息动态管理、参保扩面任务管理、参保人群分析和医保经办服务等功能。2023年，泉州市“一人一档”参保信息管理平台覆盖市本级、13个县（市、区）、163个乡

镇(街道)、2611个基层代办点,累计用户数1.1万人,日使用频次达3751次,日访问页面数1.33万次,每日跟进督促参保达2.5万人,参保扩面明细、参保扩面报表统计均可详细到具体村(社区),真正实现数据化管理全覆盖。

精准落地筛查找人　通过"一人一档"参保信息管理模块,以辖区管理最小化模式将参保人员信息推送至全市163个乡镇(街道)和2527个村(社区),再由全市11618名医保网格员充分发挥"主力军"作用,开展登记、缴费工作指导,落实"最后一米"服务工作。网格员可查询、新增、修改参保信息,使用虚拟拨号、短信提醒和语音通知等跟进参保情况,对人员信息进行动态更新维护管理。泉州辖域全人群已实现网格化包干管理全覆盖。2023年12月,泉州市开展2024年度城乡居民"全民参保攻坚月"专项行动,依托"一人一档"参保信息管理平台,将在2023年9月至11月已主动缴费的数据精准筛选出来,再集中力量对未缴费个人开展集中动员攻坚。仅用一个月时间,2023年度居民医保参保人数就从之前三个月的257.53万人,猛增到最后一个月的583.12万人,增长126.43%,参保人数增幅明显。"一人一档"参保信息管理平台起到了"底数摸清、工作量减半、效率翻倍"的良好作用。

【主要成效】　截至2023年底,全市参保人数726.28万人,参保人数居全省第一位;全市户籍人口参保率达96.46%,常住人口参保率达96.44%,超过了国家"十四五"医疗保障规划提出的"参保率达到95%"的目标要求,参保人数和参保增量均居福建省各统筹区第一位。

案例六:莆田市靶向发力强化重点领域基金监管

2023年,莆田市医疗保障局聚焦重点领域、重点项目监管的难点、堵点,立足实际,通过建章立制、综合监管等方式,打防结合、标本兼治,不断提升医保基金监管质效。

【主要做法】　靶向分析找重点　一是日常统计找准重点。对日常稽核检查结果定期进行统计分析,对出现频次较多、违规金额较大、违规领域比较集中的项目进行重点监测。2023年,共统计分析3次,重点监测31家次。在日常检查中发现,个别胃肠镜下息肉治疗单次手术治疗息肉数量达100余枚,甚至高达188枚,市医疗保障局随即将胃肠镜下息肉治疗列入监管重点项目。二是数据筛查锁定疑点。充分依托国家医保平台智能监管子系统,全面开展智能监控,对监控中发现的违规问题及异常数据,集中全市稽核骨干开展专题研讨,锁定疑点。2023年,共组织核查血液透析疑点数据约110万条。三是投诉举报找准热点。2022—2023年,莆田市医保局共收到上级转办投诉举报34件(含重复举报)。通过对34件投诉举报进行分析,其中涉及康复理疗项目的19件,占55.88%,遂将康复理疗纳入重点监管。

打防结合提质效　一是建章立制补漏洞。出台《关于留存定点医疗机构胃肠镜下息肉治疗佐证的通知》《关于定点医疗机构医保住院病人履行请假手续规定的通知》《莆田市血液透析领域医保基金监管暂行办法》《关于强化康复理疗领域医保基金使用监管的通知》4份政策性文件,以制度为抓手强化监管堵塞漏洞。二是约谈提醒重预防。针对不同时期的监管重点,采取集体约谈、专项约谈结合日常工作约谈等方式提醒医院负责人、医保办负责人及科室医生,讲明违规风险、违法违规后果,强化典型案例警示。2023年先后开展了血液透析、眼科和非公立医疗机构等多场次专项约谈,共约谈134家(次)。通过事先约谈提醒,教育引导定点医药机构合法诚信经营。三是综合施策严监管。认真做好常态化监管,除组织做好日常全覆盖检查和智能审核等日常监督检查外,针对重点项目和重点领域,先后部署开展全市范围的胃肠镜下息肉治疗检查、血液透析专项检查、非公立医疗机构专项检查、县区交叉互查等重点项目专项检查,共开展专项检查7次,检查定点医疗机构167家(次)。

查处并重强震慑　一是及时进行协议处理。

对检查发现的违规违约问题，及时依据定点协议进行处理，并追回违规金额。二是依法开展行政处罚。严格按照行协衔接机制，对违反《医疗保障基金使用监督管理条例》的行为，除按协议追回违规基金外，按照“应立尽立”的原则予以行政立案，切实维护法律尊严。三是坚决追究刑事责任。对涉嫌欺诈骗保构成犯罪的案件线索，及时移交公安部门追究刑事责任，对涉及公职人员违法违规的线索，及时移交纪检监察部门。通过行协衔接、行刑衔接、行纪衔接工作机制，开展一案多查、联合惩处，不断增强打击震慑力度。

【主要成效】 堵住基金“滴漏点” 通过综合施策，单次胃肠息肉治疗平均数由21枚下降至16枚，下降23.81%；2023年胃肠息肉治疗项目医保基金支出较2022年同期减少约2000万元，同比下降26.98%。2023年非公立定点医疗机构血液透析和康复理疗2个项目医保基金支出分别同比减少325万元、571万元，同比下降9.54%、10.27%。

拧紧基金“安全阀” 2023年1—12月，全市各级医保部门共处理定点医药机构588家，解除1家定点零售药店服务协议，追回违规医保基金4913.49万元，追回资金占上一年度基金支出比重达1.69%，创历史新高。

增强打击“震慑力” 通过行协衔接、行刑衔接、行纪衔接工作机制，开展一案双查，全过程监管。2023年1—12月共作出行政处罚40起，共向公安部门移交案件线索4起，向纪检监察部门移交线索1起。

案例七：龙岩市实现企业职工退休服务“一次办”

2023年，龙岩市坚持问题导向，打通多部门联动壁垒，创新打造“企业职工退休一件事一次办”龙岩模式，实现企业退休人员“一趟不用跑、最多跑一趟”，到龄“一站式”享受医保、养老、公积金等退休待遇。

【主要做法】 搭建平台，实现一网式服务 根据企业和群众的办事实际场景需求，依托龙岩市智慧政务工作台，通过RPA数字机器人，运用OCR图像识别、电子签名等技术，将人社、医保和公积金退休审批业务完成跨系统、跨平台数据采集、整理、录入。由“e龙岩”平台通过“闽政通”实名认证，网络自动获取办事群众关键信息，采用问题引导方式，引导办事群众自助选择与自身相符的场景，在4个关键场景中选择、填写、签名和历史资料上传，将3部门所需的材料全部集中到1张表单中，通过系统统一受理、内部分发，实现“一表申报、一口受理、协同办理、一体反馈”。

多方联动，实现一次性办结 线下，整合医保、人社、税务等相关联部门，将审批经办流程相似、材料相近、结果关联的事项，采用材料共享、结果互认、流程优化等方式，打包为“一件事”，方便线下办事群众“一趟办结”。线上，依托智慧政务工作台、“e龙岩”“闽政通”等平台，按照角色授权，打造线上人社综合柜员制，打破各部门、各业务经办服务壁垒、数据“烟囱”等问题，促进经办服务事项的拓展和跨部门跨行业跨领域办理。

流程再造，实现业务提速办 由龙岩医保牵头，细化梳理基本养老金申领、基本医疗保险退休待遇核定、住房公积金提取等相关事项的受理条件、所需材料、业务规程等，推进经办材料、流程、事项实现“三统一”。按照“最少必要”原则，统一生成“业务受理单”，形成“企业职工退休一件事一次办”标准化工作规程和办事标准。

全链监管，实现全程可追溯 针对“一件事一次办”跨部门、跨系统的特点，通过网上“一件事”平台同步建立内控监管机制，实现业务、信息、监督岗位互斥，落实重要核心岗位轮岗制度，强化内部稽核，实行一人一号，上线有记录、下线有留存，加强事前预防控制、事中在线核验、事后稽核检验，实现事前事中事后全链条监管，确保服务全程可追溯、服务安全有保障、服务规范不走样、服务质量不降低。

【主要成效】 办理环节由程序烦琐到简单高效 企业职工退休从社保窗口提交退休申请到医保、公积金等环节办理完结，由原来最少15天缩减至3天；跑动次数由最少跑4趟减至最多跑1趟；申请材料由13份减至4份，各类文书签字由5份减至1份。通过“刀刃向内”的改革，程序和材料被压缩至最简单、最便捷，在方便群众快捷办事的同时有效提升政府服务效率。

办事体验由“群众跑腿”到“数据跑路” “企业职工退休一件事一次办”深入实施，推动形成政务数据汇聚共享、信息互联互通，促进了审批服务标准化、规范化，减少自由裁量权，让办事群众真实享受到“快、简、优、便”的政务服务，由原先“各窗口咨询”到如今“一窗（网）一次办结”，解决了群众办事“窗口来回跑、到处问”的问题，办事体验感大幅优化提升，实实在在提升企业群众来访办事的获得感和满意度。

改革创新由“点上探索”到“面上铺开” 推进“企业职工退休一件事一次办”服务改革创新，有力促进窗口各项业务加速孵化，形成比学赶超、争先创优的浓烈氛围，持续打造更多“一件事一次办”服务。例如，龙岩市已将企业开办一件事、出生一件事、公民身后一件事、士兵退役一件事、机关事业单位新进人员参保一件事等多个高频事项参照“企业职工退休一件事一次办”样板，先后列入改革创新的实施目录，由“点”到“面”推进“一揽子”改革创新项目遍地开花。

案例八：宁德市推出医保智能自动办理平台

2023年，宁德市聚焦医保政务服务中政策专业性强、老年人等特殊群体难操作和不方便到现场等痛点问题，紧扣群众多元需求，进一步推进“放管服”改革，创新推出宁德市医保智能自动办理平台，融合应用人工智能、智能语音和虚拟数字人技术，在全省率先构建“智能办”“视频办”“引导办”“智能客服”等全新政务服务模式，提供“智能+”医保一体化服务方案。

【主要做法】 *“智能办”推进医保服务即办即结* 平台推出“智能办”服务，提供群众自助申请、后台智能审批、即时出具结果的全新服务模式。与以往窗口人员现场指导申请人填写申报材料，再进行人工审核的模式相比，“智能秒办”逐步实现“机器换人”，由计算机代替人工干预，机器人助手“小宁”全程提供语音交流引导，通过人机场景式、交互式对话，解析收集经办业务的关键信息，对照办理事项，完成智能填单并提交业务系统智能审批，实现“系统审核，秒批秒办，即办即结”，极大缩短业务流转及审核时间，全面提升政务服务效能和群众办事体验。宁德市医保智能自动办理平台已开通14项高频医保业务的智能办理，其中7项业务通过智能辅助审批，实现智能秒批，极大缩短业务流转及审核时间，提高审批效率。

“视频办”实现医保服务一趟不用跑 平台设置“视频办”服务专区，融合视频交互技术，开启医保政务服务办事新模式。窗口客服人员通过远程视频与群众面对面实时交流，提供专业化咨询导办、手把手在线辅办、面对面专属快办全流程在线服务，大幅减少群众的跑动成本和沟通成本，落实“数据多跑路，群众少跑腿”，让“最多跑一次”“一次不跑”成为现实。“网上办”升级为“视频办”，视觉化和帮代办服务形式融合一体，特别适用老年人等特殊群体，切实提高了参保人的满意度和获得感。

“网上办”优化医保服务轻松自助 平台根据参保群众对医保经办流程的不同认识度，在各种业务经办场景下实时感知群众需求，集成“网上办”，开发“智能客服”，探索“引导办”，实现参保群众轻松自助服务。集成“网上办”功能，提供参保群众自助办理个人参保业务、待遇业务、打印参保凭证等功能，80%的个人医保政务服务事项已实现全程网办。汇集办事群众高频咨询的医保问题434条，创建医保知识库，应用虚拟数字人技术，由“智能客服”为群众提供7×24小时业务办理咨询、政策解答、操作指南引导等相关场景的智能问答服务，帮助“一知半解”的办事群众更好使用“网上办”办理医保业务。在提供文图导引服务的基础上，开发视频视觉化交互引导功能，上线“引导办”视频19个，利用生动的视频来展示页面操作

示范、重要提示说明、常见问题解答等内容，让政策和经办流程更加直观、形象和易理解，大幅提高用户的线上自助办理能力，有效解决了“网上办”不懂如何操作致使用率低的问题。

【主要成效】 医保政务服务质效明显提高　截至2023年12月31日，平台累计用户数3.25万人，日均新增用户400人左右，实现“智能办”医保业务19231人次，提供“视频办”服务2262人次，“引导办”视频点击量1839人次。

窗口工作压力得到有效缓解　截至2023年12月31日，“智能客服”总对话量5998句，访问量3799人次，访问总人数2236人，窗口拥堵的现象得到有效疏通。

群众医保服务幸福感显著提升　平台提供了“视频办”“引导办”等多样化的服务方式，广大参保群众通过手机即可随时随地实现与专业医保经办人员的交流互动、远程指导、办理业务，推动实现更多医保经办业务由“最多跑一趟”升级为“全程掌上办”，广大参保群众随时随地都能享受到便捷、高效的医保服务，真正做到医保办事“不出门”，医保服务“在身边”，深受参保群众青睐，受到一致好评。

江西省

工作综述

2023年，江西省医疗保障局持续健全完善多层次医疗保障制度体系，全面推进医保重点领域改革。截至2023年底，全省基本医疗保险参保4527.41万人，参保覆盖率稳定在95%以上，其中职工基本医疗保险参保642.34万人，城乡居民基本医疗保险参保3885.07万人。基本医保（含生育保险）统筹基金总收入628.30亿元，其中职工医保（含生育保险）统筹基金收入230.98亿元，居民医保基金收入397.31亿元。基本医保（含生育保险）统筹基金总支出590.32亿元，其中职工医保（含生育保险）统筹基金支出179.10亿元，居民医保基金支出411.21亿元。

【提升医保待遇水平】 稳妥推进职工医保门诊共济改革　2023年1月1日起，全面建立职工医保普通门诊统筹制度，将符合条件的定点零售药店纳入职工门诊统筹管理，实现个人账户在配偶、父母、子女间家庭共济。5月26日，省医疗保障局会同省财政厅出台《关于进一步优化职工医保门诊统筹有关政策的通知》，将一个自然年度内的起付线由600元降至300元；报销比例在原来的基础上提高5个百分点，在职职工和退休职工年度最高支付限额分别提高至2000元和3000元，进一步提升职工门诊保障水平，减轻职工就医购药负担。2023年，江西省职工门诊统筹结算2807.15万人次，统筹基金支出18.52亿元；家庭共济结算424.47万人次，共济基金支出5.88亿元。

统一门诊特殊慢性病管理制度　省医疗保障局于2023年9月26日和11月20日先后印发《江西省门诊慢性病、特殊病医疗保障管理办法》《江西省门诊慢性病、特殊病病种目录》和《江西省门诊慢性病、特殊病认定标准》，将35个基本病种、32个拓展病种纳入门慢保障范围，建立统一的病种目录和认定标准，规范各地门诊慢性病、特殊病医保政策。

优化提升生育医疗保障水平　2023年12月1日，省医疗保障局印发《关于进一步加强生育医疗费用保障工作的通知》，明确住院分娩三级医疗机构按90%报销、二级及以下医疗机构按100%报销，职工生育门诊最高支付限额提高至1200元，取消住院分娩起付线，预计每年可为生育群众减轻生育医疗费用负担3.98亿元。

拓展医保个人账户使用范围　推进医保信息平台功能改造，2023年10月19日在全省上线“家庭共济账户代缴居民医保”功能，参保职工可通过江西医保公众号、“赣服通”小程序及App等渠道为家人代缴2024年度城乡居民医保费。截至2023年底，全省代缴居民医保共52.7万人次，个账金额流转2亿余元。

【巩固拓展医保脱贫攻坚成果】 做好医疗救助工作　针对江西省部分地区低保边缘困难户人员大幅增加、医疗救助资金托底压力增大的情况，江西省医疗保障局积极争取国家医疗保障局支持，2023年底，获中央财政提前下达2024年医疗救助补助资金8.94亿元，同比增长12.41%。同时，加强同乡村振兴、民政等部门沟通对接，跟踪比对农村低收入人口和脱贫人口参保情况，及时清退不符合条件的对象，确保医疗救助资金使用合理规范。

落实重特大疾病医疗保险和救助制度　实施分类资助参保，对符合条件的困难群众按规定给予全额或定额资助参保，进一步减轻困难群众参保缴费负担。2023年7月24日，印发《关于进一步做好“六类对象”和“两类人员”等优抚对象医疗保障工作的通知》，推动优抚对象医疗救助和医疗补助待遇有序衔接，实现优抚对象医疗待遇“一站式”结算。2023年，江西医疗救助973.86万人次，救助支出32.99亿元。

健全防止因病致贫返贫双预警监测机制　结合实际合理确定监测标准，加强高额医疗费用负担患者监测预警，重点监测经基本医保、大病保险、医疗救助等支付后个人年度医疗费用负担仍然较重的脱贫人口和农村易返贫致贫人口，实施医疗救助对象信息动态管理，协同做好风险处置和综合帮扶，符合条件的及时纳入救助范围。2023年，累计向民政、乡村振兴等部门推送医保监测数据22.7万条，核定身份并落实待遇11895人。

鼓励支持普惠型商业健康保险发展　按照地方政府指导、企业自主经营、个人自愿投保、保大病保重疾的原则，指导推动南昌市、九江市、抚州市、宜春市、萍乡市、赣州市、鹰潭市和吉安市8个统筹区上线“惠民保”。2023年，累计赔付9677.99万元。

【完善医保支付机制】　做好医保目录管理工作　2023年3月1日起，江西省正式实施2022年版国家药品目录。推动国家谈判药品落地执行，开展药品支付标准试点。8月25日，印发《江西省医保医用耗材支付管理目录（2023年）》，将3565种医用耗材按“通用名+15位医保编码”纳入医保支付范围。取消医保医用耗材单次住院最高限额，实现医用耗材在基本医保、大病保险上有效衔接。10月25日，印发《江西省基本医疗保险医疗服务项目支付管理目录（2023年）》，将4369个医疗服务项目按程序纳入医保支付范围；同时结合实际，将“电子耳蜗植入术”等192个医疗服务项目新增纳入医保支付范围，并将7家国家区域医疗中心的1652项医疗服务项目纳入医保支付范围。

推进医保支付方式改革　省医疗保障局分别于2023年3月16日和5月29日印发《进一步深化医保支付方式改革的工作方案》《江西省推进紧密型县域医疗卫生共同体医保支付方式改革实施方案》，全省12个统筹区全部开展DRG/DIP支付方式改革；开通住院服务定点医疗机构数量2721家，按DRG/DIP结算定点医疗机构数量2631家，除提供精神、康复医疗机构外，提供住院服务医疗机构全部实现按DRG/DIP付费；住院病例总数655.25万例，按DRG/DIP结算病例数602.01万例，覆盖率91.87%；医保基金实际结算定点医疗机构住院费用329.37亿元，按DRG/DIP结算费用300.94亿元，覆盖率91.37%。

支持中医药传承创新发展　在执行国家医保药品目录的基础上，分批次将241个医疗机构中药制剂、197个本省中药饮片及471个品种8120个品规的中药配方颗粒纳入江西省医保支付范围。2023年11月8日和12月11日分别印发《关于新增纳入热敏灸医保支付范围医院的通知》和《关于做好新增定点医疗机构开展热敏灸艾条医保支付工作的通知》，将原限省中医院开展的热敏灸项目及使用的热敏灸艾条扩大至400个医疗机构。2023年，江西省开展热敏灸项目22.77万人次，总费用5161.89万元，医保支付3570.9万元。

【减轻看病就医负担】　持续释放药品耗材集采红利　打好“跟进国家集采、牵头省际联盟集采、参加跨省联盟集采、指导市级联盟集采、指导开展医院联盟集采”五式组合拳，截至2023年底，已落地执行17批次药品544个品种药品、22批次38类医用耗材和2类体外诊断试剂集采中选结果，年实际节约采购资金96.25亿元。江西省牵头开展的干扰素29省（自治区、直辖市）联盟集采、肾功和心肌酶体外诊断试剂24省（自治区、直辖市）联盟集采、第四批未过评药品16省（自治区、直辖市）联盟集采，分别于2023年12月14日、12月21日、12月19日顺利开标，并产生拟中选结果，中选产品平均降幅超过50%。指导九江市牵头开展低值医用耗材市级联盟集采、九江市第一人民医院牵头开展医院联盟集采，中选产品价格平均降幅超过60%。落实医保基金与医药企业直接结算制度，截至2023年底，全省医保基金共向2558家药品医用耗材配送企业直接结算货款114.24亿元，保障药品医用耗材供货企业资金回笼。

推进医疗服务价格改革　2023年11月22日，省医疗保障局编印《江西省医疗服务价格项目目录（2023年修订版）》，公布新增22项医疗服务价格项目，修订27项现行医疗服务项目，明确3个“互联网+”项目省内指导价格，新增和修订4个药学类医疗服务价格项目。支持国家区域医疗中心建设，7家国家区域医疗中心两批次申报的624个医疗服务价格项目中，有416个直接对接全省现行项目落地实施，208个作为临时政策限申报医院试行1年，其中65个放宽至省内有条件开展该项目的其他公立医院，引导本地医院加快提升技术水平，促进优质医疗资源本地化。落实医疗服务价格动态调整机制，2023年全省调价总量3.77亿元。

加大医药价格治理力度　聚焦“省级医药招采信息平台挂网药品价格偏高”的问题，开展挂网药品医用耗材省际价格联动，清理药品价格高于外省最低挂网价，下调17325条药品挂网价，江西省新挂网价平均下降27.62%，年可节约资金超15.59亿元。聚焦“口腔种植牙价格偏高”的问题，通过调价、集采推动单颗常规种植牙全流程平均费用从10000元降至6000元左右。

【筑牢基金安全防线】　巩固全民参保成果　省医疗保障局分别于2023年5月22日和8月30日印发《关于进一步做好2023年度基本医疗保险扩面征缴工作的通知》《关于做好全民参保工作的方案》，推动基本医疗保险应保尽保。健全基本医保筹资机制，2023年9月6日，省医疗保障局联合省财政厅、省税务局印发《关于做好我省2023年城乡居民基本医疗保障工作的通知》，2023年居民医保筹资标准提升至每人每年1020元，其中居民医保人均财政补助标准提高30元，达到每人每年640元。

健全基金监管制度体系　为破解基金监管“人手少、职能散”问题，江西省在全国首创医保行政监管、经办稽核、基金监测“三位一体”、省市县三级联动的基金监管工作机制。先后出台《全省加强医疗保障基金使用常态化监管的若干措施》《关于进一步健全医保基金监管“三位一体”工作机制　提升监管能力的指导意见》《江西省医疗保障信用管理暂行办法》和《关于建立医保基金行纪衔接联动监督机制的指导意见（试行）》，形成医保基金监管常态化“1+N”政策体系。

巩固基金监管高压态势　紧盯精神病医院医疗服务质量不高、基础诊疗计费混乱等问题，联合省卫生健康委对146家精神病医疗机构开展专项检查，追回资金5768万元（其中行政处罚1291万元）。组织对11个设区市142家二级以上医疗机构开展省级飞行检查，统筹推进打击欺诈骗保专项整治、“一地域一特色”专项治理和医药领域腐败问题集中整治，联合公安机关对虚假住院问题线索进行核查，通过大数据筛查、锁定可疑问题线索，依法对欺诈骗保单位和个人从严从重处理。2023年，江西省现场检查定点医药机构29189家，处理违法违规医药机构27965家，追回资金11.73亿元，行政处罚或解除医保服务协议2807家定点医药机构，19家定点医药机构、23名参保人员移交司法或纪检监察机关。

【优化医保经办服务】　提升经办服务能力　在全国第二个建成“省—市—县—乡—村”五级经办体系，全省乡镇便民服务中心和村便民服务站分别能提供15项以上和12项以上医保经办服务。强化与定点医疗机构、银行网点等第三方机构合作，共建5454家医保一体化服务网点，全力打造“15分钟医保便民服务圈”。2023年11月30日，省医疗保障局修订印发《全省医疗保障经办政务服务事项清单（3.0版）》，进一步规范医保经办服务，32项服务事项中14项即时办结、13项“一证办理”、9项“跨省通办”、24项“线上可办”。协同相关部门加强政务数据共享，精简办事材料，再造办事流程，6月在“赣服通”平台、江西省政务服务网同步上线城乡居民参保缴费和生育保险报销2个“一件事一次办”。

优化异地就医政策　2023年4月1日起，全面实施江西省内就医“无异地”政策，取消异地就医备案，不降低医保待遇。9月，在取消异地就医备案的基础上，进一步扩大异地定点医药机构覆盖范围，截至2023年底，全省共有9823家定点医疗机构和10444家定点零售药店开通跨省异地直接结算；共有14704家定点医疗机构和10745家定点零售药店开通省内异地直接结算。2023年，全省省内异地就医直接结算761.56万人次，发生总费用128.05亿元，医保基金结算79.30亿元。

深化智慧医保应用　2023年10月7日，省医疗保障局网信办印发《江西省医疗保障数字化建设三年行动计划》，全面推进医保数字化改革。巩固拓展医保电子凭证、医保电子处方、医保电子结算凭证及医保移动支付应用场景，覆盖“省—市—县”三级医保经办大厅和2.81万家定点医药机构，二级以上定点医疗机构全部实现挂号、就诊结算、报告打印等门诊服务全流程应用。推进智慧医保“村村通”工程，为全省1.8万多家村卫生室和1700多万村民提供便捷可及的乡村医保服务，实现医保服务从“进城办”到“村里办”的转变。

重要活动

1. **全省医疗保障工作会议召开。**2月16日，省医疗保障局召开全省医疗保障工作会议。会议传达了全国医疗保障工作会议精神和省领导关于全省医疗保障工作的指示批示精神，总结2022年及组建以来的医疗保障工作，研究部署2023年医疗保障工作。

2. **全省深化医保支付方式改革工作座谈会召开。**2月17日，全省深化医保支付方式改革工作座谈会在南昌召开。会议肯定了2022年全省医保支付方式改革工作取得的积极成效，部署2023年全省医保支付方式改革工作，要求提前实现按DRG/DIP付费全覆盖。

3. **全省医保基金飞行检查总结研讨会暨2023年飞行检查动员会召开。**3月7日，省医疗保障局召开全省医保基金飞行检查总结研讨会暨2023年飞行检查动员会。会议通报了2022年省级飞行检查工作情况，总结三年来飞行检查工作成效，分析当前形势，研究部署2023年省级基金监管和飞行检查工作。

4. **举办医疗保障一体化政务服务中心共建点揭牌仪式。**3月29日，江西省医疗保障局、中国银行江西省分行联合举办医疗保障一体化政务服务中心共建点揭牌仪式。省医疗保障局、中国银行江西省分行主要负责同志致辞并为共建点揭牌。揭牌仪式后，江西省医疗保险基金管理中心和中国银行江西省分行签署江西省医疗保障事业高质量发展合作框架协议。

5. **全省医疗保障基金监管集中宣传月正式启动。**4月1日起，在全省范围内组织开展医保基金监管集中宣传月活动。4月7日，省医疗保障局召开全省医疗保障基金监管集中宣传月启动会。集中宣传月活动以“安全规范用基金　守好人民‘看病钱’”为主题，推动形成立体多样的基金监管宣传矩阵，营造全社会关注、自觉维护医保基金安全的良好氛围。

6. **全省医药集中采购和价格管理工作会暨医药价格和招标采购政策培训会召开。**4月3日，全省医药集中采购和价格管理工作会暨医药价格和招标采购政策培训会在南昌召开。会上，举行了南昌市牵头大输液市级联盟集采、九江市牵头低值医用耗材市级联盟集采签约仪式。

7. **省医疗保障局学习贯彻习近平新时代中国特色社会主义思想主题教育动员大会召开。**4月17日，省医疗保障局召开学习贯彻习近平新时代中国特色社会主义思想主题教育动员大会，会议深入学习贯彻习近平总书记在中央主题教育工作会议上的重要讲话精神，认真落实党中央部署和省委要求，对全局开展主题教育进行动员部署。

8. **全省医疗保障信息化工作会议召开。**4月27日，全省医疗保障信息化工作会议在南昌召开。会议落实省委省政府、国家医疗保障局关于医疗保障信息化工作决策部署，总结全省医疗保障信息化工作经验成效，分析研判发展形势，部署2023年医保信息化工作。

9. **全省医疗保障监测工作会议暨医保监测**

干部能力提升培训班召开。5月22日，全省医疗保障监测工作会议暨医保监测干部能力提升培训班在南昌召开，会议全面总结全省医疗保障监测机构成立以来的工作成效，分析全省当前医疗保障监测工作面临的形势和任务，部署2023年全省医疗保障监测工作，举办专题讲座，提升医保监测干部履职尽责能力。

10. **全省医疗保障经办工作会议暨全省医疗保障经办系统练兵比武活动培训会议召开。**5月23日，全省医疗保障经办工作会议暨全省医疗保障经办系统练兵比武活动培训会议在南昌召开。会议总结2022年及组建以来医保经办工作，分析当前医保经办面临的形势，安排部署2023年医保经办重点工作，开展医疗保障经办系统练兵比武动员。

11. **2023年度城乡居民医保集中宣传活动举行。**6月1日上午，2023年度城乡居民医保集中宣传活动在南昌举行。活动由省医疗保障局、南昌市医疗保障局、红谷滩区人民政府主办，红谷滩区医疗保障局承办，以“构筑全民医保　助力幸福江西”为主题，活动现场设置“省—市—区”三级医保咨询台、政策展板，宣传城乡居民参保、基本医保和生育待遇、医保电子凭证申领激活等政策，医护人员为群众提供免费健康检查等义诊服务。

12. **江西省跨省异地就医直接结算政策集中宣传月活动启动仪式举行。**6月6日，江西省跨省异地就医直接结算政策集中宣传月活动启动仪式在南昌大学第一附属医院象湖院区举行。活动由省医疗保障局、南昌市医疗保障局联合举办，以“做好跨省就医结算服务　让群众在异乡更有‘医靠’”为主题，现场设置省、市、县医保部门与医疗机构联合政策咨询台，为参保群众提供异地就医政策答疑服务。

13. **全省医保系统办公室政务能力提升培训班举行。**12月17—19日，2023年全省医保系统办公室政务能力提升培训班在南昌举行。培训邀请了省委办公厅、省政府办公厅、省委改革办、省委网信办、省信访局、江西师范大学相关工作负责同志和专家作专题授课。

典型案例

案例一：江西推进医保医用耗材支付管理目录改革

2023年，江西省医疗保障局围绕中心、服务大局，积极主动作为，稳步实施医保医用耗材目录按通用名管理改革，自9月30日起，在全省范围内正式实施《江西省医保医用耗材支付管理目录（2023年）》（以下简称《医用耗材目录》），成为全国第一个按通用名对医保医用耗材目录实行统一管理、明确支付待遇、按量价加权原则确定支付标准的省份，参保人员从医保医用耗材目录改革中得到了更多看得见、摸得着的实惠。

【主要做法】　坚持靠前谋划、先行快动　省医疗保障局坚持在“保基本”的功能定位下，努力推动医用耗材目录提质扩面、增效惠民。在国家医疗保障局印发《关于做好基本医疗保险医用耗材支付管理有关工作的通知》文件征求意见阶段，积极与国家医疗保障局沟通并得到支持，于2023年3月16日出台试行版医用耗材目录，明确自2023年4月1日起试行，为江西省正式实施医用耗材目录改革打下坚实基础。

坚持守正创新、科学规范　江西省医保医用耗材目录支付管理改革，既延续既往医保支付管理政策的做法，做到政策有机衔接，又主动回应参保人员对美好生活的向往和期盼，通过创新机制、规范管理、系统集成，形成统一的按通用名实行目录准入、支付待遇确定、支付标准制定的“全链条”闭环管理，做到“三个注重”。一是注重程序严谨，组织来自医疗机构、医保部门等专家，开展多轮次论证评审，严格按照程序将临床价值高、经济性价比优良、可单独收费的治疗性医用耗材纳入省医保支付范围。二是注重公开透明，坚持“开门办医保”工作理念，将试行版医用耗材目录在省医疗保障局官网公示，公开向社会征求意见建议，及时根据各方反馈调整优化政策。三是注重改革协同，与医用耗材集中带量采购改革协同联动，将国家和省级联盟集采医用耗材按规定纳入医保支付范围，并以其中选价为医保支付标准，注重发挥医用耗材的采购、收费、支付改革的多链条协同。

坚持问题导向、惠民利民 围绕试行版《医用耗材目录》落地执行情况和存在问题，省医疗保障局在南昌、抚州等地开展医用耗材支付管理改革专题调研，认真听取定点医疗机构、医药企业、参保人员等多方面意见建议，深化研究论证、科学精准破题。针对"支付限额较低""目录范围偏窄""费用报销断档、报销比例偏低""过渡时限过短"等问题，出台优化政策，于2023年8月25日印发正式《医用耗材目录》，共将3565个通用名医保医用耗材纳入江西省医保支付范围，其中甲类223个、乙类3342个，涵盖"电子耳蜗""脑起搏器"等临床必需、安全有效的高值医用耗材，发挥医保改革对医疗机构学科建设和医药企业创新产品推广应用的协同支持，让人民群众在医保改革中享有更多更直接更实在的获得感、幸福感和安全感。

【主要成效】 *支付政策衔接平稳* 实行按通用名管理的医保医用耗材支付管理政策，受国家医用耗材编码更新影响较小，加之并不关联到医药企业，较好地解决了前期实践中暴露出来的支付政策衔接不畅影响参保人员待遇享受、企业公平质疑及廉政风险隐患较大等问题，政策执行后得到服务对象的一致好评和欢迎。

群众待遇明显提升 2023年，江西省参保人员使用目录内医用耗材6032.77万人次，总费用77.17亿元，医保支付50.64亿元，平均报销比例65.62%，较改革前的47.15%增长了18.47个百分点，参保人员得到实实在在的医保改革实惠。

学科建设得到增强 定点医疗机构反馈，一些原来"门庭冷落"的学科和手术项目，出现可喜变化。以"人工耳蜗"为例，改革前为自费，改革后自2023年9月30日起纳入医保支付范围，支付标准达到155395元，2023年全省共结算202人次，总费用5070.87万元，医保支付3858.39万元。"脑起搏器"虽然在改革前属于医保支付范围内，但医用耗材费用单次住院最高限定支付额度不超过2万元；改革后，支付标准达到166827元，2023年全年全省共结算175人次，总费用3228.70万元，医保支付2313.90万元。

案例二：南昌市高效推动医保服务"智能办"

2023年，南昌市医疗保障局以数字赋能为重要抓手，积极推动医疗保障领域咨询服务高效应答"智能办"，打造了全省首个医保智能语音机器人"小医医"，有效提升医保咨询服务接办效率，为群众带来更好的医保服务体验。

【推动智能化转型，以数智赋能提升群众服务体验】 *高度重视，积极部署* 积极推动智慧医保机器人项目建设，局主要领导挂帅，实行每周一调度、每月一通报工作机制，2023年7次召开专题会议研究部署智能语音机器人建设事宜。

深入调研，全面掌握 在南昌市12345政务服务热线办设立"医保政策解答日"，定期安排业务骨干现场接听群众来电并进行答疑解惑。2023年，共组织开展"医保政策解答日"47次，收集医保各类问题2700余条，涉及医保相关政策3类45个方面。对收集问题进行分析研判，为全市智能语音机器人建设提供重要数据支撑。

统筹协调，大力推进 全力推动全市医保智能语音机器人上线，积极协调市委网信办、市政数局、市电信分公司打通技术和数据壁垒。2023年4月，全市医保智能语音机器人"小医医"正式上线，为老百姓提供"7×24小时"全天候智能应答服务。截至2023年底，"小医医"累计接听咨询66.87万条，其中智能机器人解答36.74万件，问题解答满意度超过80%，12345政务服务医保专线接通率显著提升，人工坐席服务压力得到有效缓解。

【提升数智化水平，以问题导向不断完善问答机制】 *搭建架构，健全"知识库"* 为全面提高医保服务效率，医保"智能办"机器人"小医医"通过引导式提问，调用"医保场景知识库"来解答参保群众问题，其中医保场景知识库内容涵盖异地就医、医保报销、单位及个人参保停保、医保电子凭证申领、职工医保门诊统筹共济、生育津贴6项业务类别，包含各类问题116条，为参保群众提供全方位的人机互动的智能解答。

强化分析，全面总结　为进一步提高参保群众对医保政策解答的满意度，南昌市医保部门通过电话回访参保群众、与参保单位面对面交流、组织业务部门与软件服务商开展分析研判等方式，对咨询类满意度较低的问题进行分类总结，细化知识库关键词类别，为参保群众带来更好的医保问询服务体验。截至2023年底，共收集各类问题128个，调整细化问题类别、关键词类别13项。

实时更新，精准反馈　根据国家、省、市最新出台的医保政策，定期对智能语音机器人知识库进行更新迭代，全面提升智能语音机器人解答问题的精准度、可信度，实现参保群众医保政策咨询精准反馈，真正做到"让数据多跑路，群众少跑腿"。截至2023年底，共更新"知识库"8次，修订完善各类医保政策解答56条，有效保障智能语音机器人解答准确度。

【强化智能办应用，以服务温度提升群众满意程度】　双向"互通"，全面联动　加速推进"互联网+医保服务"，全面打通堵点、促集成实现"高效办成一件事"。通过语音智能客服机器人的有效互动，了解掌握群众使用情况和实际需求，让参保群众可享受参保缴费状态、待遇享受、转移接续办理进度、职工医保个人账户、年度报销情况等查询服务。截至2023年底，累计通过智能语音机器人"小医医"查询各类医保事项3万余次。

精准服务，强化宣传　注重加强对外出务工人员、灵活就业人员、老年人等重点群体的宣传引导，采取"线上+线下"的方式进行全方位宣传。"线上"借助微信公众号分享"小医医"操作流程、相关医保政策，"线下"工作人员通过张贴宣传海报和发放宣传手册等方式，重点宣传异地就医备案登记、医保参保停保查询、个人账户信息查询等经办高频事项的"不见面"办理，将更多"网上办"的医保政务服务事项延伸为可交流、有温度的"智能办"。截至2023年底，共开展宣传活动6次，发放相关宣传手册1.36万份。

智能"转换"，有效回应　针对智能机器人暂时无法解答的疑难问题，通过关键词自动跳转至人工服务，实现"人工+智能机器人"双向解答，最大限度满足参保群众的医保政策咨询需求，足不出户就能享受到医保"掌上解答"，不断畅通服务参保群众"最后一公里"。

案例三：九江市牵头全省首个低值医用耗材市级联盟和医院联盟集采工作

2023年，九江市医疗保障局在市委市政府坚强领导和省医疗保障局的精心指导下，聚焦"走在前、勇争先、善作为"目标要求，始终把医保惠民利民作为工作重点，积极探索低值医用耗材市级联盟集中带量采购，圆满完成了江西首个低值医用耗材市级联盟和医疗机构联盟集中带量采购工作，在增进民生福祉、促进医药行业健康发展等方面发挥了重要作用。

【主要做法】　强化组织，凝聚合力夯基础　一是高位推动。由省医疗保障局领导组建全省11个设区市参与低值医用耗材集采联盟；对口处室、中心负责同志先后5次来浔现场指导；九江市委、市政府将此次联盟集采工作列为全年改革重点任务，提供强有力的组织保障。二是上下联动。在省医疗保障局定期调度下，九江市医疗保障局挂图作战，做到周总结、月汇报，通过组建专班、细化方案、优化流程，明确责任、突出重点，确保工作扎实推进。三是多方互动。市医疗保障局先后到企业和医疗机构调研3次，召开企业座谈会及专家论证会各4次，外出学习2次，通过省与市、市与市、医保与企业、医保与医院的多方交流，集思广益，有效解决了品规确定及集采过程中遇到的问题和难题。

把握关键，综合施策提效能　一是坚持基本，坚定"集采品种选哪些"的方向。按照临床用量大、使用成熟、市场竞争充分、同质化水平高的原则遴选集采品种，不仅降低采购价格、节省基金和患者费用，还能提高低值耗材市场集中度，符合目前低值耗材行业的发展规律。二是借智发力，解决“集采品种怎么选”的难题。引入第三方专业机构，为集采工作提供数据采集治理、测算分析、业务培训等科学化、专业化的技术服务，特别对全省销售金额前70%的医用耗材提供数据清洗、合并、品种分组等方面的数据服务。三是数据赋能，明晰“集采品种选哪个”的路径。选取全省近三年排名前100个耗材，按品类、金额、数量、医疗机构分布、生产企业、能否收费、是否参与过集采等指标梳理品种清单，并根据相关产品国家库20位码，在省招采平台调取上年度采购记录，从采购数量、采购金额、规格型号、材质等维度对全省医疗机构集采品种采购数据进行分析，对临床、厂家等开展调研数据分析，并结合有关调研报告，召开专家论证会，评估确定集采品种。

立足实际，创新机制求突破　一是集采联盟形式新颖。在已有的国家和省际联盟集采基础上，积极探索市级联盟和医院联盟集采新模式，构建互补共进的集采大格局。二是集采联盟规则灵活。借鉴国家集采和医保谈判准入的成功经验，采用竞价与议价相结合的方式，对竞争充分产品采取“竞争方式”确定中选，再对竞争不充分产品采取“谈判方式”确定中选，推进价格回归合理区间，最大限度提高集采效率。三是采购招标方式公平。统一采用网上申报方式进行，不接受其他方式，申报企业通过数字证书登录“江西省医药采购服务平台”进行资料提交、产品报价、解密开标等相关操作，每个环节均在线上实现，并全程视频直播、实时展示，接受社会各界监督，确保采购全程公平公正公开。

【主要成效】　本次低值医用耗材市级联盟集采产品为手术薄膜、一次性吸痰管、一次性雾化器，3个品种共358个产品完成线上报价，集采中选产品价格平均降幅约69.89%，年节约采购资金约3000余万元。本次医疗机构联盟集采产品为血糖试纸、胰岛素笔式注射器、胰岛素笔用针头，3个品种共101个产品完成线上报价，集采中选产品价格平均降幅约71.83%，年节约采购资金约7900余万元。

案例四：萍乡市“三个坚持”推动参保人员个人信息授权查询和使用试点提质增效

为切实做好参保人员依法依规查询、获取、使用个人医保信息相关管理服务工作，2023年，萍乡市坚持将开展参保人员个人信息授权查询和使用国家试点工作作为重点民生项目，聚焦“规范、便民、安全”，不断完善系统建设实施方案，紧密依托全国统一的医保信息平台进行设计和建设，紧盯业务场景和功能模块应用，创新探索出个人医保信息查询的新路径、新方式，实现从“试点探索”到“推广应用”，用实实在在的成效支持商业保险健康发展，保障了参保人员享有个人相关信息的知情权、查询权和使用权，推动医保信息化和便民化迈出新步伐。

【坚持统一规范，优化系统功能】　系统建设紧密依托国家医保信息平台功能模块，以综合监管子系统为核心、业务经办子系统为基础，不断完善个人信息授权查询和使用的标准化应用和功能模块标准化建设，提炼总结标准化内容。印发医疗保障信息平台规范要求的标准化材料文本，大力开展功能扩展建设，全力打通信息交互流程和内部经办管理服务流程堵点，实现了数据实时在线共享。同时，充分发挥牵头抓总作用，紧盯实际需求，主动联合第三方机构、商业保险公司、定点医药机构，实行分级分类指导，强化业务培训操作，积极组织开展专网接入改造，扩大应用覆盖范围，推动系统应用从“试点探索”到“多点铺开”。截至2023年12月底，全市19家商业保险公司104个业务网点均接入医保专网开展授权查询和使用，日均查询交易达42人次。

【坚持便民高效，拓展应用场景】　聚焦第三方机构在商业保险投保、理赔等过程中查询医保信息“人员来回跑、提供材料多、查询内容广”等问题，探索“商保+医保一站式”理赔服务场景，采用即时短信提醒等方式，实现投保人从入院登记到出院结算信息实时交互，商保理赔时间由45天缩减至3天，信息查询由原来的1个工作日缩短至几秒钟。2023年4月10日以来，在市内学平险承办公司全部开通“医保+学平险一站式”理赔服务，已有261人次完成“医保+学平险一站式”理赔服务。2023年2月，创新刷脸授权应用，在全市850家村卫生所（室）的“村村通”平台终端全部增设“医保个人信息查询和使用授权”专区，提供刷脸授权便民途径，让投保人在家门口刷脸就可完成授权。通过数据在线安全共享，优化健康筛查流程，实现筛查业务全部由线下转为线上，投保健康筛查用时由2天缩减至10分钟；2023年12月，实现与市总工会困难职工保障救助医保信息查询政务部门数据共享，为基层医疗机构医务人员在患者就医问诊过程中提供上级医院就诊用药信息。

【坚持建管并重，确保信息安全】 探索数据信息使用和安全的平衡机制，推动实现统一规范登录、授权、反馈全流程管理，形成了数据安全查询和使用的“防护墙”。常态化开展数据质量自查，实行预警监控和机构信用级别动态调整，及时调整修正错误数据，确保数据质量不打折扣，数据使用规范高效。同时，坚决杜绝非法方式和手段获取数据信息，对数据实行分级分类清单动态调整，制定《医保个人信息保护暂行办法（试行）》《人脸二次授权认证流程》《数据使用行为追溯操作办法》等制度，创新开展第三方机构“黑白灰”名单管理，从严规范第三方机构查询使用医保数据行为，让商保公司等市场主体有数据需求的机构既能通过正规渠道获取参保人员的数据信息，又能保障数据场景应用的规范化和标准化。

案例五：鹰潭市全力打造医保零星报销OCR智能审核系统

传统的医疗费用零星报销审核完全依靠人工逐条纸质审核，存在审核不精准、难度高、效率低、风险大等问题。为提高基本医疗保险手工零星报销效率，保障基金安全和可持续运行，鹰潭市医疗保障局以“提升能力、增强体验、精细管理、降本增效”为目标，积极探索人工智能等新技术手段在优化手工零星报销工作中的应用，深化智慧医保应用场景，与现有的信息化框架和服务流程深度整合，于2023年8月28日启动建设医保零星报销智能审核系统，并于11月10日正式上线运行。该系统主要包含八个子模块：信息档案、报销材料采集、电子档案自动编目、OCR（光学字符识别）、报销电子票据真伪校验、医保目录智能对码、费用明细智能审核、报销理算。通过OCR、NLP（自然语言处理）、智能审核等技术，解决参保患者零星报销时票据和费用清单等纸质材料电子化、目录标准化、费用合规审核等问题。在保证准确性的同时也提高经办人员工作效率，缩短患者等待时间，提升参保人对医保经办机构的满意度，实现了纸质报销票据数字化，零星医疗费用“智能审”。

【主要做法】 引进智能扫描系统　鹰潭市智能审核系统运用人工智能OCR扫描识别技术、图层标注技术、影像漂移、影像随动、局部放大等技术，通过对患者诊疗票据进行识别和模板设计，将纸质医保手工报销发票、费用清单等诊疗票据中的印刷或手写文字转化为计算机可编辑的文字，结合深度神经网络人工智能模型，对其中的信息进行结构化分析，提取并输出医保手工报销发票和费用清单中的各项内容，极大提升手工零星报销工作效率。

运用人工智能AI审核　2023年10月17日，完成医保零星报销智能审核系统定制化需要开发及平台测试，将识别结果中的项目明细内容与医保目录库进行自动匹配，形成符合医保信息系统要求的医疗费用报销明细数据模板，通过人工智能技术，实现报销数据的智能匹配，将手工审核中需要人工操作的查询、票据查重、真假识别等环节，用人工智能技术替代，利用深度学习技术不断优化算法，通过NLP技术和规则引擎实现系统对审核数据的深层次理解和分析，智能分析费用报销、分解费用明细，提高智能审核的识别率和准确率。

打通基层医保政务服务节点　利用“政务云”的安全可靠、扩展性高、运维成本低的优点，将智能审核系统延伸至全市4个医保经办中心及39个乡镇医保所，并于2023年10月18—19日完成了对全市4个医保经办中心及39个乡镇医保所的系统使用培训，破解基层工作人员业务水平有限、无法单独完成手工票据报销审核的难题。

【主要成效】　提升经办服务能力　进一步推进医疗保障经办服务下沉，将手工零星报销权限下放至基层，基层医疗保障经办服务能力得到显著提升。

提高手工报销效率　通过智能审核系统打破“县(区)—乡(镇、街道)—村(社区)”经办中心地域限制，实现村(社区)便民服务站、乡(镇、街道)医保所与县(区)经办中心业务报销零距离，彻底改变手工零星报销资料传输靠人工的传统方式，大幅缩短报销周期，减轻参保人员看病就医压力。

防范手工报销内控风险　减少了人工对单据识别、目录匹配、报销比例、金额计算等审核环节的干预，由系统自动匹配医保目录，AI精密运算出报销结果，参保人员待遇享受得到保障，降低经办内控风险和审核失误率，提高了医保零星报销效率。智能审核系统实现医保零星报销档案数字化、电子化，可通过系统即时调阅审核信息，纸质材料与电子信息相辅相成，医保审核的监管力度得到进一步加强。

案例六：赣州市持续巩固拓展脱贫攻坚成果助力乡村全面振兴

赣州市于2023年7月5日被列入江西省唯一的国家巩固拓展医疗保障脱贫攻坚成果联系点。赣州市医疗保障局聚焦低收入人口“基本医疗有保障”的目标，充分发挥垂管体制优势，全力做好巩固拓展脱贫攻坚成果工作，助力乡村全面振兴。

【坚持政治统领，夯实组织基础有高度】　一是提高站位抓落实。赣州市委、市政府高度重视巩固拓展脱贫攻坚成果同乡村振兴有效衔接工作，市委常委会、市政府常务会高频次进行研究部署，分管市领导多次带领医保同志前往国家、省医疗保障局汇报对接工作，常态化深入基层一线调研指导，推动巩固拓展脱贫攻坚成果责任落实、政策落实、工作落实。二是全市一体抓落实。充分发挥行政、经办同步垂管体制优势，做实基金统收统支，建立分片包干机制，落实工作责任。2023年全市城乡居民基本医保基金运行平稳。三是联合协同抓落实。加强与乡村振兴、民政、卫生健康等部门联合协同，建立困难群众人员信息管理和数据共享机制、慢性病认定备案和管理协同机制，形成工作合力，确保政策落地见效。

【加强关心关爱，保障医保待遇有温度】　一是应纳尽纳。建立低收入人口参保信息比对核实机制，强化部门数据共享，做到随时认定、随时标识、随时参保、随时享受待遇。2023年共享监测数据4.19万条，帮助标识低收入人口8393名。二是应保尽保。落实分类资助参保政策，2023年全市173.24万困难人群100%参保，资助参保45.24万人、1.4亿元。三是应享尽享。全面落实三重保障制度，完善大病保险和医疗救助政策，全力保障困难群众医保待遇。2023年全市医疗救助121.07万人次、4.55亿元。

【立足为民便民，优化医保服务有力度】　一是为民有心。在全省率先落地实施困难群众市内“先诊疗、后付费”和出院“一站式”即时结算服务，显著减轻困难群众医疗费用垫付压力。二是爱民有情。将30种门特慢病备案和用药管理权限全部下放到乡镇卫生院等定点医疗机构，于2天内完成备案，有效解决困难慢病患者办理难问题。2023年全市新增门特慢患者13.77万人，其中备案低收入人口2.05万人。三是便民有方。构建完善经办服务体系，实现“县有厅、乡有窗、村有岗”，全市线下服务点达9200余个。全市乡村卫生室全部纳入智慧医保“村村通”工程。推出视频办、诊间刷脸、亲情代办等便民举措，21项高频业务和23项公共查询业务实现掌上办、网上办，不断畅通医保服务“最后一公里”。

【突出实干有为，强化医保管理有深度】　一是改革有力。扎实开展医疗服务价格改革国家试点，对受众面广、涉特殊群体的项目优先予以降价，两轮调价调降项目价格363项，调降金额达1.24亿元。扎实开展DIP支付方式改革，提前完成“四个全覆盖”目标任务，患者负担费用降低8.5%。落地368批次国家和省级带量集采项目，每年减轻群众负担超13亿元。二是监管有责。深化医保基金“网格化”监管模式，向基层延伸监管触角，扎实开展村卫生室医保刷卡问题专项排查，着力打击了一批基层卫生院套取救助补助资金的骗保行为，极大震慑了欺诈骗保。三是创新有为。积极健全多层次医疗保障体系，推动实施“赣州惠民保”，不限年龄、户籍、健康状况设定参保政策，将18种特定高额药品纳入保障范围，着力降低群众因病致贫风险。全市已有超100万人成功投保，其中8万多困难群众获财政资助参保。

案例七：宜春市医保支持中医药从“输血”到“活血”嬗变

2023年，宜春市医疗保障局在推进中医药综合改革中，牢牢抓住医保“关键词”，发挥医保政策“杠杆”作用，以中医药医保支付方式改革为牵引，实施报销倾斜、调价增益、支付约束、结算激励“一揽子”措施，畅通中医利民、机构受益的基金高效支出“经脉”，实现“百姓得实惠、医院获发展、保障可持续、中医得传承”。

【优化中医医疗服务政策供给，“输血”扶持技术应用】 门诊统筹政策向中医医疗机构倾斜 为推进中医医疗机构传承创新发展，改革中医门诊统筹，居民医保患者在本县（市、区）中医院门诊接受中医药治疗，符合基本医疗保险政策范围内的费用按50%比例报销，次均费用不超过150元/次，年累计封顶线为350元。部分县（市、区）在此基础上有不同程度优化，如樟树市将中医适宜技术和中药饮片纳入门诊统筹，年累计封顶线提高到1500元。2023年宜春市门诊使用中药处方数、门诊及住院使用中医非药物疗法人次占比均呈上升趋势。以宜春市中医院为例，两项数据2023年较2021年分别上涨21.90%、247.07%。

开展中医特色单病种定额付费改革 遴选肺胀（慢性阻塞性肺病伴有急性加重）、中风病（脑梗死急性期）、小儿厌食症3个中医特色明显的病种实行单病种定额结算付费。截至2023年12月底，医保结算726.62万元，3个单病种实际报销比例超过84%，切实减轻了参保人员医疗费用负担。

【加强中医医疗服务项目价格管理，“造血”驱动良性循环】 完善新增中医医疗服务项目管理 简化新增价格项目管理审核程序，开展中医医疗服务项目专项评估，充分听取中医药管理及诊疗专家意见，及时将广泛应用、疗效确切的中医传统技术和民族医药特色疗法，以及创新性、经济性优势突出的中医新技术纳入医疗服务项目价格目录，开辟“绿色通道”，支持和促进中医医疗服务的临床应用。截至2023年底，脐灸、温通刮痧两类新增中医医疗服务项目通过省医疗保障局审评。

动态调整中医医疗服务项目价格 2023年12月，宜春市进行医疗服务价格动态调整，调价向中医类项目倾斜，将部分诊疗效果好的中医特色、优势诊疗项目（如骨折手法整复术、闭合复位内固定术、中药塌渍、中药热奄包、穴位注射、点穴按摩服务）价格再提高，体现中医医疗服务价值，上调价格中医类项目52项，涉及上调金额1200余万元，平均涨幅20.26%。

【完善符合中医药特点的支付政策，“补血”巩固降费优势】 科学推进中医医保支付方式改革 遴选中医优势病种，合理确定分值，实施动态调整；适当提高中医医疗机构、中医优势病种的DIP系数和分值。在制定DIP病种分组目录时，聚类了9组采用电针治疗、毫针治疗等中医特色医疗服务的病组纳入本地病种目录库核心组，有效助推宜春市中医药事业传承发展。2023年，全市医疗机构收治中医病种1.54万例，总费用6537.26万元，统筹基金支付4863.76万元，较上年同期分别增加8006例、2824.29万元、2349.73万元。

探索开展“中医日间病房”支付政策 研究制

定宜春市中医日间病房医保结算试点工作实施方案，对以针灸类治疗为主的面瘫、项痹等中医病种，患者在住院期间每天完成治疗后，允许回家休养。该模式相比普通住院治疗，简化了入院、出院流程，患者享受和住院病人同等的治疗体验，既方便了群众看病就医，又减少床位费、护理费和检查费等费用，患者住院次均费用下降，能大规模节省医保支出，充分发挥了中医药“简、便、验、廉”的特色和优势。

【坚持中医医院中医发展属性，“活血”激发内生动力】 建立中医医疗机构医保基金奖励制度 2023年12月，研究出台硬举措，对实施DIP付费的中医医疗机构，在坚持区域总额预算的基础上，纳入“中治率”考评，以上年度该中医医疗机构的“中治率”为基准，对达到一定标准的医疗机构给予相应的等级系数激励。中医医疗机构的激励加成系数和其他加权激励系数累计，纳入DIP年度结算清算。该项措施对中医医院坚持中医属性、提高临床中医诊疗率产生直接推动作用。2023年年终清算，全市共有12家中医医疗机构获得系数加成，共奖励金额294.84万元。其中，丰城市中医院获137.37万元金额奖励。

支持医疗机构治疗性中药制剂的使用 鼓励和支持医疗机构依托传统经典名方研制的疗效显著、优势突出的中药制剂申请纳入省医保支付范围。2023年，市医疗保障局对丰城市中医院医疗机构中药制剂“地玄麦冬颗粒”药品进行定价成本核算和价格测算，按照程序履行备案手续，该药在江西省中医医疗联合会可调剂范围内使用，进一步提升本市中医药制剂创新能力和积极性。

案例八：上饶市积极探索引入第三方考核机制

2023年，上饶市医疗保障局在规范和加强医保定点医药机构、承保商保公司的管理方面积极创新，探索引入第三方机构开展对医保业务承保商保公司及两定机构的履约考核，确保考核的客观性、公正性和专业性，增加考核结果的信任度和认可度，促进服务方持续改进和发展，不断提升服务质量和效能，进而提升医保管理水平。

【主要做法】 多方论证、科学合理制订考核方案 为进一步规范管理合作的商保公司，探索建立科学、全面的考核体系，市医疗保障局主动征求多方意见，积极总结往年考核经验，不断细化完善对商保公司的考核办法。一是根据长期护理保险的业务特点，坚持问题导向，调研征求市财政局、各县市区医保部门、各承保长期护理保险的商保公司等多方意见后，进行会议讨论研究，建立对商保公司的考核办法。二是结合大病保险往年考核成效，总结经验、汲取不足，重新制定大病保险考核办法、完善评分细则；将引入第三方专业审查机构开展年度考核在方案中予以明确，督促承保商保公司规范运营、提升服务质量。多方论证后，于2023年6月7日和9月26日先后出台《上饶市长期护理保险承保商业保险公司考核办法》《上饶市城镇职工城乡居民大病保险工作考核办法》。

突出专业、培训提升规范考核流程 根据医保业务的专业特点、经办层面涉及的各个环节特征，严格要求引入的第三方考核机构组建专业的考核队伍必须具备医学、保险等专业及学历背景，确保检查人员的基本专业能力。为进一步规范考核流程，全面提升考核技能，上饶市医疗保障局组织开展考核前培训工作，集中组织相关人员深入学习医保政策法规、管理制度和经办流程，总结分享历年考核经验，强调考核注意事项，确保检查人员客观、准确开展考核工作。

业务分类、精准考核全面体检找不足 为确保考核结果的客观性、公正性和专业性，根据合作方的业务特点对考核内容进行差异化设置，考核内容以医保政策落实、医保基金安全及服务效能为基础，对考核手段及考核侧重点进行合理差异化，将医保两定机构和承保商保公司分开考核，并要求引入的第三方考核机构组建不同的专业队伍。2023年6月，上饶市医疗保障局采取实地查看、现场访谈、调阅资料、大数据分析等形式开展考核检查，通过日常监管、年度考核，不断织牢织密基金监管网络。

严格落实、强化年度考核结果运用　坚持需求导向、目标导向、结果导向，将本次考核结果与各定点医药机构、商保公司2023年度医保服务质量保证金退还、考核奖励金拨付、协议续签和终止等挂钩，旨在通过年度考核进一步压实各定点医药机构及商保公司管理服务责任，激励其加强自我管理，规范执行医保政策，严格履行服务协议，促进全市医疗保障事业全面健康发展。

【主要成效】　一是有效缓解履约考核覆盖面广、工作量大与基层监管力量不足的矛盾，充分借助第三方机构的专业力量、技术水平，充实医保基金监管力量。二是在联合开展考核的同时，通过以考代训的方式快速提升医保队伍实操水平，积极推动医保管理能力建设。三是促进形成政府监管、社会参与监督、行业自律相结合的全方位医保基金监管格局，推进依法监管、社会共治，实现医保基金监管法治化、专业化、规范化、常态化。四是通过引入社会力量参与考核，进一步增加考核的客观性、公正性和专业性，增加考核结果的信任度和认可度，促进服务方持续改进和发展，不断提升服务质量和效能，进而提升医保管理水平。

2023年，第三方机构对上饶市71家定点医疗机构、170家定点零售药店、6家大病保险承保商保公司、8家长期护理保险承保商保公司开展现场考核。第三方考核机构全流程参与考核工作，对考核过程中发现的问题明确提出整改要求、改进的方向和重点，并在结束后形成专业的年度考核报告。运用报告如实反映医保两定机构和承保商保公司的政策执行情况、服务质量水平和群众满意程度。

案例九：吉安市以驻院巡查撬动“两医一保”融合发展

2023年，吉安市医疗保障局探索建立驻院巡查制度，推动医保基金监管由后台向前台“输出”、线上向线下“着陆”，在充实医保监管力量、规范医院医疗行为、平衡商保公司收支上作用凸显，有效破解新形势下医保基金监管点多、面广、链条长、人员缺、监管难等问题，取得了较好成效。

【主要做法】　常驻巡查纾解医保“能力不足”困境　借助大病保险承保公司力量，组建79名大专以上学历、懂医懂药、具备行业工作经验的精干巡查队伍，常驻（轮巡）全市二级及以上定点医疗机构，规范开展出入院核对、价格审核、医疗巡查、意外伤害协查和医保政策宣传等工作。2023年，驻院代表进一步压实责任、创新举措，有力推动巡查工作取得实效。一是改“事后监管”为“全程监督”。改变以往“后置”审核模式，驻院代表对参保患者的入院指征、就诊用药、出院结算等进行全过程监督，实现了监督巡查的关卡前移、过程全覆盖。二是改“坐堂审核”为“巡回核查”。改变以往“静态”检查模式，驻院代表走进诊室、走进病房开展“零时差”“零距离”巡查工作：对住院病人开展“两个核对”（住院病人与证件信息核对、临床症状与入院指征核对），监督医师“三个合理”（合理检查、合理治疗、合理用药），确保实现“四个吻合”（住院医嘱、治疗详单、病程记录和费用清单相吻合）。三是改“大海捞针”为“精准定位”。改变以往随机巡查模式，驻院代表借力医院HIS系统、医保智能监控系统权限，定位生成高频违规的科室和用药清单，列出冒名顶替、挂床住院等虚假、骗保行为高发的诊疗项目，对靶射箭，精准巡查。

常态参与缓解医院“传导不畅”压力　一方面，驻院代表每月统计巡查报表，向驻点医院书面反馈巡查报告，指出违法违规典型问题和“重灾区域”，通报问题整改情况。2023年5月，全市驻院代表协助驻点医院对2021—2022年国家、省级飞行检查及市级专项检查中发现的278个典型问题开展整改清零，并督促医院在事中主动及时纠正同样问题，涉及金额375.3万元。助力驻点医院在加强行业自治、优化管理服务上做到有的放矢、重点突出。另一方面，驻院代表列席驻点医院与医保工作相关的会议，结合巡查实践，积极为院方控制医疗成本、经济合理有效地使用医保基金建言献策。吉安市中心人民医院向驻院代表开放HIS

系统查询权限，要求医保办牵头督促临床科室、医生从严从实对驻院巡查反馈的问题立行立改；井冈山大学附属医院将巡查整改情况纳入科室绩效考核，建立科主任、护士长和驻院代表微信工作群，动态下发巡查反馈疑点进行质控；吉安市第一人民医院将巡查核实的违规问题在医院中层会上予以通报，在听取驻院代表建议基础上完善《医保基金使用规范管理工作制度》，进一步规范医疗及收费行为。全市驻院代表积极建言献策，协助驻点医院在HIS系统中嵌入内部稽核系统，对重复收费、串换收费、门慢病病种不合理用药等异常行为进行事先提醒。2023年，全市193家医疗机构在HIS系统中嵌入医保规则579条。

常规管理破解商保“抓手不够”难题　为激发承保公司经营动力，保障参保群众大病待遇，吉安市医疗保障局按照“自负盈亏”原则，建立“风险共担”机制，以驻院巡查制度为抓手，坚持放权与监督并重，帮助承保公司告别仅进行形式审查的“出纳”角色。一方面，赋予驻院代表监管控费权限和职责，承保公司派出驻院代表对驻点医院医疗行为及费用进行全程巡查，有效控制不合理医疗费用进入基本医保报销和大病保险报销，推动承保公司承担起协助实质性合规审核职能。2023年，全市驻院代表通过国家医保信息平台智能监控子系统核查疑点数据387554条，追回医保基金1190.15万元。另一方面，对各承保公司大病保险工作进行月度评定、年度考核，依此确定盈余奖励，倒逼承保公司主动加强对驻院代表的廉政管理和绩效考核，确保驻院巡查工作不走过场、不务虚功。2023年3月，吉安市医疗保障局开展2022年度大病保险年度考核，5家大病保险公司考核优秀，向其兑现服务质量保证金和保费盈余奖励，同时表彰8名优秀驻院巡查代表，进一步激发驻院代表尽责干事积极性。

【主要成效】　助力医保监管提标扩面　驻院巡查制度的建立，是解决医保部门基金监管“人力不足”“能力不足”的“良方”，是推动医保政策宣传阵地向医院铺开、向患者延伸的有效举措，更是实现大数据智能监测由“全”到“实”落地的关键。2023年，全市大病保险驻院代表发现（住院）违规使用医保基金63071人次，核扣1583.47万元，核实意外伤害存在第三方责任8766人次，拒付金额9430.8万元。

助推医院管理提档升级　驻院代表常态化、长期性现场检查，巩固了基金监管的高压态势；对违规问题的抓早抓小，顺应了驻点医院降低后续查处风险的利益诉求；对医保控费的压力传导，倒逼驻点医院规范自身管理，与医保部门在基金监督管理上同向发力。

助益商保发展提质增效　驻院代表的全程介入，改变了以往承保公司对“进入大病前的费用产生是否合理”想管管不到、有力使不上的局面。“干劲十足”的承保公司通过规范开展巡查工作，实现大病保险管理“主动精细”；通过规范报销流程、简化审批手续、限时赔付保费等举措，做细做实做优了大病保险理赔服务，参保群众大病待遇得到了及时有力的保障。

案例十：抚州市探索医保智能经办服务新模式

2023年，抚州市医疗保障局积极探索医保智能经办服务新模式，以“江西抚州医保”微信公众号为载体，建设上线医保“智能咨询平台”，有效解决群众医保政策不明白、信访诉求不方便、网上办事不便利等问题，赢得社会广泛好评。

【主要做法】　深入调研，了解群众办事需求　一是“基层一线找”。结合主题教育，下沉县、乡（镇）一线调研，通过开座谈会、进企业访谈，与参保群众、参保企业面对面，了解群众最烦心的医保办理事项，对收集的问题进行梳理，准确摸清慢性病申报、零星医药费报销等10项高频事项政策宣传和经办服务盲点。二是“现场广泛征”。通过现场政策宣讲，与定点医药机构交流沟通，快速征集寻找解决盲点的办法和方式，及时获取群众最期盼、最急需解决的问题。2023年9—10月，共有近千名群众参与，征集到“金点子”200余条。三是"角色互换访"。局领导和科级干部以办事企业群众和工作人员的身份，进行医保服务"沉浸式"办事体验，医保部门班子成员与群众和窗口工作人员互换身份，体验办事流程，接待办事群众，通过真实的体验及感受，发现医保经办服务中的问题，分类整理后形成"智能咨询系统"的"骨架"，从而明确系统建设方向。

精心设计，充分考虑各类特点　一是体现"温度"。针对老年人配置AI智能语音识别技术，对着手机说话就能咨询政策，免去文字输入的麻烦。二是体现"热度"。整合医药服务管理政策，医药机构可快速检索DIP管理、定点评估准入等热点问题并积极互动，医保与医药机构的"亲清"关系更加融洽。三是体现"速度"。群众反映问题最多5个工作日即可得到回复，办理医保业务无须打开其他App，可直链网上办事大厅进行操作，需求响应效率大幅提高。四是体现"深度"。"智能咨询平台"建设的同时，相关的管理制度也同步建立，包括专人负责、限时回复、分级把关、考核奖惩等，医保经办内控管理得到拓展和延伸。

动态管理，持续优化平台功能　一方面是持续完善知识库储备。知识库是"智能咨询平台"的核心部分。平台管理人员通过定期分析，将群众咨询频率高、热度高的问题及最佳答案归类整理添加进知识库中，便于更加精准地回应群众诉求。另一方面是持续更新医保政策。平台管理人员及时将医保政策更新、补充，避免了群众误解，更利于医保工作人员提高业务水平、增强服务本领。

【主要成效】 有问能答，精准解答群众医保问题　"智能咨询平台"内嵌"智能客服"和"政策发布"功能板块，收集参保缴费、费用报销、异地就医、生育待遇等法律法规和常见问题260余个并及时进行动态更新，提供21种常见表格下载。智能客服利用AI智能技术，构建多轮会话机制，群众可随时随地选择文字或语音输入问题或关键字，系统提供标准解答，有效解决人工答复费时、费力和不精准的问题。对系统中尚未收集的问题，群众可在手机上直接提交需求，后台及时补充。自平台2023年10月上线以来，智能客服回复问题2000余人次。

有求能应，及时响应群众医保诉求　"智能咨询平台"秉承"开门办医保"理念，开发"互动交流"板块，群众可随时提交信访问题，支持图片、视频上传。信访问题由专人负责管理，每天根据问题类型推送至业务科室处理并监督回复进程，业务科室分层审核后在5个工作日内作出回复。自平台2023年10月上线以来，"互动交流"处理信访投诉问题368余条，群众满意率100%。

有事能办，快速链接群众办事专区　"智能咨询平台"积极开展多部门协作解决技术问题，2023年，积极与政务服务部门沟通衔接，快捷办事直链"赣服通"医保专区，群众在微信公众号上实现医保43个事项网上办理"一键到达"，无须另外打开其他App客户端，还可直链医保电子凭证，可提供就医挂号、医保支付、医保账户查询和医保报销待遇等医保服务，智能化、便利度得到极大提升。

山东省

工作综述

2023年，山东省医疗保障局扎实开展“作风能力提升年”活动，进一步深化医疗保障制度改革，着力提高公共管理服务水平，各项工作取得新成效。截至2023年底，山东省基本医疗保险参保9654.33万人，其中，职工医疗保险参保2598.15万人，居民医疗保险参保7056.18万人。基本医疗保险（含生育保险）统筹基金总收入1662.50亿元，总支出1544.25亿元，累计结存1716.04亿元。

【不断完善多层次医疗保障体系】 大力支持基层发展 省医疗保障局会同有关部门制定12条政策措施，支持基层医疗机构发展，促进群众基层就医。加大医保总额向基层倾斜力度，鼓励有条件的市取消基层医疗机构门诊起付线，将居民高血压、糖尿病门诊用药报销比例提高到70%，基层医疗卫生机构政策范围内住院报销比例提高到85%以上。

完善生育保险政策 居民二孩、三孩住院分娩医疗费报销额度分别提高到1500元和3000元以上，职工二孩、三孩住院分娩医疗费报销比例分别提高到80%和90%以上。

持续巩固医保脱贫攻坚成果 落实重特大疾病医疗保险和救助制度，配合民政部门建立因病致贫重病患者依申请救助机制。截至2023年底，全省医疗救助对象累计就医593.97万人次，基本医保、大病保险、医疗救助累计支付124.36亿元。

深入推进长期护理保险建设 在实现职工长期护理保险全覆盖的基础上，指导15个市探索开展居民长期护理保险试点。截至2023年底，全省长期护理保险参保人数达到5078万人。

支持规范商业医疗保险发展 省医疗保障局会同12部门出台推动定制型商业医疗保险可持续发展的意见，16市继续推出新一期城市定制型商业医疗保险，全省共1158.22万人投保，全年理赔80.46万人次、12.27亿元，赔付率达93.99%。

【深入推进医保重点领域改革】 积极推进职工医保省级统筹 2023年10月，以省政府名义印发《山东省职工基本医疗保险省级统筹实施意见》，明确自2024年1月起启动实施职工医保基金全省统筹调剂制度。11月，省医疗保障局联合省财政厅、卫生健康委员会印发《关于规范统一全省职工基本医疗保险待遇保障政策的实施方案》《山东省职工基本医疗保险省级统筹调剂金管理办法》等配套文件，为落实省级统筹奠定基础。

稳妥推进职工医保门诊共济保障改革 省医疗保障局会同有关部门统筹推进方案优化、政策落实、风险评估、舆情监测处置等各项工作，出台进一步优化完善职工基本医疗保险门诊共济保障机制有关政策，推动改革平稳实施。加快推进零售药店纳入门诊统筹管理，截至2023年底，全省共开通门诊统筹药店2.05万家，覆盖率达55.81%。

常态化推进集中带量采购 认真落实国家组织集采结果，积极开展省级集采、省际联采，2023年集采的272种药品、7类高值医用耗材分别平均降价50%以上和70%以上。牵头开展全国首批中药饮片、中药配方颗粒省际联采，分别平均降价29.50%、50.77%。建立实施集采全流程管理制度。开展集采药品进基层活动，集采药品更加可及。遴选190家企业的216个国家和省级集采中选药品，供参加进基层活动的单位自主选择。2023年8月28日起，全省首批开展集采药品进基层活动的8488家零售药店、11314家村卫生室、233家民营医院、9家线上平台，同步启动面向群众正式开始销售集采药品，保障群众更充分享受到药品集采降价成效。全面推进医保基金与医药企业直接结算，累计直接结算企业货款144.23亿元。

大力推进医保支付方式改革　加快推进DRG/DIP支付方式改革，全省3920家医疗机构实现实际付费，符合条件的医疗机构实现全覆盖，提前一年完成国家改革三年行动计划任务。执行新版国家医保药品目录，将协议期内346个谈判药品全部纳入"双通道"管理，全省"双通道"药店达到783家。

稳步推进医疗服务价格改革　为促进新技术、新方法临床应用，省级制定、修订、新增医疗服务项目价格62项，新增加一次性可单独收费耗材24个，制定发布了2023版公立医疗机构医疗服务项目价格；完成口腔种植收费专项治理，种植牙告别"万元时代"。

【积极推动医保服务扩面提标】　全力推进参保扩面　压实地方政府责任，加强部门协调配合，全省医保参保人数比2022年增加21.6万人。

全面落实异地就医结算　住院、普通门诊、门诊慢特病跨省联网定点医疗机构分别达到4250家、10178家和5206家。完善异地就医结算跨区域业务协同管理工作机制，问题处理时长压缩至1.16天，效率提升60%，异地就医直接结算率稳定在90%以上。

积极推动医保服务下沉　建成基层医保工作站点3.5万家，基本实现省、市、县、乡、村五级医保服务体系全覆盖。优化医保短信服务平台，16市全部上线"智能+人工"客服，累计发送短信5245.18万条。用好"双招双引"人才医保服务平台，累计服务"双招双引"人才及其亲属1932人次。创新开展"医保政策进万家""医保干部进基层"，全省"医保政策进万家"活动累计宣讲8925场，覆盖184.42万人；全省"医保干部进基层"活动累计参与医保干部4.5万人次，解决基层各类实际困难问题1.2万余条。联合省直机关工委成功举办全省医保经办系统练兵比武决赛。

加强医保信息化建设　持续优化完善全省医保信息平台功能。全省医保电子凭证激活人数达9434.7万人、激活率97.9%，定点医药机构开通应用基本实现全覆盖。山东省医保电子凭证全流程和移动支付应用在数字政府"创新示范应用"评选中成效突出，被山东数字强省建设领导小组评为数字政府"十佳应用"。

【持续加强医保基金监管稽核】　完善基金监管制度体系　优化省医保基金监管联席会议机制，召开2023年联席会议，增加省检察院为成员单位。压实属地监管责任，将基金监管工作纳入对各市的高质量发展绩效考核。规范执法检查行为，制定医保行政处罚裁量权适用规则和基金使用稽核工作规程，出台基金监管专家库管理办法，进一步完善行行衔接、行刑衔接、行纪衔接机制。

创新基金监管方式　推进医保智能监控系统部署应用，基本实现一级及以上定点医疗机构全覆盖。获批国家反欺诈大数据应用监管试点，开展数据模型构建和应用场景设计工作。创新开展信用监管和社会监督，组织实施两定机构医保信用试评价，累计向省公共信用信息平台推送1254条涉及医疗机构或自然人的医保行政处罚信息，纳入信用主体信用记录。制定《山东省违法违规使用医保基金举报奖励实施细则》，鼓励群众积极参与社会监督。

常态化开展监督检查　深入开展打击欺诈骗保专项整治，组织开展省内飞行检查，实施"双随机、一公开"抽查，加强日常监督检查。全年追回医保基金10.65亿元，行政处罚1.33亿元，移交282件，公开曝光1106例。完善基金稽核规则，扎实做好医保基金使用、长期护理保险、缴费基数稽核，全省核定3404家参保单位补缴医保费2.14亿元。

【全力服务经济社会高质量发展】　积极推动绿色低碳高质量发展　充分发挥医保宏观调控功能和战略购买作用，省医疗保障局联合9个部门制定《关于医疗保障服务绿色低碳高质量发展的实施意见》，从推动医药产业创新发展、推动中医药传承创新发展、推动消费扩容增质、推动营商环境改善创新、推动实施乡村振兴战略、推动人口均衡发展、推动医药卫生体制改革、推动数字化转型8个方面提出25项政策措施。

积极推动全省医药产业创新发展　积极推动山东省药品更多纳入国家医保药品目录。《国家基本医疗保险、工伤保险和生育保险药品目录(2022年)》中,山东省企业生产的药品905种、占比29.31%;892个中药饮片品种中,均有山东省企业生产的产品。

大力支持中医药传承创新发展 省医疗保障局联合7个部门制定《山东省进一步加强医疗保障 支持中医药传承创新发展的政策措施》,围绕支持中药产业、中医技术、中医医疗机构发展和提高群众中医保障水平等提出22条具体政策措施,着力打造政策更优、措施更实、系统性更强、覆盖面更广、支持力度更大的医保支持体系,积极促进中医药事业和产业健康发展,推动中医药综合改革示范区高质量建设。

深入推进看病就医不够便利问题专项整治 山东省深入开展群众看病就医不够便利问题专项整治,省医疗保障局围绕涉及医保工作的7项任务,集成推出20项医保服务便民事项,并实现全程网办;异地就医备案推行承诺制自助办理、免证明材料、免经办审核,长期异地就医备案人员在参保地和备案地双向享受医保待遇;符合办理条件的群众免申请即可享受省内医保关系转移接续办理、职工在职转退休医保、生育保险等待遇;对器官移植术后抗排异、恶性肿瘤放化疗2个门诊慢特病病种患者,无需申请门诊慢特病资格认定,在就医时由医疗机构自动向医保核心业务系统提交诊断信息,完成门诊慢特病资格备案,进一步提升医保服务便利化水平。

重要活动

1. **山东省医疗保障工作会议在济南召开**。2月15日,山东省医疗保障工作会议在济南市召开。会议总结2022年和近五年工作,谋划当前和今后一个时期的总体思路和重点任务,部署2023年工作。

2. **山东省医保经办系统练兵比武启动活动举行**。8月1日,山东省医保经办系统练兵比武启动活动在济宁市汶上县举行,省、市、县、乡、村五级医保代表共同启动练兵比武活动。

3. **全省推动医疗保障高质量发展专题培训班在济南开班**。9月25日,全省推动医疗保障高质量发展专题培训班在济南开班。这次培训班邀请国家医疗保障局、国务院发展研究中心、浙江省医疗保障研究会、中共山东省委党校(山东行政学院)有关领导和业界专家为参训学员授课,各市政府分管负责同志,各市医疗保障局、财政局、卫生健康委员会主要负责同志,省直有关部门(单位)分管负责同志,省医疗保障局有关负责同志参加培训,是省医疗保障局成立以来规格最高、规模最大的一次系统培训。

4. **全国首次中药饮片和中药配方颗粒省际联盟集中带量采购在山东省开标**。5月22日,全国首次中药饮片省际联盟采购拟中选结果在山东济南市产生,21个中药饮片品种共有100家企业中选,平均降价29.5%,最大降幅56.5%。本次集采由山东省牵头,覆盖15个联盟地区,6050家医疗机构参加报量,采购需求量达到655.88万千克。10月27日,全国首次中药配方颗粒省际联盟集中带量采购在山东省德州市开标,产生拟中选结果。200个中药配方颗粒品种共有59家企业拟中选,平均降价50.77%。本次集采由山东省牵头,覆盖15个联盟省份,集采结果落地后每年可累计为联盟省份节约费用16.65亿元。

5. **山东省出台预住院医保支付政策**。11月3日,省医疗保障局会同省卫生健康委员会印发《关于在全省开展择期手术预住院医保支付工作的通知》,针对病情相对稳定需要住院实施择期手术的患者,将术前准备期间的必要检查和化验等项目由入院后移至入院前完成,相关费用纳入住院费用报销,缩短患者平均住院日和手术等待时间,减轻患者医疗费用负担。

典型案例

案例一:山东扎实推进长期护理保险试点

作为老龄人口总量最大的省份,山东省探索建立“多元筹资、城乡一体、医护兼顾、市场主体”的长期护理保险制度体系,破解“机构不能医、医院不能养、家庭无力护”的困局,坚持医养结合,推动长期护理保险助力经济社会发展。截至2023年底，全省长期护理保险覆盖5078万基本医疗保险参保人员，每年为20余万失能人员提供保障。

【主要做法】 试点探索“双轮驱动” 立足规范有序、积极稳妥，鼓励地方先行先试。在职工长期护理保险方面，2012年青岛市探索建立长期医疗护理保险制度；2014年以来，山东省人民政府办公厅先后印发《关于开展职工长期护理保险试点工作的指导意见》《关于试行职工长期护理保险制度的意见》，部署开展省级试点；2016年，山东省被确定为国家试点重点联系省份之一，青岛市被确定为首批试点城市；2020年，山东省16市全部纳入国家试点城市范围，试点数量占全国近三分之一；2021年12月，山东省实现职工长期护理保险全覆盖。在居民长期护理保险方面，2022年，省政府办公厅印发《关于开展居民长期护理保险试点工作的意见》，在全省范围内开展居民长期护理保险试点工作。

筹资运行“双管齐下” 积极探索建立并不断完善多元筹资机制，保障长期护理保险可持续发展。职工长期护理保险主要通过职工医保个人账户、职工医保统筹基金以及财政补助、福彩公益金等渠道解决；筹资模式分为按比例筹资和按定额筹资两种，多数市采取定额筹资，年平均筹资额为110元，其中职工医保基金划入占50%左右。居民长期护理保险主要通过居民医保统筹基金划拨和财政补助，年平均筹资额为40元，居民医保基金划入占50%以上。

待遇保障“双重赋能” 一方面，经评估符合享受待遇的参保人员，其长期护理服务费用由长护保险基金和个人按比例分担，居民长护保险基金支付比例达到70%左右，职工长期护理保险基金支付比例在80%左右；另一方面，根据护理等级、服务提供方式实行差别化待遇保障政策，减轻了失能人员家庭经济和事务性负担。

规范提标“医护并重” 在保障范围上，长期护理保险主要保障长期失能人员的日常生活照料和与之密切相关的医疗护理服务费用，如济南市制定《长期护理保险服务项目》，将包括清洁整理、协助饮食、移动翻身在内的27项基本医保支付范围外生活照护项目纳入了保障范围。在服务模式上，针对失能人员护理服务需求，普遍设计了“专护”“院护”“家护”等护理服务形式。对专护人员，一般同步保障医疗需求和护理需求，保障范围涵盖用药、检查等医疗项目和护理服务项目；对“院护”和“家护”人员，主要保障医疗护理服务和生活照料项目，其用药、检查等医疗需求主要通过门诊统筹保障。同时，积极破解异地护理难题，如枣庄市对异地居住人员实行线上申请、线上评估，通过实施居家亲情照护模式，增强异地居住人员护理服务可及性。在服务标准上，全面实施国家长期护理保险失能等级评估标准和操作指南，避免各市评估标准不统一、评估操作不规范带来的公平问题。研究制定《长期护理保险管理与服务总则》《长期护理保险失能人员照护需求等级评估》等5项地方标准，形成了涵盖失能等级评估、照护服务项目、待遇保障、支付结算、定点机构管理、服务技能规范等一体化管理服务标准体系。

【主要成效】 促进医护服务资源融合 及时将符合条件的机构纳入定点管理，缩短定点纳入时限，对服务规范、群众满意的护理机构探索资金预付，一方面支持部分基层医疗机构转型发展养老服务；另一方面引导护理、养老机构开展专业医疗护理服务，促进医、养、护的深度融合。如德州市齐河县以“两院一体”改革为契机，在乡镇康养服务中心设立长护专区和医护专区，推动“医、养、康、护”融合发展，既能保障养护型失能人员享受专业护理服务，又能满足医护型失能人员的医疗治疗需求，解决了失能人员在医院和护理机构间转院不便的问题。

促进社会力量投资布局 对社会办护理机构，实行与公立机构同等政策，引导社会力量兴办护理机构，部分护理机构的规模化、品牌化、集团化水平不断提升，“银发经济”快速发展。探索将失能康复辅具器具租赁费纳入长期护理保险保障范围，推动失能康复基础设施、医护设施、辅助设备的研发生产和租赁服务。如滨州市符合条件的失能人员，可以从55种康复辅助器具中选择租赁使用，助力智能康复辅助器具研发基地布局投资。

促进人员就业增进消费　借助长期护理保险协会等三方力量，开展护理员专业化技能培训，促进就业7万人以上。同时，长期护理保险打造的社会化养老良好前景，缓解了年轻人的养老焦虑，进一步释放了人们的消费潜力。

案例二：淄博市生育津贴发放打造"无感办理"新模式

2023年，淄博市医疗保障局针对参保人在生育津贴待遇申领享受中的诸多问题，主动靠前一步作为，积极推动业务流程再造，构建生育津贴"静默认证、免申发放"服务新模式，"零材料提供、零手续办理"让参保人在"无感办理"中享受"有感服务"。

【主要做法】 生育信息自动获取　打通系统壁垒，对全市32家生育定点医疗机构信息管理系统进行适应性改造，与医保结算系统无缝连接，实现定点医疗机构信息系统对出生信息数据的整合共享，自动将包括生育胎次、婴儿个数、生产方式等相关生育信息同步上传至医保结算系统。

生育待遇主动核定　及时完善优化系统功能，由被动服务转变为主动服务，医保结算系统根据生育信息和单位上年度平均工资自动核定上传生育津贴待遇，取消个人申请、材料递交等环节，避免参保人生育津贴"应申未申""应享未享"等现象发生。

一体化发放"无感办理"　全面打通5家银行支付系统，将支付计划推送至业务财务中间库，通过接口直接导入银行支付系统，实现支付数据自动流转。业务数据传输、待遇发放、业务对账、账务处理全流程线上管理，形成全程数据计算、闭环运行的生育津贴一体化发放模式。

主动支付增强服务体验　对医保结算系统"生育津贴业务财务一体化"推送的支付计划，经审核认定后及时足额拨付待遇费用至参保人社保卡金融账户，自动发送短信提醒，实现生育津贴待遇"主动支付"，增强服务体验感。

培训宣传"一杆到底"　及时组织开展全市经办业务培训，促使经办人员熟练掌握业务流程和服务标准，做好解读宣传。同时为了进一步方便企业、群众及时了解改革举措，提高生育政策社会知晓度，利用定点医药机构LED显示屏、微信群开展定向宣传，力求做到"线上+线下"宣传全覆盖。

网上查询"一目了然"　改造"淄博医保"小程序功能模块，增加生育津贴领取进度查询功能，生育津贴申报成功后，生育职工可在生育津贴查询页面查询单位申报记录与进度，办理进度、发放结果"了然于胸"。

"智慧医保""一路同行"　进一步加强医保信息化建设，遵循全国标准统一、网络互联、数据共享、交互协同的技术框架，将更多的信息数据整体集中。加强部门间数据共享，数据资源深度开发利用，提高医保宏观大数据分析能力，为人口生育战略决策提供数据支持。

【主要成效】 生育津贴免申即办　梳理优化改进事项业务流程，将原生育津贴"申请、受理、审核、拨付"4个环节简化为"系统筛选、认定、拨付"3个环节，申领材料由4项减少到0项。支付时间进一步缩短，每个月结算2次，10个工作日内主动发放，大大缩短了参保人待遇领取等待时间，用"数据跑路"代替"群众跑腿"。

基金支出更加规范　在医保结算系统中开发"生育津贴业务财务一体化"发放功能，对上传的参保人生育登记信息，系统自动校验企业职工是否符合生育津贴领取条件，实时统计、筛选应享受人员信息，消除了手工报销模式人为因素产生的经办风险，使医保基金支出更加规范安全。

经办服务提质增效　生育津贴"免申即享"进一步拓展了"静默认证"模式应用的深度和广度，完成了由"人找政策"向"政策找人"的转变，跑出医保服务便民"加速度"，实现了医保业务办理"零跑腿”。2023年,全市18975人享受免申发放生育津贴服务,拨付资金22381万元,群众获得感、幸福感进一步提升。

案例三:东营市精准精细推进DIP年度清算工作

年度清算是支付方式改革的最后一环,也是最关键一环。东营市通过规范业务流程提高结算效率,通过医保医疗共商共议解决争议问题,通过数据监测分析及早发现问题短板,形成了较为完备的清算工作机制。

【主要做法】 实施“六核一定”,形成标准化清算流程 市医疗保障局印发《东营市区域点数法总额预算和按病种分值付费(DIP)医保经办管理规程(试行)》《关于规范门诊费用医保医院结算流程的通知》《关于进一步规范本地联网住院费用医保医院结算流程的通知》等相关文件,制定清算工作方案,明确各流程环节内容、责任分工及完成时限。其中“六核”指通过对年度DIP住院统筹基金支出总额、全量数据的付费类别、年度病例分值总量、全年已拨付额、全年待清算总量、全年各项违规扣款六项内容的对账复核,确保全年医保应清算数据及已结算情况的医保经办、医疗机构、信息系统三方准确一致,为清算做好基础准备。“一定”指完成年度考核工作,提取10%的医保报销资金,根据年度考核情况进行拨付,年度考核内容涵盖医疗机构基础管理、费用控制、医保服务行为管理、付费方式改革政策落实、信息化建设、基金安全运行等各方面,通过考核确定年度考核系数,加大医保管理力度。

坚持共商共议,确保清算公开透明 东营市在年度清算时主要讨论的问题有以下三点:一是病种目录问题。根据月度预结过程中医疗机构反映的部分病种分值过低问题,清算前进行了全量病例的分析,使医疗机构直观地了解病种分值的形成原理,理解分值的设置原则。二是分析极端异常病例的结算问题。经病例分析,出现极端病例的主要原因包括病例数量少造成的入综合病组、自费项目应用较多,历史分组数据中手术操作填写不全造成手术操作病种较少,指导医疗机构规范医保结算清单上报。三是进一步明确分组器的分组逻辑。针对多手术操作、低值手术操作病例的入组逻辑进行了规范,并校验辅助目录的适用合理性。

【主要成效】 加强数据应用,以问题导向促进支付制度优化完善。清算完成后,通过对医疗机构费用增长情况、同级别同类型医疗机构间进行病种结构、次均费用、诊疗方式、次均分值、资金结付比例等的对比分析,及时发现支付方式改革目标完成情况及存在的问题。通过清算数据分析发现,部分病种分值与实际费用偏差较大、综合病种入组病例占比较高、分级诊疗效果不明显。通过深挖数据内涵,为进一步调整优化提供参考,形成支付方式改革政策制定、落地实施、调整优化的闭环管理,促进改革走稳走深走实。例如,针对2022年清算数据分析发现的分级诊疗效果不明显问题,2023年通过推进基层病种实施、扩大中医日间病房病种及机构范围等措施,二级及以下医疗机构就诊明显增加。2023年,全市二级、一级医疗机构就诊人次占比分别为44.78%、5.31%,较2022年同期分别上涨2.78%、2.80%;基金使用占比分别为35.76%、2.86%,较2022年同期分别上涨2.74%、1.25%。

案例四:威海市多维度提升监测效能引导推动医药价格合理稳定

威海市发挥价格监测在宏观市场调控和资源优化配置中的作用,积极构建覆盖医院、企业、药店的全方位价格监测格局,引导药品价格合理稳定,推动维护医药价格秩序,促进医疗行业自律、市场良性竞争和共赢发展。

【主要做法】 调价监测保稳定 把价格监测纳入清单管理,建立药品耗材和医疗服务项目价格动态调整月度直报制度,密切关注公立和民营医药机构价格异常波动,及时纠正公立机构虚高定价、异常涨价行为,对问题严重的进行约谈通报,对民营机构价格波动情况主动问询,积极宣传价格监测的影响力，引导其增强与生产配送企业议价谈判的积极性和主动性，避免乱调价、乱涨价情况发生，进一步保障医药价格合理稳定。

常态监测扩品种　常态化开展价格监测，优先将临床用量大、使用频次高、医保支付金额较大的医药耗材纳入监测范围，并对监测品种进行动态调整。截至2023年底，监测品种已达到403种（项），各类品规计1400余种。为解决不同医药机构间价格差异问题，将监测机构拓展至各级公立和民营医疗机构、定点零售药店、生产配送企业，同步加大医药价格监测分析与信息发布力度，广泛开展“价比三家”，引导医药机构合理自我控费，推动实现监测药品“同城同价”。

专项监测强监管　深入开展中药饮片价格、门诊统筹药店常用药品、口腔种植医疗服务收费和集采药品进基层等专项价格监测行动，涉及医药机构57家、监测品种426种，及时跟踪了解各项医保政策落地执行情况，及时掌握医药市场价格和医疗费用变动情况以及供需现状。加强医药价格治理，重点对公立医疗机构药品耗材高于挂网价销售、集采药品配置率较低、中药材加价率过大、耗材产品一品多价等价格异常情况进行预警处置，及时发现医院医保基金违规问题。严格规范医药价格行为，实现对医药机构价格波动较大、与本地区平均价格差异较大或明显脱离市场价格规律的药耗销售价格的动态监测管理。

保供监测抓流通　充分发挥定点医药机构监测“哨点”预警作用，与市卫生健康、市场监督管理等部门建立短缺药品保供稳价联动机制，重点对短缺药品、临床必需易短缺药品、集采药品及影响市场需求稳定的药品供应情况开展监测，定期调度汇总采购供应情况，密切监测相关药品价格和配送情况，及时了解市场供求实际。同时，多渠道开展短缺药品信息发布，多环节协调生产及配送企业保证产品供应，多部门协调短缺药品应对处置，有效缓解医疗机构部分药品短缺问题，保障群众用药需求。

动态监测促透明　以医用耗材成本监测为突破口，以溯源、闭环、全流程监测为目标，针对医药企业耗材产品实行闭环监测。选择有代表性的本地龙头企业作为生产企业监测哨点，选取临床使用较广泛的留置针、冠脉支架、人工膝关节作为监测产品，选取8家医疗机构、3家流通企业、1家生产企业，同时监测产品流通及市场价格。重点监测医用耗材的原料成本、销售费用、购销价格与数量、加成情况、医保报销价格等。监测范围拓展至生产、流通企业、医疗机构全链条，实事求是反映生产成本、销售费用、企业利润和市场占有率，破除企业产品价格垄断控制、市场不透明等“价格成本虚高”问题。

数据监测重分析　以数据监测为抓手，对产品成本、批发销售价格、销售净利润率、本地区临床使用总量、医疗费用等情况展开全链条监测和全面对比分析，充分掌握生产企业、流通企业、医疗机构间的产品价格关系，对虚增成本费用、以缺逼涨、销售费用过高等异常情况及时预警。从生产配送企业、医疗机构、定点零售药店等方面强化监测数据分析，既纵向分析价格变动的现实因素，又横向比对同品同规监测对象的价格差异，对价格波动较大的药品及时预警反馈和应对，引导医药机构逐步达到医药价格定位合理，推动形成价格相对趋同的采购环境。

【主要成效】 威海市自2019年起建立医药价格动态监测和发布制度，切实打通监测信息沟通渠道，有力维护医药价格秩序，促进医药行业自律、市场良性竞争和共赢发展。从监测数据看，监测的民营医药机构与公立医疗机构同类型同品规产品中约30%的药品销售价格与公立医疗机构一致，约12%的药品销售价格低于公立医疗机构价格，药品价格已经逐步回归合理水平，部分药品价格与公立医疗机构保持同价，部分药品销售价格低于公立医疗机构。高于公立医疗机构销售价格的药品，从同比与环比情况看，最高价差幅度逐步下降。从监测效果看，通过开展“价比三家”，民营医药机构主动加强与供应商的价格谈判，进一步降低药品零售价格，累计发布医药价格监测分析报告50期，先后有700多种药品耗材出现了不同程度的降价，最高降幅达91.75%，本地区药耗市场价格差距逐步缩小，发挥了价格杠杆的引导作用。

案例五：德州市深化付费方式改革创新信用就医模式

德州市医疗保障局针对群众看病就医环节多、耗时过长等问题，构建职工医保“先看病、后付费”信用就医应用场景，简化就诊流程和支付环节，解决群众“就医等待时间过长、报销多次跑腿”问题，实现患者、医院、社会多方共赢。

【主要做法】 *重塑就诊流程，激活信用就医场景* 依托德州一体化大数据平台，加强数据跨部门、跨层级应用共享交换，融合医保结算体系、医疗就诊体系、社会信用体系，畅通群众便捷就诊渠道。一是信用签约，实现“先看病、后付费”。充分利用信用数据，通过实施医保个人账户授信，德州市职工医保参保人员可通过“德州医疗”微信公众号申领电子健康卡，并在首页“舒心就医”板块中进行信用签约，每人可获得600～1000元信用额度，免息期最长56天。二是在线报销，实现“医保报销零跑腿”。依托医保信息平台，整合汇总、逐项比对门诊就诊流程费用，就诊完成后即可报销。就诊结束后72小时内可在手机端还款，将发票打印、医保审核、报销退款三项业务简化为手机端一次操作。系统自动告知就诊总金额、报销金额及自付金额，个人只需支付自付金额即可。三是个账支付，实现“群众负担再减轻”。畅通职工医保个人账户及微信、支付宝等多种自有资金支付渠道，还款时可混合支付并优先使用用职工医保个人账户支付。签约用户如果投保了商业医疗保险，还能通过平台二次报销，最大限度减少群众申请材料和跑腿次数。

聚焦群众需求，拓展信用就医功能 以便民惠民为宗旨，优化服务功能、服务措施、服务环境，尽心尽力为群众提供优质便捷高效的医疗医保服务。一是满足特殊群体就医需求。为了方便老年人等群体，信用就医特别开通亲情账号功能，通过共享信用就医额度，年轻人可以代替老年人线上挂号、支付，老年人仅需身份证就可享受信用就医服务。二是打造“线上就医”便捷体验。积极发展互联网医院，为行动不便的患者提供网约护理上门服务，并逐步延伸至线上问诊、线上处方、远程诊疗等多维度便捷服务，共开设互联网医院28家。开通信用就医医保短信业务，精准向就医患者推送信用就医结果，及时提醒医保个人账户支出及余额情况，保障患者知情权，提高就医体验感。三是扩大信用就医受众范围。牵头引进商业银行，通过银行授信，将个人信用额度提高到每人2万元，受众由参保职工扩大到包括参保居民在内的所有医保参保群众。选取山东大学齐鲁医院德州医院、齐河县人民医院作为试点，将应用场景由门诊扩大到住院，让更多群众放心就医。

健全工作机制，放大信用就医红利 把信用就医作为重要民生工程，全面提升群众参与率、增强群众获得感。一是健全协同推进机制。成立试点工作推进小组，制订推进方案，明确责任分工，形成推进合力。市县两级大数据局、医疗保障局、卫生健康委员会与各级医院组建工作专班，定期召开线上技术交流会，确保问题日清日结、工作高效推进。针对医保报销超时问题，召开技术交流会专题研究并迅速调整到位，群众线上申请医保报销，3秒之内即可结算。二是健全全民参与机制。多次组织信用就医市民体验，深入开展宣传进社区、进企业、进医院等活动，借助媒体提升群众知晓度和参与率。三是健全动态完善机制。邀请“两代表一委员”和群众代表现场观摩，充分了解信用就医现场体验和意见建议，及时校正信用就医运行过程中出现的问题，持续优化场景使用效果。围绕医保实时报销、个人信用额度恢复、医院系统流程改造等，共解决4大类10余项细节问题。

【主要成效】 *就诊流程更加简便高效* 自2021年11月试点以来，全市累计签约11.23万人、服务7.81万人次，试点医院扩围至16家，实现市域全覆盖。通过数据流重塑业务流，将信用服务引入挂号、治疗、取药等门诊就诊流程，取消诊间结算环节，患者不再需要到窗口或自助机往返缴费，平均门诊就诊时长由3.5小时缩短至45分钟左右，实现就诊便捷化。

助力社会信用体系建设　创新个人医保信用评价体系，与全市信用体系对接，对未在规定时间内结算、医疗机构多次催款未果的患者，限制再次签约，提升参保群众诚实守信意识，促进信用就医良性循环。

信用就医多方共赢　信用就医采用先诊疗后付费的模式减少了患者就诊的等待时间，提高了医疗效率；患者接受医疗服务后，可根据实际情况决定是否付费，增加了患者的选择权，提高了患者对医疗的满意度。让患者先享受医疗服务，再根据诊疗效果合理付费，减轻经济负担；可以减少医患之间的金钱纠纷，使双方更加重视医患之间的沟通和理解，构建良好的医患关系。

案例六：聊城市推动DRG智能审核新机制

2022年5月，聊城市在DRG付费全覆盖的基础上，积极探索DRG智能审核新模式，推动费用从人工抽单审核向大数据智能审核转型。2023年1月，将DRG智能审核应用于异地就医“同质化”管理，实现智能审核在DRG付费的全环节、全流程、全场景深度应用。

【主要做法】 创新机制建设，完善顶层设计　聊城市医保局按照“关口前移，实现结算前数据审核，打造高质量、全方位基金智能审核监管体系”的总体思路，于2022年3月组建大数据审查中心，抽调医保中心、稽核中心工作人员集中办公，主要负责市级智能审核平台的建设应用，并指导全市医保经办机构开展智能审核工作，推动智能审核机制落地实施。随即，研究出台《聊城市医疗保障基金结算前费用审核管理办法（试行）》，进一步规范组织框架、审核流程、结果运用、“两库”建设等，为开展智能审核提供制度依据。通过对智能审核工作的反复打磨，形成了一套从“两库”研究、制定、维护到大数据审核筛查再到违规费用拒付的成熟运作模式。

健全编码治理，夯实数据基础　扎实推动15项医疗保障信息编码标准平稳落地，强化医保药品、耗材及医疗服务项目质控，开展本地“基本医疗保险药品目录、诊疗项目目录及医疗服务设施标准”历史数据治理，实行动态质控，及时发现并清理不合规的数据，同时建立对新增医保药品、耗材、医疗服务项目的规范化管理流程。率先采用病案首页和医保结算清单对比的方式开展质控工作，从上传率、完整率、入组率、质控通过率四个维度全面提升医保结算清单数据质量，实现医保结算清单上传率和完整率达到100%，病例入组率及医保结算清单质控通过率均提升至98%以上，为DRG智能审核等工作打下坚实基础。

完善“两库”建设，织密规则网络　依托病案首页、医保结算清单，遵循临床路径要求，开展DRG智能审核“两库”建设。一方面，完善知识库建设。建成疾病、手术、药品耗材、麻醉、收费项目等5类知识库超过8万条，其中常用手术编码知识库26398条、常用诊断编码知识库9455条、常规诊断依据和治疗依据知识库5000余条，药品医用耗材和检验检查项目知识库45275余条；另一方面，加强规则库建设，上线高套分组、分解住院、低标准入院、服务不足、诊断多编/错编等5大类审核规则，并通过与医疗机构沟通座谈、模拟运行校验、专家反复论证等方式不断进行调整。

落实“双审”机制，打击“跑冒滴漏”　DRG支付方式改革后，仍有部分病种需按项目付费，DRG智能审核也不适用于所有的违规情形。为实现按DRG和按项目两种付费模式下智能审核工作的有效衔接，聊城市探索建立“双审”工作机制。对按DRG付费的病例实行DRG智能审核，重点筛查高套分组、分解住院等；对未纳入DRG付费的病例实行按项目智能审核，重点筛查过度检查、违规收费、虚假治疗等，实现双重审核保障，不遗漏可疑数据。

探索再次分配，形成正向引导　坚持目标导

向，将DRG智能审核与年终清算有机结合，创新资金分配模式。在年终清算时，将审核扣除的违规资金重新注入当年DRG资金池，对于合规病例进行再次分配。此举既能有效盘活医保资金，提升预算基金使用效率；又能将审核扣除的资金重点用于特殊病例，切实解决医疗机构“急盼”的问题；还能激发医疗机构主动开展内部合规性管理，形成人人监督违规行为的内生动力。

【主要成效】 防范医保基金“跑冒滴漏” 2023年全年，共审核发现疑点数据8.3万余条，涉及DRG病组552个，其中外科病组277个，内科病组275个。DRG智能审核扣费2400余万元，与“双审”机制中的按项目审核扣费(843万元)相衔接，共计扣除违规费用3200余万元。

激励医疗机构参与改革 在年终清算时，聊城市将智能审核扣除的3200余万元重新注入DRG资金池，对合规病例再次分配，违规数据不再参与年终清算。智能审核扣除资金重点向疑难危重症、急诊抢救、合理使用新药新技术的病例倾斜。补偿特病单议病例10837例、新技术除外支付病例1102例，共计2700万元。

引导医疗机构规范诊疗 通过高效合理的DRG智能审核，医疗机构在思想上已由“加大医疗资源投入，多分医保资金蛋糕”向“减少诊疗成本，争取结余留用”转变；主观认识上，从被动接受医保部门审查监管，变为“以我为主”、真正树立起“主人翁”的意识，并主动抽调人员长期参与到DRG付费改革工作中。同时，从制度建设上构建院端DRG审核质控体系，加强数据分析，规避风险和不必要的费用支出。

河南省

工作综述

2023年，河南省医疗保障局按照“健全覆盖全民、统筹城乡、公平统一、安全规范、可持续的多层次社会保障体系”目标要求，持续深化医疗保障制度改革，着力提升医疗保障服务水平，推动全省医疗保障事业发展取得新成效。全省基本医疗保险参保9931.56万人，其中职工医保1433.82万人、城乡居民医保8497.74万人。2023年，全省基本医疗保险(含生育保险)统筹基金总收入1375.28亿元，总支出1245.50亿元，累计结存934.48亿元。其中全省职工医保(含生育保险)统筹基金收入495.98亿元，支出403.74亿元，累计结存547.13亿元；全省城乡居民医保基金收入879.29亿元，支出841.76亿元，累计结存387.35亿元，基金实现收支平衡、略有结余。

【助力社会发展大局】 巩固拓展医保脱贫攻坚成果与乡村振兴战略有效衔接 持续做好全省农村低收入人口应保尽保，参保率稳定在99.9%以上。完善防范化解因病返贫致贫风险长效机制，推进医保信息平台和政务服务平台互联互通，实现对返贫和新致贫风险的双预警，部门间人员信息和高额医疗费用支出情况联通共享，全省各级医保部门累计向乡村振兴、民政部门共享因病致贫返贫风险预警信息648.78万条。

落实新型冠状病毒感染相关费用医疗保障 及时调整完善“乙类乙管”政策，优化管理服务，将符合条件的药品临时性纳入医保支付范围，协同卫生健康、财政等部门做好救治费用、新冠疫苗及接种费用清算工作。

助力高端医疗器械及卫材产业链培育 积极承担省委、省政府交办的有关高端医疗器械及卫材产业链培育工作任务，做好“链长责任单位”相关工作，建立重点企业等7张清单并动态更新，协调包联重点企业28家、重大项目31个、重点招商引资项目19个。通过精简、优化挂网申报流程，加快新增医疗服务价格项目审核，为重大创新项目开辟绿色通道，助力优化医保营商环境。

稳步推进改革规划事项 科学评估《“十四五”全民医疗保障规划》实施情况，2023年底，医保部门牵头负责的14项规划指标均已达到或超过预期进度，其中10项指标已基本达到2025年规划标准。严格督导规划落实，积极推动改革事项落地，深入推进“便民就医少跑腿”微改革、改善群众就医感受。

【健全待遇保障体系】 提升居民医保待遇保障 加强部门协调联动，实施精准筛查，强化跟踪督导，有效推进全省基本医保参保征缴工作，全省基本医保参保率稳定在96%以上。按照国家要求，优化城乡居民基本医保筹资标准，明确2023年居民医保人均补助标准新增30元，达到每人每年640元，同步提高居民医保个人缴费标准30元，达到每人每年380元。城乡居民大病保险继续实施差异化筹资，有75元、65元、55元、45元四个档次。提高门诊医疗费用保障水平，持续推进居民医保高血压、糖尿病门诊用药保障，健全完善门诊费用保障机制，逐步将居民医保普通门诊统筹定点扩展至县级及以上医疗机构。

推进职工医保门诊共济保障机制改革 加强部门协同联动和运行监测分析，化解改革风险，将定点零售药店纳入医保门诊统筹，建立健全退出机制，实现“有进有出”的动态管理。2023年，全省开通门诊统筹定点零售药店295家，享受门诊报销的职工共4986.51万人次，基金支付51.72亿元，漯河、省直、郑州等8个统筹地区已开展实际结算。

优化生育医疗保障待遇　扩大生育保险覆盖范围，鼓励各统筹地区将灵活就业人员同步纳入生育保险范围，取消凭生育登记服务证享受生育保险待遇的附加条件。提高生育医疗费用保障水平，探索推进职工医保基金按比例支付生育医疗费用，将居民医保生育医疗费用自然分娩、剖宫产定额支付标准由不低于600元和1600元分别调整为不低于1000元和2000元。

探索推进基本医保省级统筹　进一步完善统收统支的基本医保市级统筹，加强督导和调研，有序推进10个直管县（市）并入所属省辖市完善规范市级统筹相关工作，逐步夯实基本医保省级统筹基础。

【推进医药价格招采改革】　持续推进联盟采购　牵头23个省份组成跨省联盟，对通用介入类和神经外科类等25种医用耗材开展集中采购。牵头组成19省药品联盟，对肌苷注射剂等24个品种开展集中带量采购，深入推进23省血液透析类医用耗材省际联盟和14省国采药品接续联盟采购。指导开封、漯河和三门峡等地市片区联盟，对负压引流装置、穿刺器等20种医用耗材开展集中带量采购。探索公立医疗机构联盟采购，指导郑州大学第一附属医院和河南省人民医院牵头开展河南省公立医疗机构第二次联盟采购，选取神经介入类和外周介入类开展议价谈判。2023年，河南省开展药品和医用耗材集中带量采购共17批，采购药品140种、医用耗材63种，药品和医用耗材平均降幅达到60%以上。截至2023年底，全省累计落地执行集采药品751种、医用耗材173种。

规范医疗服务价格　建立医疗服务价格动态调整机制，规范手术机械臂辅助操作系统和居家服务类价格项目收费政策，落地临床量表、器官移植、口腔种植和辅助生殖类价格项目指南。组织开展医疗服务价格项目涉及医用耗材价格和医保准入谈判工作，7个项目涉及的5种医用耗材在全国最低价的基础上平均降幅22%。深入开展口腔种植价格专项治理，口腔种植医疗服务价格和种植体、牙冠等耗材价格明显下降。

持续开展药品价格治理　对全省挂网的7537个药品开展承诺价格申报工作，其中2226个药品因不符合申报要求暂停或撤销挂网。对12个药品进行核查处置，发出25份企业调查函，约谈企业8家，对22家企业按照信用评价相关制度予以处置。

【规范医药服务管理】　全面开启DRG/DIP支付方式改革　实现统筹地区、医疗机构、住院病种和统筹基金“四个全覆盖”，成立全省DRG和DIP技术指导组，为全省改革提供组织保障。完成2023年DRG/DIP目录调整，出台全省DRG/DIP付费结算办法、全省DIP病种主目录库、全省DIP基层病种等，为全省改革提供制度支撑。推进中医药传承创新发展，增加中医治疗住院病种纳入DIP付费管理，推行中医优势病种按疗效价值付费、中医日间病房医保结算试点。协同开展家庭病床和日间手术纳入医保支付范围试点，提高医保基金使用效率，减轻患者就医负担。

完善医保药品目录管理　及时出台本省政策，确保国家医保药品目录按时落地，医保目录内药品3088种。累计将261种药品纳入门诊特定药品和“双通道”管理范围。统计监测国家谈判药品配备、使用和支付情况，2023年医疗机构报销2457.11万人次，报销金额44.54亿元；“双通道”药店报销37.75万人次，报销金额10.35亿元。

【维护医保基金安全】　健全完善基金监管体系　强化基金预算绩效管理，省医疗保障局出台《项目资金预算绩效管理办法（试行）》等相关制度，全面实施预算绩效运行监控，建立医保基金风险预警机制，根据不同风险等级采取不同的应对措施。省医疗保障局联合省财政厅印发《河南省违法违规使用医保基金举报奖励办法实施细则》，对举报奖励的范围、奖励标准、奖励比例、奖励发放程序进行调整。省人民政府办公厅印发《关于加强医保基金使用常态化监管的实施方案》，进一步健全常态化监管五项制度，压实五方责任，全面搭建医保基金常态化监管的制度架构。省医疗保障局联合检察、公安、财政、卫生健康等单位开展打击欺诈骗保专项整治，在全省开展定点医疗机构违法违规使用医保基金专项治理，扩大医药领域腐败问题集中整治工作成效。2023年，全省共现场检查两定机构38510家，处理19370家，移交司法机关4例，追回拒付7.3亿元，行政罚款9817.5万元，曝光典型案例202例。

强化基金监管协同治理　聚焦检查检验、康复理疗、血液透析、骨科高值耗材和心内高值耗材等五大领域，组织对河南省20家三级定点医疗机构的直接抽查。开展地市交叉互查，实现对统筹地区和基金使用主体的全覆盖，完成对35家定点医疗机构、18家定点零售药店和18家医保经办机构的现场检查，发现违法违规使用医保基金6347.27万元。积极配合审计部门开展对涉及超标准收费、重复收费、超范围使用限制类药品等48条问题的整改落实，追回违规使用医保基金6708.37万元。加强基金监管行业自律，督促定点医药机构完善医保基金使用内部管理制度，引导定点医药机构建立医保基金使用院内前置审核系统，梳理负面清单，要求定点医疗机构自查自纠，全年自查违规金额2648.32万元。实行信用监督管理，将评价结果与监督检查相关联，实行差别化检查。

筑牢基金监管安全防线　推动全省智能审核子系统在所有统筹区上线运行，推进智能审核知识库、规则库本地化应用和更新，提升智能审核效率，实现事前提醒涉及金额2.83亿元，事中系统筛查涉及金额6.13亿元，拒付金额1.98亿元。省医疗保障局印发《关于全面推进医疗保障智能场景监控系统应用方案》，对智能场景系统建设与应用进行了全面部署。截至2023年底，郑州、开封、周口等8个地市已实现875家定点医疗机构、1933家村卫生室、401家定点零售药店和85家血液透析医院的康复理疗、血液透析、住院、门诊购药、慢特病购药、"双通道"购药等重点场景的智能监控。组织开展以"安全规范用基金　守好人民'看病钱'"为主题的集中宣传月活动。举办2023年河南"全民医保　健康中原"医保基金监管短视频大赛，遴选部分典型案例在全省进行公开曝光。指导督导各地加大典型案例曝光力度，强化警示震慑作用。

【提升医保公共服务水平】　推动全省五级经办服务体系建设　大力推进医保经办服务下沉，截至2023年12月底，全省2522个乡镇（街道）、5.1万个村（社区）实现医保服务全覆盖，实现20项业务下沉到乡镇（街道）、5项业务下沉到村（社区），乡村群众在家门口便可享受便捷的医保服务。

推进医保信息化标准化建设　一是完成医保电子处方流转中心、医疗收费电子票据中心和门诊慢性病网上申报鉴定功能模块建设，持续推进医保信息平台宏观决策、运行监测、内部控制、信用评价等子系统深化应用。二是推进医保码全流程全场景应用服务，全省累计开通使用医保码结算的定点医疗机构16577家、定点零售药店25211家，全省医保码结算占比33.78%，结算占比同比增长14个百分点，月结算量近1000万笔；截至2023年底，全省各统筹区三级医院、二级医院、一级及以下医疗机构可使用医保码结算开通率分别为100%、95.8%、46.68%。全省80余家二三级医疗机构实现医保码从挂号、就诊、结算、取药、取报告等环节的全流程应用。结合医保移动支付建设成果，全省170家三级医疗机构、208家二级医疗机构实现手机端预约挂号、诊间结算、个账统筹混合支付等线上医保结算，月结算量55万笔。三是持续推进"数字适老助残"，为特殊群体提供便利的数字化服务，逐步解决"一老一小"看病难题。协调省公安部门打通全省户籍信息，实现同一户口本的家庭成员无需审核即可完成亲情账户绑定，全年累计开通医保亲情账户约500万个，医保亲情账户日均使用3万次。四是持续完善"互联网+医保服务"，依托支付宝、微信小程序可提供线上查询、办理58项业务服务，截至2023年底累计使用3119万人，日均访问112.72万次。

规范规整经办制度　统一规范全省待遇审

核、费用结算、基金拨付、协议管理、稽核检查、内控管理等经办业务,全面提升经办工作标准化、规范化水平。对医保经办政务服务事项进行最小颗粒化梳理,实现省市县三级在事项名称、申请材料、办理时限、办理流程上规范统一,为推动省级统筹打下坚实基础。

高质高效优化医保服务　实现各统筹区医保经办窗口综合柜员制全覆盖,全面落实首问负责制、一次性告知制,压缩窗口业务办结时限,实现医保业务“一窗受理、一站式审批、一条龙服务”。门诊慢性病申报认定全流程网办,系统自动分配专家审核,全流程公开待遇认定审核情况,群众可随时查看经办进度。截至2023年底,总申报80380人次,通过44002人次,通过率54.74%。异地就医直接结算服务更便捷,全省171个县(市、区)及二级以上定点医疗机构均开通门诊费用跨省直接结算服务。实现省内外异地就医的普通门诊、普通住院、门诊慢特病、药店购药等医疗费用直接结算。在国家5种跨省直接结算门诊慢特病病种的基础上,扩充10种门诊慢特病省内直接结算。全省跨省异地就医住院费用直接结算率达到77.32%。

重要活动

1. **全省医疗保障工作会议召开。**2月22日,全省医疗保障工作会议在郑州市召开,会议深入学习贯彻党的二十大精神,持续落实省第十一次党代会、省委经济工作会议、省两会和全国医疗保障工作会议部署要求,总结2022年工作成效,部署2023年重点任务。

2. **医保基金监管工作领导小组联络员会议召开。**3月10日,河南省医疗保障基金监管工作领导小组联络员会议在郑州市召开。会议通报2022年全省医保基金综合监管工作情况,分析存在问题及原因,提出2023年度综合监管工作建议。15家成员单位联络员集体讨论领导小组工作推进制度,围绕加强协调配合、提高医保基金综合监管效能进行交流座谈。

3. **医保基金监管宣传月启动。**4月10日,全省“安全规范用基金　守好人民‘看病钱’”主题集中宣传月启动仪式在郑州市召开。省医保基金监管工作领导小组有关负责同志、省医疗保障局主要负责同志出席活动并讲话。

4. **开展学习贯彻习近平新时代中国特色社会主义思想主题教育。**4月12日—8月31日,省医疗保障局开展学习贯彻习近平新时代中国特色社会主义思想主题教育。按照“学思想、强党性、重实践、建新功”总要求,把理论学习、调查研究、推动发展、检视整改、建章立制贯穿始终。

5. **启动省医保系统练兵比武活动。**8月2日,省医保系统练兵比武活动在郑州市启动,省医疗保障局主要负责同志作动员讲话。本次练兵比武的主题是“岗位练兵优服务,业务比武强规范”,郑州市、洛阳市、许昌市医疗保障局主要负责同志和基层经办机构、医疗机构代表作表态发言。

6. **牵头十九省药品采购联盟产生拟中选结果。**8月29日,河南省牵头的十九省(自治区、新疆生产建设兵团)药品采购联盟集中带量采购信息公开大会,在省公共资源交易中心以线上线下结合的方式召开。经企业解密报价、议价谈判、价格纠偏、复活报价等程序,24个集采品种均顺利产生拟中选结果,105家企业的151个代表中选产品拟中选,拟中选产品平均降幅60.6%。

7. **全民参保宣传月活动启动。**9月11日,河南省基本医保参保征缴暨全民参保宣传月活动在郑州启动。省医疗保障局主要负责同志、国家税务总局河南省税务局有关负责同志出席活动并讲话。

8. **召开国家医保飞检整改工作推进会。**11月22日,省医疗保障局组织召开2023年国家医疗保障基金飞行检查反馈问题整改工作推进会,主要任务是贯彻落实国家医疗保障局有关飞检工作要求,全面推进飞检反馈问题后续整改落实工作。

9. **“六省一区”医疗保障统计工作监测点片区会商会议召开。**12月8日,“六省一区”医疗保障统计工作监测点片区会商会议在郑州市召开。河南省、湖北省、湖南省、山东省、西藏自治区、青海省、陕西省7个省(自治区)医疗保障局统计工作相关处室负责同志及具体从事统计工作的经办人员围绕医保统计工作交流会商。

典型案例

案例一:河南全面加强定点医药机构协议管理

为进一步规范定点医药机构协议管理,给参保人员提供优质高效的医药服务,保证医保基金安全平稳运行,2023年,省医疗保障局加强顶层设计,注重建章立制,在全省范围内做到协议范本、定点申报、管理制度、考核评价"四统一",全流程标准化规范化加强定点医药机构协议管理。

【统一协议范本,打牢协议管理基础】 针对过去各统筹区政策不统一、定点医药机构和连锁零售药店执行协议标准尺度不一等现象,河南省通过实地调研、召开座谈会、书面反馈等方式,组织经办机构、定点医药机构及参保人员代表,对协议内容逐条协商研讨,及时将门诊统筹、异地就医、集中带量采购、"双通道"药品管理、支付方式改革等新政策要求落实到协议条款中,同时全面排查取消医保不合理限制条款,在确保协议范本符合政策规定的基础上,尽可能兼顾医、保、患三方权益,并将协议发全省统一执行,做到"一本协议管全省"。

【统一定点申报,把好协议管理入口】 省医疗保障局结合本省实际,出台《关于规范河南省医疗保障定点医药机构申报的通知》《河南省医疗保障新增定点医药机构工作方案》,对全省新增定点医药机构申报的原则、流程、要求以及评估标准等进行了统一规范,从省级层面解决各统筹区政策不统一的问题。将定点申报相关文件在局官网进行公布,做到对定点医药机构新增的工作标准程序公开、工作流程透明、医药机构清楚、经办机构规范。进一步优化简化省直定点申请流程,已纳入郑州市职工基本医疗保险协议管理的郑州市内医药机构,申请省直医疗保障普通门诊、药店购药个人账户刷卡服务,提交申请表即可开通,进一步便利医药机构,优化营商环境。

【统一管理制度,健全日常管理机制】 出台《河南省医药机构医疗保障定点管理规范(试行)》,从执行医保协议、加强内部管理、优化结算流程、动态更新维护、保障信息安全等方面,全面规范定点医药机构的运行管理、经办机构的服务管理,确保日常管理有章可循,规范运行。紧盯医保医师这个医保协议的具体执行者,出台《河南省医疗保障协议医师管理办法(试行)》,从登记备案、管理培训、主要职责等方面入手,逐项进行规范,并建立年度积分制度,每个自然年度分值为12分,根据年度扣分情况作出相应处理。出台定点零售药店纳入门诊统筹管理经办工作细则,实现门诊统筹定点零售药店开通即规范。

【统一考核评价,强化协议管理监督】 出台《河南省医疗保障定点医药机构考核办法(试行)》,统一明确全省定点医药机构考核内容、考核标准、考核流程等。建立质量保证金制度,统一基础分值、评分准则及质量保证金返还标准,将质量保证金返还与考核结果挂钩。采取自查整改与互查对检、智能监控与随机抽查、日常检查与年终考核相结合的方式,严密组织定点医药机构履约情况考核,同时对定点医药机构建立考核结果互认机制,减轻定点医药机构负担。强化考核结果运用,将其作为经办机构年度评优评先的重要指标,充分发挥考核评价的正向激励作用,同时对查出的问题严格按照协议条款处理,并举一反三抓好整改,激发医药机构自我管理的内生动力,保障医保基金安全高效运行。

案例二:郑州市探索建立医保基金审核"四化"执法机制

2023年初,郑州市提出医保基金审核"四化"执法机制,通过"标准化"夯基础、"智能化"提效能、"便捷化"连民意、"常态化"促提升,有序推动郑州市医保基金监管工作高质量发展。

【主要做法】 "标准化"夯基础 借鉴国家医

疗保障局《医疗保障行政执法文书制作指引与文书样式》和《河南省医疗保障局行政处罚程序模板》，印发《稽核工作规程》《行政处罚程序工作规程》《举报投诉行政执法工作规程》和《医疗保险参保登记举报投诉稽核工作规程》4个工作规程，内容涵盖参保人员待遇享受情况审核、定点医药机构审核、举报投诉审核等，从监测、稽查、复核，到装订、建档、报备，都确保严谨合规。4个工作规程已在全市推广，为全市医保基金稽核行政执法的标准化、专业化、规范化提供了遵循。

“智能化”提效能　为进一步提高稽核工作效能，市医疗保障局将大数据分析和稽核业务工作进行有机结合，打造“医保基金审核一体化服务平台”，并于2023年6月1日正式上线投入使用。工作人员可以通过平台进行案件全流程办理和网上审批，极大减少了人力资源投入和时间成本，进一步提升案件审理时效性和透明度；平台还可以通过对线索和案件的全面分析，及时发现违规违法共性问题及表现方式，为医保监管提供更加准确、全面的数据支持。2023年，共发起审批251件，审批1129余次，稽核业务工作审批效率和信息化水平得到大幅提升。

“便捷化”连民意　为加强社会力量参与医保基金监督管理工作，市医疗保障局在郑州集约化公共服务平台“郑好办”“郑政钉”App中研发嵌入审核模块，在全市范围内聘请267名社会监督员，利用审核小程序直接将举报投诉诉求和问题线索上传，拓展社会监督举报投诉途径，进一步畅通了社会监督员举报投诉及线索反馈渠道。截至2023年底，审核小程序访问量达2.1万次。

“常态化”促提升　为构建远程智能监控新模式，市医疗保障局依托河南省医保信息化平台智能场景监控系统，对全市63家定点医疗机构进行智能场景监控安装和使用工作，科学设立16个监控规则和全面完善的监测预警指标体系，精准、高效地开展医保基金监管事前、事中和事后监测，全面总结欺诈骗保行为规律。

【主要成效】　“四化”执法机制的建立和推广，有力助推郑州市医保执法检查工作向更高质量发展。2023年，全市共检查定点医药机构6153家，覆盖率100%，处理金额合计13103.35万元，检查处理1199家，其中约谈722家、暂停医保协议/结算74家、解除医保协议11家、移交司法机关8家、移交其他行政部门1家、拒付/追回基金648家、收取违约金/质保金17家、行政罚款16家。其中检查定点医疗机构2725家，处理558家，处理金额13043.32万元（含智能监控拒付2591.06万元）；检查定点零售药店3428家，处理614家，处理金额60.03万元。

案例三：洛阳市构建智慧医保体系赋能基层医保经办

2023年5月，洛阳市成为国家医疗保障领域服务标准化试点。市医疗保障局全面细化完善医保经办服务事项清单、办事指南和有关工作规范，构筑智慧医保服务矩阵，深入推进医保公共服务进社区，着力提升医保服务便捷化、信息化、规范化、标准化水平，通过数智化建设为基层医保经办赋能。

【主要做法】　构建标准化服务体系　一是业务事项标准化。以群众需求端为导向，对医保服务事项实行流程再造，按项目方式逐条细化，对全市113项医保服务事项进行全面梳理，实现事项名称、经办方式、申办材料、办理流程、办结时限、服务标准、政策依据、办理条件“八统一”；进一步简化办事流程，规范精简业务表单，实现一单申请。二是信息系统标准化。全面推进国家医保信息平台14个业务子系统应用，不断优化系统功能，加强平台日常维护，做好医保数据治理，持续提升数据质量，挖掘数据价值，丰富应用场景，为医保各项工作提供基础支撑。三是服务窗口标准化。在各级医保服务窗口，普遍实现“一窗受理”，全面推行综合柜员制，统一各级服务窗口建设方案和建设标准，配置统一的标识标牌、宣传展架、硬件设施等，建立首问负责制、公开承诺制度、一次性告知制度、限时办结制度等12项服务制度，以标准规范服务行为，提升服务水平。截至2023年底，已下沉乡镇（街道）医保服务事项83项、村（社区）医保服务事项37项。

打造15分钟智慧医保服务圈 将医保标准化服务站点建设同“邻里中心”建设协同推进，以市、县区、乡镇（街道）、村（社区）四级经办服务所（站）为基础，拓展医院、药店、企事业单位、银行网点等多个维度的医保延伸服务，提升医保服务便捷性、可及性，全市190个乡镇（街道）、3227个村（社区）已实现医保经办服务全覆盖。推进标准化医保服务示范点建设，截至2023年底，已申报各类医保服务示范点248个，其中乡镇（街道）医保服务所48个，村（社区）医保服务站52个，医药机构142个，企事业单位医保工作站6个。

全面提升基层医保智慧服务水平 构建“智慧医保”服务矩阵，以“洛阳医保”微信公众号、“洛阳医保”小程序、“河南医保”小程序和“洛快办”App为载体，打造了互联互通的线上服务矩阵，拓展洛阳医保“云服务”功能，实现90%以上医保服务事项网上办、“掌上办”、“不见面办”。积极推进“人工智能+大数据分析+医保服务”的智慧医保服务体系建设，建成医保7×24小时AI客服系统，系统涵盖全市统一标准的医保参保缴费、异地就医、门诊慢特病、零星报销、药品、耗材目录等知识库4000余条，通过身份识别及数据分析，不断迭代升级实现精准解答，应用场景拓展至手机端、政务大厅自助机、基层医保服务网点，实现医保服务“一键直达”，不断为基层医保服务网点增效赋能。

【主要成效】 *标准服务体系日益完善* 一是服务制度进一步完善。全市统一了标准化医疗保险、生育保险、医疗救助等各项服务制度、流程和标准，截至2023年底，46项医保业务已实现全市通办。二是“一窗式”综合柜员制全面落实。群众办事“一窗完成”，经办服务窗口升级配置智能化的医保自助服务设施、智慧终端等，提供适老化服务，服务效率提升明显。三是医疗数据实现信息互通、标准统一、数据共享、系统对接。在提供精准医保服务的同时提升医疗保障数据质量，通过统一的平台实现数据分类分层管理，医保数据分析更加精准科学，医疗保障管理效率进一步提高。

经办服务质效稳步提升 覆盖市、县区、乡镇（街道）、村（社区）四级的医保服务标准化服务网络全面建成，基层医保服务所（站）开通智慧医保自助终端、“洛阳智慧医保”网上服务大厅、“洛阳医保”智能客服等线上服务，“线上+线下”全覆盖一体化医保服务体系日益完善，各网点提供医保参保政策、经办服务、医保电子凭证推广等宣传服务。同时，包括洛阳市中医院、洛阳伊洛医院等在内的全市142个医药机构开通建设基层医保服务站（点），医保结算信息查询、城乡居民医保参保、异地就医备案、门诊慢特病申办等多个医保业务在基层可办，“三医联动”工作进一步深化，医保惠民服务更加便捷高效。

参保群众办事更加便捷 通过持续深化智慧医保建设，大力推广医保电子凭证应用，稳步推进医保电子凭证在医保经办服务场所、两定医药机构等各类场景扫码应用，医保服务走进了“码上办时代”。全面推进具有“刷脸”结算功能的医保综合服务终端在医疗场景落地应用，参保群众就医实现医保“无感支付”。利用“洛阳医保”微信公众号、视频号、抖音号、“洛阳智慧医保”网上服务大厅、“洛阳医保”智能客服等智慧医保服务矩阵，参保群众了解医保政策、查询办理医保业务可在线上“一站式”办理，通过智能语音对话、文字回复等方式日均解决群众咨询500余人次，综合服务应答率100%，真正实现了“小事不出村，大事不出乡，县区医保窗口兜底”的医保服务新气象。

案例四：平顶山市推动集采药品进基层

2023年，平顶山市医疗保障局着力化解基层就医购药远、购药贵问题，探索集采药品乡村一体化管理，推进集采药品进基层，让更多群众享受到集采药品政策的红利。2023年，平顶山市试点县郏县、宝丰县所辖的28个乡镇卫生院、691个村卫生室全部配备集采药品，实现集采药品基层全覆盖；非试点县区鲁山县、舞钢市、新城区、新华区、卫东区所辖的48个乡镇卫生院、872个村卫生室配备集采药品覆盖率超过96%。

【压紧压实责任，构建高位推动的领导机制】 2023年，平顶山市将推进药品和耗材集中带量采购改革写入本市政府工作报告，列为年度重点工作任务，推动集采改革走深走实。一是高起点设置工作小组，成立医药集中招标采购联席会议，由分管副市长任召集人，市医疗保障局局长任副召集人，高位推动药品集中采购和使用工作。二是制定《平顶山市药品医用耗材集中采购和使用工作实施方案》，联合卫生健康、财政、市场监管等相关部门，进一步完善协作机制，明确责任分工，压实医疗机构采购使用主体责任和中选企业生产供应责任，确保应报尽报、应采尽采、应用尽用。三是把推进集采药品进基层作为主题教育调研重点，坚持边调研、边推进、边完善，及时协调解决工作中遇到的难点、堵点问题，确保政策宣传到位、措施保障到位、药品配送到位。

【夯实管理基础，优化基层集采药品使用管理机制】 建立基层集采药品目录遴选机制　指导乡镇卫生院统筹基本药物制度和药品集采政策，结合乡、村两级医疗机构用药特点和规律，以最大限度满足基层群众用药需求为遵循，优先选择基本药物和集采药品“双身份”的药品进入乡镇卫生院，为村卫生室代购集采药品，数量由最初的不足20种增加到最多170多种。

强化集采药品报量管理　要求乡镇卫生院明确专人负责药品报量，每批次集采报量时，应一体化考虑乡、村两级医疗机构用量，结合历史实际使用量、库房存量、临床反馈等多种因素，准确合理确定采购需求量，原则上填报需求量不低于历史采购量的80%，抓住带量采购“量”这个关键核心。

做好采购配送精细化管理　实行药物集中采购、配备使用和零差率销售。乡镇卫生院每月2次汇总各村卫生室采购计划，统一在省医药集中采购平台下单采购，配送企业按规定及时将药品送至乡镇卫生院。各乡镇根据实际，以村医自行领取或者安排派送等方式，解决由乡到村配送“最后一公里”。

规范药品回款流程　乡镇卫生院设立专户，村卫生室在领取药品时与乡镇卫生院即时结算，再由乡镇卫生院对配送企业结算，回款时间不超过收货验收合格次月底。

【发挥政策作用，引导基层医疗机构使用集采药品】 用好集采药品医保基金预付政策　根据医疗机构申请，医保经办机构从职工医保或城乡居民医保统筹基金中，按集采中选药品合同约定采购金额的50%预付给定点医疗机构，作为医疗机构向企业支付药品采购款的周转资金，缓解基层医疗机构资金周转压力，保证及时回款。

用好结余留用政策　在总额预算管理的基础上，从实行药品集中采购后结余的医保资金中，按不高于50%的比例支付给完成约定采购量且考核合格的医疗机构，充分调动乡镇卫生院为村卫生室代购服务管理的积极性。

用好门诊统筹政策　将居民门诊统筹服务下沉至标准化村卫生室，让群众既能在家门口的村卫生室购买到集采药品，又能享受医保报销待遇。

【加强监管检查，确保集采药品进基层落实到位】 强化医疗机构自我监管　乡级层面，医疗机构出台落实集采政策方案，将采购使用中选产品情况纳入医务人员绩效管理体系，在处方信息系统中设置优先推荐使用集采中选产品程序，临床医师按通用名开具处方；村级层面，乡镇卫生院每月至少召开一次村医例会，对村卫生室集采工作及药品使用情况进行点评，规范村医采购行为，合理安排采购进度，确保约定采购量顺利完成。

强化日常监管　通过省医药采购平台和省医保信息平台开展数据监测，通报约谈3次，提醒医疗机构及时纠正低于序时采购进度、非中选采购比例过高等异常行为。

强化协议管理　将医疗机构集采产品采购、使用、回款等行为纳入医保定点协议，明确违约责任。

【强化宣传引导，积极引导群众优先购买集采药品】 统一设计宣传海报、统一制定价格标签，运用宣传册、公众号等多种形式对集采政策进行宣传，对“集采药品降价不降质”等群众普遍关注的问题重点宣传，打消群众认为“便宜没好货”的顾虑，引导群众合理选购集采药品，确保集采药品配送到基层、使用到基层。

案例五：安阳市推进DRG付费改革见实效

2023年，安阳市持续优化DRG付费机制，坚持尊重服务临床的改革理念，在政策制定上量体裁衣，在问题解决上对症下药，在协同发展上汇聚合力，切实提升付费结算精细化管理水平，初步实现“群众得实惠、医院能发展、医保可持续”的改革目标。

【主要做法】 制度设计贴合实际 坚持从实际出发制定完善政策，突出安阳实践特色。一是基础病组，同城同价。设置117个DRG基础病组，按市二级医疗机构等级系数设定支付标准，实行同城同病同价。年终清算超出预算额度时，调整病组支付标准。二是普通病组，同级同价。从三甲医院到乡镇卫生院设置六个付费等级，等级系数实行动态调整，年终清算时根据医疗机构CMI变化情况调整等级系数。三是重点学科，提高权重。提高全市儿科、心血管外科、省级重点学科以及中医重点学科相关病组权重，并视情况进行调整。四是高值耗材，分离单算。将晶体、心脏支架、心脏瓣膜、除颤器、人工大关节、起搏器从DRG中分离，单独测算每一种高值耗材权重。五是特需服务，除外支付。尊重患者意愿，支持部分参保群众自愿选择的高端医疗需求，选取特需病房、PET-CT等特需服务项目作为试点项目，在DRG付费时除外支付。六是存量固定，增量浮动。适当控制医疗机构总权重增长幅度，可以按照“存量部分固定费率、增量部分浮动费率”进行清算，限制个别医疗机构过度冲量。

调节分配化解难题 聚焦难点堵点，不断优化基金使用，增强基金可持续能力。一是基金预算，结余共享。住院基金实行区域总额预算，不再细分到每家医疗机构。通过设置清算调节系数，年终清算按比例适当调整清算金额，使医疗机构可以共享基金结余，共担基金缺口。二是特殊病例，协商单议。针对急诊危急抢救、住院天数大于60天、费用极高、新技术应用和治疗不同疾病院内转科等特殊病例，经专家评议、协商谈判，确定单议病例结算费用，鼓励新技术应用及收治重患病人，方便病人院内转科治疗。三是单个病例，超支分担。建立结算“结余分享、超支分担”机制，对单个病例结余部分按一定比例留用，对超支病例按比例进行适当补偿，力争每个病例的补偿都不低于医疗成本，防止医疗服务不足和推诿较重患者。四是组内标注，差异结算。对DRG分组方案无法解决的问题，通过组内分类标注差异结算，使DRG付费更加贴合临床。例如，针对单双侧手术、恶性与非恶性肿瘤治疗，进行单双侧、恶性与非恶性标注，赋予不同权重，引导临床医疗行为正向发展，平衡综合医院与专科医院同病组结算时的差距。五是国谈药品，清算补偿。医疗机构使用国家谈判药品，未纳入DRG病组付费标准测算的，清算时可以根据使用量按一定比例予以补偿。六是权重结构，分类调整。根据DRG运行实际情况，清算时可以进行结构性权重调整，适当降低检查检验类权重，适当调高医疗服务类、集采药品耗材类、高龄重症病例类以及国家（行业）政策规定需要支持的项目类等权重。

协同改革同向发力 一是医保与医院同频。医保与医院密切沟通，统一思想，共商改革，同向发展。建立基金“结余共享，超支分担”激励约束机制，激发医疗机构深入开展改革的积极性。医疗机构建立适应DRG改革的管理制度，利用DRG管理工具，规范行为、调整结构、控制成本、调节分配。二是付费与监管融合。安阳市将基金监管创新与DRG付费有机融合，建立适应DRG付费改革的多种形式基金监管机制。成立医保基金第三方审核服务中心，提供DRG付费审核、基金运行风险预警等服务。将住院前后门诊费用及定点药店相关数据纳入监控范围，明确将转嫁费用行为列为欺诈骗保行为，公布举报投诉渠道，鼓励社会各界监督。建立DRG智能审核监管系统，通过“智能+人工”模式，搜索抓取高编高靠、低标准入院、转移住院费用等涉嫌违规行为，形成医疗违规行为监控—惩罚—整改的长效机制。三是集采与DRG联动。使用集采药品耗材不降低病组付费标准；分离单算的高值耗材集采当年结余医保资金的50%返还支付给医疗机构，次年起（医疗服务价格未调整的）返还比例原则上不超过25%。付费与集采的联合发力，实现药品耗材占比下降。四是县域医共体改革与DRG协同。县域医共体与DRG协同改革激励分配，落实DRG付费“结余共享”与紧密型医共体“结余留用”政策，处理好市级医疗机构与县域医共体年终清算基金留用共享关系。县域参保人员在市级医疗机构住院，因年度住院总权重减少使医保基金结余的，归医共体留用；因每权重统筹基金支付额度降低使医保基金结余的，归市级医疗机构共享，进一步提高了医共体及市级医疗机构开展DRG付费的积极性。五是DRG与基金分析结合。加强基金运行分析结果运用，增强数据分析对付费改革的指导性和前瞻性。建立动态调整机制，通过数据分析，结合专家意见，对DRG分组、权重、等级系数、费率、基础组、调节系数等实行动态调整。建立DRG基金运行监测评价指标体系，制定监测评价方案，设立监测评价项目，对数据质量和诊疗行为监测。逐月进行医疗机构基金运行分析，掌握主要医疗机构次均住院医疗费用、门诊基金支出占比、门诊人次与同期出院人次之比、收入结构占比等情况，开展数据纵向分析和横向比较，及时警示各医疗机构存在问题，通过会议讨论、约谈分析、书面通报等方式，促进医疗机构优化整改。

【主要成效】 实行DRG付费后，总体结算率从2019年的92%上升到2023年的104%。医保患者难以住院、医院推诿医保患者的现象大幅减少。市区二级以上医疗机构次均住院费用四年零增长，参保患者个人负担率下降2%，全市医疗费用不合理快速增长势头得到有效遏制。通过改革，市区医疗机构药耗占比下降至41%，医院年可支配收入增加3.6亿元。

案例六：濮阳市构建四级经办网络

2023年，濮阳市医疗保障局聚焦群众急难愁盼，积极构建“市、县、乡、村”四级医保经办网络，深入推进线上线下融合办、下沉服务就近办、流程再造快速办。截至2023年底，濮阳市医保经办服务下沉覆盖全市89个乡镇（街道）、3159个村（社区），基本实现全市全覆盖。

【突出服务规范标准化，优化基层医保服务能力】 规范经办服务窗口　在乡镇以上定点医疗机构设立医保服务工作站，在村卫生室、社区卫生服务中心及部分药店设立医保服务点。积极推行医保服务经办标准化、规范化管理模式，实现医疗保障经办服务站（点）一窗、一标、一牌、一栏、一套“五个一”建设模式。因地制宜对医保服务大厅进行改造，规范内外标识，设置咨询叫号、自助办理、自助填表、饮水休息、前台办理、宣传解答、帮办代办等服务区，配备饮水机、轮椅等便民设施，摆放业务指南及医保政策宣传资料，方便群众随时获取和了解医保政策。加强工作人员业务和礼仪培训，引导、分流群众办理业务和解释政策。

统一经办服务流程　编印《濮阳市医疗保障经办服务手册》，做到全市医保经办业务事项名称统一、事项编码统一、办理材料统一、办理时限统一、办理环节统一、服务标准统一的“六统一”，推动医保经办服务标准化、制度化建设。印制医保经办服务办事指南，制作高频医保业务办理流程二维码放置于服务站（点），就近为参保群众提供服务。

强化业务指导培训　开展集中培训5次，跟班培训700人次，发放医保资料5000余份，通过微信公众号制作推送宣传小链接。建立业务下沉微信群，确定专人为医疗保障经办服务站（点）提供业务支持和政策指导，并要求每月20日前由医保经办机构对上月服务事项进行事后审核，确保“接得住、理得清、办得好”。

【突出服务联动智慧化，提升基层医保服务水平】 下放经办服务事项，实现医保业务就近办 按照“能放必放、应放尽放”原则，将职工医保参保和变更登记、居民医保参保和变更登记、基本医疗保险参保信息查询和个人账户一次性支取、参保人员异地就医备案、参保人员医疗费用手工（零星）报销、生育保险待遇核准支付、城乡居民医疗保险门诊“两病”变更登记七大类26项事项全部下放至医保经办服务站（点）。在经办服务下沉的基础上，依托市、县两级医疗保障经办机构服务窗口，实现医保关系转移接续、参保证明打印等服务“全城通办”，纵深推进医保领域“放管服”改革。

加快医保信息化建设，实现医保业务网上办 不断加快医保信息平台建设，推广医保电子凭证和医保移动支付，让“数据多跑路，群众少跑腿”。截至2023年底，全市医保电子凭证累计激活356万人次，开通医保移动支付医疗机构15家，实现医保电子凭证建档、预约挂号、药房取药、窗口缴费、诊间支付、报告查询等全流程应用，做到“一码在手、就医无忧”，实现医保业务网上办、掌上办。

推行综合柜员制服务，实现医保业务一次办 将医疗保险参保登记、信息变更、医疗费用报销、综合查询等高频经办业务下沉到医保经办服务站（点），在医保经办服务站（点）设医保综合服务窗口，推行综合柜员制服务，各项医保业务一窗受理、一窗通办，办事群众只需提供一套资料，在医保服务窗口即可“一站式”办结。

【突出县区落实特色化，切实提高群众满意度】 积极推动医保经办服务下沉，各县区医保部门根据县区实际，从为群众提供便捷优质高效的服务出发，推出特色做法。南乐县医疗保障局不断延伸服务触角，在各乡镇、村设立医保服务站（点）的同时，在县城区定点零售药店先行建立“医保驿站”，把医保经办服务延伸至群众家门口，实现参保群众医保经办服务网上办、掌上办、就近办、一次办全覆盖。自2023年7月试运行至2023年底，“医保驿站”已累计接受群众医保政策咨询6000余人次，办理参保登记及信息查询变更300多人次，委托代办异地就医备案50人次。范县医疗保障局创新打造业务“帮办+代办”新模式，建立“纵横结合”的增益式新型服务体系，横向为县内468家参保单位设立“不见面”微信群，群内配备“医保顾问”“帮办代办员”，提供线上“专人对接”的帮代办服务；纵向构建县、乡镇、村三级医保经办帮办代办服务体系，截至2023年底，共完成帮代办服务事项34997件，打造了有速度、有温度的医保服务品牌。

案例七：漯河市探索医防融合打造“两病”保障新模式

2023年，漯河市积极探索科学、高效的“两病”医保服务新模式，“两病”患者对相关政策和管理措施的知晓率、规范化管理率和合理用药率得到提升，门诊费用负担持续减轻，基层高血压、糖尿病医防融合服务网络基本构建。

【建机制，实现“两病”患者用药保障全覆盖】 建立责任机制 制定了《漯河市完善城乡居民高血压糖尿病门诊用药保障机制实施方案》，明确了医保、卫生健康、市场监管等部门工作职责，推进“两病”患者门诊用药待遇保障、健康管理、用药安全等各项工作落实。各部门密切配合、通力协作，形成了“两病”门诊用药保障专项行动合力。

完善认定机制 简化认定程序，将“两病”资格认定权限下放至乡镇卫生院和社区卫生服务中心，对未纳入门诊慢特病保障范围的“两病”患者经定点医疗机构按诊疗规范确诊并备案后，即可享受“两病”门诊用药保障，不断提高“两病”认定比例和就诊率。同时，对超25万基层医疗卫生机构规范化管理的高血压、糖尿病患者，不再进行“两病”门诊用药保障资格申请和审核，全部纳入“两病”保障范围，并做好人员信息动态更新，确保“两病”患者不漏一人，及时享受应有待遇。

实行奖惩机制　联合卫生健康部门定期开展“两病”待遇保障和居民门诊待遇保障评估工作，对没有按要求开展门诊统筹和“两病”待遇保障的基层医疗机构，拒付或扣减年度签约服务费，拒付与扣减资金全部用于奖励完成情况较好的基层医疗机构。

【抓协同，探索“两病”管理服务新模式】　推进“两病”医防融合　依托“互联网+医防融合”体系，建成覆盖全市200所基层医院、1300多个社区卫生服务站和村卫生室、2000余名医生的基层高血压防治网络，安装远程血压监测设备，搭建起漯河市基层高血压防治信息管理系统。家庭签约医生为签约的“两病”患者提供综合性的医防服务，将健康档案管理、慢病随访、健康教育整合开展。组建基层高血压管理团队，定期到基层机构带教、坐诊、查房。统一高血压诊疗规范，将难治性高血压、危重高血压患者逐级转向上级高血压防治中心进行继发性高血压筛查及规范化治疗，病情稳定后再转回基层网点进行跟踪随访、定期复诊。2023年，漯河市482名重症高血压患者转诊市、县防治中心治疗后，又转回基层网点跟踪随访和定期复诊，另有520余例“两病”患者康复后到基层网点进行健康管理。

制定用药指引和用药规范　按照国家、省组织药品集中采购中选结果，在省“两病”药品目录范围内，结合漯河市“两病”患者用药习惯，借助医疗机构专家团队，经过临床安全性、有效性、经济性评估，遴选出疗效好、经济实用性强的“两病”药品35种，制定了用药指引和用药规范，用于指导患者用药。

推行乡镇卫生院为村卫生室代购药品　推动集中带量采购“两病”药品向基层延伸，乡村基层卫生机构优先配备使用国家基本药物和集中带量采购中选药品，基层卫生机构采购率100%。全市65家乡镇卫生院（社区卫生服务中心）加强对村卫生室（社区卫生服务站）药品使用和管理的指导，统一为村卫生室（社区卫生服务站）代购常见病、慢性病、“两病”集中带量采购中选药品，让患者在家门口就可以享受到“两病”药品政策，提高了患者购药的可及性。

抓实“两病”患者健康管理　充分发挥基层医疗机构群众健康“守门人”作用，通过家庭医生服务团队，按照分包区域，将“两病”患者的电子档案、慢病管理、随访指导、签约履约等服务内容与临床诊疗有机结合起来，针对不同病种、不同并发症的患者提供包含长处方、检查化验、健康教育、用药指导等在内的个性化服务包，吸引“两病”门诊患者优先选择基层医疗机构就诊，并利用医共体优势医疗资源，逐步实现急慢分诊、上下联动的分级诊疗模式，进一步提升“两病”患者的健康水平。

【促提升，推动“两病”保障水平上台阶】　待遇保障水平逐步提升　根据医保基金支撑能力，将“两病”报销比例从50%提高至60%。与门诊统筹分别保障，“两病”患者支付限额用完后，可在门诊统筹中报销“两病”药品。2023年，门诊待遇保障高血压患者17.43万人次、基金支出652.18万元，保障糖尿病患者10.48万人次、基金支出414.33万元。

做好政策无缝衔接　做好“两病”门诊用药保障与普通门诊统筹和门诊慢特病保障归口衔接，对于未达到慢性病鉴定标准的“两病”患者，直接按照“两病”门诊用药保障享受报销，“两病”患者病情发展达到慢性病标准的，直接办理慢性病证，享受慢性病待遇。对于符合门诊重特大疾病鉴定标准的糖尿病患者，按照规定享受重特大疾病待遇。2023年，引导360名未达到高血压、糖尿病慢性病鉴定标准的患者享受“两病”专项保障待遇，为病情达到慢性病鉴定标准的73名“两病”患者办理了慢性病证。

拓展“两病”门诊用药服务范围　为方便参保群众便捷就医，将“两病”门诊定点医疗机构从基层医疗机构扩大至全市所有定点医疗机构，不设起付线，并逐步探索将“两病”门诊用药范围扩展至定点零售药店。选择覆盖面广、管理制度健全、服务质量优、社会信誉好的大型连锁药店参加“两病”药品集中带量采购。通过医防融合,“两病”用药保障人群健康管理意识不断增强,待遇保障能力不断提升,增强了获得感。

案例八:南阳市推行“中医日间病房”医保结算新模式

为探索医保支持中医药传承创新发展新路子,2023年,南阳市医疗保障局立足职能,探索实施“中医日间病房”结算新模式,实现了报销比例和次均费用“一提一降”目标,群众获得感持续提升。

【主要做法】 强化组织领导　成立由“一把手”任组长,班子成员任副组长,各科室负责人任成员的“中医日间病房”工作领导小组,加强对该项工作的领导和协调。抽调精干力量成立“中医日间病房”工作专班,专班人员下沉一线,走流程、解难题、优服务,查找解决“中医日间病房”运行中的难点堵点问题,致力于提高医保服务的质感和温度。

加强部门联动　市医疗保障局联合市中医药管理局,整合优势资源、借助“外脑”强化专家支持。在试点病种选择上充分征求医疗机构和专家意见;在试点医院选择上坚持“机构自愿申请、县区评估推荐、市级复核通过”的原则,由市医疗保障局、中医药管理局综合考虑医疗机构各类中医服务特色、区域布局等因素确定试点,实现部门齐抓共管,全链条跟进,全方位服务。

精心谋划研究　在深入调研和广泛征求意见建议的基础上,市医疗保障局联合市中医药管理局研究出台《关于开展“中医日间病房”医保结算试点的通知(试行)》《关于印发“中医日间病房”管理标准的通知》等文件,将“项痹、骨痹、肩痹”等12个病种、南阳市中医院等12家医院纳入“中医日间病房”试点范围,2023年6月正式启动试点。参保人员在“中医日间病房”就诊,可享受住院医保待遇,医疗费用按一次普通住院结算,其中床位费、护理费按现行标准的30%收取。

强化制度保障　建立专班人员驻点服务制度,由专班人员分包医院,蹲点调研,现场协调解决经办操作、费用结算等5大类43项问题,确保工作有序推进。同时,建立定期调度制度,每周召开工作例会,梳理汇总推进情况、分析解决存在的问题、商定下一步工作重点,形成定期通报工作机制。

加大宣传力度　为保证政策落地,群众及时知晓、早日享受,结合医保政策“六进”宣传活动,发放宣传页2600余份,借助网络、视频等媒介,立体化、全方位、多角度广泛宣传,推动政策宣传“横向拓展、纵向深入”。

【主要成效】 该模式充分发挥了中医药简、便、验、廉的特色和优势,在为患者提供专业、高效的中医诊疗护理服务的同时,也使患者就医时间更灵活、流程更便捷、费用更低廉,切实减轻了患者看病就医的压力。截至2023年底,全市30家中医日间病房试点医院,收治住院患者2128人次,医疗总费用876.83万元,统筹基金支付593.94万元,统筹基金支付比例67.74%,次均费用4120元。

案例九:驻马店市规范开展医疗服务价格管理

2023年,驻马店市医疗保障局将医疗服务价格管理工作当作降低人民群众医药费用负担、促进公立医院高质量发展、协同推进“三医联动”改革的重要抓手,立足自身实际,积极探索实践,逐步理顺全市医疗服务价格比价关系,提升价格管理水平。

【主要做法】 扎实开展调研,形成价格改革合力　驻马店市医疗保障局紧盯全市医疗服务价格存在的问题和制约各级医疗机构发展的难题,主动到各层次医疗机构开展调查研究,努力找出破解难题的办法和路径。2023年度到各级公立医疗机构开展调研20余次,收集各级医疗机构意见建议2800多条,采纳合理性意见建议318项,全部纳入后期价格调整的范围。让行业部门和广大医务人员充分参与定价的全过程,形成改革合力,将价格调整的风险降到最低,保障全市价格管理工作稳中有进。

落实五项机制，规范开展价格管理　一是落实项目管理机制。按照新增项目分ABC三类管理的原则，在控制公立医疗机构实行市场调节价管理的项目及费用所占比例不超过10%的同时，简化公立医疗机构新增项目市级审批流程，引导辖区内医疗机构医疗服务质量追赶省内先进水平。二是落实价格评估机制。每年年中常态化开展医疗服务价格水平评估，对全市医疗费用情况、医疗机构运行情况、医保费用结余情况、社会经济发展情况等四大项14小项指标进行量化分析，对价格调整触发标准和约束条件进行研判。三是落实价格监测机制。将全市二级以上公立医疗机构和每县区2个乡镇卫生院纳入医疗服务价格信息的哨点单位，形成全市56个哨点每半年报送价格信息机制，全面跟踪哨点单位的各项医疗收入和医疗服务价格项目的开展情况。监测调价前后医疗机构和医保基金运行指标，同步分析相关医疗服务行为的变化，通过数据监测，形成价格调整前中后一体化、协同化、体系化、闭环式管理机制。四是落实平衡调整机制。利用年度价格调整的窗口期，按照“总量平衡、有增有减”的总体要求，坚持落实价格调整中技术劳务占比60%以上的项目优先纳入调价范围，且此类项目的数量、金额占比均达到调价总数和总金额的60%以上的“三个60%”原则。对服务均质化程度高、设备物耗占比高，以及等级间价格差距过大的项目，适当缩小价格差距。同时引入第三方会计师事务所，建立价格调整数据模型，实现全市医疗费用调整总额与调降总额基本一致、市县乡医疗机构医疗服务项目收入调整总额与调降总额总体一致的调价结果。五是落实价格事项报告机制。在确定项目价格水平时统筹考虑全省经济社会发展的趋势，按照省局制定的价区、价格指数排名等因素，合理制定价格。在价格调整过程中，及时向省医疗保障局汇报价格项目调整范围、价格水平调整幅度等基础数据，最终调价方案经省医疗保障局批准后进入正式调价程序。

畅通宣传渠道，加强舆论正向引导　为确保医疗服务价格政策规范执行，注重畅通宣传渠道，实行分类宣传。对于涉及群众费用支出减少的价格调整，如规范口腔种植价格、降低核酸检测价格、降低大型检查项目价格，通过多种形式开展正面报道，在市级报社、电视台和网络媒体宣传报道10余次，并利用市医疗保障局的政府信息公开平台向群众公开价格。通过宣传，让群众更加了解政策，享受红利。对于促进医疗机构良性发展的价格调整，如规范护理等薄弱学科项目调整，建立医保、医院和患者的沟通机制，倾听各方声音，收集不同意见，加强舆情监测，把稳舆论导向。

【主要成效】　2023年，驻马店市共调整医疗服务价格项目879项，其中调减352项，调增527项。同时，统一全市床位价格，基本实现全市医疗机构补偿率总体平衡。通过价格调整，大型设备检查检验费用平均降幅达18.96%，提高了诊查、护理、中医以及急诊、产科、康复、精神（心理）、烧伤等薄弱学科项目的医疗服务价格，解决了部分项目价格倒挂和历史价格偏低等问题，全市医疗服务价格逐渐趋于合理。

案例十：信阳市推进DIP改革

2023年，信阳市医疗保障局按照“顶层设计、模拟测试、实施运行”的工作思路，健全体制机制，创新工作方法，提前完成了三年行动计划目标任务。

【主要做法】　加强组织领导，构建改革保障体系　信阳市委、市政府高度重视和支持DIP支付方式改革工作，成立了以市委书记和市长为双组长的深化医疗体制改革领导小组，市委深改办将该工作纳入全市改革工作重点任务清单，市县两级政府将工作推进情况纳入年度工作目标考核，列入“一把手”工程。市政府定期召开部门协调会、开展工作督办和现场调研，及时协调解决改革中的堵点难点问题。

强化培训宣传，提升改革认知度　以提高医保经办和医疗机构工作人员专业能力为重点，邀请省医院协会专家学者到信阳市开展病案编码员培训，提高编码水平。加强医保系统业务指导能力建设，全年组织市县医保系统工作人员参加线上线下业务培训100余场次。充分利用多媒体平台，广泛宣传DIP改革政策、成效和典型案例，引导医疗机构和医务人员积极主动投入改革。

完善制度机制，优化服务流程　信阳市全面做实市级统筹，建立了统一的DIP支付方式改革政策框架和标准体系，完善了核心要素管理与调整机制、绩效管理与运行监测机制，以及评价与争议处理机制等，增强医保支付管理的透明度与公平性。同时，优化医保支付经办流程，推行电子病历系统、建立信息共享平台等方式，实现医疗机构内部管理信息化、智能化。

紧扣目标任务，推进改革落地见效　市医保局以DIP支付方式改革为抓手，紧扣提高医疗服务质量、减轻群众就医负担等目标任务，通过监测评估结果，动态调整DIP病种目录、病种分值、医疗机构等级系数等核心要素，确保改革的科学性和合理性。2023年信阳市确定了190个基层病种，引导常见病、多发病流向基层，促进分级诊疗；出台了DIP辅助目录，提升医保支付精准性，缓解医疗机构收治疑难重症病人的担忧和顾虑；出台了一系列政策制度，明确了15大类260种"肿瘤日间放化疗"病种、320种"日间手术"病种、第一批9种中医优势病种、11家医疗机构开展了19种"中医日间病房"病种等，让参保群众享受到高效、便捷的就医体验。

【主要成效】　医疗服务质量显著提升　2023年全市医疗机构药品占比较2022年下降了2.55%，耗材占比同比下降0.56%，三级、二级医疗机构人次人头比分别下降了0.30%、1.20%，30天再入院率分别下降2.18%、1.70%。全市医疗机构通过加强内部管理、优化诊疗流程、提高诊疗技术等方式，有力促进了医疗服务质量和创新能力的提升。

群众就医负担减轻　实施DIP改革以来，医疗机构住院例均费用由原来的6944元下降到2023年的5424元，下降幅度达21.89%；平均住院日由原来的8.1天下降到2023年的7.6天，下降幅度为6.17%；医疗机构主动控制成本的意识明显增强，群众就医负担得到有所减轻。

医保基金使用效率有效提升　2023年开展DIP支付方式改革后，当年医保基金扭亏为盈，结余1.14亿元，全市医保基金总体收支平衡、略有结余，基金保障能力稳健可持续。

湖北省

工作综述

2023年，湖北省医保事业再上新台阶、实现新突破。全省基本医保参保率达到95.2%，职工医保和居民医保政策范围内住院费用报销比例分别为84.8%、67.3%；基本医保（含生育保险）统筹基金收入972.90亿元，支出843.97亿元，累计结余849.92亿元。其中，职工医保（含生育保险）统筹基金累计结存526.66亿元，可支付15.5个月；居民医保基金累计结存323.27亿元，可支付8.9个月，制度运行平稳可持续。

【系统施治更加有效】 省医疗保障局指导武汉市、荆州市职工医保门诊共济保障机制改革平稳落地，分类指导其他市（州）改革工作，加强部门协调、研判调度和政策宣传，密集出台八个门诊共济改革配套文件、推出八项便民服务措施。经过省市共同努力，全省门诊共济改革全面落地并顺畅运行。2023年，全省门诊共济改革共惠及9906.9万人次，为参保职工报销门诊费用97.5亿元，改革成效初显。

【强基固本更加夯实】 *参保扩面破难突围* 居民医保人均财政补助标准提高到每年640元。推动"统模式"改革，全面优化居民参保流程，联合多部门做好大学生、新生儿和流动人员等重点群体的参保服务，持续开展政策宣传，加强调度指导，将参保情况纳入县域经济高质量发展综合考核并提高权重，参保扩面取得实实在在的成效。

保障体系织密扎牢 "三重保障"制度让群众普遍受益，为3.4亿人次减轻医药费用负担1084亿元。荆门市长期护理保险国家试点扎实开展，累计1.9万人享受照护待遇。黄石、襄阳、宜昌、荆州、荆门、鄂州、孝感、咸宁、黄冈、随州、仙桃等地"惠民保"产品上线、升级，赔付1.2亿多元，全省多层次医疗保障体系基本建立。

医保助力乡村振兴扎实推进 医疗救助资助近332.6万农村低收入人口和脱贫人口参保，资助金额7.6亿元，两类人员参保率达99.99%以上；医保帮扶惠及农村低收入人口就医超350.5万人次、减负超93.9亿元，住院政策范围内报销比例稳步提升；向民政、乡村振兴部门推送高额医疗费用患者信息34.5万条，其中，2.8万人被相关部门认定为医疗救助对象，1.8万人获得依申请救助，救助资金支出约2亿元，医疗救助待遇实现"人找政策"和"政策找人"双向并行，兜实、兜牢医保民生底线。

【改革创新更加突出】 *重大制度改革平稳落地* 按照"制度政策统一、基金统收统支、管理服务一体"目标，全省实现基本医保市级统筹全覆盖，并对改革情况进行全面评估，基金共济能力更强。

政策制度进一步规范统一 全省统一37种门诊慢特病病种范围和准入标准、医保谈判药品"双通道"及"单独支付"药品报销待遇，以及生育费用保障政策；统一了居民基本医保参保管理、职工医保门诊共济保障、门诊慢特病、医疗救助、医保谈判药品"双通道"及"单独支付"药品5项经办规程，以及经办机构内控管理规程、政务服务事项标准。截至2023年底，全省待遇清单制度全面落实，增量有效遏制，存量全部清零。

带量集采广度深度持续拓展 再次牵头全国中成药联盟集采，30个省（自治区、直辖市）近100家企业参与，中选产品价格平均降幅49%，每年节约药品费用超45亿元。国家和省级（省际联盟）集采药品品种数累计达559个、耗材种类累计达31种，平均降价分别约60%、80%，全省每年节约费用约65亿元。平稳开展药耗集采协议期满接续，创新性开展省首批耗材接续。扎实推进集采结余留用资金兑现，恩施州直接向企业预付结算

集采药耗资金，减轻企业回款压力。上线医保招采子系统，完成价采管理服务网站迁移。

医药价格治理加快推进　开展口腔种植医疗服务收费和耗材价格专项治理，全省单颗常规口腔种植价格从1.5万元左右降至6000～7000元。着力治理挂网药品价格乱象，清理核查挂网药品4.5万个，对已挂网药品实施动态调整50批次，涉及2.2万个药品。规范医疗机构药品备案采购，加强短缺、易短缺药品保供稳价管理。组织开展医疗服务价格动态调整，宜昌、荆门、鄂州、黄冈、神农架5个市（州）在评估基础上实施价格调整工作；按照“同城同价”原则，省医疗保障局与武汉市共同研究制定武汉区域公立医院、部省属医院医疗服务价格调整方案，逐步纾解历史价格矛盾。

支付方式改革巩固完善　狠抓按疾病诊断相关分组（DRG）、按病种分值付费（DIP）支付方式改革三年行动计划第二年任务落地，全省统筹地区、医疗机构、病种分组、医保基金覆盖率均提前完成国家要求的目标任务。从各地运行情况来看，医疗机构降本增效成效明显。武汉、宜昌被评为国家示范城市。在同济医院探索开展预住院医保支付试点。

【基金使用更加安全】　监管核查机制逐步完善　制定违法违规使用医保基金举报奖励实施细则和规范医保基金使用监管行政处罚自由裁量权的指导意见，基金监管制度化规范化水平逐步加强；指导二级以上医疗机构成立医保基金使用管理委员会，加强源头治理。

专项整治卓有成效　聚焦重点领域、重点药耗、重点行为，把“打击欺诈骗保专项整治”“医疗机构不合理医疗检查及用药等突出问题专项治理”与配合开展“医药领域腐败问题和不正之风集中整治”相结合，集全系统之力统筹抓好工作落实，全年共检查医药机构4.1万家次，处理定点医药机构1.9万家，公开曝光典型案例1266例，移交司法机关65家（人），移交纪检监察机关382家（人），追回、处罚、拒付等资金共计8.8亿元。制定123条飞行检查问题风险清单，对违规使用医保基金排名靠前的医疗机构科室、医务人员进行排名警示，增强规范意识；开展“省级抽查问题整改回头看”和“全省医保基金交叉检查”，以查促改。

数据赋能监管深入推进　实现智能监管全省全覆盖，建成了40类医保智能监控规则库和智能审核知识库，重点增补了门诊统筹监控规则17大类，运用监控系统追回医保基金1.6亿元（其中门诊和药店2966万元）。武汉、黄冈、荆门为医保反欺诈大数据应用监管国家试点，十堰、黄石开展省级试点，以数据赋能打造智能监管新防线。

基金运行分析机制初步建立　充分挖掘医保大数据价值，强化基金运行监测预警，定期研判分析，加强针对性指导督办，确保基金运行整体安全。十堰被确定为全国医保统计工作省级监测点。

【医保服务更加便捷】　五级医保服务体系全面建成　在全省1529个乡镇（街道）、2.69万个村（社区）设立医保工作站点，实现乡乡有站、村村有点，全面建成覆盖省、市、县、乡、村的五级医保服务网络。

便民服务事项大幅优化　推出医保公共服务网点查询导航、医保关系转移接续个人账户资金“秒到账”等23项便民措施，省内各市（州）之间实现门诊慢特病待遇和“双通道”药品待遇资格认定互评互认和全流程网办。跨省异地就医住院费用直接结算率达到81%，提前超额完成“十四五”规划确定的70%目标。组织开展全省医保经办系统练兵比武，人员队伍素质得到锻炼提升。

信息化应用加快拓展　积极推进“两结合三赋能”工作，完善数据基础制度，丰富应用场景，加快响应速度。推进电子处方中心建设，武汉、襄阳、宜昌、孝感、仙桃、天门等16个市（自治州）的781家医院、4830家药店接入电子处方中心。全省医保码激活率平均达到65.9%，孝感市、恩施土家族苗族自治州、省本级医保码激活率较高，分别达到93.3%、80.6%、80.0%。125家定点医药机构上线医保移动支付，累计结算约1700万笔，移动支付结算占比稳步提升。

【服务大局更加有力】　助力区域一体化高质

量发展 围绕“三大都市圈”发展战略，全面实现武汉都市圈医保公共服务同城化，示范带动了襄阳、宜荆荆都市圈的共同发展，24个医保服务事项全部实现线上线下无差别办理，医保服务属地化限制不再成为痛点。围绕深入实施“强县工程”，大力推进医保资源、服务、平台“三下沉”，提高医保公共服务水平。

优化医保领域营商环境 出台医保支持中医药传承创新发展政策，在黄冈、咸宁开展中医特色医保支付方式改革省级试点；将453种中药配方颗粒、158种中药饮片、961种医疗机构制剂纳入医保支付，扩大中药配方颗粒医保支付范围至基层医疗机构；对已纳入医保目录的医疗机构制剂，医保支付范围相应扩大到使用该制剂的医联体；将3088种国家新版医保药品目录纳入医保支付，430种谈判药品全部纳入“双通道”管理，“单独支付”药品从154种增加到224种；完成新增修订医疗服务价格项目立项评审293项，试行新增修订项目97项，拟定74项转正项目价格，促进医疗新技术及时进入临床使用；调查研究全省病理医疗服务项目价格情况，助推数智化病理服务体系建设，促进全省生命健康产业突破性发展。

超额完成省政府十大民生实事项目 异地就医定点医院、药店数量分别达到9522家、17210家，分别完成年度计划的136%、132%，群众看病就医更加便捷；制定出台八项支持生育医保措施，生育津贴全省“免申即享”，进一步降低生育成本，促进人口长期均衡发展。助力疫情防控平稳转段，有序进入常态化保障。

重要活动

1. **全省医疗保障工作会议召开。**2月10日，全省医疗保障工作会议在武汉市召开。会议系统回顾2022年全省医保工作，分析面临的形势和挑战，全面部署2023年医保工作。

2. **实施新版医保药品目录。**2月28日，省医疗保障局、人力资源和社会保障厅联合发布了《关于转发〈国家基本医疗保险、工伤保险和生育保险药品目录（2022年）〉的通知》，于3月1日起正式执行新版药品目录。

3. **举办全省门诊统筹基金监管政策及调研工作视频培训。**4月20日，省医疗保障局在武汉市举办全省门诊统筹基金监管政策及调研工作视频培训。培训对全省医保门诊统筹监管、基金监管宣传月工作进展情况进行通报，传达2023年群众身边腐败和作风问题专项整治动员部署视频会议精神，并部署2023年医疗机构不合理医疗检查及用药突出问题专项治理工作。

4. **举办全省医疗保障经办业务培训班。**5月30日至31日，省医疗保障局在黄冈市举办2023年全省医疗保障经办业务培训班。省局分管负责同志出席培训班并讲话。全省各市（州）医疗保障局分管负责同志，各市、州、县医疗保障经办机构主要负责人，在鄂中央企业医保经办工作人员共160余人参加培训。

5. **举办异地就医直接结算政策集中宣传月活动启动仪式。**5月30日，省异地就医直接结算政策集中宣传月活动启动仪式在黄冈市举行。全省以“做好异地就医直接结算服务，让群众在异乡更有医靠”为主题，将2023年6月作为全省异地就医直接结算政策集中宣传月，并对活动进行部署。

6. **召开全国中成药采购联盟集中带量采购现场报价信息公开大会。**6月21日，由湖北省医疗保障局牵头，全国30个省（自治区、直辖市）组成的全国性采购联盟，在湖北召开全国中成药采购联盟集中带量采购现场报价信息公开大会，共有86家企业、95个报价代表品参与现场竞争。63家企业、68个报价代表品中选，中选率达71.6%，中选品种平均降幅49.36%。预计每年可节约药品费用超过45亿元，患者药费负担有望进一步减轻。

7. **召开全省医保经办管理服务体系建设示范观摩推进会。**6月29日，全省医保经办管理服务体系建设示范观摩推进会在荆州市公安县召开。省医疗保障局主要负责同志出席培训班并讲话。会议调研观摩公安县、乡、村三级医保经办服务体系建设情况，要求2023年底前全省要基本实现省、市、县、乡镇（街道）、村（社区）医保服务网络全覆盖。同时，会议对做好国务院医保管理服务督查激励工作进行动员部署。

8. **召开全省巩固拓展医保脱贫攻坚成果有效衔接乡村振兴战略工作推进会。**7月19日，省医疗保障局召开全省巩固拓展医保脱贫攻坚成果有效衔接乡村振兴战略工作推进视频会，会议通报了2022年度国家巩固拓展脱贫攻坚成果同乡村振兴有效衔接考核评估情况和调度监测情况。会后，组织开展了因病致贫重病患者监测预警和医疗救助专题培训。

9. **开展全省参保扩面工作视频督导。**7月21日，省医疗保障局召开全省参保扩面工作视频督导会议。会议就参保扩面工作有关政策作了说明，通报了各地工作进展情况。

10. **组织全省医疗保障形势分析和参保扩面工作培训。**11月17日，省医疗保障局在武汉市组织全省医疗保障形势分析和参保扩面工作培训。培训班上各市州就参保扩面工作进行了交流研讨，省医疗保障局相关处室通报了能力提升资金执行、参保扩面、前三季度医保形势等工作情况，并进行业务辅导，就各市州所提问题现场进行解答。

典型案例

案例一：湖北全面推进建成五级医保经办服务体系

湖北省将医保经办服务体系建设作为全省医保“十四五”规划重要建设工程，省、市、县各级医保部门整体谋划、上下协同，以健全基层服务网络、夯实服务网点、提升服务效能为重点，全省共建成1529个乡镇（街道）医保工作站，26934个村（社区）医保便民服务点，覆盖省、市、县、乡（街道）、村（社区）的医保经办服务体系全面建成，参保群众办事方便性、快捷度显著增强，医保领域幸福感、满意度明显提升。

【主要做法】 *省级推进医保经办服务体系建设* 2019年6月，推动省委编委出台《关于完善市县医疗保障经办服务体系的意见》，实现市、县、乡医保经办服务“四个统一”，即统一医保经办服务管理体制、统一单设医保服务中心、统一经办服务机构工作职责、统一经办人员配备要求。2021年9月，印发《全省医保经办机构管理服务能力提升建设规范》，将实现市、县、乡镇（街道）、村（社区）服务网点全覆盖作为首要任务。2023年6月，组织召开全省医保经办体系建设现场推进会，确保年内实现省、市、县、乡镇（街道）、村（社区）服务网络全覆盖。

探索符合基层特点的医保服务模式 省医疗保障局自2020年先后在荆州公安县、咸宁赤壁市、襄阳谷城县等10余市县开展基层经办服务能力提升省级试点，对试点地区安排能力提升资金专项保障。先后印发《关于开展基层医保经办服务能力建设试点工作的通知》《基层医保经办创建优良营商环境提升服务能力建设试点工作实施方案》，将基层医保经办服务体系建设与优化营商环境、资源平台服务“三下沉”、便民服务措施等工作相结合。荆州公安县依托乡镇卫生院、村卫生室，在全县16个乡镇、269个村（社区）均建立了医保工作站（医保便民服务室），彻底实现县、乡、村医保经办服务网络全覆盖。2022年，公安县试点经验在荆州市复制推广。咸宁赤壁市设立11个乡镇医保服务中心，全市185个村（社区）均设有医疗保障服务网点。襄阳谷城县将党建与医保工作结合，在定点零售药店建立“红色驿站”，提供便民服务。

明确标准拓展经办服务网点 2023年7月，省医疗保障局印发《关于提升全省医疗保障经办管理服务能力的实施意见》，以“六有一能”（有场所、有人员、有制度、有网络、有设备、有保障、能办事）为基本要求，重点加强乡镇（街道）、村（社区）经办力量。全省统一将城乡居民参保登记、参保信息查询和变更登记、门诊慢特病病种待遇认定初审、异地就医备案、医疗费用手工（零星）报销代办等9项医保经办政务服务事项下放到乡、村办理。拓展服务网点，鼓励市、县医保部门依托街道政务服务中心、乡镇和村（社区）便民服务大厅（室）、定点医药机构、金融机构、学校、企业等单位

和机构提供医保服务。重点关注基层人员配备、经费、设备等实际问题，推广试点工作经验，争取地方党委、政府支持，建立医保村级服务长效机制，加强人员配置，做好经费保障。落实国家《医疗保障经办大厅设置与服务规范（试行）》要求，加快实现乡镇（街道）、村（社区）医保经办窗口服务标识全覆盖。

加强考核确保建成五级体系 印发年度任务清单，明确工作时间表、路线图和责任人；定期收集市（自治州）推进情况，加强调度分析，按季通报工作进展。将经办体系建设作为湖北医保综合指数考核、县域经济考核和医保经办管理服务评价重要指标。年底采取综合组队、全覆盖检查、现场评定等方式进行评估检查，检查结果与能力提升资金分配、评先评优等挂钩。

【主要成效】 省医疗保障局通过“湖北医疗保障”微信小程序、“鄂医保”支付宝小程序等网上渠道，提供全省医保经办机构和服务网点查询导航服务，群众可实时查询全省2.85万个省、市、县、乡、村医保经办机构及便民服务网点的名称、地点、联系方式等，全省乡乡有站、村村有点的基层服务网络全面建立，医保服务下沉、就近办理的格局基本形成。

案例二：武汉市参保扩面见成效

2023年，武汉市医疗保障局坚持以人民为中心的发展思想，以参保群众关心的热点难点问题为导向，全面履行医保职能职责，基本医保参保覆盖面进一步扩大，医保公共服务同城化水平持续提升。

【主要做法】 *强化统筹协调* 武汉市参保人口基数大、流动性强，而武汉都市圈医保政策待遇、保障水平存在差异，在省医疗保障局统筹领导下，成立武汉都市圈医保公共服务工作专班协同推进。横向与市委政法委等16个部门加强工作协同，纵向强化省、市、区、街、社区五级联动，建立信息共享、调查核实机制，形成参保扩面推进“一盘棋”。树牢“九城是一城”大局意识，强化与八市工作会商，建立分工明确的沟通协调机制。细化工作方案，明确职能职责。按每半月简报、调度会交替进行，累计召开调度会13次，印发工作简报11期。印发全市阶段性总结通报，交流经验、分析问题，增强经办管理、公共服务、宣传引导能力，全力推进各项工作落地见效。

着力综合施策 以常住人口、已参保人员为基数，先后开展与户籍人口、与养老保险、与重点群体、与上年度参保、与市外参保5轮数据比对，下发920万条重点数据，发动街道、社区逐一核实。开展人口流动和生存状况摸底，精准锁定扩面对象，逐个电话动员参保。开展全民参保宣传月活动，组织宣传进学校、进社区、进企业、进农村、进家庭“五进”活动200余场，举办7场高校动员会、15场单位培训会，印发宣传品20万余份，线上线下滚动播放宣传小视频；以流动宣传车、社区大喇叭等为载体，将参保政策送到群众身边。主动对接中央、省属企事业单位，提供全程面对面服务；聚焦重点单位下发通知书，督促其履行参保义务；建立与失业保险的对接机制，引导失业人员持续参保；针对新业态人员“进平台企业”上门宣传；将学生参保纳入教育部门“开学一件事”；在医院设置新生儿医保宣传点，推广一事联办；重点保障特殊人群应保尽保。

抓好公共服务 精心打造江汉、青山示范点，建设“武汉都市圈”服务专窗，打造标准化服务大厅。加强跨市域业务培训和交叉评估，提升同城化医保服务水平。全力打造服务专窗标准化、服务提供综窗化、服务行为规范化、服务查询自助化、远程服务可视化、服务评价即时化的“六化”专窗。将经办服务延伸至600余家基层服务网点，在医院、药店、银行网点共设置医保服务站近300家。打造“15分钟医保服务圈”，将9个高频服务事项下沉至3400多个街道社区，实现家门口就近办。强化经办业务培训，培养“医保明白人”。开展“云窗”视频远程服务，实现自助查询机全覆盖、远程帮办代办和政务服务圈域内通办。推进医保经办业务线上线下“标准化、融合式”办理，牵头统合门诊慢特病跨市互评互认，实现跨市线上办理。

规范“双通道”“单独支付”药品使用管理，满足服务圈内群众的就医购药需求。

【主要成效】 2023年，全市基本医保参保人数比上年增加48.07万人，同比增幅达到5%，增幅比上年提高2个百分点。2023年都市圈服务参保群众3042万人次，办理都市圈内异地就医备案50.68万人次；基金支付住院51.98万人次、49.63亿元；门诊就医及药店购药371.68万人次、5.99亿元。全市基本医保参保扩面效果明显，医保公共服务同城化水平显著提升。

案例三：孝感市全面推进医保信息化建设

2023年，孝感市被国家医疗保障局确定为“两结合三赋能”试点城市，市医保部门以“数据赋能、干部提能”行动为抓手，全面推进医保信息化建设，聚集医保事业高质量发展新动能。

【主要做法】 数据赋能，拧住高质量发展的“芯” 针对群众反映的商业补充医保难以与基本医保一站式直接结算问题，积极寻求突破，解决商保理赔难、赔付周期长的问题，提升医保综合经办服务能力。全力推广医保码全流程应用。针对医保移动支付在定点医疗机构推进比较缓慢问题，积极应对，组织专班赴苏州学习，系统梳理政策、研究举措、制订方案，积极争取医疗机构理解和支持。探索“社区三医共同体”试点建设。以电子处方流转为切入口，探索将社区医疗机构和定点药店紧密结合，实现“处方小流转、三医大联通”，破解基层医疗机构受基本药物目录限制而产生的“有医无药”、定点药店因市场监督限定“有药无方”的难题。

服务强能，抓住群众关注的“点” 健全经办服务体系。依托湖北政务服务网等平台，全面构建覆盖市、县、镇、村的经办服务体系，实现参保、信息变更等高频事项网上办、家门口办，变“群众跑腿”为“数据跑腿”。覆盖市、县、镇、村的经办服务体系实现了全面部署、全力推进、全域达标。落实服务事项“三减”。新开通门诊慢特病待遇线上认定、生育津贴免审即享、省内职工医保关系转移接续“秒到账”等服务事项办理“零跑腿”。创新经办服务模式。全力推进“医保云”视频帮代办，孝南区先行先试，在孝感主城区建成医保云视频帮代办系统，参保对象通过扫码即可视频办理医保业务，实现了医保公共服务事项多渠道办理，为市场主体和群众提供更加便捷的服务。

干部提能，适应改革发展的“势” 不断提升政治能力，强化为民服务宗旨意识。推进以医保综合指数为基础的综合评价体系。聚焦干部能力提升，开展“干部能力提升年”活动，锻造事业发展的“硬核支撑”。提升业务能力。以岗位练兵比武活动为契机，通过“线上学+集中学+交流学”方式，提升经办人员政策水平和业务能力。开展“业务大讲堂”活动，营造以学促干浓厚氛围。市、县两级组建医保宣传小分队，开展政策宣讲“五进”活动，提升镇、村两级经办人员业务素质。提升执行能力，切实推动作风转变、能效提升，7个县（市、区）比学赶超，医保经办执行力全面提升。

【主要成效】 2023年，孝感市建成全国首个医保商保直接结算平台，实现“基本医保+商保”一站式直接结算。全市医保码激活率91.79%，医保电子凭证结算率40.64%，全市已有12家定点医疗机构完成医保移动支付上线，全年共完成近4万笔医保移动支付结算。经测试，上线可提供电子处方流转的有22家定点医疗机构和40家定点零售药店。截至2023年底，全市建成1670个便民服务点，26项医保政务服务事项实现网办，90%的经办服务事项实现网上办理；取消12个证明类事项、删减10项业务表格，将29项政务服务事项法定承诺时限由502天缩短为160天，降幅达68.12%，即办件达到15件，占比51.7%。全市医保系统干部政治能力、业务能力、执行能力显著增强，医保信息化建设水平不断提升。

案例四：咸宁市推动医药服务管理惠民利民

2023年，咸宁市深化医保支付方式改革，在促进中医药传承创新发展上锐意进取，努力推动医保事业实现高质量可持续发展，取得良好成效。

【主要做法】 *探索DIP支付改革* 紧扣全省DRG/DIP三年行动计划，将医保支付改革纳入全市深改工作要点、政府重点工作有序推进。通过国家医疗保障局、湖北省医疗保障局DRG/DIP交叉调研评估，提前实现"四个全覆盖"。对疑难重症、超高费用和新技术实行特病单议据实结算，并根据收治疑难重症患者数量等比例分配各医院可申报指标，引导医院主动调结构、控成本，提技术、优服务，患者就医负担明显减轻。

打造中医特色支付样板 精准施策，逐步实现中西医同病同效同价。结合咸宁特色，将镇氏风湿病马钱子疗法等68项费用优势明显、疗效确切、路径清晰的中医病种列为优势病种，对医院采用纯中医或中医治疗为主的相关病例，按同病种下中西医支付标准差值的50%给予倾斜。不断拓建符合中医特点的付费体系。将颈椎病等5个中医长期康复治疗的病种纳入按床日付费；将膝关节病、肩关节病等8个中医为主且不需住院持续观察的病种实行按日间付费，节省患者床位费、护理费等支出；将咳嗽等9个基层常见的中医病种列为基层病种，按二级医院标准结算，引导基层多用中医。为避免中医过度诊疗、过量开药，会同市卫生健康部门共同制定《咸宁市中医优势病种执行规范》，明确诊断依据、中医治疗方法、出院标准等具体内容，要求各医院对照该规范自主申报中医优势病例，并组织专家集中复评。若复评发现不合规病例，取消申报医院当年度所有中医特色政策入组资格，确保改革红利精准释放。

满足患者"双通道"购药需求 严格执行全省统一"双通道"药品目录和医保支付标准，明确"双通道"定点零售药店"双通道"药品配备率不低于60%，确保暂时无法进入医院的医保谈判药品先进入药店，让患者第一时间"用得上、买得到、报得了"。

织密基层医院服务"网底" 按照"应纳尽纳"的原则，将咸宁市1074家村卫生室（社区卫生服务站）全部纳入定点管理，打通看病报销"最后一公里"。在DIP机构等级系数上对基层医院给予5%加成，对103个DIP基层病种实行"同病同价"，基层病种医保结算额累计增加325.09万元，基层医院改革绩效提升。

强化门诊统筹药店治理 在国家、省级政策框架内，细化定点准入条件、不予受理情形、经办服务要求等管理标准，在简化申报资料、压缩受理时限的同时，从严复评门诊统筹定点药店，全年取消不符合条件的门诊统筹服务资格药店123家。在定点零售药店进、销、转环节精准发力，要求药店内场景视频监控必须保存6个月以上、药品进销存管理系统必须与医保信息平台直通对接、电子处方流转平台必须无缝接入，对人、对症、对药，起到了较好的震慑、约束作用。建立红绿区通报机制，选取药店销量最大、价格波动频繁、基金支付最多的100种药品进行动态监测，每月公开通报价格监测结果，将高于平均价格的列入红区，对低于平均价格的列入绿区，引导患者选购质优价廉药品。

【主要成效】 在DIP支付改革实行特病单议方面，2022年全市5家三级医院所分配特病单议数量占全市60.78%，平均结算金额4.77万元，最高结算金额21.13万元，为医院收治疑难重症患者吃下"定心丸"。在减轻就医负担方面，2023年市域内住院次均费用下降14.02%，患者自付比例降低2.35%。在优化医院绩效考核方面，市中心医院在国家三级公立医院绩效考核中进位377名，实现2个等级跨越式突破。在促进中医药传承方面，2022年中医优势病种入组病例支付率从81.02%升至177.92%，2023年咸宁市中医特色政策覆盖病例占比从上年的0.54‰升至9.25‰，中医院中医药使用占比从上年的8.5%升至23.87%。

案例五：恩施州巴东县守牢防止规模性因病返贫底线

恩施土家族苗族自治州巴东县紧紧围绕"四个不摘"要求，聚焦责任落实、政策落实、工作落实、成效巩固的目标，统筹实施基本医保、大病保险、医疗救助三重制度综合保障，守牢不发生因病规模性返贫底线,取得了一定成效。

【主要做法】 推动工作责任压紧压实　基本医疗有保障,是巩固拓展脱贫攻坚成果、守牢不发生规模性因病致贫返贫底线的重要内容和底线要求。巴东县在乡村振兴工作中十分注重医疗保障统筹调度,确保责任压紧压实。按照自治州统一调度,强化医保征收措施,建立县领导牵头抓总、乡镇领导包片包村、县直部门包行业包驻村、村尖刀班包组包户的责任机制。及时组织召开征缴工作推进会,建立医保、财政、税务、民政、教育、乡村振兴等部门协作机制,构建分工明确、各负其责、协调联动、综合调度的全民参保责任体系,确保参保任务落地落实。优化医保经办服务,按照全州医保经办服务体系一体化建设要求,全面建成县乡村三级医保经办服务网络,推广应用"鄂汇办""楚税通"等信息平台,公示服务事项"统一清单",实行证明事项告知承诺制,所有服务事项均可在县乡综合服务大厅"一窗办结",12项可在村级办理,实现了"村里办""掌上办",人民群众办事更方便更快捷。

推动医保宣传显亮增色　扩宽宣传渠道,营造浓厚氛围。除利用电子显示屏、村村响小喇叭、发放宣传折页、国道沿线制作固定宣传标语等传统宣传方式外,还采取"线上+线下"方式,用群众易接触、易明白的方式将政策宣讲到位,全面提升群众参保意识。

开展线下宣传面对面　组织专班分别对两定机构、乡镇干部、驻村第一书记和工作队员开展政策宣讲,使他们成为政策宣讲员;再通过屋场院子会,向群众面对面宣传医保政策,讲清医保制度的优越性,增强人民群众制度认同感,积极引导参保;讲清医保筹资标准动态调整的必要性,打消人民群众对筹资标准提高的疑虑;讲清医保制度对于解决高额医疗费用的重要性,采取正反典型事例、现身说法的方式进行宣传引导,让群众更深刻更真切地感受到参保的重要性。对一些选择性参保、抱有侥幸心理以及思想徘徊犹豫的居民,医保部门组织干部入户做工作,动员更多人参保。

开展线上宣传广覆盖　制作宣传小视频《大山里的"医"靠》、微电影《文明巴东　做文明医保人》,在抖音、微信等新媒体及户外电子显示屏滚动播放。小视频《大山里的"医"靠》参加国家医疗保障局"医保好声音"大赛,获区县级一等奖。

【主要成效】 抓实全民参保,做到应保尽保　坚持农村低收入人口和脱贫人员参保全覆盖,确保不落一户、不漏一人,牢牢把握"基本医疗有保障"的内涵,紧盯脱贫人口、农村低收入人口等重点人群100%参保的目标不放松,从根本上防范因病致贫返贫。2023年农村低收入人口和脱贫人口参保率达100%,全县基本医保参保率达98%以上。

落实资助政策,做到应助尽助　对脱贫人口、农村低收入人口实行分类资助政策,减轻参保个人经济压力。定期进行部门信息共享比对,及时将新增特殊人员纳入资助参保范围。2023年除参加职工医保、参军、服刑、新生儿、死亡等特殊原因不予资助参保外,资助脱贫人口、农村低收入人口参保2818.03万元,实现应助尽助。

落实待遇保障,做到应享尽享　发挥基本医保、大病保险、医疗救助三重制度综合保障功能。2023年脱贫人口住院政策范围内报销比例达到71.6%,农村低收入人口住院政策范围内报销比例达到90%,待遇水平保持总体稳定。建立高额医疗费用监测预警机制。每月10日前向乡村振兴、民政部门推送防范因病返贫致贫预警监测信息,2023年累计推送预警信息6485人(其中农村低收入人口及脱贫人口3793人,普通参保居民2692人),经两部门核准后,纳入农村低收入人口458人,及时跟进落实医疗保障待遇。建立健全依申请救助帮扶机制。通过"人找政策"和"政策找人"双向并行措施,2023年共有1086人享受依申请救助款916.17万元。

湖南省

工作综述

2023年，湖南省医保系统推动医疗保障事业以惠民新成效、改革新气象起步新征程。截至2023年底，职工医保（含生育保险）统筹基金收入436.26亿元，支出286.76亿元，累计结存589.01亿元；居民医保基金收入543.33亿元，支出506.95亿元，累计结存391.08亿元。

【群众医保待遇不断巩固】 *实现应保尽保* 开展全民参保计划集中宣传，加强部门间数据比对，扎实做好学生、新生儿、新就业形态人员参保以及退役军人医保补缴补建工作，全省基本医保覆盖率达96.77%。

发挥医疗救助的托底作用 助力乡村振兴，将困难群众全部纳入基本医保的保障范围，综合帮扶惠及低收入人口就医570万人次，综合实际报销率达81.2%，减负超90亿元。完善防范化解因病返贫致贫长效机制，推送高额医疗费用患者信息10余万人份，纳入监测1.24万人。开展医疗救助资金管理专项检查，夯实医疗救助保障功能，全年资助约380万人参保、260万人次就医，基金支出约29亿元。

门诊保障质效不断提升 完善职工医保普通门诊统筹政策，9661家医药机构开通服务，全年惠及3149.7万人次，基金支出42.9亿元，统筹基金占比同比提高7.7个百分点。省本级和长沙市启动职工医保个人"收支记账账户"管理模式改革，实现全省统一。完善居民医保慢特病门诊待遇制度，将47个病种纳入保障范围，统一并提高了全省支付限额。将全省符合条件的28752家村卫生室纳入医保定点，全年惠及1028.06万人次，基金支出3.4亿元，实际报销比例62%。衡阳衡南县搭建村级医疗监控平台，益阳桃江县探索村卫生室医保一体化标准化管理。继续做实居民"两病"门诊用药保障，全年惠及1439.5万人次，基金支出9.93亿元，实际报销比例62%。

待遇政策进一步规范统一 落实待遇清单制度，完成清单外制度政策清理。落实职工和居民基本医疗保险实施办法，建立职工大病保险制度，拓宽保障范围，提高保障水平。

积极应对人口老龄化国家战略的医保举措推陈出新 提高居民产前检查和生育医疗最高补助标准，平产从1300元提高到2600元，剖宫产从1600元提高到3600元，新生儿出生医保经办事项实现多部门"一件事一次办"。株洲取消办理生育保险待遇的结婚证和准生证门槛，衡阳将生育保险备案下沉至医疗机构，长沙、湘潭大幅压缩生育费用报销、生育津贴申领时限。湘潭进一步完善长期护理保险试点举措，优化调整筹资方式和筹资标准，累计惠及3327人，基金支出4636万元。

【群众医药费用负担不断减轻】 *医保目录管理持续优化* 执行国家药品目录，调增药品111种，调出药品3种。发布2023版"双通道"单行支付药品目录，纳入药品（通用名）55个。开展年度医疗机构制剂遴选，新增纳入制剂138种，调整99种制剂的支付标准。开展传统中药饮片遴选，将17种中药饮片纳入目录支付范围。进一步调整"两病"门诊用药范围，优化支付标准。

药耗集采机制不断完善 执行三批国家集采药品和医用耗材中选结果，参加16个药品和医用耗材品种的省际联盟集采，全省集采药品（通用名）累计达到482种，高值医用耗材达到13种，累计节省资金270多亿元。株洲完成全省市际联盟8类低值耗材集采，平均降幅31%。张家界实施公立医疗机构药品全量集中采购，价格整体下降10%。全面实施医保基金直接结算集采货款，累

计拨付6.5亿元，张家界拓展至全部公立医疗机构用药。

药品阳光挂网采购更加常态化规范化　开展省际药品价格联动挂网，同步纠偏异常高价，17406种药品联动挂网，其中1075种药品挂网价格下调，平均降幅8.04%；109种同通用名同剂型药品通过价格纠偏整体降价9.6%；省产软袋类基础大输液通过价格纠偏整体降价18.1%。持续推进医保招采管理系统应用，开展药品价格和数据质量专项治理，统一医保分类代码和医用耗材阳光挂网采购平台，重构医用耗材阳光挂网采购新格局。

【医保基金监管更加有力】　全省全年检查定点医药机构29258家，处理9725家，追回医保基金3.57亿元，行政处罚1.39亿元。监管的协同性明显提升。联合省人民检察院、公安厅、财政厅、卫生健康委员会等部门，聚焦重点领域和行为开展专项整治，针对医保、医药领域腐败问题，同步开展集中整治。联合省财政厅、卫生健康委员会、中医药管理局对全省42家定点医药机构和27家医保经办机构开展省级飞行检查，共发现违法违规问题1251个，涉及医疗费用7442.48万元。

加强智能化监管　强化事前预警和事中审核，全省通过医保智能监管系统事前提醒医疗机构3.8万次，通过智能审核系统拒付3016.6万元。建立事后大数据分析模型，省级飞行检查通过大数据分析发现违规金额4175.87万元，占查处总金额的56%。

深入推进监管试点　开展医保基金基层综合监管试点，永州创新“门诊统筹监管模型”。开展医保基金监管信用体系建设试点中期评估，邵阳推行“信用就医”服务，常德建立医保监管诚信体系建设标准、规范和指标。株洲开展个人信息授权查询和使用国家试点，实现了“线上授权、网上核查”一网通办，满足了多方信息需求。

健全监管长效机制　以省政府办公厅名义出台《关于建立健全医疗保障基金使用监督管理长效机制的通知》，从省政府层面明确医保行政、经办机构以及有关部门的基金监管职责。建立违规收费问题清单管理制度，发布3批违规收费问题清单，收到8961家定点医疗机构主动退款5606万元。湘潭建立医药机构和医保医师信用记录、信用评价制度，永州建立村卫生室门诊统筹基金使用和监督管理制度，娄底出台基金监管行政执法规程。

【医保服务更加优质】　基本建成“五级”医保经办体系　出台加强和规范基层医保工作站（点）建设的指导意见，开展全省医保标准化示范创建，推行28项“湘医保·心服务”便民举措，全省1944个乡（镇）、29315个村（社区）开通医保直办或帮代办服务，实现省、市、县、乡、村五级经办网点全覆盖，基本建成医保经办“15分钟服务圈”，全年直办507.23万件，帮代办238.79万件，惠及830.81万人次。各市（自治州）全面推行综合柜员制改革；长沙排查整改帮代办点“只挂牌不营业”问题；娄底涟源和新化通过在乡镇设立医保站等方式，将经办服务直接延伸至乡镇；永州开展“免费送药”活动；张家界武陵源区和邵阳城步县创新“医保快递”服务模式；郴州在景区设置医保服务点，助力第二届湖南旅游发展大会。

异地就医直接结算质效大幅提升　全省3178家医院开通住院异地就医直接结算，3133家定点医疗机构和4405家定点零售药店开通普通门诊异地就医直接结算，2056家医院开通门诊慢特病异地就医直接结算，全年惠及798.88万人次，较上年增长了306.92%，支出约150亿元。其中，普通门诊476.35万人次，是上年的13.52倍，异地住院实际报销比例较上年提高5个百分点以上，住院跨省直接结算率超70%，提前完成“十四五”规划目标，大部分地区开通异地就医免备案等服务。

医保经办服务影响力持续壮大　将“推行异地就医结算与基层医保代办服务”列入省政府重点民生实事项目，并完成验收。组织开展经办系统练兵比武，获得国家区域赛主办资格。组织开展医保经办大宣传活动，累计开展各类宣传171场次，覆盖2200余万人次，衡阳推出“医保小课堂”，湘西、岳阳开设医保政策直播间。

【医保管理更加精细】 推进医保支付方式改革 全省15个统筹区全部实现DRG/DIP实际付费，覆盖二级以上医疗机构；9个市（自治州）DRG/DIP基金支出占比超70%，其中长沙、湘潭、永州、常德、张家界达到80%以上；邵阳承担国家监测点任务，并承办第二届DRG支付方式改革研讨会。湖南省中医优势病种按疗效价值付费做法受到国家推介，永州积极探索中医康复病种按床日付费，郴州、湘西制订中医医保支付方式改革“一揽子”计划，助力中医事业发展。长沙开展康复病组按价值付费试点，试点成效得到国家医保局充分肯定。郴州探索普通门诊按人头付费改革，患者实际报销比例达到87.5%，基层就诊人次和基金使用效率显著提高。

深化医疗服务价格改革 优化医疗服务价格项目新增、修订以及价格调整机制，突出医务人员劳务价值，新增111项价格项目，修订105项，开通价格项目申报绿色通道，支持“两个医学中心”建设。实施医疗服务价格宏观调控和动态调整，开展年度医疗服务价格监测评估，2023年全省调整医疗服务价格项目3487个，其中调升价格项目3144个，调降价格项目343个，调价净增总量5.5亿元。

强化医保大数据赋能 医保信息平台一期项目全面通过验收，平台日均结算37.4万人次。启动二期项目建设，加强平台安全管控。强化信息化应用，开通省内自费病人信息上传、职工医保个人账户代缴代扣功能，完成基层服务平台系统改造，30多个事项可以通过基层服务平台办理，大幅缩短群众办事时间。医保码累计激活4876万个，激活率达到78%，常德、湘潭、长沙、怀化、郴州的激活率超80%。拓展医保大数据“朋友圈”，信息平台与“湘易办”、省一体化政务服务平台，以及民政、乡村振兴、残联、工会、公积金中心等部门信息系统对接，促进信息数据共享，为群众享受医保甚至非医保服务提供便利。

各方需求得到及时回应 为高水平医疗机构个性化定制医疗服务价格、医保支付、医保协议等政策“工具箱”，助力打造临床医学高峰。1000多个新药和过评药品挂网，促进创新药品临床应用。将12800个药品采购权限下放基层医疗机构，较之前增长163%。开展口腔种植医疗服务收费和耗材价格专项治理，单颗常规种植牙整体费用从平均1.5万元降至7000元以下。及时调整优化新冠病毒感染医疗费用保障政策，助力群众平稳渡过感染高峰，并逐步回归常态化保障。长沙、株洲、湘潭、岳阳、郴州共同推动湘赣边区域医保合作。开展医保部门组建五周年宣传，评选发布年度十大新闻，“湘医保”微信公众号入选中央网络安全和信息化委员会办公室“走好网上群众路线百个成绩突出账号”。

重要活动

1. **2023年全省医疗保障工作会议召开。** 2月15日，全省医疗保障工作会议在长沙召开。会议总结2022年工作，谋划2023年重点任务，动员全省医保系统踔厉奋发、勇毅前行，奋力谱写医保惠民暖民便民新篇章。

2. **湖南省医疗保障局就职工医保门诊共济改革接受采访。** 2月17日，针对网民关注讨论的焦点问题，邀请主流媒体参加集中采访，组织业务负责同志和专家回答记者提问，展示解读职工医保门诊共济报销典型案例。

3. **召开全省医保经办工作视频会议。** 3月30日，全省2023年打好医保领域重点民生保障仗动员会暨医保经办工作视频会议在长沙召开。会议总结分析2022年医保经办工作，部署2023年医保经办工作重点任务。

4. **全省医保基金监管集中宣传月启动。** 4月13日上午，2023年湖南省医保基金监管集中宣传月活动在湘江新区正式启动。会场设立政策宣传咨询台、义诊区等，并通过发放宣传资料向市民普及医保基金相关法律法规、曝光欺诈骗保案件，畅通投诉举报渠道，解答有关医保凭证使用、报销政策等方面的问题，营造人人参与维护医保基金安全的浓厚氛围。

5. 召开2023年湖南省医疗保障半年工作座谈会。 8月17日，2023年全省医疗保障半年工作总结座谈会在长沙召开。会议对上半年全省医疗保障工作进行总结分析，对下半年重点工作进行部署。

6. 举行2023年基本医保全民参保计划集中宣传启动仪式。 9月14日，省医疗保障局联合国家税务总局湖南省税务局在长沙举行2023年基本医保全民参保计划集中宣传活动启动仪式。宣传主题为"全民医保手牵手、医保护航心连心"。

7. 湖南省医保信用体系建设试点工作推进会召开。 10月10日，全省医保信用体系建设试点工作推进会在常德市汉寿县人民医院召开。会议评估了前期医保信用体系建设试点工作情况，并对全面推进医保信用体系建设工作做了部署。

8. 全省医保经办业务培训会召开。 10月19日至20日，全省医保基金直接结算集中带量采购中选产品医药货款启动仪式暨医保经办业务培训会在长沙市召开。在长沙的部省属医院及各市(自治州)医保经办部门共130余人参加。

9. 首届湘赣边区域医保合作交流推进大会召开。 12月14日至15日，首届湘赣边区域医保合作交流推进大会在浏阳市召开，围绕"湘赣携手医保惠民"主题，加快促进湘赣两省医疗保障事业协同高质量发展。

典型案例

案例一：湖南推动职工医保门诊共济保障机制改革落地见效

湖南省医保部门坚持以群众满意度为标准，通过强责任、稳节奏、优政策、全配套、重宣传，推动职工门诊共济改革平稳落地见效。

【主要做法】 强化责任察民情　及时向省委、省政府报告全省职工医保门诊共济改革工作有关情况，召开全省职工医保门诊共济改革工作视频会，向各市(自治州)、县(市、区)医保部门传达贯彻相关会议精神，提出工作要求。成立医保改革风险应急处置工作领导小组，明确各处室分工，压实责任。各市州也成立相应机构，落实属地管理责任。第一时间督导调研。深入基层调研门诊共济保障政策实施情况，研究改进措施。组成4个督导组分赴省本级和14个市(自治州)，对各统筹区改革推进工作开展全面督导。

把握节奏暖民心　成立专项课题进行政策研究，广泛征求有关部门和社会公众意见，最终形成全省统一的实施意见，即基层无起付线、待遇政策向老年人倾斜、引导分级诊疗。实行建立门诊统筹和个人账户减计两步走，让群众先享受到门诊统筹实实在在的好处，增强对改革的认同感，为后续政策宣讲、经办配套政策出台留出时间。省本级和长株潭地区率先建立职工门诊统筹，为建立经办流程、完善系统配置等工作探索可复制推广的经验。

重视舆情解民惑　建立舆情处置机制。纵向建立国家、省、市、县(区)级医保部门的信息沟通机制；横向建立与湖南省级相关部门的工作协同机制。扩大正面舆论影响。门诊统筹建立后，召开新闻发布会介绍情况；个账减计前，主动邀请11家主流媒体进行集中采访，全面解读政策。指导各市(县)医保部门深入社区、单位、医院、药店广泛开展政策宣传。及时回应社会关切。对信访较集中的问题用心撰写回复口径，对政策有疑问的耐心做好解释沟通工作，对投诉类事项有调查有回复，确保件件有回音、事事有回复，大大提升改革惠民质效。

优化政策顺民意　省医疗保障局出台《关于调整优化职工基本医疗保险普通门诊统筹政策的通知》，在保持年度起付金额不变的情况下，将起付标准改为分次起付。一级及基层医疗机构不设起付线；二级医疗机构每次起付标准50元，多次就诊的起付标准累计不超过200元；三级医疗机构每次起付标准100元，多次就诊的起付标准累计不超过300元。一个结算年度内，起付线累计最高不超过300元。扩大职工医保普通门诊统筹政策受益面，避免出现单次门诊费用因未达到起付标准而无法享受门诊报销的现象，让老百姓有更多获得感。

完善配套解民忧　药店纳入统筹做到“应纳尽纳”。制定《关于定点零售药店纳入门诊统筹管理的通知》，将符合条件的药店应纳尽纳。定点零售药店门诊统筹执行与定点基层医疗机构相同的医保待遇政策。同时建立药店和医疗机构药品价格协同机制，方便群众购药。加强基金监管防止“跑冒滴漏”。制定《关于加强职工医保普通门诊统筹基金使用监管工作的通知》，明确11种不予支付情形，充分利用医药费用分析、大数据比对、场景监控等手段，实现初审100%全覆盖和随机抽查复审率不低于5%。做优经办服务实现“简洁规范”。制定《湖南省职工基本医疗保险定点零售药店门诊统筹购药业务经办规程》，按照自愿申请、属地管理、资格互认、动态管理原则，加强医保协议管理，优化基金结算、清算流程。

【主要成效】　湖南省多措并举进一步完善职工医保普通门诊统筹政策，2023年1—12月，全省开通职工门诊共济医药机构9661家，惠及3149.7万人次，基金支出42.9亿元，统筹基金占比同比提高7.7个百分点，推动职工医保门诊共济保障机制改革落地见效。

案例二：株洲市创新开展市际联盟低值医用耗材集中带量采购

2023年，株洲坚持“量价挂钩、一品一策、封顶报价”原则，牵头组织开展湖南省市际联盟低值医用耗材集中带量采购，取得良好成效。

【主要做法】　坚持“量价挂钩”原则　全省地市加入联盟，扩大采购量，根据医疗机构需求科学确定采购量。此次集采覆盖全省所有公立医疗机构，按照临床用量较大、采购金额较高、临床使用较成熟、市场竞争较充分、同质化水平较高的原则，经专家论证后，对功能性敷料、基础卫生材料和骨科材料三类低值医用耗材的8个产品11个型号开展集中带量采购。在集采过程中，围绕“招采合一，量价挂钩”的原则，以历史采购量、医疗机构填报年度计划采购量为参考，要求医疗机构在填报年度计划采购量时，填报至生产企业，细分采购量，生产企业将计划采购量的70%或80%作为约定采购量来申报价格，从而克服如何确定“量”、确保“量”的难点，真正做到集采中的量价挂钩。保障“以量换价”，提高了生产企业投标降价的积极性，也保证了临床需求，降低了产品替换率。

坚持“一品一策”原则　根据品种特点制定科学的分组和竞价规则，减少替换，保障临床使用习惯。市际联盟充分考虑全省医疗机构采购使用习惯，根据产品特征制定对应的采购文件，将2021全年至2022年上半年在全省公立医疗机构有采购记录的申报企业，依据市场份额划分为A、B两组企业，市场份额占比累计达70%的为A组，其余为B组，从而保证规模、价格相当的企业同组竞争，减少临床替换风险。同时，设置了无采购记录的C组企业，给予之前没有在湖南销售的企业机会。在中选规则设置上，采取分组报价，并按照由低到高中选的原则报价。A组为现场报价，同时依据参与报价的企业数量确定拟中选企业数量，并且未中选企业有复活机会；B、C组为线上报价，B组排名前70%企业中选，C组排名前50%企业中选，从而保证规模、价格相当的企业同组竞争，尽可能减少临床更换产品，降低了临床替代的风险和在用产品的价格。此次集采选取的产品是目前医疗机构正在使用的主流产品，充分保障了不同医疗机构、不同患者的多样化需求。中选产品平均降幅为31%，其中单品最高降幅为一次性使用静脉留置针固定贴膜，降幅高达74%。

坚持“封顶报价”原则　设定“复活机制”放宽竞争格局，引入其他省份中选结果，合理确定拟中选产品。市级联盟收集了采购目录内产品在全国各地带量采购的中选价格，了解各生产企业的生产成本及出厂价格，并结合联盟地区医疗机构的实际采购价，合理制定每类产品的最高有效申报价，将最高有效申报价向申报企业公开，企业报价不得高于最高有效申报价，从而为企业在报价时提供了一个明确参照，也保障了临床使用习惯，平衡了中选产品价格。以一次性使用真空采血管为例，玻璃采血管最高有效申报价仅为0.48元/支。因此，参与此次集采的绝大部分企业的中选价格与设定的最高有效申报价相差较小。并且，如果企业某个产品已经在其他省份开展了省级带量采购，可直接申报该省份的省级带量采购的中选价；如在多省份中选则取最低价申报，可直接获得中选资格。此外，此次集采还设置了A组“复活机制”，只要报价为外省省级带量采购价或不高于最高有效申报价的60%，则获得拟中选资格；仍未获得中选资格的，可进行二次报价，二次报价的价格不高于本组最低拟中选价格乘以对应降幅，也可获得拟中选资格。8类耗材中均有部分产品依照复活规则中选，提升了A组的中选企业数量，放宽了竞争格局。此次集采共有289家生产企业报名，467个品规参与，最终154家企业的232个产品中选，其中省内供应量大的头部企业有67个产品报价，61个产品中选，中选率达91%。

【主要成效】 2023年10月20日，由株洲牵头组织开展的湖南省市际联盟低值医用耗材集中带量采购正式开标。从中选结果来看，此次集采取得了“三高一低”的显著成效，即“临床验证率高，中选品牌度高，价格回归度高，产品替换率低”。按约定采购量计算，预计全省一年可节约资金5426万元。此次集采定于2024年1月1日在全省执行。

案例三：湘潭市积极探索长护险制度破解失能困局

为积极应对人口老龄化，破解“一人失能、全家失衡”的社会难题，湘潭市以国家长护险制度试点为契机，从高位统筹、完善制度、规范管理、提升服务等方面着手，减轻了重度失能人员家庭经济负担和照护压力，促进全市养老产业发展，取得良好的社会效应。

【主要做法】 政府主导高位推动　市委、市政府连续三年将探索建立长护险制度作为湘潭市深化医药卫生体制改革重点工作任务，成立工作专班，由分管副市长直接协调调度。根据建立独立险种、独立设计、独立推进的原则，以市政府名义印发《湘潭市长期护理保险制度试点实施方案》，明确各相关部门在护理机构监管、护理人员培育、保费征缴、经费保障等方面职能职责。各部门密切协作，协同推进长护险制度试点工作。

科学搭建政策体系　广泛听取社会各界意见，深入医疗机构、养老机构开展调研，全面摸清失能人员底数，了解医疗、养老机构服务能力、收费标准等情况，结合实际，相继出台了《湘潭市长期护理保险制度实施细则（试行）》《湘潭市长期护理保险失能评定管理办法（试行）》《湘潭市长期护理保险定点护理服务机构管理办法（试行）》等5项配套规范性文件，形成了以实施方案为主，实施细则、失能评估、定点护理机构、护理服务、基金管理5项管理办法为辅的政策体系，确保各项工作有章可循。2023年，在总结2021年、2022年试点经验的基础上，对长护险基金进行精细化测算，调整了退休人员参保征缴标准和困难职工资助参保标准等内容，进一步优化了实施方案。

合理确定待遇标准　为满足不同家庭的个性化需求，设立医疗机构护理、养老机构护理、机构上门护理和异地补助4种服务方式，包括医疗护理、生活照料和康复训练3个方面服务内容，共设立48项服务标准，对服务时长、质量标准、服务具体步骤等内容作了详细规定。明确规定各类护理服务价格，符合要求的重度失能人员可根据实际情况选择定点服务机构和护理服务方式，最高可享受每月2170元的护理服务待遇。

建立完善评估机制　湘潭市是全国第一批使用国家长护险失能等级评估标准的试点城市。成立由医保、民政、财政、卫生健康等部门组成的长护险失能评定委员会，出台《湘潭市长期护理保险失能评定管理办法（试行）》，从评估队伍、评估流程、评估方式、评估服务、评估监督等方面着手，打造“五化”评估体系。评估队伍专业化，组织招募具有医疗、康复、老年护理等专业背景的人员组建评估专家和评估员库，邀请权威专家开展专题培训，确保评估队伍专业、权威。评估流程标准化，建立“初审—现场评估—结果合议—审核—公示—结论书送达—资料归档”的“七步走”程序，保障评估结果公平公正、评估效率快速高效。评估方式具体化，评估小组通过询问家属日常照料情况、观察居住环境和生活用具，结合专业体格检查等因素，确定申请人的评估结果。评估服务便利化，对出门不便的群众，评估小组开展上门评估，按照“720”要求压缩办理时限，即从申请受理资料到上门评估不超过7个工作日，20个工作日内下达结论书，以最快速度让重度失能人员享受长护险政策红利。评估监督常态化，建立评估稽核联动机制，联合卫健、民政等部门开展评估稽核，每季度对享受待遇人员进行回访，回访覆盖率达100%。

提供高效经办服务　择优选择商保公司补充经办服务力量。全市共设立长护险业务服务窗口6个，实现市本级和5个县（市、区）全覆盖。开通长护险手机App线上受理业务，免费上门提供失能评估和送达结论书，群众足不出户可提交申请材料、获取评估结果、享受保险待遇等。定期组织开展业务培训，经办机构考核合格后方能上岗，每季度对定点护理服务机构开展至少一次服务专项巡查，确保群众享受到专业、高效、优质的长护险经办服务。

【主要成效】　充分释放惠民改革红利　长护险自2021年1月1日至2023年12月31日试点，全市职工长护险参保45万人，参保率86%，年均基金收入约4800万元。截至2023年12月底，申请评估4603人，通过失能评定3792人，累计享受长护险待遇3327人，基金累计支出约4636万元。高质量的护理服务，显著提高了重度失能人员生存质量和尊严，明显减轻了家属护理压力和经济压力，初步解决了“一人失能，全家失衡”问题，获群众高度评价。

推动养老护理产业高质量发展　利用试点政策先后吸引6家全国知名的养老服务和健康管理企业主动投资湘潭市养老服务产业，投资金额超1500万元。截至2023年12月底，全市共有长护险定点护理服务机构61家，其中医疗机构9家，养老机构30家，上门护理机构22家，拓宽了就业渠道，新增就业岗位800余个，促进养老护理行业高质量发展。

促进医疗资源合理配置　经抽样调查，2023年重度失能人员年均住院天数从2020年的28.6天/人下降至17.6天/人，下降了38%；人均住院基金支出从2020年16503.62元下降至7828.80元，降幅达53%。医疗机构“压床”现象明显缓解，医保基金运行压力减轻，医疗资源得到合理配置。截至2023年12月底，收到各类表扬信、锦旗70余封（面），未收到任何投诉举报，服务质量回访满意度达100%。

案例四：郴州市做实“两病”门诊用药保障

郴州市于2019年起建立城乡居民“两病”门诊用药保障机制，并于2022年创新推出《郴州市高质量推进“两病”门诊用药保障十条措施》，以减轻“两病”参保患者门诊医疗费用负担，促进“两病”早诊早治，防止“小病拖成大病”，提升基层健康管理水平。

【主要做法】　扩大“两病”用药保障覆盖人群　确保基本公共卫生服务规范化管理人群全覆盖，医保与卫生健康部门密切协作，通过信息比对，及时将卫生健康规范化管理人员信息库中“两病”人员纳入“两病”门诊保障范围。确保脱贫、监测等人员全覆盖，医保、卫生健康、乡村振兴等部门每月组织家庭医生团队全面摸排各村脱贫、监测等人员患病信息，建立信息台账，对符合“两病”认定条件的患病人员，及时纳入“两病”门诊保障范围。确保新患病“两病”患者全覆盖，将新增“两病”患者审核和备案权限下放至乡镇卫生院和村卫生室，对于被诊断有高血压或糖尿病的患者，即时办理医保备案，并纳入“两病”门诊保障范围。

夯实“两病”用药保障效果　细化完善“两病”患者医疗待遇享受政策，“两病”患者在协议基层医疗卫生机构就诊时，不设起付线，按照70%比例支付；同时患有高血压、糖尿病的参保患者，可同时享受两个病种门诊用药专项保障待遇。基层医疗机构和村卫生室优先采购并使用纳入国家集采的46种高血压、糖尿病药品。推出药品特定清单目录，把47种高血压、糖尿病用药纳入特定清单管理，签约参保人在签约基层医疗机构就诊时，使用特定清单项目，产生的费用在限额范围的，不设自付比例，实报实销，报销额度原则上不超350元/年。将村卫生室药品采购纳入乡镇卫生院统一管理，保障村卫生室"两病"等慢性疾病用药品种供应。健全"两病"诊疗指南和规范，严禁使用基本医保目录外药品。加强对基层医疗机构人员培训，要求其熟悉"两病"门诊待遇保障、用药范围等方面的政策和具体标准。

提高"两病"用药保障服务能力　将"两病"用药保障工作纳入"一件事一次办""我为群众办实事"实践活动，实现"两病"患者在基层医疗机构申报、认定、医保报销"一站式"服务。完善信息系统，先后将2370家村卫生室纳入"两病"门诊用药保障服务范围，将管理规范、药品品种齐全、质量信誉好的零售药店纳入"两病"用药保障定点协议药店，满足"两病"患者就近用药需求。实行"长处方"报销政策，支持基层医疗卫生机构将处方用药量放宽至3个月。推行医疗保障适老化服务，为行动不便"两病"人员提供上门送药服务，为低保户、监测户等困难"两病"人员提供"帮代办"服务，当好服务"专员"，打通基层"两病"用药保障"最后一公里"。

强化"两病"用药保障监督管理　与市场监管部门协调联动，将"两病"用药质量安全纳入重点监管对象，从药品的进货渠道、储存条件、购药记录等环节强化日常检查和抽样检验，确保"两病"患者用上放心药。与卫生健康部门联合出台"两病"工作考核奖惩办法，分解"两病"目标管理人数到各县市区及乡镇，将"两病"人员筛查率、纳入率、控制住院率等医疗服务质量和药品带量采购及患者满意度等情况纳入医保服务协议管理。健全"两病"患者健康管理机制，开展医保政策进村、进社区、进医院"三进"活动，面对面宣讲健康知识、"点对点"推送医保政策信息。完善家庭医生签约履约服务机制，为居民建立健康档案，为"两病"患者提供面对面随访、健康检查。

【主要成效】　经过多年"两病"工作的探索和政策落实，郴州市进一步减轻"两病"患者就诊压力。"两病"患者住院率较政策实施前降低5.14%、基层首诊率提高1.53%、转外就诊率降低8.26%，门诊用药费用负担减轻61%。截至2023年12月底，全市"两病"门诊用药保障累计待遇享受310.75万人次，扩大了"两病"门诊用药保障范围，全市"两病"患者的知晓率、规范化管理率和合理用药率均达到100%。全市2370家村卫生室纳入"两病"门诊用药保障服务范围，累计纳入"两病"门诊用药保障38.24万人。

案例五：永州市开展医保药品免配送费行动

2023年，永州市聚焦基层医保购药难点痛点堵点问题，在全市范围内开展医保药品"免费配送健康快车"（免配送费，而非药品免费，下同）行动，为长期使用门诊慢特病药品、"双通道"管理药品、"两病"及"两病"扩容病种药品的参保人员提供药品免费配送上门服务，进一步提升医保经办服务水平。

【主要做法】　健全工作机制，破解实施难题　为全面建立长期用药保障服务制度，在充分调研的基础上，研究出台医保药品"免费配送健康快车"行动方案。将医保药品"免费配送健康快车"行动纳入医保年度重点工作任务清单，实行月调度、季通报，每季度结账，每年度考核，强化全过程管理。全市对医保药品"免费配送健康快车"行动进行目标管理评价，形成"市级统筹、县级主导、机制创新、全面推进"的工作格局，确保工作落地见效。

打造数据中心，破解管理难题　打造用药人群数据库。通过数据统计、摸底调研等方式，将符合条件的参保人员纳入长期用药保障范围，建立长期用药人群数据库，全市各县市区实有在库人员73496人。打造药品目录库。参照湖南省医保药品目录，组织专家评估论证，建立长期用药保障药品目录库，全市共入库药品共计9大类127种。打造医药机构服务库。通过评估认定，将具备长期用药保障服务资质的医疗机构和“双通道”药店、门诊特病药店统筹建立长期用药保障医药机构服务库，全市通过招标确定长期用药保障医药机构269家。

创新服务方式，破解运输难题　针对所辖县（市、区）不同县情、乡情和村情，坚持因地制宜，创新推出四种配送模式，由各县（市、区）根据当地实际情况选择。推出医共体模式。依托县域内统一的健康信息平台，实现医共体内诊疗、处方和药品流转，实现患者在基层医疗机构和村卫生室就近享受免费配送保障服务。推出互联网模式。通过互联网医院群，实现线上挂号就诊、处方开具，通过协调“共联”配送机构，实现线上结算和药品免费配送。推出帮代办模式。推行基层医疗机构和村卫生室为特困供养、高龄独居等行动不便的特殊人群帮代申报、结算和免费配送上门。“双通道”药店推行服务延伸，“门诊慢特病服务”定点零售药店与医疗机构共联，提供免费配送上门服务。推出专项服务模式。由县区筹集资金购买配送车辆和必要的硬件设施，成立免费配送上门服务中心，协调各相关部门共同推进“免费配送健康快车”行动。

强化宣传引导，破解信任难题　主动上门讲政策。组织医保业务骨干、帮代办员进单位、进社区、进医院、进家庭，与群众面对面、“零距离”宣讲医保药品“免费配送”政策。2023年，全市累计组织开展医保药品“免费配送健康快车”专题宣传113次，发放宣传资料110余万份，覆盖群众160余万人次。联动媒体推政策。综合利用多种媒介宣传推广医保药品“免费配送健康快车”政策，全市编印办理指南、办理须知等宣传资料7种，依托各镇（街道）、村（社区）、两定机构等窗口向参保人员发放，在各级媒体平台宣传推介经验做法和典型案例28篇次，营造了浓厚的氛围。及时跟踪送政策。各县市区将医保服务窗口前移，成立医保药品免费配送上门服务中心，整合医保、卫健、两定机构等资源，推行一站式服务。通过家庭医生签约、日常诊疗等病源信息，全面掌握参保患者健康信息，做到参保群众申请前有引导，配送时有关怀，服务后有回访。

【主要成效】　节约参保群众用药成本　全市列为免费配送对象的参保群众73496人，参保群众在家即可享受工作人员上门送药服务，不需要来回奔波于市、县、乡医保经办机构、定点医疗机构和零售药店购药，节约了时间、交通费用及途中的食宿费用，减少了误工损失。2023年，全市为服务对象配送药品23.06万次，配送药品货值2549.13万元，节约群众食宿费、误工费、路费约798.82万元。

普及医保政策医药知识　工作人员在把药品配送到服务对象手中的同时，对医保政策、药品知识、用药注意事项等进行全面宣讲，服务对象不但享受了免费配送服务，还了解了医保惠民政策。各县（市、区）积极宣传推介医保药品免费配送典型案例，在社会面引发了参保群众的关注，提高了参保群众对医保部门的满意度和对医保政策的获得感。

维护用药人群身体健康　进门入户落实免费配送工作的村医或医药公司工作人员，均具备一定的医学知识和护理知识，能够及时了解服务对象的健康状态，建立用药人群健康管理档案，并结合健康档案、慢性病管理和日常接诊信息，对疑似“两病”人群开展精准政策宣传，倡导其建立健康生活方式，指导其定量按时用药，结合实际情况向服务对象提出合理的治疗或预防建议，根据需要可帮助服务对象及时联系医院进行有效救治。

案例六：湘西州探索多元支付促进中医传承创新发展

湘西土家族苗族自治州以中西兼行、符合中医药特点的多元化医保支付方式为突破口，探索推进医保支付方式改革，促进中医药传承创新发展。

【主要做法】 实地调研学习　医保部门相关科室人员、经办人员、医疗机构相关人员调研医保支付方式改革支持中医药发展相关政策情况，学习相关经验。组织专班骨干赴州内中医医疗机构及部分开展中医业务的综合医院，实地调研全州中医治疗开展情况及DIP中医病种情况，通过考察、调研，理清思路，明确步骤。

摸清具体病种　针对2020—2022年三年历史数据，采取西医主诊加中医主操，多轮测算得到的中医优势病种与实际临床开展病种相差较大。分析发现，全州历史病案首页中医主病主症缺失。经过讨论，由全州医疗机构申报中医优势病种及对应次均费用，同步结合2022年和2023年上半年数据模拟运算结果，以确定全州中医优势病种及对应费用。

充分协商沟通　广泛征求意见，下发两轮征求意见稿，组织三轮专题论证，邀请卫生健康、医保部门、州内二级及以上中医和综合医疗机构等相关人员参加论证，并多次到中医医院与中医临床专家、编码专家、医保专家等沟通协商，就医保支持政策、优势病种、编码、次均费用、临床路径一一开展讨论，最终达成一致意见。

【主要成效】 实施中医与西医病种按疗效价值付费　科学遴选混合痔等4个肛肠类、锁骨骨折等131个骨科类中医优势病种。其中，肛肠科病种的中医手术操作与西医手术操作是相互替代的关系，中医治疗成本低于西医治疗但达到相同疗效。骨科类具有手术指征、采用中医传统治疗的病种，创伤小、费用低，疗效一致。以上病种通过"同病异治"、实行"同效同价"，支付标准明显高于校正前，体现医保基金价值购买导向。

实施中医康复治疗病种按床日分值结算　在中医优势病种目录库中，科学遴选脑梗死恢复期、恶性肿瘤终末期维持治疗等60个中医优势明显、需要长期住院治疗的病种，实行按床日付费换算成DIP分值结算。参保患者在定点医疗机构发生的费用，不区分甲乙类，不设起付线，不设项目自付比例，提高了参保患者的总费用报销比例，减轻了群众负担。医保经办机构按床日分值向医疗机构支付，医疗费用超出按床日分值付费标准的由医疗机构承担，医疗费用结余的由医疗机构留用，倒逼医疗机构管控成本。

实施中医日间病种按DIP付费　科学遴选腰椎间盘突出等58个病种开展日间中医医疗服务。以二级及以上公立医疗机构为试点，开展中医日间病种。进入中医日间病房的参保患者无须进行大检查、大治疗，而是采用中医综合疗法为主的诊疗方案，虽需持续治疗但当次治疗完成后无须住院，可取得与西医相似或更优的临床疗效。参保患者既能入院治疗，又能回家休养，医疗费用较住院费用减少了床位费、分级护理费和诊查费(仅收第一次诊查费)，同时可享受住院报销，医保惠民便民优势明显。

创新支持中药发展　参保患者在住院期间符合医保目录规定的中草药费用占住院总费用比例达到10%以上且实施相关中医操作的病种，给予提高5%的结算分值。经过测算，2023年纳入DIP付费的11386份病例分值提高至57852.51。每份病例增加5.08个分值，可多获得医保基金580.05万元。使用中草药且药占比高的病例扭亏为盈，中医医疗机构发展获得新动能。

广东省

工作综述

2023年，广东省医疗保障系统进一步健全多层次医疗保障体系，切实保障和改善民生，推动广东医疗保障高质量发展。截至2023年底，全省基本医疗保险参保11040.89万人，其中参加职工基本医疗保险4848.20万人，参加城乡居民基本医疗保险6192.69万人。基本医疗保险（含生育保险）统筹基金收入2593.54亿元，支出1898.72亿元，累计结存3947.00亿元。

【织牢织密多层次医疗保障网】 *落实落细医保待遇清单制度* 基本完成超清单清理工作，制度框架和政策标准逐步规范，政策纵向统一、待遇横向均衡。以待遇清单为抓手继续推动省级统筹，加强省级统筹工作调研，形成阶段性调研报告。

稳步提升门诊待遇水平 全面开展职工医保门诊共济保障改革，开展定点零售药店门诊保障，同步做好居民普通门诊保障；延续实施门诊特定病种管理办法，继续优化“两病”用药保障，基本医保普通门诊、门诊特定病种实际支付比例分别达60%和76%。职工医保门诊统筹基金支出318亿元，同比提高52%，门诊共济改革置换率已达62%。

拓展医疗保障广度和深度 出台失业人员参加生育保险政策，完善生育保险制度，为生育支持措施提供医保支撑。总结优化长期护理保险试点，指导广州市结合实际进一步完善试点，完善长护险评估标准，增加定点服务机构类型，提升失能人员生活质量。2023年8月印发《广东省医疗救助办法》，优化分类资助参保政策，调整救助标准，提升救助水平。2023年，全省共支出医疗救助资金35亿元，其中，资助235万名救助对象参保9亿元，门诊住院救助26亿元。

深化粤港澳医保合作 凭借粤港澳大湾区，深圳先行示范区，横琴、前海、南沙三大平台等重大发展机遇，提供“融合办、就近办、共享联办、跨省通办”服务，不断扩大粤港澳医保合作布局。与澳门建立参保信息共享长效机制，及时保障来广东省参保的澳门居民个人权益。截至2023年底，广东省参加职工医保港澳台人数15.39万人，同比增长25.2%，参加居民医保港澳台人数22万人，同比增长69.3%。

【促进医药服务高质量发展】 *深化医保支付方式改革* 推进按病组和病种分值付费改革，医疗机构覆盖率、病组（种）覆盖率、医保基金覆盖率均超过94%，提前完成国家医疗保障局DRG/DIP支付方式改革三年行动计划。推进康复病种医保支付方式改革。遴选康复病种并组织专家测算费用，将康复病种分为急性期和康复期，相应的医疗费用分开结算，急性期的医疗费用实施现行的按病组和病种分值付费，康复期的医疗费用实施按床日付费。

完善中医特色医保支付体系 2023年8月印发《广东省基本医疗保险中医优势病种临床路径》，收录169种中医优势住院病种和56个中医日间病房病种的临床路径。出台六大政策支持遴选为“岭南名方”品种的中医医院制剂：一是建立“岭南名方”品种，并将其纳入医保药品目录的绿色通道；二是“岭南名方”品种按规定纳入长期处方管理范围，定点医疗机构可根据病情需要将单次处方用药量延长到12周；三是参保患者在省内调剂的定点医疗机构使用“岭南名方”品种产生的医疗费用，医保基金按规定予以支付；四是使用“岭南名方”品种的费用，个人不先行自付；五是“岭南名方”品种可由生产的医疗机构自行定价，全省统一价格和挂网采购；六是“岭南名方”品种纳入医保基金单独支付范围，按照单独支付政策执行，参保

人就医用药的经济负担进一步减轻。

强化定点医药机构管理　2023年7月印发《广东省医疗保障局关于建立健全医保定点医疗机构医药服务评价工作机制的指导意见》，常态化开展评价工作，注重评价结果应用，增加系数、谈话提醒等激励约束措施，推进评价结果与支付结算挂钩。2023年8月发布《广东省定点三级医疗机构医保医药服务评价报告（2022年）》，激励医疗机构提高医药服务管理规范化、精细化水平。支持基层定点医疗机构发展，依托乡镇卫生院将更多符合条件的村卫生站纳入医保定点范围，保障基层参保群众就医需求。

健全目录保障动态调整机制　按照国家规定制定《广东省基本医疗保险、工伤保险和生育保险药品目录（2024年版）》。建立健全国家谈判药品“双通道”管理机制，督促医疗机构建立院内药品配备与医保药品目录调整联动机制，出台单独支付政策，综合施策推动国谈药落地使用。2023年，全省“双通道”和单独支付药品分别达523个和526个，包含历年国谈药及转为乙类的药品，在全国范围内覆盖面最大；国谈药全年在全省报销约1800万人次，报销金额超过80亿元。

【减轻群众看病就医负担】　药耗带量采购提速扩面　全省落地实施国家组织骨科脊柱类、口腔种植牙、第八批药品集采中选结果，三批集采的平均降幅为65%；开展国家集采阿比特龙等66个药品采购期满接续工作，价格平均再降42%。牵头做好14类耗材省级医用耗材集中带量采购和使用工作，平均降幅51%。完成阿莫西林等药品和替硝唑等药品2批省级集采，牵头开展易短缺和急抢救药品27省（自治区、直辖市）和新疆生产建设兵团联盟采购。

建立医疗服务价格动态调整机制　加强医疗服务价格宏观调控，全面完成2023年度医疗服务价格动态调整评估工作。2023年12月印发《广东省医疗保障局特需医疗服务项目和价格管理办法》，进一步规范公立医疗机构特需医疗服务行为，加快临床使用。优化整合15项医疗服务价格项目，新增和修订医疗服务项目180项，推动广东省收费项目内涵进一步整合提升。

推动医药价格治理提质增效　全面实施口腔种植医疗服务收费、种植体集中带量采购、牙冠限价挂网“三位一体”综合治理，平均降价46%。整合各平台挂网药品数据，实现各平台数据实时共享联动，全省实施价格联动的药品共5300多个品规，平均降幅16.1%。深入推进药品耗材价格形成机制改革，2023年广东省药品价格指数同比下降17.55%。

【推动群众参保用保更加便捷】　深入推进全民参保计划　建立全民参保计划库，会同省税务部门下达2023年基本医保参保扩面征缴计划。强化部门间协作和数据比对。加大医保政策服务宣传力度，组织开展基本医保全民参保计划集中宣传活动。

提升便民服务能力　落实《国家医疗保障局办公室关于实施医保服务十六项便民措施的通知》的要求，构建市到村四级纵向“医保网格化”服务模式，实现近2.7万个行政镇、村医保服务全覆盖。组织全省医保经办系统练兵比武，逾10万医保人员、定点医疗机构医务人员参加线上线下学练活动。

提升经办规范管理水平　开展推动全省医保经办管理服务高质量发展“提升年”建设，宣传贯彻《社会保险经办条例》，组织开展全省经办管理服务评价，做好服务排查及调整。2023年1月印发《广东省按病种分值付费（DIP）医疗保障经办管理规程（试行）》。做好两定机构协议经办管理，强化内部控制和审核结算风险防控。完善基金财务管理规范及运行分析机制，推动各地建立健全经办财务管理制度。

提升异地就医结算管理　全面开展省内异地就医支付方式改革，引导医疗机构规范收治、合理诊疗异地参保患者。开展异地就医直接结算系统报错集中治理，提高异地就医直接结算率，2023年省内异地住院直接结算率90.03%，跨省住院直接结算率76.12%，分别较上一年提高9.33%、20.12%。扩大异地直接结算医疗机构覆盖面，截至2023年底，全省开通异地定点医疗机构6027家，同比增长65%。

提升医保掌上服务能力　全面推行不见面受理，打造医保云窗口，新增或优化68项服务项目，线上办理渠道超过8个，实现全部服务事项线上办，协同推进出生、扶残助困等6个“一件事一次办”服务，打造“粤医保”移动公共服务平台。2023年4月印发《广东省医疗保障局关于加快推进电子处方流转工作实施方案》，以电子处方流转为切入点，实现问诊、开处方、结算、药品配送上门全流程线上服务。截至2023年底，已有超3000家定点医药机构通过电子处方中心累计开方超800万单，移动支付已累计交易超5100万笔。

【夯实医保事业发展基础】　推进“智慧医保”建设　强化数据分析应用，提高医保数智化水平，增强参保征缴、就医结算、异地就医、公共服务、个人账户等分析功能，完善查询库统计、分析、使用数据功能。强化医保业务支撑，优化系统功能舒适度和便捷度，实现税务征缴自动对账、个人账户跨市交易及使用监管、“一键化”零报、选点备案业务下沉至医疗机构等功能。

筑牢“安全医保”基础　建设运维监控大屏，多维度、全方位监测医保业务和系统运行情况。强化网络和数据安全建设，做好系统容灾中心建设，实现业务双活、数据主备；制定应急切换预案，组织开展容灾切换演练，夯实系统容灾能力。2023年，在广东省政府组织的“粤盾”网络安全实战攻防演练活动中荣获“优秀防守单位”。

抓牢预决算精细化管理　构建符合广东省实际的预算审核指标体系，强化预算执行和基金运行分析，实施征缴计划与预算编报一体化管理，建立转移支付资金绩效评价长效机制。科学制定全省基金区域绩效目标表，完成医保基金预决算草案的编审上报工作。

【筑牢医保基金安全防线】　深化长效监管机制建设　2023年11月出台《违法违规使用医疗保障基金举报奖励办法实施细则》，落实社会监督员制度；2023年12月出台重大行政决策《广东省医疗保障信用管理办法(试行)》。完善医保智能监控系统功能，上线门诊智能监管规则。推进参保人员个人信息授权查询和使用国家试点工作并通过验收。

加强医保基金监管执法　落实常态化监管，全省共覆盖检查定点医药机构近5万家，处理违法违规机构逾2万家，拒付及追回医保基金22亿元。联合多部门聚焦骨科、血液净化、心血管内科、检查检验、康复理疗、精神病诊疗等重点领域和重点药品、耗材开展打击欺诈骗保专项整治。组织21个地市开展交叉检查，共检查42家定点医疗机构、20家医保经办机构，查出涉及违法违规金额逾3.8亿元，其中检查精神病专科医疗机构16家，涉及金额1.06亿元。全省共核查违法违规举报线索261件。组织18个市配合公安部门，对公安部、国家医疗保障局联合下发的“虚假住院”欺诈骗保线索进行核查，追回医保资金253.2万元，行政罚款108.4万元，移交司法机关2人。全省对979家两定机构作出处罚，罚款额合计1.96亿元。

推进大数据智能监管　完善门诊智能审核规则库和知识库，立项开展智能监控系统升级改造，增加疑点数据分析、药品进销存监测预警、DRG/DIP多元支付监管、“两定”机构分级分类管理等多项功能。

持续开展医保基金监管宣传　2023年全省发布各类宣传资料近900多万份，组织宣讲会3136场，制作各类主题宣传短视频100余部，其中向国家医疗保障局推送的30个短视频获“短视频大赛”一等奖、二等奖各一个，优秀奖两个，省局获优秀组织奖。全省曝光典型案例2978例。

重要活动

1. 召开全省医疗保障工作会议暨全省医保系统党风廉政建设和反腐败工作会议。2月23日至24日，全省医疗保障工作会议暨全省医保系统党风廉政建设和反腐败工作会议在东莞召开。会议总结全省2022年医疗保障工作，交流各地市工作情况，全面部署2023年医疗保障工作。

2. **召开全省医疗保障基金监管集中宣传月活动启动会。**3月29日,广东省医疗保障局在广州召开全省医疗保障基金监管集中宣传月活动启动会。会议以“安全规范用基金守好人民‘看病钱’”为主题,部署2023年全省医保基金监管集中宣传月活动。

3. **召开全省医疗保障经办工作会议暨全省医保经办系统练兵比武活动启动仪式。**6月7日至9日,全省医疗保障经办工作会议暨全省医保经办系统练兵比武活动启动仪式在茂名市召开,全省范围开展医保经办队伍和医保定点医疗机构医务人员的练兵比武。

4. **举办全省医保系统学习“三明医改”经验推动广东医保高质量发展培训班。**7月9日至13日,全省医保系统学习“三明医改”经验推动广东医保高质量发展培训班在福建省三明市举办。省医疗保障局领导成员、各处室、医保中心负责人,驻镇帮镇扶村工作队相关人员,全省地级以上市医疗保障局主要负责人约40人参加培训班。

5. **召开2023年全省基本医保全民参保计划集中宣传活动启动仪式。**9月1日,2023年全省基本医保全民参保计划集中宣传活动启动仪式在广州召开。活动对全省集中宣传活动进行部署,同时联合宣传、财政、人社、税务、卫生健康、教育等部门共同做好推广活动,并持续优化线上线下参保经办管理服务水平。

6. **上线“民声热线”直播节目。**9月12日,广东省医疗保障局上线“广东民声热线”节目,重点介绍全省开展口腔种植专项治理、药品耗材集采和异地就医直接结算工作等相关工作情况,就规范开展全省口腔种植牙收费价格、常态化开展药品耗材带量采购、异地就医直接结算等热点问题予以回应和解答。

7. **召开2023年全省医疗保障系统重点工作推进会。**10月9日,广东省医疗保障局召开2023年全省医疗保障系统重点工作推进会。会议总结通报2023年医疗保障重点工作推进情况,分析研判当前工作形势,对抓好2023年度重点改革和重点工作进行再动员再部署。

8. **召开全省医疗保障系统先进集体和先进个人表彰大会。**11月15日,全省医疗保障系统先进集体和先进个人表彰大会在广州市召开。会上对获评全国医保系统先进的2个集体和2名个人颁发了证章,对获评全省医保系统先进的5个集体、25名个人进行了表彰。省医疗保障局领导成员、各处室、医保中心负责人、各地市医保部门领导、受表彰的先进集体代表和先进个人,以及省医疗保障局党员干部代表约100人参加会议。

9. **编制出版《广东医疗保障发展报告2023》。**11月,广东省医疗保障局编制出版《广东医疗保障发展报告2023》,报告全面总结2022年广东省医疗保障工作情况。

典型案例

案例一:广州市创新开展医保参保人就医信用无感支付

2023年,广州市医疗保障局聚焦群众集中反映的就医排队缴费时间长问题,联合广东银联、医保协议银行及定点医疗机构,创新开展就医信用无感支付工作,免除医保参保人就医排队或手机操作缴费环节,开通就医结算高速通道,实现就医医保“秒报销”、个人缴费“零操作”,有效提升群众获得感与幸福感。

【主要做法】 高位推动,坚持问题导向创新试点 广州市就医信用无感支付工作被列入2023年广州市政府深化医改重点任务、“广州市十件民生实事”,在全市范围内推广试点,通过全市一盘棋、整体谋划推进,得到了各定点医疗机构、银行的支持响应和人民群众的认同参与。广州市医疗保障局主要领导带队深入定点医疗机构体验就医信用无感支付流程,召开重点机构院长座谈会议,收集意见建议,部署研究系统改进、业务流程工作。围绕扩大医疗机构覆盖范围目标,印发通知重点动员三级医保定点医疗机构参与项目。市医保中心坚持加强业务指导与督办,联合医保、广东银联、银行及相关信息系统技术人员，逐一到各家医疗机构现场办公、宣传创新理念、督导上线进度，努力争取医疗机构相关部门支持，当面沟通协调解决问题，提供“一条龙”服务，印发督办函至部分医保定点医疗机构，高质量、高效率推进工作。

信息赋能，打造“医银”合作新模式　基于国家医疗保障信息平台的核心结算功能，充分发挥广东银联信息系统平台高格局规划建设和开发应用优势，依托银行在科技金融、普惠金融等方面的金融服务能力，通过多部门协作、多数据融合，推动医保、银行与医疗机构结算系统有效对接，确定了医保端待遇管理、银联端统筹平台、医院端医疗结算、银行端授信及支付等的“保医银”合作新模式。参保人可使用个人已绑定医保个人账户、银行借记卡、信用卡实现免密无感支付，属于医保报销的医疗费用直接记账结算。同时，基于就医场景为参保人提供普惠型的医保专项信用额度，实现线上全流程申领，秒审秒批、即签即用。符合医保待遇享受资格及银行金融征信体系信用资质的参保人可获得5000元以上的医保专项信用额度授信，缓解当前资金压力。信用额度由银行提供，可用于参保人支付医疗费用及住院押金，并可用医保个人账户资金还款；医疗机构时时收款，无须担心拖欠费用问题，该做法为全国范围内率先实现。

转变思路，聚焦群众获得感创新宣传　确定从参保人角度出发推广宣传的工作思路，联合关联单位多形式、多维度、多阵地推广。制作医保暖心卡，详细列明就医信用无感支付开通流程，并在广州医保微信公众号开设专栏，提供签约、查询等“一站式”服务。拍摄专题宣传片，从群众角度出发讲故事、谈体会，通过参保人现身说法等方式大力推广医保便捷就医服务模式，进一步提升宣传效能，有效拓展了签约使用人群。就医信用无感支付做法被各主流媒体发布、刊载80余篇。

【主要成效】　项目惠及范围广、人群多　项目惠及1400余万名广州市医保参保人，覆盖所有就医场景。截至2023年底，全市有56家就医量大的三级医疗机构、15家银行上线服务，12余万参保人签约应用。参保人住院押金可使用个人信用额度实现“先诊疗后付费”等解困帮扶措施，均在全国领先或首创。

患者就医便利性大大提升　大力推广医保电子凭证应用，依托医保电子凭证实名认证功能，实现“互联网+医保”创新融合。2023年在窗口缴费、自助机缴费及医保移动支付等现有方式基础上，进行技术升级及流程再造，实现就医时医生问诊结束，在征求就医人意见后，开具处方即完成医保报销及费用结算，免除就医人来回跑腿、排队缴费的烦恼，节省就医时间。完成结算的同时，参保人即刻收到电子医疗费处方、电子医保结算单、电子医疗发票的通知信息，清楚列明费用总金额、医保统筹报销金额和自负金额，一目了然。就医人少排队，可减少收费窗口，助力定点机构优化人员配置，受到就医人和定点机构一致好评。

亲情代付解决老幼就医问题　针对“一老一小”人群因操作智能设备不熟练，无法享受医保便捷服务的困扰，2023年广州市就医信用无感支付服务升级推出“亲情付”功能。参保人签约开通服务后，可主动在手机上绑定在广州市参保的本人父母、配偶或子女信息，开通“亲情付”功能，实现参保人的家属就医时，按就医人医保待遇实时报销，就医人自负费用通过主绑人的医保个人账户或借记卡、信用卡、医保专项信用额度等账户支付至医疗机构，进一步推动医保便民服务应用适老化、适幼化，让数字化便捷惠及老幼。

案例二：深圳市全国首创“医审协同”医保基金监管机制

2023年2月28日，深圳市医疗保障局与深圳市审计局共同签署《关于建立医审协同合作机制的意见》，明确合作领域和工作要求，充分发挥医保监管和审计监督各自专业优势，形成医疗保障监督合力，共同促进医疗保障事业发展。

【主要做法】　建立联合检查机制　一是统筹制订工作计划。双方会商并研究年度工作计划，确定年度监督检查对象、内容和重点。二是统筹开展监督检查。根据工作计划和人力资源情况，市医疗保障局协助市审计局做好医保基金审计、医疗机构审计等项目；市审计局派员参加市医疗保障局组织的交叉检查等基金监管工作，双方就共同关注的重点领域、突出问题，组织开展联合专项监督检查。三是统筹推进问题处理和整改。对于发现的系统性、机制性问题，共同研究提出对策建议，督促有关部门整改落实，或为市委、市政府决策提供参考。

建立资源共享机制　深圳市医疗保障局不定期向市审计局共享医疗保障方面政策法规和医保基金相关数据，交流共享医保监管的判断规则、检查思路和技术方法，通报作出的行政处罚事项。市审计局及时向市医疗保障局提供审计发现的涉嫌违规使用医保基金问题的线索，并协助做好案件查办工作。

建立双向咨询机制　市医疗保障局在调查欺诈骗保等违法行为时，就发现涉及会计处理、财务政策等问题的界定向市审计局进行咨询；市审计局就审计工作中涉及医保基金、医药机构的专业性问题咨询市医疗保障局。

建立成果共用机制　市医疗保障局应用好审计结果和问题线索，加强对苗头性、倾向性、普遍性问题的分析总结提炼，进一步完善监管体系。市审计局将医保日常监管中发现的问题作为审计工作的重要内容或线索，共同研究涉医保基金管理的体制机制问题，研究提出改进措施。

【主要成效】 联合开展检查，基金监管有力度　市医疗保障局、市审计局抽调精干力量联合成立检查组，明确工作方案、内容、计划，集成作战、协同发力，聚焦三甲医院等重点共同开展市内交叉检查。2023年以来共联合检查定点机构3批4家次，已发现并追回违规收费3773万元，作出行政处罚3宗；对串换诊疗项目、重复收费等违法行为作出行政处罚，共罚款247万元；与国家飞检、省内交叉检查、辖区常态化巡查形成梯次互补，震慑作用进一步增强、高压态势进一步巩固。

强化信息共享，综合监管有精度　聚焦破除基金监管领域政策、信息和数据碎片化问题，依托智慧医保信息化平台，建立政策共享、数据共享、线索共享、结果共享的医审协同信息共享机制，动态更新、专人跟进，不断畅通部门间线索排查、数据匹配、案件查处等交互沟通渠道。截至2023年底，共享数据14余万条，精准识别锁定涉嫌伪造虚假病例、利用医保卡违规套现等关键信息，追回违法套现行为涉及的11.01万元医保基金，对4名参与套现的参保人员暂停社会保障卡记账功能12个月，对涉事医师扣除相应年度协议医师分数，同步将相关违规未违法线索通报纪检监察部门、行业主管部门和公安机关，向卫生健康部门移送案件线索4宗，向公安部门移送案件线索5宗（其中4宗已立案），向纪检监察部门通报行政处罚、协议处理案件情况4批次，实现一案多查、一案多处，打好部门联合监管的“组合拳”，不断强化监管实效。

注重成果转化，整改提升有深度　定期召开碰头会，全面盘点工作开展情况，发挥各自专业优势，对检查发现的问题进行深入剖析，找准问题症结，举一反三、建章立制，不断完善管理措施、优化调整政策法规，切实推动把检查成果转化为整改成果、把整改成果转化为制度成果，进一步筑牢医保基金监管安全防线。其中，针对医院缺乏主动控费动力、相关专业政策衔接不完善等问题，深入调查研究，形成信息报送市委、市政府，推动出台《关于加强医疗机构医疗保障基金合理使用和医疗服务价格管理的通知》，把成立医保物价管理委员会、机构主要负责人担任主任作为硬性条款，将医保物价管理情况纳入医疗机构年度综合绩效考核，引导督促定点医疗机构规范医疗服务价格行为，合规使用医保基金。

案例三：珠海市积极探索构建医疗服务价格动态调整机制

坚持基本医疗服务公益性，发挥价格杠杆作用，是新时代赋予医疗服务价格改革的重要任务。医疗服务价格应不应该调、何时调、怎样调、调多少，一直以来是价格管理部门研究思考的难题。2023年，珠海市积极探索开展医疗服务价格动态调整工作，通过建立机制、制定规则、医疗机构参与、科技赋能，将医疗服务价格动态调整由被动变主动，取得良好成效。

【主要做法】 *准确把握动态调整时机* 建立医疗服务价格动态调整机制是医保部门的重要职能。省级医保部门负责制定动态调整条件，市级医保部门定期开展评估。2023年，珠海市医保部门根据广东省医疗保障局公布的医疗服务价格动态调整启动指标和约束指标，医保部门与卫生健康部门反复面对面沟通，统一指标口径，确保数据采集真实有效。加强面向医疗机构的医疗服务价格动态调整政策宣讲，鼓励医疗机构通过主动控费、合理诊疗，降低医疗总费用、控制次均费用增幅。与2022年相比，2023年珠海市三级公立医院住院患者次均费用从1.58万元降至1.43万元，经评估达到医疗服务价格动态调整启动条件。

科学测算动态调整总量 2023年，珠海市在国家关于医疗服务价格历史基数和增长系数的框架基础上，充分考虑地区经济发展水平、群众承受能力、医保筹资增幅、医疗机构发展情况等，确定了以不含药品、医用耗材、检查化验收入在内的医疗服务收入为历史基数，选取上一年度地区生产总值增速、人均可支配收入增速、居民消费价格涨幅、医保基金可支付月份系数等15个指标作为增长系数测算指标，计算增长系数为2.06%，低于2022年本市居民可支配收入增幅，测算出医疗服务价格调整总量为5714.44万元。将调整总量的20%用于一级医疗机构价格、6岁（含）以下儿童加收项目、新增医疗服务项目、省统一调整定价项目增量，其余80%用于医疗服务价格调整。医疗服务价格动态调整总量确定后，动态调整有了明确的范围。

医院参与动态调整全程 医疗服务价格是医务人员技术价值的体现，需要医疗机构积极参与。在充分征求医疗机构及职能部门意见的基础上，2023年9月，珠海市制定《2023年公立医疗机构医疗服务价格动态调整操作手册》，明确对中医、儿科、病理、手术类等技术含量占比超过60%的医疗服务项目予以支持。医疗机构积极性得到激发，全市二级及以上医疗机构平均申报率135%，报价项目纳入调整范围的平均入围率54%。按照规则产生的动态调整方案得到医疗机构一致通过，动态调整前行动力增强。

统一划定动态调整边界 珠海市明确医疗机构报价项目不得少于开展项目的15%，报送调降项目不得少于调升项目的10%，为动态调整项目筛选提供基数；对调降项目进行二次报价，使调降项目进一步聚焦，腾出更多调整空间；明确调升项目报价不得超过广东省最高价，保障动态调整小步快走，逐步到位；明确患者自费项目非必要不得纳入调升范围，价格调整项目按原医保报销政策纳入报销范围，确保不明显增加群众负担。

赋能促进动态调整公平 2023年10月，珠海市搭建动态调整报价系统，将广东省21个地市医疗服务项目价格植入系统，对报价超过全省最高价的进行拦截；对项目报价涨幅显著超过其他公立医疗机构报价的，偏离平均报价1.5σ的项目，系统判断为无效项目；对有效项目按照经济分、政策分逐一赋分后计算总分，排序后按调整影响总量筛选，确定调整项目；以加权平均报价作为调升项目价格，按照次低报价作为调降项目价格，确定调整项目定价。报价及筛选规则通过智能报价系统直接体现，公平公正产生调价项目，确定调整价格。在总量范围内，形成包括505个调升项目、161个调降项目在内的《2023年珠海市医疗服务价格动态调整方案》。

【主要成效】 *医疗服务价格动态调整顺利实施* 经风险评估，《2023年珠海市医疗服务价格动态调整方案》实施后，预计将增加年度医疗总费用0.46%，增加年度医保基金支出0.54%，住院患者次均费用增加22.66元，门诊患者次均费用增加0.06元，均在可控及可承担范围。医疗服务价格动态调整方案获得多方认同，得以顺利实施，为完善政府制定规则、医疗机构积极参与的动态调整机制提供了实践经验。

医疗服务价格逐步体现技术价值　《2023年珠海市医疗服务价格动态调整方案》明确支持优先将技术劳务占比高的医疗服务项目纳入调价范围，并支持技术难度大、风险程度高的医疗服务适当体现价格差异。例如，神经外科“脑内血肿清除术”项目价格提高2209元，涨幅76%，逐步体现技术劳务价值。调升的505个项目中，技术含量占比超过60%的临床诊疗类、护理类项目共495个，占全部调升项目的98%，医务人员技术劳务价值得以逐步体现。

医疗服务价格结构得到逐步优化　《2023年珠海市医疗服务价格动态调整方案》中，调降项目平均降幅11.78%，其中97.5%为检查检验类项目；调升项目平均升幅34.44%，其中96.2%为治疗类项目。调整后，珠海市公立医疗机构医疗服务收入占比将增加0.43%，检查化验收入占比下降0.27%，药品和医用耗材收入占比下降0.16%。医疗服务价格结构和收入结构得到优化。

案例四：韶关市“村医通”让医保报销“家门办”

“村医通”是依托国家医保信息平台建立的村卫生站医保结算系统。利用这一系统，村医可通过手机App开具药品清单，并实现医保实时结算，让参保群众足不出村就可享受门诊报销政策。2023年，韶关市医疗保障局将“村医通”医保结算系统的建设及推广应用作为全市医保工作的重点任务来抓，截至2023年底，全市已有1173家村卫生站注册使用“村医通”App，普及率达90%，有效打通医保结算服务“最后一公里”，实现农村参保人可以像城市居民一样便捷享受医保待遇。

【主要做法】 思想重视，高位推动　韶关市医疗保障局对基层参保群众看病报销难的问题开展了深入调研，发现村卫生站由于硬件条件限制，无法满足群众在家门口医保看病的需求，经过调研论证，决定搭建“村医通”医保结算系统。这项计划得到韶关市委、市政府的高度重视，并将“村医通”医保结算系统建设列入2023年市委重点改革工作任务，高位推动项目的部署和落实。

健全机制，精准施策　为做好“村医通”医保结算系统建设，韶关市医疗保障局多措并举为项目建设的顺利开展保驾护航。一是成立由承办科室、项目组以及相关经办人员组成的工作专班，共同研讨项目启动的各项准备工作。二是局党组对韶关市“村医通”医保结算系统项目建设进行专题研究部署，定期听取工作进展汇报。三是制定“村医通”项目的建设框架，组织局各相关科室和经办机构进行多轮研讨，并将建设计划向省医疗保障局进行报备，争取得到省局的指导和支持。四是严格执行“三重一大”事项集体决策的制度要求，对项目建设的报批、预算、采购、上线运行等提请局党组会议审议通过后落实执行。

对标对表，有序推进　根据《韶关市政务信息化服务项目管理办法》的要求，韶关市医疗保障局严格按照规范进行“村医通”项目的立项、采购、建设以及相应的监督管理。在项目建设正式启动后，与建设单位对项目需求进行充分沟通，积极对接政数部门申请硬件资源，对接公安部门开展等保测评，协调密评机构开展商用密码应用安全评估审查。建设单位制订详细的工作计划，搭建项目运行环境，完成本地需求开发配置，在正式上线前组织了多轮测试。2023年11月，在经过约3个月的试运行、不断查找问题更新系统后，“村医通”系统终于顺利通过验收上线使用。

强化运用，大力推广　为确保“村医通”系统能铺开应用，韶关市医疗保障局开展了立体化的系列宣传培训。一是举办上线启用仪式。邀请副市长出席并讲话，局领导部署了全面推广应用“村医通”系统工作，建设单位详细介绍了“村医通”系统的操作使用，试点村卫生站的村医分享了使用经验。二是线上线下开展培训。在线上组织开展了2场专题培训，各县（市、区）也分别组织了现场培训会共十余场。三是多点结合扩大效应。“村医通”项目上线启用得到了各大媒体的多番报道，兄弟地市也有致电和亲临韶关了解学习。韶关市医疗保障局还将“村医通”项目的建设应用和主题教育相结合，作为正面典型上报到省里。

【主要成效】 2023年，“村医通”系统已在全市1173个村卫生站部署应用，共发生医保结算5099笔，医保总费用23.09万元，其中医保统筹支付13.87万元，医疗救助支付0.64万元。

实现了从“群众找医保”到“医保找群众”的转变　随着“村医通”系统的全面推广应用，全市的基层医生变成了医保政策的“宣传员”“信息员”，大幅提高了城乡居民尤其是农村参保人对医疗保障政策的知晓度。

实现了从“群众多跑腿”到“数据多跑路”的转变　“村医通”上线使用后真正实现了家门口看病报销，有效降低农村参保群众医疗结算的交通和时间成本，参保群众足不出村就能享受医保待遇。

实现了从“管理无规范”到“经办有规程”的转变　原来村卫生站因未纳入医保结算范围，其诊疗、操作、收费等各项管理都存在不规范的情况。为规范“村医通”结算管理，配套制定《韶关市城乡居民基本医疗保险普通门诊统筹“村医通”结算经办管理规程》，明确了定点管理、统筹待遇、结算管理、核查监督等方面的内容，进一步完善了城乡居民基本医疗保险制度，规范了城乡居民基本医保普通门诊统筹“村医通”结算经办管理工作。

实现了从“监管有盲区”到“监管有抓手”的转变　随着“村医通”App的全面使用，村医依托“村医通”App的生物识别功能，对参保群众进行实时身份识别，确保“人证合一”。同时，“村医通”App将结算数据即时上传到国家医保信息平台，实行全过程留痕、透明化监控，大幅降低基金运行风险。

案例五：江门市首创新生儿预参保线上线下全流程“一站式”办结

江门市自2023年7月在广东省首创新生儿预参保“一站式”办结，积极破解新生儿医保传统办理模式下的先垫付、来回跑、耗时长等堵点痛点难点问题，拓宽“线上一平台”和“线下两机构”办理渠道，实现新生儿医保零垫付、零跑腿、省时办的出生即保、直接结算服务，有力促进国家人口高质量发展战略的实施。

【主要做法】 打破传统模式，告别先行垫付　一是实行预参保办理模式。把江门市基本医疗保险参保人员或户籍人员的新生儿办理参保时间提前至孕期满24周。二是充分授信办理。指定预参保登记唯一申请人为新生儿母亲，采用“告知承诺制”，在主动告知相关参保和缴费要求的前提下，提供申请人身份证、户口本和产检簿即可申请办理。三是直接享受医保结算服务。已办理预参保的新生儿落地即保，出院时直接按照医保政策在市内定点医疗机构实时结算相关医疗费用，新生儿家庭只需支付医保报销后的个人应支付部分，无须跑动办理零星报销。

依托数字赋能，实现“零跑办理”　一方面，孕程胎儿并无正式个人身份信息，但这又是医保经办机构审核登记、税务部门征缴费用、定点医疗机构直接结算时验证参保情况的重要依据。江门市医疗保障局通过统一录入规范，打破数据壁垒，实现信息共享，让新生儿预参保数据在医保经办机构、税务部门、定点医疗机构三大关键部门之间畅通流动。另一方面，江门市医疗保障局于2023年7月在“粤医保”微信小程序正式上线“新生儿预参保”地方服务功能，数据直接联通国家医保信息平台，医保经办人员无须二次录入即可对申办数据进行审核并向税务部门推送应征数据，申请人在“粤医保”微信小程序完成参保登记、参保查询、缴纳保费所有操作，实现新生儿预参保全流程网上办，让“数据跑路”代替“群众跑腿”。

实施流程再造，压缩办理时限　在设置线上办理渠道的基础上，进一步把新生儿预参保线下办理渠道从各级医保经办机构扩大至全市所有定点医疗机构可办。所有渠道办理的新生儿预参保业务直接由医保经办机构负责与税务部门、医疗机构完成后续衔接工作，新生儿家庭再也无须另行携带户口簿、医疗费用发票等一系列材料到医保经办窗口现场办理零星报销业务，“参保登记—缴费—报销”全流程办理时长由原来的平均45个工作日缩短至现在的最快2个工作日。

【主要成效】 充分发挥医保服务便民利民作用 自新生儿预参保工作启动以来，2023年江门市已办理新生儿预参保业务3559例，完成预参保新生儿出院直接结算540例，总计发生医疗费用420.45万元，其中医保基金统筹支出253.09万元，切实减轻新生儿家庭经济负担。与此同时，全市医保经办机构预计将减少15%零星报销业务窗口办理量，能释放更多经办资源投入到其他医保业务工作中，更好地服务广大参保群众。

实力打造可复制可推广的实践样板 江门市线上通过全省统一使用的"粤医保"微信小程序、"粤复用"平台进行信息化功能开发完善，在不需重复建设系统造成资源浪费的前提下扩大服务覆盖面；线下通过整合医保经办资源，完善医保部门与医疗机构的协议管理，无须增加投入，避免造成财政压力，可复制、可借鉴、可推广性高。

案例六：中山市医保探索电子处方流转新模式

医保电子处方流转通过打造全链条线上就医购药服务，在保障医保基金安全和参保人用药安全的同时，可有效破解"因药就医"难题。2023年，通过系统连接医院和药店，中山市将院内处方以电子化的形式同步流转至医保定点零售药房，参保人可实现在"家门口"的药店用医保购买处方药，提高患者用药可及性。

【主要做法】 积极推动完成省试点工作 2023年5月，中山市医疗保障局出台《推进电子处方流转全流程便民服务试点工作实施方案》等系列配套文件资料，上下统筹推进，开展相关培训、专题调研、业务讨论，积极攻坚克难解决系列问题。截至2023年底，普通门诊电子处方流转已在全市3家医院、47家药店实现全链条就医购药服务。

强化"三医联动"协同发展 坚持将系统观念贯穿医保改革发展各领域，促进医保、医疗、医药协同发展和治理。一是左右互通。主动加强与市卫生健康、市场监管部门的沟通联系，建立信息互通、联合监管、系统对接、领导干部交流等工作机制。二是上下联动。在广东省医疗保障局的大力支持下，中山市医疗保障局积极联动定点医药机构，通力合作高效打造各种便民就医场景，开通包括微信支付、自助机支付、人工收费等多种医保支付方式，推动医保电子凭证线上挂号、缴费、查询"码"上完成。三是以点带面。先选取中山市中医院和国药、广药、中智等连锁药店作为首批试点医药机构，完成程序改造，成功联调联试，迅速带动市人民医院、市博爱医院以及大森林等定点医药机构陆续加入。

强化流程管控严格把关 中山医保始终把维护基金安全作为首要任务，确保门诊统筹管理改革有"刹车"、再"上路"。一是严格准入。严格制定定点零售药店遴选标准和程序，设定普通门诊统筹定点零售药店准入条件，确保人民群众用药安全有效可及。二是管服并重。加强事前规范管理，对相关定点医药机构进行日常监管考核，并综合运用智能监控、自查自纠、抽查复查等手段加大医保基金监管力度，有效保障基金安全。

【主要成效】 强化数字赋能数据安全，确保平台应用惠民便民 中山市全力推进数字转型，深化国家医保信息平台的应用，积极推广应用"三电子两支付"，通过加强院内院外处方药品结算管理与费用控制，降低了医保套刷风险，更好保障医保基金安全。截至2023年底，全市已经遴选出市内8家主要大医院周边"双通道"药店共24家，共22724人次通过"双通道"零售药店购药，涉及费用共计10117万元，医保报销8450万元，报销比例83.5%。群众对电子处方流转认可度不断提升。协同医药机构、微信、支付宝共同发力，促成中山市人民医院等26家医疗机构开通医保电子凭证线上支付，支付时间缩短至30秒。

强化服务提升质效，确保群众就医购药更便捷 一是优服务，建强"中山医保幸福号"党建品牌。打造一支"接地气"的医保政策宣讲队伍，迭代更新"数字人智能客服"，更好地满足人民群众医疗保障需求，稳稳托起全民健康。二是提质效，医疗资源配置更高效。充分发挥医保基金战略性购买作用和医保支付医改“牛鼻子”作用，全力打造“15分钟医保服务圈”和“互联网+医保”新模式。截至2023年底，全市共有定点医药机构1624家，所有定点医药机构均与省医疗保障信息平台对接。三是促管理，医药行业发展更健康有序。推进电子处方流转全流程便民服务是“互联网+”医疗服务医保支付方式改革和促进医保、医疗、医药协同发展和治理的重要动力，可促进医疗机构、药店良性竞争，推动治理药价虚高问题。

案例七：全力推动上线医保移动支付打造肇庆“智慧医保”

医保移动支付是由“互联网+医保”衍生的新型支付方式。基于深化医保电子凭证应用，运用信息化手段深入开展医保支付场景的新探索，肇庆市医疗保障局探索推进医保电子凭证在线上线下就医购药领域中的应用，不断丰富应用场景，于2023年4月20日在全省率先以肇庆市第一人民医院、肇庆市高要区人民医院为试点，正式上线国标版医保移动支付功能，把缴费窗口搬进参保群众手机，避免就医缴费来回跑耗时又费力，真正实现了让“信息多跑路、群众少跑腿”。

【主要做法】 强引领，打通医保信息化网络“微循环” 一是将医保信息化工作作为“头雁”工程，成立以党组书记、局长为组长的领导小组。二是将医保移动支付应用推广纳入2023年度肇庆市医疗保障局学习贯彻习近平新时代中国特色社会主义思想主题教育“为民办实事清单”，把推进医保移动支付应用作为重要的民生实事进行推动。三是于2023年1月制定出台《肇庆市医保移动支付试点上线计划》，将整个建设周期合理划分为5个阶段，倒排工期、挂图作战，确保整体工程全力推进。四是于2023年2月印发《关于全力做好医保信息平台深化应用相关工作的通知》，明确项目建设进度要求、实施细则，厘清医保部门、定点医疗机构、合作金融机构以及第三方支付渠道的任务分工，确保重点工作有序推进。

抓部署，联通医保信息化应用“智能网” 一是以国家医疗保障局信息化标准化授课培训为契机，借鉴外省先进经验，结合本地实际情况，由分管领导带队，在2023年1月组织前往先进地市进行实地调研，了解上线过程中的难点问题，汲取经验，确保惠民政策平稳落地。二是选定肇庆市第一人民医院、肇庆市高要区人民医院为试点，以先行示范标准打造医保移动支付“肇庆速度”，在全省率先推动两家试点医疗机构正式上线国标版医保移动支付功能。三是全面铺开试点经验，2023年5月印发《关于加快推进肇庆市医保移动支付上线工作的通知》，明确试点医院以及计划上线医保移动支付功能的定点医疗机构近期重点工作和时间节点，有序推进医保移动支付上线工作。

重服务，畅通医保信息化合作“主动脉” 一是强化培训和指导，及时向有关医疗机构下发移动支付接入指南，提供医疗机构接口规范技术标准，明确医保移动支付接入流程，指导、督促医疗机构推进医保移动支付业务改造和联调联试工作。2023年共组织相关医疗机构开展医保移动支付相关业务和政策培训6次。通过开展相关业务培训，让定点医疗机构清晰了解第三方支付申请接入流程，掌握医院信息系统与第三方支付平台对接技术，加速医保移动支付迅速落地应用。二是加大宣传力度，让更多群众了解医保移动支付的优势和使用方法。线上线下宣传双管齐下：线上通过融媒体、微信公众号开展移动支付方式和宣传指引；线下积极发挥驻镇帮镇扶村工作队、邻里先锋工作队党员先锋模范作用，采取“进乡村、进社区、进医院、进企业”等方式着力扩大宣传覆盖面，不断提高群众知晓率。2023年共开展宣传活动17次，发放宣传手册12000余份。

【主要成效】 上线医保移动服务定点医疗机构覆盖面持续扩大 截至2023年底，共推动肇庆市第一人民医院、肇庆市高要区人民医院、肇庆市第二人民医院等8家定点医疗机构上线国标版本的医保移动支付功能，其中三级定点医疗机构6家，二级定点医疗机构2家。

医保移动支付应用走在全省前列　2023年，肇庆市参保人通过医保移动支付累计结算14.89万人次，医疗费用总额1268.01万元，其中医保统筹报销379.96万元，个人账户支出780.35万元。截至2023年底，全市8家定点医疗机构医保移动支付线上累计结算157980笔，在全省累计移动支付结算笔数排名第二。

参保人就医支付体验得到提升　肇庆市参保群众就诊后可随时随地通过手机完成医保移动支付，支付时自动计算医保报销金额，切实解决排队时间长、缴费报销复杂等问题，有效实现“零排队，秒支付”，就医过程更快捷、更省时，切实提高了群众获得感、幸福感、安全感。

医疗机构管理和服务水平得到提高　与传统的支付方式相比，医保移动支付为医院提供了更好的数据管理手段，同时也在极大程度上缓解了医院缴费窗口的压力，最大限度减少了参保人排队等候时间，提高参保人对医院服务的满意度。

案例八：潮州市打造“主动救助”模式

2023年，潮州市医疗保障局聚焦困难群众医疗保障，持续完善医疗救助制度，在强化信息共享、畅通参保渠道、动态监测救助、优化经办服务等方面多向发力，打造“主动救助”新模式，不断提升医疗救助保障水平。

【主要做法】　强化信息共享发挥多部门集聚合力　以信息互通代替群众跑腿，以部门协调杜绝办事推诿，破解医疗救助对象名单“滞后难题”。在原有共享机制的基础上，2023年初，印发《关于切实做好困难群众医疗保障有关工作的通知》，进一步压实各部门数据共享责任，推进民政、乡村振兴部门和残联组织对新增、减员、退出、死亡的人员，实行名单“每月一共享、变动即共享”。对各部门推送的人员数据信息，要求各级医保部门要主动开展筛查、比对、反馈和核实修正工作，梳理形成医疗救助对象在册名单，同时在国家医保信息平台上做好各类人员特殊身份标识，并实行动态登记管理，确保各类人员医保待遇及时、精准享受。

畅通参保渠道　用好政府资助参保政策，发挥家庭医生帮扶作用，切实加强医疗救助基础性、兜底性保障，确保医疗救助对象“应保尽保”。对各类医疗救助对象参加城乡居民基本医疗保险的个人缴费部分，直接由医保部门根据在册名单给予全额资助；对列入后自行参保的人员，按城乡居民基本医疗保险个人缴费标准发放参保补贴，实现医疗救助对象“免申即享”政府资助参保；对年度中途新增或因其他原因未能参加城乡居民基本医疗保险的医疗救助对象，畅通中途参保“绿色通道”，允许不受集中缴费期限制，自参保登记身份识别之日起享受城乡居民基本医疗保险待遇。发挥家庭医生帮扶作用，2023年为医疗救助对象支付家庭医生签约服务费287.69万元，将医保政策宣传、协助办理医保申请手续等医保服务列入签约服务内容，借助家庭医生专业力量为医疗救助对象提供专业服务。

动态监测救助　完善主动监测救助机制，探索建立大额医疗费用预警帮扶机制，最大程度减轻医疗救助对象医疗费用负担。依托国家医保信息平台，定期提取各类医疗救助对象的医疗费用相关数据，通过手工校核的方式对因医疗救助对象认定、医保信息系统医疗救助待遇设置等原因造成漏救助的，主动将救助款划拨至医疗救助对象的银行账户，减少医疗救助对象“多地跑”“往返跑”负担。2023年3月，市医疗保障局会同民政、教育等部门印发《关于建立潮州市困难群众家庭基本信息共享核查机制的通知》，建立大额医疗费用预警和帮扶机制，根据民政部门每季度共享的人员名单，依托国家医保信息平台对其患病情况、医疗费用报销和自付等情况进行监测，对经基本医保、大病保险、医疗救助三重综合保障后个人负担仍过重的人员实行分级预警，及时将具体情况反馈给民政部门进行核实研判。

优化经办服务　全面提升异地就医直接结算管理，大力推进“互联网+医保”服务，持续优化经办服务流程，让医疗救助对象办事不再费劲。潮州市持续推动医疗救助“一站式”结算，近年来异地就医直接结算率不断提高，全市所有定点医疗机构100%开通异地就医直接结算服务，截至2023年底已实现与全国28.21万家医院跨省门诊或住院医疗费用“直接结”。2023年5月，印发《潮州市医疗保障经办服务下沉试点工作方案》，打造“市—县—镇—村”四级医保经办服务网络，在全市选取8个试点单位，开设服务专窗，下放21项镇、村通办服务事项，医疗救助对象在家门口即可轻松办好医保业务。试点以来，接受咨询2200余人次，办理业务1800余件。借助大数据深入分析全市参保人医保服务事项办事习惯，2023年共实现58项高频服务事项上线“粤医保”小程序，多项经办服务事项上线国家医保服务平台App和“粤省事”微信小程序，同时打造24个医保经办常用服务事项“葵花宝码”，医疗救助对象只需“扫一扫”即可直达对应事项办理界面，实现高频事项“掌上办”。

【主要成效】 实现医疗救助对象“应保尽保” 通过“部门协同办”实现医疗救助对象零申请、零跑动。2023年全市共资助58829名医疗救助对象参加2023年度城乡居民基本医疗保险，资助金额2059.02万元。

实现医疗救助对象“应助尽助” 全市医疗救助保障水平不断提升，医疗救助对象费用负担明显减轻。2023年各类医疗救助对象看病就医（含门特、住院）“一站式”结算15.26万人次，总医疗费用29158.59万元，基本医保、大病保险、医疗救助基金累计支出26370.51万元；主动救助1654人次，发放救助金额177.17万元。

案例九：惠州市打造医保便民服务站推进经办服务城乡一体化

2023年，惠州市医疗保障局紧扣强县联镇带村发展思路打造医保便民服务站，以点带面探索推进医保经办服务城乡一体化格局，切实打通基层群众办事“最后一公里”，实现医疗保障同乡村振兴有效衔接。

【主要做法】 推进四级服务“一体化” 2023年6月，惠州市医疗保障局按照“统筹规划、试点先行、动态调整”原则，依托镇（街道）、村（社区）党群服务中心升级打造医保便民服务站，一体推进市县镇村四级医保经办服务体系建设。注重通盘布局选点，优先选择工业聚集社区或地处偏远乡村进行试点建设，更好服务流动人口、村居老弱病残等医保需求集中人群。选取市医疗保障局挂钩村——地处偏远山区的惠东县白盆珠镇新丰村党群服务中心作为首个试点进行建设，统筹指导各县（区）结合实际选取镇（街道）、村（社区）开展建设。坚持实地督导推进，组建工作组分赴各服务站指导工作，定期印发服务站建设工作简报，8月组织全市系统在博罗县横河镇下河村党群服务中心召开现场观摩会，进一步推动医保便民服务站建设工作。

打造智慧服务“新站点” 结合大兴调查研究之风，摸清基层群众在医保办事方面的所需所求，让医保服务资源“沉下去”、基层群众满意度“升上来”。配置医保专网及下放医保高频服务事项权限，新放开“意外伤害调查核实”到镇级受理，实现医保服务“就近办”。配备“湾区通办”“粤智助”等自助服务终端机器，积极推动医保服务事项上线自助服务终端，设立引导员指导群众线上办事，实现医保服务家门口“自助办”。根据老年人、残障人士等特殊服务对象业务办理需求，推行党群服务中心窗口医保审批事项帮办代办模式，改进适老化、人性化医保服务。

画好便民服务“同心圆” 以党建赋能拓展医保便民服务站内涵外延，深入践行“四下基层”，打造“党建+医保”服务体系。集合驻镇帮镇扶村工作队（驻村第一书记）、县（区）医保经办、镇（街道）/村（社区）党群服务中心、基层卫生站各方力量推动建设，凝聚共识、汇聚合力。党员志愿服务队定期“报到”，结合部门职责和村（社区）所需开展志愿服务活动；通过党员干部驻点服务指导、带班培训、政策宣传等方式，建立服务基层长效机制。将医保便民服务站作为调查研究的“前哨站”，深入基层一线了解群众就医需求和医保需求，共同解决经办服务的堵点难点痛点，实现党建与业务融合互促。

【主要成效】 拓宽医保服务新广度　2023年7月至12月，全市建成覆盖7个县（区）共20个镇（街道）、村（社区）医保便民服务站，实现医保服务有“专区”、受理办理有“专窗”、引导办事有“专员”，累计办理业务36000多件，接受群众咨询超19000人。以四镇街、十三村、三社区的党群服务中心为辐射点，不断延伸基层医保经办服务范围，为下一步实现“医保服务村村通”打下良好基础，助力提升县域综合承载能力。

激发医保服务加速度　2023年，全省统一的39项医保服务事项中，惠州下放基层经办权限事项18项，居民参保登记和变更、门诊选点登记等高频服务事项全部在基层党群服务中心窗口可办。“湾区通办”“粤智助”上线医保服务事项分别增至8项、9项。通过代收参保人资料、区域间邮寄等方式，实现个人账户金额一次性支取、门诊住院费用报销、产前检查费支付、生育医疗费支付、生育津贴支付、医疗救助对象手工报销等事项“跨区域受理”“全市通办”。

推动医保服务升温度　2023年，惠州市下沉党员200多人次开展医保政策宣传30多场次，制作医保服务事项清单、线上办事指引、医疗救助指引等宣传展板、折页，将医保政策解读和就医指引送上门，受到群众欢迎。党员干部牵头组织轮训，提高基层医保经办服务能力，确保下放事项顺畅承接。各级医保部门赴医保便民服务站开展实地调研25场次，注重调研成果转化，推进服务站标准化建设，统一党员示范岗、经办服务窗口、医保宣传标识，亮明经办事项清单，融合党建宣传和医保政策宣传，配备医保便民服务记事本、应急药箱、老花镜、雨伞、手机充电器等，让医保服务可视可感。

案例十：茂名市实现“三个转变”提升经办服务效能

2023年，茂名市聚焦队伍能力提升、便民服务优化、从严监督管理，通过实现“三个转变”，大力推动茂名市医疗保障经办管理服务高质量发展。

【主要做法】 强化制度建设　2023年5月，制定全市统一的参保、待遇享受、退出等全业务、全环节、全流程的《茂名市医疗保障业务经办规程》《茂名市医疗保障经办机构基金财务工作规范》，最大限度限定经办业务自由裁量权。2023年5月出台《茂名市医疗保障经办机构风险防控手册》，在省内控风险清单的基础上全面梳理整合了59项风险业务，形成业务流程的闭环监测控制。

强化能力建设　2023年先后组织8次大型综合培训、80余次部分政策业务培训，邀请医保领域专家和相关业务骨干授课，做到“政策一口清”“服务明白办”。积极投入练兵比武，借全省医保经办练兵比武启动活动的东风，建题库、搭平台，个人自学，线上竞赛，每周笔试，以训代练、以练促提。2023年12月举办全市医保经办练兵比武决赛，并组建队伍积极备战省赛，锻炼提升茂名市经办系统人员综合素质和服务能力。

强化内控管理　落实全面检查，2023年以“全业务、全流程、全区域”为准则开展内控检查，对参保、审核、财务、信息等全部业务全部环节流程全市覆盖。精细分级管理，对59项业务风险点按高、中、低进行分级，实行精细化管理。引智借力第三方机构审查，开展内部审计，严格落实整改，有效规避风险的发生。引导社会监督，聘任社会义务监督员，对两定机构的违法违规行为及经办机构政风行风进行监督。强化基金财务管理，保障基金及时足额准确支付，加强基金运行研判，每月、每季度书面报告基金运行分析情况。

【主要成效】 实现从“被动落实”向“主动创新”转变　一是在社区开展“医保健康驿站服务”，提供查询及异地就医备案等基本业务，同步解决社区居民医保查询办事及基本就医问诊需求。二是在定点医疗机构开展“出院床边结算服务”，让患者办理出院少跑腿。严格落实医保事项下沉，其中15项业务已下沉镇（街）办理，14项业务已下沉村（居）办理，引导群众合理分流办理业务。

实现从“人工服务”向“信息跑路”转变　茂名市持续布点医保自助服务机至全市各级经办机构

及镇(街)服务大厅。截至2023年底,16项服务可通过医保自助机现场办理。通过国家医保平台、省政务服务网、“粤省事”小程序、“粤医保”小程序等渠道开展医保线上全方位服务,同时加强经办窗口、医保服务点群众办事指引,大幅提升基层医保服务便捷化水平。2023年全市网上及自助机受理医保经办业务26.78万件,超过全市业务总量的30%,让群众体验到就近办、自助办、随心办的便利。

实现从“坐等业务”向“上门服务”转变　开展三个“上门服务”,主动前往参保单位提供参保缴费、个人账户使用、门诊选点等现场指引办理服务;主动前往“两定”机构提供服务指引;主动深入镇街(村居)设立服务点,为群众提供参保信息查询、异地就医备案、门诊选点等高频医保经办服务。2023年提供现场服务1200多场次,基本实现了参保单位、定点机构、主要镇街(村居)全覆盖。同时以三个“主动宣传”扭转群众咨询投诉多的被动局面:主动举办现场宣传讲座,全年全市设点摆摊宣传27场次;主动借力12345平台定期组织接线人员针对医保热点问题进行专场培训;主动通过电视台、电台、报社、公交广告及微信公众号等媒体平台发送宣传稿件及推文等300多篇,提升了医保政策的知晓率。

广西壮族自治区

工作综述

2023年，广西医疗保障系统坚持把人民群众看病就医“方便不方便、满意不满意、贵不贵”作为评判医保工作成效的重要标准，重实效、强实干、抓落实，全区基本医疗保险参保人数达5161.93万人，参保率保持在97%以上；基本医疗保险（含生育保险）统筹基金总收入743.91亿元，统筹基金总支出652.57亿元，统筹基金累计结存809.33亿元，基金运行安全平稳，待遇水平稳步提升，基本实现全民享有基本医疗保障的目标。

【落实“乙类乙管”转段政策】 实施新冠患者门诊治疗专项保障、住院治疗“医保报销+财政补助”、15个广西本土企业药品临时纳入医保支付“三大”优化政策，强化落地督导，创新解决新冠患者识别难、新冠治疗费用界定难、新冠治疗费用结算流程不清“三大难题”，并开通“无医保卡结算”服务，解决群众跑腿问题。

【助力乡村全面振兴】 扎实做好参保扩面工作 2023年5—6月，开展医保参保扩面缴费攻坚行动，建立四级扩面征缴责任体系，联合税务、财政等多部门协同发力，发动基层“党建+网格”优势，开展动员宣传，实现新增参保109.93万人，政府代缴困难群众参保资金足额到账率达100%。自治区医疗保障局主动协调自治区财政、发改等部门，研究完善参保补助政策。2023年8月底，经自治区人民政府同意，《广西壮族自治区医疗保障局 广西壮族自治区财政厅 广西壮族自治区发展和改革委员会关于完善全区距陆地边境线0—20公里范围城乡居民参加城乡居民基本医疗保险个人缴费补助政策的通知》正式出台，明确边境0—20公里城乡居民均享受同等的全额资助参保政策，不再区分城镇户籍和农村户籍，实现边民人人享有基本医保等待遇保障。

扎实巩固医保脱贫攻坚成果 2023年，广西持续巩固医保脱贫攻坚成果，面向全区44个乡村振兴重点帮扶县倾斜中央和自治区财政医疗救助补助资金达8423万元。通过落实参保资助政策和实施参保数据部门比对核查、参保率定期通报、未参保人员精准动态追踪“三项机制”，确保脱贫人口590.17万人和监测对象52.77万人100%参保。对监测对象和脱贫人口实施起付线降低50%、报销比例分别提高10个百分点和5个百分点、取消封顶线的大病保险倾斜政策，累计减轻群众负担1.37亿元。落实高额医疗费用预警监测和综合帮扶措施，累计向乡村振兴等部门推送高额医疗费用预警数据60.87万条，获依申请医疗救助1.23万人，累计支付医疗救助资金8669.91万元。

【“三医”协同发展和治理】 增强医保支付改革力度 完善以DRG付费为主的“1+3”支付体系，实行18个中医病种付费，为中医药传承创新发展提供强有力的医保支撑。推进紧密型县域医疗卫生共同体医保支付方式改革，促进优质医疗资源扩容和区域均衡布局。支持国家区域医疗中心建设，将医保支付改革等5项医保事项下放属地管理。

优化医保目录管理 落实2023版国家医保药品目录，将126个新增药品按规定纳入医保支付范围，动态调整门诊特殊慢性病、单列统筹支付药品目录，同步更新“双通道”药品名单。开展自治区内医疗机构制剂纳入医保谈判，将符合条件的209家医疗机构制剂纳入医保支付范围，平均降价5.95%，助力广西民族医药产业发展。加快贯通创新药进入医院“最后一公里”，大大提高了群众用药可及性，2023年谈判药落地惠及421.56万人次，总费用28.24亿元，医保报销费用17.86

亿元。

深化医疗服务价格改革与管理　有序推进医疗服务价格改革，结合集采耗材降价腾出空间，调整45项人工关节置换手术项目医疗服务价格，平均提价34.5%；动态调整181项医疗服务项目价格，调价总量约6.3亿元；安排68项新增医疗服务项目进入临床使用，保障群众获得高质量、有效率、能负担的医疗技术服务。狠抓口腔种植医疗服务收费和耗材价格专项治理落地，单颗常规种植牙费用从1万～1.5万元降至5500元左右，平均降幅超50%；规范整合辅助生殖医疗服务项目并制定价格。

加大药品耗材价格治理力度　着力治理挂网药品价格乱象，统一规范价格数据，纠治少数企业药品的不合理高价问题；实现了药品和耗材阳光采购"一网通办、信息共享、全国联通"，全区药品、耗材网采率分别达90.36%、83.73%。

助力提升医药产业竞争力　建立完善医药企业政策咨询公开接待日制度。全年共开展8次集体公开接待，共接待400家企业的代表、解答问题740个，助力打造亲清政商环境，增强医药产业竞争力。

【完善生育保险政策措施】　首次统一全区生育保险政策　制定《广西壮族自治区职工生育保险暂行办法》，主要实施三项措施。"减"即修改生育医疗费用支付范围，取消部分享受生育保险待遇的限制性条件。"增"即调增生育医疗费用待遇标准和新增职工门诊产前检查待遇项目纳入生育保险保障范围。"延长"即延长生育津贴支付期限。在全面落实国家法定98天产假期间生育津贴待遇基础上，延长30～60天，减轻有生育意愿家庭的经济负担和解除女职工的就业担忧。

新增辅助生殖和分娩镇痛两项技术纳入医保支付　辅助生殖技术实现医保报销"零突破"。广西积极争取开展试点，把"辅助生殖技术纳入医保报销"列入2023年为民办实事目标任务，将涉及人群广、诊疗必需、医疗服务成熟的试管婴儿"胚胎移植"等9项治疗性辅助生殖项目纳入医保报销。联合自治区卫生健康委、中医药局规范医疗机构开展分娩镇痛的医疗服务操作和管理，以及医疗服务价格项目和收费标准，适当调整分娩镇痛病例DRG组权重，鼓励产科开展分娩镇痛技术服务，保障临床获得劳务补偿，群众能充分享受到待遇，减轻分娩疼痛。

实施"三免"措施优化生育保险经办服务　生育费用支付"免申即享"，群众报销零等待，报销办理时限从15个工作日减至即时办结。生育津贴支付"免申即办"，医保部门梳理再造经办流程，协调卫生健康部门共享生育登记信息和出生医学证明信息数据，实现生育津贴的"无感"发放，女职工产后津贴发放从传统办理模式平均3个月后申报业务提速至最短6天办结。生育保险事项"免跑腿，网上办"，全面开通网上服务大厅、广西医保微信公众号等4种网办渠道，实现事项申报、待遇给付等"全程网办"，为跨省异地生育人员提供"24小时不打烊"线上医保政务服务。

【建立全区职工医保门诊统筹制度】　在2022年先建立普通门诊统筹制度的基础上，2023年起再减计个人账户划入金额，并将符合条件的定点零售药店纳入门诊统筹服务范围，为参保人员门诊就医购药提供更多选择和便捷服务，职工医保门诊统筹基金为945多万人次支付超10亿元。

【稳妥推进长期护理保险制度试点】　2023年，广西新增设立"长期护理保险"专项职业能力考核科目，编制建立地方标准，将长期护理保险工作形成标准化成果。截至2023年底，覆盖215.09万名自治区本级和试点地区参保职工，1.68万个失能人员家庭获益，年人均减负超过2万元。

【加大药品和耗材集中采购力度】　2023年共开展9批次药品集采和17批次医用耗材集采，广西累计已开展包括抗肿瘤、高血压、糖尿病等508种集采药品和冠脉支架、人工关节、骨科脊柱、口腔种植体等52类集采医用耗材，全年减少群众就医负担超130亿元。

【强化基金监管高压态势】　推进基金使用常

态化监管　持续加大飞行检查、专项整治、日常监管等工作力度，联合检察、公安、财政、卫生健康等部门开展打击欺诈骗保专项整治行动，持续巩固高压态势。全年共检查定点医药机构18201家，查处9294家，累计追回医保基金5.05亿元，定点医药机构自查自纠退回医保基金0.4亿元。百色市创新滇黔桂三省周边地区跨省异地医疗保障基金监管"联审互查"工作机制。

扎实推进智能化监管　强化科技赋能，大力推进智能监控，实现智能监控在全区所有统筹区、县（市、区）和3562家定点医疗机构应用全覆盖。通过事前提醒和事中预警，累计事前提醒疑似违规金额1.14亿元。加强药品、医用耗材进销存数据实时管理，全区1295家定点医药机构接入医保进销存监管系统。

健全完善强化部门协同机制　定期召开自治区医疗保障基金监管工作联席会议制度会议，会同自治区人民检察院、公安厅、财政厅、卫生健康委等部门，聚焦重点领域、重点行为，深入开展打击欺诈骗保专项整治行动。积极配合公安部门，通过国家医疗保障信息平台进行大数据筛查以及疑点数据核查。2023年，全区公安机关共立医保领域欺诈骗保案件10起，破案10起，涉案总金额340万余元，抓获犯罪嫌疑人59人，打掉犯罪团伙4个，整治医疗机构4家。

完善社会监督和法治保障机制　开展医保基金监管集中宣传月活动，畅通举报投诉渠道，建立3.3万个"网格化"基金监管点，将打击欺诈骗保奖励金额上限提升至20万元。出台《广西壮族自治区医疗保障基金使用监督管理行政处罚裁量基准（试行）》，全年行政处罚64例，处罚金额632万元。优化出台《广西违法违规使用医疗保障基金举报奖励办法实施细则》，根据群众举报线索处理违规定点医药机构及个人59家（人）次，追回医保资金391.93万元。协同推进医药领域腐败问题集中整治，结合以案促改工作，通过推动一体纠治医药领域不正之风与惩治腐败问题、开展全区药品和医用耗材网采率专项治理等举措，持续加大全区医保范畴医药领域腐败问题的集中整治力度，共开展集体谈话2次，谈话97人次，个别谈话12人。

【医保惠民便民暖民服务升级】　增强医保服务可及性　实施医保经办服务能力提升"十百千万工程"，下沉高频事项到乡镇（街道）便民服务中心办理。截至2023年12月底，全区100%的乡镇（街道）医保业务可办理率在50%以上（即至少能办理21项）；99.91%的村（社区）可办理率在30%以上（即至少能办理13项）；90%以上乡村服务站点窗口服务设备配备率已达标。实施医疗保障公共服务标准化行动，将《参保登记服务规范》等26项标准下发各级经办机构贯标执行，逐步形成全区医保经办公共服务事项标准化服务体系。

实施医保便民利民微改革　实施以区内异地就医"免备案"为核心的"五免五减"医保为民微改革，通过优化政策机制、打通数据壁垒、简化办事流程，实现减负担、减环节、减流程、减时限、减材料"五减"目标，被列为广西"为民解忧办实事"九项工作之一。截至2023年12月底，全区"免备案"直接结算共计52.26万人次，医保统筹支付42.94亿元。

优化升级医保经办服务　全区1830个银行营业网点、3571家农村普惠金融综合服务点、6332台自助一体机、693家医疗机构医保服务站可办理16项高频服务事项。将村卫生室纳入医保定点，累计3953.24万人次在村卫生室就医享受医保报销。全区跨省联网定点医药机构数量增至1.66万家，开通门诊慢特病跨省直接结算定点医疗机构1892家。参保人员参保信息查询等43项医保经办政务服务事项实现"全程网办"。

推动一批便民服务措施落地落实　南宁市、钦州市、百色市率先试点门诊特殊慢性病待遇资格认定"快捷办"微改革，2.6万人享受"即办即享"服务。梧州市、贵港市、贺州市率先推行生育津贴支付"免申即办"，发放生育津贴6201.2万元；北海市、玉林市、来宾市率先实施医疗费用手工报销线上办理，通过电子票据应用破解线上受理、审核难点，实现医疗费用零星报销"一网通办"。

稳步推进医保规范化信息化建设 在全区14个市和自治区本级开展经办系统练兵比武大赛。积极推进“两结合三赋能”工作，经办服务需求最快实现“1秒响应”。全区医保码激活人数超过2430万人，162家医院、1014家药店接入医保电子处方，53家定点医疗机构启用医保移动支付。

重要活动

1. **新冠病毒感染实施“乙类乙管”后医疗保障工作布置会召开**。1月9日，自治区医疗保障局联合自治区财政厅、卫生健康委以视频形式在全区范围内召开新冠病毒感染实施“乙类乙管”后医疗保障工作布置会，部署落实“乙类乙管”后新型冠状病毒感染患者治疗费用医疗保障工作。

2. **自治区医疗保障基金监管事务中心挂牌成立**。1月19日上午，广西壮族自治区医疗保障基金监管事务中心举行挂牌仪式，自治区医疗保障局主要负责同志出席揭牌仪式并致辞。

3. **2023年全区医疗保障工作会议召开**。2月8日，以自治区人民政府名义在南宁召开全区医疗保障工作会议，自治区政府有关负责同志出席会议并讲话，对2023年及今后一个时期的医保工作提出了明确要求。

4. **广西医保基金监管集中宣传月活动启动仪式举办**。4月11日，在百色市举行以“安全规范使用基金　守好人民看病钱”为主题的广西医保基金监管集中宣传月活动启动仪式。活动由自治区医疗保障局和百色市人民政府联合主办，宣传医保基金监管法律法规与政策措施和打击欺诈骗保工作成果。

5. **学习贯彻习近平新时代中国特色社会主义思想主题教育工作会议召开**。4月20日，自治区医疗保障局召开学习贯彻习近平新时代中国特色社会主义思想主题教育工作会议，贯彻落实中央和自治区主题教育工作会议部署要求，对局机关和直属单位开展主题教育工作进行动员部署。

6. **自治区医疗保障基金监管工作联席会议制度联络员会议召开**。5月11日，自治区医疗保障局以自治区医疗保障基金监管工作联席会议办公室名义召集自治区发展改革委、公安厅、民政厅等12个部门，组织召开自治区医疗保障基金监管工作联席会议制度联络员会议，研究部署下一步医保基金监管重点工作任务。

7. **全区深化医药卫生体制改革，促进医保、医疗、医药协同发展和治理专题研讨班举办**。5月28日至6月3日，全区深化医药卫生体制改革，促进医保、医疗、医药协同发展和治理专题研讨班在重庆大学举办，局领导班子、各处室（中心）主要负责人参加。重点学习了习近平总书记关于医疗卫生事业发展的重要论述，围绕全民医保“十四五”规划、深化医疗卫生体制改革、医保高质量发展、医保付费方式改革、“三医联动”等方面开展专题学习。

8. **2023年全区基本医疗保险参保扩面缴费工作专题会召开**。6月12日，自治区政府办公厅组织召开2023年全区基本医疗保险参保扩面缴费工作专题会，要求各级各有关部门要加强政策研究和资金统筹，抓住窗口期加大宣传引导，精准有效推动参保扩面增效，确保如期完成国家下达目标任务。

9. **全区提高药品和医用耗材网采率工作会议召开**。6月14日，全区提高药品和医用耗材网采率工作会议在南宁召开。会议通报全区公立医疗机构网上采购药品和医用耗材情况，要求各地立即自查核查医疗机构网采情况，采取有力措施尽快提高广西药品、医用耗材网采率。

10. **部署落实医疗服务价格调整政策视频会议召开**。8月11日，联合自治区卫生健康委员会、中医药局召开部署落实医疗服务价格调整政策视频会议，做好医疗服务价格调整政策落地的后续工作。

11. **自治区医保经办系统练兵比武活动启动仪式暨南宁市练兵比武大赛举办**。8月11日，举办自治区医保经办系统练兵比武活动启动仪式暨南宁市练兵比武大赛。以岗位练兵优服务，以业务比武强规范，推进医保经办管理服务规范建设。

12. **自治区医疗保障局联合多部门开展“双随机、一公开”执法检查。**10月15日至21日，自治区医疗保障局联合自治区市场监督管理局、卫生健康委员会开展2023年部门联合“双随机、一公开”执法检查，对南宁市第五人民医院、横州市中医医院进行现场检查。

13. **2023年广西病案信息（医保DRG付费）编写职业技能竞赛决赛举办。**10月24日，由自治区医疗保障局、人力资源和社会保障厅、卫生健康委员会、中医药管理局联合举办的2023年广西病案信息（医保DRG付费）编写职业技能竞赛决赛在南宁顺利闭幕。

典型案例

案例一：广西推进“五免五减”医保为民微改革

2023年，广西针对群众在办理医保关系转移接续、生育保险待遇支付等事项中反映的突出问题，对办事流程进行全面梳理，研究推行区内异地就医“免备案”减负担、医保服务事项办理“免填单”减环节、医保关系转移接续“免申请”减流程、生育津贴支付“免申即办”减材料、生育医疗费用报销“免申即享”减时限的“五免五减”医保为民微改革，切实解决群众急难愁盼问题，提升群众办事体验感和获得感。

【自治区内异地就医“免备案”】 开展综合评估　针对部分统筹地区担心实施异地就医“免备案”后异地就医不可控、外出就医人数增加、对分级诊疗和基层医疗机构产生影响、医保基金支出压力增大等情况，深入广西部分市、县、乡（镇）开展专题调研、综合评估、强化指导，确保政策调整后各统筹地区基金可承受能力在安全范围，风险总体可控。

出台相关政策　自治区医疗保障局印发《关于优化基本医疗保险异地就医管理服务的通知》，自2023年7月1日起，实施自治区内异地就医购药“免备案”管理服务，参保人员可自主选择自治区内所有定点医药机构就医购药，相关医疗费用可在就医地直接结算，享受参保地就医购药报销待遇，不降低报销比例，实现参保人员自治区内“无感就医”。在提升参保群众享受优质医疗资源便捷度的同时，也有利于人才引进、就业、旅游、康养等人员流动，助力广西经济社会高质量发展。

实施基金监测　建立双周调度机制，及时掌握不同时间、区域、医疗机构及个体异常就医情况，维护基金安全。自2023年7月实施至12月底，自治区内异地就医医保结算677.10万人次，医保基金支出47.72亿元，减轻参保群众区内异地就医负担，提升参保群众享受优质医疗服务便捷度。

【自治区内医保关系转移接续“免申请”】 改造“参保转移一件事”服务办理流程，办理时限由10个工作日提速到3个工作日，实现人员参保与自治区内医保关系转移接续一并办理，区内医保关系转移接续“免申请”。截至2023年12月底，共办理基本医疗保险转移申请80109件，涉及费用1.23亿元；办结基本医疗保险转移申请73620件，涉及费用1.2亿元。

【医保服务事项办理“免填单”】 对能够采用数据共享方式实现的数据、表单信息实行免填写的方式，简化手续，减少办理业务的等待时间，提升群众对医保服务的认同感、获得感。实现在职转退休申报、职工参保信息变更登记等15项医保服务事项“免填单”。

【生育津贴支付“免申即办”】 减去申报环节，免提交办理材料，对符合政策规定的情形直接向参保职工所在单位发放生育津贴，实现生育津贴支付“免申即办”。截至2023年底，已成功办理6635人次，支付生育津贴共计1.12亿元。

【生育医疗费用报销“免申即享”】 压缩费用报销流程，参保女职工就医结算享受生育相关医疗费用即时报销。截至2023年底，广西参保女职工62.76万人次享受生育费用支付“免申即享”服务，免垫付5.32亿元。其中，异地生育医疗费用

“免申即享”已办理3.03万人次，医保报销金额2509.13万元，办理时限从15个工作日减至即时办结。

案例二：南宁市推行重大疾病门诊特殊慢性病待遇资格认定“快捷办”

2023年，在探索实施“恶性肿瘤门诊治疗”门诊特殊慢性病待遇资格定点医疗机构自主认定试点工作基础上，南宁市主动申请并获批为广西壮族自治区重大疾病门诊特殊慢性病待遇资格认定“快捷办”微改革试点城市，通过创新重大疾病门诊特殊慢性病待遇资格认定审批模式，精简优化医保经办审核环节，破解参保人员待遇等待期长等难题。

【聚焦业务痛点，探索改革新路径】 南宁市聚焦门诊特殊慢性病待遇资格认定审批流程烦琐、办结时限较长等“痛点”“堵点”，在简化流程上出实招，在提升效率上下功夫。南宁市经过深入调研，探索委托部分定点医疗机构率先开展基本医疗保险部分门诊特殊慢性病待遇资格自主认定工作。通过对南宁市门诊特殊慢性病待遇认定业务进行数据分析，选取申请人数较多、医疗费用负担较重的典型病种“恶性肿瘤门诊治疗”作为试点病种，在广西壮族自治区人民医院等4家医院正式启动实施门诊特殊慢性病待遇资格定点医疗机构自主认定试点工作。指定的定点医疗机构可对申请“恶性肿瘤门诊治疗”门慢待遇资格的参保人员开展自主认定、院内评审，经认定符合待遇保障条件的参保人员，可即时享受门诊特殊慢性病待遇。

【厘清工作流程，打造便民新窗口】 南宁市以数据测算为基础，以经办流程为优化点，汇总分析全市认定业务办理数据，梳理基层经办机构经办流程，在多方调研的基础上，制订《南宁市重大疾病门诊特殊慢性病待遇资格认定“快捷办”工作方案》。通过对医保信息系统功能模块进行调整，依托信息化平台实现数据、材料流转，并通过医保信息平台将重大疾病门诊特殊慢性病待遇资格认定工作下放至定点医疗机构，明确“快捷办”申报、审批流程，明确管理要求，努力将便民服务触角向定点医疗机构延伸，推动认定流程便捷化，实现经办服务的提质增效。

【推广试点经验，拓展办理新渠道】 南宁市系统总结试点经验，形成科学合理、规范有序、便捷高效的重大疾病门诊特殊慢性病待遇资格认定模式。定期对全市门诊特殊慢性病待遇资格认定业务办理数据进行监测评估、申报材料抽查，围绕扩机构、扩病种、扩区域，拓宽便民服务半径的目标，选取通过率较高的病种及申办材料齐全的定点医疗机构，逐步扩大“快捷办”试点病种及试点医疗机构范围，将认定工作进一步拓展至县域范围。截至2023年底，南宁市已将试点病种由1种扩大至8种，试点医疗机构由4家扩展至18家，覆盖南宁市本级、武鸣区和横州市等县域范围，充分发挥基层医疗机构的便民服务作用，提升医保经办服务的可及性和便捷度，实现试点模式可复制、试点流程可推广。

案例三：梧州市生育保险待遇“高效智办”覆盖全市

2023年，梧州市医保部门针对参保职工报销生育医疗费先垫付，申领生育津贴线下办、周期长等问题，以信息化建设为抓手，通过强化组织谋划、强化信息化建设、强化培训指导、强化流程控制、强化宣教沟通“五强”措施，实现全市生育医疗费用医院直接结算报销及生育津贴“免申即办”。

【主要做法】 强化组织谋划　迅速成立改革工作专班，负责统筹协调相关部门科室，规划安排试点各项工作。充分开展前期调查研究，制订思路清晰、贴合实际、可操作性强的工作方案。按积极稳妥、分批推进的方针，经过周密联调测试，梧州市于2023年4月1日实现生育医疗费用直接医保结算，6月1日起实施生育津贴“免申即办”。先在市辖区6家三级定点医疗机构进行试点，在取得成效后再把试点经验复制推广到全市各开展生育住院医疗服务的定点医院。

强化信息化建设　根据梧州市生育保险政策特点和个性化需要，以问题为导向，抓实信息系统改造和联调测试。如备案信息发送的间隔时间、单位网厅账号填报修改功能测试等，积极与自治区医保中心和系统工程师密切沟通商讨，集中力量逐一解决系统测试中遇到的问题，并联合医疗机构开展真实环境下全流程联调测试，确保正式启动“免申即办”服务后信息系统各环节运行高效、畅通。

强化培训指导　实行“免申即办”工作专人负责制，通过现场与视频相结合的方式，组织业务骨干进行培训，在各医保经办机构和定点医疗机构组建起横向到边、纵向到底的工作队伍，建立、完善协调联动机制，实时动态沟通，及时高效处理问题。

强化流程控制　针对生育保险待遇“免申即办”流程环节风险点，加强政策解读，指导医疗机构严格做好上传材料审核工作；开发改进梧州市医疗保障局网厅账户填报修改功能；强化内控措施，对生育医疗费用结算数据实行严密监控，发现异常问题及时处理；加强协议管理，开展生育医疗费用结算数据监控，建立事后核查机制，全面加强全流程控制。

强化宣教沟通　摸准参保群众疑虑，由医疗机构做好事前告知，为参保人提供细致指引。通过多种渠道与参保单位保持密切联系，宣讲政策流程，不断提高参保单位配合度、参与度。在官网、微信公众号、报刊等媒体广泛深入开展宣传工作，提高政策知晓率。

【主要成效】　生育保险待遇“免申即享”工作全面实现生育医疗费用和生育津贴支付服务“省心、省力、省时”的目标。“省心”即符合条件的参保女职工在定点医疗机构办理生育医疗费用结算后，生育费用及备案信息通过医保信息平台数据推送，实时共享至医保经办机构，女职工或用人单位无需再花费精力准备申请材料。“省力”即医保经办机构直接从定点医疗机构获取参保职工生育医疗费结算信息，主动为参保职工办理生育津贴申报服务，实现生育津贴申报全程“零跑腿”办结。“省时”即压缩办理环节，提高审核拨付效率，生育津贴支付办结时间较原来的15个工作日缩短至5个工作日以内，及时减轻用人单位发放职工产假工资的压力。梧州市生育保险待遇“免申即享”改革工作已在全市91家提供生育医疗服务的医保定点医疗机构铺开。截至2023年12月31日，全市职工生育保险生育医疗费用直接结算25492人次，医保报销金额2032.91万元，生育津贴“免申即办”办结1565人，支付生育津贴金额2482.55万元。

案例四：钦州市建设定点医疗机构医保服务站

钦州市以方便参保群众在医院看病就医的切实需求为出发点，在全市二级及以上定点医疗机构建设医保服务站。截至2023年底，全市27家二级及以上定点医疗机构和7家一级定点医疗机构完成医保服务站的建设，并做好服务站工作人员的配备、业务培训等工作。

【主要做法】　统一服务场地与服务标牌　医保服务站统一设在定点医疗机构一楼大厅醒目位置，宽敞舒适，倡导开放式窗口。所有服务站均统一悬挂“医保服务站”标牌及“中国医疗保障”官方标志图案。

统一岗位设置　各定点医疗机构要按照“窗口数+1”的原则配置人员、设置AB岗，选派业务素质高、熟悉医保政策、协调能力强、服务态度好的同志进驻服务窗口，确保人员相对长期稳定。窗口工作人员服务时，统一着医院工作服。

统一服务标准、服务事项及系统平台　医保服务站严格按照《广西壮族自治区医疗保障事业管理中心关于印发广西医疗保障经办政务服务事项清单及服务指南的通知》要求，提供各项医保经办服务，主要包括医保政策咨询宣传解释、转诊转院备案、生育医疗费用直接结算备案、参保人员参保信息查询打印、新生儿参保预登记、个人账户共济绑定、医保电子凭证激活、推进医保电子凭证就医结算等内容。同时，医保服务站通过医保专线，使用统一的医保信息系统、定点医疗机构交互平台等进行服务事项的办理。

【主要成效】 拓展“医医合作”，完善医保经办服务体系　将与群众就医密切相关的医保服务事项前移至医疗机构的医保服务站办理，打造“医保+医疗”经办服务网络，推动医保经办由柜台服务向基层一线下沉、向群众身边延伸，打通医保服务群众的“最后一公里”。

下放经办业务，实现医保服务前移便捷　参保群众可以在医保服务站办理慢性病资格认定、新生儿参保预登记、个人账户共济绑定、医保电子凭证激活、参保信息查询等13项与就医紧密相关的医保服务事项，充分发挥医疗机构贴近基层、贴近群众的强大优势，把“医保服务站”打造成为医保、医疗联动的平台、服务群众的平台和医保宣传的平台，满足人民群众就近享受医保服务的需求。

创新服务方式，医保“微改革”试点落地见效　钦州市通过定点医疗机构的医保服务站“前台综合受理，后台按责认定”的服务模式，将38种门诊特殊慢性病待遇资格认定下放到定点医疗机构，推动慢病认定“快捷办”，实现了服务群众“零跑腿”、慢病待遇“即享受”，2023年共完成慢病认定“快捷办”22442件。

案例五：贵港市推动药品集采改革红利落地惠民

为引导药品和医用耗材价格回归合理水平，有效推动“医保、医药、医疗”协同发展，切实减轻群众用药负担，贵港市实施“三建立三强化”改革，加强公立医疗机构集采报量和执行的刚性约束，有效推动药品集采改革红利落地惠民。

【主要做法】 建立集采激励机制，强化行动自觉　贵港市建立健全激励机制，进一步激发定点医疗机构积极参与的内生动力。一是创新集采医保基金结余留用办法。在严格执行国家和自治区文件要求及既定计算公式的基础上，结合实际增加了“统筹区内该集采药品医保基金实际平均报销比例”和“集采通用名药品统筹地区参保患者使用量占比”两项指标作为各定点医疗机构落实集采要求核算考量的重要参考依据，建立起具有贵港特色的集采结余留用资金核算体系，并率先在全区落实结余留用激励政策。2023年，对考核合格的93家医疗机构拨付集采药品结余留用资金108.41万元，考核批次、拨付金额均位于全区前列。二是制定集采产品医保基金专项预付制度。明确各级医保部门以约定采购金额的40%对参与集采的定点医疗机构进行基金预付，并将集采预付工作纳入绩效考评任务，确保预付金落实到位。2023年全市各级医保部门累计拨付4批药品集采专项预付周转金1039.55万元，预付口腔种植体、骨科脊柱等7类医用耗材集采专项预付周转金572.98万元，有效减轻医疗机构资金压力，提高药品货款回款率和及时率。

建立通报约谈机制，强化动态监测　根据目标任务和进度要求，将集采任务量及时分解下发至辖区内各公立医疗机构，确保中选药品集采任务按照时间节点要求落实。同时，通过自治区药品医用耗材集中采购平台实施全方位监管，按照“实时监测、适时通报”的方式，每季度定期对各公立医疗机构集采药品任务量完成情况进行通报，不定期对采购周期即将结束的集采药品批次采购滞后的医疗机构进行提醒、调度，对贵港市妇幼保健院、平南县人民医院等12家整改不力的医疗机构进行提醒约谈，督促整改，确保按时按量完成采购任务量。

建立集采考核机制，强化规范运行　贵港市以问题为导向，建立健全集采考核机制，把公立医疗机构参与药品和医用耗材集中带量采购的工作情况纳入医保定点协议考核，并设定了15分的考核分值，对无故不参加集采、不使用中选产品及不完成约定采购量的予以扣分，并在年度考核中降低一个等次，倒逼医疗机构按规定准确报量、及时签订购销供应链协议、按时完成约定采购量、及时支付药品货款。2023年累计发布集中带量采购政策宣传信息40余条。组织定点医疗机构参加药品耗材集中带量采购业务培训10次，指导并督促各公立医疗机构加强政策学习培训，推动各级定点公立医疗机构药品耗材集采报量与需求量适配比例差从2019年的1.2缩小至2023年的0.63。

【主要成效】 2023年落地贵港市的集采中选药品79个，医用耗材23类。中选药品平均降幅45.05%，最高降幅达98%；中选耗材产品平均降幅63.64%，最高降幅达92.4%。2023年，采购使用的集采中选药品和医用耗材节省费用约3.59亿元。同时，结余留用资金和预付制为定点医疗机构减轻了集采负担，参与集采积极性增强，集采药品、耗材采购订单量持续上升。

案例六：玉林市实现零星报销“一网通办”

2023年，玉林市针对在外就医因客观原因无法直接结算需回参保地经办机构手工办理报销的痛点，开展医疗费用手工报销线上办理，实现零星报销“一网通办”。

【主要做法】 *找准矛头，主动担当责任* 玉林市是劳务输出大市，全市户籍人口约743万人，常住人口约582万人，每年有160多万人长年在外，在外就医因客观原因无法直接结算的案例时有发生。为确保优质医保服务惠及每一位参保人，玉林市医疗保障局组织人员对开展医疗费用手工报销线上办理全流程进行了全面摸底排查，进一步明确了改革目标、经办流程、改革步骤、指导解读流程等事项，形成《玉林市医疗费用手工报销线上办理工作方案》。

攻坚克难，高效解决问题 玉林市按照工作方案，逐项推进，组织业务人员讨论并梳理手工报销线上办理流程，及时与工程师沟通并处理试点中产生的疑难问题，提交信息系统开发需求。选择2个试点县（市、区）对其辖区梳理医疗费用手工报销流程，解决了个人无法在医保网厅上传发票格式、发票无法识别、参保险种传输错误、网厅系统险种错误限制、网厅信息材料与医保中心端信息对接不畅等问题，确定线上按质按量完成系统测试验证工作，保证系统功能完善、快捷好用。系统测试验证通过后，逐步扩大至全市。经过不懈努力，玉林市于2023年6月7日完成了“医疗费用手工报销线上办理”测试工作并同步上线广西医疗保障信息平台。

拓宽渠道，满足群众需求 突出宣传引导作用，充分利用医保服务咨询台、医银服务窗口、医医服务窗口、咨询电话、经办培训、多媒体和微信公众号等线上线下多种途径，开展“医疗费用手工报销线上办理”渠道及经办流程宣传工作，扩大社会知晓度，方便群众及时了解、掌握医保经办新模式。同时，玉林市仍支持参保人员按原渠道线下办理报销业务。

【主要成效】 实行医疗费用手工报销线上办理后，因客观原因无法直接结算的参保人不再受时空限制，可通过广西壮族自治区医疗保障信息平台上传相关材料，完成报销业务办理，实现参保人从“跑断腿”到“指尖办”的转变。2023年区内直接结算率达99.54%。

案例七：贺州市医保搭建“主动提醒”“主动服务”平台

2023年，贺州市医疗保障局聚焦企业、群众、协同管理部门和医保经办内部的医保业务临期事项以及重点事项的事前、事中和事后服务环节，梳理出20项提醒服务事项，编制形成4张提醒服务事项清单，通过4种提醒方式，将医保服务由原来的“坐等申请”变为“主动提醒”。

【建立“主动提醒”医保服务机制】 *编制四张提醒清单* 贺州市以破解企业和政府部门之间信息不对称、群众和医保经办之间服务不紧密、部门和部门之间数据有壁垒、科室和科室之间内控管理有漏洞为目标，综合考量企业和群众各个阶段可能涉及的医保服务以及政府部门之间、经办科室之间各项医保数据传递、管理、制约要求，梳理形成企业生命周期医疗保障提醒服务清单、参保群众生命周期医疗保障提醒服务清单、部门单位医疗保障工作协同提醒服务清单、医保经办机构内部风险防控提醒服务清单四张提醒清单，共涉及20项提醒事项。

梳理三类提醒事项　打破固有思维和常规做法，从企业、群众视角出发，针对不同时效要求、难易程度和受众范围，结合医保业务实际，将20项提醒事项划分为风险预警提醒、节点服务提醒、协同管理提醒三类。风险预警提醒主要是根据事项间的逻辑关系，排查出有可能发生的风险隐患，进行事前预警提醒；节点服务提醒主要针对参保对象在特定时间节点可能需要办理的医保业务，分别在业务开展当天、业务临期前进行一次“主动提醒”；协同管理提醒主要是针对企业开办注销、职工入职退休、公民出生死亡等需要多部门协同联合办理的“一件事一次办”事项，在部门流转中实施提醒。

提供四种提醒方式　根据“谁管理、谁提醒、谁负责”原则，以企业、群众需求为导向，明确提醒对象、定制提醒内容、规范提醒程序，通过平台、电话、媒体等多种方式为企业、群众提供便捷、高效的提醒服务。主要有如下四种提醒方式：依托“广西壮族自治区医疗保障信息平台”，对具有明确时限的事项设置提醒节点，自动发送提示办理信息进行自动提醒；针对部分医保业务，利用所掌握的本地区服务对象数据资源，通过电话、短信、微信群等渠道向特定群体、参保单位发布定向提醒；对群众关注度较高的业务，通过微信公众号、报刊、电台、电视等媒体平台向公众发布媒体提醒；对部分情形较为复杂、需要对个案进行分析研判的事项，由工作人员主动联系提醒，进行一对一人工提醒。

【打造“主动服务”医保经办模式】　聚焦服务对象痛点堵点难点　对照医保43项服务事项，梳理出容易出现的“漏办点”“疏忽点”，在参保单位和个人全生命周期设置“主动提醒”触发点，用主动提醒避免此类情况发生。截至2023年底，系统已实现灵活就业人员职工医保断保提醒、参保单位变更和注销提醒、个人账户资金一次性支取提醒等12项医保经办“痛点”业务提醒功能，方便企业和医保经办人员第一时间了解参保变化情况，及时作出相应处理。例如，针对群众忘记参加医保的情况，通过平台数据采集，精准匹配未参保人员信息，借助短信平台发送缴费提醒短信，提醒漏保人员及时续保，避免影响其享受当年的医保待遇。2023年，通过“主动提醒”为城乡居民未参保或断保人员、灵活就业职工医保断保人员发送7.61万条参保缴费提醒短信。

聚焦医保内控管理质效　对照工作排查出的风险点、内控管理要求以及本部门职责，对单位长时间不缴医保费、未按不相容岗位分离原则分配系统权限、临期服务事项未及时办理等情形，设置“主动提醒”触发点，对具体经办以及管理人员进行提醒。如2023年贺州市医疗保障局联合税务部门对未按要求履行按时参加医疗保险和足额缴纳医疗保险费义务的单位，通过电话告知、线下寄送缴费通知书等形式共计开展338次主动提醒服务，经提醒后207家企业已足额缴纳欠缴费用，追回医保基金共计901170.53元。

海南省

工作综述

2023年，海南省医疗保障部门统筹推进医保待遇政策调整、药品集中采购、医疗服务管理、支付方式改革、基金使用监管以及医保服务管理等各项业务工作，推动海南省医保事业高质量发展和助力海南自贸港建设取得新成效。截至2023年底，海南省基本医疗保险参保936.92万人。其中，职工医疗保险参保267.18万人，城乡居民医疗保险参保669.74万人。基本医疗保险（含生育保险）统筹基金总收入196.73亿元，总支出141.20亿元，累计结存375.83亿元。其中，职工医疗保险（含生育保险）统筹基金总收入126.46亿元，总支出65.06亿元，累计结存312.43亿元；城乡居民医疗保险基金总收入70.27亿元，总支出76.14亿元，累计结存63.40亿元。

【扎实推进重点改革任务】 *推进真实世界数据医保应用*　促成省政府与国家医疗保障局签署《共同推进真实世界数据医保应用合作备忘录》。制定印发推进真实世界数据医保创新应用的若干意见，开展真实世界数据助力医保价值购买、提升医保基金大数据监管能力工作试点。完成首笔医保数据要素支持商保理赔业务交易服务。筹建海南真实世界数据医保创新应用中心。成功举办中国（海南）第一届真实世界数据医保创新应用大会。

推动价格治理制度集成创新　建立“医药招采价格引导机制”，累计抓取药品价格信息30万余条，引导1万多种药品主动降价，平均降幅25.4%。

推动全国首个省级多层次医疗救助示范区建设　海南省医疗保障局联合省卫生健康委员会、民政厅、乡村振兴局等12个部门建立“海惠帮”多层次医疗救助公益基金，完成过渡平台建设并实际投入运行，实现医疗救助“一次申请、多部门联合受理”，救助经济困难患者970名。

建立“三医联动”数据标准体系　牵头编制“三医联动”数据标准，联合省卫生健康委员会、药品监督管理局进行研讨论证、修订细化，在充分听取国家医疗保障局专家意见基础上，制定出台《海南省“三医联动”平台数据采集标准规范》，积极推动组建全省三医大数据信息中心，数字健康海南建设迈出新步伐。

【不断充实群众医疗保障内涵】 *抓好全民参保扩面工作*　对海南省全民医保参保扩面工作进行深度调查研究，摸清存在的问题，提出对策建议，为国家制定全民参保扩面顶层设计提供决策依据。组织全省医保系统开展全民参保再动员，超额完成国家下达的年度参保人数指标。

巩固拓展医疗保障脱贫攻坚成果与乡村振兴有效衔接　对农村低收入人口及脱贫人口参保状态实施精准管理，全省四类人员参保率为100%，有效防止断保、漏保等情形发生。严格落实挂钩帮带、分片包干、动态监测预警制度，定期对市、县进行督促指导，全年推送因病识别监测对象12期8.17万人次，跟进实施临时救助1374人，救助金额1009.67万元。

进一步优化医保待遇政策　研究修订门诊慢性特殊疾病管理暂行办法，规范门诊慢特病的申请和认定、保障标准和支付范围、费用结算以及服务管理等工作流程。扩大城镇从业人员基本医保个人账户使用范围，进一步发挥个人账户共济保障功能。推进“两病”门诊用药保障人群全覆盖，全年全省高血压患者门诊报销67.71万人次、糖尿病患者门诊报销30.24万人次。推动2024版普惠型商业补充医疗保险“惠琼保”落地，减轻人民群

众大病、重病经济负担。

扎实做好医疗救助工作　简化优化医疗救助经办流程，调整医疗救助起付线标准，全年资助参保18.33万人、资助金额5874.44万元，门诊和住院医疗救助111.51万人次、救助资金1.81亿元。

【着力减轻群众医药费用负担】　抓好医保目录落地工作　《国家基本医疗保险、工伤保险和生育保险药品目录（2022年）》在海南全面落地，2023年协议期内谈判药惠及群众购药239.33万人次，叠加降价和医保报销，为海南省患者减负12.47亿元。

常态化推动集中带量采购工作　累计执行国家组织的前8批和9个省际联盟超840个集采药品以及20余个医用耗材集采中选结果，平均降幅超50%，累计节约采购资金超35亿元。

加强医药挂网管理　正式执行《海南省药品挂网采购实施方案》，匹配短缺药监测、价格和异常药品监测、集采替代用药监测、问题企业披露和信用评价等制度组合拳初见成效，全年全省药品和医用耗材网上交易总金额分别为52亿元和8亿元，采购极值药品、极端值药品占比仅为1.8%、0.6%，分别较全国平均值低15.8%、6.3%。

做好新冠"乙类乙管"后医疗保障工作　实施新冠病毒感染救治药品费用医保基金预付制，预付资金超4.3亿元，缓解医疗机构资金周转难题。出台系列疫情防控用药绿色通道政策，向医疗机构推送药品耗材采购信息和答疑解惑千余次，全力做好医疗机构基本物资后方保障。严密组织疫苗资金清算，结算疫苗采购费用和接种费用。

【进一步加强医疗服务管理】　深化医疗服务价格改革与管理　做好2023年医疗服务价格调整工作，涉及项目943项，二级以上公立医疗机构医疗服务收入占医疗收入比例提高0.68个百分点。审核完成190项拟引进的医疗服务项目，开通绿色通道报国家医疗保障局审核后赋医保编码，向国家医疗保障局报送5项新增数字疗法项目，助力医疗技术创新发展。将口腔种植类医疗服务价格项目由原来的19个整合为15个，口腔种植医疗服务收费实现"技耗分离"。强化医疗服务价格监测，上线"药耗服"价格监测系统并实现试运行，初步构建起药品、耗材、医疗服务一体化监测体系。

深化DIP支付方式改革　省医疗保障局印发《海南省DIP目录2.0（试行）》等文件，上线全省统一的付费系统，完成第一批8个扩面市县的清算，实现19个市县、371家医疗机构全覆盖，提前一年完成国家目标。

推动医保、医疗、医药协同发展和治理　制定村卫生室针灸、推拿等30项中医适宜技术收费标准和医保支付政策，进一步规范基层医疗机构诊疗和收费行为，更好地满足基层医保患者的就医需求。出台支持创新药械发展的若干措施，促进海南省医药产业创新发展。动态调整更新30个药品医保试点支付标准，增补6个试点药品医保支付标准，批准海南医学院第二附属医院等5家公立医疗机构开展特需医疗服务。

【持续强化医保基金监管】　加大监督检查力度　全年共检查定点医药机构2913家次，处理848家次，追回医保基金1.3亿元，行政处罚2527.91万元，2023年全国医保基金监管综合评价海南省被评为优秀等次。规范组织省级飞行检查，完成对18个市、县24家定点医疗机构和2家经办机构的现场检查，初步发现涉嫌违规资金1.29亿元。省医疗保障局会同省人民检察院、财政厅、公安厅等部门，聚焦重点领域、重点药耗、重点行为，接续开展年度打击欺诈骗保专项整治，对7家医院和4名参保人进行立案调查，向公安、纪检监察部门移交涉嫌违法问题线索15起，协同推进医药领域腐败问题集中整治向纵深发展。

强化数据赋能监管业务　开展全量医保结算数据监测分析，完成医保基金智能审核和监控知识库、规则库年度调整和门诊审核规则上线使用，全年通过智能监管系统拒付医保基金1.2亿元。制定《海南省提升医保基金非接触式监管能力实施方案》，深入开展医保基金监督检查和行政执法试点，主动申报并部署实施医保反欺诈大数据应用监管试点，探索建立现场监管和非现场监管有机结合的监管新模式。

建立健全监管制度机制　省医疗保障局联合省财政厅、公安厅、卫生健康委员会等部门，出台《海南省关于加强医疗保障基金使用常态化监管的若干措施》《海南省违法违规使用医疗保障基金举报奖励办法实施细则》，建立健全违法违规问题自查自纠、案件审理和公开征集问题线索制度。96家定点医疗机构主动退回违规使用医保基金843.5万元，受理举报线索9宗，曝光典型案例258起。探索建立跨部门信用联动监管机制，省医疗保障局联合省卫生健康委员会、药品监督管理局推动“三医联动”信用立法，已纳入省人民代表大会常委会法制工作委员会相关立法计划。

【全力优化医保服务】　拓宽就医购药渠道　扩大定点零售药店覆盖范围，推动“双通道”药品管理政策落地落实，建成医保电子处方中心、“双通道”管理系统并正式上线运行，解决群众“因药就医”难题。截至2023年底，全省定点零售药店860余家，“双通道”定点医疗机构、定点零售药店分别为63家、47家，全年“双通道”结算费用2197.22万元。

拓展信息化应用　编制全省医保数据“两结合三赋能”实施方案，完善基础数据制度，探索建设数据应用场景，持续推广医保码，优化医保移动支付应用。医保码累计激活超691万人，覆盖全省所有定点医药机构，126家定点医疗机构完成医保移动支付接口接入并实现门诊结算报销。

简化办事程序　推行“社银综合柜员制双向入驻”，开设334个“医保便民服务站”，覆盖全省所有行政区、镇、农场。大力推行“网上办”，49个医保服务事项中有40个可以“网上办”；实现医保关系转移接续“跨省通办”，办理时限压缩为15个工作日。简化门诊慢性特殊疾病申请程序和所需材料，调整城乡居民大病保险经办机构，更加方便群众看病就医和费用报销。

提升跨省直接结算质效　全面推行普通门诊免备案、异地长期居住备案人员双向享受待遇、允许补办异地就医备案手续等新政策。2023年全省外出就医直接结算30.7万人次，减少个人垫付10.78亿元，住院费用跨省直接结算率达到88.9%，提前完成“十四五”规划目标。持续扩大跨省异地就医直接结算定点医疗机构覆盖范围，全省纳入跨省直接结算定点医疗机构住院311家、普通门诊393家、门诊慢特病210家，覆盖全省所有市、县（除三沙市）。

加强人才医疗保障服务　为7468名D类以上高层次人才购买商业健康团体保险，为海南自贸港人才引进工作贡献医保力量。依托乐城先行区等优质医疗资源，设置接待点，开通服务热线，为高层次人才提供健康体检、健康管理等服务。

重要活动

1. 全省基本医保参保工作推动部署会召开。2月3日，省医疗保障局召开全省基本医保参保工作推动部署会，听取各市、县基本医保参保工作情况汇报，研究部署下一步工作。

2. 海南省医疗保障工作暨党风廉政建设会议召开。2月20日至21日，省医疗保障局召开全省医疗保障工作暨党风廉政建设会议，总结2022年和近5年全省医疗保障工作以及医疗保障系统党风廉政建设和反腐败工作，研究部署2023年各项工作。

3. 医保基金监管集中宣传月活动启动。4月1日起，省医疗保障局以8项举措部署开展为期一个月的医保基金监管集中宣传月活动。这是海南省医保部门自2018年组建以来连续第五年与全国同步开展的宣传活动。

4. 2023年定点医疗机构省级飞行检查启动会召开。4月14日，省医疗保障局召开2023年定点医疗机构省级飞行检查启动会，选取确定6家三级定点医疗机构和18家二级定点医疗机构作为2023年省级飞行检查对象。

5. 2023年全省打击医保领域欺诈骗保专项整治工作会议召开。5月6日，省医疗保障局召开2023年全省打击医保领域欺诈骗保专项整治工作会议，总结2022年全省打击欺诈骗保工作，部署2023年专项整治工作。

6. **定点零售药店、门诊统筹定点零售药店和"双通道"定点药店扩容工作部署会召开。**10月18日，省医疗保障局召开定点零售药店、门诊统筹定点零售药店和"双通道"定点药店扩容工作部署会，听取各市、县工作汇报，分析存在的问题，研究部署下一步工作。

7. **海南省医疗保障政策宣讲环岛行活动启动。**11月27日，"医保进万家　惠民零距离"2023年海南省医疗保障政策宣讲环岛行活动在海口市正式启动，深入全省18个市、县(三沙市除外)20个乡镇，进一步巩固海南省基本医疗保险参保扩面成果。

8. **"三医联动"数据采集标准研讨会召开。**11月27日，省医疗保障局联合省卫生健康委员会、药品监督管理局召开"三医联动"数据采集标准研讨会，讨论前期工作成果，商讨下一步工作计划。

9. **中国(海南)第一届真实世界数据医保创新应用大会召开。**12月28日，省医疗保障局联合乐城管理局在博鳌举办中国(海南)第一届真实世界数据医保创新应用大会，来自政产学研领域的各界代表800余人参加，聚焦真实世界数据在医保中的创新应用实践，共谋真实世界数据医保创新应用新篇章。

典型案例

案例一：海南聚焦三个"全覆盖"并着力深化医保基金审核结算成效

海南省医保系统坚持以人民为中心的发展思想，立足自由贸易港建设大局，围绕全省医保基金统收统支与经办业务"全省通办"政策实际，探索推行服务协议互认、医保费用集中审核结算、三级联动考核等方面的"全覆盖"工作，为全省2900余家定点医疗机构提供优质、高效、便捷的医保基金智能审核结算经办服务。

【主要做法】 坚持全岛一体，实行服务协议互认"全覆盖"　海南省按照全省医保经办机构一盘棋、全岛同城化的工作思路，实行职工医保(含生育保险)、城乡居民医保定点医疗机构服务协议全省互认机制，定点医疗机构与属地经办机构签订服务协议后，其医保定点资格在全省范围内承认，并取得与全省经办机构的联网结算权限；属地经办机构在国家医疗保障信息平台上对定点医疗机构进行开通、暂停联网结算服务的维护操作，相应的操作结果即时在全省范围生效；由相关属地经办机构负责落实日常协议监督管理，经办机构发现参保人域外定点医疗机构的问题线索，统一由属地经办机构进行处理。

强化智能审核，实施集中审核结算"全覆盖"　一是着力延伸智能审核触角。海南省医保智能监管系统上线15大类规则233092条，实现事前提醒、事中审核、事后监督的全过程监管，覆盖全险种的住院、普通门诊、特殊门诊、异地就医、计生手术等医疗范围，通过规范执行"初审、复核、复审、终审"等流程规定，真正做到逢单必审。二是推行医保费用集中审核。实施全省联网结算医疗费用和散单医疗费用集中审核，采取"省级集中初(复)审、参保地终审"方式对全省医疗费用进行审核，着力解决海南省医疗费用审核中长期存在的标准不统一、基层人手不足、医院多头重复反馈等问题。三是推行医保基金统一支付。推行医保基金统一结算支付制度，采取"省级统一费用支付、市县年度清算，省级统一基金管理、市县承办具体个人经办服务"的方式，着力优化定点医疗机构医疗费用结算流程和个人待遇类统一支付流程，由省中心对全省产生的基本医疗保险统筹基金(含生育保险)、大额医疗费用补助、大病保险、医疗救助、公务员医疗补助、离休人员医疗费用、生育津贴、医保个账等费用进行统一结算支付，切实加快医保费用拨付、结算效率。

聚集资源整合，构建三级联动考核"全覆盖"　针对以往定点医疗机构重复接受经办机构考核现象，海南省在实行全省定点协议互认基础上，建立定点医疗机构医疗服务质量联合考核机制，动态调整考核指标和分值，在全省范围统一考核办法、统一评价标准、统一考核流程，每年从省、市县、医疗机构三级抽调人员组成若干个联合考核组，对省内主要医疗机构开展医保服务质量联合考核。考核结果在全省范围共认，与年度质量保证金返还、年终清算、分级管理和协议续签等挂钩。2023年，海南省结合年度考核扣除质量保证金达553万元。

【主要成效】 实现便民利民惠民　海南省已在省域范围内实现定点医疗机构与医保经办只签订一份定点服务协议，即可为全省参保患者提供基本医保、大病保险、医疗救助“一站式”结算，消除了参保人以往多头跑、多窗跑、排长队的现象；推行职工医保省内就医“无异地”，各市、县职工跨区域治疗无须办理转诊手续，不断扩大异地联网结算覆盖面，实现住院、普通门诊、特殊门诊异地就医即时联网结算县域全覆盖。

医疗费用审核效率明显提升　2023年，全省医疗费用审核金额达203.3亿元、审核拒付0.18亿元，其中可疑单据检出数量占比1.21%；散单费用审核周期从45个工作日压缩到30个工作日，各类医保基金实现“一周一付”，审核、结算、拨付效率明显提高。

促进全省协议管理进一步规范　通过推行联合考核机制，一方面，能够通过“以考代训”的方式，强化全省各级医保经办队伍的政策水平和业务能力，同时提高市、县日常协议管理和考核水平；另一方面，全面真实客观的考核结果也普遍得到经办机构和定点医疗机构的认可，彰显考核结果的准确度和权威性，进一步加强了定点医疗机构协议管理及年终考核结果的应用，充分发挥医疗服务协议对定点医疗机构的约束及激励作用。

案例二：三亚市深化DIP医保支付方式改革助力医疗机构高质量发展

三亚市作为全国首批DIP付费试点城市，按照国家试点工作整体部署和要求，结合地方实际，在市域住院定点医疗机构全面试行按病种分值付费，让群众得实惠、医院有发展、基金可持续。截至2023年底，全市病种覆盖率90.76%，DIP付费医保基金支出占全市住院医保基金支出的89.31%，超前实现国家要求的试点地区2024年“三个全覆盖”目标任务。

【主要做法】 加强改革工作领导　一是建立健全改革工作组织架构，高位推动改革。由三亚市医疗保障局、财政局等四部门联合印发《关于成立三亚市区域点数法总额预算和按病种分值付费国家试点工作组的通知》，组建DIP付费国家试点工作组，明确职责分工。同时要求各区医疗保障局成立相应组织，各定点医疗机构成立DIP工作推进专班。二是建立工作机制，形成工作合力。三亚市医疗保障局等四部门联合下发了《三亚市基本医疗保险区域点数法总额预算和按病种分值付费国家试点工作方案》，明确了工作目标、实施步骤及工作要求，同时医保部门与卫健、社保等部门建立沟通协商机制，多次召开联席会议，专题研究解决难点问题，共同推动改革工作落地实施。

加强基础工作建设　紧抓历史数据采集、数据治理和病案质量控制，做好基线调查、医保信息业务编码贯标、接口改造等关键环节，为DIP付费改革奠定基础。一是完成试点前期准备。在采集报送3年历史数据的基础上，完成各试点医疗机构职工、居民住院医保结算数据采集和试点城市基线调查62项指标的统计工作，为模拟测算奠定基础，也为试点效果评估提供依据。二是做实信息采集。以国家医保信息业务编码标准化工作为契机，实施医保版疾病诊断、手术操作分类与代码。积极开展贯标、编码映射和接口改造工作，通过国家医保专家组验收。2021年6月19日，国家医疗保障信息平台在全省顺利上线，全市定点医疗机构开始使用医保版疾病诊断、手术操作分类代码2.0版，实现全市定点医疗机构生成统一的医保基金结算清单，为DIP付费奠定了基础。

加强配套工作支持　在《三亚市DIP付费国家试点工作方案》总体框架范围内，制定DIP结算办法、业务经办流程、考核方案、监管规程以及

DIP目录库等“4+1”政策体系，完善定点协议中DIP付费管理有关内容。同时，按照国家规范，制定付费标准测算方案，确定DIP分值、点值以及医疗机构等级系数。采用海南省近3年全样本出院病例数据，按照国家技术规范，形成本地DIP目录库（1.0版），并征求医保、临床专家意见建议，进一步优化病种分组，形成本地DIP目录库（2.0版），涵盖核心病种4570组、综合病种329组。

加强改革工作协同 一是加强病案质量检查。一方面，开展日常检查，对医疗机构参保人住院医疗费用、医保结算清单及病案等资料信息进行稽查审核、管理；另一方面，定期开展专项检查，通过调取病案、现场查阅、询问医生等方式，最终确定该病例的治疗法是否违规。二是建立沟通协商和特殊病例评议机制。在月预结算时，针对定点医疗机构在一些技术问题上提出的疑问，比如辅助目录正向校正条件不全、叠加病例的分值确定等，多次同定点医疗机构进行沟通协商，凝聚改革共识。同时，建立了特殊病例单议机制，通过确定特殊病例的纳入条件、评审规则以及议定流程，按要求组织定点医疗机构上报并开展评审工作。三是加强专业能力建设。将DIP支付方式业务能力提升列入医保部门年度培训计划，通过线上线下的方式举办全市及医疗机构本级DIP付费培训50余次，解读政策文件，讲解医保结算清单填写规范、信息系统操作应用，深入学习DIP医保支付标准和技术要点，切实提高相关人员的DIP业务能力。

【主要成效】 *医保基金使用效能明显提高* 平均住院日和次均费用出现明显下降，2023年1—12月，全市28家实施DIP支付方式改革的医疗机构住院次均费用10526元，较2022年同比下降15.31%，平均住院日由2022年的8.9天下降为8.5天，同比下降4.49%；DIP覆盖病种数由原来的4570种增加到4763种，增长4.22%，医保基金使用效率不断提高，群众就医获得感不断增强。

医疗机构服务能力显著提升 改革两年多来，各级医疗机构的功能定位更加清晰，医疗服务保障更加充分。三亚市三级医院收治参保老年患者占比提高33.83%，改革后获得医保结余奖励的医疗机构数量和比例均显著增长；住院患者人均住院次数下降3.8%，医保业务流程也得到了优化。

医疗机构运营理念发生积极转变 实施DIP付费后，医疗机构适时调整医院发展目标和规划，主动规范诊疗行为，优化病种费用结构，医疗机构主动识变、应变、求变，加强成本管控，引导合理诊疗，保证合理入组，实现以精细化管理促进自身高质量发展。

重庆市

工作综述

2023年,重庆市医保系统始终坚持以人民健康为中心,全力推进医保工作高质量发展。2023年全市基本医保参保3142.43万人,参保率97.8%;基本医保(含生育保险)统筹基金收入517.58亿元,支出436.45亿元,累计结存465.44亿元,职工医保(含生育保险)统筹基金累计结存292.48亿元,可支付月数为12.6个月;居民医保基金累计结存172.96亿元,可支付月数为8.3个月,处于合理区间,医保基金运行平稳健康。

【完善多层次医疗保障体系】 *医保待遇应享尽享* 持续提升参保质量,深入开展全民参保计划集中宣传,强化跨部门数据共享,运用大数据精准分类推进参保扩面,杜绝重复参保行为。稳步推进职工医保门诊共济保障机制改革,科学制定实施细则,成立由副市长牵头、16个市级部门参与的工作专班,部门协同、上下联动推进政策落地和应急维稳。做好国家新版药品目录落地工作,职工医保和居民医保政策范围内住院费用基金支付比例分别达到85%左右、70%以上。会同成都市医保局出台职工医保缴费年限互认办法,在全国率先实现跨省互认。高血压、糖尿病门诊用药保障覆盖所有参保群体,356万余参保患者纳入保障范围,政策范围内支付比例达到76.76%,减轻患者负担8.18亿元。加强居民医保生育医疗费用保障,精简待遇申领证照要求,孕产妇产前检查费补助限额自2024年起提高至300元,住院顺产分娩定额补助提高至600元。长期护理保险制度试点覆盖全市所有区县,与成都市率先在全国实现跨省评估结论互认,享受待遇人员近2.7万人,待遇支出超3.1亿元。

健全防范化解因病返贫致贫长效机制 落实《健全重特大疾病医疗保险和救助制度的实施意见》,37个区(县)出台实施细则并开展倾斜救助,全年救助582.78万人次,资金支出12.17亿元。低收入人口及稳定脱贫人口动态参保率均达到100%,全年资助参保237.8万人,资助金额4.5亿元。强化因病返贫致贫监测预警,全年监测266万人次,累计发现并联动部门干预风险对象5056人。彭水县扎实开展因病返贫致贫动态监测,织密监测网,逐户进行核查研判,分类给予保障。

鼓励商业健康保险加快发展 支持与基本医保紧密衔接的普惠型商业保险发展,打通职工医保个人账户直接购买和"一站式"结算渠道,支持项目宣传推广与基本医保同部署、同宣传,"渝快保"2023年投保620万人,降低群众就医负担5.04亿元。

【深化医药服务供给侧改革】 *进一步扩大药品耗材集采覆盖范围* 全市集采药品548种、耗材19种,提前完成国家"十四五"规划预期指标,累计降低费用负担68亿元。万州区强化部门联动,将集采执行情况与医保总额预算、卫生健康目标考核、医疗质量督查等挂钩。綦江区和平新健康药房零差率销售集采药品试点成功,群众购买集采药品更加方便快捷。

有序开展价格治理 调整14786个品规挂网药品价格,整体降幅7.23%。持续强化医药价格供应监测监管,及时核查处理异常高价和异常配送等行为,定期编制医药价格指数。创新开展药品网采率晾晒比拼,推动医保信息平台与医疗机构HIS系统进销存数据互联互通,全市药品线上采购金额较2022年增加超19亿元。建立医疗服务项目价格动态调整机制,不断修订完善项目内涵,稳妥推进药学服务收费改革,累计优化调整

医疗服务价格项目5800余项，占比62%。全面落实口腔种植医疗服务收费、种植体集采、牙冠竞价挂网“三位一体”综合治理措施，群众单颗种植牙全流程费用平均降低36%。重庆医药集采机构《药品采购价格指数的应用实践与创新探索》获2023年国家医药集采机构“业务大比武”一等奖。

深化医保支付方式改革　优化按疾病诊断相关分组（DRG）付费政策体系，21家符合条件医疗机构开展实际付费，覆盖13个区县，病种覆盖率达93.68%，医保基金支出占比在54%左右，医疗机构次均费用下降5.1%，平均住院日下降12%，在2023年国家医疗保障局DRG付费国家试点城市工作开展情况评估中获得优秀。九龙坡区划片督导医疗机构DRG结算数据上传，上传率超99%、合格率超99%、入组率超95%。南岸区二级及以上医疗机构全部完成DRG接口改造和数据上传工作。

【健全基金监管长效机制】　保持高压态势　推动医保基金监管工作纳入区县专项任务考核，扎实开展审计发现问题整改和医药领域腐败问题集中整治。强化部门联动，召开医保基金综合监管联席会议，加强与公安、财政、卫生健康、审计、市场监管、药监部门协作配合，扎实推进行刑衔接、行纪衔接，协同查处永川区“3·10”专案等一批典型案件。健全医保基金综合评价指标体系，常态化开展专项治理、市内跨区县飞行检查，深化川渝协同监管。全市现场检查定点医药机构24778家（其中，暂停医保服务604家，解除定点协议43家，移交司法机关15家，行政处罚1450家）；追回医保基金本金2.92亿元，处违约金1.29亿元，行政罚款0.96亿元。

扎牢制度笼子　出台《重庆市医疗保障基金使用监督管理行政处罚裁量基准（暂行）》，印发《重庆市医疗保障基金使用监督管理举报处理实施细则》《重庆市违法违规使用医疗保障基金举报奖励实施细则》，进一步规范监督管理行政执法行为、畅通举报投诉渠道。

推动智能监管　入选国家医疗保障局大数据反欺诈工作省级试点城市，推进事前提醒、门诊慢特病用药提醒、全量数据上传、进销存管理等新研发系统功能落地应用，截至2023年底，系统应用覆盖90%以上的医疗机构。建成“集中刷卡套现”“雷同虚假住院”大数据监管分析模型，梳理智能监管规则1.7万余条，事前合规性判定1亿次，提醒违规行为为123.5万次；事中合规性审核5.7亿笔，发现疑点单据72.9万笔。南岸区、两江新区等积极推动智慧监管，场景监管、信用评价试点成效明显。开州区创新医保基金监管方式被评为重庆市深化医改年度典型案例。

【提高经办管理服务效能】　强化经办服务体系建设　争取2023年中央医保服务能力建设补助资金1.54亿元，金额居各省市前列。健全四级服务体系，实现市级、41个区县级、1031个乡镇（街道）和11228个村（社区）全覆盖。打造“15分钟医保服务圈”，12882名专兼职人员纳入“一本账”管理，实现“村村通”；33项政务服务事项中有29项实现“线上办”；与定点医药机构、银行网点、商保公司等合作建成180个医保服务站、13个“成渝双城医保服务站”，实现“身边办”。渝中区着力打造“10分钟医保服务圈”，在优化适老化服务、设立“红岩先锋·助企医保服务站”等方面积极探索。开州区全覆盖建成驻医疗机构服务站和村（社区）医保便民服务点。

强化规范化标准化建设　按照“六统一”“四最”要求，《重庆市医保经办政务服务事项清单（2023版）》纳入全市一体化政务服务平台管理，制定经办政务服务事项操作规范、经办服务规范等制度，《医疗保障经办服务通则》重庆市地方标准获重庆市市场监督管理局立项审批。优化调整用人单位社会保险费申报缴纳流程，职工医保缴费“统模式”试点在全国率先落地。深化医疗保障服务示范工程建设，开展医保经办系统练兵比武活动，7480名经办人员参与线上训练。长寿区实行服务大厅6S现场管理，推动“柜台等待办”转向“专厅贴心办”。万盛经开区扎实推进示范点建设，全域医保经办业务实现刷脸办、线上办。

强化经办服务行风建设 建成重庆医保政务服务“好差评”系统，全市医保经办政务服务好评率99.99%，连续2年在全国医保系统行风建设专项评价中获得优秀。12393医保服务热线市级全年接话29万余通，一次性解决率98.39%，梁平区、长寿区、云阳县、巫山县等区县开通本地12393服务热线，积极回应群众关切。万州区探索推行“容缺受理”服务模式，北碚区推出“免填单”便民服务，合川区创建“医保管家·合你同行”服务品牌，高新区推出医疗机构执业许可与医保定点“双医联办”，南川区依托医保主题公园开展政策宣传等，群众获得感不断增强。

大力推进异地就医直接结算工作 全面取消重庆市内异地就医、川渝地区跨省就医备案，川渝两地直接结算530.41万人次，医疗总费用41.94亿元。持续扩大直接结算机构覆盖范围，符合条件的定点医药机构全部接入国家跨省异地就医结算平台，住院费用直接结算率达88%，提前完成“十四五”规划70%的目标任务。

【强化“三医”协同发展治理】 *支持医疗卫生服务强基层* 促进乡村医疗卫生体系健康发展，基层医疗卫生机构一般诊疗费由9元/次调整为10元/次，村卫生室一般诊疗费由4.5元/次调整为6元/次，调价部分全额由医保基金支付，增加医疗服务收入2600余万元。支持基层医疗服务利用，在报销比例上向基层医疗机构倾斜，设立“两病”专项保障支付二级及以下基层医疗机构发生的“两病”药品费用，全市居民医保基层医疗机构基金支出占比达30.3%。

促进高水平医院新发展 开辟新增医疗服务价格项目绿色审批通道，压缩受理审核时限，优化备案管理程序。将病例组合指数（CMI）作为DRG支付标准重要倾斜因素，鼓励医疗机构创新技术，开展疑难重症诊疗。出台《医保进一步支持全市国家区域医疗中心发展若干措施》，在基金预算定向倾斜、医保基金预付、支付方式改革、互联网医院建设等方面给予大力支持。出台支持黔江区开展公立医院改革与高质量发展示范项目建设“十条措施”，鼓励探索形成一套可复制、可推广的经验，推动全市公立医院高质量发展。

激发降本增效内驱力 全面排查总额预算、住院天数、用药天数、医疗服务项目、特病定点就医、危重症报销等方面的医保不合理限制，为医疗机构诊疗服务松绑。积极推进DRG支付方式改革，符合条件的医疗机构应纳尽纳，并及时兑现结余留用，引导医疗机构加强精细化管理。及时兑现7批次药品集采结余留用考核资金，累计拨付3.93亿元，支持医疗机构绩效改革。全面落实集采医保基金预付政策，全年预付12批次6.6亿元，累计预付39.2亿元。潼南、黔江等地全面落实医共体改革试点倾斜政策，实行“总额预算包干、合理结余留用、合理超支分担”。

推动生物医药产业上台阶 指导企业适应集采、医疗服务价格、医保目录管理和“双通道”等政策，提升市场竞争力。积极将属地产药品纳入医保支付范围，增补中药饮片201种、医疗机构制剂87种。试点开展医保基金与医药企业直接结算金额3209万元，医疗机构从收货到医保支付平均周期由92天缩短至18天。北碚区实施“企业医保专员”制度，推行帮办代办。南岸区在医药企业设立“医保服务联系点”，及时开展政策培训和问题建议收集。渝北区推行“周六不打烊”制度，有效解决企业工作时间没空办、休息时间没处办难题。

【全面推进医保数字化改革】 *落实“一把手”工程要求* 成立数字医保建设领导小组，健全“专责落实+专班推进”机制，组建数建办和16个专项工作专班，召开调度会议40余次，开展专题培训10余场，数字医保纳入主题教育重点调研课题，全市医保系统整体智治能力、干部数字治理能力得到有效提升。

聚焦“三个核心绩效” 开展3轮核心业务梳理。形成核心业务1项、一级业务4项、二级业务15项、业务事项928项，下放区县业务事项766项。

开展数据归集和专题库建设。在IRS系统已归集数据资源19类，归集数据总量180亿条；依申请向其他部门共享数据资源21类，通过IRS共享相关部门数据资源10类；结合国家医保局医保数据“两结合三赋能”要求，推进专题数据库建设，形成区县数据专区建设方案并在渝北区落地试点。开展“一件事”谋划。强化全市医保“一件事”统筹指导，牵头推动生育津贴“一件事一次办”，协同推进新生儿出生、扶残助困、社会救助等10个“一件事一次办”。

提速“智慧医保”重大应用建设　谋划“1+10+4+N”医保大脑+应用体系，“1”是“一屏掌控”驾驶舱，“10”是大脑8大能力中心和2大中台，“4”是4项一级核心业务，“N”是N个重大应用场景。深入应用场景谋划，形成“社会·渝悦·智慧医保”重大应用“三张清单”，纳入数字重庆建设应用“一本账”。积极开展场景开发，形成医药价格智治、按疾病分组付费、渝药易购和基金监管在线4个场景“点”上能力。其中，“渝药易购”医保电子处方流转应用上线运行，2423家定点医疗机构、12083家定点零售药店接入平台，覆盖全市所有区县。截至2023年底，已流转处方1.5万张，医保结算120余万元。

打造一批实用实战成果　持续推进“三电子两支付”便民应用，全市169家定点医疗机构实现医保移动支付，医疗费用手工报销线上申请功能落地应用。万盛经开区医保码激活率达到85%，所有定点医药机构均支持扫码支付，居全市第一。鼓励区县“一地创新、全市共享”，区县医保部门“试点开发市级应用子场景”“试点独立开发应用”两类应用探索初见成效。

持续发挥智慧医保实验室作用　支撑国家和各省（自治区、直辖市）医保信息平台测试验证任务200余次。开展创新研发，率先在全国出台《定点医药机构智慧医保实施指南》并落地试点，形成医保业务档案元数据规范地方标准、“三医”数据融合应用团体标准等一批研究成果。开展川渝共建合作，推动医保经办自助服务终端“一机一网一平台”等应用建设。指导区县创新示范，九龙坡区在就医无感智付、智慧购药，渝北区在可视化调度、医保在线经办等方面均取得良好成效。

重要活动

1．**2023年全市医疗保障工作会议召开。**2月23日，2023年全市医疗保障工作会议召开。会议深入学习贯彻党的二十大精神，认真落实市委六届二次全会部署，总结2022年全市医保工作，分析研判改革发展形势，研究部署2023年重点工作。

2．**市医疗保障局推出“一件事”便民系列举措。**7月，市医疗保障局推出生育津贴办理“一件事”便民措施，将生育津贴办理环节减少到3个，办理时长减少到10个工作日，申领材料减少到0份，办事跑动次数减少到0次，实现减环节、减时限、零材料、零跑腿，并陆续推出“个人账户关联与取消”一件事、特病门诊备案医院变更一件事、异地就医备案一件事。

3．**成渝两地出台长期护理保险失能评估结论互认办法。**8月21日，成渝医保部门共同印发《成渝地区长期护理保险评估结论互认办法（试行）》，重庆市医疗保障事务中心印发《重庆市长期护理保险异地（成都）失能评估结论互认经办流程（试行）》，打破两地长期护理保险跨统筹区经办管理壁垒，为长期护理保险试点城市间评估结论互认进行了开创性探索。

4．**积极开展全市医保经办系统练兵比武活动。**9月7日，市医疗保障局印发《关于开展2023—2024年度全市医保经办系统练兵比武活动的通知》，分片区在全市医保经办系统启动练兵比武活动，营造“学典型、争先进、强本领”的氛围，促进医保经办人员补短板、强弱项、提技能。

5．**全面提速“智慧医保”重大应用建设。**市医疗保障局成立数字医保建设领导小组，扎实开展核心业务梳理，谋划“1+10+4+N”（一屏掌控驾驶舱、大脑8大能力中心和2大中台、4项一级核心业务、N个重大应用场景）医保大脑+应用体系。

深入应用场景谋划，形成“社会·渝悦·智慧医保”重大应用“三张清单”。10月25日，“社会·渝悦·智慧医保”重大应用纳入数字重庆建设重大应用“一本账”管理。

典型案例

案例一：重庆市构建全渝覆盖经办服务网络

医疗保障服务作为最基本的公共服务，关系着广大群众的切身利益。为进一步提升全市医保服务便捷性、可及性水平，重庆市医疗保障局围绕“15分钟医保服务圈”，着力构建“全域覆盖、优质便捷、管理有序、运行高效”的医保公共服务网络，推动医保经办服务下沉，激活基层医保服务“神经末梢”，打通服务群众“最后一公里”。

【纵横发力，织密基层医保服务“一张网”】

纵向到底服务有深度　将基层医保服务体系建设纳入《重庆市医疗保障“十四五”规划》重要内容，重点建设完善乡镇（街道）、村（社区）等基层医保服务窗口。在全市1031个乡镇（街道）和11228个村（社区）全部设立医保服务窗口，基层医保服务窗口（包括窗口和村卫生室）网络接入率100%，实现医保“村村通”。

横向到边服务有广度　积极探索与医药机构、银行网点、商保公司、企业园区共建180个医保服务站，就近受理、帮办、代办医保高频事项。与成都市医疗保障局合作共建13家“成渝双城医保服务站”，通过“一机、一网、一平台”，实现18项医保业务成渝异地联办。

部门协作服务有力度　协调推动医保服务事项纳入《乡镇（街道）职责事项清单指导目录》和《重庆市城乡社区基本公共服务指导目录》。印发《关于推动医保经办政务服务事项下沉“就近办理”的通知》，建设“重庆医保基层服务网厅”，以委托受理、帮办代办等方式推进服务事项下沉，推动实现群众“足不出村”即可办理医保业务。

【多措并举，下好基层人才建设“一盘棋”】

建强队伍筑根基　加强乡镇（街道）、村（社区）便民服务中心（点）医保经办服务队伍建设，搭建“全市医保经办服务体系管理平台”，将市、区（县）、乡镇（街道）及村（社区）四级经办服务体系配备的12882名专兼职工作人员纳入平台动态管理，建立医保经办人员“一本账”。

练兵比武强本领　联合市总工会、共青团市委统筹推动练兵比武活动开展，组织“线上+线下”常态化练兵，覆盖全市医保经办“四级服务体系”7300余名经办人员，线上累计训练45万余人次；组织各类比赛170余场次，参赛队伍1030余支、参赛人员4700余名，推动实现经办队伍“强业务、提技能、转作风、优服务”的目标。

推陈出新增实效　建立大额大病、长护保险合署办公机制，承办保险公司共派驻798名工作人员参与经办管理服务。创新开展“医保管家”“医保助手”“医保志愿者”进村入户活动，帮助群众办理医保业务。组建“企业医保专员”队伍，建立完善信息收集、清单管理、定期调度等配套制度，推出两线培训、帮办代办、限时解题等套餐服务，助推营商环境不断优化。

【统筹兼顾，用好医保经办规范“一把尺”】

统一服务事项　对照《社会保险经办条例》和《全国医疗保障经办政务服务事项清单》，全面梳理依申请办理的119个业务情形，形成“两张清单”暨10个主项33个子项的省级经办政务服务事项清单和便民服务事项清单，群众所需申报材料整体精简13项，办结时限整体压缩10%，46%的服务事项实现“即时办”。

统一要素颗粒　全面推进“一网通办”改革，推行“智能导办”服务，开展业务事项颗粒化梳理，按照办理内容和条件、办理人身份等逻辑关系，细化办事情形，梳理33个事项共3960个要素颗粒配置到“渝快办”平台，为办事群众及经办人员提供标准化指引，实现线上与线下、不同系统间的颗粒化情形及相关数据“同源统一”“同事同标”。

统一经办规范　加快经办标准化建设，梳理形成重庆医保经办服务标准体系目录，2项地方标准立项。制定《重庆市医保经办政务服务事项操作规范》《重庆市医保经办服务规范(试行)》等制度,全面夯实经办制度规范,实现全市医保经办服务"无差别受理、同标准办理"。

案例二:万州区探索集中带量采购"六挂钩"机制

为推动药品医用耗材集中带量采购走深走实,万州区医保局积极探索"三医"协同发展和治理机制,试行"六挂钩",强化公立医疗机构药品医用耗材采购和使用监管,规范诊疗行为,提升集中带量采购惠民力度。

【主要做法】 与医保总额预算挂钩 将集中带量采购任务完成情况、高价药品采购情况、药品网采执行情况三项内容与医保总额预算挂钩(简称"三挂钩")。集采期满未完成任务的品种涉及金额,非因患者特殊需求、重大疫情防控急需等所采购的集采产品同通用名的高价非中选药品、集采完全可替代的高价药品涉及金额,药品网采率未达标按比例测算的金额,作为医保付费总额控制指标编制方案的扣减额度。

与目标考核挂钩 集中带量采购任务完成情况、药品网采执行情况与区卫生健康委目标考核"两挂钩"。区医疗保障局将期满集中带量采购任务完成情况、药品网采率结果书面抄送区卫生健康委,区卫生健康委在目标考核时对每轮未完成集中带量采购任务的医疗机构进行扣分,实行扣分累加制,对药品网采率实行倒扣分制。

与质量督查挂钩 高价药品采购与区卫生健康委医疗质量督查挂钩。区医疗保障局每月将集采同通用名非中选高价药品、集采完全可替代高价药品采购的监测结果书面抄送区卫生健康委,由区卫生健康委纳入医疗质量重点监管范围,组织开展专项督查,对其适应症、可替代性进行综合评估。

完善制度机制 出台万州区药品交易采购管理办法、药品配送企业管理办法,编印《万州区医疗机构药品采购管理操作指南》,建立集中带量采购报量审核机制,实行医药采购管理指导和咨询服务联系人制度,明确工作标准和方法,确保"六挂钩"顺利实施。

强化培训宣传 采取"线上线下、实时沟通"模式对全区公立医疗机构进行集中带量采购暨网采政策培训和宣传,培训操作方法,通过"以训带宣"方式让医院领导、相关科室人员明政策、懂操作,从源头上规范采购操作。2023年开展集中现场培训2次、"点对点"现场培训7次、线上培训12次。

深入调研指导 2023年,区医疗保障局成立调研组,对全区58家公立医疗机构集中带量采购暨网采工作进行全覆盖现场调研,宣传采购政策,了解实际情况,帮助各医疗机构查找不足和问题,指导其进一步完善药品耗材采购使用管理制度,坚持执行集中带量采购优先原则。

织密监测网络 区医疗保障局每月对集采报量、采购进度、货款支付、合同签订、订单响应、采购价格、药品配备目录、配送及时性、收货9个关键环节开展实时监测和"回头看",建立监测台账,推动医疗机构药品耗材采购规范化建设。每月对药品网采订单中集采同通用名非中选药品、完全可替代高价药品进行全覆盖监测、通报。凡监测到高价药品采购订单,立即启动询查核查,了解原因,对高价药品有特殊需求的患者进行电话回访抽查。对非患者特殊需求、非疫情防控、非突发事件急需等采购的高价药品以及疑点数据,要求纳入院内处方点评范围。

强化监督协作 区医疗保障局每月将医疗机构集中带量采购进度、货款支付、高价药品采购、配送企业配送质效等监测结果抄送区卫生健康委及纪检监察部门,由相关部门进一步督导,并配合区纪委监委驻区卫生健康委纪检监察组对指定公立医疗机构药品耗材采购进行现场检查。

落实约谈机制 区医疗保障局对药品耗材采购中问题较突出的医疗机构进行约谈。12月,集体约谈32家持续采购高价药品暨未完成集采任务的医疗机构,督促医疗机构落实主体责任,细化工作措施,查漏补缺抓好整改。

强化院内监管　指导公立医疗机构建立院内联动机制，药学（器械）、临床、医保、医务、信息、纪检（审计）等部门在集中带量采购工作中密切配合，共同做好报量、采购、使用等工作。

【主要成效】 2023年在“六挂钩”机制的推动下，“集采优先”原则进一步落实，集中带量采购中选药品548种、中选耗材19种已在全区全面落地，中选品种价格平均降幅50%以上，累计节省费用11.53亿元。自7月试行以来，全区所有集中带量采购产品均完成总任务量，15家医疗机构单品未完成集中带量采购任务3.25万元，54家医疗机构采购高价药品69.02万元，纳入2024年医保总额预算予以扣减。监测数据显示，实行全覆盖监测以来，四季度采购高价药品的医疗机构数量、品种数量较三季度分别下降39%、27%，全区药品网采率100%。

案例三：渝中区高标准打造医保便民惠企服务升级版

渝中区作为重庆市主城核心区，医保参保91.46万人，其中职工医保参保77.25万人，参保单位1.7万家。通过深入践行“一件事一次办”，渝中区进一步延伸医保服务触角，高标准打造医保便民惠企服务升级版，“为民办实事”取得良好成效。

【主要做法】 重构“一件事”清单，推出便民惠企“大礼包”　梳理“业务全图”，从参保、待遇、医药服务、基金安全等板块梳理医保核心业务，形成完整的医保业务全图和数据源，构成“一件事一次办”底层支撑。抓取“核心要素”，以服务群众需求为切入点，深化落实政务服务“一件事一次办”相关安排部署，同时结合区情实际，从医保业务全图中筛选群众、参保单位办理量大、办理频率高、办理时间相对集中的事项纳入“一件事一次办”事项。拉出“事项清单”，紧盯企业、个人全生命周期医保服务事项，汇总形成生育津贴办理、医保账户关联与取消、异地就医备案、特病门诊医院变更等15项本部门“一件事”清单，梳理形成企业开办、员工录用、职工退休、新生儿出生、军人退役、扶残助困等多项跨部门“一件事”清单。

重造“一次办”流程，打出协作互动“组合拳”　建立联办机制，加强与卫健、民政、税务等部门的沟通协作，建立参保、征缴、就医、救助、监管等协同联办机制，通过跨部门数据共享，实现多部门“一件事”联办。整合业务要素，归集业务办理政策依据、申办材料及经办规程，分类制定办事指南，将事项办理情形进行最小“颗粒化”分解，提升办理指南精细化程度，让企业群众更加明白该怎么办，让经办人员更加清楚该怎么审。优化经办流程，对“一件事”涉及的多类流程事项进行优化合并，采取先试点后调整的步骤，逐步形成规范统一的“一次办”操作流程，实现一窗受理、同步办理、同步审核、节点反馈的办理模式。

重塑“一站式”服务，跑出经办服务“加速度”　做实能力提升，实施“医保代言人”“医保蓝志愿者”培育工程，依托“医保小课堂”“服务之星”评选和练兵比武等活动，培育高素质医保工作队伍。做深“一窗通办”，在医保大厅深化落实综合柜员制，更多医保服务事项纳入综合窗口“一站式”办结，整体办结时限压缩60%，减少群众跑动50%。做强数字赋能，依托“渝快办”一体化政务服务平台，实现高频医保服务事项“一次登录、一站办结”；新增配置自助服务一体机23台，实现医保自助服务24小时不打烊；建成“渝中医保”微信公众号、“微智库”，实现50余项业务网上可办、20余项信息网上可查，医保事项网上可办率超90%。

重建“一体化”格局，造出泛在可及“医保圈”　站点布局“网格化”，聚焦成渝双城经济圈建设，在农行建成全市首批成渝双城医保服务站；围绕助企服务，在化龙桥国际商务区、解放碑CBD设立“助企医保服务站”；紧贴便民服务，全域布局自助服务一体机，实现“10分钟可及”。权限下沉“颗粒化”，优化“3+X”（区—街道—社区+医药机构等服务网点）经办服务网络，22项高频业务下沉街道（社区），12项自助查询业务下沉定点医药机构，下沉特病鉴定权限到更多医院，实现特病办理足不出区、随到随检。服务管理精细化，加入全区“助企帮帮团”，定期开设“医保惠企课堂”，实现医保惠企有感。深化“放管服”改革，优化医保定点申请机制，评估时限压缩50%以上。

【主要成效】 *办理渠道更多* 通过广覆盖增设医保服务站点、配置医保自助一体机，构建起横向到边、纵向到底的标准化、规范化医保便民惠企经办服务体系，全区“10分钟医保服务圈”内涵更加广泛，群众办理医保渠道更加多元。

经办速度更快 通过经办能力提升、部门协同联动、数字赋能添势，实现了“一件事一次办”事项提交“减材料”、数据“智能审”、全程“一次办”。在全市率先试点“生育津贴办理一件事”，全年办理2470件；连同公安、人社、残联等部门，全年共同办理“新生儿出生一件事”307件、“职工退休一件事”2895件，并实现“军人退役一件事”“扶残助困一件事”等事项多部门联办。

群众获得感更强 通过深入开展医保“一件事一次办”实践，全区医保干部队伍勠力同心，真抓实干，实现参保企业办理医保不出楼宇、居民足不出社区、老人享受帮办代办不出家门，2023年办理医保事项20余万件，实现群众零差评、零投诉。

案例四：九龙坡区推动智慧医保基层创新应用示范基地建设

九龙坡区围绕“科技赋能、守护民生”的理念，全力抓好医保数字化转型，落地国家智慧医保实验室创新应用成果，打造国家智慧医保基层创新应用示范基地，以满足人民全生命周期民生服务需求为引领，构筑全民畅享智慧医保生活新图景。

【主要做法】 *完善医保经办管理体系* 打造“智慧医保服务专区”，在经办机构、镇街、村社、银行等场所放置200余台医保智能终端，参保人通过终端可随时自助办理医保信息查询、个人参保证明打印、异地就医备案等业务，累计办理医保业务17.85万人次。建设“成渝双城医保服务站”，设置“成渝医保通办”窗口，实现医保参保关系转移“免申请办”、成渝异地就医联网“马上办”、成渝长护险评估“异地办”。开展医保待遇智能报销试点，强化民政、税务等部门信息共享，实现参保人待遇报销资格“一网式”认定；对接“渝快办”、医保公共服务平台，通过自动审签报销申请快速拨付待遇费用，实现“一键式”报销。

构建便民就医服务体系 打造“智慧药房”，率先落地国家智慧医保实验室成果“智慧药柜”，通过扫描医保电子凭证，实现24小时自助购药。将药房与“互联网诊疗”“线上药房”、电子处方流转结合，参保人通过“刷脸终端”进行医保结算，4.42万人次实现自助购药。打造全市首个“无感智付”医院，通过“刷脸终端”完成建档、挂号预约、签到就诊、检查预约、入院登记、医保结算及支付、打印报告等全流程就医，打造刷脸入院、刷脸取药、刷脸检查就医新体验，累计2.8万人次享受“无感智付”服务。探索智慧云购药应用场景，依托重庆市医疗保障信息平台，融合多个部门数据共享，打造智慧云购药应用场景，构建“药店医保服务—群众便捷购药—基金智能监管—服务智慧评价”业务闭环，提升群众就医服务体验。开展医保智能管家服务试点，将医保“移动支付”“智慧医院”深度融合，通过医院公众号或小程序，关联患者就诊信息，自动精准推送医保结算相关信息，链接线上支付接口，患者在手机上即可完成医疗交费。

创新医保就医结算机制 推行预约挂号“移动付”，打通线上和线下就诊流程，通过重庆医保App、微信公众号或支付宝小程序，患者在家完成线上预约挂号交费，免去现场排队挂号、诊室候诊等环节，直接到诊室就医。试点以来，“移动支付”累计达83.51万人次。开展诊间就诊“刷脸付”，医生开具检查检验或治疗单、药品处方签后，参保患者在诊室可通过智慧医保自助服务终端，完成检查预约、报告查询、医保结算，免去人工窗口排队交费、检查检验或取号等环节，121.32万人次享受“刷脸支付”服务。开展送药上门“掌上付”，将“医保移动支付”与“互联网+医疗”紧密结合，通过互联网医院，实现慢病患者线上问诊、复诊开方、医保线上支付、药品配送到家，1300余名患者享受到足不出户的医药服务。

健全医保基金监管机制　落地“智慧医保大脑”应用场景，建立智慧医保可视化系统，以大数据以及多机协同管理机制为特点，动态直观展示定点医药机构总额运行、药品集采、基金监管、信用评价等重大应用场景，实现“一屏展示，精准画像”。建立药品实时监管系统，以“定机构、定医师、可追溯”为原则，启动“电子哨兵”功能，实时进行购药疑点预警，实现药品“智能追溯”。截至2023年底，已智能追溯392人次。构建就医全流程闭环监管体系，建立智能审核和场景监控系统，设置规则300余条，在挂号、检查、治疗、取药等就医全场景安装“刷脸终端”采集数据，与结算数据对比分析，实现患者就医“全流程监管”，累计开展移动查房6.6万余人次，筛选疑点违规数据50万余条，及时追回医保基金1327.62万元。

【主要成效】 创新医保经办方式　通过完善医保经办管理体系，打通医保经办时间长、提交材料多、群众多跑腿等堵点，参保人在家门口就可办理医保业务、在手机上即可申请医保报销，真正实现医保服务“不打烊”和医保报销“零材料”“零跑腿”。

构建标准化“无感就医”流程　减少就诊时间，压缩就医流程，就医流程从原来的入院、排队挂号、候诊、诊疗、缴费等11个环节，缩短为在家线上挂号、诊疗诊间“无感支付”、治疗“无感核身”、药品送药上门4个环节。就诊时间由原来的1小时减少到25分钟，更好满足参保人的就医需求。

形成基金监管闭环　实现风险画像、智能审核、实时核身等功能，将传统的“事后监管”转变为“事前事中事后”全流程监管，打造“分析—决策—调度—检查—反馈—改进”治理闭环，守护群众看病钱、救命钱。

案例五：合川区创建“医保管家·合你同行”服务品牌

合川区医疗保障事务中心以“医保管家·合你同行”服务品牌创建为载体，全力打造素质高、业务精、政策通的“医保管家”队伍，积极构建“15分钟医保服务圈”。全区建成1个区级医保大厅，30个镇（街）医保服务站，419个村（社区）医保便民服务点，2个医疗机构医保服务站，63个邮政、农商行医保服务站，初步建立起“纵向到底、横向到边”的医保经办服务网络体系。

【主要做法】 “整合”促共建　将1500余名医保干部、专兼职人员全部纳入“医保管家”队伍，建立人员信息动态更新、工作任务分派、办理结果反馈机制。完善与商业保险公司合署办公机制。探索与金融机构、邮政部门合作机制，在30个镇（街）的农商行网点和邮政服务点设立医保服务站，设置医保服务窗口，配备兼职人员63名，配合开展医保业务咨询、信息查询等工作。将150名邮政快递员发展为“医保助手”，指导群众及时参保和享受待遇。在村（社区）组建以“村两委干部、本土人才、乡村医生”为主体的“医保管家”团队，达到1300余人。“医保管家”对辖区群众建立“一户一档”，对脱贫户、低保户、五保户等特殊群体建立动态管理台账，对“两病”患者建立就诊用药台账，实现精细化分类管理。

“融合”提素质　按照全员参与原则，采取线下学习培训、线上模拟操作相结合的方式，有针对性地开展岗位练兵。业务学习常态化，为干部职工搭建交流平台，提升干部职工履职尽责能力，为区级医保大厅实施综合柜员制和医保业务实现“一窗通办”奠定坚实基础。全员培训精准化，制定培训计划，采取“线上+线下”“集中授课+现场指导”相结合的方式，对定点医药机构、“医保管家”“医保助手”分别开展医保相关政策知识、基金监管、医保信息系统操作等专题培训，实现业务培训全员化、精准化。

“聚合”强规范　推进经办服务规范化，严格落实医疗保障经办政务服务事项清单制度，精简办事流程16个，减少办事资料9项，取消不必要的环节和手续，缩短办事时限。完善服务制度，严格落实首问负责、一次性告知、限时办结等服务制度，推行文明服务，提高服务效率。建立监督机制和投诉处理机制，落实“好差评”制度，实现服务事项全覆盖、评价对象全覆盖、服务渠道全覆盖。开展星级评定，制定“星服务”星级评定办法，对综合柜员从日常行为、服务质量等方面进行综合考核，评定结果在服务大厅进行公开展示，接受群众现场监督，并作为年度评先评优以及升职晋级的重要依据。

“智合”提效率 扎实推进数字医保改革，围绕“医药服务”核心业务，积极谋划开发“合理药采”一件事应用，努力实现医保智管、机构智治、医药智服，从而更好地服务于群众、企业和医疗机构。大力推行网上办，构建以“渝快办”App、“重庆医保”App、重庆医疗保障微信公众号为主体的线上服务渠道，实现64项高频服务事项网上办，网办率达90.14%。推广“自助办”，在医保经办机构、区直医疗机构配备82台医保自助服务一体机，为参保群众提供医保信息查询、医保电子凭证激活、参保缴费凭证打印等自助服务。推广应用医保电子凭证，全区70.15万人激活，1200余家定点医药机构开通扫码结算，3家医疗机构开通医保移动支付。

【主要成效】 *群众办事更便捷* 通过实施综合柜员制在区级医保大厅建成15个综合窗口，“集参保、待遇等医保业务实现‘一窗通办’”，群众办事时间平均缩短1/3。着重健全镇（街）、村（社区）医保经办服务体系，分别下沉16项、12项高频政务服务事项，实现群众在家门口问医保、办医保。邮政、农商行网点等医保场景的拓展应用，对医保服务形成有效补充，为2万余人次提供医保政策咨询、医保信息查询等服务。

服务质量更优质 通过开展“医保管家·合你同行”服务品牌创建，医保干部队伍业务经办更专业、流程操作更规范、工作作风更扎实，提升了群众办事的体验感。2023年，收到书面感谢信45封，群众满意率100%。

四川省

工作综述

2023年，四川省医疗保障系统认真落实党中央、国务院决策部署和国家医疗保障局工作要求，推动四川省医疗保障事业发展实现改革新突破、取得惠民新成效。截至2023年底，全省基本医疗保险参保8132.84万人，职工医保（含生育保险）统筹基金当期收支分别为860.04亿元、513.32亿元，居民医保基金当期收支分别为647.13亿元、633.79亿元，职工医保（含生育保险）统筹基金、居民医保基金累计结存分别为1806.89亿元、548.89亿元。

【丰富全民医保制度内涵】 巩固全民参保成果　全省各级医疗保障局统一落实城乡居民参保财政补助640元/（人·年）新标准，累计拨付到位国家、省、市（州）、县（市、区）4级财政补助资金共计390.97亿元，农村低收入人口和脱贫人口实现动态应保尽保，放开灵活就业人员参加职工医保户籍限制，开通职工医保个人账户代缴居民医保费，全省基本医保参保率稳定在97%以上。

职工医保门诊统筹平稳落地　按照《四川省人民政府办公厅关于印发四川省建立健全职工基本医疗保险门诊共济保障机制实施办法的通知》，2023年1月1日起，四川省全面开始施行职工医保门诊统筹保障，省医疗保障局指导各市（州）及时出台职工医保门诊统筹政策及实施细则，充分做好正面宣传引导。截至2023年底全省结算待遇6812万人次，职工医保统筹基金支付58亿元。

兜牢扶困救助托底保障　实现医疗救助市（州）级统筹，各市（州）均建立稳定的财政投入机制和合理的缺口分担机制。2023年，“三重保障”惠及全省农村低收入人口就医1279万人次、减轻医疗费用负担169亿元。监测并推送因病返贫致贫风险62.1万人，经相关部门核准认定新增困难群众5.2万人，支付待遇1亿元，有效化解因病返贫致贫风险。

深化拓展长护险试点　成都市长护险制度将学生、儿童、辅助器具等纳入保障范围，探索从机制层面打通跨统筹区失能人员评估，实现成都市和重庆市评估结论互认。

规范扩大普惠商业健康保险受益面　省内累计已有17个市（州）推出本地“惠民保”产品，起付线最低每人每年8000元，报销比例普遍在70%以上，支付限额最高每人每年420万元，绝大多数产品将目录外自费费用纳入报销，进一步拓宽保障范围。

【织密医保基金使用监管网络】 打击欺诈骗保行为　全省各级医疗保障局扎实开展飞行检查、专项整治和日常监督检查，共检查定点医药机构5.68万家。开展省级飞检，覆盖21个市（州），追回基金3.4亿元。开展省级抽查复查和专项检查，督促整改5类问题共计186个，定点医药机构通过自查自纠退回基金1.4亿元。

规范打造监管制度体系　以省人民政府办公厅名义印发《四川省加强医疗保障基金使用常态化监管重点任务清单》，省医疗保障局出台飞行检查管理暂行办法实施细则、举报线索处置规程等规章制度。

深化应用智能监管模式　全面落地应用国家医保信息平台智能监管子系统，推动与医疗机构HIS系统对接，推动智能审核引擎前移，实现事前提醒、事中审核、事后监管全过程监控，拒付、追回基金1.6亿元。

持续加大共管共治力度　全省各级医疗保障局协同相关部门推进医药领域腐败问题集中整治。将医保基金监管纳入乡镇（街道）政府综合监管体系，基层监管网络更加完善。深化跨区域协作监管，四川省、重庆市开展2次省级联合飞行检查。深入推进社会共治，公开选聘省级社会监督员50名，曝光典型案件6万余件，发放举报奖励金24万元。

【持续减轻群众医药费用负担】 *牵头开展口腔种植费用专项治理* 省医疗保障局在全国牵头开展口腔种植医疗服务收费和耗材价格专项治理，先后推动种植体系统集采、落地首个联动全国的耗材竞价挂网工作、实施首个全国性的“技耗分离”医疗服务价格调控方案，单颗常规种植牙均价从1.5万元降至7000元左右。其中，种植体系统集采汇集了全国近1.8万家医疗机构的报量需求，通过集采实现种植体系统平均降价55%，预计每年可为全国患者节约费用40亿元左右。

国省药械集采常态推进 省医疗保障局修订完善药品和医用耗材集中采购实施方案、在线结算管理办法等政策制度，平稳落地国家组织第8批药品和骨科脊柱类耗材中选结果，积极参加省级或省际联盟集中带量采购，全省落地集采药品达到450个、耗材13类，价格平均降幅达到50%、80%以上。

群众用药保障有力有序 按时落地国家新版药品目录，推进国谈药品“应配尽配”。动态新增39个单行支付药品，总数达到190个。全年全省报销国谈药品501万人次，医保支付40.8亿元，平均报销比例70%，药店供药占比超过80%。执行四川首版医疗机构制剂目录，制剂种类达到2867种。“两病”门诊用药保障累计惠及912.4万患者，结算率从制度初期的12.4%提高到70.7%，4个国家重点联系典型地区中期评估结果均为优秀。落实“乙类乙管”后医保优化政策，实现从“特殊保障”到“常规保障”的平稳过渡。

【协同推进医药价格治理】 *加强药品价格管理* 加强挂网药品价格信息治理，统一规范价格数据，实行分区管理，与国家平台互通可查，保持四川药械挂网价格处于全国较低水平。稳妥开展挂网西药价格“红黄绿”横向比较监测，推动647家企业下调1465条产品价格，平均降幅10.3%。

动态调价强化正向激励 全省累计调整3870项医疗服务项目价格，调增体现技术劳务价值项目价格3371项，调减检查检验类等项目价格499项，新增和修订医疗服务价格项目43项，医疗服务收入占公立医院医疗收入比例提升到32.5%。全省医疗服务价格指数水平稳定保持在106%～107.5%。指导乐山市积极推进深化医疗服务价格改革国家试点，乐山市平稳落地首轮调价。

采购管理更加规范完善 全面开展药品和医用耗材招采管理子系统核心应用使用，推动信息流、物流、资金流“三流合一”融合管理，覆盖医药机构5664家，药品、耗材网采率分别达到85%、60%，累计结算资金327亿元。向4000余家定点医疗机构拨付医保结余留用资金6亿元，充分调动其参与集采的积极性。

【提升医保精细管理水平】 *全面推开支付方式改革* 全省22个统筹区均实现DRG/DIP实际付费，医疗机构、病种、基金覆盖率分别达到93%、97%、92%，平均住院床日、次均住院费用普遍下降，定点医疗机构精细化管理水平上升，医保基金使用绩效有所提高，四川支付方式改革工作被国家评估组评为优秀。对实现人员管理、财务管理、信息系统、医保结算、考核监管“五统一”的医共体实行“一个总额付费、结余留用、超支不补”医保支付管理改革，全省已有26个医共体实行“一个总额付费”。

信息数据赋能日益凸显 全面上线应用国家医保信息平台的15个业务子系统，新增业务功能1753个，响应全省业务需求13.6万个。推广应用医保码，全省激活人数达到5618万人，1308家二级以上医疗机构实现医保码全流程应用，337家三级医院接入移动支付。7个市(州)完成地方专区建设，5个市(州)完成立项。

【提供高效便民医保服务】 *规范提升经办管理服务水平* 全省各级医疗保障局认真开展《社会保险经办条例》学习宣传，举办全省经办系统练兵比武活动，有效提升经办队伍能力和服务水平。推进经办规范化建设3年专项行动，省医疗保障局动态调整医保经办政务服务事项清单，制定职工门诊共济经办、医疗救助、DRG/DIP、经办机构内部控制管理等规程，出台办法细则统一规范定点评估、预付管理工作。

持续推进医保服务均衡可及　推动县（区）以上经办大厅提档升级，全省标准化大厅（窗口）比例达到75%以上。启动"十四五"全省医疗保障经办服务示范工程建设。落实16项医保便民服务措施，镇、村两级医保服务事项清单分别达到18项、11项。利用银行、两定机构等第三方资源，建成1200余个"医保+"一体化服务网点，开通成渝双城医保服务站13个。全省12393热线与12345热线"双号并行"更加顺畅，为企便民服务更加高效、智能、便捷。

不断增强异地就医服务质效　全省全年直接结算异地就医5369.8万人次，基金支付272.4亿元，同比上一年分别增长63.6%、55.8%。省内异地住院费用直接结算率达到95%，跨省异地住院直接结算率达到84%。建成全省特殊药品经办管理系统，实现全省通办和异地"双通道"直接结算，全年结算128万人次，减少群众垫付53.8亿元。优化备案管理，实现线上自助备案、省内线下跨统筹区通办，省本级等6个统筹区率先与重庆、贵州、云南开通跨省住院免备案。落实积极支持生育措施，5个统筹区试点生育医疗费用省内异地直接结算。

【夯实医保制度稳定持续发展保障】　高质量达成"十四五"规划中期目标　省医疗保障局制定《四川省"十四五"全民医疗保障规划实施2023年度推进计划》，组织全省医保系统开展规划实施中期评估，主要指标均达到或好于预期。

持续加强基金运行管理　完善统计工作机制，全面执行新修订的统计调查制度，常态化开展基金运行监测和风险预警，定期进行医疗保障形势分析，强化预算绩效管理及结果运用。

深入推进法治医保建设　省医疗保障局依法研究调整行政权力清单事项，制定行政执法"一目录五清单"（分类检查事项目录，不予处罚、免予处罚、减轻处罚、从轻处罚、从重处罚清单），进一步规范行政执法范围和尺度。严格落实重大行政决策法定程序，现行有效的规范性文件全部录入四川省法规规章规范性文件数据库。制定应知应会法律法规和党内法规清单、普法责任清单，扎实开展普法宣传，落实以案释法制度。

重要活动

1. **口腔种植体系统集中带量采购在四川开标。**1月11日，四川省医疗保障局牵头、全国各省份及兵团积极参加的口腔种植体系统集中带量采购在四川开标，产生拟中选结果，拟中选产品平均中选价格降至900余元，与集采前中位采购价相比，平均降幅55%。

2. **召开2023年全省医疗保障工作暨党风廉政建设工作会议。**2月16日，全省医疗保障工作暨党风廉政建设工作会议在宜宾召开。会议总结2022年全省医保改革发展成绩和医保系统党风廉政建设情况，分析面临的形势，部署2023年全省医疗保障工作和全省医保系统党风廉政建设工作。

3. **省医疗保障局与四川发展公司签订战略合作协议。**4月28日，四川省医疗保障局和四川发展（控股）有限责任公司在四川发展大厦举行战略合作协议签约仪式，共同建立全方位、多元化的战略合作关系，积极助力全省医保事业高质量发展和国有资本发展壮大。

4. **召开全省医疗保障经办工作会议。**5月15日至16日，全省医疗保障经办工作会议在广元召开，会议组织观摩广元市镇村医保服务能力建设情况，总结2022年全省医保经办工作，分析当前医疗保障经办工作新形势，部署2023年全省医保经办工作任务，攀枝花、德阳、广元等6个市在会上进行工作交流发言。

5. **举办四川省医保基金监管"安全规范年"短视频大赛。**6月，省医疗保障局、川观新闻共同举办四川省医保基金监管"安全规范年"短视频大赛，收到参赛作品100余个，共评出优秀作品奖30名，优秀组织奖10名。短视频展播期间，在线观看超过500万人次。

6. **开展异地就医直接结算政策集中宣传月活动**。6月，四川省医疗保障局组织全省各级医保部门以“做好异地就医结算服务，让群众在异乡更有‘医靠’”为主题，开展异地就医直接结算政策集中宣传月活动，举办各类启动仪式188场，搭建宣传大厅482个，建立长期宣传服务点11131个，“四进”宣传共计38323次，新媒体宣传14002次，发放宣传资料和张贴宣传海报共计379.55万张。

7. **动员部署全省经办系统练兵比武活动**。7月21日，四川省医疗保障局以视频会议形式召开2023—2024年度全省医保经办系统练兵比武活动动员部署会，安排部署练兵比武活动工作，针对练兵比武学习平台操作使用进行培训。全省21个市（州）医疗保障局经办工作分管局领导及部门负责人，省医疗保障局相关处（室）、直属单位负责同志共280余人参加会议。

8. **召开省医疗保险研究会年会**。8月1日，省医疗保险研究会组织召开2022年年会，会议通报了近年来全省医保改革发展的主要成效，听取并审议省医疗保险研究会工作报告，同意增补19家医药公司为会员单位，投票表决延期换届相关事宜，介绍和讲解门诊共济保障改革、医保目录管理、医药价格和招标采购等医保政策，并就加强医研会各方面建设、更好地为医保改革发展献智献策献力提出具体要求。省医疗保障局有关负责同志出席会议并讲话，省医疗保障局相关处（室）、省医疗保险研究会会员单位共100余人参会。

9. **搬迁入驻新办公区**。8月22日，四川省医疗保障局举行新办公区揭牌仪式，局主要负责同志为新办公区揭牌，局领导班子成员以及局机关各处（室）、各直属单位负责同志参加揭牌仪式。

10. **召开医保数据地方专区建设现场会**。9月28日，省医疗保障局在泸州市召开医保数据地方专区建设现场会，会议讲解了医保数据地方专区的建设规范和管理要求，成都市医疗保障局、泸州市医疗保障局分别就“两结合三赋能”试点情况和数据专区建设成果做介绍。省医疗保障局有关负责同志出席会议并讲话，省医疗保障局医保大数据处、省医疗保障事务中心相关负责同志，各市（州）医保局有关负责同志及信息化部门负责人参加会议。

11. **举办“我和我的医保故事”网络演讲推介展播活动**。10月，省医疗保障局主办、川观新闻承办的“我和我的医保故事”四川医保系统网络演讲推介展播活动拉开帷幕，全省22个医保统筹区33个演讲作品进入网络展播，收获点赞数逾210万人次。展播结束后，评出网络最佳人气奖1名，一等奖1名，二等奖3名，三等奖6名，优秀奖10名，活动优秀组织奖5名。

12. **与德阳市签订战略合作协议**。12月5日，省医疗保障局与德阳市人民政府签订《支持德阳国家区域医疗中心暨医药产业高质量发展战略合作协议》，双方将建立协调合作、联席会议、工作交流等制度，共同推进国家区域医疗中心建设，促进中医药产业发展，推动“三医联动”改革等工作，助力德阳构建“2+N”医药产业体系，形成“两翼共振、一体推进”的产业集群格局。四川省医疗保障局负责同志、相关处室负责同志，德阳市负责同志、市级有关部门负责同志参加签约仪式。

典型案例

案例一：四川实现特殊药品全省通办和异地“双通道”直接结算

2023年，四川省聚焦重特大疾病患者病种异地认定、异地费用报销“跑腿”“垫资”等痛点问题，探索特殊药品管理制度改革，实现特殊药品从病种认定到费用结算全省通办、病种认定结果异地互认、病种一次认定长期有效，规范特殊药品经办管理标准和流程，将全省原有22套特殊药品管理系统整合为统一的“全省特殊药品经办管理系统”，于2023年1月1日全面上线运行，并与省异地就医子系统联通进行数据交互，方便患者在各地“双通道”供药机构（定点医疗机构、定点零售药店）异地直接结算药品费用。2023年惠及参保人员128.1万人次，减少参保人垫付53.78亿元。

【规范化管理提升公共服务质量】 完善医保用药分类管理制度 积极探索医疗服务与药品分开支付，不断完善医保用药分类管理制度，创新开展药品单行支付，省医疗保障局出台《关于完善国家谈判药品和部分高值药品支付管理有关政策的通知》，将国谈药品中价格昂贵、用药人群特定、用药指征明确的药品纳入单行支付管理，全省执行统一的分类标准。

构建特药经办管理协同机制 省医疗保障局印发《关于进一步做好单行支付药品和高值药品经办管理服务工作的通知》，统一全省特殊药品经办管理要求，明确特殊药品业务全省通办、病种认定结果全省互认、病种认定长期有效等多项内容，让经办管理服务体系更加健全，服务效能进一步增强。推动经办落地见实效，强化政策衔接，明确工作职责，形成全省医保协同联动的工作保障机制。

创新"双通道"供应保障机制 在原有的管理办法基础上，针对特殊药品使用，实行定认定机构、定治疗机构、定责任医师、实名制管理、定供药机构管理，给有需求的患者群体提供精准服务；创新建立的"双通道"供药机制，将定点零售药店纳入谈判药品供应保障范围，与定点医疗机构一起，形成谈判药品报销的"双通道"并同步纳入医保支付，有效解决了特殊药品"进院难""用不上"的难题，保障了患者的用药需求。截至2023年12月底，全省特药系统中有认定机构351家、治疗机构454家、"双通道"供药机构684家(其中供药药店230家)、责任医师12696人，形成了较大规模的特殊药品供应保障体系。

推行公共服务联动模式 优化规范全省特殊药品认定管理、治疗管理、处方管理、供药机构管理、责任医师管理、费用结算管理等经办流程及标准。简化经办手续，参保人本地、异地使用特殊药品同标准办理，省内异地使用特殊药品无须办理异地就医备案，不降低医保待遇水平，提升了参保人用药可及性和便捷性。2023年惠及群众就医128.10万人次、减少群众垫付53.78亿元。其中，省内异地就医直接结算22.64万人次，减少参保人垫付10.67亿元，切实解决了省内异地就医特殊药品费用直接结算难、参保患者"跑腿""垫资"问题。

【大数据技术赋能全流程经办管理】 建成数据整合平台 依托全省医保信息化平台，将全省原有22套地方特殊药品管理系统整合为统一的全省特殊药品经办管理系统(以下简称特药系统)，并与省异地就医子系统联通进行数据交互，为全省业务经办提供信息系统支撑。

助力流程闭环管理 再造业务经办流程，大数据技术赋能，特药系统连通全省各级医保经办机构、定点医疗机构、定点零售药店，使用同一平台、标准化经办流程办理特殊药品业务，实现特殊药品认定、治疗、处方流转、购药结算全程网办，形成"双通道"直接结算流程的闭环管理。

强化数据归集应用 在方便参保人就医、购药、报销的同时，特药系统还实现全省经办管理数据集中管理，建立了参保人信息、认定结果、病情证明书和相关检查报告、电子处方等信息档案库，为下一步大数据深化应用、数据跟踪监测、政策调整优化提供了信息数据基础。各项数据要素有序流通。

扩展功能优化服务 不断优化医保经办服务，依托数字赋能，推动实现医保电子凭证全流程运用，便捷群众持"码"就医购药。扩展平台服务功能，在四川医保微信小程序上开发查询功能，方便参保人查询全省特殊药品认定机构、治疗机构和供药机构信息。

【均等化服务助推省级统筹改革】 提升医保基金安全性 "五定"管理和"双通道"供药机制，在保障参保人合理用药的同时，对虚假处方、过度用药等欺诈骗保行为起到了有效的监督和约束。各地医保经办机构按"五定"管理要求管理本地认定机构、供药机构、责任医师等信息，强化源头管理。参保人实名制登记、病种认定、处方管理、用药结算全流程通过系统记录，过程清晰可追溯，进一步提升了医保基金安全性。

推动医保大数据建设 坚持需求导向，聚焦群众就医和医保需求，推进经办服务扁平化、高效化、智能化，让"数据多跑路、群众少跑腿"。打通信息壁垒，促进数据融合，夯实安全底线，加快推进医保信息平台落地应用。

推进医保公共服务均等化 统一全省特殊药品经办管理流程、标准及信息系统，实施医疗保障经办服务标准化、均衡化、可及化建设，不断完善医疗保障公共服务事项“网上办、就近办、全域办”，满足群众日益增长的异地就医直接结算需求，推进医疗保障基本公共服务公平可及。

助推医保省级统筹改革 强化管理服务规则和经办服务能力建设，统一规范全省特殊药品经办管理，不断提升服务效能，逐步缩小区域间差距，助力实施基本医保省级统筹，打造更加高效便民的医保服务体系，推进全省医疗保障事业高质量发展，持续提升人民群众获得感、幸福感、安全感。

案例二：成都市建立医疗救助“一键通”平台

2023年，成都市医保部门在便捷度、智能度和共享度上下功夫，通过优数据，调流程、优路径，形成“1+N”医疗救助跨部门服务联动机制，创新医疗救助“一键通”211平台，铺就便民惠民幸福路。

【主要做法】 *“2”是建立2个智库，夯实基础底座* 在建立完善医疗救助体系的基础上，并联了成都市医疗保障局、民政局、市委组织部、退役军人事务局、总工会、红十字会、残联7个部门救助数据，将政策依据、人员信息、结算逻辑纳入，整合形成全域救助基础“数据库”。按照“统事项、优流程”的思路，分门别类、分属部门梳理医疗救助全类别业务办理事项，植入20类救助政策规则，构建智慧医保“政策库”，为救助最优提供基础支撑。

“1”是开发1个中台，整合部门资源 依托城市服务门户，创新开发医疗救助中台。植入40类救助算法，整合相关部门业务资源、集成全域医疗救助信息，精准锁定救助对象的切身情况，生成最优救助方案，同步通过事件中枢将救助方案自动派单至对应部门。联合多部门重塑全过程审批节点，将医疗救助审批流程由以往镇（街道）初审后依次前往民政、医保、残联、退役军人事务4个部门“串联审批”，整合成“一键申请、一次提交、并联审批”。

“1”是构建1个入口，搭载网办系统 依托城市服务门户建立“超级绿叶码”微信小程序，设立“我要办事—社会救助—困难救助—医疗救助”线上申请窗口，集成全类别救助功能，统一医疗救助网办端口、集中信息模块、规范业务分类。联合医院、人社、税务等相关部门，革新医疗救助受理流程，打造医疗救助信息化、自动化、一体化全程网办系统。群众只需上传身份证或社保卡、住院发票、住院结算单、出院病情证明4类材料即可完成网上救助申请。通过智慧网办平台大数据实时运算，对受理群众网办救助事项进度动态追踪，精准定位所处审批节点。办理进度、资金发放状况等审批信息24小时“可视”追踪。将医保经办机构向窗口前移，村（社区）医保服务窗口可为特殊困难群众家门口帮办、代办。党建引领“微网实格”，发动基层网格员，对部分重病、残障、行动不便的特殊困难群众就近协办、入户帮办。

【主要成效】 *打破传统思维，实现“一单制”救助* 新“并联式”救助审批流程，变部门分散救助为政府统一救助，将结算拨付“申请才办理”的旧模式升级为系统对数据自动核算、主管部门依职权主动完成数据推送的新模式，解决以往工作流程中涉及多部门费用、救助申请周期长、业务办理票据识别难、录入工作量大等问题。

集约多方信息，实现“一站式”受理 将救助对象云上大整合、网络大统一、数据大汇聚，已逐步建成以四川省医保公共服务平台、定点医院联网结算、救助通、“一卡通”资金发放为基本载体，涵盖部门、个人的医疗救助综合服务体系，2023年全面实现医疗救助市级统筹，全市有800余家定点医疗机构实施医疗救助“一站式”联网结算，扩展普通门诊“一站式”定点医疗机构350家。2022年以来，累计联网结算超过40万人次。通过救助通平台救助达3000多人次，缩短医疗救助事项申请、经办、审核办理流程，彻底解决“效率慢”的问题，医疗救助办结量同比增加300%、多重救助件

同比增长200%，办结时间由以前最长120天缩短至最多20天。

延伸经办触角，实现“一扇门”服务　2023年实现医疗救助政策和经办规程市级统一，同步将经办窗口前移，100%在镇（街道）便民服务中心设立医保服务窗口，提供包括医疗救助等16项医保业务办理，初步实现高频医保业务“家门口办”。打通医疗救助“最后一公里”，面向智能手机使用障碍人群，依托医保服务站点、社区网格员等提供代办或代申请服务。已累计开展医疗救助申请帮办代办服务5000余人次，有实力、有温度、人性化的医疗救助体系迈向更高水平。

案例三：自贡市打造盐都人身边的“暖心医保”

2023年，自贡市医疗保障局通过务实创新举措推动医保经办服务优化升级，打造群众身边的“暖心医保”，走出了一条特色医保经办实践之路。

【主要做法】　“兴顺茶馆”——街坊邻里话医保　立足医保服务“放管服”改革，依托街道运用居民自治理念在社区服务中心、小区物业、口袋公园等场所打造的“兴顺茶馆”党建品牌为载体，建立邻里医保服务站点，用医保志愿者的“大白话”讲清医保政策的“大道理”，实现“点对点”宣传政策、“面对面”解决问题。一是设立医保民情“收集点”，让医保诉求从群众中来。在“兴顺茶馆”设立医保民情收集点，及时了解群众对医保服务的诉求，并采取限时移交、定期办结、按时反馈的方式有效提升服务质效，满足群众需求。二是设置医保业务“代办点”，让医保服务到群众中去。“兴顺茶馆”医保网点可“即问即答”，解答群众咨询求助，并常态化开展医保业务代办，周边群众出门即可就近办。三是招募医保服务志愿者，推动政策宣传零距离。充分利用“熟人熟脸”身份，联合街道择优从网格员、小组长中培养医保志愿者，让医保宣传员及其宣传形式、宣传内容贴近群众，让医保典型案例更加可亲可信。四是建立群众“点评账”，优化基层医保经办管理。依托“兴顺茶馆”“五必”（一刻必联系、一日必反馈、一周必回音、一季度必测评、一年必晒评）闭环管理机制，将群众是否满意作为评判标准，建立群众诉求滚动台账“工作卷”，解决基层医保服务质量不优、效率不高的难题。

“井管家”——足不出户办医保　聚焦全市深度老龄化实际，坚持传统服务与创新服务相结合，积极开展适老化便民服务，构建线上+线下立体综合服务网络。一是创新赋能“医保+数字化”转型。联合市政法委、宣传部等部门建设“井管家”社区智慧管理平台，开发医保办理“随手拍”功能，实现医保业务咨询、事项办理“随拍随传”“即拍即办”，推进医保政策、办事指南“掌上阅”“网上办”数字化服务转型。二是一体推进“医保+网格化”服务。创新院落党支部、自管委全覆盖党建模式，建立“街道—社区—网格”三级联动机制，组建由社区“两委”、专兼职网格员、院落管家、小组长、楼栋长等组成的医保“代办员”志愿服务队伍，落实“居民群众点单、社区党委派单、志愿者接单”的医保“点单式”服务。三是统筹完善“医保+社会化”资源。与自贡市第五人民医院（西南医科大学附属自贡医院）建立“党建联盟”，依托其老年病专业优势及社会心理服务体系平台，建立辖区老年人健康档案，提供家庭医生“两病”医保签约服务，实现健康状况实时监测、特殊情形紧急预警，不断拓展医保基层公共服务内涵。

“盐e保”——随时实地找医保　针对医保政策知晓度不高、查询不便等实际，搭建“盐e保”医保综合智慧服务平台，实现7×24小时医保政策咨询不打烊。一是医保咨询“语音办”。梳理962条医保政策及业务知识库，依托人工智能、语音识别技术，畅通医保自助咨询热线，即时回答参保人员高频医保政策咨询。二是医保咨询“文字办”。在局官方微信公众号开设医保自助咨询栏，打造“贡小保”自贡医保人工客服“店小二”，24小时对现行医保政策、待遇报销、异地就医、参保办理等参保群众关心关注的问题实时进行解答，政策规定和业务办理流程一目了然。三是医保业务“视频办”。在市本级、自流井区选取大型参保单位、企业园区、人口密集社区等试点，将医保经办窗口“搬”到线上，借助人脸识别和文字识别技术，实现10项高频医保经办服务事项在线答、医保资料在线传、医保业务线上办。

【主要成效】 *医保便民服务能力持续巩固* 2023年，医保入驻“兴顺茶馆”以来共服务周边群众7.2万余人，接待群众咨询、投诉、意见3.7万余件次，开展政策宣传24场次；参保群众通过“井管家”办理医保业务2.9万余件次，享受上门服务6500余次，有效解决所在社区900余名高龄老人医保服务需求。

经办服务质效大幅提升 自2023年建设“盐e保”医保综合智慧服务平台以来，试运行期间中心城区经办服务大厅医保咨询电话下降43%；依托社区经办服务网点，办件分流达30%，群众办理业务平均等待时间由原有的7分钟下降至3分钟，经办服务效能提升57.14%。

群众医保满意度进一步提高 通过面对面“话医保”、上门服务讲政策，群众医保知识普及率大幅提升，门诊统筹政策推行平稳有序，参保群众对基本医疗保险政策调整参与度较高。2023年医保信访量同比下降2.8%，信访满意度达100%；经办服务专项评价中现场群众测评满意度达99.99%，全年医保经办政务服务事项办件评价满意度高于99.99%。

案例四：攀枝花市以基金监管制度改革促进公立医疗机构强化自我管理

2023年，攀枝花市医疗保障局聚焦《攀枝花市推进医疗保障基金监管制度体系改革实施方案》中“强化机构主责”“全面建立智能监控制度”等重点工作，主动思考、积极探索建立全方位、多层次、立体化的监管体系，多维度指导督促医疗机构细化管理、规范收费，共同维护医保基金安全平稳运行，以医保基金监管制度改革促进市公立医院提升管理水平，开展规范诊疗，减轻群众就医负担。

【主要做法】 *完善协同发展好生态，建立良性互动“回音壁”* 2023年，建立较为完备的医保基金使用监管制度，通过日常联系、现场交流、申辩申诉等机制，加强医保部门与医疗机构的沟通，既能及时传递医保声音，做到常态化警示提醒，又能及时掌握医疗机构反馈意见，有的放矢做好监督指导，推动形成共识，有效促进医疗机构从合理控费、医疗质量等多方面建立内控管理体系，逐步适应“三医”改革需要，医院发展理念逐步转变。

落实监管培训强支撑，注入自查自纠“催化剂” 2023年，市医疗保障局印发医保基金监督检查自查自纠方案及医保基金使用负面清单，在明确监管规则的同时，站位医疗机构需求组织培训，共开展规范医疗服务行为培训14期、2000余人参训，培训后再实施监督检查，让医疗机构清清楚楚认识问题，明明白白接受监管。同时，加大违规行为曝光力度，让医疗机构引以为戒，督促医疗机构及时纠正违规行为，使临床诊疗行为更加规范。

发展医保新质生产力，打造前端审核“智慧脑” 2023年，大力推进大数据在医保基金全过程监管中的应用，形成现代化监管新动能。在医保与医疗机构结算前运用智能审核规则、大数据模型分析疑点数据等措施，对疑点数据进行分析，有效规范诊疗过程存在的普遍性违规行为。医疗机构在信息管理系统中嵌入2023年最新医保审核规则，根据医保监管发现的问题同步开展内部数据分析、规范诊疗行为，促进管理更加精细。

【主要成效】 2023年，全市查处违法违规使用医保基金的定点医药机构672家，追回本金及处违约金、罚款等共计4512.81万元，其中省级飞行检查和专项检查共查实违规金额1175.80万元，受理举报线索10条，查实率100%，发放举报奖励金1887.36元。

案例五：泸州市构建“智慧医保”服务新模式

2023年，泸州市医疗保障局紧紧抓住新一轮产业变革带来的新机遇，顺应新质生产力发展方向，以发展数字技术为引擎，全力构建“智慧医保”

服务新模式，赋能医疗保障事业改革，驱动地方经济高质量发展，不断增强人民群众的获得感和幸福感。

【主要做法】 整合资源力量推进信息化建设 一是统筹设计规划，组织成立泸州市医疗保障信息化工作领导小组，将信息化工作纳入《泸州市"十四五"全民医疗保障规划》，制订2023年建设方案。二是统筹力量保障，组建信息化工作专班，细化、量化信息化目标任务，按周进行协调、帮扶、督办，按月通报进度。三是统筹宣传推进，对定点医药机构，在定点协议中明确纳入医保信息业务编码、定点药店视频监控、医保码全流程应用和电子处方流转等信息化建设要求，并实施考核。利用广播、电视、网络、微信、抖音、广告、海报等多种形式，充分发挥医保部门、医药机构主体责任和第三方机构力量，广泛宣传医保信息化便民服务。

优化医保服务体验 一是创新医保支付场景。2023年8月，实现普通门诊、门诊特殊疾病、住院结算的全流程医保移动支付、刷脸就医，探索推广"床旁结算"，让群众就医结算不排队、医药机构管理更高效。二是赋能基层服务提质增效。通过智慧医保优化医保经办服务，上线医保零星票据识别系统，实现医保零星报销业务的全流程电子化经办；上线"医保电子协议管理平台"，实现定点医疗机构服务协议签订全流程电子化。截至2023年底，全市异地联网定点医院和定点药店开通率分别达到100%、97%，覆盖全市所有乡镇（街道）。24项医保服务事项实现市内通办，14项实现"跨省通办"。

支持医药产业发展 2023年，围绕全市区域医药健康中心、区域医疗中心、医学中心建设，聚焦大数据的挖掘使用，科学精准发挥医保基金战略性购买作用。通过数据摸底，掌握本土医药企业和医药产品情况及参与集采情况，为医保等相关部门决策提供更加科学的数据支持。围绕医疗机构、医药企业所需要的全生命周期服务，打通医保信息系统内部的堵点，实现上下贯通，保证信息的流畅传递。通过对海量数据的挖掘和分析，开展产品申报挂网等方面的指引，积极引导医药企业参与国省药械集采，为患者提供更加优质的医药服务，同时引导医药企业扩大市场份额，实现可持续发展。

提升治理能力水平 2023年，依托医保基卫一体化管理平台项目，精心编制主题多元、覆盖全面、逻辑严密的27大类24142条医保智能审核规则，实现事前预警提醒。采用视频监控、指静脉识别、人脸识别，借助信息化技术手段，突出人工智能、大数据的应用。全市智能监控由事后审核向事前提醒、事中控制延伸，实现事前、事中、事后全流程覆盖，促进医保监管智能化、精准化、科学化。

【主要成效】 提高监管效率 截至2023年底，全市共有二级及以上定点医药机构76家，已接入31家，接入率40.78%，医药机构端事前提醒遵从率保持较高水平。积极探索建立"就医轨迹模型""频繁就医模型""工作量异常模型""分解住院模型""高套病种模型""转嫁费用模型"等，精准挖掘异常数据，集中发现医药领域欺诈骗保行为，防范和化解基金运行风险。

方便参保群众 看病买药实现"卡结算"到"码结算"再到"移动支付""刷脸结算"，参保群众通过手机展示二维码或刷脸就能看病买药，解决了卡丢失、忘带卡等情况无法用医保直接结算的烦恼。2023年，全市定点医药机构100%开通"医保码"结算，参保患者通过手机端即可进行支付，缩短患者来回奔波及排队等候的时间。

优化营商环境 市、区（县）8个医保经办大厅全面落实"综合柜员制"，38个服务事项（市本级32项）100%进驻大厅办理，并推行预约服务、延时服务。2023年全市各级医保经办窗口平均每日办件量达400件次，年办件量超10万件次。"医税联办"100%覆盖7个区县医保大厅。

案例六：德阳市实施医保明白人工程

2023年9月，德阳市医疗保障局印发《德阳市医保系统为民服务专项行动方案》，实施医保明白人工程。截至2023年12月底，建成了纵横到边、覆盖全域的“医保宣传服务网”,实现医保政策宣传成本低、传播速度快、覆盖范围广、政策宣传提质增效。

【主要做法】 坚持“三个面向”建队伍,把工作责任理得更明白　一是面向基层网格,建立经办明白人队伍。将全市所有乡镇(街道)、村(社区)、第三方医保服务站的医保经办和帮代办工作人员1400余人组成基层经办明白人队伍,联合全市2030个基层网格的3745名网格员就近为本辖区村(居)民提供医保下沉业务办理和政策咨询,构建起覆盖城乡基层的医保服务网。二是面向参保单位,建立政策明白人队伍。将全市党政机关、事业单位、参保企业医保经办人员组成参保单位政策明白人队伍,为所在单位参保人员提供常见政策咨询、代办或协助办理医保业务,构建起覆盖全市用人单位参保职工的医保服务网。三是面向医药机构,建立就医明白人队伍。将全市定点医院、诊所、药店相关工作人员组成就医明白人队伍,为就医购药的参保人及时答疑解惑或帮代办医保业务。在此基础上,全市185家定点医院医保科+各科室1名医保明白人组成本院医保明白人队伍,在医院内部建立起医保政策宣传服务网,方便定点医药机构工作人员及时了解、执行最新医保政策,畅通医患沟通。

突出“三个维度”抓培训,把政策业务学得更明白　一是抓住培训资料关键点。综合主题教育调研、12345热线咨询、群众来访以及经办工作中发现的问题,收集参保单位和参保人最感兴趣、最常咨询、最易用到的医保问题,采用政策答疑+应用举例的形式编印《德阳市医保明白人应知应会80问》,确保医保明白人学习医保政策深入浅出、快速理解、正确使用。二是拓宽全域培训覆盖面。精心制作培训课件,全市明白人培训使用同一课件。在全市医保系统挑选业务骨干作为宣讲员,宣讲员认真备课,确保培训口径一致、讲解透彻。“医保明白人”培训覆盖全市各级医保系统干部职工、政企参保单位、定点医药机构医保经办人,以“课件+服务事项清单”为主、“80问”为辅的模式,在全市快速推广,提升医保经办人员政策熟悉度。三是延伸以比代训练兵场。在全市医保经办系统扎实开展练兵比武活动,各级医保经办队伍全员参与、覆盖村社,线上线下多途径多方式开展学习。注重实务操作,适时开展测验,通过周考、月考小比武,将练兵走实,动态巩固练兵成效。各区(市、县)开展选拔赛,全市举行个人和团体竞赛,充分检验练兵成效、以比代训,提升医保经办队伍业务技能和服务水平。

健全“三项机制”强保障,把医保服务办得更明白　一是心贴心交流,畅通沟通机制。以医保明白人培训为契机,全市建立或完善各类别医保明白人线上交流群53个,及时传达最新的医保政策到各参保单位和村(社区),继而将政策快速传递至全市参保职工和居民。同时,通过交流群收集各类意见建议,实现医保部门与参保人之间的双向沟通。二是点对点服务,搭建支持机制。建立基层医保明白人支持机制,区(市、县)医疗保障局业务骨干包片联系基层,基层医保明白人遇到复杂或个性化医保问题可得到业务骨干的专业支持,将问题解决在基层,让老百姓少跑路;建立企业医保明白人支持机制,为全市150个重点工业企业各配备1名中层以上干部作为其“医保服务管家”,定期上门服务或开展集中宣传,及时解决企业职工遇到的医保问题,为优化营商环境贡献医保力量。三是实打实检验,实行“督导”机制。第三方和医保经办机构成立督查组,开展业务能力大检验行动,实地或电话检查全市医保窗口工作人员对医保政策和经办规程的掌握情况,精心设计检查流程和用表,确保检查结果精准到点位、到人员、到问题。检查结果及时反馈,并要求立行立改。通过检验督导,促进全市医保一线业务员做到“政策熟、一口清”,不断提高业务素质。

【主要成效】 提升医保服务能力　开展培训75场、精准培训医保明白人4943人,在镇街、村社、参保单位和定点医药机构培养了一批“一口清、问不倒”的医保明白人。

提升宣传质效　建立各类别医保明白人线上

交流群53个，充分发挥全市84个乡镇（街道）、1187个村（社区）、2万余家参保单位、2200余家定点医药机构医保服务站点与参保群众“零距离”的优势，让每个明白人成为医保宣传员，每个明白人所在机构成为医保宣传站点，构建起覆盖全域、纵横到边的“医保宣传服务网”，医保政策可通过明白人24小时内传递至全市参保职工和各村（社区）群众，居民医保参保缴费、打击欺诈骗保等重点工作可通过医院药店线下持续长期宣传。

提升服务质量　2023年，医保部门通过交流群在线为明白人解决问题4500余个，切实让群众的问题在单位或村社就近解决。2023年，全市基层医保业务年咨询量增加33.56%，年办理量增加21.78%，全市经办机构“好差评”满意度100%，12345政务服务回访满意率由98.09%提升至98.30%。

案例七：内江市创新推广“医保e站”建设

2023年，为满足群众迫切期盼就近办、错时办、家门口办的医保经办服务需求，内江市医疗保障局全面推进医保基层服务点“医保e站”建设，着力打造“15分钟医保服务圈”，全面提升医保基层公共服务水平。

【主要做法】　*先行试点，实现“村能办”*　内江市医疗保障局结合医保便民服务站点规范化、标准化、便利化改造，在威远县高石镇石牛村等6个村试点建设医保基层服务点“医保e站”，每个医保基层服务点拉建医保网络专线，实现“有专网”；每个点位配置1台一体机电脑、1台激光打印机，实现“有设备”；明确1名医保业务经办人，健全AB岗制度、首问负责制，实现“有人办”；摆放医保政策宣传资料、帮办代办登记簿，设置医保政策宣传栏、公示栏，实现“有阵地”；摆放“医保综合业务”“下沉业务清单”等标牌，重点村建医保形象墙，实现“有专柜”；印制经办政务服务事项经办指南，规范流程，实现“有指南”。设立开放式医保窗口，消除经办人员与群众之间的距离，做实“零距离”服务；医保经办服务事项办理，做到业务权限范围内直接办，业务权限范围外帮办、代办，做细“零推诿”服务；经办人员权限范围内服务事项即办即结，代办事项联系县、镇级经办机构办理，做到日清日结，做到“零积压”服务，真正实现医保业务“村能办”。

联办合办，办在“家门口”　威远县分批新建医保基层服务点225个。其中，在村（社区）建“镇村通办点”，新建197个医保窗口，实现全覆盖，为“一老一小”、外出务工人员提供医保事项便捷服务；在6个住宅小区建“自助直办点”，方便上班族错峰办理医保业务；在14个银行网点建“医银联办点”，为参保缴费人员提供参保缴费一体化服务；在3家骨干企业建“企业代办点”，为企业职工和单位管理提供查询服务；在5个志愿者服务v站建“志愿帮办点”，为公园休闲人员了解医保政策、申领医保码提供帮办服务。“医保e站”建成并投用后，实现了业务权限范围内8项业务（职工参保登记、城乡居民参保登记、职工参保信息变更登记、城乡居民参保信息变更登记、参保人员电话号码新增和更改、医保电子凭证申领、参保单位参保信息查询、参保人员参保信息查询）直接办理，业务权限范围外8项业务（异地安置退休人员备案、异地长期居住人员备案、常驻异地工作人员备案、异地转诊人员备案、异地急诊抢救住院登记备案、门诊费用报销、住院费用报销、符合资助条件的救助对象参加居民基本医疗保险个人缴费补贴）帮办、代办，扩宽了服务方式，有效提升了群众的满意度。

强化宣传，政策“在身边”　打造立体宣传阵地，充分利用医保基层服务点“医保e站”所在场所，设置政策宣传牌或宣传栏，建成线下固定医保宣传阵地，定期更新医保政策，让惠民利民医保政策可感可及。由点及面，宣传工作全覆盖。为镇村群众、小区居民、企业职工全方位提供政策宣传、咨询服务。分层分类加强基层服务点经办人员业务培训，提升经办能力，确保群众办事“找得到人、问得清楚、办得明白”。并通过及时高效的政策解答提升群众政策知晓率，人人都是医保宣传员。同时，组织开展异地就医政策、打击欺诈骗

保集中宣传活动，深入镇村和田间地头办理参保登记、推广运用医保码等。

【主要成效】 内江市1289个村（社区）新建可直接办理医保业务的医保基层服务点728个，覆盖率为56.48%，其余点位建设工作正在全力推进中，构建“小事不出村、大事不出镇、难事县级兜底”的医保服务格局。通过打通业务办理环节，群众在医保基层服务点平均业务办理时长为5分钟，业务权限范围内8项业务直接办理，实现“一件事一次办”“最多跑一次”，有效减少群众排队时间、重复提交资料以及来回奔波之苦。将医保基层服务点开辟为居民医保缴费、“医保码”申领等政策兑现落实的第一线，持续推动基本医保全民覆盖。

案例八：宜宾市“三化”同步构建“医保+”服务体系

2023年，针对群众就医需求和医保服务深度融合的特点，宜宾市医疗保障局进一步深化医保领域“放管服”改革，积极探索构建定点医疗机构“医保+”服务体系，以可感知、可体验的“医保便民服务延伸场景”破解群众就医难题，提升医保便民服务效能，提高群众办事的满意度和获得感、幸福感。

【“标准化”阵地强基，“融合+”点燃发展引擎】 2023年，宜宾市医疗保障局印发《宜宾市定点医疗机构“医保+”一体化服务网点建设方案（试行）》，规范定点医疗机构“医保+”一体化服务网点建设标准，以硬件标准、服务标准、管理标准“三统一”为医保服务和就医保障的深度融合夯基垒台。一是标准化硬件。规范设置柜台受理服务区、自助服务区等功能区域；规范宣传标识，设置医保主题形象墙，在醒目位置悬挂医疗保障标识标牌，设置医保政策宣传专栏等；规范办公设备并配置服务网络，做到“有标识、有窗口、有设备、有人员、有系统”。二是标准化服务。统一服务方式、服务事项、服务流程、服务人员和服务制度，规范事项进驻，公示医保下延服务事项清单，严格执行全省医保经办政务服务事项清单、办事指南、操作规范。三是标准化管理。强化服务网点安全管理和监督评价机制，严格执行“专网专机专用”、信息保密制度，确保参保人员信息安全。2023年，宜宾市“医保+”试点医疗机构已实现医保标准化阵地“三统一”，20余家医疗机构建成“医保+”一体化服务站点。

【“集成化”服务聚能，“智慧+”破解就医难题】 为破解就医难题，便利群众就医，将医保延伸事项与就医内容结合起来，利用医保自助服务一体机实现医保服务集成。一是人脸识别，智慧结算。医保自助服务终端机提供人脸识别等各项身份认证方式，患者可通过刷脸完成医保电子凭证激活、自助建档、门诊缴费和医保报销等全流程就医环节，极大地改善患者就医体验。二是一站查询，零距离服务。医保自助服务终端机集成医院、医保一站式查询功能，可实现住院清单查询打印、报告查询打印、药价信息公示和收费标准公示等医院端信息查询，个人参保状态查询、个人缴费明细查询、个人待遇享受查询等医保端信息查询，让患者就医安心舒心放心，提高患者就医满意度。三是自助办理，便捷服务。依托医保自助服务终端机，为办事群众提供自动化、智能化医保服务，办事群众可自助办理参保登记、异地就医备案等医保高频业务，有效避免了患者多头跑的情况。

【“长效化”机制铸魂，“保障+”共建高效生态】 坚持稳中求进，长效保障，构建医疗机构“医保+”一体化服务网点高效运行机制。一是指导机制。建立医保部门对医疗机构医保服务站的指导机制，落实专人为“医保+”网点提供技术指导和工作保障，定期开展医保业务培训，提高“医保+”网点医保服务水平。二是评估机制。医保部门对医疗机构医保服务站开展定期分析或专题评估，定期梳理“医保+”一体化服务工作中的难点、堵点，协调解决服务站建设和运行过程中的问题，保障“医保+”一体化服务网点运行稳健、服务有效。三是监督机制。严格落实服务监督评价机制和投诉处置制度，明确问题核实方式、整改期限、反馈渠道等，助推医保服务提质增效。

案例九：广安市“三动模式”推动医保移动支付扩面提效

2023年，广安市聚焦强化智慧医保赋能，提升医保公共服务质效，以试点带动、服务驱动、考核促动“三动模式”，全力推动医保移动支付扩面提效。2023年11月，全市三级定点医院全覆盖上线医保移动支付。

【强化试点带动，打通医保移动支付上线扩面堵点】 高位推动试点 积极向市委、市政府汇报，将医保移动支付内容写入2023年广安市政府工作报告。成立工作专班，由局主要负责人任组长，分管负责人和县（市、区）医保部门、试点医院负责人为副组长，医保、医院和银行等各相关条块负责人为成员，按照集中攻坚、批次试点思路，运用首批试点医院经验，将全市三级定点医院分三批次试点全覆盖，明确各医院上线时间节点，形成“医保主推、医院主体、多方协同”推进机制。

专业团队攻坚 围绕迅速上线和高效运行总要求，组织工作专班制订工作方案，形成任务清单，明确各关键环节时间节点，形成攻坚工作的路线图、任务书和节点表。并协调省移动支付中台、支付宝和医院HIS等技术团队，组建攻坚队伍。市医保局安排专人居中调度协调各方，确保按流程迅速开展改造调试，并按照“问题初排不过夜、项项排障有结果”的要求，严格管控问题报错处置效率，确保上线攻坚进度。

高效提质扩面 及时总结试点攻坚成功经验，从系统改造、测试流程、团队协同等方面优化调度组织，对各三级医院上线实行“挂图作战”，按月明确阶段性推进目标，确保攻坚成效。发挥已上线医院运行团队作用，建立医疗机构线上联络群，为上线医院答疑解惑，联动排障，集智聚力推动医保移动支付上线。到2023年11月，全市三级医疗机构移动支付实现100%上线。

【突出服务驱动，提升群众对医保掌上结算服务体验】 优化运行流程 结合上线后业务运行保障需求，将攻坚团队就地转化为运维优化团队，通过优化移动支付和问题处置流程，确保系统故障及时应急响应并解决。将拓展移动支付应用场景作为重点，督导定点医疗机构积极对接HIS服务商，进一步优化院内系统，加强技术对接，丰富应用场景，如在门诊结算单上新增医保移动支付使用二维码，在医疗机构公众号、小程序首页显著位置开设医保移动支付“直通车”等，引导群众便捷享受医保掌上结算服务。

建强服务团队 坚持培训提能，协同医院在上线前后组织医保办、医护人员和窗口工作人员开展专题学习培训，对医保移动支付操作流程、常见问题等进行现场演示和解答，提高院内各条块工作人员推行医保移动支付的积极性和问题处置能力。指导上线医院优化引导服务，安排经培训后的导诊人员专职引导就诊患者积极使用医保移动支付。

广泛宣传引导 注重营造良好社会氛围，一方面，医保部门通过制作宣传视频、印发纸质宣传折页，在《广安日报》等本地媒体、“广安医保”和医院官方微信公众号等线上渠道积极宣传推广，引导群众知晓并主动使用；另一方面，增加医院院内展示宣传，在医院大屏幕播放宣传片，在门诊大厅、导医台、医生诊室、门诊缴费窗口等处设置医保移动支付摆台、宣传海报，着力扩大宣传覆盖面，持续提升参保群众对医保移动支付的知晓度与使用率。

【坚持考核促动，切实保障工作质效水平】 制定考核硬指标 强化考核指挥棒作用，参照国家医保局和省医保局信息化标准化绩效考核模式，将医保移动支付上线和结算率纳入对各县（市、区）医保信息化标准化目标考核内容定期通报，并作为各地医疗服务与保障能力提升补助资金分配和评优评先的重要因素。同步加大对医药机构督促激励，将医保移动支付指标作为DRG付费改革年度考核中医保信息化建设重要内容进行考核评分，做好结果运用。

专项攻坚促提升　市医疗保障局印发《广安市医保电子凭证推广应用和移动支付90日攻坚行动工作方案》，建立日调度、周汇总、月通报攻坚机制，并结合攻坚进度不定期组织召开工作推进会，对进度滞后的进行约谈提醒。

正向激励强功能　引入“赛马”机制，加大对先期试点机构的激励支持力度，明确在机构年度考核、总额控制等方面向试点机构进行倾斜，充分调动相关单位参与改革试点的积极性，进一步扩大医保移动支付便民服务成效。在挂号、门诊等现有移动支付场景下，指导定点医疗机构开展亲情账户结算、门诊慢特病、住院等医保移动支付场景应用探索，对率先上线的定点医疗机构按试点创新项目给予倾斜加分。

案例十：资阳市安岳县推行家庭医生签约服务

为进一步提高高血压、糖尿病（以下简称“两病”）患者门诊特殊疾病医疗保障水平，减轻患者门特用药费用负担，2023年，资阳市医疗保障局在安岳县推出家庭医生签约服务按人头打包付费方案，共签约11.4万人，较2022年增加4.7万人。

【摸清底数，惠民全覆盖】　一是优化上门筛查。组织基层医务人员逐户逐人仔细询问，摸清查明各辖区范围内高血压、糖尿病等重点慢病人群，及时掌握“两病”患者诊疗情况。二是强化部门联动。结合卫健部门基本公共卫生服务项目数据，摸排比对，确保“两病”患者全面建档到位、录入到位。三是简化办事流程。实行“容缺受理和告知承诺制”，全力推动“减材料、减时间、减跑动、优服务”，简化申办流程，缩短办理时限，提高医保服务质效。

【优化管理，供应全链条】　一是加强集采管理。贯彻执行国家、省级集中带量采购政策，引导定点医疗机构优先选用目录甲类药品、国家基本药物、通过一致性评价及集中采购药品，切实降低群众用药负担，共享改革红利。二是加强用药管理。充分发挥县域医共体牵头医院的作用，建立统一的药品采购、供应和配备使用管理机制，为基层医疗机构、村卫生室及时配齐“两病”门诊药品，确保相关药品开得出、用得上。三是加强发放管理。建立“两病”用药发放专项登记表，确保不遗漏任何一名用药患者。

【落实政策，待遇全保障】　一是提供两类服务。家庭医生签约服务分基础包与个性包。基础包总费用75元/年，其中医保基金支付50元/年、公共卫生资金支付20元/年、个人仅需支付5元/年，家庭医生开展服务频次4次/年。个性包总费用700元/年，其中医保支付490元/年（居民）或560元/年（职工）、个人支付210元/年（居民）或140元/年（职工），家庭医生开展服务频次12次/年，个性包可视病情选择分月度缴纳签约服务费。患者可根据自身情况自愿选择签约，确保待遇落实。二是优化医保支付。“两病”家庭医生签约服务费纳入门诊服务、医保按签约人头打包付费管理，签约后未实施服务医保不支付，因病情缓解停用药物按实际供药月数及月均支付标准进行支付。三是强化考核落实。将家庭医生服务质量纳入年终考核，确保政策落地落实。

【营造氛围，宣传全方位】　一是组织培训活动。及时组织召开家庭医生签约服务工作会议，建立完善上下联动机制，组建“县乡村”三位一体的家庭医生签约服务团队，指导开展签约对象健康风险评估。二是突出线下宣传。走村入户发放政策宣传册、摆放宣传展板，确保参保群众及时、全面了解政策，力促政策取得实效。三是强化线上宣传。借助县政府网、传媒中心等新媒体广泛宣传城乡居民“两病”门诊政策，切实提高参保群众政策知晓率，营造群众积极参与的良好氛围，做到“两病”早筛查、早鉴定、早预防。

贵州省

工作综述

2023年，贵州省医疗保障局推动医疗保障制度改革向纵深发展，基金运行整体安全平稳、保障水平稳中有升、就医购药经济负担不断下降、多部门协同监管精细有效、便民服务举措高效便捷，各项工作成效明显。全省基本医保参保4181.34万人，其中职工医保504.81万人，居民医保3676.52万人，参保率稳定在95%以上。基本医疗保险（含生育保险）统筹基金收入592.39亿元，支出492.06亿元，累计结存669.67亿元，医保基金总体运行平稳。

【巩固医保脱贫攻坚成果】 实施全民参保计划，落实重点人员资助参保政策，稳住了全省医保基本盘。全省农村特困人员、农村低保对象、防止返贫监测对象及脱贫人口参保资助分别为11.7万人、192.26万人、54.45万人、758.22万人，人均资助分别为345元、189元、182元、141元，实现应资尽资。全省当期脱贫人口和监测对象参保人数分别为772.48万人、65.72万人，除参军、服刑、死亡、失联等特殊原因以外，脱贫人口和监测对象实现应保尽保。保持重点人员就医费用应报尽报，全省脱贫人口就诊1746.7万人次，三重保障报销46.77亿元，住院政策范围内报销比例为82%。全省监测对象就诊198.44万人次，三重保障报销12.44亿元。持续开展监测预警，监测出农村低收入人口及脱贫人口年度个人负担费用单次超过4000元、累计超过7300元的为16.58万人，普通群众个人负担费用单次、累计超过10000元的为35.11万人，经乡村振兴、民政等部门核实后，将有关困难人员全部纳入了保障。全省未发生规模性因病致贫返贫。从2023年起，全省实现医疗救助市级统筹，实行市级统收统支管理，资金分配下拨从到县变为到市，并实行专户管理，救助能力不断增强。

【提升待遇保障水平】 推进职工门诊共济改革，9个市（州）完成改革任务，运行平稳，未发生重大舆情。提高居民医保门诊待遇，取消居民医保门诊报销起付线，统一年度封顶线至少为500元，提升二级及以下定点医疗机构报销比例（村级90%、乡级85%、二级医疗机构60%），开通省内跨统筹区门诊就医直接报销。提高高血压、糖尿病（简称“两病”）门诊专项用药报销比例，居民医保参保人员在乡镇卫生院、村卫生室“两病”用药报销率达90%。提高重性精神疾病门诊保障待遇，将治疗重性精神病长效针剂纳入保障范围，报销比例提升至80%，年度封顶线从8000元提高到2.5万元。支持商业健康保险有序发展，指导普惠型商业健康保险“贵惠保”优化完善产品属性，扩大特药保障目录、降低起付标准。第二期“贵惠保”累计参保52.24万人。

【常态化开展集中带量采购】 全面上线使用招采系统，优化完善报量、采购、监管等功能，采取价格联动、动态监测、按季通报、信用评价等措施，让采购更加集中、便捷、规范、透明。药品耗材供应保障充足，35323种药品在贵州省挂网，同比增长15.5%；177万类耗材在贵州省挂网，同比增长4.7%。230家企业参与药品配送，同比增长7.9%。药品耗材虚高价格持续下降，累计落地执行集采药品554种，平均降幅56%；落地执行集采耗材26类，平均降幅65%，提前两年完成国家规定的“到2025年底，集采药品数累计要达到500种、耗材达到5类”要求。药品耗材采购更加集中规范，对不报量、不采购中选产品的医疗机构进行通报、约谈，促进集中规范交易。2023年，全省药品采购金额150.44亿元，同比增长3.75%；耗材采购金额42.22亿元，同比增长34.97%。

【深化医疗服务价格改革】 开展医疗服务价格动态调整，毕节市、安顺市、六盘水市、黔南州、黔西南州启动并完成2023年度调价，重点对诊疗、手术、护理、儿科、精神、中医等技术劳务占比高、成本和价格偏离的医疗服务项目进行调整，进一步体现医疗技术劳务价值。新增医疗服务项目满足临床需求，优化完成“医学美容”“辅助生殖”等价格政策，及时研究制定病毒抗原检测项目。新增“互联网+诊疗”医疗服务价格政策，支持“互联网+”医院建设，促进患者线上线下合理分流。实施口腔种植价格综合治理，采取口腔种植体集中带量采购、牙冠阳光采购、口腔种植服务价格综合调控、价格异常警示等治理措施，单颗种植牙从13000元左右降至5700元左右，降幅超50%。支持区域医疗中心发展，开通新技术新项目快速审评审批绿色通道，及时审核批复区域医疗中心新增修订项目48项。“动脉调转、心房调转、双调转”等少见病、罕见病、疑难危重症手术在省内即可开展。支持中医药发展，修订“中医特需门诊”项目内涵，支持取得资格的中医医术专长人员开展特需医疗服务。

【协同推进“三医联动”改革】 联合卫健、药监、医疗机构等同向发力，发挥“三医联动”作用。实行定点医药机构网格化管理，通过定区域、定人员、定职责、定任务、定奖惩等措施，推动定点医药机构监管科学化、规范化。截至2023年底，全省有定点医药机构38454家，其中定点医疗机构23544家，同比增长1.71%；定点零售药店14910家，同比增长6.69%。动态调整医保药品目录，累计调入507种新药好药，纳入全省医保支付的西药和中成药3052种、中药饮片1424种、国家组织谈判药品275种、“双通道”保障的特殊药品215种。全省10个统筹区实现DRG/DIP实际付费。铜仁市推进中医优势病种医保付费试点，黔南州探索残疾儿童康复治疗支付方式改革，取得很好成效。推进医保电子处方流转，建成全省统一的医保电子处方流转平台。在贵阳市南明区、黔南州龙里县试点推进电子处方流转基础上，实现88个县（市、区、特区）全覆盖，120家定点医疗机构、606家定点零售药店联网流转。

【强化医保基金监管】 关口前移强化防范，修订基金举报奖励办法，将奖励金额上限由10万元提升至20万元。开展医保基金监管信息披露工作，向社会公布定点医药机构基本信息、医疗费用支出、医保基金收入及医保服务等情况，接受社会监督。推进大数据监管，强化数据筛查和分析应用。3.8万余家定点医药机构张贴就医购药提示。多措并举压实责任，完善医保基金综合评价机制，明确30项评价内容，将医保基金监管有关事项纳入市县推动高质量发展绩效评价内容。用好协议管理和行政监管等手段，督促定点医药机构推进院内各科（室）医保“网格化”管理。建立医保基金内部审核和分析工作机制。贵阳市上线全省首个场景视频监控系统，遵义市开展医保经办内控专项评估，毕节市设置“红橙黄蓝”4个级别基金预警，精准管控基金风险。黔东南苗族侗族自治州（以下简称“黔东南州”）采取“轮值制”开展跨县联合检查，有效解决“熟人社会、同级监管、人员缺乏”等难题。点面结合提升效能，在国家规定“骨科、心血管、血液透析和检查检验”的基础上，增加“ICU、中医、眼科、精神病”等重点领域，深入开展专项整治行动。联合省财政厅、省卫生健康委、省中医药局开展省级飞行检查，推进日常监督检查，统筹协议管理和行政执法，持续保持打击欺诈骗保高压态势。2023年，全省检查定点医药机构3.8万家，依法处理1.4万家，其中暂停医保协议218家、解除医保协议69家、行政处罚194家、移交司法机关14家、移交纪检监察机关5家，追回资金4.78亿元。

【提高医保公共服务能力】 落实便民举措，国家医保局明确的16项便民举措全部落地见效，医保关系转移接续线上线下、就医地参保地均可办理，高频事项网办率达70%，“基本医保参保信息变更”等28项实现“全省通办”、7项实现“跨省通办”，12393医保服务热线持续高效运行。遵义市在医院开设医保服务窗口，安顺市党建引领“五心”医保，铜仁市创建“守护1314”医保服务品牌，黔东南州创建“医保卫士、一生守护”党建品牌，都获得社会好评。推动“15分钟医保便民服务圈”建设，大力推进服务下沉，全省所有乡（镇、街道）均能提供信息查询及备案类业务办理等11项服务，所有村（社区）均能提供至少5项医保帮办代办服务，乡村医保服务能力明显提升，群众办事更加方便快捷。推动医保信息平台全面应用，推进医保移动支付、诊间结算的普及应用，提升移动支付结算率。医保电子凭证累计激活3672万人，全省186家二级及以上医疗机构上线移动支付。六盘水市成为全省首个医保集成便民、“无感就医”应用城市。推动异地就医更加便捷，全面取消省内住院异地就医备案，简化跨省备案手续，开通电话、电子转诊等备案服务，减少群众跑腿垫资负担。黔东南州以“一建五进两服务”为载体开展异地就医宣传月活动，黔西南州创新异地就医“六个一”暖心服务，扩大宣传覆盖面，提升政策知晓率。全省2023年异地就医590.09万人次，同比增长113.77%；医疗费用178.21亿元，同比增长28.77%；基金支出112.64亿元，同比增长31.31%。全省跨省就医住院费用直接结算率达69.62%，同比增长25.48%。

【深化医保支付方式改革】 全面推动DRG/DIP支付方式改革，研究全省统一的DIP病种目录库，对全省医保结算清单数据进行整理规范。对接卫生健康等有关部门，研究基层病种、日间诊疗病种、中医优势病种的制定并统一规范临床路径。完善经办规程、结算办法及特病单议经办规程，全省10个统筹区已于7月1日起进入实际付费阶段，符合条件的医疗机构覆盖率达到70%以上，病种覆盖率达到80%以上，基金覆盖率达到50%以上，完成了国家DRG/DIP支付方式改革三年行动计划明确的年度目标任务。开展DRG/DIP支付方式改革交叉调研评估，迎接福建省医疗保障局来贵州省开展交叉调研，贵州省评估得分97分。建立专家指导机制，成立支付方式改革专委会，特聘专家帮助贵州省制定相关政策。

【开展异地就医直接结算】 开展异地就医直接结算清算，完成日常月度清算、年度预付金清算、预付金紧急调增、跨省新冠感染费用清算、2022年度职工个人账户代缴城乡居民医保费清算等工作。常态化开展异地就医问题响应工作，完成异地就医问题响应2072条，问题协同313条。提高工作队伍能力水平，举办2023年异地就医业务培训会，全省各统筹区约40人参会，培训内容为异地就医清算流程、异地就医问题响应及协同管理、异地定点医药机构新增及信息维护等。2023年，贵州省参保人跨省外出就医直接结算207.58万人次，同比增长171%，医疗费用56.91亿元，医保支付34.34亿元。外省参保人到贵州就医直接结算170.24万人次，同比增长229%，涉及医疗费用11.87亿元，其中医保支付7.80亿元。贵州省跨省外出就医与来黔就医的医疗费用比约为5∶1。

【推进信息化建设】 强化制度建设，修订《贵州省医疗保障局信息化项目内控管理办法》，规范了项目的申报审核、方案编制、立项采购、实施验收管理等全流程管理，完成“云网平台”模式向自主管理模式的转变。深化“互联网+医保”应用，印发《贵州省医保电子凭证深化应用实施方案》，推动医保电子凭证全流程应用和移动支付普及。截至2023年12月底，全省医保电子凭证激活人数3672万人，激活率88.24%，医保电子凭证结算占比44.79%；全省共186家二级及以上医疗机构上线移动支付，三级医疗机构移动支付接入率为92.47%。深化医保平台应用，印发《2023年全省医保信息化标准化工作要点》，明确工作目标任务；印发《省医保局关于医保信息化深化应用分级巡讲的通知》，分级开展“医保信息化深化应用”巡讲；制订《贵州省医保数据“两结合三赋能”工作实施方案》，为医保数据“走出去”与相关数据“引进来”打下坚实基础。深化数据治理，与上年同期相比，脏数据率从70%降至25%，49项医保政务服务事项实现全省通办和“一网通办”。

【加强法治政府建设】 严格落实行政规范性

文件备案审查制度,加强行政规范性文件制定监督管理,审核规范性文件14份,印发规范性文件13份,备案13份,备案及时率、通过率均为100%;开展行政规范性文件清理归集审核工作,经清理现行有效文件42份,废止2份,修订1份。落实政府法律顾问制度,聘请2名法律顾问,涉及法律法规问题及时听取法律顾问意见建议,作为党组决策的重要依据,法律顾问全年共出具法律意见书110份。加大普法宣传力度,制定《省医保局2023年普法依法治理工作要点》《省医保局2023年普法依法治理责任清单》,按照"谁执法、谁普法"要求,积极组织实施医保法律法规普法工作;推进2023年度贵州省国家工作人员医疗保障行业学法考试工作,参考率、合格率均达到考核要求。

重要活动

1. **全省医疗保障工作会议召开。**2月21日,省医疗保障局组织召开全省医疗保障工作会议,省医疗保障局主要负责同志出席并讲话。会议全面总结2022年全省医疗保障工作,分析研判当前面临的新形势,部署2023年工作。

2. **全省医保基金监管工作会议召开。**3月24日,省医疗保障局组织召开全省医保基金监管工作会议,省医疗保障局分管负责同志出席会议并讲话。会议部署2023年全省医保基金监管工作。

3. **全省医保领域打击欺诈骗保专项整治工作会议召开。**6月9日,省医疗保障局、人民检察院、公安厅、财政厅、卫生健康委、市场监管局联合召开全省医保领域打击欺诈骗保专项整治工作会议。省医疗保障局主要负责同志出席并讲话,省人民检察院、公安厅、卫生健康委等相关负责同志参会并发言。会议部署2023年医保领域打击欺诈骗保专项整治工作。

4. **贵州省2024年城乡居民医保参保征缴工作启动会召开。**8月29日,省医疗保障局组织召开城乡居民基本医疗保险参保征缴工作启动视频会议。省财政厅、国家税务总局贵州省税务局、省教育厅、民政厅、乡村振兴局、省残联分别提出工作要求,省医疗保障局主要负责同志讲话。会议部署2024年的城乡居民医保集中征缴工作。

5. **开展医保基金监管集中宣传月活动。**4月,省医疗保障局以"安全规范用基金,守好人民'救命钱'"为主题,在全省范围内组织开展集中宣传月活动。统一制作《贵州省医保基金监管法规政策宣传手册》《贵州省医保基金监管案例手册》,通俗易懂宣传医保基金监管政策法规制度,并辅以典型案例进行以案释法。开展送政策上门服务,深入参保单位、街道社区、乡镇村寨、定点医药机构开展政策咨询服务。通过广播电台、官方网站、App、微信公众号、抖音等推送新闻宣传报道,确保宣传入脑入心。开展"全省医保政策大巡讲"活动、警示教育活动、医保信用承诺活动、征集案例活动等,宣传与警示教育相结合,提高宣传效率。

6. **开展医疗保障基金监管飞行检查。**11月5—25日,省医疗保障局分3批次组织检查组对各市(州)开展医保基金飞行检查,对各地专项整治情况进行抽查复查,进一步压实定点医药机构合理规范使用医保基金的主体责任,强化医保经办机构审核检查责任,着力提升医保基金管理能力。检查覆盖全省9个市(州),共计检查18家医疗机构、9家零售药店、9家医保经办机构。

典型案例

案例一:贵州推动慢特病门诊保障提质增效

2023年,贵州省统一了32个慢性病和特殊疾病门诊病种的名称、办理标准和报销政策,有效减轻了群众慢特病医疗费用负担。

【主要做法】 扩大保障范围　建立健全全省统一的慢特病门诊保障制度,将长期或终身需在门诊治疗的常见病、多发病、重大疾病纳入慢特病门诊保障范围。通过数据比对,在各市(州)原有病种基础上,新增13个慢特病病种,扩大了门诊慢特病保障范围，全省统一的慢特病病种达到32个。各市（州）原有的其他慢特病病种，可继续执行现行政策。同时明确，慢特病门诊保障最高支付限额计入统筹地区统筹基金年度最高支付限额。

提高待遇标准　将报销比例提高到与住院保持一致，大多数慢特病病种年度报销封顶线从原有的5000元左右提高到8000元及以上，慢特病患者就医保障能力持续增强。强化政策运行分析，阶段性对慢特病待遇运行数据进行分析比较，及时调整医保报销政策，满足慢特病患者就医报销需求。2023年，将治疗重性精神病长效针剂纳入保障范围，报销比例提升到80%，较之前提高了近20%，年度封顶线从8000元提高到2.5万元，极大提高了重性精神疾病门诊保障待遇，切实减轻了重性精神疾病患者就医负担。

优化经办服务　一是提升服务标准。统一将门诊慢特病申办、复审、变更医药机构三项业务纳入全省办理范围；统一门诊慢特病申办及复审经办条件，提高服务的针对性和精准性，切实满足了群众对最简、最优服务的需求。二是优化服务功能。建立线上线下“双通道”经办服务体系，通过“贵州医保”App、“医保信息化系统”，实现了医保业务就近办、快捷办、网上办；同时建立门诊慢特病申办医院数据库，门诊慢特病医疗机构达3679家，进一步满足了参保群众就近办理业务需求。三是提升服务质效。清单化列出慢特病办理范围和条件，明确门诊慢特病申办、复审、变更医药机构3项办理内容；科学化设定经办服务流程和群众办事环节，统一门诊慢特病线上申办、复审10个工作日内办结，实现了符合条件参保人员便捷地享受门诊慢特病待遇，更好地满足了慢特病群众经办需求，减轻了其就医负担。四是推动异地就医直接结算。全面取消了省内住院异地就医备案，简化跨省备案手续，开通了电话、电子转诊等备案服务，实现了跨省异地就医直接结算“县县通”。

【主要成效】　职工慢特病门诊保障能力有效提高　截至2023年底，全省参保职工慢特病门诊就诊301.07万人次、38.8万人，参保职工慢特病门诊发生医疗总费用为30.11亿元，同比增加4.23亿元；医保基金支付24.15亿元，同比增加2.78亿元，全省职工慢特病门诊政策范围内报销比例达到了85.13%。参保职工慢特病待遇支出有所增长，待遇保障能力不断增强。

城乡居民慢特病门诊保障成效明显　截至2023年底，全省参保居民慢特病门诊就诊545.28万人次、120.75万人，参保居民慢特病门诊发生医疗总费用为45.26亿元，同比增加9.7亿元；医保基金支付37.32亿元，同比增加7.94亿元，全省居民慢特病门诊政策范围内报销比例达到了84.42%。参保居民慢特病整体待遇保障水平保持稳定，位居全国前列。

门诊慢特病异地就医更加便捷　推动更好落实省内省外“一站式”结算制度，全省慢特病患者平均直接结算率达到97%，慢特病患者无须跑腿、垫资便可现场享受医保待遇。2023年，全省异地就医总人次达到478.4万人次（含慢特病门诊）。其中，省内异地门诊388.04万人次，同比增长135.27%；跨省外出门诊90.40万人次，同比增长217.17%。省内省外“一站式”就医人次的大幅度增长，进一步表明慢特病患者异地就医需求得到有效满足。

案例二：贵阳市强化数据赋能，推进医保智能监管常态化改革

2023年，贵阳市认真落实“强省会”战略和“基金安全规范年”工作部署，积极推进医保智能监管常态化改革，守好人民群众的“救命钱、保命钱”。

【主要做法】　构建全流程监管机制　初步建立“事前提醒预防+事中监督控制+事后核查追责”全流程智能监管机制。在贵阳贵安各级医保经办机构和1857家定点医疗机构全面启用智能监管事后监管系统，统一审核流程，细化监控规则。2023年3月，85家省市定点医疗机构试点运行事前事中审核系统，启用规则11条。

持续强化数据赋能　积极探索视频监控、生物特征识别在医保基金监管方面的应用。建立全

省首个场景视频监控系统，并在8家医疗机构及药店试点应用。初步建成约350万人脸特征库，启用监控规则14条，形成管理制度1套。系统提供的视频监控、人脸认证功能可有效防范冒名就医购药问题。

优化智能监管模型　总结监管工作经验，提炼丰富监管规则。针对定点零售药店纳入职工门诊统筹基金专项治理发现的问题，及时新增12条监控规则，充实智能监管模型。

【主要成效】 监管全面智能化　实现基金监管从人工抽单审核向大数据全方位、全流程、全环节智能监控转变。智能监控使抓取风险操作更敏锐，提高了审核精准性。智能监管系统监控规则由71项增加至158项，共3400余条，日常监管更具针对性，更加智能化。

监管技术创新化　创新应用场景监控、生物识别等新技术，加强对定点医药机构真实性监管。2023年，完成人脸识别认证13.9万人次，医疗机构完成日常查床任务8.15万人次。根据系统推送的疑点，医保部门下发远程查床指令647人次，有效防范冒名就医购药行为发生。

监管模型精细化　实现日常监管经验、专项治理成果的创造性转化，根据经验制定监控规则，增强智能监管模型监控效能。2023年，通过模型审核疑点数据1290条，追回医保基金18.65万元。

案例三：遵义市推进DIP支付方式改革，支持医疗机构发展

遵义市作为DIP支付方式改革示范点，坚持以DIP支付方式改革为支撑，发挥医保支付杠杆调节功能，推动医保、医疗同频共振，共同发展。

【主要做法】 支持中医发展　一是确定中医操作病种遴选及入组规则。按照“主要诊断+主要操作（中医类）”且中医治疗费用占比达40%的成组及入组规则，聚类确定中医操作病种268个，并实行病种动态调整。二是完成原18个中医优势病种DIP衔接付费。将原中医优势病种统一纳入DIP付费管理，实行2%分值加权政策倾斜。三是实施中医优势病种政策倾斜。对中医操作病种中符合国家规定中医优势病种的、中医治疗费用占比≥80%的，实行分值加权20%政策倾斜。四是实施中医医疗机构系数倾斜政策。对医疗机构执业类型为中医的，在基础系数上实行5%的系数加权政策倾斜。

支持临床重点专（学）科发展　印发《遵义市按病种分值付费临床重点专（学）科病种分值加权方案（试行）》，对相关职能部门审批且在建设周期内的医疗机构临床重点专（学）科，按照提级加权方式［省级收费医疗机构对评定为国家级的临床重点专（学）科病例加权，评定为省级及以下的临床重点专（学）科不加权；市级收费医疗机构对评定为省级及以上的临床重点专（学）科加权，评定为市级及以下的临床重点专（学）科不加权］，实行对应专（学）科分值前10病例加权（比例因专学科级别和医疗机构级别不等）。

支持“一老一小”及传染病病例治疗发展　聚焦老年病例、儿童病例及传染病病例等特殊类型病例，以基准分值加权方式实行政策倾斜。一是老年病例加权。对65～70岁老年病例实行0.2%基准分值加权，对70岁以上老年病例实行0.5%基准分值加权。二是儿童病例加权。对体重小于1500g的低体重儿实行0.5%基准分值加权，对6岁及以下儿童病例实行0.5%基准分值加权。三是传染病病例加权。对医疗机构收治的主要诊断为传染病病例实行0.5%基准分值加权。

支持基层医疗机构发展　按照全市多发、基层医疗机构占比高、技术难度低等原则确定基层病种筛选规则，建立基层病种90余个。根据“抬低降高”方式（省、市、县级医疗机构基层病种系数设置为1，乡级医疗机构基层病种系数设置为0.8，与基础系数相比，省、市级医疗机构降低，县、乡级医疗机构提升）设置基层病种系数，推动基层医疗机构发展。

支持康复治疗发展　依托历史结算数据，按照专家遴选、数据测算、意见征集、专家论证程序确定康复病种17个，实行康复病种按床日分值

付费。

【主要成效】 推动了中医药传承创新发展　通过实行中医政策倾斜，弥补了DIP付费下中医治疗机构路径不足的短板，提高了中医医疗机构DIP付费积极性，中医类医疗机构整体补偿比与未实行政策支持前明显提升。

推动了医疗技术发展　通过实行重点专(学)科分值加权，发挥了医保支付杠杆调节功能，实现医保与医疗高质量发展深度融合，形成推动医疗技术发展的正向叠加效应。

提高了特殊病患治疗积极性　通过实行儿童病例、老年病例和传染病例分值加权，有效回应了医疗机构现实诉求，弥补了该类型特殊病患治疗项目收费较少、成本较高的短板。

助推了分级诊疗制度落实　通过遴选基层病种、设置基层病种系数，提高基层医疗机构临床收治病患积极性，基层医疗机构特别是乡级医疗机构收治病患病例数量占比逐年提高，进一步助推了基层首诊、双向转诊、急慢分治的分级诊疗制度落实。

构建了多元复合式医保支付方式　通过实行中医DIP付费和康复病种按床日分值付费，进一步丰富了多元复合式医保支付方式，为后续做好DIP总额预算下的日间手术、精神病按床日付费方式有机融合打下了坚实基础。

案例四：六盘水市实现“医保集成便民无感就医”

2023年，六盘水市获批贵州省基层便民服务试点城市后，积极探索线上线下充分融合、医保医疗有效衔接、智能服务创新的公共服务体系建设模式，加快推进综合服务终端扫脸支付及自助服务应用，是全省首个实现“医保集成便民无感就医”的城市。

【主要做法】 科学谋划部署　组建工作专班，学习借鉴国内先进经验。坚持以点带面，按“分区域、分类型、分机构”三要素部署示范点，并明确工作时间节点、细化工作措施、量化进度目标，确保建设工作有序完成。与工商银行签订战略合作协议，为全市定点医药机构提供医保刷脸终端，全市14家二级及以上医疗机构、51家乡镇(街道)卫生院、48家村卫生室、213家定点零售药店使用医保刷脸终端结算。

夯实改革基础　推出医保公共服务集成功能，扩展医保服务新场景，构建“规范统一、上下贯通、服务均衡、运行高效”的医保公共管理服务体系，进一步提高服务可及性、便捷性和规范性。挖掘信息化技术资源，集成医保公共服务，赋能“15分钟医保服务圈”建设，充分考虑“一老一小”医保服务需求，下沉14个医保经办服务事项，打通服务“最后一公里”。

强化宣传引导　制作宣传视频，在“多彩贵州网”“视听凉都”等新媒体平台持续开展宣传，组织开展市、县、乡、村四级医保进千家万户宣传活动，在“15分钟医保服务圈”开展刷脸应用宣传培训，营造良好的宣传氛围，获得广泛社会认同和公众信任。

【主要成效】 就医排长队问题有效解决　示范医疗机构平均铺设医保刷脸终端30～50台，覆盖就医中的挂号、就诊、取药、取报告、结算等所有流程，参保人员就医从原来排队六七次减少至二三次，平均减少排队次数50%；实行住院预交金措施，住院床旁结算后，住院患者不再需要乘坐电梯往返于病房和住院缴费结算窗口，人均减少往返及排队时间45分钟左右，排长队问题得到有效改善。

医疗机构管理成本有效降低　铺设医保刷脸终端前，全市二级以上综合医疗机构平均设置门诊、住院结算窗口4～6个，铺设医保刷脸终端后，医疗机构平均可减少50%人工窗口。同时，使用刷脸就医结算，群众享受到“刷脸”全流程智慧就医、智慧经办、医保费用“一站式”结算服务，进一步减少了医疗机构服务人员成本。

医保基金监管效能有效提高　当前，医保基金监管在管理机制、法律法规等方面已逐步完善，但仍存在欺诈骗保取证难、事后追溯难、人员全覆盖监管难等难题。依托医保刷脸终端人脸识别技术，能让医保盗刷、冒名就医、挂床住院等违规行为无处遁形，有效保障医保基金安全高效运行，实现智能化、实时性监管。

案例五：安顺市创新推进“乡村通”暨“15分钟医保服务圈”建设

2023年，安顺市多措并举推进“乡村通”暨“15分钟医保服务圈”建设，全力推动“1+N”医保公共服务体系建设，补齐基层医保经办线下服务短板，初步构建起以医保服务大厅为主阵地，镇、村（社区）便民服务窗口和第三方医保帮办代办服务点为补充的医保经办公共服务体系，切实打通了基层参保群众线下咨询办理医保业务的“最后一公里”。

【主要做法】 *全方位强化制度设计，全力破解“办什么”难题* 明确“全市统筹、全面覆盖、有效管用、便民利民”总体思路，制订工作方案，印发《安顺市基层医保帮办代办服务下沉事项清单》，将门诊费用报销、住院费用报销、生育医疗费支付等19项事项下沉到乡（镇），将城乡居民参保登记、参保信息变更、参保信息查询、参保缴费等9项高频经办服务事项下沉到村（居），明确定点医疗机构帮办代办点经办事项13项，药店帮办代办点经办事项11项，通信帮办代办点经办事项10项，银行、园区及村（社区）帮办代办点经办事项各9项。

多层次扩展服务渠道，全力破解“谁来办”难题 强化部门协同，探索“医保+银行/通信/园区/医院/药店”等多个维度的医保经办服务体系建设，依托全市金融机构网点、通信服务商服务点、医保定点医药机构等社会第三方服务场所及人员，设立医保服务站，全面搭建通信服务商“区县—分公司、乡镇—营业部（直营厅）、村—代理点”的三级医保帮办代办纵向服务框架。着力将“医银”帮办代办点打造成集业务办理、医保宣传、问题收集于一体的“家门口”医保文化宣传阵地，乡、村医保服务网络进一步健全，服务效能进一步发挥，市、县、乡、村四级医保经办服务一体化格局初步形成。

多形式提升服务能力，全力实现“办得好”目标 针对下沉基层医保服务事项，锚定“接得住、管得好”目标，多举措强化服务点人员能力建设，全市重点围绕“练”的要求，明确“实”的标准，坚持“用”的导向，通过线下学习培训、案例分析研讨、线上模拟训练、上机操作演练等形式，有针对性地开展岗位练兵，全市组织各类培训50余场次，覆盖2500余人次。各级经办机构开展闭卷考试覆盖700余人次，模拟办事群众实操500余人次，各层级经办人员政策理解运用能力、业务实操能力、沟通协调能力和经办专业化水平稳步提升，医保经办高质量发展基础持续夯实。

【主要成效】 *服务事项更有准度* 明确各级经办（帮办、代办）服务点服务事项，实现办事材料、办理程序、时限、管理要求、标识标牌的“五个统一”，深入推进医保经办服务事项下沉基层，实现了经办事项市级下放，乡镇承接、村（居）帮代办的良性互动和高效衔接，确保下沉服务事项办理不变形、不走样、不打折扣。

服务网络更有广度 全市打造各级各类医保服务点1200余个，乡（镇）、村（居）覆盖率达100%，接受群众咨询办理各类事项11万余件，真正打通医保服务群众“最后一步路”，以往偏远村寨的村民要花费一两个小时坐车到辖区医保中心或乡镇医保办办理医保业务，现在足不出村就可办理相关医保业务。

服务保障更有深度 通过多形式全方位提升各级经办（帮代办）服务人员能力，真正实现了基层群众特别是农村留守人员“一老一小”办理医保事项时“找得到人、问得清楚、办得成事”，形成一般事项咨询直接答疑、难点事项帮办代办的良好格局，基层服务“高速路”进一步打通，基层医保公共服务能力进一步优化。

案例六：毕节市深化精神疾病医保支付改革

2023年，毕节市聚焦精神疾病患者这一特殊群体，健全多元复合的医保支付方式，统一全市职工和居民医保精神疾病住院支付方式及支付政策，践行总额预算、分值点值与传统按床日付费有机结合的支付机制，有效解决了不同县区精神疾病参保住院患者支付标准不统一的问题。

【主要做法】 探索建立管用高效的医保支付机制　出台《毕节市精神疾病医保支付改革实施办法（试行）》，通过与DIP付费全面精准比对、细致融合，采用总额预算、分值点值与传统按床日付费有机结合的方式，对全市参保精神疾病患者市域内住院医保支付进行改革。

合理预算年度医保基金支付总额　一是尊重历史、合理过渡。在改革实施后的前三年（2023—2025年），以全市为单位，每年度分别根据其前3年精神疾病住院医保基金支付增长率及上一年度精神疾病住院医保基金支付额度，合理测算出年度内医保基金预算总额。二是遵循医保基金"量入为出、以收定支、收支平衡"的原则。改革实施第四年即2026年起，全市职工医保和居民医保用于支付参保人员精神疾病市内住院的年度医保基金预算总额，在2025年实际支付精神疾病住院医保基金额度的基础上，增长幅度分别与两个险种当年医保基金收入增幅保持一致。

科学严谨设定床日付费分值标准　参照常见精神疾病临床路径和诊疗规范，结合全市精神疾病医疗服务水平实际，将精神疾病住院治疗进度时间进行分段，并合理确定各治疗阶段在不同级别医疗机构的床日付费分值标准。

合理拉开不同服务水平医疗机构医保付费差距　通过日常审核、年度考核等实现医保支付标准与医疗机构级别、服务能力和水平及治疗阶段相关联，对不同级别、不同服务能力的医疗机构在不同治疗阶段实行差异化的阶梯式医保支付标准。医保基金采取"月度预付、年度考核、年终清算"的方式具体支付到各定点医疗机构。

【主要成效】 实现支付方式和支付标准"两统一"　将传统的按人头床日、不论诊疗质效"一口价""一刀切"的支付方式和标准，统一规范为在年度医保基金预算总额下，将付费标准与医疗机构级别、服务能力和水平及患者所处住院治疗时段相关联，对不同级别、不同服务能力的医疗机构在患者不同治疗阶段实行差异化、阶梯式医保支付标准，实现职工医保和居民医保参保精神疾病患者市域内住院医保支付方式和标准"两统一"。

提升医疗机构管理和医疗服务质量　充分发挥医保对医疗机构的激励、约束和对医疗费用的合理控制作用，调动医疗机构和医务人员积极主动性，倒逼医疗机构强化基础设施建设、设备投入和人力资源配置，着力提升医院管理水平和医疗服务质量。主动规范医保基金使用行为，引导各定点医疗机构经营思维由原单纯服务"量"的比拼转换为服务"量"和"质"协调发展的比拼，摒弃对精神疾病患者"收容式"管理服务理念，最终达到促使全市精神疾病医疗卫生资源不断优化、精神疾病参保患者享受到的医保医疗服务质量不断提升的目的，切实助力全市精神卫生事业提质增效。

提升医保基金使用绩效　通过对年度医保基金支付额度的总控管理和按医疗机构服务绩效付费的方式，将付费标准与定点医疗机构人力资源配置、房屋和设备设施建设、科室结构、康复和工娱治疗手段、基本生活服务、核心医疗服务质量及患者满意度、医保日常监管发现问题及其整改情况等挂钩，合理拉开不同级别、不同医疗环境、不同医疗服务水平的医疗机构之间每床日医疗费用差距，优化医保基金战略性购买的性价比，使医保付费更加公平公正、医保付费机制更加高效，医保基金使用绩效大幅提升。

推动支付方式向新模式、新方向转变　提出总额预算、分值点值与传统按床日付费有机结合的思路，改变了精神疾病患者原来的"收容式"管理模式。通过规范有效的治疗和康复，更加注重服务质量，实现由"收容管理"到"治疗回归"模式的转变，让精神疾病患者更快更好回归家庭、回归社会，为精神类疾病的医保支付提出新方向。

案例七：铜仁市推进中医日间病房优势病种医保支付方式改革

2023年，铜仁市在全省率先开展中医优势病种医保付费改革试点，探索出了一条"群众得实惠、医院增效益、基金提效率、中医得发展”的符合中医药服务特点的支付方式改革铜仁模式。

【主要做法】 强化政策设计，提升群众就医品质 铜仁市医保局立足群众需求和改革初衷，在充分考虑基层医疗机构收治能力、疾病发病规律及病人就医习惯等因素的基础上，将符合住院条件且非治疗期间不需要在院的，以针灸治疗为主的耳眩晕、类风湿性关节炎、痛风等共计17个病种疾病纳入医保支付，切实减轻患者就医负担，引导病人下沉，有效提高了医疗机构主动参与的积极性，提高了医疗服务水平。

夯实改革保障，助推医院高质量发展 中医优势病种付费改革，涉及多方利益格局的调整。改革中，明确各部门职责任务，发挥好“行业管，管行业”的作用。医保部门负责制订方案、摸底测算、制定标准；卫生健康部门负责指导完善中医优势病种诊疗方案；中医医院积极发挥专业作用，参与改革政策制定。医保部门发挥牵头作用，与卫健部门建立“321”工作制度，做到分工不分家，常态化协调沟通改革工作，按时间节点推进各项改革落地落实。实施改革以来，铜仁市从最初的8家中医医院扩面到58家医疗机构可开展中医日间病房优势病种付费，保障群众在三级医院、二级医院和卫生院均能享受中医惠民政策。

促进绩效考核，实现医保高效能治理 指导中医医院建立与中医优势病种付费支付方式匹配的绩效考核方式，从“多劳多得”向“多劳多得 优劳优得”转变，进一步优化绩效考评体系，促进医保基金高效运行、医疗服务能力持续提升、医疗机构可持续发展，不断满足人民群众的健康需求，充分发挥了医保政策引导、杠杆调节和医保基金的基础保障支撑、战略购买作用，实现医保高效能治理。

【主要成效】 铜仁市实施此项改革以来，通过此种改革方式进行支付的总人次为4863人次，总费用1212.00万元，基金支付899.86万元，次均费用从4235.8元降低至2492.3元，患者自付减少611.3万元，医保基金节约236.6万元，政策范围内报销比例从55.17%提高到74.25%，实现了“三降一升”和“群众得实惠、医院增效益、基金提效率、中医得发展”的多方共赢目标。

案例八：黔东南州“沉扩练”三举措打造经办服务“直通车”

2023年，黔东南州紧紧围绕医保窗口标准化建设要求，把医保经办服务窗口前移到参保群众的“家门口”和“病床边”，让参保群众就近“直通”办理医保业务，解决燃眉之急，切实提升医保服务便捷性。

【主要做法】 下沉医保经办服务事项到乡村办理 将28项高频医保政务服务事项下沉至乡镇、村级办理，建成以村民委员会为中心的“15分钟医保服务圈”。截至2023年底，医保经办业务已覆盖全州所有乡镇（街道）、村（社区），16项医保经办业务可在乡镇（街道）帮办代办。其中，城乡居民参保登记、城乡居民参保信息变更登记、参保人员参保信息查询等3项经办服务事项实现乡镇（街道）办理全覆盖；10项医保经办业务可在村（社区）帮办代办。

扩展前移医保窗口到定点医疗机构 树立医保窗口靠前服务理念，印发《黔东南州医疗保障局关于进一步提升医疗保障服务窗口服务能力的通知》，明确了推进医院医保服务窗口建设工作举措。出台了《黔东南州医疗机构医保服务窗口建设标准》，从医保标识、标语、硬件投入、服务事项四方面规范了医疗机构医保窗口建设，要求进驻人员必须为医疗机构医保科熟练掌握医保政策和业务的经办人员。

组织练兵比武，提升经办服务能力 结合“2023—2024年度全国医保经办系统练兵比武活动”，组织开展“黔东南州医疗保障行风建设‘金牌’经办服务评选活动”，将“好差评”中非常满意率占比达70%的项目纳入金牌经办服务窗口评选标准，将有无投诉举报纳入金牌经办人员评选标准，通过网络投票、笔试、现场问答、综合考评、情景模拟、演讲等方式，评选金牌窗口、金牌首席、金牌经办人员，对受表彰的集体和个人进行通报表扬。

【主要成效】 提升基层群众医保服务便捷性　2023年，全州县级及以下经办机构共办理60.98万件业务，其中乡镇办理35.83万件，占比58.76%，村级办理16.25万件，占比26.65%，实现群众足不出乡镇和村即可办理医保业务，切实打通了医保经办服务的"最后一公里"。

及时解决参保患者医保相关问题　全州二级以上定点医疗机构全部建成医疗机构医保服务窗口，医保服务窗口可提供医保政策咨询，以及参保登记、参保查询、参保变更、异地就医备案、门诊慢特病认定、产前检查费用支付等12个经办服务事项办理，及时解决了参保群众在看病就医过程中遇到的医保问题。

助推经办人员服务能力提升　通过评选活动，以评促练、以练促优，全州医保经办人员掀起学习医保政策、规范经办流程、提升服务意识的热潮，全面提升州、县、乡、村和定点医疗机构医保服务窗口、医保服务点经办服务能力。

云南省

工作综述

2023年，云南省医保系统以医保全民参保攻坚、基金监管安全规范年、口腔种植医疗服务和耗材价格治理、医保经办管理服务规范化建设等多个专项行动带动事业发展。全省基本医保参保4563.39万人，参保率达到97.24%，职工医保、居民医保住院政策范围内报销比例分别达到88.74%、70.67%。

【医保制度建设取得新进展】 *基本医保更加稳健* 全省16个州（市）全部实现医疗救助制度州（市）级统筹。稳步推进《云南省医疗保障条例》立法。

多层次医保体系更加健全 全省16个州（市）全部启动职工医保门诊共济改革，全年惠及2136.55万人次，报销费用22.21亿元。昆明市长期护理保险国家试点全年覆盖201.24万参保职工，惠及2.08万名重度失能人员，带动就业岗位9000余个。制定出台《关于支持和规范云南省城市定制型商业医疗保险发展的指导意见》，推进基本医保和商业医疗保险有效衔接。全省12个州（市）探索实施“惠民保”。

群众保障更有质量 新增克罗恩病、肌萎缩侧索硬化（渐冻症）等5种门诊特殊病病种，门诊慢特病从2022年的42种增加到47种，待遇认定实现二级以上医疗机构和经办机构两端均可“全省通办”，全年共计办理52.87万人次。推进居民高血压、糖尿病门诊用药保障，覆盖全省741.49万患者，享受待遇1200.23万人次，报销费用6.07亿元。2023年国家谈判药品惠及499.68万人次，总费用33.91亿元，报销24.77亿元。

【服务中心大局展现新担当】 *深入实施医保参保扩面攻坚三年行动* 精准比对参保基础数据，推进重点人群参保，2023年度城乡居民医疗保险集中参保缴费期延长至2023年6月25日，职工医保个人账户可用于为直系亲属缴纳居民医保费，全年顺畅缴费52.11万人。结合省委、省政府关于昆明市托管西双版纳州磨憨镇共同建设国际口岸城市的工作部署，自2023年1月1日起，磨憨经合区所有人员按照昆明市医保政策享受医疗保障待遇，完成磨憨经合区医疗保障职能托管移交工作。

全力服务经济社会发展大局 出台《医疗保障领域推动经济稳进提质的若干措施》，全省7个千亿级园区全部开设医保综合服务窗口，对1.15万家园区企业提供经办服务“绿色通道”，25个边境县（市）全部完成医保服务窗口标准化建设。中药饮片、中药配方颗粒和医疗机构制剂继续纳入省级医保支付范围，全年共惠及1.53亿人次，报销14.11亿元。西双版纳州、迪庆州分别将11项傣医医疗项目、120种藏医医疗机构制剂纳入医保支付范围。

兜牢托底保障底线 全省893.38万农村低收入人口继续实现应保尽保，住院政策范围内报销比例达到90%，向各级乡村振兴、民政等部门推送个人自付过重监测信息32.06万条，给予2.28万人倾斜性医疗救助8083.43万元。昭通被列为国家医疗保障局巩固拓展医疗保障脱贫攻坚成果联系点。

助力生育支持工程实施 2023年全省职工生育保险待遇享受12.4万人次、报销3.89亿元，全年发放职工生育津贴9万人次、17.5亿元。继续实施农村孕产妇生育费用包干政策，全年享受待遇18.58万人次，基金支付4.05亿元。全省1.46万名新生儿实现“出生即参保”，2023年全省7730人次新生儿享受“出院即报销”待遇，共计报销2555.17万元。

【"三医联动"打开新局面】 药品医用耗材集中带量采购扩面提质　落实国家和省际集采中选结果，成立省联采办推进省级集采，支持曲靖市、昆明市分别牵头药品和耗材省内集采。全年落地集采14批次，集采药品总数达到600种，耗材26类127种，节约采购资金超过22亿元，拨付药品集采结余留用资金4542.73万元。全年预拨村卫生室药品采购资金1.58亿元。

优化公立医疗服务价格结构　2023年省级公立医疗机构520项医疗服务价格调整顺利落地，16个州（市）均启动医疗服务价格调整，有13个州（市）完成调价。积极支持"互联网+医疗"发展，制定"互联网复诊费"等11个项目正式价格，新增"远程血糖监测"等2项医疗服务项目。

实施口腔种植医疗服务收费和耗材价格治理　联合省卫生健康委印发《关于规范口腔种植类医疗服务项目价格的通知》，全面规范现行口腔种植医疗服务项目，单颗常规种植牙的医疗服务价格全流程费用控制在4050元以内，并纳入职工基本医疗保险个人账户支付范围（医保统筹基金不支付）。2023年全省610家医疗机构开展种植牙手术3.2万例，次均费用降幅超过35%，全年减轻个人负担6741万元。

推进支付方式改革三年行动计划　全省17个统筹地区全部实现按病组/按病种分值实际付费，年度覆盖指标如期完成。自主研发按病组付费智能分组器系统，获得国家软件著作权认证。印发《昆明地区开展省内异地就医住院费用按疾病诊断相关分组（DRG）付费结算方案》以及结算办法，探索省内异地就医"同病同价"。

"三医"联动深化拓展　协同省卫生健康委将220个日间手术术式纳入医保支付范围，明确3639个"预住院"手术术式，配合治理"14天住院限制"。建立"三医"双月会商机制，针对医药挂网采购经办服务、医药价格政策、药品（医用耗材）招标采购政策、医保支付方式改革、医保目录政策、医保经办服务、协议管理和信息化管理等业务，各定点医药机构，药品耗材生产、经营企业可通过发送电子邮件方式反馈相关意见建议，由省医疗保障局系统梳理后，确定会商内容和具体会议安排，点对点邀请参会，听取建议、解决诉求。曲靖市搭建医保、医疗沟通协商渠道，有效衔接医保管理和临床诊疗。

【医保基金监管实现新突破】 专项治理多点推进　深入实施基金监管安全规范年专项行动，联合检察、公安、财政、卫生健康等部门聚焦重点问题开展专项整治，全覆盖开展省级飞行检查，开展2022年省内飞行检查发现问题整改情况、特殊病门诊费用、利用死亡人员信息骗保、个人账户套现、特殊检验项目"五个专项检查"。2023年全省查处违法违规定点医药机构1.65万家、参保人2670人，挽回医保基金损失6.56亿元。

制度建设持续加强　省人民政府办公厅印发《云南省加强医疗保障基金使用常态化监管的若干措施》，建立全省医保基金监管综合评价、死亡人员信息共享等制度，修订违法违规使用医保基金举报奖励等制度。

智能审核监控全面推进　2023年智能审核监控系统应用463条规则，智能监管系统查实扣除违规费用1.14亿元。对44种门诊慢特病重点药品超年度或季度最大用量部分按自费结算。

【医保公共服务迈出新步伐】 群众享受服务更加高效　印发《云南省医保信息平台提升三年行动计划》，居民医保参保登记等9项医保政务高频事项实现"跨省通办"。2023年线上拨付定点医药机构医保费用334.75亿元，拨付率同比提高12个百分点，定点医药机构信息变更实现"线上办"。打通省内就医个人垫付医疗费用报销"线上办"渠道，全年受理并报销9.08万件，西双版纳州实现市、县、乡定点医疗机构自费明细上传全覆盖。2023年全省4028.86万参保群众激活医保码，424家定点医疗机构上线医保移动支付，2188家医药机构上线医保"刷脸"支付，全年共计结算487.85万人次、11.18亿元。

经办服务更加规范统一　印发《云南省医疗保障经办政务服务事项清单和办事指南（2023年

版)》,全省统一42个服务事项,基本实现事项"最大集成、全省统一",时限材料"最少必须、只减不增"。九成以上经办机构进驻政务服务中心,146家经办机构推行综合柜员制。在32个省直部门政务服务能力第三方调查评估中,省医疗保障局被评为"好"等次。楚雄彝族自治州(以下简称"楚雄州")、昭通市率先探索"州(市)内通办"。

经办服务网络更加健全 会同卫生健康、政务服务、金融监管部门印发《云南省医疗保障经办服务向乡村两级下沉、向第三方机构延伸实施方案》,纵向上提升基层服务能力,1251个乡镇(街道)能够提供11项以上医保服务,1.39万个村(社区)能提供帮办、代办服务;横向上拓展服务网络,推进经办服务向银行、医院、高校和参保单位延伸,全年在499个银行窗口布点"医保服务站",办理业务超过16万次。

异地就医更加便捷 2023年全省1.99万家定点医药机构实现跨省异地就医直接结算,2985家定点医疗机构实现门诊慢特病费用跨省直接结算。省内异地门诊和住院直接结算率达到98.4%;跨省住院直接结算率达到70%,同比增长22个百分点。2023年全省异地就医直接结算1753.49万人次,减少群众垫付费用116.25亿元(含跨省直接结算费用30.19亿元)。

重要活动

1. **全省医疗保障工作会议召开。**2月3日,全省医疗保障工作会议在昆明市召开。会议全面总结2022年和近五年医疗保障工作,研究部署2023年医疗保障工作。

2. **省医疗保障局学习贯彻习近平新时代中国特色社会主义思想主题教育工作会议召开。**4月11日,省医疗保障局召开学习贯彻习近平新时代中国特色社会主义思想主题教育工作会议,深入学习贯彻习近平总书记在中央主题教育工作会议上的重要讲话精神,对全局开展主题教育进行动员部署。

3. **开展2023年医保基金监管集中宣传月活动。**4月1日至30日,省医疗保障局会同省卫生健康委员会、省公安厅等部门在全省开展以"维护医保基金安全坚决守好人民群众'看病钱''救命钱'"为主题的医保基金监管集中宣传月活动,进一步营造人人关心、人人参与的维护医保基金安全社会大环境。

4. **全省打击欺诈骗保专项整治工作会议召开。**5月8日上午,省医疗保障局联合省人民检察院、公安厅、财政厅、卫生健康委员会召开2023年打击欺诈骗保专项整治工作会议。会议系统总结了2022年打击欺诈骗保工作取得的成效,深刻分析当前全省打击欺诈骗保工作面临的形势和困难,对做好2023年打击欺诈骗保工作作出系统部署。

5. **全省医疗保障工作务虚会暨参保扩面工作现场推进会召开。**6月2日,全省医疗保障工作务虚会暨参保扩面工作现场推进会在安宁市召开。会议深刻分析全省参保扩面面临的形势任务、困难问题,并就参保扩面及下半年医保重点工作任务进行部署。

6. **全省异地就医直接结算政策集中宣传月活动启动。**6月9日上午,主题为"做好异地就医直接结算服务,让群众在异乡更有'医靠'"的全省异地就医直接结算政策集中宣传月活动启动仪式在昆明市举行。

7. **全省巩固拓展医疗保障脱贫攻坚成果同乡村振兴有效衔接工作部署会召开。**7月21日,全省巩固拓展医疗保障脱贫攻坚成果同乡村振兴有效衔接工作部署会议在昆明市召开。会议部署巩固拓展医保脱贫攻坚成果同乡村振兴有效衔接各项工作,守牢不发生因病规模性返贫致贫的底线。

8. **省药品和医用耗材联合采购办公室在曲靖成立。**8月31日,云南省药品和医用耗材联合采购办公室在曲靖市正式揭牌,牵头开展全省药品和医用耗材联合集中带量采购,推进医保基金同医药企业直接结算试点工作。

9. **全省基本医保全民参保计划集中宣传月活动启动。**9月8日,以"全民医保手牵手医保护航心连心”为主题的全省2023年基本医保全民参保计划集中宣传月启动，旨在让更多群众进一步认识参保缴费的重要意义，充分了解医保惠民好政策，切实提高群众对医保政策的知晓度，在全社会营造群众自愿参保、积极参保的良好氛围，更好地维护人民群众医疗保障合法权益。

10. **全国首张医保“双通道”线上电子处方在云南省流转结算成功**。11月1日，云南省医保“双通道”电子处方平台正式开通了定点医疗机构互联网诊疗服务。云南省肿瘤医院互联网医院开出了全国首张依托国家医保电子处方中心的线上电子处方，顺畅流转至定点零售药店完成医保结算，并通过国家医保信息平台的全流程规范验收。

典型案例

案例一：云南着力破解新生儿参保就医难点堵点痛点

2023年，云南省医疗保障局以参保扩面为突破口，印发《关于进一步规范新生儿参加城乡居民基本医疗保险的通知》，指导全省各级经办机构打通新生儿参保就医过程中的难点堵点，扩展办理渠道，实现新生儿出生即参保、医保费用即时报销的医保服务“全省通办”新模式。

【主要做法】 打通堵点，实现“落地参”“全年参” 修订《云南省医疗保障局办公室关于印发云南省医疗保障经办政务服务事项清单和办事指南(2023年版)的通知》，按照“最少必须”原则，最大限度精简办理所需证明材料，凭“出生医学证明号”或身份证即可办理参保登记和缴费，将经办窗口延伸到定点医疗机构，实现新生儿在医院出生第一时间便可及时参保，有效解决了之前新生儿因未落户或未取得身份证而不能参保缴费、父母需往返户籍地经办机构办理参保的难题。同时，与税务部门协同，进一步规范新生儿参保缴费政策及办理流程，实现新生儿可以全年度“无障碍”及时参保并缴费，有效解决以往各州市新生儿参保缴费政策不统一的问题。

直接结算，实现“即时享”“直接报” 针对新生儿以“出生医学证号”办理参保后难以申办社会保障卡和激活医保码，导致新生儿在医院就医后不能直接结算的问题，云南省医保部门利用数字赋能，依托智慧医保系统，开通“无卡结算”功能，通过医保系统校验新生儿出生日期，实现180天内出生的新生儿省内就医免备案和“无卡”“无码”直接结算，有效解决了先垫付费用再手工报销导致老百姓多跑腿、负担重的问题。

优化流程，实现“省内就近办”“跨省通办” 新增新生儿在出生定点医疗机构直接办理参保渠道。2023年，全省17个医保统筹地区526家定点医疗机构实现新生儿参保登记“院内办”。推出不受户籍地限制、自愿申报参保地、各级经办人员及时审核的流程要求，有效实现“省内就近办”，解决新生儿家长需要到户籍地办理不方便的问题。同时，拓宽新生儿参保办理线上渠道，依托医保个人网厅、“云南医保”微信或支付宝小程序实现新生儿参保登记“线上办”，方便在省外出生新生儿“跨省通办”。

【主要成效】 2023年，全省新生儿参保登记347969人，新生儿参保率达到95%以上，新生儿就医164428人，直接联网结算744348人次，报销金额共计57944万元，有效解决新生儿参保缴费慢、办理反复跑、住院费用报销不及时的难题，助力生育工程实施。

案例二：楚雄州“四个全覆盖”为“两病”人群健康护航

2023年，楚雄州持续推进高血压、糖尿病门诊用药保障和健康管理工作，使“两病”患者早发现、早干预，引导患者规范服药，降低小病发展为慢病、大病的潜在风险。相关做法被列为云南省深化改革第二批5个改革试点经验之一，并在全省复制推广。

【主要做法】 人群筛查全覆盖 把发现“两病”患者作为一项长期坚持的基础工作抓好抓实，

坚持日常筛查与专项筛查相结合，通过云南省医保信息平台与基本公共卫生服务信息横向比对、乡村医生进村入户筛查、首诊测血压、家庭医生签约服务等渠道，做实做细人群筛查，及时引导血压、血糖异常群众到医保定点医疗机构规范就诊，及时诊断，及时用药。

待遇政策全覆盖　统一全州“两病”待遇保障政策，提高支付限额和支付比例，综合报销比例从50%提高到77.5%，高血压、糖尿病年度报销限额从500元分别提高到600元、660元，“两病”并发的达到720元，对使用集采药品的最高报销比例达到90%。

药品供应全覆盖　预拨每个村卫生室3万元药品采购资金，配齐配足“两病”药品。把“两病”药品作为推广集采药品的重要抓手，常态化开展“两病”药品集采工作，配备使用国家集采中选药品。

健康管理全覆盖　定期向患者推送“‘两病’政策和服药提示”手机短信，依托家庭医生、村组干部回访提醒，依靠家庭成员监督提醒，有效解决患者忘记吃药问题。坚持待遇政策与健康知识同步宣传，借助各类媒体广泛开展健康宣教。将群众政策知晓率、医疗机构备药率、“两病”规范管理率、患者规律服药率等，作为县域医共体医保资金打包付费和家庭医生签约服务考核内容，与医保资金、家庭医生签约服务费分配挂钩，发挥医保资金的杠杆作用，促进基层医疗机构医疗服务能力提升。

【主要成效】　实现“两病”群众“吃得起药”和“吃低价药”　截至2023年底，全州共筛查标识“两病”人员24.04万人，通过提高报销比例、支付限额和推广集采用药，切实降低群众就医吃药负担。2023年，开展“两病”药品集采达78种，其中高血压44种、糖尿病34种，价格平均降幅达68%，显著减轻了“两病”患者用药费用负担。

实现“两病”群众“吃得上药”和“规范吃药”　压实乡镇卫生院对村卫生室药品配备管理责任，以县为单位建立“两病”常用药品清单，满足“两病”患者的常用药需求，乡镇卫生院、村卫生室常备“两病”常用药品分别达到30种、10种以上。引导群众加强自我健康管理，提升健康素养，全州“两病”患者健康管理率超过90%。

案例三：曲靖市推行“不能办”说明制度

2023年，曲靖市医疗保障局推行暖心服务规范及“不能办”说明制度，做到“不为不办找理由、只为办好想办法”，真正变“不能办”为“怎么办”，有效破解医保服务“推脱绕、懒散慢”等问题，用不断上升的医保“温度”提升起群众的“幸福指数”。

【主要做法】　不设路障设路标，规范经办程序　规范落实“一张清单办医保”，22项医保经办服务事项可即时办结，21项可“一证”或“一表”办理，32项实现网上办理，线上可办率达76.19%，实现经办服务“六统一”，同一事项实现线上线下无差别受理。持续推进“最多跑一次”，做到材料齐全、符合规定的即来即办、一次性办结；对非关键性材料有瑕疵或缺失的，实行“容缺受理”先行办理，后续补充完善即可；对缺少必要申请材料的现场列出清单，一次性告知所需材料，坚决杜绝让申请人“来回跑、往返跑”。严格执行“首问负责制”，对不属于窗口受理范围的医保业务，主动为申请人“指好路”，明确告知办理的方法和路径；对非标准化事项的申请或诉求，建立快速便捷的沟通上报机制，报单位研究决定，尽早答复；确因法律、政策不允许或客观条件不具备而不能办理的不简单拒绝，限期对服务对象进行电话或书面回复，一次性作出有理有据、合情合理的解释，确保“办不成的事”有人管、有人帮、能办成，确实办不成的事有答复。

不推责任推创新，提升经办便捷度　全面实现“一窗通办”，在全市县级及以上医保服务大厅设置“综合柜员”窗口，打造“进一扇门、取一个号、一窗通办”的综合服务模式，有效解决办事群众业务多头跑、耗时长等问题。2023年，市本级综合窗口共办理医保政务服务事项11185件。进一步拓宽医保办理渠道，将群众经常办理的医保事项下沉至乡镇（街道）15项、村级经办点7项，延伸至银行、保险公司、医疗机构等第三方机构22项，积极构建“15分钟医保圈”。依托智慧医保系统建设和医保码应用，在全市28家医疗机构大力推行医保移动支付、“床旁结算”、“刷脸支付”等方式，参保群众就医购药通过手机即可挂号、缴费、取药，实现“免排队、零接触、秒支付”。2023年全市医保码激活率达91.39%以上，群众在手机上即可实现就医购药结算。

不给否决给办法，强化问题清零　在全市各级医保大厅设置“不能办”受理窗口，公布市、县、乡三级医保监督电话，同时通过意见箱、信访转办、机关纪委抽查等及时受理参保人各类不能办事项。建立“当事人—负责人—分管领导—主要领导”逐级说明制度，定期召开会议研究，对文件规定不明确，属于模糊地带、空白领域的办事需求，推动“不能办”事项“可以办”。因敷衍应付、推诿扯皮、逃避责任、故意拖延等不作为、慢作为问题导致的“不能办”事项，对责任人严肃追责问责，由责任科室负责整改，机关纪委负责监督，对未整改、整改不到位或再次出现问题的，责令书面检讨、批评教育、提醒谈话，公开通报批评，以强有力的纪律监督整治不作为，让医保服务有力度，服务群众更有温度。

【主要成效】　2023年，曲靖市医疗保障局通过请示、会议讨论决定等形式，对文件规定不明确，属于模糊地带、空白领域的办事需求进一步明确执行标准，将职工孕产检费纳入个人账户支付范围，特殊病患者在定点零售药店购买国谈药品享受特殊病政策待遇，参保群众得到了实实在在的实惠。对特殊个例事项，采取“一事一议”模式，结合现行政策集体研究决策。通过明确制度、优化经办，提升效能，进一步规范服务行为，畅通服务渠道，将医保经办服务变“被动应对”为“主动服务”，变“事后处置”为“源头处理”，真正做到打通服务群众的“最后一米”，实现服务群众“零距离”。

案例四：昆明市有序推进DRG付费向精细化内涵式发展

2023年，昆明市医保局狠抓DRG付费“四个机制”“四个保障”，深入推进医疗保险支付方式改革向精细化、内涵式发展。

【主要做法】　*建立“四个机制”，精细管理强质效*　建立考核评价激励和运行监测机制，将CMI与结余留用、超支分担比例挂钩，构建市、县两级运行监测体系，58个全维度监测指标，为完善健全政策提供有效数据支撑；建立特例单议机制，对因病施治但费用较高的病例依据专家意见追加支付额度；建立支付补偿机制，将按天与按DRG付费相结合，对20天以上的病例按天调增支付标准；建立改革协同推进机制，将支付方式改革与促进分级诊疗、促进中医药发展相结合，形成改革正向协同。

强化“四个保障”，精准施策夯基础　强化专业能力保障，开展四个层次的培训，促进新进医疗机构，市、县两级医保部门，大病承保机构相关人员熟练掌握DRG付费知识；强化信息系统保障，在国家基础业务子系统功能模块基础上，开发部署DRG付费月度预付、年终结算和清算模块；强化标准规范保障，制定出台经办管理规程，明确协议管理、考核评价、争议处理等10个方面的具体要求，促进了付费方式标准化、规范化；强化示范建设保障，推荐延安医院申报国家DRG付费示范医院，全市90%以上的县（市）区至少有一家医疗机构作为示范医院，充分发挥示范引领作用。

【主要成效】　*实现区域内“四覆盖”“一下降”*　实现统筹区、医疗机构、病组、基金四个全覆盖，386家医院实施DRG付费，覆盖全市所有开通住院服务的医疗机构。2023年，DRG付费基金支出57.6亿元，占全市总住院基金支出的95.93%；覆盖病组数753组，占全部病组的98.82%。改革后，用于支付全市住院费用的职工医保、居民医保统筹基金支出增长率平均降低5个百分点，医院不合理费用增长得到有效控制。

有效提升基金使用效益和医疗资源配置　医

疗机构主动向管控成本、提高效益转变，实施DRG付费的医疗机构住院医疗费用总额同比仅增长3.89%，改变了此前持续高位增长的态势。同时，促进了就诊新秩序的建立和医疗资源的重新分配，改革后三级医疗机构收治权重0.9以下病例的总权重占比由2021年的30.03%下降到28.08%，二级医疗机构收治权重0.7以下病例的总权重占比由2021年的31.51%下降到14.60%。

助推了医疗机构高质量发展 支付方式改革实施以来，医疗机构逐步转型，由以前的粗放型增长转为精细化高质量发展。医疗机构内部医保、临床、医务、病案等相关职能部门配合更加密切，医疗安全质控工作更加扎实，病案数据更加规范，信息化水平大幅提升，绩效管理更加科学。2023年全市349家收治住院病人的医疗机构中，227家（占比65.04%）医疗机构实现结余，结余医疗机构占比提高了57.48%；全市三级医疗机构结余超过千万元的医疗机构有5家，最高结余金额约3119万元。

案例五：昭通市扎实开展参保扩面攻坚行动

昭通市医疗保障局把参保摆在突出重要位置，2023年全市基本医保参保人数达543.35万人，完成省级下达目标任务的100.17%。

【主要做法】 *积极宣传动员* 统筹县、乡、村，充分用好基层干部、驻村队员、乡村医务人员等力量，进村入户宣传参保政策。2023年结合医保政策“五进”宣传活动，创新宣传方式，对未参保人员精准推送宣传，对还在纠结是否缴费的人员上门动员宣传，对学校、企业等人群重点宣传，提高群众参保积极性。

聚焦重点人群 加强与乡村振兴、民政部门的数据交换，确保“三类对象”（脱贫不稳定户、边缘易致贫户、突发严重困难户）及低保、特困、孤儿等人群动态精准标识，实现100%参保。强化与卫生健康部门、定点医疗机构的协同联动，按月比对新生儿参保情况。动员定点医疗机构及县、乡、村力量，将新生儿参保政策宣传到户，努力实现新生儿全覆盖参保。强化与人社部门联动，比对企业已参加养老保险但未参加医保人员的情况，加大稽核检查力度，督促单位依法参保。

强化工作措施 建立州、县两级医疗保障局领导挂包乡镇（街道）机制，定期通报工作推进情况，及时掌握各县市区参保情况。坚持传统、智能“两结合”，畅通线上线下缴费渠道。针对老年人等特殊群体，乡村两级工作人员提供上门服务。

【主要成效】 *群众参保积极性不断提高* 通过参保宣传动员，把居民医保互助共济原则、风险防范的重要性、医保报销政策等讲细讲深讲透，为群众算好“明白账”，吃下“定心丸”，变“要我参保”到“我要参保”，激发群众参保的积极性和主动性。

参保管理台账不断建立健全 全市各县、市、区均建立完善了特殊困难群体参保台账，对在昭通市外参保的人员动态掌握参保状态，确保特殊困难人员全部纳入保障范围。同时，不断梳理系统内正常参保未缴费人员信息，逐步完善了全市参保基础数据，全面提升数据质量。

参保缴费渠道不断畅通完善 通过大力推广网上缴费渠道，最大限度减少村、社区现金代缴。同时，优化经办服务工作，依托智慧医保，进一步简化流程、缩短时限、拓展渠道，使流程更优、时限更短、渠道选择更多，提升参保群众的体验感和便捷性。

案例六：玉溪市“四办同行”跑出优化医保服务“加速度”

2023年，玉溪市医疗保障经办系统对标国家和省医疗保障局规范建设要求，以优化服务无止境的执着追求，大力推行“一窗办”“下沉办”“延伸办”“精简办”，跑出优化服务“加速度”。

【主要做法】 *医保窗口服务“一窗办”* 全市医保经办业务实现“取一个号、进一扇门、一窗通办、一次办好”，极大提高了办事效率。对40项医保经办服务事项深入梳理，减材料、减环节、减时限、减跑动、减证明、优流程的经办业务共30项，整理编制了《玉溪市医疗保障经办政务服务办事指南》《玉溪市医疗保障经办综窗操作指南》。为了不断提升窗口服务质量，2023年8月和10月，分别在澄江和玉溪市委党校举办两期覆盖市、县、乡、村四级经办人员的业务培训班，提升经办队伍能力。

医保上门服务"下沉办"　对照《云南省经办政务服务事项清单》，选取参保登记、信息查询、变更等10项高频事项下沉到村（社区）经办服务和代办帮办；编制办事指南、绘制医保便民服务事项流程图，一次告知、一图学会医保事项办理。2023年，玉溪市在75个乡镇（街道）789行政村（社区）配备401名医保经办工作人员，分布在各乡镇（街道）便民服务中心。借助市委组织部村级组织大岗位制改革，明确医保经办服务责任由村（社区）副主任承担，持续激发其工作积极性，成为医保服务和政策宣传"主力军"。

医保就近服务"延伸办"　把医保惠民生暖民心业务"搬进"银行营业厅，打造银行"医保服务站"。截至2023年底，全市共有87个银行医保"延伸办"服务网点，实现从市区到乡村全覆盖，服务专区能够办理参保管理、待遇管理、信息管理、信息查询4类共47项医保经办事项。在经济开发区党群服务中心建立医保服务站，就近就便服务园区企业和参保职工，可办理28项医保事项。将新生儿参保登记延伸至全市19家中心医院、妇幼保健院和2家民营专科医院，实现新生儿参保登记"落地办"；将慢特病门诊待遇认定和转诊转院延伸到全市二级及以上定点医疗机构，为参保患者提供就近服务。

优化便民服务"精简办"　健全完善减少证明材料和手续工作触发启动、法规审核、部门信息系统数据交换共享等机制，按规定立即停止行政审批和许可事项2项，实行减材料行政服务；实现慢特病门诊待遇、跨省异地就医"零材料"线上自助备案。将政务服务医保经办40项任务从法定时限711天压缩到104天，压缩率达85%，其中医保关系转续从20天压缩为即时办结，实现跨省通办、全程网办。制作医保政务服务办事流程MG动画31个并挂网宣传，深入开展流程再造，分四批次精简优化26项服务事项的108个环节。实现生育保险待遇核定与支付、异地就医线上备案和费用结算，5种特定门诊慢特病治疗费用的跨省通办、全程网办，减少异地就医手工报销环节。

【主要成效】　"15分钟医保服务圈"打造成型　玉溪市立足民族多、地域广、乡村边远的市情，大力推进医保服务事项下沉、延伸，配套跟进医保专网建设，努力把偏远"拉近"实现就近办、变信息闭塞为畅通实现网上办，医保办事不出村、不出厂的服务模式成熟定型。截至2023年12月，共办结下沉医保服务214926件。

医保服务"优质套餐"直达主体　聚焦优化医保服务推动作风效能建设走深走实，在推动医保经办高质量发展上持续用力，通过"一窗办""精简办"及其配套措施，解决办事群众多头跑路、证明材料多、办事时限长等问题，大力破难点、通堵点、消痛点，医保服务"优质套餐"直达主体，受到群众一致好评。截至2023年底，全市医保综合窗口共办理业务216496件，好评率100%。

案例七：红河州着力加强医保基金监管工作

红河哈尼族彝族自治州（以下简称"红河州"）医疗保障局着力完善监管体系，全面加强监管能力建设，守好、用好人民群众的"看病钱""救命钱"。在2023年度云南省医保基金监管综合评价中，红河州医保基金监管工作评分位列全省16州（市）第一，评定等次为"优秀"。

【主要做法】　推进监管责任落实　2023年8月，制订《医保基金监管综合评价责任分工及对县市评价工作方案》，实现医保基金监管工作有标准、可量化、能落实。同年12月，印发《红河州医疗保障局关于进一步加强医保领域就医购药人员身份核验的通知》，督促定点医药机构落实基金使用主体责任，从源头杜绝冒名使用医疗保障凭证、倒卖药品、盗刷医保卡等违法违规行为发生。

抓好监管能力提升　探索引入专业稽核力

量，州级配备了一支近30人，具有医学、财务、计算机等专业人员的稽核队伍，有效破解稽核人员力量不足和专业能力不全的难题。2023年开展执法人员集中轮训三次，抽调67名县（市）行政执法、医保审核人员参加州级专项检查，让基层执法人员边看、边学、边干，通过“实战”全面提升执法人员业务素质和监管能力。

延伸监管覆盖广度　2023年2月制订印发《红河州医疗保障局2023年医疗保障基金交叉检查工作方案》，全年分3批次组织开展县市间交叉互查，共检查定点医药机构44家，实现了州级组织开展的交叉检查对13个县市全覆盖；检查对象覆盖了三级、二级、一级及以下定点医疗机构、定点零售药店、医保经办机构和承办大病补充保险业务的商业保险机构。

做实监管数据赋能　由专业机构提供技术支持，对全州医保业务数据进行监测分析，形成数据分析报告，开展“靶向治理”。推广使用基层医疗智慧管理平台，通过统一的药品目录管理与医保编码对照，有效避免串换药品、虚构药品服务、超标准收费等违法违规行为发生。红河州蒙自市医疗保障局建设基金监管视频监控中心，对定点医药机构进行远程视频巡查和信息采集，有效震慑了违规刷卡、串换药品等行为。

【主要成效】　常态化监管协同联动机制逐步建立　发挥好红河州打击欺诈骗保联席会议制度作用，促进常态化监管各项责任落实，部门间协同治理机制逐步形成。2023年，全州医保部门向公安机关移交案件线索2件，向纪检监察机关移交案件线索7件，向其他行政部门移交案件线索4件；公安机关破获欺诈骗保案件7起；市场监管部门查处医疗服务价格案件23件。

打击欺诈骗保的高压态势持续保持　2023年，通过飞行检查、专项整治、交叉互查等方式，全州医保系统共实施行政处罚案件54件，暂停12家医药机构医保定点服务协议（结算），挽回基金损失5579.96万元，处理个人违法违规415人次，涉及金额47.46万元。

社会参与基金监管积极性不断增强　通过公开举报投诉渠道、曝光典型案例、落实举报奖励等多项举措，充分调动社会各界参与医保基金监管积极性。2023年，全州医保部门调查核实处理违法违规使用医保基金举报线索17条，涉及金额77.4万元；兑现违法违规使用医保基金举报奖励2件；曝光定点医药机构及个人违法违规案例109例。

数据赋能基金监管迈出新步伐　红河州医疗保障局引入专业技术力量，加强数据队伍建设，扎实推进DRG大数据监管应用模块开发，有效提升运用大数据分析技术对医保基金使用情况进行精准分析的能力，对DRG付费方式下医疗机构较为常见的编码高套、编码低套、低标准入院、分解住院等行为进行大数据监管，为基金监管提供精准数据支撑。

案例八：怒江州全面巩固医疗保障脱贫攻坚成果

怒江傈僳族自治州（以下简称“怒江州”）作为国家脱贫攻坚期间的“三区三州”之一，全州四县（市）被列为国家乡村振兴重点帮扶县。2023年，怒江州医疗保障局坚持把确保脱贫人口等帮扶对象应保尽保作为全面巩固医疗保障脱贫攻坚成果的着力点，认真落实“四个不摘”政策要求，有力有效助力怒江州巩固脱贫攻坚成果有效衔接乡村振兴取得新进展。

【主要做法】　全民参保“一个也不能少”　按照“全民参加、全民共享、全民受惠”的目标，在抓好现有参保人员的同时，重点抓好进城务工人员、在校大学生、网约车、外卖骑手、网络直播等就业人员的参保工作，将老年人、残疾人、失业人群、罕见病患者等纳入医疗保障网，防止出现“漏保”“脱保”，有效降低脱贫地区和弱势群体因病致贫返贫风险。

待遇保障“一个都不能少”　在做好基本医保、大病保险、医疗救助三重保障的基础上，稳步推进商业补充医疗保险、慈善捐款、医疗互助，不断完善多层次医疗保障体系。同时，努力争取国家和省级医疗保障政策支持和资金倾斜，不断提升医疗保障能力。

基金监管“一分也不能少” 千方百计做好医保基金的筹集与监管，确保医保基金安全规范和可持续运行，通过日常监管、专项检查、飞行检查和督促监控，加强医保基金监管，防止“跑、冒、滴、漏”；通过药品耗材集中带量采购、支付方式改革等提高资金使用效率、降低群众看病就医成本，让每一分基金都发挥积极作用。

医保政策“一项也不能少” 落实好国家和省级各项医保政策措施，加快提升基层医务人员的医保业务能力，不断提升医保经办服务水平。通过加快医保信息化建设、支付方式改革、综合柜员制改革，稳步推进职工门诊共济，加强医疗机构相关人员医保支付资格管理，并通过积极发展商业补充医疗保险等，不断提升医疗机构医保服务能力。

【主要成效】 超额完成参保目标任务 2023年，全州基本医保参保54.57万人，完成省医疗保障局下达目标任务的101.47%，按全州常住总人口54.6万人计算，参保率达99.95%。

医保基金运行安全平稳 2023年，全州基本医保基金累计结存11.79亿元，城乡医疗救助资金累计结存4.29亿元。职工医保、居民医保住院政策范围内报销比例分别为95.45%、84.26%。

守牢医保防返贫底线 一是农村低收入人口应保尽保，2023年全州24.37万脱贫人口、4.26万三类监测人员实现应保尽保，确保群众病有所医，医有所保。二是参保资助精准落实到位，全州共资助45.87万城乡居民及困难群众参保，财政拨付资助参保资金共计5355.95万元，做到农村低收入人口动态新增“识别一人、标识一人、参保一人、资助一人”。三是持续稳定脱贫人口及监测对象基本医保住院待遇水平，夯实救助托底保障功能。全州脱贫人口产生住院5.3万人次、监测对象产生住院1.08万人次，实际报销比例分别达82.36%和81.96%，医保待遇总体保持平稳。

西藏自治区

工作综述

2023年，西藏自治区医疗保障局持续深化制度改革、优化服务流程、提高服务效能，把以人民为中心的发展思想贯穿医保事业全过程、各环节。截至2023年底，全区基本医疗保险参保341.50万人，其中，职工医保参保58.69万人，城乡居民医保参保282.80万人，参保覆盖率稳定在95%以上。基本医疗保险（含生育保险）统筹基金收入91.27亿元，其中，职工医保（含生育保险）统筹基金收入59.27亿元，城乡居民医保基金收入32.00亿元；基本医疗保险（含生育保险）统筹基金支出51.21亿元，其中，职工医保（含生育保险）统筹基金支出24.41亿元，城乡居民医保基金支出26.80亿元。基本医疗保险（含生育保险）统筹基金累计结存238.39亿元，其中，职工医保（含生育保险）统筹基金累计结存205.51亿元，城乡居民医保基金累计结存32.88亿元。

【全民医疗保障体系】 制度体系日趋完善　积极推进城乡居民基本医疗保险省级统筹工作，以自治区人民政府名义印发《西藏自治区城乡居民基本医疗保险自治区级统筹实施意见（试行）》，实现职工和城乡居民基本医疗保险省级统筹，有力保障参保人员享有更加公平、更高水平、更可持续的医疗保障待遇。

筹资机制不断健全　突出重点群体，积极扩大参保覆盖面，持续做好资助参保人群参保登记以及常住人口和灵活就业人员参保扩面工作，2023年基本医疗保险参保率稳定在95%以上。实行城乡居民基本医疗保险个人缴费与政府补助相结合的筹资机制，2023年继续提高人均财政补助标准30元，人均财政补助由645元提高至675元，城乡居民个人缴费档次分别提高至380元和200元。医疗救助对象和女年满60周岁、男年满65周岁参保居民及边境群众、爱国守法先进僧尼等特殊群体参加城乡居民基本医疗保险个人缴费部分，给予全额或定额资助。2023年累计资助1.74亿元，涉及参保群众56.11万人次。

医保待遇稳步提升　建立城乡居民医保“长缴多报”机制，参保人员在藏参加城乡居民基本医疗保险连续不间断缴满10年及以上的，自缴满当年起，住院和门诊特殊病基本医疗保险待遇在其选择的缴费档次待遇基础上提高3%的报销比例。城乡居民参保人员在二级及以下、三级定点医疗机构住院产生的合规医疗费用最高报销比例分别达到90%、85%，统筹基金年度最高支付限额达6万元，取消跨统筹区域异地就医报销比例降低10%的政策。普通门诊起付标准降低至年度累计50元，报销比例60%。确定49种门诊特殊病种，不设起付标准，最高报销比例达到90%，惠及门诊慢特病居民10.28万余人。将“艾滋病抗病毒治疗”“重度骨质疏松”纳入自治区门诊特殊病种管理。调整完善职工门诊待遇保障，将符合条件定点零售药店纳入职工医保门诊统筹管理范围，会同财政部门研究制定进一步调整提高职工医保普通门诊统筹保障政策，职工普通门诊统筹年度累计起付标准由300元调整为200元，退休人员起付标准由210元调整为140元，最高支付限额由每人每年3000元提高至5000元。2023年，全区职工享受普通门诊统筹报销待遇达246.05万人次（含区内、区外），统筹基金支付达2.67亿元。个人账户家庭共享受益11.72万人次，其中，门诊家庭共享受益9.43万人次，减轻家庭成员医疗费用负担共计4676.31万元。

重点保障能力突出　大病保险赔付标准为年度累计个人自付金额超过5000元，封顶线为每人每年14万元。2023年，累计赔付大病保险2.77亿元，惠及5.83万人次。普通和重特大疾病医疗救助年度最高限额达到15万元和30万元。2023年，累计支付医疗救助8772.73万元。未上户婴儿死亡的，产生医疗费用随其母亲医疗费用合并计算并予以全额报销。2023年，累计报销先天性心脏病救治费用5490.66万元、大骨节病救治费用2554.6万元、儿童脑瘫救治费用102.74万元、儿童孤独症救治费用42.48万元、斜视矫正术和唇腭裂手术医疗费用98.39万元、城乡居民孕产妇分娩住院和新生儿抢救治疗费用共计1.8亿元，惠及孕产妇3.6万人次。

托底保障不断凸显　健全防范化解因病返贫致贫长效机制。2023年，累计为特困人员、低保对象、纳入监测范围的其他农村低收入人口等困难群体及边境一线群众参保资助6400万元，涉及21.34万人次。根据西藏实际，对收入高于防返贫监测标准但低于1.5倍监测标准的脱贫人口，在过渡期内实施定额参保资助。继续实施大病保险对特困人员、低保对象和返贫致贫人口等群体享受起付标准降低50%、报销比例提高5%的倾斜保障政策，切实守牢防止因病规模性返贫底线。落实医疗保障固边兴边富民政策措施，边境群众参保费由财政资金和医疗救助资金代缴，其医疗费用经基本医保、大病保险报销后由医疗救助按照90%托底保障，有效发挥基本医保、大病保险、医疗救助三重制度对边民医疗费用的综合保障功能。

【"三医联动"改革】　深入推进医药耗材集采　2023年，完成国家组织第八批39个品种药品和骨科脊柱类医用耗材以及省际联盟组织40个品种药品、21个中药饮片和10类医用耗材集中带量采购中选落地工作，中选药品、医药耗材价格平均降幅分别为72.8%、71.42%。积极开展国家集采药械医保基金预付，累计向医药企业预付资金1890余万元，着力减轻企业资金压力。累计完成119个藏成药挂网。与四川建立动态药械价格联动机制，实现川藏药械挂网数据互联互通、药品器械同质同价，联动挂网价格平均降幅达20%以上。

深化医疗服务价格改革　健全医疗服务价格动态调整机制，累计审核新增738项医疗服务价格项目，动态调整685项医疗服务项目价格，发布《西藏自治区医疗服务项目价格(2023版)》。规范整合口腔种植医疗服务价格项目，全区单颗常规种植牙全流程平均费用(医疗服务+种植体+牙冠费用)降至5000～7000元。

深入推进支付方式改革　按病种分值付费(DIP)支付方式改革三年行动稳步推进，在自治区本级、拉萨市、日喀则市于2022年实现实际付费基础上，试点范围扩大至山南市、林芝市、昌都市。据统计，2022年12月开展改革试点以来，统筹基金累计支付2.8亿元，与同时段按项目付费相比，减少统筹基金支出4230.69万元，人均住院医疗费用降低0.9%。将拉萨市墨竹工卡县、日喀则市江孜县、山南市贡嘎县纳入县域医共体医保总额付费改革试点范围，积极探索可复制、可推广总额付费模式，努力构建"结余留用，合理超支分担"的激励约束机制。

动态落实国家医保目录　2023年，新版国家医保药品目录总数达3088种，涵盖西药1335种，中成药部分1323个，协议期内谈判药品达430种。根据国家授权范围，建立西藏自治区医保民族药、藏医医疗机构制剂、中药(藏药)饮片目录动态调整机制。截至2023年底，纳入全区医保基金支付范围的品种达2094种，其中藏药医疗机构制剂1381种、中药(藏药)饮片286种、国药准字藏药102种、中药配方颗粒325种。

【医保基金监管】　基金监管长效机制不断健全　从体制机制、人才制度层面完善监管体系、提升监管效能，制定医疗保障基金使用信用管理暂行办法、医疗保障基金监管专家库管理办法、医保基金问题指南，修订完善打击欺诈骗取医疗保障基金工作联席会议制度，研究起草《西藏自治区加强医疗保障基金使用常态化监管重点任务分工清单》，建立医保基金监管综合评价制度、6类信用主体信用评价指标体系等。梳理2022年飞行检查问题清单，组织全区定点医疗机构开展自查自纠。将基金监管工作纳入2023年自治区政府相关工作考核，进一步压紧压实各级各部门主体责任。圆满完成拉萨市、日喀则市实施基金监管信用体系建设试点工作。顺利申报山南市为全国反欺诈大数据应用监管试点地区。

持续深化打击欺诈骗保工作　召开自治区打击欺诈骗保联席工作会议2次，自治区医疗保障局联合人民检察院、公安厅、卫生健康委员会等单位印发《关于开展2023年全区医保领域打击欺诈骗保专项整治和医疗保障基金飞行检查工作的通知》，举办2023年全区医保基金飞行检查启动会暨业务培训班，聚焦影像、检验、康复等重点领域，组织七地（市）开展交叉飞行检查，检查定点医疗机构33家、定点药店3家、经办机构3家，发现涉嫌违规金额2001万元。通过大数据分析发现林芝市1家民营医院重特大欺诈骗保案件，涉案金额2300余万元。首次承接国家医保基金飞行检查任务，对天津市4家机构进行现场检查。

基金日常监管扎实有效　开展全区各级医保部门现场检查定点医药机构1677家，实现全覆盖检查目标任务，处理1610家，暂停医保协议（结算）9家，解除医保协议10家，移交司法机关1家，拒付（追回）资金724家，收取违约金（质量保证金）307家，行政罚款6家；追回医保基金9455.94万元，收取违约金（质量保证金）723.74万元，行政罚款9万元，自查自纠29.12万元。飞行检查过程中开展政策培训，引导医务人员自觉规范“处方笔”，培训定点医疗机构27家，受训人员达500余人。

强化医保基金监管宣传　通过“线上+线下”“传统媒体+新兴媒体”相结合的方式，开展“安全规范用基金　守好人民‘看病钱’”集中宣传月活动，拍摄《挂床住院》《冒名就医》等群众喜闻乐见、通俗易懂的藏汉双语动漫视频30余条，拉萨市和曲水县医疗保障局组织拍摄短视频《医保基金监管法治宣传》系列片和《我是好人》，均获全国医保基金监管“安全规范年”短视频大赛优秀奖。深化线索举报核查工作，实行举报投诉全流程线上管理，汇总整理全区打击欺诈骗保典型案例，积极推送国家医疗保障局“曝光台”2起打击欺诈骗保典型案例，主动曝光1起非法套现医保个人账户基金案例。累计发放宣传资料80万余份，张贴宣传海报4000余张，接受宣传和咨询30余万人次，切实营造全社会共同关注、共同参与、自觉维护医保基金安全的良好氛围。

【优化公共服务】　推进跨省异地就医直接结算　坚持让“数据多跑路、群众少跑腿”，全面落实《西藏自治区医疗保障经办政务服务事项清单》，西藏医保信息平台顺利通过国家医保局现场验收，全面实现全区参保登记、异地就医备案等政务服务事项线上办理，以及跨省异地就医住院和门诊费用直接结算，医保公共服务模式由传统线下向多元线上转变。2023年，西藏自治区参保人员跨省异地就医住院和门诊、购药费用直接结算累计超218万人次，结算费用达10.12亿元。

延伸医保经办服务体系　全区74个县（区）、675家乡镇卫生院、13家社区服务中心、1164家村卫生室全面实现城乡居民基本医疗保险、大病保险，医疗救助“一站式服务、一单制结算”。医保电子凭证接入定点医疗机构1238家、定点零售药店569家，共有314家定点医疗机构实现挂号、取药、结算、打印报告等至少3个场景应用。截至2023年12月底，全区医保电子凭证激活授权用户达142.94万人。

持续推进医保经办建设　实行医保经办服务首问负责制、一次性告知制、限时办结制。以拉萨市三级政务服务大厅为试验田，参保登记、异地就医备案等28项政务服务事项全部进驻三级政务服务大厅，实现自治区、拉萨市、城关区三级医保经办业务“一窗受理”“一窗通办”“一单结算”，群众办事等候时长平均减少约60%。

重要活动

1. **召开全区医疗保障工作会议。** 2月18日，全区医疗保障工作会议在拉萨市召开。会议总结2022年和医保部门组建以来工作，谋划今后一段时期重点任务，部署2023年工作。

2. **召开全区医疗保障系统全面从严治党暨党风廉政建设工作电视电话会议。**2月18日，全区医疗保障系统全面从严治党暨党风廉政建设工作电视电话会议在拉萨市召开。会议总结2022年全区医疗保障系统全面从严治党和党风廉政建设工作，安排部署2023年工作任务。

3. **召开西藏青海医疗保障工作座谈会。**3月13日，自治区医疗保障局与青海省医疗保障局在拉萨市召开两省（自治区）医疗保障工作座谈会，会议就医疗保障工作和重点领域改革推进情况以及进一步加强沟通协作、实现优势互补，推出更多体现区域特色、符合群众需求的务实举措进行深入交流。

4. **召开全区打击欺诈骗保联席会议暨基金监管集中宣传月活动启动会。**3月31日，自治区医疗保障局在拉萨市组织召开2023年全区打击欺诈骗保联席会议暨基金监管集中宣传月活动启动会。会议通报全区2019年以来打击欺诈骗保工作情况，分析打击欺诈骗保面临的形势，并就做好2023年打击欺诈骗保工作和集中宣传月活动进行部署安排。

5. **西藏自治区医疗保障信息平台顺利通过国家验收。**4月14日，自治区医疗保障信息平台顺利通过国家医疗保障局组织的现场验收。西藏医保信息平台运行平稳顺畅，实现了基本医保、大病保险、医疗救助“一站式服务、一窗口办理、一单制结算”以及跨省异地就医直接结算，打造了高效便民的医保服务体系。

6. **召开学习贯彻习近平新时代中国特色社会主义思想主题教育动员部署会。**4月17日，自治区医疗保障局召开学习贯彻习近平新时代中国特色社会主义思想主题教育动员部署会，深入学习习近平总书记在中央主题教育工作会议上的重要讲话精神、在广东考察调研时的重要讲话精神，对开展主题教育动员部署。

7. **召开2023年保密工作暨保密警示教育会议。**5月11日，自治区医疗保障局召开2023年保密工作暨保密警示教育会议，分析保密工作面临的严峻形势和保密工作存在的薄弱环节，安排部署2023年保密工作重点任务。

8. **举办主题教育读书班暨开班式。**6月7日，自治区医疗保障局举行以“推动医疗保障事业高质量发展”为专题的主题教育第三期读书班开班式，持续深化学习贯彻习近平新时代中国特色社会主义思想主题教育，确保全体党员干部从全局和战略的高度，准确把握新发展阶段、贯彻新发展理念、构建新发展格局对医疗保障工作的新要求。

9. **举办基金飞行检查启动会暨业务培训班。**7月3日至5日，自治区医疗保障局在日喀则市举办2023年全区医保基金飞行检查启动会暨业务培训班，结合2022年度西藏自治区医保基金交叉飞行检查处理和经办智能审核中存在的问题，深入剖析处理问题依据不充分、核减理由不妥当等原因，并提出处理意见建议。讲解医保基金监管执法工作流程及要点，检查方式、内容、注意事项，DIP政策及基金监管等内容。

10. **举办全区医疗保障系统干部履职能力提升培训班。**7月11日至12日，自治区医疗保障局举办全区医疗保障系统干部履职能力提升培训班，深入学习习近平新时代中国特色社会主义思想和党的二十大精神，全面贯彻落实习近平总书记关于医疗保障工作重要指示批示精神，分析办公室工作面临的新形势新任务，提升办公室“三服务”能力和水平。

11. **召开巩固拓展医保脱贫攻坚成果同乡村振兴有效衔接工作部署会。**8月4日，自治区医疗保障局召开巩固拓展医保脱贫攻坚成果同乡村振兴有效衔接工作部署会，通报了上半年全局巩固拓展医保脱贫攻坚成果同乡村振兴有效衔接工作开展情况和2022年度巩固拓展脱贫攻坚成果同乡村振兴有效衔接考核评估反馈问题整改情况。

12. **召开全区医疗保障工作推进座谈会。**9月1日，自治区召开全区医疗保障工作推进座谈会，深入贯彻习近平新时代中国特色社会主义思想和区党委十届四次全会精神，阶段性总结2023年以来全区医疗保障工作推进落实情况，分析研判工作面临的形势任务，部署下一阶段重点工作。

13. **召开西藏自治区城乡居民基本医疗保险自治区级统筹政策解读新闻发布会。** 9月4日，自治区医疗保障局召开城乡居民基本医疗保险自治区级统筹政策解读新闻发布会，进一步加大政策解读和宣传力度，让社会公众全面准确了解全区城乡居民基本医疗保险自治区级统筹政策。

典型案例

案例一：西藏实现城乡居民基本医保自治区级统筹

2023年4月，西藏自治区人民政府印发《西藏自治区城乡居民基本医疗保险自治区级统筹实施意见（试行）》，西藏城乡居民基本医疗保险统筹层次由原来的地市级提高到自治区级，全区执行统一的城乡居民基本医疗保险政策，从参保范围、筹资机制、待遇保障、经办服务等多方面进行了调整完善，为全区参保患者享有更加公平可及、优质高效的医疗保障待遇提供更为有效的制度保障，使各族群众在医疗保障领域的获得感、幸福感不断提升。

【参保范围更加广泛】 明确将自治区行政区域内就学的区外户籍各类全日制大中专在校学生、取得自治区居住证且未参加基本医疗保险的区外户籍人员、取得《中华人民共和国外国人永久居留身份证》且未参加基本医疗保险的外籍人员等人群，扩大纳入自治区城乡居民基本医疗保险的参保范围。参保缴费后，财政部门按自治区当地参保居民给予相同补助标准，与自治区内当地参保居民享受同等医疗保障待遇。

【筹资政策更加完善】 西藏自治区城乡居民基本医疗保险实行个人缴费与政府补助相结合的筹资机制，并按照国家和自治区规定每年进行动态调整。2023年，参加西藏自治区城乡居民基本医疗保险的个人缴费标准分别为380元和200元两个档次，财政补助标准为675元/人，个人筹资标准分别达到每人每年1055元和875元。加大对西藏自治区医疗救助对象、女年满60周岁和男年满65周岁参保居民及边境一线群众、爱国守法先进僧尼等特殊群体的保障力度，其参加城乡居民基本医疗保险个人缴费部分，按规定执行全额或定额资助政策。建立“长缴多报”机制，对参保人员在藏参加城乡居民基本医疗保险起连续不间断缴满10年及以上的，自缴满当年起住院和门诊特殊病基本医疗保险待遇在其选择的缴费档次待遇基础上再提高3%报销比例，激励参保人员连续参保。

【保障水平更加充分】 按照就高不就低原则，统一7地（市）医疗保障住院待遇标准。统一7地（市）城乡居民基本医疗保险门诊特殊病种数量，合并保留31种，并将其中的27个特殊病种认定长期有效。统一7地（市）普通门诊报销起付标准，进一步减轻参保群众普通门诊就医医疗负担，把普通门诊100元的报销起付标准下调至50元。取消跨统筹区域异地就医报销比例降低10%的政策，进一步提高住院报销比例。

【经办服务更加优化】 优化医疗保障经办服务体系，不断深化行风建设，提升公共服务效能，大力推进经办服务下沉，打通服务群众“最后一公里”，全面实现医疗保障经办业务“一站式服务、一窗口办理、一单制结算”，经办服务事项操作更加标准化、规范化、精细化，为参保群众提供高效优质、便捷的医保经办服务。

案例二：拉萨市多措并举推动DIP医保支付方式改革

拉萨市医疗保障局系统集成统筹优化，多措并举推动DIP医保支付方式改革取得阶段性成效，有力促进了“三医联动”改革的不断深化，全面保障了群众获得优质医药服务，提高了医保基金使用效率。

【高标准谋划改革】 拉萨市作为DIP试点城市，主动提出将自治区、拉萨市、日喀则市三地各自的病种分组库向上集中统筹集成一个病种库，为后续自治区级统筹打下坚实基础，同时也方便病种分组的动态调整，提高支付效率，避免“水土不服”。积极引入江苏医保系统援藏力量，对医院多次开展点对点、一对一的培训研讨，并将改革工作情况与医院及时共享，拉近了医保部门与医院的距离；从行政命令式的改革变为辅导式的改革，提升了医院内部精细化管理水平，有效促进了拉萨市医疗资源和管理的不断优化，为建设高原医疗高地奠定基础。

【担当实干推动改革】 为保证改革的效果和稳定，拉萨市医疗保障局在推动改革的过程中制定政策以数据说话。一是先啃下硬骨头，树立改革导向。在启动改革前，经过充分酝酿，大力宣传改革价值导向，明确改革一启动就覆盖全市具备改革条件的所有定点医院，改革行动迅速、落实有力。二是实事求是定政策，反复测算得共识。在DIP改革的核心要素、病种分值和权重系数上，根据模拟测算结果，结合医院临床反馈的意见反复沟通、反复确认、反复调整，形成最终分组目录和分值权重。由于历史病例结算数量较少，在多次测算后，确定按照5例成组的规则形成分组最为适合，对藏医药类的项目缺乏临床路径规范、不适合等同中医管理的，暂不纳入DIP付费项目。同时，针对西藏地区非公立医院普遍没有具体等级的实际，按照重点手术和科室设定等级系数，让非公立医院也能有较好的医疗市场营商环境。以上都得到卫生健康部门和各医院的高度认可，纷纷积极配合改革。三是化解改革中的阵痛，让改革的红利惠及所有主体。在推动DIP支付改革的过程中，积极正向推动医院的数据质量、病案管理质量和管理服务水平能力的提升，对精细化管理水平提升快的医院给予医保考核上的奖励，打造能者上、庸者下的竞争机制。改革后，18家参与改革的医院，有9家医疗行为规范、管理严格的医院较原先的付费方式平均盈利2.58%。参保人员的住院自负比例、平均住院日两个指标分别同比下降2.79%、3.49%。

【高效运转提优改革】 拉萨市医疗保障局通过强化系统集成，优化结算路径，在全区率先使用在国家DIP基线版开展实际付费，并对原有的信息模块进行了优化调整，保证费用结算不交叉、不重叠。改革后，拉萨市上传结算清单成功入组10777个病例，统筹基金支出9188.43万元，使用国家DIP基线版模块完成实际支付7468.15万元，与同时段按项目付费对比，统筹基金少支出1720.28万元，基金使用效率大幅提升。一是管理精细化。纠正原先医院拖拉上传结算清单的情况，明确其权利和义务，规定病人出院15天内医院必须上传医保结算清单，并要求医保部门必须在3天内开展质控。减少集中审核工作量，管理更加精细，对医院的问题可以更加及时和充分反馈，保证结算质量。二是质控科学化。区别于国家DIP基线版，通过信息系统优化，前置医保结算清单质控审核。将质控规则前置，有效地对DIP付费和按项目付费的所有结算项目开展质控。同时，按照本地实际情况对国家DIP基线版的质控规则进行整合优化，增加部分质控规则。三是支付规范化。明确不同支付项目结算顺序，完善信息系统，优先结算DIP付费，再进行按项目结算兜底，确保每一笔费用都能进入一种付费方式。

案例三：日喀则市办好参保群众“心头事”

日喀则市医疗保障局充分发挥医疗救助对困难群众托底保障的重要作用，聚焦医疗保障服务“小切口”，着力打开民生幸福“大局面”。

【坚持分类施策兜底线】 全面落实城乡居民基本医疗保险参保分类资助政策，对第一类、第二类救助对象参加居民医保的按最高缴费档次给予全额资助，对第三类（含返贫致贫人口）、第四类救助对象参加居民医保的按最高缴费档次给予定额资助。2023年，对全市近14万名特困、孤儿、重度残疾、低保等特殊人群进行资助参保，资助金额达4780余万元。积极落实边境县医保优惠政策，为符合条件的边境一线居民进行参保资助，资助金额达1494.32万元。通过分类资助，实现及时参保、应保尽保。

【延伸服务触角提效能】 积极推进医疗救助事项下沉，探索开展基层医保服务站点建设，将资助参保、医疗救助(零星报销)服务事项的申请及初审权限下沉至18个县(区)、206个乡镇(街道),推动医疗救助就近就便就地办理。按照“先保险、后救助”的工作原则,对经基本医保、大病保险等支付后个人医疗费用负担仍较重的救助对象按规定实施救助。2023年全市特殊人群城乡居民大病保险累计赔付2068人次、金额835.63万元,医疗救助兜底8.5万余人次、救助金额1399.47万元。

【着眼靶向救助纾民困】 依托全市因病返贫致贫预警监测系统,与乡村振兴局、民政局等相关部门建立信息共享机制,每月推送因病返贫致贫风险人员信息,统计救助人员信息、疾病诊断、住院费用和结算明细,向各县(区)推送全市困难群众救助数据。经县(区)、乡镇(街道)核实,由乡村振兴部门认定防返贫监测对象,及时实施医疗救助。通过动态管理,确保困难群众身份、类别准确无误,切实提高基金使用质效,保障基金安全。2023年,累计核查监测人员信息10578人次,推送监测信息297人次,纳入监测对象52人。

【聚焦数字赋能便民生】 积极推广医保电子凭证就诊全流程应用,全面实施“一卡通”。2023年,全市各级定点医药机构使用医保电子凭证就医购药超69.4万人次。先后投入资金601.6万元,在市、县、乡三级便民服务大厅、医院和银行投放“无人值守”政务服务驿站柜式机47台和挂式机188台,实行24小时自助查询办理,全市201个乡镇卫生院实现医保联网直接结算。医保经办“就近办、身边办”逐步实现,切实缩短了医疗费用报销时限,减轻了困难群众垫资负担。

案例四:山南市持续提升医保经办效能

山南市医疗保障局聚焦医保经办“主战场”,以优化服务“小切口”构建医保经办“大格局”,化医保“有碍”为“有爱”,大力推动医保经办下沉,打造“医保经办服务纵向下沉、横向延伸、全面覆盖”的全方位服务格局,让群众“零差别”全面享受医保服务,积极打通医保服务群众“最后一公里”。

【小通道解决大问题】 为确保特殊困难人群及时享受医疗保障待遇,切实减轻特殊困难人群医疗费用垫资压力,防止因病致贫返贫,山南市医疗保障局开辟手工零星报销绿色通道,对特困供养人员、孤儿、最低生活保障对象、重点优抚对象、重残儿童等重点救助对象,身患重特大疾病发生高额医疗费用、一次性全额垫付申报医疗费用超过20万元的人员,伤残退役军人、伤残人民警察等特殊困难群体,在办理医疗费用手工报销业务时优先办理、即时结算,办结后第一时间电话告知,办结时限最多不超过7个工作日。2023年,申请手工零星报销绿色通道52人次,涉及医疗费用总额62.16万元,统筹基金支付40.74万元。

【小站点助推大服务】 为更好服务居民群众,实现真正意义上的医保服务下沉,山南市医疗保障局建立两个社区医保服务站,为群众在“家门口”办理参保登记、信息查询、异地就医备案、手工零星报销单据受理等15个医保政务服务事项,并提供医保电子凭证激活操作指引、异地就医等常见医保政策咨询解答,真正实现送政策上门、送服务到家。2023年以来,服务站受理手工零星报销56件、信息查询维护604人、参保登记审核1709人、办理异地就医备案35次、解答相关政策400余人次。

【小网络撬动大民生】 为打通医疗保障服务“最后一公里”,让群众少跑腿、让数据多跑路,山南市医疗保障局大力推进医保直接结算向基层医疗机构延伸,实现县、乡、村三级医保直接结算网络全覆盖,全市所有乡镇卫生院全部上线应用“医服通”医保直接结算系统,并配备刷卡器和密码键盘。全市497家村卫生室配备医保直接结算POS机,参保群众在乡镇卫生院、村(社区)卫生室实现医保直接结算,即时报销医疗费用,真正做到“小病不出村、群众少跑路”。2023年,山南市乡、村(社区)两级医保直接结算113832人次,医保报销159.09万元。实现中小学校卫生室医保POS机刷卡直接结算，实现职工、居民门诊统筹报销，广大参保群众享受更加便利的医保结算服务。

【小阵地完善大格局】 为进一步拓宽医保便民服务渠道，打破窗口服务时间的限制，有效弥补办事窗口8小时以外及节假日服务盲点，山南市医疗保障局在市本级、12县（区、市）人流量密集的地方设立24小时医保自助服务厅，集智能助办、信息查询、凭证打印和材料存取等功能为一体，支持医保电子凭证、身份证和社保卡多重识别，有效缓解经办窗口排队等候压力，实现医保业务办理"免排队、不打烊"，持续提升广大参保群众良好的办事体验。

陕西省

工作综述

截至2023年底，陕西省基本医疗保险（以下简称“基本医保”）参保3730.60万人，其中职工基本医疗保险（以下简称“职工医保”）参保839.79万人，城乡居民基本医疗保险（以下简称“居民医保”）参保2890.81万人。2023年全省基本医保（含生育保险）统筹基金收入677.77亿元，总支出590.74亿元，其中，职工医保（含生育保险）统筹基金总收入376.08亿元，总支出266.54亿元；居民医保基金总收入301.69亿元，总支出324.19亿元。

【落实两项重点民生实事】 *增强医疗救助托底保障* 精准实施资助参保和倾斜保障，全省脱贫人口和易返贫致贫人口100%参加基本医保和大病保险，农村低收入人口县域政策范围内住院报销比例达到80%以上。健全防止因病返贫致贫动态监测预警和帮扶机制，农村低收入人口享受医疗救助和纳入门诊慢特病管理应纳尽纳。2023年6月，省医疗保障局、省财政厅联合印发《关于确定我省医疗救助定额资助标准及相关事项的通知》，明确自7月1日起，全省对低保对象和纳入监测范围的农村易返贫致贫人口（脱贫不稳定户、边缘易致贫户、突发严重困难户）参加城乡居民基本医疗保险的个人缴费部分给予定额资助。2023年全省居民医保参保人享受定额资助146.7万人，实施医疗救助404.44万人次，救助基金支出14.44亿元。

不断优化异地就医服务 2023年，省医疗保障局完善跨省异地就医直接结算政策，强化业务协同管理，住院费用跨省直接结算率达78%。开展特殊药品门诊费用省内异地就医直接结算、省内异地就医和职工跨省异地住院抢救免备案。截至2023年底，开通异地就医两定机构2.12万家、门诊慢特病协议两定机构2366家。2023年全省异地就医结算2430.03万人次，医保基金支出203.26亿元，群众自主有序就医更加便捷、更有保障。

【坚实医疗保障能力】 *稳步提升基本医保覆盖面* 2023年8月，省医疗保障局联合省财政厅、税务局、教育厅、民政厅、卫生健康委、乡村振兴局印发《关于做好2023年城乡居民基本医疗保险参保缴费工作的通知》，明确个人缴费标准，从提高困难人员资助标准、延长参保资助人员身份认定时间、完善大学生参保缴费政策、设置参保缴费补缴期等方面不断优化、完善居民医保参保缴费政策。省医疗保障局6次召开全省参保推进会，督导各市加快征缴进度。结合发布政策解读，通过新闻发布、广电视频录播等形式多维度宣传参保政策。

提升三重制度梯次减负效能 健全基本医保、大病保险和医疗救助三重制度保障体系。实施全省统一规范的门诊慢特病管理办法，将高血压、糖尿病、克山病等51种慢性病、地方病纳入门诊特病保障范围，指导各统筹区出台本地细化文件，确保政策落地落实。引导普惠型补充商业医疗保险“陕西全民健康保”稳步实施，2023年累计赔付10万余人次，赔付总额2.9亿元。

巩固提升药品目录范围 陕西省按期落实国家基本医保药品目录动态调整结果，2023年执行的国家医保药品目录收载西药和中成药共2967种，其中西药1586种，中成药1381种，基金可以支付的中药饮片892种，基本覆盖所有临床治疗组别。完善特药管理机制，2023年全省特药共计211个，涵盖恶性肿瘤、罕见病、长期慢性病治疗用药，全省特殊药品先行自付比例统一控制在20%以内，职工医保和居民医保特药报销比例分别不低于70%和60%。组织开展治疗性医疗机构制剂

医保准入工作，将533种医疗机构制剂纳入省医保支付范围。

【着力维护医保基金安全】 持续完善长效机制　2023年11月，省医疗保障局联合八部门出台《陕西省推进医疗保障基金使用常态化监管实施方案》，制定《医保基金监管飞行检查实施办法》《医疗保障行政处罚自由裁量权管理办法》等规范性文件；推动医药机构提升自律意识，加强政策培训和指导，制定违规问题清单，组织开展自查自纠。

加强监管队伍建设　推动全省基金监管专职机构建设，全省市级层面已基本完成组建任务，共有10个市（区）设有基金监管专职机构。咸阳、榆林、汉中、商洛已实现市、县两级基金监管专职机构全覆盖。省医疗保障局多次组织召开全省医保基金监管培训会及座谈会，并通过"以查带训""以检促练"等方式，指导基层执法队伍夯实基金监管业务基础，增强两定机构规范使用医保基金的意识和能力。

深入开展交叉飞检　2023年在全省开展飞行检查交叉互检，组织500余人次对各统筹地区医保基金监管工作开展全覆盖飞行检查，通过数据分析、查阅病历、现场查看、问询取证等方式，对全省12个统筹区26家定点医疗机构、12家定点零售药店、12家医保经办机构开展实地检查；对全省60家定点医药机构医保结算数据开展分析筛查。

强化常态化监督检查　推进全覆盖检查工作，2023年全省共检查定点医药机构38093家，实现监督检查全覆盖。加强医保信息平台智能监管子系统建设，并在全省12个市（区）全面应用，将省内异地就医纳入智能监管。

稳步推进社会监督　2023年3月，省医疗保障局联合省财政厅修订《陕西省违法违规使用医疗保障基金举报奖励实施细则》，将举报奖励金从原来的最高5万元提高至最高20万元，并设置最低500元的奖励标准，推进社会监督。2023年2月，首次组织开展全省医保基金监管先进做法征文活动，挖掘监管工作创新经验。全面做好医药领域腐败问题集中整治工作，公开举报电话，强化线索互移，开展督导检查。推动国家医保智能监管子系统举报投诉模块上线应用，各级医保部门对受理、转办的问题和线索，做好登记、审核、处理、回复等各项工作，实现全流程线上闭环管理。

【持续推进群众医药费用减负】 加快推进支付方式改革　2023年全省12个统筹区中，5市实行DRG付费改革，7个市实行DIP付费改革。统筹地区、医疗机构、病种和基金支出占比分别达到100%、100%、91.04%、71.70%。

全面推动药耗集采提速扩面　完成国家组织第八批药品、脊柱类耗材以及9个省级联盟药耗集采项目中选结果落地执行；完成国家和省际联盟18个批次药耗集采协议期满后的接续续签工作。2023年12月，牵头浙江等6省开展硬脑（脊）膜补片和疝修补材料两类耗材集采，拟中选产品平均降价73.23%，其中硬脑（脊）膜补片平均降价83.46%，预计每年可为联盟省份节约采购资金10.69亿元；疝修补材料平均降价63%，预计每年可为联盟省份节约采购资金5亿元。组织9省（自治区、新疆生产建设兵团）联盟对38个协议期满未过评药品开展接续集采，预计每年可为联盟省份节约采购资金2.84亿元，为全省节约采购资金1.78亿元。全省年度累计落地集采药品512个，医用耗材17大类，平均降幅超过50%，首年节约采购资金64.2亿元。参与广东易短缺和急抢救药等17个省级药耗联盟集采项目。全年发布监测通报三期，引导各地加强集采执行管理；开展第五批、第六批国家组织集采药品和国家组织人工关节集采医保资金结余留用考核拨付，全省合计拨付资金1.49亿元。

持续优化阳光挂网采购　2023年1月，省医疗保障局印发通知，优化药耗阳光挂网动态调整工作，缩短产品限价挂网办理时限50%以上。11月，启动体外诊断试剂阳光挂网采购，扩大平台挂网产品范围，平台挂网药企3169家，产品6.38万个；耗材企业5714家，产品264.71万个；年度总采购金额392.84亿元。开展药耗挂网价格专项治理，定期比对核查限价挂网药耗价格，全省药耗限价挂网指数呈下降趋势。

持续优化医疗服务价格管理　2023年，省医疗保障局通过调控医疗服务价格、联动四川牙冠和种植体竞价集采结果，将全省单颗常规种植牙总费用降至6700元左右，平均降幅52.14%。全年新增修订价格项目131项、特殊卫生材料库2类，支持医疗创新发展和技术临床应用。整合规范辅助生殖类价格项目。对卫生健康部门和78家样本医院报送的近5万条数据进行测算分析，按照“总量控制、结构调整”原则启动调价工作。深化医疗服务价格改革，省医疗保障局会同省卫生健康、财政等八部门成立改革试点工作领导小组，指导宝鸡市对1699项复杂型价格项目进行1508万元总量调控。

平稳落实职工医保门诊共济改革　2023年3月，省医疗保障局会同省市场监管局、省药监局印发《关于加强门诊统筹定点零售药店管理有关工作的通知》，会同省卫生健康委印发《关于进一步做好门诊统筹便民服务有关工作的通知》，指导各统筹区签订补充协议，加大定点医疗机构门诊统筹开通速度，加快推动定点零售药店纳入门诊统筹管理。2023年全省开通门诊统筹两定机构1.55万家，惠及门诊就诊3557.34万人次，基金支付32.41亿元。

【提升医保综合效能和支撑能力】　统筹指导全省医保经办工作　省医疗保障经办服务中心于2023年3月印发《2023年陕西省医保经办工作要点》，明确全省年度重点任务并指导落实。2023年5月，省医疗保障局办公室印发《陕西省医疗保障政务服务能力提升实施方案》，推动基层医保服务全覆盖，健全建强县镇村医保经办体系，推动政务服务事项下沉，基本实现就近办、身边办。2023年10月，省医疗保障局印发《关于提升医疗保障经办服务效能常态化工作机制的实施办法》，推进全省医保经办服务标准化、规范化、便利化建设。开展全省医保协议管理情况调研，形成《关于陕西省医疗保障协议管理现状的调研报告》。按要求开展医保经办管理服务评价工作。

推动医保经办能力提升　省医保经办服务中心全年组织异地就医、DRG/DIP付费、统计调查和《社会保险经办条例》等各类业务培训，切实提高经办人员能力素质。组织全省医保经办系统练兵比武活动，建成7类题型4196道省级题库和答题系统。全省累计集训328场、85万人次，136支代表队530人参加集中笔试、现场竞赛等活动127场。2023年，收取和支付预付金1.41亿元和9509万元，收取和支付清算资金52.62亿元和18.92亿元，收取和拨付调增预付金3.42亿元和1.18亿元。

优化医保经办服务质效　持续拓展线上办事渠道，14项医保政务服务事项实现全程网办。2023年累计线上办件817.81万件，办结率72.3%，群众好评率99.96%。落实医保服务16项便民措施，开展医保经办服务问题排查、整改。

推进智慧医保建设　2023年2月，省级医保信息平台通过国家医疗保障局检查验收，全年信息平台整体运行平稳，数据治理达标，编码贯标无误，网络运行通畅，无重大安全事件发生。9月13日，举办全省医保信息化标准化业务培训班。12月8日，组织召开全省医保信息化标准化业务培训班和重点工作研讨会，为局机关各处室组织医保信息平台11个核心业务子系统培训。推动“三电子两支付”“两结合三赋能”落地，扩大网上办事服务范围，进一步提高办事效率，丰富便民应用场景。截至2023年底，全省医保码激活人数达到3156.57万人，激活率85.39%，医保码结算占比47.79%，医保码全流程覆盖率（三级定点医疗机构）33.70%；移动支付三级医疗机构接入75家，占比78.95%，移动支付结算占比8.44%；接入电子处方中台并下发生产密钥的医院共93家，药店476家。

做好国家标准编码动态维护　2023年，省医疗保障局完成国家医疗保障局37批次药品目录编码标识、157项医疗服务项目赋码映射工作，确保全省全面落实国家编码标准，实现国家标准编码与陕西医保政策精准衔接。为全省医保系统单位、定点医药机构赋码4.09万家，为医保系统工作人员、医保医师、医保护士、医保药师赋码39.76万人，为药品、耗材、收费项目分别赋码23.37万条、185.18万条、5175条。健全标准编码应用考评机制，按月通报各市（区）贯标应用情况，2023年全年共下发通报10期。组织召开全省医保信息业务编码落地应用培训班，线上线下共3600余人参训。2023年共抽查定点医疗机构570家，处理耗材非标数据101.92万条，督促23283家医疗机构、14400家零售药店维护有效协议。

重要活动

1. **成立陕西省医疗保障技术服务中心。**1月6日，中共陕西省委机构编制委员会办公室同意设立陕西省医疗保障技术服务中心，为省医疗保障局所属正处级公益一类事业单位。中心主要职责是承担全省医疗保障信息数据的监测、统计、分析；承担全省医疗保障信息数据安全保障、风险防范、智能化医保公共服务等技术性工作；承担全省医疗保障信息数据整合、共享、应用等服务性工作；完成省医疗保障局交办的其他事务性工作。

2. **召开医保基金决算集中汇审暨培训工作会。**2月13日至24日，省医疗保障局组织召开2022年度医疗保险基金决算集中汇审暨培训工作会。各市（区）医疗保障局医保基金决算编报人员30余人参加，完成全省2022年度基本医疗保险基金决算编制工作。

3. **举办全省支付方式改革培训班。**3—4月，省医疗保障局分别在延安市、安康市举办全省DIP/DRG支付方式改革培训班，培训采用线上线下同步教学形式进行，覆盖医保系统及医疗机构共4000余人。

4. **召开全省医保经办工作会议。**3月27日至29日，省医疗保障局在西安市召开全省医保经办工作会议暨业务培训会。会议总结了2022年度全省医保经办工作，专项通报行风建设工作情况，部署2023年度重点工作任务，并对工作落实中存在的难点堵点问题开展讨论。

5. **举办全省医保转移支付与医保基金预决算管理培训班。**3月28日至30日，省医疗保障局在西安市举办全省医保转移支付与医保基金预决算管理培训班。培训班重点学习了《关于进一步加强财会监督工作的意见》，通报了2022年度各统筹区医保转移支付资金绩效复评情况和基金预决算管理情况。省医疗保障局、财政厅、审计署西安特派办、各统筹区相关同志80余人参加培训。

6. **召开全省医保领域打击欺诈骗保专项整治工作视频会议。**3月28日，省医疗保障局联合省人民检察院、公安厅、财政厅、卫生健康委召开2023年全省医疗保障领域打击欺诈骗保专项整治工作视频会议。省医疗保障局分管领导传达学习全国打击欺诈骗保专项整治会议精神，部署全省基金监管和专项整治工作。省人民检察院、公安厅、卫生健康委、驻省卫生健康委纪检监察组、省打击欺诈骗保专项整治领导小组成员单位相关同志参会。

7. **巩固拓展脱贫攻坚成果同乡村振兴有效衔接工作获得表彰。**6月26日，省医疗保障局被省委办公厅、省政府办公厅评为2022年度全省巩固拓展脱贫攻坚成果同乡村振兴有效衔接考核评估综合评价优秀单位。

8. **授予14家医疗机构支付方式改革示范医院。**8月1日，省医疗保障局授予西安交通大学第一附属医院、陕西省人民医院、西安市人民医院（西安市第四医院）、西安市第一医院、西安市红会医院、西安唐城医院、铜川市人民医院、北京中医药大学孙思邈医院、榆林市星元医院及汉中市中心医院、汉中市人民医院、三二〇一医院、韩城市人民医院、韩城交大医院“首批支付方式改革病组付费（DRG）/病种分值付费（DIP）示范医院”。

9. **启动全省医保经办练兵比武活动。**8月2日至4日，省医疗保障局在咸阳市三原县举办省医保五级经办服务体系建设专题培训暨全省医保经办练兵比武活动启动会。培训期间，与会人员观摩了三原县和泾阳县县、镇、村三级医保经办服务体系建设情况，结合下半年经办重点工作、练兵比武活动，组织开展座谈交流，并对医保经办相关业务进行培训。省、市、县医保部门工作人员和相关业务人员100余人参加培训。

10. **召开医保医疗协同治理机制会议。**8月4日，省医疗保障局与省卫生健康委联合召开医保医疗协同治理机制会议，签署医保医疗协同治理机制协议，研究医保医疗协同治理重点事项。

11. **举办全省医药服务管理培训会。**8月11日，省医疗保障局举办全省医药服务管理培训会，落实全国医药服务管理培训会议要求，交流工作经验，部署下半年工作，培训会以视频形式组织。

12. **举办全省医保信息化标准化业务培训班。**9月13日，省医疗保障局在西安市举办全省医保信息化标准化业务培训班，传达学习全国医保信息化标准化工作培训班精神，介绍陕西省医保信息平台系统情况和平台拟建项目，组织了"两结合三赋能"和信息平台便民服务应用培训。全省各级医保部门负责信息化工作的同志共100余人参加培训。

13. **举办全省医保信息业务编码落地应用培训班。**12月13日，省医疗保障局在西安市举办全省医保信息业务编码落地应用培训班。各级医保部门负责医保信息业务编码落地应用工作的有关同志及部分医疗机构负责同志共60余人参加现场培训，3600余人参加线上培训。

典型案例

案例一：陕西筑牢医保基金监管基石，守好人民群众"救命钱"

2023年，陕西省医疗保障局将基金监管作为基础性工作抓建，结合主题教育和全省开展"三个年"（即高质量项目推进年、营商环境突破年、干部作风能力提升年）活动总体部署，着眼提升医保治理能力，注重实践走深走实，不断巩固基金监管高压态势，切实扛起维护基金安全的政治责任。

【主要做法】 注重队伍建设　一是积极推进全省多层级医保基金监管专职机构建设。2023年，省级层面成立省医疗保险基金中心，西安、宝鸡、咸阳、铜川、渭南、延安、榆林、汉中、商洛、韩城10个市71个县（区）已成立基金监管专职机构，落实编制646名。二是加强行政执法力量建设。西安、咸阳、铜川、韩城基金监管专职机构均已受局机关委托行使行政执法相关职能，基金监管力量显著加强。三是建立省基金监管咨询专家库。截至2023年底，在库专家294人，为基金监管工作提供了专业性、综合性的技术咨询指导和决策支撑，有效发挥了专业人员在基金监管方面的智库作用。

注重规范引领　一是提升监管人员业务水平。按照培训和实操相结合的思路，先后多次组织召开全省医保基金监管培训会及论证会，利用组织飞行检查的机会，以检促练，全面提升基层监管执法实战经验，规范执法行为。二是建立检查标准规范。2023年先后印发《陕西省医疗保障基金监管常见违规问题汇编》《陕西省医疗保障基金飞行检查工作手册》，供各级医保部门参考使用。三是深化编码标准应用。建立标准编码考核评估机制，实现全省医保系统和各业务环节"一码通"，为基金监管工作提供高质量数据基础。

注重点面结合　一是以全覆盖检查为基础。2023年，陕西省医疗保障局对全省38093家定点医药机构进行全覆盖现场检查，共查处违法违规违约定点医药机构6867家，追回3.08亿元。二是以专项整治为抓手。截至2023年年底，全省共依法查处违法违规违约机构5485家，追回（含行政处罚）2.24亿元；核查虚假住院线索286条，追回违规资金32.7万元。三是以飞行检查为突破口。省医疗保障局将数据筛查、飞行检查与"回头看"三者相结合，通过数据筛查锁定疑点，市县组织医疗机构自查自纠或实地核查，2023年共对12个市（区）、38家定点医药机构、12家经办机构开展全覆盖飞行检查或"回头看"。

注重宣传示范　一是组织全省医保系统开展了以"安全规范用基金　守好人民'看病钱'"为主题的医保基金监管集中宣传月活动。强化公开曝光，省局分4批向社会公开曝光19例典型案例，全省共公开曝光典型案件308例。二是组织基金监管征文及小视频征集活动。评选出60篇医保系统及医疗机构优秀征文并汇编成册，监管小视频在国家医疗保障局评比中两部作品获优秀奖。三是联合省财政厅修订《陕西省医保基金使用举报奖励实施细则》，激发社会公众参与基金监管的积极性。

【主要成效】 2023年，全省积极推进基金监管队伍建设，市、县、区成立的基金监管专职机构已达到70%，有序开展全覆盖日常检查、专项整治以及各市（区）交叉飞行检查，实现省内市（区）级现场检查100%全覆盖。

案例二：西安市优化医保生育政策

为适应人口形势新变化、对接高质量发展新要求，西安市医疗保障局针对产前检查补贴标准较低、住院生育医疗待遇保障不足、辅助生殖费用不能报销等难题，不断完善和优化生育保险制度，及时出台生育政策，并于2023年8月1日起落地执行。医保生育政策调整后，切实减轻了参保人员生育医疗费用负担，有效降低了群众生育压力，每年能够为全市生育家庭减轻负担约3.1亿元。

【广泛开展调查研究】 为全面摸清生育服务保障方面的不足，西安市医疗保障局深入医疗机构、经办机构了解存在问题和现实需求，召开多种形式的座谈会听取各方面意见建议，找短板、提思路、拿方案，充分借助大数据、互联网以及新媒体，利用现代信息技术和海量数据，通过分类统计、定量分析，反复验证工作方案的可行性。

【全面分析医保基金运行情况】 对2022年全市医保基金运行情况进行监测分析，明确职工医保（含生育保险）基金运行平稳、结余充盈，调整提高待遇存有较大空间，而居民医保提高待遇空间较小。通过分析，为分类制定职工和居民生育医疗保障优化措施提供依据。

【制定优化生育医疗保障措施】 一是"两提"升待遇。结合现行门诊产前检查费用一次性补贴标准、报销比例、起付线等实际情况，将参保职工门诊产前检查费用一次性补贴标准从原来的1000元提高至2500元；将在二级（含）及以下定点医疗机构住院分娩产生的政策范围内生育医疗费用，提高至100%全额报销。二是"两降"减负担。将参保妇女在二级（含）及以下定点医疗机构分娩报销起付线降为"零"；居民医保参保妇女在三级医院住院分娩报销起付标准较原基础降低50%。三是"两取"除限制。取消原参保对象使用人类辅助生殖技术手段受孕后与正常受孕后相关生育待遇的区别限制，明确其同样享受门诊限额补贴、住院报销及生育津贴待遇；取消对结婚证、生育登记证等进行查验的流程，规定所有参保生育人员均可享受生育医疗待遇。通过优化医保生育政策，全市二级以下医院分娩不再设起付线，且政策范围内费用由基金全额支付，分娩起付标准降低50%，产前一次性补贴提高150%。

案例三：咸阳市用好"四字诀"全面助力乡村振兴

2023年，咸阳市医疗保障局深入贯彻医保助力乡村振兴统一部署，采取"筛、查、议、保"四项机制，实施各项倾斜帮扶政策，全力推进乡村振兴各项重点工作和整改任务落实，全面提高困难群众医保综合保障水平，助力乡村振兴走深走实。

【主要做法】 仔细"筛"，在监测重点人群上下功夫　紧紧围绕困难群众基本医疗有保障目标，持续推行"真专严细全"五字监测法，全面提升动态监测预警工作效率和质量；继续监测经三重制度保障后医疗费用负担仍较重的人群，及时将患者费用信息反馈防止返贫监测大数据平台；瞄准减轻防返贫对象和脱贫人口基本医保目录外费用负担，进一步优化防止返贫保障性政策举措，坚决守牢防止规模性因病返贫致贫底线。

严格"查"，在各类存在问题上下功夫　加大资助参保、待遇落实、分类救助和精准帮扶等方面的摸排力度，找准问题堵点，全面整改落实。一是加强疑似未参保核查。严格落实"四个不摘"要求，2023年继续对特殊人群分类资助参保，着力解决农村低收入人口中外出务工或流动人口漏报、脱保、断保问题，实现特殊人群参保全覆盖目标。二是突出待遇落实摸排。按照国家医疗保障待遇清单制度，防止泛福利化倾向，坚持基本医保公平普惠，对特殊人群“三重保障”医疗费用报销情况进行全面对比筛查，确保大病保险、医疗救助和倾斜救助等政策落实到位。三是开展门诊综合帮扶。结合门诊“两病”医防融合和慢特病管理，对未纳入门诊“两病”和慢特病管理的特殊人群开展申请、认定和待遇享受等帮扶工作。

认真“议”，在研究推进工作上下功夫　针对核查问题，定期召开专题会议，重点对医保助力乡村振兴工作进行研判，密切关注参保、待遇、救治和门诊综合保障等风险点，将各类排查发现的问题一体纳入巩固拓展脱贫攻坚成果后评估反馈问题整改，对各项任务落实情况按季度进行调度和督办，积极对接省医疗保障局和民政、乡村振兴、卫生健康、税务、财政等部门，联动做好综合帮扶，协同做好风险处置，确保风险及时预警、问题限时清零。

守牢“保”，在政策精准帮扶上下功夫　一是实现参保全覆盖目标。建立各类特殊人群参保档案，每年完善视同参保佐证资料，2023年特困人员、孤儿、事实无人抚养儿童、低保对象和因病纳入监测范围的农村易返贫致贫人口实现参保动态全覆盖，确保脱贫人口及监测对象参保率达到100%。二是提高门诊综合保障能力。市医疗保障局联合民政、乡村振兴部门确认每月新认定特殊人员身份信息，对接卫生健康部门掌握高血压、糖尿病规范化管理特殊人员信息，分类下发各镇办、村组，充分发挥镇村基层医保经办力量，开展新增困难群众、规范化管理特殊人员的门诊“两病”和慢特病排查，协助办理门诊慢病申请，组织县域内医疗卫生专家上门集中开展认定，确保应纳尽纳和门诊各项医保待遇落地。三是兜牢重点人群健康底线。2023年继续落实大病保险倾斜政策，对全市低保对象、特困人员和返贫致贫人口实行起付线降低50%、报销比例提高5个百分点和取消年度限额。精准实施分类救助政策，对民政部门认定的救助对象执行医疗救助相关政策，对乡村振兴部门认定的返贫致贫人口救助比例不低于70%，易返贫致贫的脱贫人口救助比例不低于50%。对规范转诊且在省域内经“三重保障”制度综合保障后、政策范围内个人负担超过全市大病保险起付线的二类、三类救助对象实施二次倾斜救助，救助比例50%，年度救助限额10万元。四是优化医保经办服务。在全市范围内实现医疗保障“一站式”结算，不断完善县、镇、村三级医保经办网络建设，探索基层医保“一站式”便民服务。

【主要成效】　全面实现参保全覆盖目标　对疑似未参保困难群众进行摸排核查，排查疑似未参保人员30723人，积极引导其参保，完善视同参保佐证资料，全市脱贫人口及监测对象参保率全部达到100%。2023年为14.04万名特困、低保及易返贫致贫人口落实资助参保补助资金2950.27万元。

圆满完成医保风险监测任务　2023年度全市累计监测预警风险人员14442名，将119名风险人员纳入防返贫监测范围。通过监测提高风险人员综合保障能力，共纳入“两病”管理662名，门诊慢特病2871名，慢病备案1515名，特殊药品登记308人，门诊医疗救助21人。为55528人次特困、低保对象及易返贫致贫人口共报销“三重保障”4.11亿元，有效防范因病返贫致贫。

落地落实医疗保障倾斜救助　全市共为43名倾斜医疗救助对象支付医疗救助22.24万余元，单人最高救助金额2.8万元。

案例四：铜川市“五抓共治”打通集采药品服务镇村“最后一公里”

2023年，铜川市贯彻落实集采药品“以镇代村”制度，积极探索集采药品镇、村全覆盖，不断提高群众购药可及性，全面打通集采药品落地“最后一公里”。

【主要做法】　抓好约定采购量，报量数据

“准” 为确保集采工作形成“引药进村，惠及群众”的良好局面，铜川市构建起区县、乡镇集中采购联管联办机制。市、县两级分别组织召开“以镇代村”集采工作政策解读会，通过线上与线下相结合的方式，对全市乡镇卫生院和村卫生室进行了全覆盖的培训和吹风。各级乡镇卫生院充分发挥承上启下的作用，结合自身实际情况和基层群众用药需求，建立院内集采药品目录，重点突出以糖尿病、高血压、心脑血管等慢性病为主的常用药品；同时结合历史使用量、临床反馈等因素，准确合理确定采购需求量，各区县医疗保障局建立报量通报制度，严把报量审核关卡，督促医疗机构科学合理报量。

抓好配送管理，药品送达“快” 铜川市医疗保障局定期召开配送企业座谈会，通报基层集采药品配送结算中存在的问题，加强对药品医用耗材配送企业的监督管理，规范药品医用耗材配送行为，要求配送企业严格落实各项集采政策，不得以厂家产能、价格问题、配送成本、需求量小等问题为由拒绝向医疗机构配送药品。同时，建立医保部门、医疗机构和配送企业信息反馈制度，统筹好医疗机构与配送企业的药品采购配送频次，兼顾药品配送的及时性和经济性，引导基层集采药品采购配送工作更顺畅、更健康、可持续。

抓好药品回款，良性运转“稳” 铜川市医疗保障局严格执行集采药品30天回款制度，不断细化回款政策，提高结算时效，各级医保部门每月抽查药款结算情况，对结算不及时的基层医疗机构进行通报和约谈。强化结果运用，将集采回款纳入医保定点协议管理，纳入医疗机构年度考核，用刚性约束保障配送企业工作积极性。

抓好规范使用，日常监督“严” 全市基层定点医药机构在药品销售区域显著位置设置“集中带量采购中选药品”标识，部分设立专区专柜，同时在药房外取药窗口显著位置张贴“乡镇(村)卫生院(室)在售集中带量采购中选药品公示表”，公示所售中选产品信息，方便购药群众购药选择和价格监督。市、县两级医保部门持续开展督导检查，每月抽出1～2天深入完成针对情况差的医疗机构的实地督导检查，对医疗机构药械采购平台网采政策执行与集采药品耗材采购、使用、回款情况进行督查，针对检查发现的问题建立整改台账，限期认真整改，逐一对账销号。

抓好综合保障，服务工作“优” 铜川市及时协调解决基层医疗机构在报量、采购、回款及使用中的各种问题与诉求，加强正面引导和回应，确保集采工作落地见效。同时，通过各种形式宣传集采药品政策、定期公布中选药品价格，重点突出集采药品前后价格对比、药品质量通过国家一致性评价等核心内容，广泛宣传营造舆论氛围，积极引导基层医务人员优先推广使用集采药品，让更多患者和群众了解政策，享受集采政策红利。

【主要成效】 镇村集采药品实现全覆盖 经过一年的综合治理，铜川市基层医疗机构集采药品配备使用取得了质的突破。2023年，全市32家乡镇卫生院中，5家乡镇卫生院集采药品使用超过50种，18家乡镇卫生院集采药品使用为30～50种，9家乡镇卫生院集采药品使用为10～30种，全市大部分村卫生室集采药品使用5～10种。

基层群众用药负担明显减轻 随着国家、省际联盟各批次中选结果落地实施，集采药品不断提速扩面，大量涉及高血压、冠心病、糖尿病等常见病、慢性病用药纳入集采范围。乡镇卫生院平均每月开展集采药品采购或“代采”工作3次，大部分集采药品3日内可送达，30天内向配送企业回款，药品价格平均降幅超过50%，有效减轻了基层群众的用药负担。

案例五：渭南市不断推进医保业务“同城通办”

2023年，渭南市医疗保障局持续深化医保领域“放管服”改革，打破主城区的行政区域限制，积极推动医保服务向基层延伸，医保业务“同城通办”应运而生。

【把准群众“关注点”】 2023年以前，全市各县(区)只受理本地职工医保、居民医保的医保待遇现金报销业务。渭南市医疗保障局在调研中了解到，很多老龄人员在退休后选择和子女一起居住，办理医保业务需回原县（区）办理，给参保群众带来不便。渭南市医疗保障局立即召集临渭区、高新区业务经办人员交流研讨，全面梳理经办窗口的所有业务，及时联系信息工程师对“同城通办”需要的信息协助进行多次沟通。2023年9月，渭南市医疗保障局印发《渭南市医保同城通办业务经办规程（试行）》，并于10月12日在临渭区政务服务中心举行医保业务“同城通办”的启动仪式，标志着渭南正式启动医保业务“同城通办”。

【瞄准服务“突破点”】 医保业务“同城通办”启动后，市本级参保职工，临渭区、渭南高新区的参保人员均可在市政务服务中心、临渭区政务服务中心、渭南高新区政务服务中心办理“同城通办”业务。参保人员可在“同城通办”窗口进行医保政策咨询，办理异地转诊，异地安置，长住异地人员就医备案，参保关系中断、接续、登记、信息更正以及参保职工慢性病续签等医保业务。

【聚焦便民“切入点”】 为统一“同城通办”模式，渭南市医疗保障局要求各县（区）全面落实“综合柜员制”，实行“一次抽号、一窗通办、及时办理”模式，实现了“前台统一受理、后台分类审批、统一窗口出件”的综合服务模式；认真落实医保经办“好差评”制度，严格执行《渭南市政务服务事项清单》，切实提升整体服务水平；在经办大厅设置咨询引导台，开通医保综合岗和科长轮流值班咨询电话；在严格执行政务服务朝九晚五作息时间的前提下，全面实行“周日延时办”服务；老年、残疾等特殊人员办理医保业务，导办人员主动提供政策咨询、窗口引导、协助抽号等全流程“一对一”帮办、代办服务，受到群众的一致好评。

案例六：延安市深化支付方式改革，多点发力提升医保治理水平

延安市认真贯彻落实支付方式改革三年行动计划，扎实推进按病种分值付费（DIP）改革。2023年，全市符合条件的68家医疗机构全面开展实际付费，提前实现“四个全覆盖”目标。

【主要做法】 *加强组织领导，全方位强化支撑保障* 一是组织保障有力。市委、市政府高度重视DIP付费改革工作，成立了由分管副市长任组长，医保、财政、卫生健康等部门负责人为成员的DIP付费改革工作领导小组，领导小组下设综合协调、项目推进、网络信息、技术支持、后勤保障五个工作小组。2023年，全市共召开四次领导小组成员联席会议、10次工作小组专题会议，聚力推进工作落实。各县（市、区）和各定点医疗机构均成立了相应的领导机构，全市上下形成了横向覆盖、纵向贯通的组织体系，为改革高效推进提供坚强组织保障。二是制度体系健全。在DIP付费改革实施方案的基础上，延安市医疗保障局于2023年3月相继印发了实施细则、经办规程等10个配套文件，“1+10”制度体系为支付方式改革提供较完善的制度保障。三是资金保障到位。DIP付费改革是延安市公立医院高质量发展项目和市委深改项目，市财政部门2023年专项预算改革经费100万元，为改革推进提供项目资金保障。四是智力支撑有效。市医疗保障局在聘请第三方专业机构提供技术支持的同时，成立DIP改革专家组。专家组下设医保管理、临床、财务、信息与统计、药学5个小组，充分发挥专家在改革中的业务指导作用，为改革提供技术保障。

坚持靶向施策，多维度夯实改革基础 延安市医疗保障局协商谈判确定医疗机构系数，开展数据清洗和治理，指导全市所有开展住院服务的定点医疗机构完善2018年1月1日至2021年12月31日期间的医保结算清单，对进展较慢、问题集中的医疗机构进行实地督导，并有针对性地开展现场培训指导，切实强化医疗机构结算清单质控管理。延安大学附属医院、市人民医院等五家DIP付费改革试点医疗机构结算清单上传率、数据质控通过率、入组率均达到100%，全市DIP付费医疗机构病案首页质控通过率从78.49%提高到96.32%。在做好数据清洗、治理的基础上，经过多轮次论证，形成了延安市病种分值付费病种

目录库，国家核心病种加本地新增病种组成的核心病种库共计4017种，本地综合病种库为886种，从核心病种库中筛选出101个设为基层病种，实行同城同病组同治同价。

全面培训学习，高标准建强专业队伍　通过走出去学经验、请专家搞培训、常态化学技能，着力建设一支信心坚定、业务精湛、勇于担当、善作善成的高素质支付方式改革队伍。积极参加全国第二届DRG/DIP支付方式改革大会，选派工作人员赴多地积极学习试点城市先进经验，及时吸收转化为适应本地实际的工作方法，不断提升自身DIP改革专业能力和工作水平。2023年，邀请国家支付方式改革专家组成员对各县（市、区）医保部门、经办机构、相关定点医疗机构工作人员开展DIP改革全覆盖巡回式业务培训，举办培训班23场次，参加人员5000余人次，有效提升业务人员政策理论水平和专业素养。组织参加国家、省医疗保障局三期专项培训3000余人次，协助省医疗保障局在延安市成功举办全省DRG/DIP支付方式改革培训会，通过项目启动会、联席会议、工作专班会等多种方式开展DIP改革技术操作培训，确保工作人员懂政策、知规则、会操作。

稳步扩面提效，全覆盖开展实际付费　按照“试点先行、逐步扩面”的原则，推动实现DIP付费改革从局部向全面、从粗放式向精细化发展。2023年4月1日，5家试点医疗机构开始实际付费；10月1日，全市其余63家定点医疗机构开展实际付费。至此，全市符合条件的定点医疗机构全部实现实际付费。截至2023年底，全市共执行DIP付费163046例，基金支出占比56.3%，提前一年完成省医疗保障局下达的指标任务。

规范日常运行，高质量推进任务落实　延安市医疗保障局根据“总额预算、月度预结、年终清算”的工作思路，实行统一预决算、统一分组、统一病组分值，并明确协议管理、DIP数据报送、总额预算管理、基金拨付与审核结算、病种分值确定、费用拨付及争议处理、DIP付费相关指标和医疗服务稽核检查等内容。建立特例单议机制，制定绩效考核与评价实施办法，明确日常监督与年度考核细则，将考核评价结果与年终清算相结合，完善“结余留用、合理超支分担”的奖励约束机制，引导定点医疗机构合理诊疗，提高医保基金使用率。同时，注重做好政策衔接配套，推动DIP付费与按床日、日间手术按病种付费等支付方式在政策取向上相互配合、在实施过程中相互促进、在改革成效上相得益彰。

【主要成效】　医疗机构CMI指数明显提高　全市三级医疗机构改革前CMI指数平均值为1.11，截至2023年底CMI指数平均值为1.18，增长6.31%，体现了延安市定点医疗机构对疑难重症的诊疗能力持续提升。

平均住院日逐渐下降　改革前，全市三级医疗机构平均住院日为8.27日；截至2023年底，全市平均住院日下降至7.55日。

住院次均费用明显下降　2023年底，全市三级医疗机构职工医保住院患者次均费用由13076.77元降至9845.82元，降幅达到24.71%；全市三级医疗机构居民医保住院患者次均费用由11990.21元降至10487.21元，降幅达到12.54%。

案例七：榆林市多措并举推进城乡居民参保缴费工作

2023年，榆林市持续推进城乡居民参保缴费工作。截至2023年底，全市居民医保参保293.16万人，完成上年参保数的96.27%，位列全省第三，其中脱贫人口和纳入监测范围的三类人口实现了100%参保。

【提高思想认识，锚定目标任务】　榆林市采取三项措施确保城乡居民参保缴费工作顺利开展。一是加强学习，要求全市医保系统干部认真学习近年来参保缴费工作要求，统一思想认识，进一步增强责任感和使命感。二是摸清底数，结合历年来的参保缴费情况，积极对接公安、民政、教育、税务等部门，对全市户籍和常住人口进行摸底调查。三是座谈交流，主动与税务、乡村振兴等部门进行座谈，针对历年参保缴费工作中遇到的问题进行深入探讨,达成共识,进一步推进参保缴费工作。

【加强组织领导,实现高位推动】 省医疗保障局参保缴费文件下发后,榆林市医疗保障局向市政府分管领导进行了专题汇报,2023年8月24日率先在全省印发了参保缴费文件,9月27日全面启动相关工作。全市各县(市、区)政府迅速响应,召开了参保缴费工作动员会或推进会,成立工作专班,推动参保缴费工作顺利开展。与此同时,市医疗保障局成立四个专项督导检查组,深入全市12县(市、区)开展不间断督导,及时解决出现的各类问题,进一步夯实工作责任。在参保缴费的关键时期,分管副市长专门组织召开工作调度会,对参保缴费工作进行再动员、再部署,倒排工期推进工作,抢抓时间促进全市参保缴费任务圆满完成。

明确缴费标准,倾斜特殊人群　榆林市继续对特困、低保、监测对象等特殊人群个人缴费部分给予参保资助。其中,特困、孤儿、事实无人抚养儿童个人不缴费,低保对象、监测对象个人仅缴纳50元,个人缴费参保资助比例达到86.8%。府谷县、绥德县、佳县等县区部分镇村充分发挥集体经济作用,整村参保,不漏一人。通过持续实施特殊人群参保缴费资助政策,确保特殊人群顺利参保,切实保障其医保待遇。

【强化多措并举,多方推进参保】 针对新生儿、幼儿、中小学生和大学生参保问题,榆林市医保部门联合教育部门将经办服务前置,主动下沉到学校开展中小学生和幼儿的参保登记,定期调度在校学生参保登记和缴费情况,并纳入学校的年度考核范围;联合人社部门针对各类技工学校学生开展政策宣传,促进在校学生参保缴费;对接市内高校开展医保政策进校园活动,指派专人进驻榆林学院协同办理大学生各项参保业务,推动大学生应保尽保;与乡村振兴、民政部门建立"县对县"的特殊人员数据传递机制,保证特殊人员及时参保;联合公安部门建立了定期推送新生儿户籍登记信息的机制,在全市各城区、乡镇派出所设置居民医保参保缴费提示牌,做好新生儿及外来人员参保工作。

【开展政策宣传,营造良好氛围】 榆林市以市、县医保部门官方新媒体,各级医保服务大厅和定点医药机构为主阵地开展宣传,充分利用医保微信公众号、有影响力的新媒体平台、户外LED、公交车身广告展播等途径,通过陕北说书改编、皮影戏改编、走访入户和访谈节目制作等方式,以群众喜闻乐见的形式在全市开展丰富多彩的政策宣传活动,营造浓厚的舆论氛围。2023年,榆林市横山区制作的《这三百八交得值》短视频获得"医保好声音"全国医保系统宣传大赛三等奖。

案例八:综合施策抓落实　汉中市稳步推进DIP支付方式改革

2023年,汉中市医疗保障局稳步推进DIP试点工作,形成了政府总负责、医保总牵头,卫生健康、财政等部门齐抓共管的工作格局,促进DIP支付方式改革向"内涵式"发展。

【主要做法】 狠抓调节机制,完善核心要素管理　一是病种动态管理。以国家分组为基础,因地制宜维护和调整病种分组。2023年全市DIP主目录库病种为6711组,其中核心病种5530组、综合病种1181组、基层病种69组、本地新增病种451组,辅助目录库病种556组。为有效缓解医疗机构DIP入组后因合并症患者、重症患者带来的政策性亏损,全市按照患者年龄、疾病严重程度、大数据测算结果,设置了病种辅助目录库556组,对入组后特殊高额医疗费用所对应的分值进行了系数加成,使医疗机构的费用控制更加精准。二是分值动态管理。按照DIP技术规范用近四年的医疗机构费用历史数据,以1:1:2:6的方式加权测算出年度病种基准分值,按照疾病严重程度及患者年龄分布测算辅助目录库病种基准分值,根据等级系数、等级调整系数、倍率系数汇总各医疗机构总分值。三是系数动态管理。为有效体现医疗服务技术含量,促进医疗服务下沉,大幅提高医疗服务资源和医保基金使用效率,全市医疗机构等级系数由CCI（占30%）、CMI（占30%）、等级系数（占25%）、专科扶持系数（占5%）和费用系数（占10%）五个指标构成，将全市医疗机构按个体划分，最大限度体现同级别医疗机构之间的差异；同时，设有专科医疗机构扶持，缩小专科与综合之间的差异。

狠抓运行机制，健全总额预算管理　在预算管理方面，将《汉中市基本医疗保障统筹基金总额控制实施方案（2021）》逐步向区域总额预算管理过渡，不断完善医保基金季度运行分析，全面把握年度医保基金收入、支出、结余，统筹考虑职工医保、居民医保的基金运行特点，确保医保基金安全和可持续。不断细化区域点数法总额预算额度，加强医疗服务行为的纵向分析与横向比较，建立医保基金使用绩效评价与考核机制，并充分利用考核评价成果建立激励约束机制，真正发挥医保支付“牛鼻子”作用。

狠抓协商机制，形成多方评价格局　在分工协作方面，形成政府总负责、医保总牵头，卫生健康、财政、大数据等部门齐抓共管的工作格局；先后听取医疗领域专家、医保领域专家建设性意见，积极向先进地区学习实践经验和分享改革成果；不断加强自身专业专家队伍建设，逐步形成医保与医疗病种分值论证机制和特例单议协商机制。

狠抓协同机制，同步各项支付改革　在大力推进DIP付费方式改革的同时，深入探索DIP付费与县域内紧密型医共体按人头打包付费政策的有效衔接；协同推进按病种付费、按床日付费、按人头付费机制改革，加强各种支付方式的针对性、适应性、系统性；结合国家谈判药品零差价销售、药品及医用耗材集采结余留用政策，形成付费改革正向叠加效应。

【主要成效】　“四个全覆盖”目标全面完成　截至2023年12月底，全市符合DIP开展条件的医疗机构27家，全部按DIP实际付费，覆盖全市11个县区，覆盖比100%；现有病种11.25万例，DIP覆盖病种10.45万例，覆盖比92.89%；医保基金支出占比达77.28%。

参保患者负担减轻　2023年4月到12月，职工医保次均住院费用从10633.77元下降到9499.39元，下降10.67%；平均住院日下降0.7日，降幅6.56%；患者个人支付费用占比从30.35%下降到23.55%。同期，居民医保次均住院费用从8140.89元下降到7346.60元，下降9.76%；平均住院日下降0.6日，降幅6.28%；患者个人支付费用占比从40.87%下降到39.91%。

医疗机构得到发展　医疗机构主动控制成本意识增强，实现以“收入为中心”向“以成本为中心”的观念转变，同时在付费机制的激励下，持续提高医疗技术水平。结算清单完整性及数据格式规范性显著提高，2023年4月到12月，质控通过率从85.37%上升至100.00%，正常入组率稳步提升，高倍率组占比从5.12%下降至2.50%，超高倍率组占比从0.45%下降至0.16%，低倍率组占比从14.00%下降至9.81%，未入组占比从4.09%下降至0.81%。汉中市中心医院、汉中三二〇一医院、汉中市人民医院被评为陕西省首批DIP支付方式改革示范医院。

基金使用绩效提高　实际付费医疗机构收治患者疾病复杂程度及治疗难度明显提升，2023年4—12月，整体CMI指数上升0.02，三四级手术占比从13.03%上升至14.75%，药占比从19.77%下降至16.89%，耗材占比从17.31%下降至15.2%，检查检验占比从27.44%下降至23.05%，扭转了按服务项目支付带来的供方成本价格膨胀倾向，医疗机构逐步形成“重劳务、重技术、重成本”发展之势。

案例九：五项措施抓参保　安康市夯实责任促缴费

2023年，安康市医疗保障局充分发挥四级医保经办服务体系的职能作用，全力推进城乡居民基本医疗保险参保缴费取得实效。

【主要做法】　压实责任抓参保　各县（市、区）政府高度重视，分别召开推进会议，及时印发相关文件，成立工作协调小组，建立联合调度机制,并将参保率纳入对镇政府的目标责任考核中,层层夯实责任、强化通报督导。各级政府主要领导部署,分管领导靠前指挥解决问题,相关部门相互配合协调推进,形成全市参保缴费工作“一盘棋”格局。

锚定目标抓参保　各县(市、区)紧紧围绕困难群众100%参保、一般人群“应保尽保”,全市参保率不低于97%的目标,将参保任务层层分解到镇办和村组,每天推送数据,随时掌握动态,精准动员参保。税务、医保、乡村振兴等部门联合,通过微信工作群和《情况专报》等形式,前期每周、后期每日将参保情况及进度排名推送给各级政府领导和部门负责同志,为精准动员、全面参保打牢基础。

宣传动员抓参保　各级医保、税务等部门广泛开展宣传,多形式组织缴费政策、参保流程、软件操作、缴费方式等培训,切实提高参保对象的政策知晓度。各县(市、区)发动镇村干部、第一书记和帮扶联系人入户宣传,对参保范围、缴费标准、资助政策、待遇保障等进行深入解读,面对面解决群众看病就医难题。汉滨区自编自导参保缴费《守护》小视频,紫阳县利用定点医药机构显示屏滚动播放参保政策,石泉县对参保缴费分片区分镇村开展宣传培训,积极发动群众参保缴费。旬阳市录制参保故事小视频《一根筋》,用身边鲜活的事例教育有侥幸心理的部分群众,提醒群众及时参保。

优质服务抓参保　税务部门开通网上网下缴费渠道,确保居民医保参保缴费及时便捷。医保部门深入开展行风建设,加大医保电子凭证推广使用力度;健全镇、村两级医保服务体系,发挥基层医保窗口作用,开通手工缴费和代缴代办服务。各级医保经办窗口精简办事材料,优化经办流程,强化数据治理,推进跨省通办,全面实行“一站式”服务和“柜员制”办理,为群众参保缴费提供便利。

督促落实抓参保　各级党委、政府领导在重点工作推进会等重要会议上,多次部署参保缴费工作。党政领导班子成员分片包镇调研督导,对参保缴费工作提出具体要求。党委政府以“两办”、督查室等名义,先后多次下发通知、印发通报、明察暗访、排名评比。普遍建立督查通报机制,组建联合督导组,在对各镇(办)参保缴费工作全覆盖督办的基础上,有重点地深入进度滞后的镇村,帮助其研判形势,制定推进措施,定期通报进度,对连续排名靠后的现场约谈。

【主要成效】　2023年,全市参加居民医保240.09万人,参保率达97.93%,全市767379名(含视同参保51109人)脱贫人口和76432名(含视同参保3162人)三类监测人群全部参保,参保缴费率连续4年位居全省前列。

案例十:韩城市“三个着力”筑牢医保基金监管防火墙

2023年,韩城市医疗保障局持续健全医保基金监管机制,细化完善制度体系,强化内控建设,全方位加强基金管控,坚决守护好群众的“看病钱”“救命钱”。

【主要做法】　构建基金监管新体制　一是强化统筹,确保基金监管有序推进。2023年4月,联合市检察、公安、财政、卫生健康等部门组建成立专项整治领导小组,明确职责任务,建立联动监管惩戒机制,形成监管合力,实现基金监管全链条无缝衔接。二是广泛宣传,筑牢基金监管思想防线。在全市范围内深入开展以“安全规范用基金　守护人民‘看病钱’”为主题的集中宣传月活动。2023年第四季度,在全市人口密集区域举行大型现场宣传活动,开展医保政策宣讲,利用主流媒体及微信、抖音等线上宣传平台,线上线下联动发力,营造“打击欺诈骗保人人有责、维护基金安全人人受益”的良好社会氛围。

提升基金监管新效能　一是强化培训,提升监管队伍执法能力。2023年9月,邀请省级专家开展医保飞检专题讲座。全年在单位内部开展医保业务大讲堂4期,开展医保经办练兵比武活动,不断提高工作人员的业务能力和服务水平,确保执法监管的合法性和严谨性。二是依托数据平台，赋能非现场检查。借助大数据和医保信息平台，每月对医疗机构上传医保信息平台基础数据进行统计、分析、比对，结合基金运行分析相关数据，筛选可疑线索，建立问题台账，动态掌握定点医药机构违规行为，为现场精准打击医保违规违法行为奠定坚实基础。

提升基金监管新成效　一是突出科技赋能，强化精准打击。建立"数据筛选全覆盖，现场监管无缝隙"的管理模式，对筛查发现的异常数据、可疑线索重点开展现场督导检查。二是突出改革应用，强化常态监管。充分利用国家DIP付费改革成果，有效运用DIP指标监测体系，动态监测医疗机构医疗服务行为、基金支付情况，激励约束医疗机构规范医保服务行为。三是聚焦重点领域，开展全覆盖督导检查。2023年12月，聚焦骨科、心血管内科等重点领域，以整治医保领域群众身边腐败和作风问题专项治理等行动为抓手，以问题为导向，组织开展定点医药机构全覆盖督导检查，有效打击欺诈骗保行为。

【主要成效】　2023年，全市查处违法违规定点医药机构132家，追回（拒付）医保基金60.40万元，行政处罚16.24万元。

甘肃省

工作综述

2023年，甘肃省医疗保障局紧紧围绕“促改革、提效能、强作风、优服务、惠民生”总体工作思路，持续深化医疗保障制度改革，全力推进各项工作任务落实。截至2023年底，甘肃省基本医疗保险参保2510.59万人，其中，职工医疗保险参保396.68万人，居民医疗保险参保2113.91万人，参保率稳定在97%以上。基本医疗保险（含生育保险）统筹基金总收入371.03亿元，总支出315.31亿元，累计结存426.22亿元。其中，职工医疗保险（含生育保险）统筹基金总收入154.41亿元，总支出112.14亿元，累计结存239.83亿元；居民医疗保险基金总收入216.62亿元，总支出203.17亿元，累计结存186.39亿元。

【巩固拓展医保脱贫攻坚成果有效衔接乡村振兴】 *落实三重保障制度* 筛查核对农村低收入人口享受待遇情况，督促市县按规定落实医保待遇三重保障制度。2023年，全省农村低收入人口政策范围内住院医疗费用92.16亿元，其中，基本医保报销56.18亿元、大病保险报销6.98亿元、医疗救助报销19.19亿元，政策范围内报销比例达89.4%。

健全完善长效机制 省医疗保障局联合民政厅、财政厅、卫生健康委员会、乡村振兴局印发《关于进一步健全完善防范化解因病返贫致贫长效机制的通知》，进一步提高低收入人口参保资助标准，提升医疗救助比例。对农村居民高额医疗费用发生情况进行监测，配合相关部门做好纳入监测范围对象情况核查和行业部门帮扶工作，坚决守牢防止因病规模性返贫底线，共向民政、乡村振兴部门推送监测预警信息16.32万条。

【待遇保障水平稳步提升】 *推进门诊共济保障制度* 自2023年1月1日起，全省职工基本医疗保险门诊共济保障制度启动实施并有序推进，全省开通门诊共济联网直接结算的定点医疗机构8175家，定点零售药店1310家，结算2074.72万人次，报销费用13.79亿元。

完善居民大病保险制度 报请省政府出台《甘肃省城乡居民大病保险实施方案》，优化提升大病保险筹资和待遇标准，规范委托经办和监管工作，进一步减轻群众医疗费用负担。

全面落实医疗救助制度 优化提升医疗救助待遇水平，全面实行医疗救助市级统筹管理，全面落实依申请医疗救助制度。

不断提升住院保障水平 2023年，全省职工住院117.8万人次，政策范围内住院医疗费用经基本医保、公务员补助或大额医疗保险报销后，报销比例达到81.25%；城乡居民住院487.2万人次，政策范围内住院医疗费用经基本医保、大病保险、医疗救助报销后，报销比例达到68.73%。

落实积极生育支持政策 指导各统筹区落实职工、城乡居民参保人员生育三孩的生育医疗费用待遇保障和新生儿参保工作。计划将部分治疗性辅助生殖类医疗服务项目纳入基本医保支付范围，支持生育政策落实。

保障“两病”患者门诊用药 省医疗保障局会同省卫生健康委员会制定印发《关于进一步做好全省城乡居民“两病”门诊用药保障工作的通知》，统一基金年度支付限额、统一提高报销比例、统一延伸认定机构，切实提升全省“两病”患者门诊用药保障水平。

助力积石山县抗震救灾工作 向集中收治医院紧急下拨抗震救灾医疗保障预付金2000万元，全力保障受灾群众医疗救治。加强医疗保障政策支持，及时将因地震灾害受伤的参保人员住院医

疗费用纳入医保支付范围。紧急联系爱心企业捐赠急需药品、食品、御寒物资和善款,并组织省医疗保障局全体干部捐款,积极助力灾区群众渡过难关。

【基金监管工作保持高压态势】 完善监管机制 报请省政府出台《关于加强医疗保障基金使用常态化监管的实施方案》,进一步完善常态化监管机制。建立健全"行、纪、刑"衔接机制及重要线索、重大案件联查联办和追责问责机制。

发展智能监管 初步建成医保智能监管子系统,全省各地通过智能监管子系统拒付、追回违规基金4064.41万元。

提高监管能力 省医疗保障局与公安厅探索构建医保基金监管数据分析预警监测模型,及时锁定可疑数据线索,开展追踪排查。组织召开全省医保基金综合监管工作领导小组会议,共同解决跨部门、跨领域执法监督的"卡脖子"问题,对各地医保基金监管工作进行实地督查检查考核,督促各地履职尽责,不断提高行业治理能力。

监管专项整治 聚焦整治重点,同步推进打击欺诈骗保专项整治、医保领域突出问题专项整治及医药领域腐败问题集中整治工作。截至2023年底,全省共监督检查定点医药机构5.45万家,查处2.67万家,其中暂停协议1504家次,行政处罚1625家次,解除协议408家,追回扣减处罚合计9.59亿元。

【医药服务管理工作有序推进】 执行基本医保药品目录 全面落实《国家基本医疗保险、工伤保险和生育保险药品目录(2022年)》,推进谈判药品"双通道"管理,全省共确定谈判药品定点医药机构402家,超过50%的边远地区、少数民族县(区)均设立了"双通道"零售药店。按照省级调整权限和程序,全省药品目录纳入中药饮片93种、民族药25种、治疗性医疗机构制剂668种。

推进医保支付方式改革 结合甘肃省情实际,聚焦"抓扩面、建机制、打基础、推协同",着力推进DRG/DIP支付方式改革三年行动计划落实见效。在首年实现14个市(自治州)DRG/DIP支付方式改革全面覆盖目标的基础上,全省持续推动医保支付方式改革走深走实,医疗机构内部协同进一步加强,参保患者费用负担逐步减轻,医保基金使用效率逐步提高,改革成效初步显现。

建设紧密型县域医共体 全力支持全省紧密型县域医共体建设试点,在明确"打包付费"的基础上,进一步结合紧密型县域医共体特点,从支持双向转诊、支持检查结果互认、支持统一采购、支持用药保障四个方面,建立完善适应紧密型县域医共体的医保政策措施。

开展医疗服务质量评价 搭建省医疗保障公众监督与服务反馈数据监测平台,在全省创新开展定点医疗机构服务质量评价工作,从患者端开展对医疗机构服务质量的评价,并探索将评价结果与绩效评价指标、DRG/DIP支付、飞行检查等挂钩。

助力疫情防控工作 实现全部统筹地区新冠患者门急诊直接结算,全面完成全省65岁以上重点人群"甘肃方剂爱心药包"发放任务,积极做好疫情防控药品保供稳价工作,及时将扶正避瘟丸等院内中药制剂纳入医保支付范围并在全省调剂使用,助力疫情防控工作。积极落实"乙类乙管"后新冠病毒感染患者治疗费用和医疗保障相关政策。1月7日,省医疗保障局会同省财政厅、卫生健康委员会印发《关于落实"乙类乙管"后新型冠状病毒感染患者治疗费用医疗保障相关政策的通知》。1月8日,上线新冠病毒感染患者门急诊联网直接结算功能,甘肃省成为实施"乙类乙管"政策后全国第一个全部统筹区实现新冠病毒感染患者门急诊直接结算的省份。

【药品耗材集中带量采购和医疗服务价格改革成效明显】 药品耗材集中带量采购 全面落实国家组织药品集中带量采购工作,参加了省际联盟4批药品、8批医用耗材集采工作;通过量价联动集采模式,组织完成了43个品种220个药品的省级集中带量采购工作。截至2023年底，全省已累计开展539种药品、22类医用耗材的集中带量采购，节约医药费用超过160亿元，提前完成了“十四五”药品耗材集采任务。

医疗服务价格改革 按照“设置启动条件、评估触发实施”原则和路径，对2021年、2022年全省医疗服务价格运行情况进行科学调价评估，确定2023年度全省医疗服务价格调整总额，分批分类对医疗服务价格项目进行动态调整，2023年度完成三批次153项医疗服务价格项目调整，主要涉及中医类、藏医类、手术类，调整金额约6718万元。同步扎实推进口腔种植价格专项治理，单颗常规种植牙平均总费用降至6000元以下，告别了万元时代。

【经办服务能力逐步提升】 *推进医保经办系统行风建设* 加快落实国家医疗保障局16项便民措施和医保经办系统行风建设10项重点工作任务，组织开展全省医保经办系统行风建设交叉评估，印发《甘肃省医疗保障经办政务服务事项清单（2023版）》及办事指南，推动医保经办服务标准化、规范化、便利化。

加快推进经办服务事项下沉基层 聚焦方便群众办事，明确下沉乡镇（街道）事项18项、下沉村（社区）事项12项，要求在乡村两级设置医保服务站（点）开展业务办理，切实解决医保服务群众“最后一公里”问题。

全面落实异地就医直接结算 多渠道开通线上异地就医备案，推进“掌上办”“容缺办”“承诺办”，全面落实“省内无异地”，实现所有门诊慢特病省内异地直接结算。全省跨省、省内异地住院费用直接结算率分别达到85%、95%，累计为患者减少垫资超223亿元。

着力提升医保经办服务效率 将门诊慢特病审核认定工作下沉至有条件的定点医疗机构，办理周期由原来的3个月缩短至20个工作日以内。取消患者门诊慢特病结算定点医疗机构数量的限制，扩大门诊慢特病报销定点零售药店范围。实行先预付后清算，每年初向定点医疗机构预付周转金从2个月调增到4个月，减轻定点医疗机构垫资压力。

开展医保经办系统练兵比武 组织开展全省医保经办系统练兵比武活动，提升经办服务效能。在县级初赛、市级复赛的基础上，于2023年10月在甘肃省广播电视总台举行省级决赛，央广网、视听甘肃、新甘肃、每日甘肃网、凤凰网甘肃频道同步进行了现场直播，点击量达到511.61万人次。

【医保信息化服务效能持续提升】 加快推进医保电子处方流转、全流程线上医保和移动支付等深化应用，持续深化医保信息平台全业务全流程应用，提升医保信息平台对医保业务的支撑作用。截至2023年底，全省医保码累计激活2450万人，激活率达98.49%，累计发生结算业务1.9亿元，通过医保码结算6507万笔，全省月结算使用率达43.54%。不断完善全省医保政务服务事项业务分类、办理层级、前置环节等业务要素，推进事项办理标准化、规范化运行。向参保单位和个人提供网上办经办服务事项62项，为参保个人提供“掌上办”服务事项36项。省医疗保障局印发《甘肃省医疗保障核心业务区骨干网络管理办法（试行）》等13个管理办法，进一步细化医保信息平台运维和网络安全日常管理，防范和化解网络信息安全风险，保障全省医保信息平台高效稳定运行。

重要活动

1. **召开全省医疗保障工作会议。**2月3日，全省医疗保障工作会议在兰州市召开。会议总结回顾2022年和近5年工作，部署2023年医疗保障重点工作任务。

2. **召开全省DRG/DIP支付方式改革交流论坛。**3月15日，省医疗保障局在兰州市召开以“符合中医特色的医保支付方式”为主题的全省DRG/DIP支付方式改革交流论坛（第五期），邀请相关专家就中医支付经验和中医支付政策研究进行经验分享。

3. **开展医保基金监管集中宣传月活动。**4月

8日，省医疗保障局在兰州市举行2023年度“安全规范用基金　守好人民‘看病钱’”医保基金监管集中宣传月启动仪式。5月5日，会同省人民检察院、公安厅、卫生健康委员会、纪委监委派驻省卫生健康委纪检监察组，在兰州召开2023年全省打击欺诈骗保专项整治电视电话会议，部署全省打击欺诈骗保专项整治工作。5月9日，会同省人民检察院、公安厅、卫生健康委员会召开医保基金监管工作新闻发布会，介绍全省医保基金监管工作开展情况，并回答记者提问。

4. **签署甘肃酒泉·青海海西医疗保障跨区域合作框架协议。**5月28日，酒泉市医疗保障局和海西州医疗保障局在敦煌市举行甘肃酒泉·青海海西医疗保障跨区域合作框架协议签约仪式，推进酒泉市国家区域医疗中心建设，取消异地就医备案校验，实现两地参保群众医保“同城化”。

5. **开展跨省异地就医直接结算政策集中宣传月活动。**6月9日，甘肃省医疗保障局联合兰州市医疗保障局在兰州大学第一医院召开甘肃省暨兰州市跨省异地就医直接结算政策集中宣传月启动大会。

6. **召开全省医保经办系统行风建设暨医保定点医疗机构医保服务质量等级评价启动视频会。**6月21日，甘肃省医疗保障局召开全省医保经办系统行风建设暨医保定点医疗机构医保服务质量等级评价启动视频会。会议对2022年度行风建设专项评价结果进行了通报，对全省医保经办系统行风建设十项重点工作任务以及2023年度全省医保经办系统练兵比武工作进行了部署。

7. **签署“联爱工程”甘肃项目战略合作协议。**8月10日，“联爱工程”甘肃项目启动仪式在甘肃省中心医院举行。甘肃省民政厅、省卫生健康委员会、省医疗保障局有关负责人和深圳市恒晖公益基金会现场签署战略合作协议，项目预计未来五年共投入至少5000万元在甘肃省开展儿童白血病医保目录内兜底治疗公益援助。

8. **甘肃省首个“罕见病关爱中心”成立。**9月8日，甘肃省医疗保障局和国药控股甘肃有限公司在兰州市举行甘肃省首个“罕见病关爱中心”揭牌仪式。该中心成立后，将紧紧围绕罕见病患者的治疗痛点，对包括提供药物治疗管理、患者教育、病程关怀、医保报销等在内的每个环节提供“一站式”关爱服务。

9. **甘肃省医疗保障基金综合监管工作领导小组会议召开。**10月11日，甘肃省医疗保障基金综合监管工作领导小组会议在兰州市召开。会议通报了2023年全省医保基金监管工作情况，部署2023年度全省医保基金综合监管督查考核工作，与会单位结合工作职能汇报了开展工作的相关情况，并对下一步做好医保基金综合监管工作提出意见建议。

10. **举办全省医保经办系统练兵比武活动。**10月24日，甘肃省医疗保障局在兰州市举办全省医保经办系统练兵比武决赛，来自全省14个市（自治州）的14支代表队参加了比赛。最终白银市代表队荣获团体一等奖，天水市和酒泉市代表队荣获团体二等奖，庆阳市、甘南州、平凉市、陇南市、定西市5支代表队荣获团体三等奖，张掖市、武威市、兰州市、嘉峪关市、金昌市、临夏州6支代表队荣获优秀组织奖；同时还决出个人一等奖4名、二等奖8名、三等奖16名。

11. **全省巩固拓展医疗保障脱贫攻坚成果工作部署会议召开。**12月7日，甘肃省医疗保障局在兰州市召开全省巩固拓展医疗保障脱贫攻坚成果工作部署会议。会议部署2023年国家和省级巩固拓展脱贫攻坚成果评估考核重点工作，要求各级医保部门明确任务、层层压实责任抓好落实。

12. **甘肃省医疗保险研究会第二届会员代表大会暨换届大会召开。**12月14日，甘肃省医疗保险研究会第二届会员代表大会暨换届大会在兰州市召开，会议投票表决并通过《甘肃省医疗保险研究会第二届会员大会选举办法（草案）》《甘肃省医疗保险研究会财务管理制度（草案）》《甘肃省医疗保险研究会印章文件管理制度（草案）》

等社团内部规章，选举产生甘肃省医疗保险研究会第二届研究会会长、副会长、秘书长、常务理事和理事。

典型案例

案例一：甘肃创新开展医保公众监督和服务等级评价

甘肃省医疗保障局以为参保群众提供高质量医保服务为目标，探索建立医保服务管理新模式，首创以参保群众公众监督和服务反馈为抓手的甘肃省医疗保障公众监督与服务反馈数据监测平台（以下简称“平台”），进一步提升了全省医保服务监管能力，取得初步成效。

【积极探索医保绩效考评新方式】 省医疗保障局与上海交通大学学术团队合作，探索将参保群众测评纳入医保绩效评价体系，以参保群众对定点医疗机构医保服务质量测评为切入点，全面实现对定点医疗机构医保服务质量的社会监督。2022年9月，确定以“甘肃省定点医疗机构医保服务质量等级评价体系建设”为课题开展研究，并依托国家医保信息平台，以患者医保服务体验评价的实时管理为目标，开发建设了甘肃省医疗保障公众监督与服务反馈数据监测平台，并于2023年3月正式上线试运行，创新性地实现了从参保人角度对定点医疗机构医疗服务行为进行全时段全覆盖监测和全方位医疗保障服务反馈。

【持续优化平台功能提质增效】 坚持以医、保、患三方共同目标“人民健康、人民满意”为导向，持续优化平台模块功能，切实发挥平台效能。一是参保人可通过手机端二维码扫码提交问卷等多种方式进行信息反馈，同时通过平台随机抽样追踪调查患者测评完成率和数据异常率，确保收集信息质量。二是通过平台医保合规预警模块，参保人可实时监督定点医疗机构院外购药、分解付费、过度检查、分解住院和低标准入院等指标信息，让每位参保群众都可成为医保基金的“哨所员”。三是通过平台医保服务反馈模块，参保人可从主观感受、医保结算、医保医师、医保护士、医技服务、服务取向和医保诊疗流程七个维度对定点医疗机构进行评价，让每位参保群众都成为定点医疗机构医保服务的“裁判员”，实现从参保人角度对定点医疗机构医保服务的全方位管理。

【切实强化数据赋能精准发力】 平台按照国家医保信息平台统一规范和技术要求，采用人工智能、云计算和区块链技术，加强数字监管能力建设，提升数据服务效能。一是以随机抽样和AI电话方式调查随访患者测评完成率，提高测评数据覆盖率。二是运用区块链技术保障统计分析报告的可信度，确保测评数据的真实性。三是通过构建多级用户数据“编码树”，实现对多维度多层级数据的高速处理及分析。四是平台完成数据集成和标准化后，为全省各级医保部门、定点医疗机构及其临床科室和护理病区等六级用户逐级提供数据监测权限，形成完整的医疗保障公众监督和医保服务质量闭环管理体系。

【全力推进医保服务共享共治】 为全面实现全省医保服务公众智能监管，平台建设完成后分别在嘉峪关市和临夏州进行了试点，并于2023年6月在全省范围内正式启用。截至2023年12月31日，共对全省101家医疗保障部门、101家医疗保障经办服务中心、4136家定点医疗机构共涉及11195个临床科室及6775个护理病区开展推广应用工作，并采集到全省1513052条患者公众监督与服务反馈监测数据。针对监测指标异常的，平台对相关定点医疗机构定向发送预警信息，定点医疗机构及时进行自查自纠；同时，医保部门对数据持续异常的定点医疗机构，有针对性地开展医保基金检查，确保基金安全，促进医保定点医疗机构提升医保服务能力和公众信任度，实现参保群众、定点医疗机构和各级医保部门的共赢。

案例二：兰州市扎实推进全民参保工作

2023年，兰州市医疗保障局聚焦重点领域，围绕重点人群，多向发力、多措并举，依法依规实施基本医疗保险全民参保计划，不断推进全市全民参保工作取得新突破。

【着力完善全民参保政策机制】 推动企业职工应缴尽缴　获取税务纳税数据与医保参保企业进行比对，向未参保企业全面送达《致全市各用人单位依法参加基本医疗保险告知书》，有针对性地尝试开展参保稽核，力促职工参保扩面；对辖区定点医药机构开展全面核查，保证定点医药机构从业人员全员参保。

推动学生儿童应参尽参　联合教育部门印发《关于做好学生参加基本医疗保险相关工作的通知》，在高校召开专项动员部署会，与教育部门横向比对参保与学籍信息，精准发现和督促未参保学生参保；从社区卫生服务中心（站）疫苗接种预留信息着手，通过调动社区卫生服务中心（站、所）力量，逐个排查学龄前幼儿参保情况，采取电话联系等方式督促参保。

推动流动人口应保尽保　争取公安部门支持，以“居住证”数据按区划精准推送各社区，动员流动人口积极参保，全力推动参保扩面取得实效。

推动困难群众应助尽助　全市22.75万名城乡低收入人口全部实现“参保全覆盖、资助全落实、待遇全享受，报销一站式”；截至2023年12月，累计支付资助、救助资金2.22亿元。防止因病返贫致贫动态监测和帮扶机制、城乡居民连续参保奖励机制及参保资助、大病保险倾斜、医疗救助等政策不断完善。

【切实增强全民参保宣传力度】 统筹谋划稳步推进　制订《兰州市基本医疗保险全民参保计划集中宣传月实施方案》，建立周调度工作机制，指导各县（区）医保、税务、卫生健康、人力资源社会保障等相关部门组织多场次形式丰富的基本医保全民参保计划集中宣传月启动仪式，累计开展针对医疗机构的业务调研、针对县区医保部门的督导调研、针对服务对象的工作调研共计40余轮次，实现全民参保工作底数清、情况明、数据准。

开展医保政策宣讲　组织“医保政策进社区、进校园、进医院、进企业、进机关”系列活动。印制分发《致广大群众参加城乡居民基本医疗保险的一封信》《城乡居民基本医疗保险参保缴费攻略》《大中专学生医保参保及享受待遇政策梳理表》等宣传资料共计19万余份，在全市范围迅速掀起全民参保的热潮。

参加“医保好声音”大赛　市医疗保障局和各县（区）医保部门充分发动业务骨干集思广益，创作内容丰富、形式新颖的“医保好声音”兰州快板作品助推全民参保宣传工作，累计播放量、转发量、点赞量达4余万次，倾力打造“医保小兰”宣传IP，累计制作100余个作品，开展40余场次线上直播，播放量超400余万人次，力求人人皆知。

强化全覆盖培训　分阶段分步骤组织指导各县区召开参保扩面动员培训会，面向乡镇（街道）、村（社区）、定点医药机构以及高校工作人员等业务经办人员，组织开展20余场4000人次医保政策解读及实操培训，进一步提升基层工作人员业务水平和工作能力，推动基本医保参保政策落地落实。

【持续提升全民参保服务水平】 强化部门协同联动　横向强化协同，加强与税务、市场监督管理、人力资源社会保障、教育等部门的沟通联动，在数据共享、便捷服务、宣传动员、业务培训方面清晰责任、明确措施，相互支撑、相互补台，凝聚起推动参保工作的强大合力。纵向延伸到底，压实县区各部门和乡镇（街道）、村（社区）责任，目标清晰、责任到人，为推进参保扩面、落实全民参保奠定扎实基础。

优化参保缴费服务　加强与税务、商业银行等部门“线上+线下”合作，丰富参保缴费便民渠道，不断推进全市医保政务服务高频事项网上办、“掌上办”，医疗保障政务服务事项线上和窗口可办率始终保持在100%；充分发挥县区、乡镇（街道）在参保征缴中的作用，推进医保服务标准化，拓展“群众身边的医保服务工作站”，建成基层便民服务点22个，打造“15分钟医保服务圈”。

深化一体化政务服务平台高频应用　持续提升“一网通办”水平，做实做优“甘快办”特色品牌，完成个人医保状态查询、城乡居民参保登记、城镇企业职工缴费明细查询、跨省转移接续、异地就医等28项高频事项接入一体化政务服务平台，实现医保政务服务“跨省通办”“省内通办”“全市通办”“一件事一次办”，切实推动医保服务便民惠民。

案例三：白银市探索开展中医日间病房医保支付管理

2023年，白银市持续推进适配中医药服务特点的医保支付方式改革，探索开展中医日间病房医保支付试点工作，将中医特色优势门诊病种纳入医保住院报销范围，让更多群众在门诊即可享受中医药治疗优势和与普通住院相同的医保报销待遇，实现了推动中医药发展与提升群众获得感的有机统一，让具有独特优势的中医药服务更多更快惠及群众

【主要做法】 遴选优势病种，突出中医特色　市医疗保障局通过医院推荐、实地调研、交流探讨、专家论证等形式，将治疗周期长、风险可控、诊疗技术成熟、治愈标准明确，能体现中医药“简、便、廉、验”优势，患者夜间可返家休息的病种，纳入中医日间病房医保支付试点病种，共遴选确定颈椎病、肩周炎、腰痛、风湿病、痛风、骨折等47个病种，明确中医和西医诊断标准、临床诊断路径、收入院标准、住院时限。

规范试点标准，加强信息支撑　将具备中医日间病房所需住院病区、实施中医治疗相关诊疗场所和设备、取得执业资格的专业医师和护理人员，以及经同级卫生健康部门审核批准的一级及以上公立医疗机构纳入试点范围。共确定试点医院101家，包括7家三级医院、11家二级医院和83家一级医院。在省医保信息平台增加“中医日间病房病种”结算模块，督促指导医疗机构完成HIS系统接口升级改造、调试测试和试运行，并同时纳入医保智能监控子系统事前事中监管范围。

明确待遇政策，规范结算标准　市医保部门规定试点医疗机构按照基本医保药品、医疗服务价格项目、医用耗材等目录规定的价格标准收取与治疗相关的中医特色治疗项目、辅助检查和必需的中药饮片、中药配方颗粒等医疗费用，将子午流注开穴、拨针、刺骨术、中药定向透药等38种中医特色疗法以及手术后患者使用促进康复的中医诊疗项目，一并纳入基金支付范围，并免收患者床位费和护理费。对参保人员在试点医院经医师诊察，符合中医日间病房治疗的病种，住院期间参照住院待遇标准报销，医疗机构医保支付按项目结算；入院之前、出院之后发生的检查、化验和门诊治疗费用，不纳入结算范围。为保障医疗质量和参保人的就医获得感，中医日间病房医疗费用按规定执行大病保险、职工大额医疗费用补助和公务员医疗补助、医疗救助待遇的报销标准，并降低试点医院住院起付线，按照白银市现行标准的50%执行，引导更多群众根据病情需要到基层医疗机构诊疗。

优化服务管理，助力中医传承　实行医保支持中医日间病房发展跟踪服务机制，明确分管局领导、责任科室和责任人，从纳入医保支付管理到全程跟踪服务，建立了“分重点、分难点、分节点”支持中医药发展的调研方向和常态化调度机制，定时收集各中医医院在发展中存在的困难问题，对急需医保政策加强扶持和倾斜的方面及时进行调整，推进医保政策支持中医药发展。医保经办机构每季度对中医日间病房疗效价值进行评估，重点分析中医疗效、医疗费用发生、群众满意度调查等情况，将分析评价结果纳入医疗机构年度清算考核，并作为病种动态调整的重要依据。全市各试点医院在开展中医日间病房治疗服务时，根据患者病情选择中医适宜技术进行诊疗，严格按照医保部门印发的中医优势病种制定相应的临床路径、诊疗方案，因病施治、合理治疗，达到最佳临床治愈效果。全市所有二级及以上公立中医医院全面实施中医“五个全科化”（中医经典、治未病、外治、康复和护理）创新服务模式，全部实现多方式精准预约诊疗、一站式服务、床旁出入院、诊间结算等功能，为患者提供调剂、煎煮、配送等一站式服务，极大方便了群众使用中医药的需求。

【主要成效】 试点期间，47个中医优势病种收费标准为500～7200元，相比西医治疗费用有

了明显下降。截至2023年12月底，全市共结算中医日间病房病例3113人次，医疗总费用777.74万元，医保基金支付646.33万元，平均报销比例83.1%，患者自付比例大幅下降，减轻患者负担及减少医保基金支出600多万元。一方面，实现了患者享受医保报销待遇、基金支出下降、医院床位使用率明显提升的三方共赢改革目标；另一方面，充分发挥了中医药在慢特病防治中的作用，更好地满足广大群众“方便看中医、放心吃中药、看上好中医”的健康需求，为做优做强全市中医药事业贡献了医保力量。

案例四：武威市全面推广“床旁一站式”结算新模式

武威市医疗保障局探索打造床旁结算服务，将办理出入院窗口前移至病区护理站，入院、缴费、结算、出院可一站式办理，并率先在全省范围内启动“床旁一站式”结算推广应用，住院患者实现“服务零距离　出入院零等待”，医保获得感、幸福感明显提升，探索出一条医保服务的武威样板。

【主要做法】 打破壁垒，出入院办理“消痛点”　以往患者办理入院手续时，需要先由医生开单，患者或其家属到收费窗口预交费用，排队办理住院手续；出院时，还需要去医保窗口结算报销，再到收费窗口进行费用清算。为切实解决患者出入院手续烦琐、耗时较长的“痛点”，武威市医保部门成立“床旁一站式”服务领导小组，加强统筹规划，将出入院多个步骤整合为病区护理台“一件事”，医生为患者开具入（出）院通知后，患者不出病区，直接到病房旁的护理站办理入院登记、医保联网、缴费结算、出院等各环节手续，入（出）院过程更便捷。

联动协作，建立服务“专业队”　武威市医保部门以实地考察学习先进地区服务模式为借鉴，指导定点医疗机构组织医保结算、护理、信息等相关科室人员联动，立足各自专业优势，深入试运行的临床科室开展协作服务。医保办及时跟进讲解政策，优化相关工作流程，确保结算高效快捷；护理人员提供优质的专业服务之余，加强学习医保政策和结算方法；信息部门及时升级改造系统，做好软硬件维护。通过现场教学、线上操作、电话与微信即时沟通等方式，保障全天候服务不停歇、全时段处理疑难问题不间断，练好床旁结算的“基本功”。医护人员专业知识能力和主动服务的积极性迅速提升，为不断提高床旁结算业务水平提供坚强保障。

流程创新，设立医保“新站点”　“床旁一站式”服务各部门各司其职，密切配合，将护理部门作为医保业务下沉、向前延伸的攻坚力量，医保经办由原来的大厅窗口集中办理转化为各科室护理台均可办理。安装医保结算系统所需各种插件，配备扫码设备，为实现居民身份证、社保卡、医保电子凭证等多形式身份识别提供要素保障。市医保部门发挥试点医院示范点引领作用，召开全市“床旁一站式”入出院服务推进会，将床旁结算服务全面推广至全市医保定点医疗机构，让全市住院患者都感受到“零等待”的改革力度。

统筹发展，集成服务“一盘棋”　武威市医保部门持续优化医保经办，在服务推进中认真倾听群众诉求，妥善回应群众关切，全面推进智慧医保建设，深入拓展“互联网+医保”服务，实现更多医保移动支付应用场景，不断推广医保电子凭证、医保“刷脸”等多种功能，探索提供更多医保智能化服务。创新服务模式，推出医保“16项便民措施”，进一步简化手续、精简材料、压缩时限，将基本医保跨省转移办结时间由45个工作日压缩为20个工作日；将门诊慢特病申报认定服务下沉至一级以上定点医疗机构，即来即办；进一步优化医保业务经办事项28项，实现这些事项全部“零跑路”，所有经办事项服务指南均在政务服务网向社会公布，更好地推进医保服务集成办理，群众对医疗保障服务满意度不断提升。

【主要成效】 武威市80%的二级公立医疗机构实现了入出院病区办理、出院床旁结算、出入院一窗办理等方便群众的就医服务目标，通过“一站包围式”服务，打破了出入院过程的条块分割，盘活了医疗机构内部资源，释放了窗口服务潜力，让群众享受到更加优质便利的医保、医疗服务，促进了“三医”协同发展和治理。2023年全市累计办结出院患者“床旁结算”服务12200余例，改善了患者及家属的就医体验，得到广泛好评。

案例五：庆阳市健全防范化解因病返贫致贫工作机制

2023年以来，庆阳市医保部门紧密围绕巩固“基本医疗有保障”成果助力乡村振兴，采取“二四二二”工作措施，不断完善防止因病返贫致贫工作机制，坚决筑牢不发生因病规模性返贫的医保防线。

【扛牢“两个责任”，提高站位抓落实】 压实纵向责任　庆阳市委、市政府始终坚持把防止因病返贫致贫工作作为巩固拓展脱贫攻坚成果的重要政治任务来抓，市政府分管领导主持县（区）长会议进行专题研究部署，并定期进行调度。市委、市政府与市医疗保障局签订《巩固拓展脱贫攻坚成果和全面推进乡村振兴重点工作责任书》，进一步落实责任。市医保局对医保帮扶工作领导小组加强领导，结合实际，调整补充了5个专责组。

明确横向责任　市医保部门制定《巩固拓展脱贫攻坚成果同乡村振兴有效衔接健康帮扶（医保）工作要点》，坚持每季度与卫生健康、民政、乡村振兴等部门召开联席会议，分析存在问题，研究解决办法，部署下一步工作，为防止因病返贫致贫奠定坚实的基础。

【打牢“四个基础”，精准施策抓扩面】 打牢参保缴费基础　市、县两级政府主要领导部署，结合主题教育，针对历年参保缴费工作中存在的问题开展调研，问计于民。医保部门通过组织编排皮影戏、南梁说唱、短视频等群众喜闻乐见的形式，加强宣传引导，全面推进城乡居民参保缴费工作顺利实施，全市城乡居民参保率稳定在95%以上。

打牢参保资助基础　与相关部门建立联动机制，精准识别需要资助的参保对象。通过信息交互和数据共享，及时掌握资助对象的动态信息，确保资助工作的精准性和及时性。

打牢信息调查基础　细化参保人员的信息调查和申报程序，确保困难群众能够全面、准确地了解参保资助政策。同时，加强与相关部门的协同配合，完善农村低收入人口的信息台账，做到资助对象信息准确、完整。

打牢资金监管基础　积极与相关职能部门进行对接和协作，加强参保资助资金的监管，确保资金使用的规范性和有效性。2023年，全市确认落实了71.5万农村低收入人口和脱贫人口参保，对符合规定的69.29万人提供参保资助9720.12万元，使困难群体实现应保尽保。

【守牢“两条防线”，强化保障抓提升】 筑牢三重保障梯次减负保障防线　充分发挥基本医疗保险主体保障功能，将城乡居民普通门诊保障额度提高到120元，延伸“两病”门诊用药保障机制认定层级，实行“一站式”办理。全面落实大病保险补充减负功能，夯实医疗救助托底保障功能，将重特大疾病医疗救助工作列入庆阳市政府为民办实事项目，全市共有430048人次享受医疗救助政策（含二次救助）的，支出资金31366.55万元。

筑牢异地就医直接结算防线　将异地就医直接结算下沉一级医疗机构，扩大异地就医直接结算定点医疗机构范围，及时开通新增定点医疗机构直接结算服务，深化西安—庆阳异地就医政策协同创新，实现两地门诊慢特病、门诊费用直接结算。

【筑牢“两个机制”，防范风险抓长效】 健全政策帮扶机制　依托国家医保信息平台和省医保局防止因病返贫致贫监测平台，对纳入监测预警范围的人员，动态落实参保资助、医保倾斜待遇享受等政策。

健全动态监测机制　按月将高额医疗费用患者信息推送至同级民政和乡村振兴部门，做到信息共享，精准帮扶。推送重点监测对象经三重制度保障后，住院医疗费用个人自付超过6000元和普通居民住院医疗费用个人自付超过10000元的信息，为民政、乡村振兴部门及时落实帮扶政策提供依据，防范化解因病返贫致贫风险。

案例六：临夏州全力推进DIP支付方式改革

临夏回族自治州（以下简称“临夏州”）自2022年3月全面启动实施区域点数法总额预算和按病种分值付费（DIP）支付方式改革以来，坚持高起点谋划、高标准推进，改革工作推进有序，成效显著。

【主要做法】 建立核心要素管理与调整机制　自治州医保中心根据《临夏州DIP付费改革医保基金总额预算管理办法》，按照“以收定支、收支平衡、略有结余”的基本原则，在制定全州年度统筹基金支出总额预算的基础上，确定了2023年度区域点数法总额预算。根据国家技术规范，对全州住院病例进行疾病诊断组合并进行聚类，基于疾病与治疗方式共性成组，形成州DIP病种目录库，包含1951种核心病种、1263种综合病种、103种基层病种、75种中医病种，均与国家病种目录库保持一致。出台《临夏州按病种分值付费（DIP）协商谈判工作方案》，对病种、病种分值和调节系数等核心要素进行调整，均须通过协商谈判程序。

健全绩效管理与运行监测机制　出台《临夏州DIP付费考核和基金绩效评价办法》。对全州定点医疗机构医疗服务行为进行横向和纵向比较分析，按月推送分析结果。建立“结余留用、合理超支分担”的激励约束机制，年度清算采取按项目费用与病种分值费用比较的办法确定付费标准。开展改革情况监测评估，对数据采集、费用情况、病种组数、医院CMI值、时间指数、费用指数等指标进行统计分析，并及时反馈。

建立技术评价与争议处理机制　建立技术评价与争议处理机制，建成由医保、临床、财务、质控、信息等31名专家组成的DIP改革专家库。建立由24名州级骨干组成的临夏州DIP支付方式改革州级骨干队伍和306名谈判专家组成的谈判团队，负责争议处理、评审评价和技术指导等事务处理，重点解决目录库调整、手术操作负面清单、特例单议申诉等问题。建立DIP特例单议机制，出台《临夏州区域点数法总额预算和按病种分值付费（DIP）特例单议工作办法》，明确特例单议申报、评审、争议受理等流程，合理补偿医院特殊情况下发生的医保医疗费用。

完善改革协同推进机制　印发《临夏州DIP付费改革医保基金总额预算管理办法》，出台统一编制规则和程序。探索开展门诊支付方式改革，优化康复类、精神类病种转化分值规则，使康复类、精神类病种分值更符合临床实际。印发《关于做好医保支持中医药发展实施意见贯彻落实工作的通知》，遴选75种中医优势病种并将其纳入DIP病种目录。加强基金支付审核，印发《临夏州基本医保区域点数法总额预算和按病种分值付费（DIP）经办规程（试行）》，医保经办机构按月开展基金支付审核。除运用监管系统、日常审核、飞行检查等方式外，积极探索在DIP系统中运用大数据，建立病种诊疗路径与医院主要诊断、治疗方式、费用明细对比的监控机制，确保基金使用安全。

加强专业能力建设　组织全州医保系统及部分医疗机构负责人赴山东省济南市、潍坊市，福建省厦门市，甘肃省兰州市、定西市、陇南市等地区考察学习，为推进自治州DIP支付方式改革提供了方法和思路。开展培训调研督导，持续推进改革，累计举办7轮大规模培训，参训人数2800余人次，使经办人员整体素质得到提升，为持续推进改革起到了能力保障作用。主动联系兰州大学第一医院、成县人民医院、渭源县人民医院等兄弟市州、省级医疗机构专家，为州内部分医疗机构开展专项培训，切实提高医疗机构实施改革的能力。

落实标准规范　依据《临夏州基本医保区域点数法总额预算和按病种分值付费（DIP）经办规程（试行）》，从预算管理、病种分值确定、审核结算、稽核检查、考核评价等方面规范DIP经办管理工作。完善协议管理，配合付费方式改革，与医疗机构签订《临夏州医疗保障局基本医疗保险定点医疗机构按病种分值付费（DIP）补充协议》，将DIP付费规则、支付标准、数据质量、审核结算、违规处理纳入协议管理范围。

【主要成效】 医疗机构全面覆盖 截至2023年12月底，全州200家开展住院服务的医疗机构全部纳入DIP管理，覆盖率达到100%，完成了《DRG/DIP支付方式改革三年行动计划》确定的2023年底前实现医疗机构全面覆盖的工作任务。

病种全面覆盖 截至2023年12月底，本地住院43.5万人，DIP结算42.92万人，覆盖率98.66%，完成了《DRG/DIP支付方式改革三年行动计划》确定的2023年底前病种覆盖率不低于80%的工作任务。

医保基金全面覆盖 截至2023年12月底，全州本地住院基金支出112066.28万元，DIP结算支付111328.39万元，覆盖率为99.34%，完成了《DRG/DIP支付方式改革三年行动计划》确定的2023年底前基金覆盖率不低于50%的工作任务。

青海省

工作综述

2023年，青海省各级医保部门在深化医保改革、提升公共服务、精细精准管理上取得新成绩，医保事业高质量发展迈出新步伐。全省基本医保参保567.06万人，参保率稳定在95%以上；全省基本医保（含生育保险）统筹基金收入114.67亿元，统筹基金支出84.19亿元，医保基金收支保持平稳运行；居民医保人均筹资标准提高到每年1060元，其中财政补助每人每年680元，个人缴费执行国家标准，每人每年380元，全省医疗保障能力持续提高。

【积极服务乡村振兴】 全力抓好应保尽保将农村低收入人口和脱贫人口参保作为底线任务，严格落实数据“一月一对接、参保一月一清零”要求，采取有力措施，确保应保尽保。一是加强与民政、乡村振兴等部门的人员数据对接共享，健全参保数据“周比对、周反馈”工作机制，建立全省医保系统参保“周调度”工作微信群，每周向各地反馈疑似未参保数据，各地紧盯动态新增人员和疑似未参保数据，采取信息系统比对、进村入户等方式，加大核查比对力度，确保参保数据每月动态清零。二是全年开通农村低收入人口和脱贫人口参保缴费“绿色通道”，其参保不受集中缴费期限制，确保随时办理参保、落实资助补助、即时享受待遇。三是动态跟踪农村低收入人口和脱贫人口中已参军、服刑等人员的身份变化，对户口迁至原户籍地的人员，及时做好参保关系转移接续、动态新增参保等工作，确保医保待遇不断档。

坚决守牢防止因病规模性返贫底线 不断健全完善重特大疾病医疗保险和救助制度，加强基本医保、大病保险、医疗救助综合保障功能，制定出台医疗保障巩固衔接倾斜帮扶政策，有效减轻农村低收入人口和脱贫人口医疗费用负担。一是落实资助参保政策。全额资助特困人员，定额资助其他符合条件的农村低收入人口和脱贫人口参加居民医保，资助比例达到当年居民医保个人缴费标准的50%以上，切实减轻居民缴费负担。全年累计为47.17万人支付参保资金9736.46万元。二是实施大病保险倾斜。在全面落实大病保险普惠待遇的基础上，对特困人员、低保对象、返贫致贫人口等实施大病保险起付标准降低50%、报销比例提高5%的倾斜保障政策。三是加强兜底帮扶救助。全年累计为134.63万人次特困人员、农村低保、农村易返贫致贫人口三类人员减轻负担21.87亿元，有效化解了因病返贫致贫风险。

持续强化监测预警 依托医保信息系统，做好医保监测预警工作，有效防范化解因病返贫致贫风险。一是根据居民人均可支配收入变化，将脱贫人口和居民因病返贫、因病致贫监测预警标准分别动态调整至7000元和1.4万元，不断提升监测预警的精准性。二是省、市（州）、县（区）医保部门与同级民政、乡村振兴部门建立监测预警数据共享交换机制，按月将监测预警数据推送至两部门，指导县（区）医保部门建立健全部门间数据交换台账资料，夯实监测预警工作基础。三是对民政、乡村振兴部门核实认定后纳入救助范围的监测预警对象，在医保信息系统进行标识，及时落实医保帮扶措施，做到早发现、早干预、早帮扶。全年累计监测到因病返贫、因病致贫预警人员4.48万人，并按月向民政、乡村振兴部门反馈数据，经两部门核查，8096人纳入救助帮扶范围，并及时落实相关待遇。

【稳步提升待遇保障水平】 重特大疾病医疗

保险和救助制度全面落地　兜底保障功能持续增强，为108.59万人次支付医疗救助资金8.74亿元。

全面落实生育保险制度和优化生育政策　支付生育医疗费用9400余万元，发放生育津贴2.92亿元。

加快发展多层次医疗保障体系　促进商业健康保险与基本医疗保险、大病保险、医疗救助有效衔接，切实提升重特大疾病和多元医疗需求保障水平。2023年12月5日，“青海健康保”产品正式上线。

【深入推进医保重点改革】　深入推进医保支付方式改革　持续推动医保支付方式改革，认真开展DRG/DIP三年行动，扩大医疗机构覆盖范围，全省91家DRG和123家DIP医疗机构已实现实际付费，改革效应初步显现。完成2023年前三季度医疗服务价格和药品价格指数编制工作，为医疗服务价格调整、挂网药品价格监测提供了重要数据参考。

持续推进药品耗材集中招采改革　坚持把药品集采作为减轻群众负担的重要举措，积极参与国家组织和省际联盟集采，不断扩大药品集采品种范围，2023年内完成7批次323个药品和16批次25类耗材集采，节约采购资金约10亿元。国家第八批集采39种药品平均降价56%，11种中成药平均降价42.27%，200个中药配方颗粒平均降价50.77%，单颗种植牙费用从13000元降至6000元左右。

稳步推进医疗服务价格改革　统筹兼顾医疗事业发展需要和各方承受能力，按照“总量控制、结构调整、有升有降、逐步到位”原则，稳步推进医疗服务价格动态调整机制，提高体现医务人员技术劳务价值的项目价格，降低大型检查检验项目价格。2023年共动态调整511项医疗服务价格，89%的调价项目纳入医保支付范围，在不增加群众负担的同时，有力支持公立医院发展。

【完善药品支付与管理】　进一步优化医保目录　2023年12月21日，省医保局会同省人社厅印发《青海省基本医疗保险、工伤保险和生育保险药品目录（2024年）》，共包含3148种药品及1042种中药饮片，于2024年1月1日正式执行。同时，2023年12月28日，省医保局会同省卫生健康委印发《青海省医疗保险特殊药品目录（2024版）》，动态调整特殊药品范围，持续优化特殊药品动态准入机制，将372种适宜药品纳入特殊药品管理范围，癌症、罕见病、儿童用药等领域的保障水平进一步提升。不断扩大门诊慢特病用药范围，将70种药品纳入用药目录。

抓好国家医保谈判药品落地工作　加强对定点医药机构的引导、管理和监督，适应医保药品目录调整常态化、管理精细化的要求，积极做好谈判药品落地的统筹协调和组织实施工作，把推动谈判药落地作为“为群众办实事”的重要内容，切实提高谈判药品的可及性，142.6万人次享受特药政策，基金支付4.24亿元。

积极支持民族医药事业发展　及时将符合医保政策的民族药增补至省级目录。截至2023年底，共有156种民族药纳入青海省医保目录，极大地满足了参保群众和医疗机构用药需求。在全国率先制定出台藏蒙医医疗机构制剂医保目录，共492种2774个，基本涵盖临床常用制剂品种。将符合条件的67种中医医疗机构制剂、150种藏药饮片和青海省医保目录内中药饮片相对应的中药配方颗粒纳入医保支付范围，并完成中药饮片、配方颗粒和医疗机构制剂挂网工作。动态调整192个民族医医疗服务项目价格，其中新增38个项目。

【推进基金监管工作】　不断加强监管体系建设　2023年11月15日，省医保局与省卫生健康委等8部门联合印发《青海省关于加强医疗保障基金使用常态化监管任务分工方案》，明确地方政府属地监管责任、定点医药机构自我管理主体责任、行业部门主管责任，进一步细化职责分工，强化责任落实；明确建立健全部门间协同监管、医保基金使用信用管理、社会监督制度，深化与公安、检察、卫生健康、财政、市监等部门协同联动，推进定点医药机构、医药企业、人员信用分级分类管理，鼓励公众和新闻媒体积极参与医保基金使用监督；明确健全完善医保行政监管安全防控、医保经办稽查审核、信息监测预警研判机制，一体推进飞行检查、专项整治、日常监管、智能监控、社会监督常态化。同时，要求各地区各有关部门加强组织领导，加强队伍建设，提升监管能力，严肃责任追究，以零容忍态度严厉打击欺诈骗保、套保和挪用贪占医保基金的违法行为，切实守好人民群众“救命钱”。

扎实开展基金监管集中宣传　4月7日，省医保局联合省公安厅、卫生健康委、财政厅、审计厅、市场监督管理局等相关部门，举办2023年全省医保政策集中宣传月活动启动仪式，明确宣传主题、内容和具体措施，动员两定机构、经办机构、商保公司和医保社会监督员广泛参与。一是组建队伍广宣传。组建“医保政策宣传轻骑兵”队伍，深入村社、大型厂矿企业、医院、药店和寺院等，开展面对面宣讲，将政策送到广大人民群众和职工身边，不断扩大宣传活动覆盖面。二是依托媒体强宣传。依托青海医保局门户网站、青海医保App等载体，充分发挥新媒体平台作用，推出更多具有网络特点的医保政策宣传内容，制作融媒体产品，有效回应群众关心关注的热点难点问题。在《青海日报》《西海都市报》等报刊中开设医保政策专栏，通过新媒体同步发送医保政策解读、政策问答、办事指南等知识，持续加强对医保政策法规的解读和工作成效的集中宣传。三是发放资料促宣传。编印宣传海报和折页105万份，向群众发放并在社区、学校、医药机构、商保公司等场所张贴，推动医保政策家喻户晓、深入人心。利用村党建活动中心、社区综合文化中心、农家书屋、城市书房等各类公共文化设施和载体，摆放医保政策宣传资料，播放医保政策宣传视频。

多措并举强化基金监管　一是综合运用日常巡查、专项整治、飞行检查、智能审核等手段提高基金监管频次和覆盖面，多部门联合开展零售药店专项整治和医疗机构抽查复查，全省共检查两定机构4705家，查处1396家，追回医保基金7569.2万元，同比增长11%；行政处罚1446.07万元，同比增长近44倍。二是按照分事行权、分岗明责、分级授权的原则，围绕待遇审核支付、基金收支等重点业务，梳理完善医保经办24项规章制度、31项岗位职责、19项业务操作规范，不断提高医保经办风险防控能力。三是加强医保基金预算管理，完善财务制度和运行监测机制，坚持收支分析通报制度，基金使用效益明显提高。2022年全国绩效评价排名与2021年相比，居民医保基金从第31位提高到第9位，职工医保基金从第25位提高到第11位。

【强化医保为民服务】　建立全省五级经办服务体系　一方面，纵向下沉。争取市州党委政府支持，搭建起县（区）、乡镇（街道）、村（社区）三级联动的医保经办服务体系建设机制，推进医保便民服务关口前移，实现村级医保经办进党群服务中心、乡镇级经办进便民服务中心、县级经办进政务服务中心，基本配备计算机、打印机、“一体机”等设备，达到办公场所、办公设施、内外标识、工作人员、服务制度、工作职责“六有”标准。全省404个乡镇（街道）、4630个村（社区）建立医保经办便民服务点，9100余名乡镇干部、驻村第一书记、村“两委”班子兼职帮办农牧民高频医保业务，纵向到底、横向到边的五级经办服务体系实现全覆盖。另一方面，横向拓展。依托银行网点布局优势，有力推动“医银合作”，与银行建立经办业务沟通和议事机制，统一网点经办服务事项和业务流程，代办城乡居民参保登记等医保高频事项，基本实现个人医保办理事项全覆盖。依托全省城乡居民医保业务委托商保公司经办优势，进一步拓宽与商保公司合作范畴，全网点逐步开通城乡居民医保业务办理，通过多元化、扁平化的经办服务，有效推动医保业务“就近能办、多点可办”。

加快医保信息化建设　以青海医保App为抓手，扎实推进“智慧医保”建设。开通上线异地就医备案、跨省医保关系转移接续、家庭共济、亲情账户等线上服务，有效提高医保公共服务便捷度，真正做到“信息多跑路，群众少跑腿”。参保人员注册青海医保App后，可在服务模块中选择家庭共济和亲情账户功能，按照操作指引创建家庭共济账户和亲情账户。通过家庭共济账户，实现个人医保账户在家庭成员之间共济共享，家庭成员就医购药余额不足时，使用家庭共济账户余额支付，帮助家庭成员共同分担医药费用、代缴居民基本医疗保险费；通过亲情账户，家长或子女可在手机上帮助家人申领医保码，无需携带实体卡，让使用智能设备困难的老人和儿童也能“码”上看病、“码”上购药。截至2023年底，建立家庭共济账户37万余个、亲情账户近4万个。

完善跨省异地就医直接结算制度　参保群众可在省外直接结算相关费用，执行就医地医保目录和青海省医保政策。在参保地政策允许的情况下，省外参保群众可直接结算跨省异地就医相关费用，执行青海省医保目录和参保地医保政策。青海省跨省异地就医直接结算业务实现所有两定机构全覆盖。取消省内异地就医限制，实现“一卡（码）通全省、省内无异地”，进一步方便参保群众在省内就医购药。2023年，全省跨省异地就医直接结算230.82万人次，医疗总费用26.57亿元，医保基金支付20.57亿元。在全国首家实现医保信息平台全领域、全业务功能上线基础上，医保码率先实现全覆盖，“刷脸”结算在定点医院和药店基本全覆盖，使用率全国最高。

重要活动

1. **召开全省医疗保障工作会议。**2月10日，青海省医疗保障工作会议在西宁市召开。会议总结回顾2022年和机构改革以来全省医疗保障工作，部署2023年之后5年和2023年重点任务。省直各有关部门，部分中央驻青单位、金融保险机构负责同志，各市州、县区医保部门主要负责同志，省医保局机关各处室、局属各单位负责同志，部分定点医药机构负责同志参加会议。

2. **举办医保政策集中宣传月活动。**4月7日，省医保局联合省公安厅、卫生健康委、财政厅、审计厅、市场监督管理局等相关部门，举办2023年全省医保政策集中宣传月活动启动仪式，明确宣传主题、内容和具体措施，动员两定机构、经办机构、商保公司和医保社会监督员广泛参与。

3. **举办2023年推动医保高质量发展新闻发布会。**5月26日，省医保局举办2023年推动医保高质量发展新闻发布会。发布会总结回顾了省医保局成立以来全省医疗保障事业取得的成效，并部署2023年重点工作。

4. **省医保局与海北州签订战略合作框架协议。**1月5日，省医保局、海北州人民政府医疗保障工作战略合作框架协议签约仪式在海北州举行。双方将在五个方面加强合作：一是打造全省医保系统红色教育基地；二是支持海北州中藏医药产业发展；三是打造全省医保信用体系建设样板地；四是打造全省医保经办服务标准化示范点；五是助力打造刚察县“藏医药浴小镇”。

5. **制定藏（蒙）医医疗机构制剂医保目录。**4月3日，省医保局联合省卫生健康委和省药品监督管理局出台《青海省藏（蒙）医医疗机构制剂医保目录》，将492种藏蒙医医疗机构院内制剂纳入医保支付范围，实现藏（蒙）医疗机构制剂标准化、规范化管理。

6. **全国医保信息平台招采子系统数据质量治理推进会在西宁市召开。**7月26日，全国医保信息平台招采子系统数据质量治理推进会在西宁市召开。会议指出，要深刻理解招采子系统数据质量治理在药品耗材价格治理中的重要意义，充分认识数据质量治理的紧迫性和复杂性，牢牢把握“完整、准确、及时、规范、安全”等核心要求，加快形成高质量的药品耗材招采数据。要推动招采子系统全部功能的部署应用，丰富完善数据应用场景。要严格把握好数据生成、传输、校准、处置等重点环节，切实履行各个环节的治理主体责任。要紧盯脏数据率、归集数仓率、网采率等代表性指标，对标对表提升指标质量，确保完成年度既定治理目标。各省(区、市)医保局分管负责同志和所属医药集中采购机构主要负责同志、部分专家代表参加会议。

典型案例

案例一:西宁市推进服务下沉打造便民舒心医保

2023年,西宁市医保局着力解决百姓的操心事、烦心事,真抓实干推进医保工作,持续推动医保经办服务下沉,在西宁市324家定点医药机构设立了西宁市"医保便民服务站",切实方便参保群众在家门口就近办理医保业务,不断提高百姓的获得感、幸福感。

【主要做法】 *分批推进、逐步推广* 2023年6月,选择21家定点医疗机构作为首批"医保便民服务站"试点。在取得良好成效的基础上,按照"统一布局、合理设立"的原则,在全市范围内稳步推进"医保便民服务站"扩容工作,分三批在定点医疗机构和连锁零售药店直营店新增设立"医保便民服务站",共计设立了324家西宁市"医保便民服务站",实现"就近办、多点办、快速办"的服务模式。

梳理清单、编印指南 结合日常经办工作中办理频次较高、需求量大的事项,将异地安置退休人员备案、异地转诊人员备案、生育备案、新生儿参保登记等13项经办业务下沉至"医保便民服务站",按照事项清单,逐项对事项名称、办理情形、办理材料、审查要点、操作流程等进行全面规范、统一标准,梳理形成医保便民服务站办理事项指南。

加强培训、现场指导 为切实提升便民服务站的业务水平和服务能力,西宁市医疗保障经办服务中心通过专题培训,指派专人点对点进驻"医保便民服务站"进行现场指导,加强对医保便民服务站工作人员的业务培训,确保医保便民服务举措顺利实施。

统一标牌、规范设置 西宁市医疗保障经办服务中心制定了统一便民服务站标识牌和事项清单牌,要求定点医药机构在醒目位置摆放,选派责任心强、业务能力强的工作人员经办相关业务,并做好经办业务的归档,确保医保服务的质量和效率,切实为参保人员做好服务。

畅通渠道、加强沟通 建立医保便民服务站工作联络群,促进医保经办部门和定点医药机构信息交流和问题解决。定点医药机构通过联络群反馈服务中遇到的问题和困难,经办工作人员及时作出回应和解答,大大提高了问题处理效率,为参保人员提供高效的医保服务。

【主要成效】 推动"医保便民服务站"建设是延伸医保业务办理渠道、提升服务质效的创新之举,让医保工作内容有特点、服务质效有亮点。通过"医保便民服务站"的设立,一方面,节约了群众的办事时间,让群众就近享受到优质便捷的医保服务;另一方面,通过医保业务办理基层分流,有效解决各县区医保经办服务窗口人员拥挤、办事时间长等问题,真正实现"让数据多跑路,让患者少跑腿",持续提升参保群众获得感、幸福感、安全感。

案例二:海东市稳步推进DIP支付方式改革

2023年,海东市医保局通过推进DIP改革,将原来的单个医疗机构定额下的按项目付费,转变为DIP付费。新的付费方式充分利用大数据优势,逐步建立起医保支付规范化、精细化管理体系。

【主要做法】 *注重培训,形成共识* 一是全面强化业务培训,邀请国家和改革先进地区专家开展DIP政策、编码、经办、信息等培训,医保和医疗机构参训人员达6000余人次,集中培训47次。同时,国家医保研究院多名专家对海东市DIP支付方式改革进行了指导,并将海东市作为医保DIP支付方式改革联系点。二是全面强化调研培训。改革过程中省医保局多次来海东调研培训,把脉定向,协调解决改革中遇到的难题,使改革更规范、更符合海东实际,为改革的顺利推进打下良好的基础。

周密部署，深化落实　为实现DIP支付方式改革的既定目标，海东市医保局严格按照国家医保局相关规范逐步落实。一是统筹搭建信息系统。在全市范围内统一建设海东市医保DIP支付结算平台。为保障医保结算清单、医保费用明细表的质量符合试点要求，通过优先实现医保疾病诊断和手术操作、药品、医用耗材、医疗服务项目编码的贯标、对照、映射，保证了全市标准一致和结果可比，实现了规范医疗机构编码信息和数据相互校验。二是持续完善本地目录库。在充分征求试点医疗机构意见建议和合理裁剪的基础上，按照"疾病诊断+治疗方式"的聚类组合，形成海东市DIP本地目录库。在主目录的基础上于2023年启用年龄和疾病严重程度辅助目录。依据国家技术规范和海东市DIP病种目录库，建立病种分值校正机制。

加强监管，助推目标　海东市、县区医保经办机构与试点医疗机构签订了《海东市区域点数法总额预算和按病种分值付费(DIP)定点医疗机构补充协议(试行)》。协议对DIP试点机构考核坚持"考核和付费"相结合的办法，建立监管结果与病种分值年度清算挂钩机制。按季度对DIP改革的实施效果进行评价，从医疗机构管理、医保资源使用和医疗行为的改变等方面进行量化考核，确保改革工作目标达到医、保、患三方共赢预期。

【主要成效】　医疗机构实现"两提高"　医疗机构的"两提高"即医疗水平提高和管理水平提高。CMI值(病例组合指数)由2022年的0.9684上升至2023年的1.1129。同时，为适应DIP支付方式改革，医疗机构主动加强内部管理，病案管理水平得到大幅度提升，医保结算清单质量有了质的转变。

医保管理实现"两提升"　医保管理的"两提升"即医保基金运行质量得到提升和医保基金合理配置得到提升。CMI值(病例组合指数)同比增长14.92%。医疗机构治疗疾病的技术难度在逐步增加，收治疑难重症患者的比例在明显上升，分解住院、分解费用等违规行为得到明显改善，医疗费用进一步趋于合理化，实现了医保基金购买高质量医疗服务的预期。

患者负担实现"两降低"　患者负担的"两降低"即人均个人自付费用由改革前的1592.49元下降为改革后的1588.90元，人次人头比由132.95%下降为129.81%。

案例三：海西州探索"四个办结"模式提升医保公共服务质效

2023年，海西蒙古族藏族自治州(以下简称"海西州")医保局不断完善州、县、乡、村四级医保经办服务体系，针对牧民游牧生产生活实际，探索线上办、定点办、网格办、上门办等四个办结经办服务模式，为参保群众提供更加丰富、更多选择、更加便捷的医保经办公共服务。

【州级网厅服务"线上直办"】　进一步简化优化经办服务流程，减少佐证资料，压减办事时限，融入政务服务"一件事一次办"综合协同系统。积极接入国家异地就医直接结算平台，跨省异地就医直接结算的医保定点机构覆盖率达到80%。通过信息平台改造升级，实现非转诊人员异地就医"免备案"，异地转诊和急诊抢救人员医疗费用报付比例不下浮，非转诊急诊转外自负比例由20%下降至10%。职工省外住院就医直接结算率稳定在70%以上，省外普通门诊就医直接结算率稳定在90%以上。

【县级窗口服务"综合通办"】　县级医保经办服务窗口融入政务服务为民办事大厅，加强"医银合作"，将医保经办服务辐射到辖区银行网点，开设代办服务。打造医保经办标准化服务窗口，配备电脑、打印机，制作服务制度牌、工作职责牌等，印制各类医保藏汉、蒙汉双语宣传册。设置藏汉、蒙汉双语服务窗口，为老、弱、病、残、孕及军人提供优先办理服务，积极主动为参保群众排忧解难。全面完成医保系统单位及工作人员代码、定点医疗机构代码、定点零售药店代码、医保药师代码等15项医保信息业务编码贯标工作，迈出医保经办服务数字化智能化步伐。

【乡镇网格服务“集成联办”】 推动基层医保经办服务下沉，将医保参保和变更登记、信息查询、医保关系转移接续、门诊慢特病管理、转外就医备案等5类11项业务下放到乡镇医保经办服务网点。建立健全首问负责制、一次性告知制、限时办结制、AB岗制、信息公开制等管理制度。将部分网点业务前移至定点卫生院，落实医保专员派驻制度，统筹协调城乡居民商保经办招募并向定点卫生院选派医保专员172名驻点服务，开展医保政策宣传，受理群众投诉举报，指导卫生院落实医保政策，审核医疗费用，熟练办理各项经办业务，更好地为牧民群众提供高效便捷的医保服务。

【乡村流动服务“门前帮办”】 结合部分牧区地广人稀、居住分散、流动性强等实际，在牧业村设置医保代办点，安排懂藏汉双语的工作人员为牧民代办帮办医保业务，充分借助乡村卫生室人员和地域优势，搭建牧民群众就近参保、就近医疗、就近报销的看病就医平台。结合牧民群众生产生活实际，组建“马背医疗队”，常态化开展“巡草原、访牧民、进帐篷”活动，以定期走访、巡回送药、宣讲政策等方式，将医保经办服务触角延伸到群众身边。2023年，全州城乡居民门诊就医25.85万人次，送医上门1.7万人次，占城乡居民门诊就医总人数的8.58%。

案例四：海北州“三管齐下”抓牢夯实医保基金综合监管

2023年，海北藏族自治州（以下简称“海北州”）医保局始终坚持以问题为导向，健全医保基金监管制度，创新监管方式，完善监管体系，着力提升医保基金综合监管效能，监管成效逐步显现；全面树立医保基金执行者、守护者和保障者的良好形象，老百姓“救命钱”得到安全有效管理，人民群众的医保获得感、幸福感、安全感显著提升。

【强化制度建设，推进诚信医保】 制订印发医疗保障基金监管工作实施方案，细化医保基金检查抽查工作细则52条。2023年，青海省医保局与海北州人民政府签订医疗保障工作战略合作框架协议，共同加快推行两定机构医保诚信体系建设，形成信用承诺、信用评价、信息共享、结果公开、联合惩罚等全链条闭环式信用监管。全面推行医疗保障信用承诺活动，认真落实信用承诺制度，加强诚信行为鼓励和失信行为惩戒，医药机构定点准入当期签订《定点纳入承诺书》、医药机构约谈时签订《信用承诺书》，全面执行定点医药机构、医保医师、参保人“黑名单”制度和医保服务情况年终考核评价。深入落实兰州—西宁城市群建设国家战略和青甘战略合作，积极对接张掖市医保局，签订两地《医疗保障工作合作框架协议》，在红色教育相互观摩学习、打击欺诈骗保、异地备案结算、建立“绿色通道”等8个方面达成深度合作发展共识。此举有效地促进了双方医保经办服务能力的提升，极大地方便了两地参保群众看病就医。

【强化执法规范，推进法治医保】 严格执行《青海省罚款没收财物许可证》制度，购置执法记录仪2台，8名干部职工通过行政执法资格考试。为充分发挥法律顾问在推进建设法治医保工作中的作用，与签约律师事务所签订《常年法律服务协议》。2023年。通过省级飞行检查、专项检查、抽查复查、聘请第三方检查等方式，对全州133家医药机构实现全覆盖检查，处理定点医疗医药机构92家，当年追回违规医保基金223余万元，累计追回医保基金760余万元。充分运用医保智能审核和数据监控发现、制止和查处医保违法违规行为，推动医保费用结算从人工抽查审核向全面智能审核转变，通过智能监控拒付28.54万元，行政执法合法化、规范化、标准化模式基本形成。为进一步加强全州医疗保障基金监管工作，规范医保服务行为，海北州医疗保障局开拓创新，发力攻坚，积极组建“专家库”，全力提升医保基金监管效能。由州内定点医疗机构推荐长期从事临床工作的医药学专家、药物经济学专家、医保基金监管优秀工作人员、信息技术业务骨干等33名专家组建医保基金监管专家库，全面助力医保基金监管工作。

【强化联合执法，推进协同医保】 建立执法检查人员名录库、医疗专家名录库、社会监督员名录库、检查对象名录库的“名录四库”和《医疗保障行政部门权责清单》的“一清单”，全面推行随机抽取检查对象、随机选派执法检查人员，查处结果及时向社会公开的“双随机、一公开”监管机制。主动与卫健、市场监管、公安等相关部门沟通协调，完善医保部门主导、多部门参与的监管联动机制，努力构建信息共享、联防联动、齐抓共管、联合惩戒的基金监管工作格局。年内联合市监局对辖区内19家定点零售药店进行抽查复查，药店自查自纠和现场检查完成率达到100%。各定点零售药店通过自查自纠上缴违规医保基金28.39万元，医保部门抽查复查19家，追回违规医保基金61.9万元，对违反规定的18家定点零售药店予以立案处理。严格执行《国家医疗保障局关于医疗保障部门向纪检监察机关移送医疗保障基金监管中发现问题线索的通知》和《国家医保局公安部关于加强查处骗取医保基金案件行刑衔接工作的通知》。2023年全州行政处罚案件24起，公开曝光案件13起，向省医保局报送16例典型案例，14起要情报告，移交公安机关欺诈骗保案件1例。

案例五：果洛州扎实推进参保扩面

2023年，果洛藏族自治州（以下简称“果洛州”）医保局牢牢把握推动医保高质量发展的主题，解决好群众急难愁盼问题，坚持以“应参尽参，全民参保”为目标，改进工作措施，让医保参保扩面工作更具针对性、普及性，确保完成参保扩面任务。

【主要做法】 坚持高位推动，层层压实责任　州、县两级医保部门坚持把基本医保参保扩面工作作为“一把手工程”，形成了主要领导全局抓、分管领导靠上抓、责任科室具体抓的推进机制，号召全州上下形成合力，采取多种方式，定期通报目标任务完成情况，督促各县、各乡镇提前完成年度参保扩面任务，在全州医保系统形成“你追我赶”的良好工作氛围。

坚持部门联动，形成工作合力　全州各级医保部门积极加强与相关部门的数据定期共享交换机制，加强人员信息比对，避免漏保、断保、重复参保等一系列问题的发生，实施精准扩面，推动各类人群应保尽保、应参尽参。

坚持广泛宣传，多渠道参保缴费　州、县两级医保部门想方设法整合利用资源，深入基层面对面、零距离宣传医疗保障政策；针对牧区地域广阔、牧户居住分散的特点，变“人找政策”为“政策找人”，充分发挥各村网格责任人职责，结合抓党建促落实“四联三卷”“四级联户制”“十户长制”“牧长制”等工作机制，采取“固定+流动”的方式，深入牧户开展上门政策宣传、排查动员、指导缴费，做到“宣传无死角，保障不留白”。

【主要成效】 提升医保服务质量，增强群众获得感　2023年，果洛州基本医疗保险覆盖20.93万人，超额完成省级下达的目标任务，完成率全省排名第一。医保基金累计支付4.35亿元，向两定机构支付2.18亿元。全州跨省异地就医直接结算率达82.82%。

深化政策宣传，扩大医保政策知晓率　2023年，在全省首创电话回访制度，强化了与关键人群的联系，成功回访了3792余名老干部和群众。同时，线上宣传超100次，并结合文艺演出活动，有效提升了宣传效果。

宁夏回族自治区

工作综述

2023年，宁夏回族自治区医疗保障各项事业取得长足发展。全区基本医保参保666.64万人，职工、居民基本医保参保分别为169.14万人、497.50万人，参保率达到95%以上。医保基金平稳运行，全区职工医保（含生育保险）统筹基金收入71.04亿元，支出33.89亿元，累计结存183.52亿元；居民医保基金收入55.64亿元，支出44.98亿元，累计结存58.16亿元。职工医保、居民医保政策范围内住院费用报销比例分别为85.6%、74.62%。

【待遇保障制度】 *居民医保政策持续优化* 居民医保个人缴费标准为350元，人均财政补助标准提高至640元。居民普通门诊保障标准由每人每年40元调整为50元，统筹支付限额从330元提高至370元。加大门诊慢特病保障力度，提高帕金森病等疾病年度最高支付限额，3种疾病纳入门诊慢特病保障范围。居民生育医疗费用包干标准报销比例上调5个百分点，进一步减轻居民生育医疗费用负担。

大病保险筹资标准持续提高 城乡居民大病保险人均筹资标准提高10元，达到人均72元，进一步推动大病保险基金可持续运行。

医疗救助保障到位 自治区人民政府办公厅出台《关于健全重特大疾病医疗保险和救助制度的实施意见》，明确将困难患者大病保险起付线由9000元降低至3000元、年度最高救助标准统一提高至16万元，将低保边缘人口和因病致贫重病患者救助起付标准分别由2万元、3万元降低至3000元、7000元。出台《宁夏回族自治区医疗救助办法》，全区统一规范了救助人群、救助标准，提升医疗救助资金管理层次。9类困难群众全部纳入救助范围，全年资助参保缴费104万人，资助金额2.48亿元。全年实际享受医疗救助待遇的人数达21万人，支出医疗救助资金3.1亿元。

巩固拓展脱贫攻坚成果有效衔接乡村振兴 与民政、乡村振兴等部门完善信息共享、部门协同机制，统一规范救助对象的身份标识，强化高额医疗费用支出预警监测，经过三重保障后，困难群体的实际报销比例较高。红寺堡区被确定为国家医疗保障脱贫攻坚成果联系点。

【门诊共济改革】 *改革政策及时出台* 自治区医疗保障局会同财政厅、卫生健康委员会出台《宁夏回族自治区职工基本医疗保险门诊共济保障实施办法》及优化职工医保门诊统筹便民利民政策措施等配套政策，将职工医保门诊慢特病由28种扩大至41种，在职、退休职工普通门诊统筹基金年度最高支付限额分别确定为4000元、4500元，突破基层基药目录限制、允许慢病用药下沉基层，所有医疗机构开通方便门诊，进一步方便群众就医购药。改革政策于6月1日平稳落地实施。

宣传培训扎实到位 成立工作专班，精心制订职工门诊共济保障改革政策发布实施方案、政策解读通稿、政策问答宣传稿，及时公布相关政策，保证广大参保职工及时了解政策。与卫生健康部门共同举办13期培训班，培训3000多人次，实现全区各级医保部门、各级各类定点医疗机构和医保经办机构人员全覆盖。

改革红利初步显现 截至2023年底，全区共有709万人次享受到改革政策，累计报销费用7.3亿元，次均享受报销费用102.9元。门诊统筹费用支出可控、未超预期，参保群众从改革中享受到实惠。

【医药服务管理】 *药品目录管理优化扩容* 在执行国家药品目录的基础上，制定全区统一的医疗服务项目和医用耗材基础目录，将3859种药品纳入医保支付范围，其中西药1586种，中成药1381种，中药饮片892种。346种国家谈判药品纳入"双通道"管理，28家定点医疗机构、128家定点零售药店纳入"双通道"，全年有82万参保群众享受待遇，医保报销费用3.2亿元。

三项目录动态调整规范　将6岁及以下儿童加收项目等176项诊疗项目、1个民族药和7个院内制剂纳入医保报销范围。调整32项诊疗项目、10项医疗康复项目和16项医用耗材的医保限定支付范围，全年共1041万人次享受政策待遇，为患者报销费用1.2亿元。

支付方式改革效果初显　在全国提前完成支付方式改革全覆盖任务，圆满完成国家医疗保障局DIP支付方式改革年度交叉调研。石嘴山市、固原市将DIP系统纳入国家医疗保障信息平台基线版运行，付费改革成效明显。落实县域医共体支付方式与DIP的衔接机制。出台自治区医疗保障门诊支付方式改革试点工作指导意见，探索开展门诊支付方式改革。中卫市在全区率先开展安宁疗护按日付费改革试点。医保支付方式改革有效引导医疗机构合理配置资源，提升医保基金使用效能，3年累计为医疗机构结余留用4.02亿元，助力医疗机构高质量发展。

协同做好医改工作　自治区医疗保障局联合卫生健康委员会印发《关于充分发挥医保调节作用促进分级诊疗工作的通知》，优化各项支付方式之间的有效衔接，提升医保基金使用效率，有效助推分级诊疗体系建设。

【药耗集采和价格管理】　集采任务超额完成　执行第八批国家集采药品、第三批高值医用耗材中选结果，完成七批次国家集采药品到期续签工作。参加江西、广东等省份的5个联盟的药品耗材采购，执行7批170个品种药品和10类医用耗材集采中选结果。开展3批次自治区联盟药耗带量议价。截至2023年底，累计参加的药品集采超过750个品种、耗材集采超过50类，已执行627个品种药品、23类耗材集采中选结果，提前完成《宁夏回族自治区全民医疗保障"十四五"规划》确定的目标任务。

集采药耗使用质效提升　自治区医疗保障局联合卫生健康委员会等部门印发《自治区药品配送管理办法（修订版）》，加大配送考核力度，督促企业提高配送效率。制定并落实药品耗材采购信息共享、"双色信封"管理等5项制度，向价格异常的9家二级以上公立医疗机构和119家基层医疗卫生机构发送红、黄信封提醒警示，督促医疗机构采购行为回归合理区间，有效降低群众就医成本。

医疗服务价格改革逐步推进　对"组团式"帮扶项目开通绿色通道，将吴忠市、固原市帮扶医院的49项新开展项目及时纳入新增项目。分三批次核准14项新增医疗服务价格项目，支持医疗新技术运用。积极推进口腔种植医疗服务收费和耗材价格专项治理，单颗常规种植牙全流程平均费用降至5500元左右，平均降幅超过50%，有效解决"种牙贵"的问题。

【医保基金监管】　制度机制不断完善　自治区医疗保障局出台《医疗保障基金监管飞行检查规程（试行）》，提高飞行检查规范化水平。自治区医疗保障局、财政厅修订《宁夏回族自治区违法违规使用医疗保障基金举报奖励办法实施细则》，进一步完善举报奖励制度。自治区医疗保障局印发《开展全区基金监管综合评价工作的通知》，压紧压实各级医保部门基金监管主体责任，建立健全基金监管综合评价指标体系。

集中整治成效明显　开展打击虚构门诊大病病情套取医保基金"百日专项整治行动"、对2022年专项检查和飞行检查发现的问题线索在全区范围内实施全面清零行动、精神类专科医疗机构专项整治和经办机构内控监督检查等专项整治，对涉嫌违法违规使用医保基金的行为进行大排查、大起底、大整治。

社会化监管持续加强　开展集中宣传月、"医保基金监管卫士风采"典型案例宣传，举办医保基金监管"安全规范年"短视频大赛活动，营造全社会齐抓共管的良好监管氛围。吴忠市同心县、石嘴山市惠农区医疗保障局制作的短视频获得2023

年全国医保基金监管“安全规范年”短视频大赛优秀奖。

智能化监管稳步推进　不断创新基金监管方式，建成医保智能监控大厅，推动智能监管子系统落地应用。制定《宁夏回族自治区医疗保障基金智能审核和监控知识库、规则库管理办法（试行）》，动态更新监管知识库、规则库，提升监管标准化、精准化和智能化水平。2023年，累计查处定点医药机构1174家（次），曝光典型案例88例，追回违规金额和行政处罚金额共计1.13亿元。

【医保经办服务】　信息平台运行平稳　全区医保信息平台通过了国家医疗保障局验收。医保信息平台应用范围不断扩大，覆盖666.7万参保人、6.2万家参保单位、6000多家定点医药机构，平均每天服务13万～16万名参保人，每天结算基金2000万～3000万元。

经办服务下沉基层　自治区医疗保障局出台《宁夏回族自治区医疗保障五级经办业务一体化服务改革工作方案》，依托自治区一体化政务服务平台，实现医保经办事项在全区乡镇（街道）、村（社区）“全区通办”，可以提供城乡居民参保登记、异地就医备案、医保信息查询等15项高频服务。大力推广医保码激活应用，激活医保码的参保人数达565.6万人，激活率超85%，医保经办服务事项“线上办”比例超75%，切实提升参保群众的获得感、幸福感、安全感。

异地就医利民便民　跨省异地职工门诊结算启动实施，住院费用跨省异地结算人次持续增长，参保患者可与全国7.82万家定点医疗机构实现“一站式”联网结算，跨省累计结算达100万人次，全年住院结算13.13万人次，基金支出13.14亿元，直接结算率达82%。

行风建设持续向好　开展全区行风建设第三方评估验收，对28家经办机构进行专项评价。接受国家体验式评价和群众满意度测评，获得2022年度全国行风建设专项评价“优秀”等次。2023年度经办管理服务综合评价被评为“优秀”等次。

练兵比武彰显形象　精心组织全区经办人员练兵比武活动，开展县级突围赛、市级选拔赛、自治区总决赛共28场，石嘴山市高质量承办全区总决赛。练兵比武活动达到了以赛促干、以赛提能的目的，展示了全区医保系统干部良好风貌。

重要活动

1. 全区医疗保障工作会议召开。1月18日，全区医疗保障工作会议在银川市召开。会议以习近平新时代中国特色社会主义思想为指导，深入学习贯彻党的二十大和自治区第十三次党代会精神，全面落实全国医疗保障工作会议部署，总结2022年和过去五年医疗保障工作，研究部署2023年医疗保障工作。

2. 举办“安全规范用基金、守好人民‘看病钱’”集中宣传月活动启动仪式。4月7日，自治区医疗保障局在银川市举行全区“安全规范用基金、守好人民‘看病钱’”集中宣传月活动启动仪式。自治区医疗保障局、银川市人民政府、各县（市）区医疗保障局有关同志及定点医药机构代表参加。启动会现场还组织开展“安全规范用基金、守好人民‘看病钱’”医保信用承诺签名专题活动。

3. 宁夏医保信息平台通过国家验收。4月11日至14日，国家医疗保障局医保信息平台验收组的专家对宁夏医疗保障信息平台开展验收工作。经过全面检查核验，宁夏医保信息平台建设内容、功能、性能等各项指标符合国家医保信息平台建设标准规范要求，各项文档资料齐全、完整、规范，顺利通过验收。

4. 召开全区打击欺诈骗保专项整治行动电视电话会议。5月17日，自治区医疗保障局会同自治区人民检察院、公安厅、司法厅、财政厅、卫生健康委员会、市场监督管理厅、药品监督管理局联合召开2023年全区打击欺诈骗保专项整治电视电话会议。会议总结2022年全区打击欺诈骗保专项整治成果，分析研判全区医保基金监管形势，部署2023年全区打击欺诈骗保专项整治工作。

5. 全区医疗保障系统行风建设推进会召开。6月7日至9日，自治区医疗保障局在青铜峡市召开全区医疗保障系统行风建设推进会。各市、县(区)医疗保障局的负责同志和经办中心的负责人参会，自治区与五市医疗保障局签订行风建设目标责任书。

6. **全区"跨省结算政策好，异地就医有医靠"集中宣传月活动启动。**6月14日，自治区医疗保障局在银川市举办全区"跨省结算政策好，异地就医有医靠"集中宣传月活动启动仪式。其他市、县(区)设分会场，自治区医疗保障局、银川市医疗保障局负责同志，银川市定点医药机构代表参加。

7. **全区医保支付方式改革培训班在厦门开班。**7月9日至15日，全区医疗保障支付方式改革专题培训班在厦门大学举办，邀请国家医疗保障局、部分兄弟省份和自治区专家，对医保住院、门诊支付方式改革、"三医"协同治理发展等政策进行全面培训解读，全区医保部门和医疗机构共76人参加。

8. **全区医保系统落实医药领域腐败问题集中整治工作动员会召开。**7月31日，自治区医疗保障局组织召开全区医保系统落实医药领域腐败问题集中整治工作电视电话会议。会议传达了全国医药领域腐败问题集中整治工作视频调度会议精神，明确了整治内容、整治措施和整治目标。

9. **召开全区医疗保障基金监管工作联席会议。**8月24日，自治区医疗保障局召开2023年全区医疗保障基金监管工作联席会议。自治区高级人民法院、人民检察院，发展和改革委员会，公安厅，驻自治区卫生健康委员会纪检监察组等部门负责同志和各联席会议成员单位联络员，全区五市的医疗保障局主要负责同志参加会议。

10. **全区医保经办系统练兵比武决赛。**9月1日，自治区医疗保障局在石嘴山市举办"岗位练兵优服务，业务比武强规范"全区医疗保障经办系统练兵比武决赛。

11. **2023年国家医疗保障基金飞行检查宁夏启动会在吴忠市召开。**9月11日，2023年度国家医疗保障基金飞行检查宁夏启动会在吴忠市召开。

12. **2024年度全民参保宣传月活动在红寺堡区举办。**9月25日，自治区医疗保障局、国家税务总局宁夏回族自治区税务局、吴忠市红寺堡区人民政府在红寺堡时代广场举办2024年度城乡居民医疗保险征缴集中宣传月活动，部署2024年城乡居民参保征缴工作。

13. **2023年自治区医疗保障基金监管飞行检查正式启动。**9月19日至28日，按照《2023年医疗保障基金飞行检查工作方案》安排，自治区医疗保障局会同财政厅、卫生健康委员会在固原市、中卫市组织开展全区第一批医疗保障基金监管飞行检查。

典型案例

案例一：宁夏聚焦便民利民服务，全力推进医保五级经办体系建设

近年来，宁夏医保系统在推动医保经办服务高质量发展中，持续深化"放管服"改革，着力构建多网点、全覆盖、优服务的医保经办新格局，让参保群众享受近距离或零距离的优质医保经办服务。

【选准五级经办体系建设着力点】 *提升部署引导力* 2023年7月，联合自治区党委编办、发展和改革委员会、财政厅、人力资源和社会保障厅、卫生健康委员会等部门印发《宁夏回族自治区医疗保障五级经办业务一体化服务改革工作方案》，明确目标任务、基本原则、工作措施以及各部门职责，自上而下在全区范围内推进五级医保经办服务一体化工作模式，打造"15分钟医保服务圈"，形成多部门联合决策的强大导向和引领优势。

压实属地推动力 坚持属地管理、分级负责的工作运行机制，建立医保五级经办服务一体化改革工作联席会议机制，合力推动工作落实落地；全区形成自治区统筹安排，市级协调指导，县(区)负责具体推进，乡镇(街道)、村(社区)重点抓好落实，相关部门发挥职能优势合力推进的工作格局。2023年底，全区已建成乡镇(街道)医保服务站243个，建成村(社区)医保服务点2870个，基本实现应建尽建，城乡参保群众在家门口就能享受到便捷、优质、高效的医疗保障服务。

强化服务执行力　制定赋权基层医保经办事项的办理指南，推动缴费类、咨询类、查询类等与城乡居民息息相关的医保事项赋权，实现乡镇(街道)和村(社区)赋权事项就近受理(办结)。2021—2023年，各基层服务点共受理办件6万余件，服务群众5万余人次。其中，乡镇(街道)民生服务中心受理即时办理件5万余件，办理基本医疗保险参保登记453万人次；定点医疗机构办理“两病”门诊慢特病5000余人次，办理医疗救助、异地就医住院零星报销1.4万人次，统筹基金支付5090.11万元；各村(社区)收集整理材料620份，帮代办1150人次。

【健全制度化医保经办新模式】　经办标准应统尽统，一步到位执行　统一经办窗口设置，先后印发《关于实施医保服务便民措施的通知》《关于进一步加强医保经办窗口设置与服务标准化规范化建设的通知》等文件，明确医保窗口工作标准、场所设置、负责人职责、服务行为规范等事项，为建设标准化的经办服务窗口提供可操作的依据。统一事项清单，制定全区统一的医保事项清单和办事指南，实现办事流程、办理时限、申请材料、受理层级全区统一，方便群众办事。统一压减材料和时限，推进政务服务事项“三减一提升”，累计减少申请材料33项，平均压减办结时限25个工作日，多项必需的办理材料实现承诺制，即时办结件占比达到70%以上。

服务事项应放尽放，一个窗口办理　全面实施医保服务一体化“综合柜员制”，全面推进“一窗受理、集成服务”。打破区域壁垒，异地就医备案、参保信息查询等高频事项实现“区内通办”，医保关系转移接续、异地就医备案等事项实现“跨省通办”。多部门协同推进“出生一件事”“死亡一件事”，生育津贴申领、产前检查费申领、新生儿参保登记等事项实现医院端集成办理。2022—2023年，全区有87018名新生儿在医院通过一站式服务办理参保登记，共有12500名参保人员通过“跨省通办”快捷顺利地实现基本医保关系转接。

资源设施应配尽配，一线保障有力　设施配备到位，按照“前台综合受理、后台分类办理”的模式，市、县两级加大投入，在乡镇和村级服务点配备计算机、扫描仪、高拍仪等相关设施设备。人员配备到位，与乡镇、村、基层医疗机构加强工作协同，在乡镇(街道)、村(社区)配备相对稳定的医保经办业务专员，负责资料收集、政策解答、慢病办理等工作。政策配备到位，各县(市、区)经办机构对基层医保经办网点工作人员采取“实地学习”、下派业务指导等方式，强化对乡镇、村(社区)政务服务中心工作人员、基层医疗机构工作人员的业务培训，让每个人成为医保政策“讲解员”。

【探索多元化医保经办新路径】　就近办，不断提升服务效率　发挥镇(街道)、村(社区)作为服务城乡居民的区域中心作用，建立以县(区)医疗保障局为核心、各定点医疗机构为支撑、各镇民生服务中心及村(社区)为补充的医保经办服务体系，打造“五级多点”的医保办理服务圈。厘清下放医保业务办理事项，将医保参保和变更登记、参保人员异地就医备案等15项业务办理事项下沉镇(街道)民生服务中心；将门诊慢特病病种待遇认定、医疗费用手工(零星)报销、生育保险待遇核准支付等4大项13子项业务办理事项下沉基层定点医疗机构，打通医保服务“最后一公里”。

贴心办，不断创新服务方式　创新推行医保“跑长代办制”，针对老弱病残、行动不便等特殊人群，开展“跑长”上门代办服务。依托国家医疗保障信息平台，持续跟踪监测特殊困难人群医保报销、大病救助等政策落实情况，对排查出的报销短板，分类建立台账，开展“点对点”上门代办服务，助力乡村振兴。积极探索运用“异地代收代办”“收受分离”等业务办理模式，为群众提供暖心贴心服务。

线上办，不断优化服务体验　大力推行电话办、网上办、掌上办等“零跑腿”“不见面”服务，依托国家医保服务平台、“我的宁夏”App、“宁夏医疗保障”微信公众号等渠道，实现线上办理异地就医备案。大力推广医保码，持续推动医保码在就医购药全流程应用，在全区范围内投放三类医保综合服务终端600台，实现人脸识别挂号、结算。据统计，全区实现零跑腿“线上办”的医保经办服务事项达75%,“网办”已成为全区医保经办的主要方式。

案例二:银川市有力保障参保群众跨省异地就医

银川市医疗保障局持续深入开展“我为群众办实事”实践活动,主动走进群众,有效解决群众跨省异地就医遇到的忧心事、烦心事,让参保群众的跨省异地就医更便捷。2023年,市级医保经办机构共办理跨省异地就医备案10176件,其中线上办理7939件,线下办理2237件,线上办件量达到总办件量的78%。医疗保险手工报销0.66万人次,基金支付总额2794.67万元。全市参保人员在外省就医直接结算17.81万人次,共计支付医保基金21995.13万元。外省参保人员在银川市就医直接结算18.55万人次,医保基金结算36983.98万元,就医地涉及31个省、自治区、直辖市。

【主要做法】 开展政策宣传　与相关媒体合作,制作跨省异地就医宣传视频。积极举办跨省异地就医直接结算宣传月系列活动,邀请新闻媒体通过广播、电视、报纸等途径对跨省异地就医直接结算政策进行全面普及。结合医保政策讲堂“六进”活动,走进机关、企业、学校、村居社区等,开展跨省异地就医政策宣讲。

拓展咨询渠道　依托“五星级”医保经办大厅的“五心”服务,通过多种渠道为异地就医人员提供解答和业务办理服务。充分利用电话、微博、快递等途径答疑解惑、办理业务。开通“银川医保小助手”微信号,为跨省异地就医人员提供更加便利的咨询服务,受理咨询服务近2000人。

提供贴心服务　梳理汇总群众反映的问题,及时跟进解决。特事特办、急事急办,为群众提供个性化服务,对提供异地居住证明等材料有困难的群众,按照个人承诺制办理;对于紧急特殊情况,通过容缺办理。以灵活变通的方式为群众解决急难愁盼的问题,积极探索、主动服务、靠前服务,站在群众的角度看待和解决问题,将便捷和贴心留给参保群众。

提高服务水平　以“四强”能力作风建设提升年活动为契机,持续提高经办人员能力素质,从政策法规、业务知识、服务礼仪等方面组织多次脱产培训。严格落实首问责任制、一次性告知制等政务服务制度,电话接听、前台服务等各个工作环节实行规范化、标准化。

【主要成效】 政策宣传成效显著　紧紧围绕“医保政策进万家,医保服务你我他”的宣传主题,积极开展医保政策“六进”活动,提升惠民利企服务水平。不断创新、丰富宣传方式,通过电台连线、制作视频等多种方式,广泛宣传异地就医政策,取得了显著的宣传成效,群众知晓率不断提升。

服务方式持续创新　主动顺应当前大多数群众手机运用习惯,通过微信提供医保经办服务,让异地就医人员咨询政策犹如日常聊天一样容易、便捷。通过开通“银川医保小助手”微信号,为办事群众提供别样的贴心服务。微信视频通话功能,让异地就医人员在特殊情况下能够“面对面”地向参保地工作人员求助,使异地就医业务办理零距离。

经办流程不断优化　持续深化落实政务服务“四减一优”和扎实推进“十六项医保便民举措”,大力压缩材料、压减环节、压减时限,将手工报销异地住院费用和异地门诊大病费用所需材料优化至4项和3项,实现让办事群众“最多跑一次”,平均办结时间比承诺时间缩短15个工作日。

信息沟通及时准确　持续深化医疗保险跨省异地就医直接结算改革,全力保障参保人员医疗保障权益应享尽享,在办理异地就医结算工作过程中积极主动与服务单位、对象、医疗机构沟通联系,解决问题,切实保障群众医保权利。

案例三:石嘴山市DIP付费改革促进医疗机构协同发展

自DIP支付方式改革试点以来,石嘴山市提前实现三年行动计划“四个全面覆盖”的目标,医疗机构与医保付费改革同频共振,由外延扩张型发展转变为内涵提质增效型发展,并逐步走向注重成本效益、价值医疗、精准医疗。

【主要做法】 加强组织领导，形成DIP试点改革合力　市委、市政府高度重视，多次调研医疗保障工作情况，从建机制、抓协同、抓成效等方面明确提出具体要求，强力推动医保付费改革。市委全面深化改革委员会连续三年将此项工作列入全市重点改革任务，定期开展督查落实，确保各项任务落实落细。市医疗保障局联合卫生健康、财政等部门成立工作专班，建立工作调度机制，确保医保付费方式改革顺利实施。

紧盯目标任务，四个全面覆盖提标升级　一是医疗机构全面覆盖。全市共36家医疗机构纳入付费管理，其中有7家三级甲等、3家三级乙等、12家二级和14家一级医疗机构。二是病种全面覆盖。住院费用实行DIP付费后，DIP付费医疗机构的出院病例总数占总结算病种数比例的97.34%。三是医保基金全面覆盖。全市除跨省异地就医、精神病按床日付费外，其余住院费用按照DIP付费方式与医疗机构进行结算，按DIP付费的统筹基金支出占住院费用结算总额的97.78%。四是统筹区域全面覆盖。全市所辖3县（区）一级以上医疗机构全部纳入付费改革范围，实现政策统一、经办统一、系统统一、结算统一。

聚焦重点环节，四个工作机制创新突破　一是完善核心要素管理和调整机制。建立分值及系数动态调整机制。综合考虑定点医疗机构级别、功能定位、医疗技术水平、专科特色、病种结构类型等因素，强化运行监测和分析，对病种系数动态调整。合理确定总额预算。按照以收定支、收支平衡、略有结余的原则，综合考虑医保基金支出增长、参保人群和服务量变化等因素，科学合理确定总额预算费用。支持重点专科和中医发展。对确定为国家及自治区重点专科的病种，在等级系数上给予加成；将30个病种确定为中医优势病种，在等级系数上给予加成。二是建立绩效管理与运行监测机制。注重CMI值、时间消耗指数、费用消耗指数等核心指标的运用与分析，促使医疗机构从依靠量增收向提质增效转变。三是建立协商与争议处理机制。通过建立激励约束、争议处理、共商会商等机制，立足本地实践，形成与医疗机构良性互动的环境，确保达到改革的实效。四是强化改革协同推进机制。注重和支持重点专科、中医药的发展，给予政策适当倾斜，并完善"结余留用、合理超支分担"政策，激励医疗机构主动参与和支持改革。

狠抓工作落实，四项基础建设扎实推进　一是加强专业能力建设。通过组织专题培训班和线上专家讲授、线下自学、集中研讨等多种方式，提升政策理论水平。二是注重信息系统建设。按照统一标准规范、数据统一存储、自治区集中建设、应用向下延伸的思路建设DIP付费信息平台，实现了业务流程的标准化和规范化管理。三是加强标准规范建设。制定经办规程、年度考核等主要配套政策，完善医保服务协议和考核内容，促使DIP付费更加标准化、规范化。四是开展支付监管一体化管理。充分利用信息系统大数据优势，探索与DIP付费相适应的监管办法，重点对高套分值、分解住院、低标准入院等行为进行筛查监管。

同向精准发力，医疗机构改革协同推进　一是医保编码精准到位。根据编码贯标工作要求，积极组织开展相关工作，不断提高实施效率，实现医保疾病诊断、手术操作编码落地应用，并使用医保标准编码，为各项工作夯实基础。二是强化数据质量管理。将《数据质控办法》中的数据校验规则嵌入信息系统，提升数据上传及入组质量，确保数据规范上传，避免出现因数据上传不规范造成的入组不准确及入组率低等问题。三是加强病案质控管理。借助石嘴山市建立的病案质控中心力量，组织相关专家，采用抽查方式检查，指导医疗机构准确、规范填报医保结算清单，确保付费的准确性。四是医院内部运营管理机制逐步转变。通过几年的运行，医疗机构对DIP改革的理解和认识逐步提升，成本管理意识逐步增强，促使医疗机构加强绩效管理。

【主要成效】 基金总额预算闭环管理，基金安全性总体可控　按照"以收定支，收支平衡，略有结余”的原则，科学合理确定总额，最大限度化解医保基金超支和医疗机构补偿不足的风险，避免人为因素干扰，基金安全平稳运行得到保证。

医保治理更加管用高效，医院认可度逐步提升　增强医保基金的抗风险和综合保障能力，为提高医疗保障水平和基金支撑能力“腾出空间”，通过落实“结余留用”激发医疗机构精细化管理的内生动力，引导适宜医疗技术、药品耗材的合理使用。

撬动医疗协同改革，医疗机构实现“四个促进”　促进诊疗规范。医保结算清单上传率、病案质量合格率、出入院诊断符合率逐步提高，超长住院率逐步下降。促进了精细化管理。实行DIP后，医院多部门共同参与医保付费改革中，实现医疗、药物和医用耗材等全过程精细化管理。促进了学科建设。通过倾斜政策，激励医疗机构注重重点学科建设和技术水平提升。促进了医疗实力提升。医院CMI值稳步提高、药耗比稳步下降，医疗机构实力逐步增强。

群众就医体验明显提升，患者满意率普遍提高　通过医保付费改革，对比改革前后相关指标，住院次均费用、平均住院天数、个人负担比例呈下降趋势，参保患者就医体验感明显提升，对医保满意度普遍提高。

案例四：固原市推进基本医疗保险参保扩面

2023年，按照市人民政府要求，固原市各县区人民政府、市医疗保障局、市税务局及固原市农村商业银行采取各种有效措施全力推进基本医保参保工作。

【主要做法】　党委政府主导有力　自治区医保征缴工作启动会后，固原市人民政府第一时间召开工作会，全方位部署、全方位动员。各县（区）党委政府结合进度召开专题会议分析原因、研究对策、落实责任，使参保缴费工作成为当前的首要任务。市政府分管领导多次深入一线发现问题，严督实导，以点带面，形成一级抓一级、层层抓落实的有效工作机制。

部门联动分工协作　医保部门加强与乡村振兴、教育、民政、残联等部门联动，合力推动参保缴费。下发关于做好学生儿童参加城乡居民医保工作的通知，送医保政策进校园、进居民家庭，开展小手拉大手活动，以学生儿童参保促进家庭全员参保；加强与相关部门的工作协调和信息共享，快速完成43万名特困人员和37.6万名学生儿童的参保。下发关于组织家庭医生签约团队协助做好居民医保参保缴费工作的通知，发挥好乡村医生“脸熟”和“会说医保话”的作用。增强“四个一批”（自主缴费一批、动员缴费一批、帮助缴费一批、资助缴费一批）工作的针对性、协同性、有效性。医保部门成立专班，指导信息查询，加强对乡镇和金融机构的指导，大力培训一线操作和引导人员，加强缴费组织化程度，提高工作效率和服务水平。

自主缴费高效便捷　为提升工作效率、方便参保人员，全市充分利用国家医保服务平台带来的便利，全面推广银行营业网点柜台、便民终端、银行ATM机、手机银行、“宁夏医疗保障”微信公众号、支付宝、“我的宁夏”App等，方便参保人员自主缴费。推行职工用个人账户资金代缴近亲属居民医保费。为方便当地大中专院校学生参保，医保部门会同街道民生服务中心统一完善参保信息，医保经办机构向银行集中推送核定后的《大中专院校学生参保缴费花名册》及电子数据，由学校统一缴费。对困难人员按认定地建立医保关系，于集中缴费期内完成参保及缴费工作。扩大代办银行缴费网点范围，在所有缴费网点配备自助缴费机和ATM机一并开展缴费业务。为村一级配备电话服务终端，配足配强一线服务引导人员，手把手给群众传授自主缴费操作技能，下大力气提升缴费便捷性。

宣传动员广泛深入　为大力宣传医保参保的重大意义，使广大群众能及时掌握和了解参保缴费政策和具体经办流程，市县财政、医保部门投入经费近300万元，全方位进行宣传动员。印制宣传折页、缴费公告、宣传漫画及《致参保人员一封信》,保证户户能看到医保政策。制作宣传栏、编发手机线上缴费流程和职工个账资金代缴近亲属居民医保费流程,开展医保政策进社区、进农村、进单位活动,发布手机提示短信180余万条,制作情景剧、微视频20余部。在商场、车站、医院、药店等人员密集区电子屏滚动播出缴费通知,组织群众现身说法,讲明参保受益的意义、脱保漏缴的风险以及冒名就医的危害,让群众明白缴纳医保费就是防风险,有医保就是有健康,激发群众参保缴费的积极性。

拉网排查全面细致 针对劳动力转移就业、劳务移民、生态移民等形成的人户分离及不在户籍地参保问题,各县(区)充分发挥大数据比对作用,开展数据找人。以户籍信息为基础,全面排查异地长期居住、异地工作、异地上学、服兵役、婚嫁、服刑、死亡未注销户籍等情况,形成未参保人员名册,精准锁定未参保对象。县(区)医保部门成立参保信息比对工作专班,为乡镇开展工作提供支持。各县(区)开展缴费工作"回头看",以名册确定的未缴费人员为重点,重新组织人员进村入户开展拉网式排查,做到乡不漏村、村不漏户、户不漏人,达到核实与排查同步,宣传与督促同步,登记与缴费同步,全力实现应保尽保。

【主要成效】 参保缴费工作开展以来,全市各有关单位积极落实工作责任,强化目标引领,大力宣传政策;抓住关键重点,加快参保进度;畅通各类渠道,强化保障措施,全力推进扩面征缴。截至2023年12月底,全市城乡居民共参保缴费115.41万人,完成自治区下达目标任务的100.27%;城镇职工共参保缴费12.16万人,完成自治区下达目标任务的101.42%,两项医保参保率长期稳定在98%以上。

新疆维吾尔自治区

工作综述

2023年,新疆维吾尔自治区医疗保障局在自治区党委、政府正确领导下,在国家医疗保障局的精心指导下,坚持以习近平新时代中国特色社会主义思想为指导,深入学习贯彻党的二十大精神,进一步解放思想、转变观念、守正创新,以实实在在的具体行动,扎实推进2023年全区医保各项事业发展取得新成效,并在2023年度自治区绩效考核中取得"优秀"等次。截至2023年底,全区基本医疗保险参保2059.21万人,其中,职工医保参保523.74万人,居民医保参保1535.47万人,参保率稳定在95%以上。基本医疗保险(含生育保险)统筹基金总收入455.25亿元,总支出402.45亿元,累计结存644.01亿元。其中,职工医保(含生育保险)统筹基金总收入279.61亿元,总支出222.47亿元,累计结存495.24亿元;居民医保基金总收入175.63亿元,总支出179.97亿元,累计结存148.76亿元。

【群众医疗保障内涵不断充实】 扎实推进全民参保计划　以全民参保为目标,稳步实施2023年自治区基本医疗保险参保计划,明确全民参保目标任务,并扎实做好大学生参加基本医疗保险相关工作。通过落实参保缴费政策、做好跨制度参保待遇衔接、压缩参保待遇享受等待期、有序清理重复参保、完善个人参保缴费服务机制、加强财政补助资金管理,推动参保工作精准扩面、提高质量。

巩固拓展医保脱贫攻坚成果同乡村振兴有效衔接　持续巩固"基本医疗有保障"成果,农村低收入人口和脱贫人口参保率稳定在99.9%以上,综合帮扶政策惠及困难群众就医超210.94万人次,减负超24.52亿元。开展高额医疗费用支出预警监测74.54万人,跟进实施医疗救助67.75万人,救助金额8.42亿元。对2.34万特困人员(含孤儿)、162.83万低保对象、78.12万防止返贫监测对象以及298.38万脱贫人口全部落实资助参保政策,减轻缴费负担10亿元。巴音郭楞蒙古自治州(以下简称"巴州")、昌吉回族自治州(以下简称"昌吉州")、伊犁哈萨克自治州(以下简称"伊犁州")、阿克苏地区对因病生活陷入困境无法缴纳居民医保费的边缘人群给予临时性资助参保,帮助渡过阶段性困难。

落实减税降费政策　自治区本级、乌鲁木齐市、伊犁州、昌吉州、塔城地区、博尔塔拉蒙古自治州(以下简称"博州")、克孜勒苏柯尔克孜自治州(以下简称"克州")7个统筹地区继续执行阶段性降低职工基本医疗保险单位缴费率一年。2023年累计减征医疗保险费24.69亿元,10.92万家单位(企业)受益。

稳步实施职工基本医疗保险门诊共济保障改革　自治区本级和14个统筹地区全部落地。通过建立门诊统筹改革个人账户,提高职工基本医疗保险门诊保障水平,改革的政策效果、社会效果逐步显现。2022年4月至2023年12月,全区职工医保普通门诊统筹待遇享受6529.5万人次,参保职工受益40.52亿元。同时,与自治区总工会开展第三期职工医疗互助保障活动,2023年通过自治区医保信息平台"一单"结算13.35万人次,参保职工受益5612.29万元。

持续深化"两病"门诊用药保障　通过扩大用药保障覆盖面、完善保障政策、加强药品配备和使用、加强基金监管、强化慢性病管理等措施,做好"两病"患者门诊用药保障。2023年,全区享受"两病"待遇人次分别为:高血压患者117.9万人次、糖尿病患者341.18万人次,发生药品费用2.15

亿元，医保基金支付1.34亿元，政策范围内报销比例达63.89%。

长期护理保险制度试点稳妥推进　乌鲁木齐市扎实推进试点工作落地，长护险制度覆盖全市254万基本医保参保人员，累计享受待遇6136人，累计支付9.58万人次，减负1.68亿元。

调整医保待遇政策　建立全区统一的58种基本医疗保险门诊慢特病病种目录，试行待遇保障“免申即享”“即申即享”。家庭医生签约服务基础服务包医保支付标准由原来每年12元提高到20元，并新增65岁以上老年人、“两病”患者个性服务包，医保支付标准分别为49元（老年人）、59元（高血压）、66元（糖尿病）。参保人员因急、危、重症在医疗机构急诊治疗发生的符合医保政策支付范围的医疗费用进行统一规范。将子宫输卵管通液术等9项治疗性辅助生殖技术项目纳入医保支付范围。伊犁州认真梳理现行政策，提前完成待遇清单清查整改工作。

【群众医药费用负担持续降低】　药品耗材集中带量采购扎实推动　全面落实国家集采任务，主动参与省际联盟带量采购，有序做好集采期满接续工作，药品集采持续巩固提升，耗材集采不断提速扩面。集采改革以来，全区共组织参与集采药品32批1349种（含国采接续等品种214种），平均降价超50%，耗材42批103种，平均降价超60%，提前实现规划目标，累计为群众减负近200亿元。

创新性开展区内联盟集采试点　联合新疆生产建设兵团开创“南中北”三个区域集采联盟，按照“政府组织、联盟采购、平台操作”的总体思路，乌鲁木齐市、塔城地区、阿克苏地区加快地区联盟集中采购试点探索，圆满完成药品耗材首轮议价采购，每个联盟平均议价采购药品500种、医用耗材3万个。三个联盟药品、耗材议价采购平均降幅最高分别为13.77%、34.21%，实现了医疗机构临床常用药品耗材全覆盖。

动态调整医保目录　严格执行国家药品目录（2022年），药品总数达到2967种，较上年增加111种。将179种药品纳入“双通道”管理，协议期内谈判药惠及群众购药205.09万人次，叠加降价和医保报销，为患者减负超18亿元。支持新疆药品生产企业申请将药品纳入国家医保药品目录，两种药品通过谈判和竞价成功进入国家药品目录。开展两轮自治区基本医疗保险、工伤保险、生育保险诊疗项目目录和药品目录增补论证工作，将148个诊疗项目、76个医疗机构制剂调整纳入医保支付范围，预计可减轻群众医疗费用负担超6亿元。

启动医疗服务价格动态调整机制　有升有降调整352项医疗服务项目价格，持续提升医务人员技术劳务价值，三级医疗机构磁共振平扫价格由468元降至374元、B超腹部常规检查价格由40元降至32元。加强新增医疗服务价格项目管理，年内新增33项医疗服务价格项目，促进先进成熟的医疗新技术进入临床应用。开展口腔种植医疗服务收费和耗材价格专项治理，单颗口腔种植医疗服务患者次均费用由治理前的1.1万元降至5000元左右。喀什地区、昌吉州、乌鲁木齐市对新增医疗服务价格项目进行严格审核，专家论证会通过率较高，促进新技术新项目及时进入临床。

【群众医保“救命钱”守得更牢】　持续巩固监督检查防线　督促、指导各地（州、市）常态化开展监督检查工作，连续5年做到现场检查全覆盖。2023年，共计检查10415家医药机构，暂停医保服务协议/结算830家、解除医保服务协议139家，处罚和追回违规使用医保基金3.5亿元。

持续开展专项整治　会同自治区人民检察院、公安厅、财政厅、卫生健康委，聚焦重点领域，持续开展专项整治，加强行刑衔接、行纪衔接。2023年，全区向司法机关移交违法违规定点医药机构7家、参保个人25人，移交纪检监察机关290例。吐鲁番市、塔城、和田地区医保局强化行刑衔接、行纪衔接，与公安等部门开展联合监管、联合执法、联合惩戒；乌鲁木齐市与市人民检察院共同建立检察官联络办公室，将监督关口前移。

持续织密安全防护网　完善举报奖励机制，

出台《自治区违法违规使用医疗保障基金举报奖励办法》，将奖励金额由原来最高10万元提高到20万元，同时制定了自治区对涉及医保违法案件举报给予二次奖励的措施，充分调动群众参与基金监管的积极性。积极开展以“安全规范用基金　守好人民‘看病钱’”为主题的集中宣传月活动，共同维护医疗保障基金安全。2023年，全区医保部门受理举报案例56例，奖励举报32例，奖励金额3.3万元。

【群众医疗保障服务便捷高效】 *延伸服务网络*　将居民医保参保登记、参保人员信息查询、异地就医备案等事项纳入《新疆维吾尔自治区基层政务服务事项指导目录(2023版)》，把医保服务职能和服务事项下沉至乡镇(街道)便民服务中心、村(社区)便民服务点，为基层医保服务延伸提供支持，提升医保服务能力。精准布局基层医保经办服务信息化网络，打通市、乡、村三级医保网络，积极打造“15分钟医保服务圈”。开展医保体系建设试点工作，率先在基层医保便民服务站点应用“云技术”加挡提速，方便参保群众在家门口享受“一站式”服务。阿克苏地区库车市18个乡镇(街道)、2个管委会和254个村(社区)均设置医保服务站(点)，率先应用“云技术”加挡提速，贯通五级经办“最后一公里”。

提升跨省直接结算质效　全区住院费用跨省直接结算率达70%以上，提前完成“十四五”规划目标。逐步增加跨省联网直接结算医药机构，2023年全区开通5种门诊慢特病相关治疗费用跨省直接结算定点医疗机构1484家，已超额完成每个县(市、区)至少有2家普通门诊、门诊慢特病费用跨省联网定点医疗机构的任务。协调北京市开通中国人民解放军总医院第一医学中心、第七医学中心，阜外医院等门诊慢特病定点。2023年新疆跨省及疆内异地就医直接结算累计1122万人次，医疗总费用145.33亿元，减少患者垫付资金106.09亿元。

提高便民程度　积极推进医疗保障经办政务服务事项全程网办，提升服务效能，实现居民医保参保登记、参保信息变更等8项高频事项跨省通办，涉及关系转移接续等6项事项疆内通办。2023年，共完成互联网线上业务214万笔，深入推进“一件事一次办”，其中“出生一件事”办理1.61万笔、“企业开办一件事”办理6.44万笔，进一步提升为民服务效率。

【群众共享医保改革成果明显】 *医保支付方式改革推进有力*　稳妥有序推进医保支付方式改革，实施DRG支付的统筹地区、医疗机构、病种和医保基金覆盖率分别达到100%、85.57%、80.40%、83.63%，质控通过率达99.13%，入组率达到99%以上，提前1年完成统筹地区全覆盖目标。2023年举办全区DRG/DIP支付方式改革培训班12期，21000余人次参加培训，覆盖各级医保部门和医疗机构。医保支付方式改革促进医疗机构内部管理更加规范，医保基金绩效不断提升，患者个人负担有所下降，医保、医疗、医药协同发展和治理成效初步显现。昌吉州实现DRG付费医疗机构有110家，覆盖率100%，基金占比94%，提前完成三年行动计划。阿克苏地区发布DIP付费中医优势病种14个、基层病种20个，不断健全DIP付费体系。伊犁州、哈密市将中医适宜技术门诊治疗纳入按病种付费，促进当地中医药传承创新发展。

落实兵地医疗保障融合发展　积极协调新疆生产建设兵团医保部门在手机App上建立“兵地通办”专区，方便兵地群众查询、办理相关业务。2023年，自治区互认兵团定点医药机构1176家，兵团互认自治区定点医药机构2295家。

积极拓展信息化应用　积极推进“两结合三赋能”工作，完善数据基础制度，丰富应用场景，加快需求响应。自医保信息平台试运行以来，已持续稳定运行900余天，2023年结算医保1.38亿笔、结算医疗费660.3亿元，减少患者垫付资金351.3亿元，报销比例达53.2%。积极推进医保电子凭证(医保码)全流程深化应用，加快医保移动支付应用，电子处方流转进一步扩围。2023年，医保码激活人数超过1790万人，占全区总人数的87%，医保码结算率达42.5%；克拉玛依市、喀什市、伊

犁州医保码激活率均在92%以上。医保信息平台接入定点医疗机构2700余家，接入定点药店6000余家；实现定点医药机构移动支付联调通过国家局验收346家。电子处方流转应用已在14个地区上线，正式接入的定点医疗机构370家、定点零售药店890家。喀什市、昌吉州电子处方流转应用在全区各地州市排名靠前。

重要活动

1. **召开自治区医疗保障工作电视电话会议。**2月16日，2023年自治区医保工作会议在乌鲁木齐市召开，会议总结2022年和近五年医疗保障工作，全面部署2023年工作。

2. **召开新疆DRG/DIP支付方式改革会议。**3月23日至24日，新疆DRG/DIP支付方式改革会议在喀什市召开。会议旨在建立管用高效的医保支付机制，搭建自治区DRG/DIP支付方式改革交流平台，推进医保支付方式改革向纵深发展。会议以“线上+线下”方式举行，上海、广东、四川等省市和疆内各级医保部门、医疗机构代表等共400余人参加会议。

3. **召开部分医疗机构提升药品耗材网采率专项治理工作会议。**4月24日，为扎实开展医疗机构网采工作专项治理，切实提升医疗机构药品耗材网采率，自治区医保局组织召开部分医疗机构提升药品耗材网采率专项治理工作会议。通过此次专项会议，明确要求医疗机构要突出网采重点工作，紧盯当前存在的突出问题，提出有针对性的解决方案，确保各项任务落地见效。

4. **召开全区打击欺诈骗保专项整治工作会议。**6月5日，自治区医疗保障局、自治区人民检察院、公安厅、财政厅、卫生健康委联合召开2023年全区打击欺诈骗保专项整治工作会议。会议回顾总结2022年基金监管工作，分析研判当前基金监管面临的新形势、新挑战和新要求，部署2023年基金监管重点工作任务。

5. **召开全区医疗保障工作视频调度会。**7月28日，自治区医保局召开全区医疗保障工作视频调度会，总结上半年工作，分析形势，部署下半年重点任务。

6. **召开国家医保基金飞行检查自治区启动会。**9月1日，2023年度国家医疗保障基金飞行检查新疆维吾尔自治区启动会在喀什地区召开。会上采取“双随机、一公开”形式，现场确定了2023年度国家医保基金飞行检查喀什地区被检医药机构名单。

7. **召开自治区医保五级经办服务体系现场推进会。**10月16日，自治区医疗保障五级经办服务体系现场推进会在库车市召开。会议旨在进一步完善经办服务体系，织密织牢服务网络，提升全区经办管理服务可及性、便捷性和规范性，打通服务群众“最后一公里”。

典型案例

案例一：新疆医疗服务项目价格调整坚持“总量控制、结构调整”

医疗服务价格关系公立医疗机构和医疗卫生事业的高质量发展，也是广大医护人员和人民群众最关心最直接最现实的利益问题。按照国家医保局“着重体现医疗技术劳务价值，重点关注急诊、特级护理、重症监护、抢救、病理检查等类别，及时降低设备物耗为主的检查治疗价格”的部署，自治区开展了2023年度动态调整工作，有升有降对352项医疗服务项目价格进行了调整。

【主要做法】 协同相关部门，开展调价评估　会同自治区卫生健康委等相关部门，严格按照评估指标，对自治区上年度二级及以上公立医疗机构医疗服务收入、二级及以上医疗机构上年度卫技人员工资涨幅等指标进行了评估，符合触发标准的，按程序启动调价工作；超过约束标准的，原则上不安排价格动态调整。经评估，自治区和新疆生产建设兵团2023年度可以实施医疗服务价格动态调整。

协同医疗机构，筛选调价项目　根据医疗机构申报项目，优先将技术劳务占比高、成本和价格严重偏离的医疗服务项目纳入调价范围，同时关注不同类型、不同等级医疗机构的功能定位、服务能力和运行特点，兼顾收入结构特殊的专科医疗机构和基层医疗机构。平衡好调价节奏和项目选择，防止出现部分应调整的项目长期得不到调整、部分项目过度调整的情况。最终确定年度医疗服务价格项目调整352项，其中拟下调检查类项目59项，拟上调项目293项。

协同历年数据，测算调价空间 按照历史基数加合理增长的方式，综合考量医疗机构收支逆差额、检查类项目降价金额，以及医疗服务收入与居民消费价格指数涨幅挂钩的增加金额确定调价空间。2023年度医疗机构收支逆差额为0，检查类项目降价金额5.68亿元，医疗服务收入与居民消费价格指数涨幅挂钩的增加金额2.12亿元，医疗服务价格动态调整可用增量为7.8亿元。

协同学科发展，统筹平衡总量 按照"三个60%"原则，支持技术劳务占比60%以上、历史价格偏低、医疗供给不足的儿科和中医等薄弱学科项目优先调整，推动理顺比价关系。此次检查类项目调减20%；诊察类项目调增50%，护理类项目调增50%，病理类项目调增25%，临床诊疗类项目调增15%，中医及民族医类项目调增45%。

协同相关主体，进行风险评估 兼顾医院、患者和医保，确保群众负担总体稳定、医保基金可承受、公立医疗机构健康发展可持续。可增加医保基金支付金额为1.16亿元，在医保基金可支付范围内。此次动态调整在价格调整总量范围内突出重点、有升有降，未额外增加患者负担。调整项目不包括腹膜透析以及主要依靠设备、气体、各种光等进行治疗或手术的项目，不会对特殊敏感群体产生影响。

【主要成效】 *调价趋势基本符合动态调整预期* 涉及动态调整的352项医疗服务项目落地实施后，与上年同期相比，全区各级医疗机构收入同比增加近4亿元，增幅为35.2%。其中，一级医疗机构收入16448.30万元，同比增幅66.64%；二级医疗机构收入60094.91万元，同比增幅33.41%；三级医疗机构收入78175.94万元，同比增幅31.34%。一级医疗机构收入增幅最大。

医疗服务价格结构更趋合理 以三级医疗机构为例，普通门诊诊察费由4元调增至6元，医务人员技术劳务价值得到了肯定。同时，大型设备检查价格有所下降，如磁共振平扫（场强＜3.0T）由468元降至374元，群众就医负担进一步减轻。

形成良好的改革氛围 本次动态调整是2017年以来首次大规模调整医疗服务项目价格，进一步理顺了医疗服务比价关系，优化了医疗资源配置，为下一步建立规范有序的价格分类形成机制、常态化制度化动态调整医疗服务项目价格奠定了良好的基础。

案例二：乌鲁木齐市常态化制度化推进集采

乌鲁木齐市医保局聚焦群众就医购药的急难愁盼问题，牵头开展了新疆中部联盟地区药品和医用耗材集中招采工作。2023年，中部联盟医用耗材及检验试剂议价采购已完成，区域内实现同域同价；36951个医用耗材产品中选，中选价格平均降幅达34.21%，中选的检验试剂价格平均降幅达31.46%，改革任务成效突出，进一步降低了联盟地区药耗价格，减轻了群众医药负担。

【主要做法】 *以协同推进为发力点，增强工作联动力* 一是明确工作职责，加强日常联动。按照"牵头组织，共同商议"的原则，乌鲁木齐市医疗保障局牵头昌吉州、哈密市、吐鲁番市、兵团第六师等9个中部区域开展联盟采购。中部联盟集中采购办公室设在乌鲁木齐市，负责组织协调联盟各地州相关事项，联盟地区各司其职、各负其责，加强日常交流互动，持续强化信息互通，联合开展药品和医用耗材集中采购工作。二是组织专题研究，确保步调一致。定期召开专题会议研究招采工作中的重大事项，加强规则制定和目录范围遴选等事项的交流，共同推动联盟区域内工作有序开展。2023年组织召开联席会议5次，专家论证会2次，明确了2023年药耗及试剂议价采购文件、目录遴选规则、竞争性磋商遴选第三方服务等相关事项，同时共同组织专家推选了议价采购目录。

以关键环节为切入口，严把联盟采购关 一是认真分析结算数据，形成议价备选目录。中部联盟集中采购办公室负责提取联盟地区2021—2022年的药品（耗材）结算数据，同步进行数据分析处理，形成2023年新疆中部联盟地区药品、医用耗材、检验试剂议价备选目录，由中部联盟监督组按照《2023年中部联盟地区议价采购目录专家抽取规则》，在中部联盟专家库中随机抽取专家进行2023年中部联盟地区议价采购目录的推选及采购文件的论证。二是严格确定采购方式，规范遴选第三方机构。按照自治区医保局以及乌鲁木齐市财政局关于资金使用的工作要求，通过政府公开采购竞争性磋商方式购买第三方代理服务，中选单位重庆药品交易所承担集中采购实施过程中的各项事务服务和技术支持服务，协助开展中部联盟集采工作。三是强化培训沟通力度，及时答疑服务企业。中部联盟各成员单位同时发布项目公告，即时召开项目线上答疑会，进行申报流程讲解和疑问解答。药品议价采购工作开展期间，通过电话、钉钉群、QQ群等咨询渠道解答申报企业咨询3500余件次，议价采购工作平稳有序推进，全程无投诉。针对共性耗材、检验试剂问题，分别开展了医用耗材线上答疑会、检验试剂线上答疑会，通过多渠道的咨询方式，解答申报企业咨询9500余件次，企业认可率高。

以安全可靠为总开关，全力织密信息网 中部联盟药品、医用耗材及检验试剂议价采购项目均为线上议价，根据议价采购文件的报价及入围规则自动生成拟中选品种，企业报价后自动加密，议价平台解密开启全程直播，做到线上议价各个环节操作均保留痕迹、线上议价全程加密。同时，将价格纠偏品种、未达到降幅要求的竞争不充分品种、企业价格申诉品种等特殊情况纳入专家议价环节。参与专家议价环节的专家由中部联盟监督组从中部联盟专家库1782名专家中分地域、分专业、分医疗机构等级抽取，分为多个议价小组，在监督人员的全流程监督下开展全封闭的专家议价工作，确保现场议价全域封闭。

以健全机制为责任田，绷紧风险思想弦 坚持早发现、早预警、早处置，力求把风险消灭在萌芽状态和早期阶段。一是通过建立风险防范机制，组织专题会议，梳理中部联盟议价采购工作进度和风险防范措施，做好事前风险预判。二是建立中部联盟联席会议制度，研究解决议价采购中存在的细则问题，查堵工作中的漏洞，提高多元化处置化解风险工作落实力，提升风险防范水平，确保整体工作在有效的风险防范机制中运行，做好事中风险规避。三是邀请自治区及乌鲁木齐市招标采购领域的专家及纪检监察工作人员组成中部联盟仲裁组、监督组，对采购工作实施开展中存在异议、发生争议的事项作出判断，对争议的事实作出裁决；对药品、医用耗材、检验试剂集中采购工作进行监督，及时受理、处理相关检举和投诉，做好事后风险裁决。中部联盟议价项目开展过程中，全程无投诉。

【主要成效】 *平均降幅大* 中部联盟药品议价采购共计704家企业1629个产品中选，中选率74.35%，中选品种平均降幅为13.77%，是继新疆北部联盟药品议价平均降幅6.9%、南部联盟7.6%之后，在全疆范围内药品议价降幅最高的一次。检验试剂方面，此次议价的为凝血类检验试剂，42家企业的270个产品中选，价格平均降幅达31.46%。其中，降幅最高的产品为凝血类产品的校准品，降幅达到83%。

中选品种多 中部联盟议价成功品种涵盖广，药品包含了化学药品、中成药、生物制品等多个品类；医用耗材除了已经在中部联盟地区使用的品种外，还有740家企业的29600个从未在中部联盟地区使用过的产品中选，不仅提高了自治区医用耗材的挂网率，还让临床使用有了更多的选择。

覆盖范围广 中部联盟的中选品种数量较南部、北部联盟的中选品种丰富，可充分满足中

部联盟9个地区(师市)860.75万群众、1757家定点医疗机构的用药需求。采购结果执行后,能够确保降价实惠让利于民,让越来越多的群众享受到医保改革红利,不断增强人民群众的获得感和幸福感。

案例三:伊犁州推进跨省异地就医直接结算工作落地实施

2023年,伊犁州医保局主动服务和适应医保改革大势,从业务经办、信息支撑、办理流程、就医管理等环节入手,全力推进跨省异地就医直接结算政策落地落细。

【主要做法】 强化组织领导 一是党政领导高度重视,将跨省异地就医直接结算纳入自治州2023年民生实事项目清单,分管领导定期听取汇报并提出明确要求。二是健全工作专班。伊犁州医保局将异地就医直接结算列入年度重点工作任务,成立以局党组主要领导为组长,分管领导为副组长,各处(中心)、各县市医保局负责人为成员的工作专班,细化工作方案,明确进度流程。三是州县联动推进。建立州医保局领导干部联系县市制度,定期调度工作进展,按月统计分析情况。县市形成了党政分管领导主抓、医保部门组织实施、相关部门联动推进的工作格局。

强化经办服务 一是优化备案流程。严格落实异地就医备案政策,开通“承诺制”办理。异地长期居住人员登记备案后,可在就医地多次就诊并享受跨省异地就医直接结算服务。二是拓展备案渠道。依托国家、自治区医保App、小程序、微信公众号等实现线上办、掌上办,做到备案登记“零跑腿”“不见面”。参保地州、县(市)、乡镇(街道)、村(社区)医保经办服务站点均提供线下办理。住院、门诊异地备案实现同步开通,48小时内异地备案审核工作完成。三是开展精准服务。精准分析人员流动趋势和去向,对政府组织的异地务工人员,由管理主体统一进行跨省异地就医备案登记。向自治区先行预付4800万元异地就医周转金,确保异地就医备案人员能直接结算。

强化信息支撑 伊犁州医保局主动对接自治区医保局及软件服务商,按照统一接口标准规范,持续推进定点医药机构接口改造适配工作。开展跨省异地就医直接结算软件的开通升级、测试验证等工作,实现医保电子凭证(医保码)直接结算,极大方便了跨省异地就医患者。

强化政策宣传 一是强化政策培训。采取以会带训、现场操作、经验交流等多种方式,对450名医保经办人员和医疗机构结算人员进行集中培训。二是拓宽宣传覆盖面。按照实用、通俗、易懂、简明的原则,在州、县市政府网站、医疗保障微信公众号宣传异地就医直接结算政策和办理流程。在机关和企事业单位、定点医药机构、村(社区)张贴宣传海报,利用定点医药机构电子屏滚动播出医保政策。通过周一升国旗、农牧民夜校等基层宣传载体,开展宣讲活动,提升群众知晓率。三是延伸宣传触角。州、县市医保经办机构公布咨询服务电话12部,设置四级经办服务站点1537个;定点医疗机构设置医保服务窗口202个,方便参保人员进行电话备案和业务咨询。

【主要成效】 减轻群众就医负担 异地就医直接结算政策实施以来,伊犁州异地就医门诊结算人次和结算费用均呈增长趋势。参保人无须垫付医保基金统筹报销部分,极大减轻参保人就医负担。2023年,伊犁州异地就医直接结算34.21万人次,减少个人垫付资金8.7亿元;其他省市在伊犁跨省异地就医直接结算6.05万人次,减少个人垫付资金3543.27万元,有效解决了跨省异地就医人员垫资、跑腿问题。

完善医保经办模式 异地就医费用从以往回参保地手工报销改变为就医地院端直接结算,在减轻参保人垫资负担的同时,也减少了医保经办人员的工作量。医保经办从大量手工报销转移到为参保人提供高度精准的线上线下医保备案服务,让异地就医参保群众有了更多获得感、幸福感。2023年,伊犁州异地就医备案人数为4.83万人,较2022年增加255.91%。

强化医疗保障功能 伊犁州针对异地就医直

接结算，投入能力提升资金706.03万元，建立四级经办服务网点1537个，打通了医保服务“最后一公里”。

案例四：塔城地区额敏县防范因病致贫返贫监测工作取得成效

2023年，塔城地区额敏县医保部门坚决贯彻中央的决策部署，按照过渡期内保持主要帮扶政策稳定的要求，分类优化医保帮扶政策，探索建立长效机制，稳定实现困难群众基本医疗有保障，坚决守牢不发生因病规模性返贫的底线，分类资助参保更加精准。农村低收入人口和脱贫人口基本医保基本实现了应保尽保。

【主要做法】 加大宣传力度，提高医疗救助政策群众知晓率　县医保局借助多方平台，通过宣传单、宣传栏、微信群、融媒体及公众号等多种方式，积极开展医保惠民政策宣传。注重宣传效果，采用群众喜闻乐见的方式，运用群众身边的实例，用事实说话，让医保待遇、医疗救助政策看得见、摸得着，真正让人民群众切身感受到实惠和保障。2023年，县医保局抽调业务骨干，由局领导带队分四个组下乡开展入户走访排查，打通服务群众“最后一公里”。四个小组分别在8月和10月两次下村入户，重点从救助范围、救助方式、救助标准、救助程序等方面宣传解读医保政策，共摸排走访17个乡（镇）场、167个村队、15个社区，召开医疗救助现场培训会28次、座谈会20次。2023年按照调取的数据信息共摸排146户，其中存在救助意向的有66人，通过严格审核，符合依申请救助的有254人次，救助金额共计157余万元。通过走访摸排和培训，进一步提升基层医保业务能力，提高了群众对医保政策的知晓率，解决了困难群体的实际困难。

建立健全动态监测机制，动态监测潜在因病致贫困难群体　依托低收入人口监测平台，做好因病致贫风险监测，开展因病致贫和因病返贫双预警，重点监测经基本医保、大病保险保障后，个人年度医疗费用负担仍然较重的低保边缘对象和农村易返贫致贫人口，做到及时预警，并定期推送至相关部门核查，将符合医疗救助条件的人员及时纳入救助范围。加强医疗保障、民政、乡村振兴等部门之间信息系统互联互通、共享共用、动态更新，协同做好风险研判和处置，对符合特困（孤儿）、低保的医疗救助人员及时给予相应待遇。

【主要成效】 积极落实资助参保政策，强化医疗救助托底保障功能　2023年，县医保局对特困（孤儿）人员全额资助，对低保对象、农村易返贫致贫人员定额资助，减轻困难群众负担，确保困难群体全员参保。2023年度资助20137人，资助金额643.65万元。对于低保、特困、三类监测户低收入群体，大病保险报销比例倾斜性提高5%，0～5万元为65%，5万～10万元为70%，10万元以上为75%，报销起付线从一般人员13789.5元降低6894.75元。2023年医疗救助6780人次，救助金额610.03万元。其中，“一单式”救助5659人次，救助金额345.30万元。2023年，县医保局资助困难群体参保和救助困难群体共计26917人次，支付救助金额1253.68万元。

加强高额医疗费用动态监测工作　对特困（孤儿）人员、低保对象、农村易返贫致贫人口、因病致贫重病患者等人员，开展高额医疗费用全覆盖监测，对于符合救助标准的及时予以救助。截至2023年12月，共筛查个人自付费用（政策范围内）大于等于2000元的3805人次，已救助25人，救助金额22.45万元。其中，“一单式”救助（低保户）82人次，救助金额11.36万元，依申请救助190人次（住院125人次、门诊慢特病65人次），救助金额76.6万元。

案例五：阿勒泰地区优化医保支付管理，深化支付方式改革

阿勒泰地区医保局自启动按疾病诊断相关分组付费改革以来，坚持深化改革和精细管理双轮驱动，强化“抓扩面、建机制、打基础、推协同”四大重点工作，创新长效体制机制，保障群众获得优质医药服务，减轻看病经济负担，构建医保基金安全

得保障、参保人员得实惠、医疗机构得发展的三方共赢局面，以制度建设夯实支付方式改革“底座”。

【主要做法】 以“1+N”政策夯实改革“底座” 以《阿勒泰地区医疗保险基金按疾病诊断相关分组（DRG）付费三年行动计划实施方案》为核心，不断丰富完善付费制度体系，印发DRG付费模式下的预算管理、目录管理、病例评审、监督管理、绩效考核全过程的管理制度，构建了具有地方特色的“1+N”DRG改革制度体系，确保改革工作在制度框架下顺利推进。

以“双控管理”引导有序竞争 明确区域总额预算管理，不再对纳入DRG付费医疗机构单设具体总控额度，充分尊重医疗机构发展的自主权，促进区域医疗资源合理配置。对基础病组中容易出现低标准入院的DRG病组，纳入目标总控组的病组清单，并设定区域权重控制总量，病组总权重超出后重新测算调低支付权重，从而更好地规范医疗机构行为。以“双控管理”促进规范医疗行为，有效遏制了不断攀升的轻症无序住院势头。

以“浮动费率”确保基金可控 结合DRG传统费率法和点数法的优点，实行区域总额预算下的DRG浮动费率机制，年初费率作为指导，年底根据实际发生服务量和预算再次进行修正和分配，避免固定费率带来的明确预期和年底超支问题，引导医疗机构按照诊疗规范因病施治，实现费用控制和质量保障双向平衡。

以“调整系数”实行差异管理 充分考虑医疗机构级别、功能定位、技术能力等差异化因素，在实施改革的前3年增加“医疗机构系数”这一核心要素，拓宽DRG付费改革的延展性，为后期与医疗机构协商谈判、中医医疗机构启动改革、推行同城同病同价等筑牢基础。

以“基础病组”促进分级诊疗 有机结合历史数据和现实需求，选择临床路径基本统一、入组标准明确、治疗难度较低的9个病种病组，设置相同的医疗机构系数，推行“同城同病同价”，并逐步扩大范围，引导医疗资源有序下沉，推动分级诊疗，提高医保基金使用绩效。

以“争议处理”推动改革协同 在DRG付费工作流程、付费标准等方面，加强与医疗机构协商谈判，妥善处理争议问题。对确因收治危重症、急抢救、合理使用新药新技术等造成病例费用与病组付费标准有较大差异的，通过特例单议等方式予以合理补偿，充分调动医疗机构积极性。

以“协议管理”规范医疗行为 制定付费监管考核与评价工作实施方案，围绕数据质量、医疗服务能力、医疗行为、医疗质量、资源效率、费用控制和患者满意度7个方面，设置26个指标进行考核评价，考核结果与年终清算、服务协议续签、信用建设等挂钩，推动两定机构为参保人员提供优质高效服务。

【主要成效】 按照“顶层设计、模拟运行、实际付费”的整体部署和具体要求，围绕“4+4+4+4”工作任务，阿勒泰地区提前实现了改革第二年计划目标。2023年2月，阿勒泰地区作为新开展改革地州代表自治区迎接国家医保局检查评估，被给予“满分”评价。截至2023年12月，参与DRG改革的二级及以上医疗机构住院费用同比降低17.16%，平均住院日同比降低0.21%，例均费用及平均住院日均为近3年以来的最低值。

案例六：克拉玛依市全面推进医保移动支付

2023年，克拉玛依市委、市政府把全面推进医保移动支付确定为医保重点工作之一，同时将推广应用“互联网医院+医保移动支付”纳入2023年十件民生实事项目。市医保局以全面推进医保移动支付为抓手，深化医保信息平台便民服务应用，在建立医保便民服务生态，增强医保服务多样性，打造智慧、便民、普及医保服务上取得了新突破、新成效。

【主要做法】 坚持顶层设计是医保移动支付推广应用的前提 第一，在医保移动支付的概念上进行统一。克拉玛依市医保部门选择符合条件的零售药店开通“互联网药店+医保移动支付”，包括医保统筹基金报销、个人账户、个人自费，并对各级定点医药机构的医保电子凭证(医保码)扫码结算全覆盖、定点医疗机构的“互联网+医保移动支付”全覆盖、二级以上公立定点医疗机构的“互联网医院+医保移动支付”全覆盖。第二，在医保移动支付的操作上进行统一。打造了克拉玛依医保“1+3”微信公众服务平台，即1个政策宣传平台，外加移动支付、经办服务、信息查询3大功能。所有定点医药机构在克拉玛依医保移动支付功能栏下都可以实现医保码、“互联网+医保移动支付”和“互联网医院(药店)+医保移动支付”应用，从而统一宣传口径，打通便民捷径。

坚持全面推进是医保移动支付推广应用的基础　一是明确工作任务。2023年2月，召开全市医保移动支付工作推进会，下发《克拉玛依市推广应用医保移动支付工作方案》，明确了工作目标、进度安排和考核指标。之后，又组织了多场座谈会、调研会、调度会、约谈会、现场会，起到了提高认识、统一思想、营造氛围的作用，为推进工作奠定了坚实基础。二是开展调查研究。深入各区50多家定点医药机构开展蹲点调研，撰写了《定点零售药店医保电子凭证应用情况的调研报告》，确定了先外后内、由小到大的工作方法，制定了以零售药店为突破、以重点人群为标尺的工作原则。通过改变定点医药机构的结算方式、转变参保人就医购药的结算习惯，提高医保码激活率和医保移动支付结算率，为参保人提供方便快捷的医疗和医保服务。三是完善工作制度。制订了《克拉玛依市医保电子凭证精准激活工作方案》，明确了工作原则、任务和措施。印发《克拉玛依市医保电子凭证精准激活规范》，统一激活方式和点对点激活规范。同时，印发《关于加强医保电子凭证推广应用工作的通知》，提出了在职人员和20岁至60岁人员的医保电子凭证全部激活、20岁以下人员的医保电子凭证应激活尽激活、退休和60岁以上人员的医保电子凭证能激活就激活的目标。四是加大宣传力度。向全市发出倡议书，以“关注克拉玛依医保、激活医保电子凭证、使用医保移动支付、体验医保便民服务”为宣传核心，通过各类媒体向参保人员广泛宣传。先后在各级定点医药机构以及4个区、明园、准东等地开展多场医保移动支付工作专题宣讲会。五是发布线上教程。在克拉玛依医保微信公众号发布“医保电子凭证激活”“医保亲情账号绑定”“医保电子凭证结算”“互联网医院医保移动支付结算”“互联网零售药店医保移动支付结算”视频教程，通过视频的形式，直观生动地帮助群众理解、运用医保移动支付功能。六是拓展应用场景。举行了14家零售药店“互联网零售药店+医保移动支付”开通仪式。这是克拉玛依市继“互联网医院+医保移动支付”上线应用之后，医疗保障高质量发展的又一个里程碑，是全疆首批上线的互联网零售药店，标志着克拉玛依市医保为民办实事迈上了一个新台阶。“互联网零售药店+医保移动支付”开通后，参保人可以通过“克拉玛依医保”微信公众号点击“移动支付”进入互联网药店，体验线上购药结算及药品配送到家的便捷服务。七是开展竞赛活动。以“科技赋能、医保便民、守护民生”为主题，先后组织开展了“国大杯”医保移动支付宣传案例竞赛和“友好杯”医保移动支付竞赛，进一步提升参保群众对移动支付的知晓率。

坚持技术支持是医保移动支付推广应用的关键　首先，在数据分析上，对全市未激活医保电子凭证的人群和医保结算人员按年龄段分别统计，把20岁到60岁的人群作为重点突破口，采取精准推广应用策略，提高医保电子凭证的激活率和医保移动支付的结算率。其次，在系统对接上，多次召开技术研讨会，按照《新疆医疗信息保障平台医保移动支付中心两定机构接口规范V2.1.0》《医药机构医保移动支付接入申请操作指南》《国家医保服务平台单位网厅操作指南》等技术规范的要求制订方案，推进“互联网+医保移动支付”项目建设。最后，在技术改造上，积极协调医药机构和第三方技术机构，解决首次就诊和医保结算须扫码两次的问题。通过对现有系统接口进行改造，全市社区卫生服务中心、民营医疗机构以及新特连锁零售药店全部由二次扫码升级为一次扫码。

坚持考核督导是医保移动支付推广应用的保障　一是把推广应用医保移动支付确定为各级医保部门和定点医药机构年度绩效考核的重要内容,科学评价,组织开展自查自评,提升应用效果。二是通过数据统计分析测算,结合本市实际,按照不同行政区域、不同机构类别动态调整医保移动支付结算率考核指标,并按照定性和定量考核相结合的方法开展评价。三是在协同办公平台和医保移动支付工作群,每周公布全市医保电子凭证激活率数据和排名,每月公布全市定点医药机构医保移动支付结算率数据和排名。

【主要成效】 医保电子凭证激活率逐步提高　2023年,全市参保人员383558人,医保电子凭证激活339261人,激活率88.45%,激活率比上年增长了22.17%。

医保移动支付满意率跨步提升　2023年,通过"克拉玛依医保"公众号面向广大市民开展了为期20天的医保移动支付满意率问卷调查活动,现已有2万多人参与。问卷结果显示,群众的知晓率达到了67.94%,支持率达到了68.32%,满意率达到了96.49%。

案例七:哈密市着力提升医保服务水平

2023年,哈密市医保局紧盯医保经办高频事项和参保人员关注的难点问题,制定《哈密医保服务二十五项便民惠民措施》,全力打造"微笑服务马上就办"医保服务品牌,采取网上办、预约办、延时办等方式,畅通咨询服务热线,全面推行周末、节假日轮班制,确保医保服务不间断、不打烊,持续推进医疗保障领域"放管服"改革,切实为全市各族参保群众提供更加便捷、高效、优质的医保经办服务。

【主要做法】 持续推进医保服务提质增效　在《哈密市医疗保障经办政务服务事项清单和办事指南》的基础上,哈密市医保部门对28项医保经办政务服务事项的办理材料、办理环节、办理流程、办理时限进行优化调整,制定出台《哈密市医疗保障经办政务服务办事指南(2023版)》及《哈密市医疗保障经办政务服务事项清单(2023版)》,以进一步规范医保服务方式,优化医保服务流程,提升医保服务效能。

促进医保经办示范窗口建设　哈密市各级医保经办机构推行"综合柜员制",落实首问负责制、一次性告知制度、限时办结制度,在经办大厅醒目位置摆放办事指南、一次性告知书、经办流程图;设置"老年人窗口"、"跨省通办"窗口;推广使用网厅和手机App办理医保业务,引导参保群众网上办、"掌上办",为实现"一件事一次办""最多跑一次"的改革目标提供制度保障。

扎实推动医保服务纵向延伸　为进一步完善经办管理和公共服务体系,积极打通医保服务基层"最后一公里",哈密市医保部门制定出台《关于印发〈哈密市"15分钟医保服务圈"实施方案〉的通知》,遴选全市45个乡镇(街道)、65个社区、87个村、12家银行网点和220家定点零售药店,设立基层医保便民服务站(点)和帮办代办服务站点,将参保登记、信息查询、职工个人账户家庭共济、异地就医备案、医保电子凭证激活等30项高频事项有序下沉。

强化医保经办队伍建设　为全面提升医保经办管理服务能力,营造"比、学、赶、超"的学习氛围,树立新时代医保经办队伍新形象,市医保局制订《2023—2024年度哈密市医保经办系统练兵比武活动实施方案》,联合融媒体中心以直播的方式成功举办全市医疗保障系统"岗位练兵优服务,业务比武强规范"练兵比武大赛,努力培养一批"提笔能写、开口能说、问策能对、遇事能办"的高素质专业化医保干部队伍。

全力做好民生热线咨询服务　哈密市医保部门及时回应群众通过12345便民服务热线、医保咨询服务热线、新疆政务服务咨询平台等途径反映的在参保缴费、刷卡结算、异地就医等方面的困难诉求,在业务范围内为群众提供力所能及的帮助,确保医保服务不断档。严格按照12345便民服务热线管理规范，做到接诉即办，动态更新医保政策知识库。2023年，动态维护12345便民热线知识库300余条，办理群众诉求150余人次，群众满意率100%。

【主要成效】 2023年，哈密市医保局依托医保服务平台网厅，实现异地就医人员备案、医保电子凭证申领、生育保险备案等11项高频事项网上办理，切实提高网办率。通过一体化在线政务服务平台认领发布42项医保业务子项，规范维护事项要素，网上可办率达到82%；14项医保业务事项实现"跨省通办"，28项医保业务事项实现全流程网上办。哈密市医保部门把便民服务做优、把服务事项落实、把民生实事办细，为参保群众提供更加优质、高效、便捷的医保服务。

新疆生产建设兵团

工作综述

2023年，新疆生产建设兵团医疗保障系统不断完善医保制度体系，提高医保基金监管水平，落实药品与医用耗材集中招采，深化医保支付方式改革，提升医保公共服务质效。截至2023年底，新疆生产建设兵团基本医疗保险参保273.94万人，其中职工参保156.40万人，居民参保117.54万人。基本医疗保险（含生育保险）统筹基金总收入76.03亿元，总支出58.16亿元，累计结存81.27亿元。其中，职工基本医疗保险（含生育保险）统筹基金总收入62.68亿元，总支出47.41亿元，累计结存60.21亿元。城乡居民基本医疗保险基金总收入13.36亿元，总支出10.75亿元，累计结存21.06亿元。

【完善医保制度体系】 实现职工基本医保兵团级统筹　自2023年1月1日起，建立分级负责、责任共担的兵团职工基本医疗保险调剂金制度，稳步提高职工医保基金统筹层次，更好地发挥互助共济功能，各师市上解2023年调剂金2.37亿元。

实施职工医保门诊共济保障制度　2023年全兵团职工医保普通门诊统筹累计结算538万人次，统筹基金支付6亿元，政策范围内实际报销比例58.15%，有效减轻兵团职工门诊医疗费用负担。

健全重特大疾病医疗保险和救助制度　进一步健全完善防范化解因病返贫致贫长效机制，明确对因疫因病陷入困境无法缴纳居民医保费的人群给予临时性资助参保，帮助其度过阶段性困难。2023年，资助困难群众参保31704人，资助金额976.97万元；实施医疗救助85608人次，支出医疗救助基金3862万元。

持续做好长期护理保险试点　持续深化长期护理保险制度改革试点，第八师石河子市作为国家首批试点单位，自2017年7月长期护理保险试点以来，累计享受待遇人数7000余人，基金支付1.2亿元，有效解决了失能人员护理保障问题。

拓展门诊慢特病保障范围　将慢性心力衰竭、青光眼纳入门诊慢特病保障范围，门诊慢特病总数达到39种，切实满足参保患者就医用药需求。

【医保基金监管】 完善举报奖励细则　2023年3月28日，兵团医疗保障局、财政局印发《兵团违法违规使用医疗保障基金举报奖励实施细则》，扩大举报奖励范围，规范奖励程序，将奖励金额上限由10万元提升至20万元。

加大医保基金监管力度　扎实推进全覆盖监督检查和医保领域打击欺诈骗保专项整治，兵团范围内医保基金飞行检查覆盖全部统筹区。全覆盖检查兵团4151家定点医药机构，追回违规资金8483.95万元，暂停协议185家，解除协议10家，行政处罚7家，曝光典型案件236起。

强化智能监管应用水平　2023年，全兵团通过智能监控系统累计事前提醒违规9.1万次、提醒违规金额2846万元，事中预警2.8万次、预警违规金额2920万元，事后审核疑点数据7.85条，查处违规数据1.1万条，追回金额319万元。

【落实药品与医用耗材集中招采】 贯彻落实国家和省际联盟药品、医用耗材集采，全年累计开展集中带量采购药品23批（1137种）、高值医用耗材16批（19类），提前完成“十四五”规划目标。药品和高值医用耗材平均降价50%、80%，累计节省医疗费用16.41亿元。兵团招采系统数据总质控率达95%以上，阳光挂网实际采购金额达24.73亿元，同比增长89.94%。

【深化医保支付方式改革】 2023年，新疆生产建设兵团符合条件的医疗机构全部实施DRG实际付费，三级、二级、一级医疗机构职工住院次均费用分别为13315元、8164元、2462元，同比分别下降1.89%、6.44%、2.84%，次均住院床日8.6天，同比减少0.5天；居民住院次均费用分别为10903元、6395元、1949元，同比分别下降1.86%、6.11%、0.83%，次均住院床日8.8天，同比减少1.2天，医保支付方式改革成效显著。

【提升医保公共服务质效】 提升异地就医直接结算水平 持续拓宽异地就医备案渠道，简化办事流程。全年异地就医直接结算113.59万人次，同比增长45%；异地就医医疗费用20亿元，同比增长33%；异地就医直接结算率99%。

延伸医保经办服务网络 依托连队、社区、银行网点等开展医保就近办，打造"15分钟医保服务圈"。10项高频医保经办业务可在252个银行网点办理，60个社区和连队可办理医保基本业务，588个连队卫生室可提供医保结算服务。

重要活动

1. **召开2023年医疗保障工作会议。** 2月8日，采用视频会议的方式召开新疆生产建设兵团医疗保障工作会议，深入学习贯彻党的二十大精神，全面落实兵团第八次党代会和兵团党委八届四次全委扩大会议、全国医疗保障工作会议精神，系统总结2022年兵团医疗保障工作，分析研判形势，部署2023年重点工作任务。

2. **开展打击欺诈骗保集中宣传月活动。** 4月，围绕"安全规范用基金 守好人民'看病钱'"的活动主题，开展医保基金监管宣传月活动，开展宣传活动527场次，悬挂宣传横幅1300余条，张贴海报1.5万余张，发放宣传单36万余张，主流媒体刊登宣传稿154篇，曝光典型案件84起。

3. **召开新疆生产建设兵团医疗保障系统党风廉政建设和反腐败工作会议。** 5月22日，采用视频的方式召开2023年兵团医疗保障系统党风廉政建设和反腐败工作会议，总结兵团医疗保障系统2022年全面从严治党、党风廉政建设和反腐败工作，研判反腐败斗争形势，部署2023年重点工作任务。

典型案例

案例一：第二师铁门关市数据赋能助力医保经办服务提速

第二师铁门关市医疗保障局深入开展"我为群众办实事"实践活动，扎实推进"医银合作"模式、打造"15分钟医保服务圈"，拓展经办事项方便办、就近办，极大提高了参保群众医保办事效率，职工群众医保获得感、幸福感、安全感持续提升。

【规范医保经办服务方便办】 第二师铁门关市医疗保障局以制度完善为主线，坚持长效机制建设，按照"一窗通办""最多跑一次"服务要求，制定完善《医保经办服务流程》《医疗保障经办管理服务评价》等经办服务制度，建立健全首问负责制、AB岗工作制、帮办代办制、一次告知制等12项工作制度，通过规范医保经办行为，健全医保经办人员考核机制，并将职工群众的评价结果作为个人及窗口年度考核评优的重要指标。

【促进医保经办服务畅通办】 持续简化流程，聚焦门诊慢特病人群，持续优化门诊慢特病、居民"两病"认定流程、时限，门诊大病采取随报随认定方式，门诊慢性病申报认定权限下放至师市所有二级以上定点医院，居民"两病"待遇资格认定权限下放至团场医院，职工群众享受待遇更加便捷。2023年申报门诊慢特病待遇0.49万人次，结算21.19万人次，基金支付9463.95万元；居民"两病"备案1.58万人次，结算0.21万人次，基金支付6.0万元。

【开展医保经办服务就近办】 全力打造"15分钟医保服务圈"，扎实推进"医银合作"模式，借助农行铁门关兵团分行服务网点布局优、渠道广的服务优势，将个人参保信息查询、参保缴费信息查询、就医记录信息查询等高频医保服务事项延伸至银行服务网点，通过银行设置的超级柜台机直接办理和帮办引办，推进医保经办服务便利化。在大力推广“线上线下办”的基础上，着重在居民较多的社区和偏远社区增设服务窗口、配备自助查询机，扩展医保服务就近办范围，加快了“15分钟医保服务圈”建设。截至2023年底，二师铁门关市辖区已有18个银行服务网点、40余台超级柜台机和29个代办点办理医保相关服务，可覆盖职工群众20万余人。

【推动医保经办服务下沉办】 医疗保障工作最核心的内容就是服务群众。在充分调研的基础上，按照充分授权原则，将医保服务事项关口前移、服务下沉、重心下移；将参保登记缴费、信息查询、医疗救助申报、激活医保电子凭证等高频次服务事项全部下沉，积极协调连队、社区两委发挥一线基层服务职工群众作用，在连队社区专门设立服务窗口，进一步方便群众查询及办理基本医保经办业务，让百姓少跑腿甚至不跑腿就可以享受到最完善的医疗保障服务。在4个社区和较远较大社区、连队等9个单位开通经办服务并设有专（兼）职经办人员。实现“登记、缴费不出连（社区）”“报销、救助不离团镇”，推动医保服务就近办，有效促进医保各项惠民政策落地落实。

【推进医保服务暖心办】 认真贯彻落实国家异地就医直接结算政策，关注异地就医人员备案，配备专人、设置专门窗口，随时引导和解答参保群众异地就医过程中的问题，引导参保人员异地就医备案网上办、“掌上办”，力争1日办结、办结时限不超过2个工作日，让患者省心又方便，最大限度让职工群众少跑腿。全年跨省异地就医直接结算18.97万人次，减少群众垫付资金10969.93万元。开设重点人群绿色通道、特殊群体窗口，开展“适老化”贴心服务，专门在医保服务大厅功能区配备了花镜、急救药箱、轮椅等便民服务设备，为参保职工特别是老年群体提供更加贴心的医保服务，不断提升群众满意度。在做好政策宣传的同时，师市医疗保障局进一步开展服务上门工作，针对行动不便、没有智能手机的特殊人群，利用新设备、开通亲情账户等方式激活个人医保电子凭证，进一步打通服务群众“最后一公里”，做到群众办事“零距离”。

案例二：第五师双河市推进“急诊联网”提质增效

为切实减轻参保人员急诊医疗费用负担，2023年12月1日，兵团医疗保障局联合财政局、卫生健康委员会发布《关于做好兵团基本医疗保险参保人员急诊医疗费用保障工作的通知》，确保参保人员在急诊就医时能够得到及时有效的医疗救治和费用保障。第五师双河市医疗保障局自启动“急诊联网”工作以来，充分发挥经办机构作用，从聚焦制度、提升速度、拓宽广度三个方面加强经办服务能力，有效解决参保人急诊费用个人负担重、与普通门诊统筹政策不衔接等痛点、难点问题。截至2023年底，第五师统筹区内所有定点医疗机构均实现急诊费用联网直接结算，满足了参保人员的急诊费用联网结算报销需求。

【主要做法】 坚持以“制”先行，突出高标准规划建设 第五师双河市医疗保障局在对以往急诊医疗费用手工零星报销模式进行分析的基础上，广泛调研参保单位、参保群众、医疗机构，经反复研讨和流程模拟明确工作思路。一是急诊病情分级。根据《国家卫生计生委办公厅关于印发需要紧急救治的急危重伤病标准及诊疗规范的通知》的相关规定，将急诊病情分为1级濒危病人、2级危重病人、3级急症病人、4级非急症病人，为统筹区内定点医疗机构急诊医疗费用的支付提供了明确的分级依据。二是费用支付政策。对于1级和2级病情的参保人员，急诊医疗费用按照同级定点医疗机构住院支付比例支付，起付标准降低至住院起付标准的10%，并纳入年度支付限额管理。三是结算方式优化。参保人员在医保定点医疗机构发生的急诊费用，可以通过医保码或社会保障卡直接结算。对于异地急诊未联网的急诊费用，允许回参保地手工报销。四是部门协同合作。第五师双河市医疗保障局、卫生健康委员会和定点医疗机构充分沟通协作，按照职能分工，规范定点医疗机构急诊服务，完善医保结算管理，确保政策的顺利实施。

坚持以“速”增效，突出高质量管理服务　抓服务，提高效能引导率。为方便群众第一时间享受急诊报销政策，保证系统功能完善、快捷好用，第五师双河市医疗保障局派出骨干人员，对测试系统不断进行调试完善。抓效率，提高联网速率。2023年12月2日，第一笔急诊医疗费用在第五师辖区内正式联网报销。具备上线运行条件后，通过门户网站、微信公众号、印制政策汇编和发放宣传折页等方式，全面解读医保政策，引导群众积极参保、理性就医、依法合规享受待遇。仅12月一个月，急诊联网结算133人次，医保基金支出3.9万元，政策范围内报销比例达56.8%。

坚持以“优”服务，突出高水准排忧解难　第五师双河市医疗保障局着眼于优化医疗保障服务，提升服务质效，确保每一位参保人员都能享受到高效便捷的急诊医疗费用保障服务。一是广泛宣传普及。通过多种渠道和形式，包括社区宣讲、医疗机构现场指导、网络平台宣传等，广泛宣传急诊费用保障政策，提高政策的知晓率和覆盖面。二是精准对接需求。针对不同群体、不同地区的参保人员，提供个性化的服务和指导。特别是对于老年人、残疾人、偏远地区居民等特殊群体，开展专项服务，确保他们能够无障碍享受到急诊医疗费用保障。三是强化培训指导。对定点医疗机构的医务人员和医保经办人员进行专项培训，提高他们对急诊费用保障政策的理解和执行能力，确保在实际操作中能够准确、高效地为参保人员提供服务。四是优化服务流程。持续优化急诊费用报销流程，简化手续，减少参保人员在报销过程中的等待时间，提高报销效率。五是建立反馈机制。设立急诊费用保障服务热线和意见箱，及时收集参保人员的意见和建议，对存在的问题进行快速响应和处理，不断提升服务质量和参保人员满意度。

【主要成效】 提高急诊救治效率　通过优化急诊费用支付政策和结算流程，参保人员在急诊就医时的经济负担得到显著减轻，急诊救治效率和医疗服务质量得到提升。

提升参保人员满意度　参保人员在急诊时能够得到更加及时和有效的救治，无需担心费用问题，大大提升了医疗服务的可及性和满意度，政策的实施得到了社会的广泛认可和好评。

强化医保基金监管　联网结算全流程记录，信息数据实时传送至医保信息平台，医疗保障部门能够更加精准地监管医保费用支出，有效防范了医疗资源的浪费，确保了医保基金的合理使用和可持续发展。

促进政策宣传和普及　通过多渠道的政策宣传和解读，提高参保人员对急诊费用保障政策的知晓度，增强群众的健康意识。

案例三：第六师五家渠市优化协商谈判机制

第六师五家渠市医疗保障事业管理中心着力探索协商谈判机制，促进医保与医疗机构的协同治理。通过建立健全谈判协商机制，与定点医疗机构平等沟通，针对不同疾病、不同医疗机构服务特点，确定了按项目付费、按疾病诊断相关分组(DRG)付费等多元复合式医保支付方式相结合的协议管理模式。

【主要做法】 协商谈判确定支付方式　分析各定点医疗机构服务人群、服务范围、服务内容、服务水平等情况，基于平等、公开和共赢的原则，经充分协商谈判，为各定点医疗机构“量身定制”支付方式。一是为提升参保人员享受待遇的便利性，对各定点医疗机构门诊服务实行按项目付费；二是深入开展总额控制下的DRG支付方式改革，将统筹区内符合条件的住院医疗机构全部纳入DRG付费范围；三是考虑乌鲁木齐市和昌吉市距离第六师五家渠市较近、医疗资源较为丰富、参保人员前往乌昌地区就医人数较多的特殊情况，将乌鲁木齐市、昌吉市18家二级、三级定点医疗机构确定为异地协议定点医疗机构，经协商谈判确定按总额控制方式付费，成为兵团唯一将异地定点医疗机构纳入总控管理的统筹区；四是对1家主要治疗精神类疾病的综合性医院采用均次定额与单病种付费相结合的付费方式，实现一般疾病患者按均次定额付费、精神类疾病患者按单病种付费。

协商谈判确定预算分配方案 为确保预算分配方案公平、合理、科学、可行，首先确定总体支出规模。按照“以收定支、收支平衡、略有结余”原则，以历年结算数据为基础，综合考虑收入预算、医保基金支出增长、重大政策调整等因素，科学编制年度医保基金总体支出预算，科学测算分配方案。基于年度支出预算，充分考虑门诊结算、异地就医、生育结算等支出规模，确定师市住院基金支出规模，充分开展协商谈判。根据级别、类型将医疗机构分为2～3组，就预算分配方案与医疗机构进行分组谈判，促进定点医疗机构之间的公平竞争。为确保协商谈判有结果、执行有效果，在谈判时做到坦诚交底，将年度基金收入预算情况和异地就医、门诊慢特病等基金支出预算情况等毫无保留地向定点医疗机构交底，坦诚告知各定点医疗机构预算分配原则，争取医疗机构的理解和支持、自觉主动控制费用。

加强运行情况监测与风险预警 按季度做好基金运行情况分析，充分掌握各定点医疗机构预算总额执行情况。一方面，对基金支出增长较快、存在超支风险的定点医疗机构及时做好风险预警；另一方面，及时向定点医疗机构反馈师市医保基金支出总体情况，通过充分沟通引导，进一步提升定点医疗机构控费管理精细化水平，防范化解预算总额超支风险。

建立预算总额动态调整机制 在坚持医保基金“以收定支、收支平衡、略有结余”原则的基础上，对定点医疗机构预算总额实行动态调整，年终清算时充分考虑政策调整、疾病暴发等可能造成基金支出发生重大变动的客观因素，对年初确定的预算总额指标进行适度调整，确保特殊情况下医疗机构不因预算总额指标问题影响救治患者。

建立争议处理机制 为促进经办机构与医疗机构平等合作，第六师五家渠市医疗保障事业管理中心根据公平公正、客观合理、多方参与、及时处理的原则，持续完善争议处理机制，对于协议执行过程中存在的争议问题，报行政部门并积极引入第三方专业技术力量支持，组织相关专家集体论证，并与医疗机构进行充分协商谈判，确定科学、合理、双方可接受的争议解决方案，切实保障医保协议管理质量。

【主要成效】 截至2023年底，与第六师五家渠市医疗保障事业管理中心签订医疗服务协议的定点医疗机构共82家，其中统筹区内定点医疗机构64家，统筹区外异地定点医疗机构18家。协商谈判机制充分调动医疗机构配合医保改革的积极性，促进医疗机构服务效率进一步提升，形成良性互动、共治共享、便民为民的高质量发展新格局。

案例四：第十一师提升医疗救助服务

第十一师地处乌鲁木齐市，参保人员较为分散，居住范围较广。第十一师社会保险事业管理中心（以下简称“师社保中心”）通过“十一师社保”微信公众号，加强政策宣传力度，建立面向困难群众的政策宣传工作机制，致力解决困难群众在就医用药过程中的痛点难点问题，助力困难群众办事“无障碍、更轻松”，努力打造暖心医保、舒心服务。

【主要做法】 *加强宣传推广* 针对困难群众对线上的政策宣传不能及时收悉的情况，师社保中心设计制作便民服务联系卡，卡面右上角印有医疗保险标志，正面印有服务事项，背面印有社保中心医保大厅、待遇支付、监督举报电话，让群众知道哪项业务该找哪个部门处理，能直接点对点、人对人地电话联系到工作人员，进行政策咨询。

提升保障质量 一是常态化开展优质服务。师社保中心组建帮办代办志愿者队伍，对来办理业务的困难群众提供一对一、面对面的政策咨询服务，完成现场咨询、政策解读、整理材料、打印复印等全程服务，为群众提供“一站式”办结服务，确

保事事有跟进、件件有落实。二是统筹业务骨干力量。师社保中心针对困难群众全覆盖开展医疗救助政策宣传，梳理各企业、社区、退休人员管理机构等方面的困难群众信息，对特困人员、孤儿、低保对象、返贫致贫人口等进行整理汇总，联合十一师民政部门召开民政救助联席会议。三是组建宣传专班。师社保中心在转变工作思路上动脑筋，在完善工作措施上下功夫，通过实地调研、召开宣传会，撰写印发了500份医疗救助政策问答宣传单和500份倾斜救助政策问答宣传单，宣传单上印制了社保中心各部门电话，通过现场发放联系卡、上门宣传政策等方式，保证困难群众人手一张政策宣传单，能够第一时间打电话点对点解决医保问题。四是就近办。师社保中心依托参保群众聚居的社区离退休办公室（以下简称“退办”）设立社保所，履行医保服务义务，积极开展业务咨询、帮办代办、上门办理等便民服务，并且及时受理因病致贫重病患者的书面申请材料，将汇总后的书面申请材料报送退办民主评议小组。民主评议小组负责组织对上述人员书面申请材料的审核确认，并将审核通过的因病致贫重病患者信息及时报送至师民政局。

【主要成效】 打通服务群众“最后一公里” 第十一师在社区退办建立社保所，实现医保服务直接下沉到基层站点。2023年，医保服务站点在“家门口”为群众办理参保登记、查询打印及政策咨询等各类医保服务事项1500余件，极大地方便了参保居民，实现了群众大事少跑腿、小事不跑腿。

搭建救助困难群众“新桥梁” 2023年，第十一师医疗救助待遇享受1444人次，医疗救助基金支出48万元，及时减轻了困难群众的重特大疾病医疗费用负担。师社保中心还利用医保大数据平台，每月将经基本医保、大病保险支付后个人年度累计负担的医疗费用超过各统筹区居民上年度人均可支配收入50%的参保人员信息推送至师民政部门，实行一对一精准识别，将符合条件的群众及时确定为救助对象，全力提升救助水平。

创建服务群众“新模式” 通过调研走访、政策宣传，主动了解群众所思、所想、所需、所盼，将被动服务变成主动办理，针对群众反映的医保经办中的问题，设立意见箱，开通投诉举报电话，即时核查反馈，提升整体服务质量，为群众提供方便优质的医保服务。

案例五：第十三师新星市深入落实医药集采

第十三师新星市医疗保障局推动国家及各省际联盟各批次集采结果落地实施，有力减轻参保群众用药负担，促进医药行业健康发展，推动公立医疗机构改革，更好保障人民群众病有所医。

【主要做法】 全面强化药品耗材集采规范管理 一是将中选药品耗材的采购和使用情况纳入医疗机构医保服务协议内容，明确医疗机构未按要求落实药品耗材采购政策的处理办法，促进定点医疗机构履约尽责，确保集采政策严密有序落实落地。二是扎实推动药品耗材阳光采购，每月提取医疗机构药品耗材网上采购及医保结算数据，定期通报药品和高值耗材网采率，督促医疗机构落实药品耗材阳光挂网采购，切实提升工作成效。

落实专项预付和结余留用激励机制 一是严格执行药品耗材集采30%专项预付机制，按照每批次集采药品耗材的采购周期拨付预付金，专款专用，降低企业交易成本，减轻医疗机构回款压力，保障了集采产品落地惠民。认真督促相关医疗机构，根据临床需求，按照采购周期完成约定采购量，依据采购协议及时结清货款。二是充分发挥集采药品结余留用激励作用，成立专项工作小组，扎实开展药品结余留用考核、测算及发放工作，共计拨付结余留用资金283.73万元，进一步提升医疗机构和医务人员参与集采的积极性，促进了医疗机构规范管理临床用药，有效降低参保患者就医负担。

不断夯实医疗机构主体责任 一是督促医疗机构加强院内集采管理，充分发挥医疗保障信息平台作用，重点监测网采率、中选产品采购进度、不及时确认收货、不及时签订三方协议等情况，对存在问题的医疗机构函询约谈，并要求及时整改，情节严重的给予通报批评。2023年共约谈医疗机构7次。二是推动医共体实现药品耗材统一采购、联动管理，集采药品单独建账支付，30天100%回款；定期前往配送企业调研，对存在的问题予以协调解决，切实保障偏远团场及时配送。三是认真组织开展培训，要求医疗机构严格执行集采政策，按时完成集采任务，引导医护人员优先使用中选产品，加强对医生的指导和监督，进一步规范临床用药行为。2023年共组织开展政策宣传8场次，涉及医护人员470人次。

切实提升生产、配送企业供应能力　定期统计未配送失效订单，采取电话提醒和现场谈话形式，对配送企业进行约谈。每月要求医疗机构对集采执行不到位的产品进行汇总，形成台账上报，医保部门及时处理相关问题，确保集采项目按时完成。2023年处理未及时响应订单15起、产品问题43个，约谈生产、配送企业22家，切实督促企业加大仓储备货，保障师市药品供应。

【主要成效】　2023年，第十三师新星市高值医用耗材网采率198.49%，药品网采率191.16%；拨付预付金27批473.78万元，返还预付金16批385.85万元；累计落地执行集采药品23批（1137种）、高值医用耗材16批（19类），平均降价幅度分别达50%、80%，参保群众充分享受医保改革红利。

法规政策、重要文件

一、法律法规

中华人民共和国国务院令

第765号

《社会保险经办条例》已经2023年7月21日国务院第11次常务会议通过，现予公布，自2023年12月1日起施行。

总理　李强

2023年8月16日

社会保险经办条例

第一章　总则

第一条　为了规范社会保险经办，优化社会保险服务，保障社会保险基金安全，维护用人单位和个人的合法权益，促进社会公平，根据《中华人民共和国社会保险法》，制定本条例。

第二条　经办基本养老保险、基本医疗保险、工伤保险、失业保险、生育保险等国家规定的社会保险，适用本条例。

第三条　社会保险经办工作坚持中国共产党的领导，坚持以人民为中心，遵循合法、便民、及时、公开、安全的原则。

第四条　国务院人力资源社会保障行政部门主管全国基本养老保险、工伤保险、失业保险等社会保险经办工作。国务院医疗保障行政部门主管全国基本医疗保险、生育保险等社会保险经办工作。

县级以上地方人民政府人力资源社会保障行政部门按照统筹层次主管基本养老保险、工伤保险、失业保险等社会保险经办工作。县级以上地方人民政府医疗保障行政部门按照统筹层次主管基本医疗保险、生育保险等社会保险经办工作。

第五条　国务院人力资源社会保障行政部门、医疗保障行政部门以及其他有关部门按照各自职责，密切配合、相互协作，共同做好社会保险经办工作。

县级以上地方人民政府应当加强对本行政区域社会保险经办工作的领导，加强社会保险经办能力建设，为社会保险经办工作提供保障。

第二章　社会保险登记和关系转移

第六条　用人单位在登记管理机关办理登记时同步办理社会保险登记。

个人申请办理社会保险登记，以公民身份号码作为社会保障号码，取得社会保障卡和医保电子凭证。社会保险经办机构应当自收到申请之日起10个工作日内办理完毕。

第七条　社会保障卡是个人参加基本养老保险、基本医疗保险、工伤保险、失业保险、生育保险等社会保险和享受各项社会保险待遇的凭证，包括实体社会保障卡和电子社会保障卡。

医保电子凭证是个人参加基本医疗保险、生育保险等社会保险和享受基本医疗保险、生育保险等社会保险待遇的凭证。

第八条　登记管理机关应当将用人单位设立、变更、注销登记的信息与社会保险经办机构共享，公安、民政、卫生健康、司法行政等部门应当将个人的出生、死亡以及户口登记、迁移、注销等信息与社会保险经办机构共享。

第九条　用人单位的性质、银行账户、用工等参保信息发生变化，以及个人参保信息发生变化的，用人单位和个人应当及时告知社会保险经办机构。社会保险经办机构应当对用人单位和个人提供的参保信息与共享信息进行比对核实。

第十条 用人单位和个人申请变更、注销社会保险登记，社会保险经办机构应当自收到申请之日起10个工作日内办理完毕。用人单位注销社会保险登记的，应当先结清欠缴的社会保险费、滞纳金、罚款。

第十一条 社会保险经办机构应当及时、完整、准确记录下列信息：

（一）社会保险登记情况；

（二）社会保险费缴纳情况；

（三）社会保险待遇享受情况；

（四）个人账户情况；

（五）与社会保险经办相关的其他情况。

第十二条 参加职工基本养老保险的个人跨统筹地区就业，其职工基本养老保险关系随同转移。

参加职工基本养老保险的个人在机关事业单位与企业等不同性质用人单位之间流动就业，其职工基本养老保险关系随同转移。

参加城乡居民基本养老保险且未享受待遇的个人跨统筹地区迁移户籍，其城乡居民基本养老保险关系可以随同转移。

第十三条 参加职工基本医疗保险的个人跨统筹地区就业，其职工基本医疗保险关系随同转移。

参加城乡居民基本医疗保险的个人跨统筹地区迁移户籍或者变动经常居住地，其城乡居民基本医疗保险关系可以按照规定随同转移。

职工基本医疗保险与城乡居民基本医疗保险之间的关系转移，按照规定执行。

第十四条 参加失业保险的个人跨统筹地区就业，其失业保险关系随同转移。

第十五条 参加工伤保险、生育保险的个人跨统筹地区就业，在新就业地参加工伤保险、生育保险。

第十六条 用人单位和个人办理社会保险关系转移接续手续的，社会保险经办机构应当在规定时限内办理完毕，并将结果告知用人单位和个人，或者提供办理情况查询服务。

第十七条 军事机关和社会保险经办机构，按照各自职责办理军人保险与社会保险关系转移接续手续。

社会保险经办机构应当为军人保险与社会保险关系转移接续手续办理优先提供服务。

第三章 社会保险待遇核定和支付

第十八条 用人单位和个人应当按照国家规定，向社会保险经办机构提出领取基本养老金的申请。社会保险经办机构应当自收到申请之日起20个工作日内办理完毕。

第十九条 参加职工基本养老保险的个人死亡或者失业人员在领取失业保险金期间死亡，其遗属可以依法向社会保险经办机构申领丧葬补助金和抚恤金。社会保险经办机构应当及时核实有关情况，按照规定核定并发放丧葬补助金和抚恤金。

第二十条 个人医疗费用、生育医疗费用中应当由基本医疗保险（含生育保险）基金支付的部分，由社会保险经办机构审核后与医疗机构、药品经营单位直接结算。

因特殊情况个人申请手工报销，应当向社会保险经办机构提供医疗机构、药品经营单位的收费票据、费用清单、诊断证明、病历资料。社会保险经办机构应当对收费票据、费用清单、诊断证明、病历资料进行审核，并自收到申请之日起30个工作日内办理完毕。

参加生育保险的个人申领生育津贴，应当向社会保险经办机构提供病历资料。社会保险经办机构应当对病历资料进行审核，并自收到申请之日起10个工作日内办理完毕。

第二十一条 工伤职工及其用人单位依法申请劳动能力鉴定、辅助器具配置确认、停工留薪期延长确认、工伤旧伤复发确认，应当向社会保险经办机构提供诊断证明、病历资料。

第二十二条 个人治疗工伤的医疗费用、康复费用、安装配置辅助器具费用中应当由工伤保险基金支付的部分，由社会保险经办机构审核后与医疗机构、辅助器具配置机构直接结算。

因特殊情况用人单位或者个人申请手工报销，应当向社会保险经办机构提供医疗机构、辅助器具配置机构的收费票据、费用清单、诊断证明、病历资料。社会保险经办机构应当对收费票据、费用清单、诊断证明、病历资料进行审核，并自收到申请之日起20个工作日内办理完毕。

第二十三条 人力资源社会保障行政部门、医疗保障行政部门应当按照各自职责建立健全异地就医医疗费用结算制度。社会保险经办机构应当做好异地就医医疗费用结算工作。

第二十四条 个人申领失业保险金，社会保险经办机构应当自收到申请之日起10个工作日内办理完毕。

个人在领取失业保险金期间，社会保险经办机构应当从失业保险基金中支付其应当缴纳的基本医疗保险（含生育保险）费。

个人申领职业培训等补贴，应当提供职业资格证书或者职业技能等级证书。社会保险经办机构应当对职业资格证书或者职业技能等级证书进行审核，并自收到申请之日起10个工作日内办理完毕。

第二十五条 个人出现国家规定的停止享受社会保险待遇的情形，用人单位、待遇享受人员或者其亲属应当自相关情形发生之日起20个工作日内告知社会保险经办机构。社会保险经办机构核实后应当停止发放相应的社会保险待遇。

第二十六条 社会保险经办机构应当通过信息比对、自助认证等方式，核验社会保险待遇享受资格。通过信息比对、自助认证等方式无法确认社会保险待遇享受资格的，社会保险经办机构可以委托用人单位或者第三方机构进行核实。

对涉嫌丧失社会保险待遇享受资格后继续享受待遇的，社会保险经办机构应当调查核实。经调查确认不符合社会保险待遇享受资格的，停止发放待遇。

第四章 社会保险经办服务和管理

第二十七条 社会保险经办机构应当依托社会保险公共服务平台、医疗保障信息平台等实现跨部门、跨统筹地区社会保险经办。

第二十八条 社会保险经办机构应当推动社会保险经办事项与相关政务服务事项协同办理。社会保险经办窗口应当进驻政务服务中心，为用人单位和个人提供一站式服务。

人力资源社会保障行政部门、医疗保障行政部门应当强化社会保险经办服务能力，实现省、市、县、乡镇（街道）、村（社区）全覆盖。

第二十九条 用人单位和个人办理社会保险事务，可以通过政府网站、移动终端、自助终端等服务渠道办理，也可以到社会保险经办窗口现场办理。

第三十条 社会保险经办机构应当加强无障碍环境建设，提供无障碍信息交流，完善无障碍服务设施设备，采用授权代办、上门服务等方式，为老年人、残疾人等特殊群体提供便利。

第三十一条 用人单位和个人办理社会保险事务，社会保险经办机构要求其提供身份证件以外的其他证明材料的，应当有法律、法规和国务院决定依据。

第三十二条 社会保险经办机构免费向用人单位和个人提供查询核对社会保险缴费和享受社会保险待遇记录、社会保险咨询等相关服务。

第三十三条 社会保险经办机构应当根据经办工作需要，与符合条件的机构协商签订服务协议，规范社会保险服务行为。人力资源社会保障行政部门、医疗保障行政部门应当加强对服务协议订立、履行等情况的监督。

第三十四条 医疗保障行政部门所属的社会保险经办机构应当改进基金支付和结算服务，加强服务协议管理，建立健全集体协商谈判机制。

第三十五条 社会保险经办机构应当妥善保管社会保险经办信息，确保信息完整、准确和安全。

第三十六条 社会保险经办机构应当建立健全业务、财务、安全和风险管理等内部控制制度。

社会保险经办机构应当定期对内部控制制度的制定、执行情况进行检查、评估，对发现的问题进行整改。

第三十七条 社会保险经办机构应当明确岗

位权责，对重点业务、高风险业务分级审核。

第三十八条 社会保险经办机构应当加强信息系统应用管理，健全信息核验机制，记录业务经办过程。

第三十九条 社会保险经办机构具体编制下一年度社会保险基金预算草案，报本级人力资源社会保障行政部门、医疗保障行政部门审核汇总。社会保险基金收入预算草案由社会保险经办机构会同社会保险费征收机构具体编制。

第四十条 社会保险经办机构设立社会保险基金支出户，用于接受财政专户拨入基金、支付基金支出款项、上解上级经办机构基金、下拨下级经办机构基金等。

第四十一条 社会保险经办机构应当按照国家统一的会计制度对社会保险基金进行会计核算、对账。

第四十二条 社会保险经办机构应当核查下列事项：

（一）社会保险登记和待遇享受等情况；

（二）社会保险服务机构履行服务协议、执行费用结算项目和标准情况；

（三）法律、法规规定的其他事项。

第四十三条 社会保险经办机构发现社会保险服务机构违反服务协议的，可以督促其履行服务协议，按照服务协议约定暂停或者不予拨付费用、追回违规费用、中止相关责任人员或者所在部门涉及社会保险基金使用的社会保险服务，直至解除服务协议；社会保险服务机构及其相关责任人员有权进行陈述、申辩。

第四十四条 社会保险经办机构发现用人单位、个人、社会保险服务机构违反社会保险法律、法规、规章的，应当责令改正。对拒不改正或者依法应当由人力资源社会保障行政部门、医疗保障行政部门处理的，及时移交人力资源社会保障行政部门、医疗保障行政部门处理。

第四十五条 国务院人力资源社会保障行政部门、医疗保障行政部门会同有关部门建立社会保险信用管理制度，明确社会保险领域严重失信主体名单认定标准。

社会保险经办机构应当如实记录用人单位、个人和社会保险服务机构及其工作人员违反社会保险法律、法规行为等失信行为。

第四十六条 个人多享受社会保险待遇的，由社会保险经办机构责令退回；难以一次性退回的，可以签订还款协议分期退回，也可以从其后续享受的社会保险待遇或者个人账户余额中抵扣。

第五章 社会保险经办监督

第四十七条 人力资源社会保障行政部门、医疗保障行政部门按照各自职责对社会保险经办机构下列事项进行监督检查：

（一）社会保险法律、法规、规章执行情况；

（二）社会保险登记、待遇支付等经办情况；

（三）社会保险基金管理情况；

（四）与社会保险服务机构签订服务协议和服务协议履行情况；

（五）法律、法规规定的其他事项。

财政部门、审计机关按照各自职责，依法对社会保险经办机构的相关工作实施监督。

第四十八条 人力资源社会保障行政部门、医疗保障行政部门应当按照各自职责加强对社会保险服务机构、用人单位和个人遵守社会保险法律、法规、规章情况的监督检查。社会保险服务机构、用人单位和个人应当配合，如实提供与社会保险有关的资料，不得拒绝检查或者谎报、瞒报。

人力资源社会保障行政部门、医疗保障行政部门发现社会保险服务机构、用人单位违反社会保险法律、法规、规章的，应当按照各自职责提出处理意见，督促整改，并可以约谈相关负责人。

第四十九条 人力资源社会保障行政部门、医疗保障行政部门、社会保险经办机构及其工作人员依法保护用人单位和个人的信息，不得以任何形式泄露。

第五十条 人力资源社会保障行政部门、医疗保障行政部门应当畅通监督渠道，鼓励和支持社会各方面对社会保险经办进行监督。

社会保险经办机构应当定期向社会公布参加

社会保险情况以及社会保险基金的收入、支出、结余和收益情况，听取用人单位和个人的意见建议，接受社会监督。

工会、企业代表组织应当及时反映用人单位和个人对社会保险经办的意见建议。

第五十一条 任何组织和个人有权对违反社会保险法律、法规、规章的行为进行举报、投诉。

人力资源社会保障行政部门、医疗保障行政部门对收到的有关社会保险的举报、投诉，应当依法进行处理。

第五十二条 用人单位和个人认为社会保险经办机构在社会保险经办工作中侵害其社会保险权益的，可以依法申请行政复议或者提起行政诉讼。

第六章 法律责任

第五十三条 社会保险经办机构及其工作人员有下列行为之一的，由人力资源社会保障行政部门、医疗保障行政部门按照各自职责责令改正；给社会保险基金、用人单位或者个人造成损失的，依法承担赔偿责任；对负有责任的领导人员和直接责任人员依法给予处分：

（一）未履行社会保险法定职责的；

（二）违反规定要求提供证明材料的；

（三）克扣或者拒不按时支付社会保险待遇的；

（四）丢失或者篡改缴费记录、享受社会保险待遇记录等社会保险数据、个人权益记录的；

（五）违反社会保险经办内部控制制度的。

第五十四条 人力资源社会保障行政部门、医疗保障行政部门、社会保险经办机构及其工作人员泄露用人单位和个人信息的，对负有责任的领导人员和直接责任人员依法给予处分；给用人单位或者个人造成损失的，依法承担赔偿责任。

第五十五条 以欺诈、伪造证明材料或者其他手段骗取社会保险基金支出的，由人力资源社会保障行政部门、医疗保障行政部门按照各自职责责令退回，处骗取金额2倍以上5倍以下的罚款；属于定点医药机构的，责令其暂停相关责任部门6个月以上1年以下涉及社会保险基金使用的社会保险服务，直至由社会保险经办机构解除服务协议；属于其他社会保险服务机构的，由社会保险经办机构解除服务协议。对负有责任的领导人员和直接责任人员，有执业资格的，由有关主管部门依法吊销其执业资格。

第五十六条 隐匿、转移、侵占、挪用社会保险基金或者违规投资运营的，由人力资源社会保障行政部门、医疗保障行政部门、财政部门、审计机关按照各自职责责令追回；有违法所得的，没收违法所得；对负有责任的领导人员和直接责任人员依法给予处分。

第五十七条 社会保险服务机构拒绝人力资源社会保障行政部门、医疗保障行政部门监督检查或者谎报、瞒报有关情况的，由人力资源社会保障行政部门、医疗保障行政部门按照各自职责责令改正，并可以约谈有关负责人；拒不改正的，处1万元以上5万元以下的罚款。

第五十八条 公职人员在社会保险经办工作中滥用职权、玩忽职守、徇私舞弊的，依法给予处分。

第五十九条 违反本条例规定，构成违反治安管理行为的，依法给予治安管理处罚；构成犯罪的，依法追究刑事责任。

第七章 附则

第六十条 本条例所称社会保险经办机构，是指人力资源社会保障行政部门所属的经办基本养老保险、工伤保险、失业保险等社会保险的机构和医疗保障行政部门所属的经办基本医疗保险、生育保险等社会保险的机构。

第六十一条 本条例所称社会保险服务机构，是指与社会保险经办机构签订服务协议，提供社会保险服务的医疗机构、药品经营单位、辅助器具配置机构、失业保险委托培训机构等机构。

第六十二条 社会保障卡加载金融功能，有条件的地方可以扩大社会保障卡的应用范围，提升民生服务效能。医保电子凭证可以根据需要，加载相关服务功能。

第六十三条 本条例自2023年12月1日起施行。

二、中共中央、国务院文件

中共中央办公厅　国务院办公厅印发《关于进一步完善医疗卫生服务体系的意见》

近日，中共中央办公厅、国务院办公厅印发了《关于进一步完善医疗卫生服务体系的意见》，并发出通知，要求各地区各部门结合实际认真贯彻落实。

《关于进一步完善医疗卫生服务体系的意见》全文如下。

为深入贯彻党中央关于实施健康中国战略的决策部署，推动全面建立中国特色优质高效的医疗卫生服务体系，为人民群众提供全方位全周期健康服务，现提出如下意见。

一、总体要求

（一）指导思想。以习近平新时代中国特色社会主义思想为指导，深入贯彻党的二十大精神，把保障人民健康放在优先发展的战略位置，贯彻新时代党的卫生与健康工作方针，总结新冠疫情防控经验，坚持以人民健康为中心，坚持预防为主，坚持医疗卫生事业公益性，推动医疗卫生发展方式转向更加注重内涵式发展、服务模式转向更加注重系统连续、管理手段转向更加注重科学化治理，促进优质医疗资源扩容和区域均衡布局，建设中国特色优质高效的医疗卫生服务体系，不断增强人民群众获得感、幸福感、安全感。

（二）工作目标。到2025年，医疗卫生服务体系进一步健全，资源配置和服务均衡性逐步提高，重大疾病防控、救治和应急处置能力明显增强，中西医发展更加协调，有序就医和诊疗体系建设取得积极成效。到2035年，形成与基本实现社会主义现代化相适应，体系完整、分工明确、功能互补、连续协同、运行高效、富有韧性的整合型医疗卫生服务体系，医疗卫生服务公平性、可及性和优质服务供给能力明显增强，促进人民群众健康水平显著提升。

二、优化资源配置，加强人才队伍建设，推进能力现代化

（一）提升卫生健康人才能力。发展壮大医疗卫生队伍，把工作重点放在农村和社区。加大基层、边远地区和紧缺专业人才培养扶持力度，缩小城乡、地区、专业之间人才配置差距。推进农村卫生人才定向培养，落实执业医师服务基层制度，鼓励医师到基层、边远地区、医疗资源稀缺地区和其他有需求的医疗机构多点执业。激励乡村医生参加学历教育、考取执业（助理）医师资格，推进助理全科医生培训。加强公共卫生、全科、儿科、重症医学、呼吸、精神科、传染病、老年医学等领域急需紧缺专业人才培养培训，完善公共卫生与临床医学复合型人才培养机制。继续加强全科专业住院医师规范化培训，实施全科医生转岗培训，扩大全科医生队伍。加强医教协同，落实毕业后教育和继续教育，完善住院医师规范化培训制度。实施医学高层次人才计划，培养一批领军人才。实施中医药特色人才培养工程。

（二）提高公共卫生服务能力。健全公共卫生体系，加强专业公共卫生机构和医院、基层医疗卫生机构的公共卫生科室标准化建设。完善各类专业公共卫生机构人员配备标准，加强疾病预防控制能力和队伍建设。构建资源联动、统一质控、信息共享的公共卫生实验室检测网络，提升检验检测能力。健全监测预警体系，提高重大疫情早发现能力。加强重大疫情防控救治体系和应急能力建设，建立健全分级、分层、分流的重大疫情救治机制。完善公共卫生应急管理体系，分级分类组建公共卫生应急队伍。制定医疗卫生机构公共卫

生责任清单，明确各类医疗机构公共卫生人员岗位职责和配备要求，并纳入绩效考核内容。健全公共卫生医师制度，探索赋予公共卫生医师处方权。探索建立基层军医到地方急救机构执业培训机制。

（三）强化城乡基层医疗卫生服务网底。加强乡镇卫生院和社区卫生服务中心规范化建设，发展社区医院，健全临床科室设置和设备配备。强化常见病多发病诊治、公共卫生、健康管理和中医药服务能力，提升传染病筛查、防治水平，加强重大慢性病健康管理，开展居民心理健康指导，增强乡镇卫生院二级及以下常规手术等医疗服务能力。根据人口分布情况，优化设置社区卫生服务站和村卫生室，建设中心村卫生室，对人口较少的村可通过巡回医疗、邻（联）村延伸服务、上级医疗卫生机构驻村服务等方式，方便群众看病就医。创新乡村医疗卫生人才使用机制，加强县域医疗卫生人才一体化配备和管理，有条件的地方可通过县管乡用和乡聘村用等方式，提高乡村医疗卫生岗位吸引力。

（四）突出县级医院县域龙头地位。加强县级医院（含中医医院，下同）临床专科和管理能力建设，强化县级医院公共卫生服务职能。发展急诊科、妇产科、儿科、重症医学科、中医科、精神科、老年医学科、康复医学科、感染性疾病科等学科，提升肿瘤、心脑血管疾病等重大疾病诊疗能力，鼓励依托现有资源建立相关专科专病中心。统筹推进医疗人才组团式帮扶国家乡村振兴重点帮扶县医院工作。通过多种方式加强三级公立医院对口支援县级医院建设。

（五）推进医学医疗中心建设。依托高水平医院布局国家医学中心，按规划开展国家和省级区域医疗中心建设，提高医疗服务和重大传染病救治能力，带动全国和区域整体医疗服务水平提升。支持高水平医院建设疑难复杂专病及罕见病临床诊疗中心、人才培养基地和医学科技创新与转化平台，以满足重大疾病临床需求为导向加强临床专科建设，组建专科联盟和远程医疗协作网。鼓励各地在重大健康问题、重点临床学科、紧缺专业、健康产业发展等领域支持建设优秀创新团队。

（六）扩大康复和护理等接续性服务供给。通过支持医疗资源丰富的地区将部分公立医疗机构转型为护理院和康复医院、支持社会力量举办等方式，增加康复、护理等专科医疗机构数量，完善接续性服务体系，扩大康复医疗、老年护理、残疾人护理、母婴护理、社区护理、安宁疗护及营养支持等服务供给。规范社会办医发展。

三、加强分工合作，促进分级诊疗，推进体系整合化

（一）健全家庭医生制度。以基层医疗卫生机构为主要平台，建立以全科医生为主体、全科专科有效联动、医防有机融合的家庭医生签约服务模式，提供综合连续的公共卫生、基本医疗和健康管理服务。引导二级及以上医院全科医生作为家庭医生或加入基层家庭医生团队，在基层医疗卫生机构提供签约、诊疗等服务。完善签约服务筹资机制，有条件的地区可探索将签约居民的医保门诊统筹基金按人头支付给基层医疗卫生机构或家庭医生团队。健全签约服务收付费机制。落实签约居民在就医、转诊、用药、医保等方面的差异化政策，逐步形成家庭医生首诊、转诊和下转接诊的服务模式。

（二）推进城市医疗联合体建设。结合新型城镇化、人口老龄化发展趋势，合理布局各级各类医疗卫生机构，明确功能定位。在城市地区网格化布局由市级医院、区级医院、社区卫生服务机构、护理院、专业康复机构、安宁疗护机构等组成的医疗联合体。市级医院以业务合作、人才培养、技术支持等为纽带，加强与区级医院的分工协作，探索区级医院与社区卫生服务机构一体化管理等多种形式，形成以市带区、区社一体、多元化的发展模式，完善连续通畅的双向转诊服务路径。社会办医疗机构可牵头组建或参加医疗联合体。建立统一协调的医疗联合体管理体制，科学制定举办、运营、监管等各方权责清单。

（三）推进县域医共体建设。在农村地区以县域为单位发展医共体，由县级医院牵头，其他若干家县级医疗卫生机构及乡镇卫生院、社区卫生服务中心等为成员单位。推进紧密型县域医共体建设，实行县乡一体化管理，逐步实现行政、人事、财务、业务、用药目录、信息系统等统筹管理，建立责任、管理、服务、利益共同体。建立开放共享的影像、心电、病理诊断和医学检验等中心，推动基层检查、上级诊断和检查检验结果互认。加强医共体内部和医共体间床位、号源、设备的统筹使用。持续推进医疗卫生乡村一体化管理。完善以医共体为单位的绩效考核，从就医和诊疗秩序、医疗卫生服务能力、医疗卫生资源利用、医保基金使用效能等方面考核医共体整体绩效。

（四）加强防治结合。创新医防协同、医防融合机制。公立医疗机构设立公共卫生科等直接从事疾病预防控制工作的科室。全面推进医疗机构和专业公共卫生机构的深度协作，建立人才流动、交叉培训、服务融合、信息共享等机制。探索疾病预防控制专业人员参与医疗联合体工作，建立社区疾病预防控制片区责任制，完善网格化的基层疾病预防控制网络。以重点人群和重点疾病管理为主要内容，优化公共卫生服务，对孕产妇、婴幼儿、学生、职业人群和老年人等开展针对性的健康促进和预防保健服务。

（五）促进医养结合。合理布局养老机构与综合医院老年医学科、护理院、康复疗养机构、安宁疗护机构等，推进形成资源共享、机制衔接、功能优化的老年人健康服务网络。建立健全医疗卫生机构与养老机构业务协作机制，积极开通养老机构与医疗机构的预约就诊、急诊急救绿色通道，提升养老机构举办的医疗机构开展医疗服务和药事管理能力，协同做好老年人慢性病管理、康复和护理服务。推动基层医疗卫生机构支持老年人医疗照护、家庭病床、居家护理等服务。

（六）发挥中医药重要作用。支持中医药传承创新发展，加强中医药服务体系建设，发挥中医药在治未病、重大疾病治疗和康复、传染病防治和卫生应急等方面的重要作用。建立中医传染病临床救治和科研体系，依托高水平中医医院建设国家中医疫病防治基地，打造中医药疫病防治和紧急医学救援队伍。完善中西医会诊制度，深入开展重大疑难疾病中西医临床协作。实施中医药康复服务能力提升工程。支持有条件的中医医院牵头建设医疗联合体，加强基层医疗卫生机构中医馆建设。坚持古为今用、守正创新，坚定文化自信，推动中医药健康养生文化创造性转化、创新性发展。

四、提高服务质量，改善服务体验，推进服务优质化

（一）保障医疗服务质量安全。建立高水平医疗质量管理与控制体系，健全覆盖主要专业的国家、省、市三级医疗质量控制组织。完善医疗质量安全管理制度和规范，严格落实医疗质量安全核心制度。完善医疗服务行为规范，提升医疗服务标准化、规范化水平。医疗机构建立健全全员参与、覆盖临床服务全过程的质量管理与控制工作制度，全面实施临床路径管理。完善以结果为导向的服务质量数据系统评估、反馈和激励机制。探索建立医疗服务点评制度。提高药品供应保障和药学服务水平。

（二）提高医疗卫生技术水平。加强临床医学、公共卫生和医药器械研发体系与能力建设，发展组学技术、干细胞与再生医学、新型疫苗、生物治疗、精准医学等医学前沿技术。加快卫生健康科技创新体系建设，突出医疗卫生机构创新资源聚集平台的作用，依托高水平医疗机构建设国家临床医学研究中心。坚持临床研究和临床救治协同，强化科研攻关在重大公共卫生事件应对中的重要支撑作用，推进重大传染病、重大疾病等相关疫苗、检测技术、新药创制等领域科研攻关。努力突破技术装备瓶颈，加快补齐高端医疗装备短板。

（三）促进服务连续性。完善分级诊疗技术标准和工作机制。鼓励医疗机构开展服务协调工作，指导协助患者转诊。健全多学科联合诊疗和查房制度。建立胸痛、卒中、危重孕产妇、危重新生儿和儿童、创伤等重大急性病救治中心，提供救治绿色通道和一体化服务。探索基层医疗卫生机构与上级医疗机构设立慢性病联合门诊，开展常见慢性病治疗、预防和康复。

（四）提升服务便捷性。积极运用互联网、人工智能等技术，持续优化服务流程。建设智慧医院，推行分时段预约诊疗和检查检验集中预约服务，推广诊间结算、移动支付、线上查询、药物配送等服务。整合打通相关线上服务终端。推进居民电子健康档案应用，完善授权调阅和开放服务渠道及交互方式。逐步拓展日间医疗服务，扩大远程医疗覆盖范围。积极推进新生儿相关证件多证联办。大力推动免疫规划等公共卫生服务便捷化。优化跨省异地就医直接结算服务。

（五）增强服务舒适性。改善就诊环境，优化设施布局，加快老年友善医疗机构建设。支持为行动不便的老年人、失能和半失能人员、重度残疾人等提供上门服务。强化医务人员服务意识，加强医患沟通，促进人文关怀，保护患者隐私。落实优质护理要求，持续加强临床心理、麻醉镇痛、用药指导、营养指导等服务。健全医务社工和志愿者服务制度。充分发挥人民调解主渠道作用，健全化解医疗纠纷的长效机制，构建和谐医患关系。

五、加强科学管理，压实责任，推进管理精细化

（一）健全现代医院管理制度。坚持和加强党对医院工作的全面领导，认真落实党委领导下的院长负责制，健全公立医院议事决策制度，构建党委统一领导、党政分工合作、协调运行的工作机制。健全维护公益性、调动积极性、保障可持续的公立医院运行新机制。实行全面预算绩效管理。全面开展公立医院绩效考核，完善以公益性为导向、以健康产出和服务质量为主的绩效考核体系，增加分级诊疗相关指标的权重，按照管理层级和机构类型分级分类实施考核评价。按照权责一致原则，进一步理顺高等学校附属医院管理体制机制。

（二）完善专业公共卫生机构管理。推进公共卫生服务体系改革，优化完善疾病预防控制机构职能设置，规范面向社会提供的公共卫生技术服务。选优配强领导班子，实行岗位分级分类管理，提高专业技术人才比例。严格执行技术规范，强化质量控制、风险防范和绩效考核。

（三）加强基层医疗卫生机构管理。完善基层医疗卫生机构能力标准，进一步明确资源配置、服务能力和管理制度建设要求。建立健全符合基层功能定位和服务特点的评价评审体系。加强基层医疗质量管理，将其纳入国家医疗质量管理与控制体系。强化绩效考核，将服务质量数量、运行效率、患者满意度等作为主要考核内容，强化考核结果共享和运用。

六、深化体制机制改革，提升动力，推进治理科学化

（一）完善政府投入机制。建立稳定的公共卫生事业投入机制，落实政府对专业公共卫生机构和基本公共卫生服务经费的投入保障责任，落实医疗机构承担公共卫生服务任务的经费保障政策。强化区域卫生规划和医疗机构设置规划在医疗卫生资源配置方面的规范作用。按规定落实政府对符合区域卫生规划的公立医院投入政策，加大对中医医院和基层医疗卫生机构的投入倾斜力度。建立持续稳定的中医药发展多元投入机制。

（二）健全服务购买机制。深化医疗服务价格改革，建立分类管理、医院参与、科学确定、动态调整的医疗服务价格机制。完善“互联网+”医疗服务、上门提供医疗服务等收费政策。推进医保支付方式改革，完善多元复合式医保支付方式。健全符合中医药特点的医保支付方式。探索对紧密型医疗联合体实行总额付费，加强监督考核，实行结余留用、合理超支分担。逐步提高基层医疗卫生机构提供的服务在医疗服务总量和医保基金支付中的占比。建立长期护理保险制度。积极发展商业健康保险。

（三）完善编制和人事制度。合理制定并落实公立医疗卫生机构人员编制标准，建立动态核增机制。推动医疗联合体内公立医疗卫生机构编制分别核定、统筹使用，人员统一招聘和管理。改革公立医院岗位管理制度，优化基层医务人员招聘标准和程序。深化卫生专业技术人员职称制度改革，以品德能力业绩为导向，科学设置评价标准，把医德医风放在人才评价首位。

（四）深化薪酬制度改革。落实"允许医疗卫生机构突破现行事业单位工资调控水平，允许医疗服务收入扣除成本并按规定提取各项基金后主要用于人员奖励"要求，建立健全适应医疗卫生行业特点的薪酬制度。全面深化公立医院薪酬制度改革。合理核定专业公共卫生机构绩效工资总量和水平，切实保障公共卫生医师待遇。医疗机构公共卫生科室人员收入不低于所在医疗机构人员平均工资水平，探索建立相应津贴补贴制度。落实基层医疗卫生机构绩效工资政策，合理核定基层医疗卫生机构绩效工资总量和水平。落实基层符合条件的高层次人才工资分配激励政策。落实乡村医生待遇，做好乡村医生社会保障工作。

（五）发挥信息技术支撑作用。发展"互联网+医疗健康"，建设面向医疗领域的工业互联网平台，加快推进互联网、区块链、物联网、人工智能、云计算、大数据等在医疗卫生领域中的应用，加强健康医疗大数据共享交换与保障体系建设。建立跨部门、跨机构公共卫生数据共享调度机制和智慧化预警多点触发机制。推进医疗联合体内信息系统统一运营和互联互通，加强数字化管理。加快健康医疗数据安全体系建设，强化数据安全监测和预警，提高医疗卫生机构数据安全防护能力，加强对重要信息的保护。

（六）加强综合监管。健全多元化综合监管体系，创新监管方式，重点加强服务要素准入、质量和安全、公共卫生、机构运行、从业人员、服务行为、医疗费用、行业秩序和健康产业监管。建立健全医疗卫生行业行风建设工作体系，开展廉洁从业专项行动，加大监督检查、执纪执法力度，维护公立医疗卫生机构公益性，依法规范社会办医疗机构执业行为。加强法治建设，推进相关领域法律法规制定和修订工作。健全依法联合惩戒体系，强化责任追究和联动问责。

七、组织实施

（一）加强组织领导。坚持和加强党的全面领导，强化地方各级党委对医疗卫生服务体系改革发展的领导责任。各省（自治区、直辖市）政府要高度重视建设优质高效医疗卫生服务体系，将其列入政府工作目标和考核目标，制定具体实施方案，落实各项任务，因地制宜加强体制机制创新。

（二）细化配套措施。各相关部门要认真履行职责，协同推进医疗卫生服务体系建设工作，及时制定出台配套政策，加强协作配合，形成工作合力。以区域为单位、以整体绩效为重点，建立医疗卫生服务体系监测评价机制。

（三）加强宣传引导。围绕改革目标和重点任务，积极宣传工作进展和成效，做好政策解读和相关培训，及时总结推广地方好的做法和经验，主动回应社会关切，为医疗卫生服务体系改革发展营造良好社会环境。

（新华社北京2023年3月23日电）

国务院办公厅关于加强医疗保障基金使用常态化监管的实施意见

（国办发〔2023〕17号）

各省、自治区、直辖市人民政府，国务院各部委、各直属机构：

医疗保障基金（以下简称“医保基金”）是人民群众的“看病钱”“救命钱”。加强医保基金使用常态化监管，对保障医保基金安全运行、提高基金使用效率、规范医疗服务行为、减轻群众看病就医负担具有重要意义。为进一步贯彻落实党中央、国务院决策部署，扎实推进医保基金使用常态化监管工作，经国务院同意，现提出以下意见。

一、总体要求

以习近平新时代中国特色社会主义思想为指导，全面贯彻落实党的二十大精神，认真践行以人民为中心的发展思想，立足新发展阶段，完整、准确、全面贯彻新发展理念，加快构建新发展格局，着力推动高质量发展，扎实推进依法行政，加大医保基金监管执法力度，切实落实各方监管责任，加强基金监管能力建设，综合运用多种监管方式，不断完善长效监管机制，加快构建权责明晰、严密有力、安全规范、法治高效的医保基金使用常态化监管体系，以零容忍态度严厉打击欺诈骗保、套保和挪用贪占医保基金的违法行为，坚决守住医保基金安全底线，实现好、维护好、发展好最广大人民根本利益。

二、明确各方职责

（一）强化医保行政部门监管责任。各级医保行政部门要加强对医保经办机构医保协议签订、履行等情况的监督，促进医保经办机构业务规范。强化对定点医药机构纳入医保基金支付范围的医疗服务行为、医疗费用，以及参保人员医保基金使用情况等方面的监督。国家医保局负责监督指导全国医保基金使用常态化监管工作，省级医保行政部门负责监督指导本行政区域内医保基金使用常态化监管工作，地市级以下医保行政部门要落实好常态化监管任务。

（二）强化医保经办机构审核检查责任。各级医保行政部门要督促医保经办机构建立健全业务、财务、安全和风险管理制度，加强内部全流程管理。医保经办机构要提高日常审核能力，强化对定点医药机构医保费用申报和参保人员医疗费用报销的审核。医保经办机构通过智能审核等方式，对参保人员在定点医药机构就医购药所产生的费用进行审核后，由医保基金按规定时限及时予以结算支付。对定点医药机构履行医保协议、执行医保报销政策情况，以及参保人员享受医保待遇情况实施核查。作出中止或解除医保协议等处理的，要及时向医保行政部门报告。发现或接收的问题线索应当由医保行政部门处理的，应及时移交处理。

（三）强化定点医药机构自我管理主体责任。定点医药机构要建立健全与医保基金使用相关的内部管理制度，合理、规范使用医保基金，明确专门机构或者人员负责医保基金使用管理工作，按要求组织开展医保基金相关政策法规培训，及时开展自查自纠，配合医保部门审核和监督检查。加强医药服务规范管理，做好就诊患者和购药人员医保身份核验、医保目录适用认定、记录和检查检验报告存档等工作。紧密型医联体牵头医疗机构要落实内部管理责任，加强医保基金使用管理。

（四）强化行业部门主管责任。卫生健康、中医药、市场监管、药品监管、审计等部门要按照职责分工，落实相关监管责任。聚焦过度诊疗、欺诈骗保、非法收购和销售利用医保骗保购买的药品等违法违规问题，持续加强医药机构监管，规范医药服务行为，强化医务人员职业操守和职业道德教育。加强医药服务价格监督检查，治理乱收费现象，切实维护消费者权益。对于未纳入医保协议管理，但其行为与医保基金使用密切相关、影响基金合理使用的机构等，要按照“谁审批、谁监管，谁主管、谁监管”的原则，落实监管责任。

（五）强化地方政府属地监管责任。地方各级人民政府对本行政区域内医保基金使用常态化监管工作负领导责任，统筹区域内各部门资源，形成监管合力。进一步完善医保基金使用监管机制和执法体制，组织督促所属相关部门和下级人民政府认真履行监管职责，加强监管能力建设，积极推进跨部门综合监管，及时协调解决监管工作中的重大问题，为医保基金使用常态化监管工作提供有力保障。

三、做实常态化监管

（一）推进飞行检查常态化。建立健全部门联合检查机制，制定并公开飞行检查方案。完善飞行检查管理办法，细化操作规程，规范飞行检查及后续处置，建立飞行检查年度公告及典型案例曝光制度。发挥飞行检查带动引领作用，用好飞行检查结果，聚焦典型性、顽固性、复杂性违法违规问题，及时汇总建立飞行检查发现问题清单，为强化日常监管、防范同类问题系统性频发提供参照借鉴。

（二）推进专项整治常态化。强化跨部门综合监管合力，加强医保、公安、财政、卫生健康、市场监管等部门的协调联动，常态化开展专项整治行动。聚焦重点领域、重点机构、重点行为，加强部门间数据共享和监测分析，强化案件线索通报，完善行刑衔接机制，健全重大案件同步上案和挂牌督办制度，积极开展部门联合执法，形成一案多查、一案多处的联合惩戒机制。推动专项整治工作成果转化为管用有效的查办经验及监管规范标准，推进完善医药服务价格和医保支付政策并建立健全相关机制。

（三）推进日常监管常态化。研究制定医保基金使用日常监管办法，健全完善工作机制，细化监督检查工作规范和要求。出台统一明确的监督检查事项清单、检查工作指南等，提高日常监管规范化水平。合理制定并严格执行年度监督检查计划，对数据指标异常的定点医药机构加强现场检查，对上级部门交办的问题线索、举报投诉涉及的定点医药机构开展现场核查，依法依规处理。强化医保经办支付环节费用审核，落实日常核查全覆盖。

（四）推进智能监控常态化。依托全国统一的医保信息平台，充分运用医保智能监管子系统，建立行政检查和执法全流程指挥调度平台，加强对医保基金使用行为的实时动态跟踪，实现事前提醒、事中审核、事后监管全过程智能监控，提升精准化、智能化水平。加快医保基金智能监控知识库、规则库建设和应用，加强动态维护升级，不断提升智能监控效能。实施国家医保反欺诈智能监测项目，常态化开展医保数据筛查分析，通过大数据分析锁定医保基金使用违法违规行为，发现欺诈骗保行为规律，有针对性地加大宏观管控、现场检查执法和精准打击力度。

（五）推进社会监督常态化。进一步完善举报投诉机制，依托全国医保基金举报投诉管理系统，畅通投诉渠道，规范处置流程，严格核查处理。落实举报奖励制度，调动全民参与医保基金使用监督的积极性。持续开展典型案例曝光，强化警示震慑。探索开展定点医药机构医保基金使用情况向社会公示制度，鼓励社会监督。

四、健全完善制度机制

（一）完善监管制度机制。进一步完善以上查下、交叉检查的工作机制，破解同级监管难题。建立抽查复查、倒查追责工作制度，压实监管责任。实施分类处置，综合运用协议、行政、司法等多种手段分类施策。对于存在主观故意、影响恶劣的欺诈骗保行为，依法从严从重查处，同时做好协议处理与行政处罚的有效衔接。建立健全激励与约束并重的监管机制，更大激发医疗机构规范使用医保基金的内生动力。

（二）完善部门间协同监管机制。加强医保部门与公安、财政、卫生健康、中医药、市场监管、药品监管等部门的贯通协同，推进信息互通共享，实现部门间线索互移、标准互认、结果互通。加强行政执法和刑事司法事前、事中、事后的有效衔接，依法严厉打击医保领域违法犯罪行为。对涉嫌违纪和职务违法、职务犯罪的问题线索及时移送纪检监察机关，建立健全重要线索、重大案件联查联办和追责问责机制，强化震慑效应。

（三）建立健全信用管理制度。推进定点医药机构、医药企业、人员信用分级分类管理，探索建立医保基金监管告知承诺制，将履行承诺情况纳入信用记录，与监督检查频次、处罚裁量等挂钩，推动定点医药机构通过自查自纠规范医保基金使用行为，主动履行医保基金使用主体责任。根据信用评级，对失信定点医药机构，可通过协议管理在资金结算等方面采取惩戒措施；对相关责任人员，可按照医保协议中止医保支付资格；对失信医药企业，可按规定在医保目录准入、价格招采信用评价、医药集中采购、挂网资格等方面采取处置措施；对失信参保人员，可按规定采取暂停医疗费用联网结算等措施。强化跨行业、跨领域、跨部门守信联合激励和失信联合惩戒，探索建立信用修复、异议申诉等机制。鼓励行业协会开展行业规范和自律建设，促进行业规范和自我约束。

（四）建立异地就医跨区域监管工作机制。创新方式方法，完善异地就医协同监管制度和跨区域工作机制，落实就医地和参保地监管责任。各级医保行政部门要将异地就医作为飞行检查、日常监管等工作的重点，防范异地就医过程中的欺诈骗保风险。

（五）建立健全重大事项处置机制。加强日常监管信息报送，做好预警监测和提前研判，完善处置及应对规程，加强针对性培训，提升各级医保行政部门应对处置重大事项能力。对医保基金监管政策落实不到位、出现医保基金监管严重问题或存在重大风险隐患的，国家医保局可采取函询或约谈等方式，督促指导相关医保行政部门及定点医药机构等严格履行相关责任并抓好整改落实。

五、强化保障措施

（一）加强组织实施。各地区各有关部门要充分认识加强医保基金使用常态化监管的重要意义，加强组织领导，细化目标任务，明确职责分工，强化责任落实，统筹推进各项工作。健全部门联动机制，协同开展医保基金使用常态化监管。

（二）提升监管能力。各地区各有关部门要加大人员、车辆、装备、技术、经费等方面的支持力度，为医保基金监管工作提供有力保障。建立健全监管人员考核考勤、岗位晋升等各项制度，加强监管人员业务能力培养，经常性开展政策法规培训，着力建设复合型监管队伍，不断提升法治化、规范化、专业化水平。

（三）强化责任追究。县级以上地方人民政府要切实履行监管职责，对监管不力、执法不严导致医保基金安全存在重大风险隐患或造成严重后果的，以及在监管工作中滥用职权、玩忽职守、徇私舞弊的，要严肃追究责任。各级医保行政部门要建立健全医保基金监管综合评价制度，定期通报基金监管工作进展情况。积极探索建立责任追究、尽职免责事项清单，细化追责免责情形，做好容错纠错工作。

（四）做好宣传教育。各地区各有关部门要加大医保基金监管政策法规宣传力度，充分利用各种媒介平台，加强医保基金监管政策宣传解读。持续做好集中宣传月工作，聚焦打击欺诈骗保等相关主题，常态化开展维护医保基金安全宣传教育，营造良好舆论氛围。

国务院办公厅
2023年5月26日

三、部门规章及规范性文件

2023年国家医疗保障局令

国家医疗保障局令

第6号

《医疗保障基金飞行检查管理暂行办法》已经2023年2月14日第5次局务会议审议通过，现予以公布，自2023年5月1日起施行。

局长　胡静林

2023年3月13日

医疗保障基金飞行检查管理暂行办法

第一章　总则

第一条　为了加强医疗保障基金监督检查，规范飞行检查工作，根据《中华人民共和国社会保险法》《医疗保障基金使用监督管理条例》等有关法律法规规定，制定本办法。

第二条　本办法所称医疗保障基金飞行检查（以下简称"飞行检查"），是指国家和省级医疗保障行政部门组织实施的，对定点医药机构、医保经办机构、承办医保业务的其他机构等被检查对象不预先告知的现场监督检查。

第三条　飞行检查应当遵循实事求是、公正文明、程序合法的原则。

第四条　国家医疗保障行政部门负责组织实施全国范围内的飞行检查。

省级医疗保障行政部门负责组织实施本行政区域内的飞行检查。省级医疗保障行政部门开展的省际联合、交叉飞行检查，应当在启动前向国家医疗保障行政部门备案。

第五条　医疗保障行政部门建立与财政、卫生健康、市场监管、中医药等相关部门沟通机制，加强协调配合，必要时可以联合相关部门开展飞行检查。

医疗保障行政部门可以聘请符合条件的信息技术服务机构、会计师事务所、商业保险机构等第三方机构和专业人员协助开展飞行检查。

第六条　医疗保障行政部门建立被检查对象库和检查人员库、专家库，并实行动态管理。

第七条　医疗保障行政部门应当加强飞行检查能力建设，按照国家有关规定，配置飞行检查必要的检查设备、执法取证装备，提高飞行检查质量和效率。

第八条　医疗保障行政部门应当主动接受社会各界对飞行检查工作的监督。

第九条　参加飞行检查的人员应当遵守法律法规，严格执行保密、回避、廉洁等规定。

第二章　启动

第十条　有下列情形之一的，医疗保障行政部门可以启动飞行检查：

（一）年度工作计划安排的；

（二）举报线索反映医疗保障基金可能存在重大安全风险的；

（三）医疗保障智能监控或者大数据筛查提示医疗保障基金可能存在重大安全风险的；

（四）新闻媒体曝光，造成重大社会影响的；

（五）其他需要开展飞行检查的情形。

第十一条　医疗保障行政部门原则上采取"双随机、一公开"的方式组织开展年度工作计划安排的飞行检查。

有本办法第十条第二项至第五项规定的情形，可直接开展检查工作。

第十二条 组织飞行检查的医疗保障行政部门应当统筹安排，做好业务指导和工作保障，派出飞行检查组开展现场检查。

飞行检查组应当由医疗保障行政执法人员和熟悉医保、医疗、医药、财务、信息等相关专业的其他人员组成。

第十三条 被检地医疗保障行政部门应当配合做好飞行检查有关工作，及时提供真实、完整、准确的政策文件、数据信息等有关材料，根据检查需要，可派行政执法、医保稽核人员配合现场检查工作。

第三章 检查

第十四条 飞行检查组应当制定飞行检查的具体实施方案，明确检查时间、方式、程序、重点、标准以及被检查对象确定方法等，主动研判风险，视情提出防控预案。

具体实施方案报经组织飞行检查的医疗保障行政部门同意后执行。

第十五条 飞行检查组到达检查现场后，应当向被检查对象出示执法证件及相关工作证件并送达检查通知书，告知其享有的权利和应尽的义务。

第十六条 被检查对象应当配合飞行检查工作，明确现场负责人，及时提供真实、有效、完整的文件、记录、票据、凭证、数据、病历等相关材料，如实回答飞行检查组的询问，并对疑点数据和有关问题作出解释说明、提供证明材料。

必要时，飞行检查组可以询问与检查事项有关的其他单位和个人，要求其对与检查事项有关的问题作出说明、提供有关证明材料。有关单位和个人应当配合。

第十七条 现场检查应当至少有2名持有执法证件的检查人员参加。现场检查应当做好文字或者音像记录，记录应当及时、准确、完整、有效，客观真实反映现场检查情况。

现场检查应当制作现场笔录，由当事人或者有关人员以逐页签字或者盖章等方式确认。对有关人员进行询问的，检查人员应当制作询问笔录，并经询问对象逐页签字或者捺印确认。

第十八条 现场检查作出检查结论前，飞行检查组应当向被检查对象反馈检查的有关情况。被检查对象有异议的，可以陈述和申辩，补充相关材料。飞行检查组应当如实记录、认真审核、充分研判、集体决策，妥善进行争议问题处理。

第十九条 飞行检查组对被检查对象不配合检查、未如实提供相关材料和信息、无正当理由拒不认可检查结论的，应当如实记录，并及时移交被检地医疗保障行政部门或者其他主管部门依法依规进行处置。

第二十条 现场检查需增加检查力量、延长检查时间的，或者因特殊情况需中止、取消检查的，飞行检查组应当报组织飞行检查的医疗保障行政部门批准。

第二十一条 现场检查结束，飞行检查组应当与被检地医疗保障行政部门就检查发现问题的事实是否清楚、证据是否充分、定性和定量是否准确等事项进行充分沟通，并以相关法律法规以及国家和被检查对象所在统筹地区的医疗保障政策作为认定违法违规问题的依据。

飞行检查中的重大问题，飞行检查组应当及时向组织飞行检查的医疗保障行政部门报告。

第二十二条 飞行检查组应当在飞行检查结束时形成书面飞行检查报告，报组织飞行检查的医疗保障行政部门，并向被检地医疗保障行政部门移交飞行检查相关材料。

第四章 处理

第二十三条 被检地医疗保障行政部门应当在收到移交材料的30个工作日内，将处理进度和整改方案上报组织飞行检查的医疗保障行政部门，并在处理完结后5个工作日内报送书面报告。

被检地医疗保障行政部门的处理结果与移交的检查结果存在较大差异的，应当作出书面解释。

第二十四条 被检地医疗保障行政部门应当要求被检查对象及时整改检查发现的问题，依法依规对反馈意见中涉嫌违法违规的情形进行处理：

（一）对确有应受行政处罚的违法行为，依法作出行政处罚；

（二）对违反医保服务协议的，交由医保经办机构按照协议约定进行处理；

（三）对涉嫌违纪、职务违法、职务犯罪的问题线索，按规定移送纪检监察机关；

（四）对涉嫌违反相关法律、法规、规章，应当由其他部门处理的，移送相应部门处理；

（五）其他需要进行处理的情形，按规定处理。

第二十五条 组织飞行检查的医疗保障行政部门应当将飞行检查结果纳入对被检地医疗保障行政部门工作的综合评价体系，并对飞行检查结果处理情况进行督导，适时组织力量开展飞行检查"回头看"。

第二十六条 针对飞行检查中发现的区域性、普遍性或者长期存在、比较突出的问题，组织飞行检查的医疗保障行政部门可以约谈被检查对象和相关医疗保障部门负责人。

被约谈对象应当在15个工作日内提出整改措施，上报整改情况。其中，对于区域性、普遍性的问题，被检查对象所在地医疗保障部门应组织辖区内定点医药机构开展自查自纠。

第二十七条 参加飞行检查的人员有下列情形之一的，应当按照管理权限，由相关部门依法依纪给予处分。涉嫌犯罪的，依法移交司法机关处理：

（一）违反中央八项规定及其实施细则精神的；

（二）泄露飞行检查相关情况、举报人信息和被检查对象信息、商业秘密的；

（三）将检查获取、知悉的材料和相关信息用于监督管理以外的其他目的的；

（四）与被检查对象或者有关人员有亲属、经济利益和其他利害关系，不执行回避要求的；

（五）有其他违法违规和违纪行为的。

因参加飞行检查人员的不规范行为，造成不良影响的，组织飞行检查的医疗保障行政部门应当在一定范围内予以通报。

第二十八条 组织飞行检查的医疗保障行政部门必要时可以将飞行检查相关结果向同级财政、卫生健康、市场监管、中医药等相关部门通报。

第二十九条 组织飞行检查的医疗保障行政部门应当及时将典型案例向社会公告。

第五章 附则

第三十条 本办法中，被检地医疗保障行政部门指组织飞行检查的医疗保障行政部门的下一级医疗保障行政部门。

第三十一条 本办法由国家医疗保障局负责解释。地市级及以下医疗保障行政部门可以参照本办法组织开展检查。

第三十二条 本办法自2023年5月1日起实施。

2023年部门规章及规范性文件

国家医保局　财政部　国家卫生健康委　国家疾控局
关于实施"乙类乙管"后优化新型冠状病毒感染
患者治疗费用医疗保障相关政策的通知

（医保发〔2023〕1号）

各省、自治区、直辖市及新疆生产建设兵团医保局、财政厅（局）、卫生健康委、疾控主管部门：

当前，适逢冬季流行性感冒高发期和春运人口流动高峰，存在新型冠状病毒感染合并流感等呼吸道传染病叠加的风险，为贯彻落实党中央、国务院决策部署，根据"乙类乙管"总体方案"保健康、防重症"要求，确保人民群众平稳度过感染高峰期，决定对医疗保障相关政策进行优化调整，现将有关事项通知如下：

一、优化医保支付政策，提高基层就医报销水平

新型冠状病毒感染患者在所有收治医疗机构发生的，符合卫生健康部门制定的新型冠状病毒感染诊疗方案的住院医疗费用，执行前期费用保障政策，由基本医保、大病保险、医疗救助等按规定支付后，个人负担部分由财政给予补助，所需资金由地方财政先行支付，中央财政按实际发生费用的60%予以补助。该政策以患者入院时间计算，先行执行至2023年3月31日。

协同推动实施分级诊疗，引导患者基层就医，确保医疗服务平稳有序。加大医保对农村地区、城市社区等基层医疗机构（二级及以下医疗机构）倾斜支持力度，对在基层医保定点医疗机构发生的新型冠状病毒感染及疑似症状参保患者门急诊费用实施专项保障，鼓励基层医疗机构配足医保药品目录内（含各省临时增补）的新型冠状病毒感染治疗药物，参保患者在基层医保定点医疗机构发生的与新型冠状病毒感染救治有关的门急诊费用，原则上不设起付线和封顶线，报销比例不低于70%。具体规定由地方医保部门商财政部门根据医保基金运行情况研究确定，先行执行至2023年3月31日。

参保患者在其他医疗机构发生的新型冠状病毒感染治疗门急诊费用，按照其他乙类传染病医保政策执行。

二、执行临时医保药品目录，满足患者用药需求

新型冠状病毒感染诊疗方案中新型冠状病毒治疗药品延续医保临时支付政策，先行执行至2023年3月31日。部分地方因药品供应不足考虑临时性扩大医保药品目录的，可参照省联防联控机制认定的新型冠状病毒感染治疗药品目录，由省级医保部门结合医保基金运行情况，提出临时纳入当地医保药品目录的品种、期限及报销类别，报国家医保局备案后执行，先行执行至2023年3月31日。

三、做好"互联网+"医保服务，助力患者在线诊疗

各地卫生健康部门要及时公布提供"互联

网+"医疗服务的医疗机构名单，对于行业部门准许针对新型冠状病毒感染开放的互联网首诊服务，按规定为出现新型冠状病毒感染相关症状、符合《新冠病毒感染者居家治疗指南》的患者提供医保移动支付结算服务，各地医保部门可按线上线下一致的原则配套互联网首诊医疗服务价格政策，报销标准与线下一致。新型冠状病毒感染相关症状复诊服务，仍按现行互联网复诊报销政策执行。

四、完善价格形成机制，提升医保保障能力

继续做好新型冠状病毒感染患者治疗所需药品等价格谈判或磋商、集中采购、挂网采购、备案采购、价格监测等工作，降低新型冠状病毒感染患者治疗成本。省级医保部门要结合医保基金运行实际，统筹推进政策落实，科学确定保障范围和水平，既合理减轻群众负担，又确保医保基金安全可持续。在此基础上，医保基金确出现收不抵支的统筹地区，可由地方财政给予适当补助。适时推动省内基金调剂。

五、优化医保经办流程，提供便捷医保服务

继续做好医保便民服务，落实长期处方医保支付政策，实施医保经办工作常规事项网上办、紧急事项及时办、特殊事项便民办、非急事项延期办、消除隐患放心办。各地根据需要，与具有新型冠状病毒感染治疗能力的非医保定点医疗机构签订《新型冠状病毒感染患者收治医疗机构医保费用结算临时专项协议》，指导各类医疗机构做好新型冠状病毒感染相关诊断、结算等信息采集和上传、医保费用结算等工作。充分发挥经办力量，推进服务下沉，各级经办机构要在做好参保宣传动员等经办服务的同时，配合相关部门做好农村地区、城市社区健康宣传工作，普及疫情防控知识，提高群众自我防护意识，切实做到医保经办管理不放松、医保经办服务不间断。

六、加强部门协调联动，确保政策落地见效

新型冠状病毒感染实施"乙类乙管"，是党中央、国务院在综合评估病毒变异、疫情形势和我国防控工作等基础上作出的重大决策。各相关部门要提高政治站位，切实履行职责，医保部门负责相关费用的审核、结算工作，加强基金监管；财政部门负责及时拨付财政补助资金；卫生健康部门负责指导医疗机构做好新型冠状病毒感染患者的认定、信息登记与上传工作；疾控部门负责新型冠状病毒感染患者的信息、数据上传工作。加强协调联动，确保不折不扣将党中央、国务院决策部署落实到位。

本通知事项自新型冠状病毒感染实施"乙类乙管"之日起施行。

国家医保局
财政部
国家卫生健康委
国家疾控局
2023年1月6日

国家医保局　人力资源社会保障部 关于印发《国家基本医疗保险、工伤保险和生育保险药品目录（2022年）》的通知

（医保发〔2023〕5号）

各省、自治区、直辖市及新疆生产建设兵团医保局、人力资源社会保障厅（局）：

为贯彻落实党中央、国务院决策部署，进一步提高参保人员的用药保障水平，按照《基本医疗保险用药管理暂行办法》及《2022年国家基本医疗保险、工伤保险和生育保险药品目录调整工作方案》要求，国家医保局、人力资源社会保障部组织调整并制定了《国家基本医疗保险、工伤保险和生育保险药品目录（2022年）》（以下简称《2022年药品目录》），现予印发，请遵照执行。现就有关事项通知如下：

一、及时做好支付范围调整

《2022年药品目录》收载西药和中成药共2967种，其中西药1586种，中成药1381种。另外，还有基金可以支付的中药饮片892种。各地要严格执行《2022年药品目录》，不得自行调整目录内药品品种、备注和甲乙分类等内容。要及时更新信息系统和数据库，将本次调整中新增的药品按规定纳入基金支付范围，调出的药品要同步调出基金支付范围，并及时在智能监管子系统中进行维护，加强基金监管。

二、规范支付标准

协议期内谈判药品（以下简称“谈判药品”）和竞价药品执行全国统一的医保支付标准，各统筹地区根据基金承受能力确定其自付比例和报销比例。对于竞价药品，实际市场价格超出支付标准的，超出部分由参保人员承担；实际市场价格低于支付标准的，按照实际价格由医保基金和参保人员分担。鼓励各地医保部门开展探索，优先将竞价药品通用名下价格不高于支付标准的品种纳入定点医疗机构和“双通道”药店配备范围，支持临床优先使用，减轻患者负担。

协议有效期内，若谈判药品或竞价药品存在《2022年药品目录》未载明的规格需纳入医保支付范围，应由企业向国家医保局提出申请，国家医保局将根据协议条款确定支付标准后，在全国执行。协议期内如有与谈判药品同通用名的药品上市，其挂网价格不得高于谈判确定的同规格医保支付标准。省级医保部门可根据市场竞争情况、同通用名药品价格等，调整该药品的医保支付标准。协议期内谈判药品或竞价药品被纳入国家组织药品集中带量采购或政府定价的，省级医保部门可按相关规定调整药品医保支付标准。

《2022年药品目录》中医保支付标准有“*”标识的，各地医保和人力资源社会保障部门不得在公开发文、新闻宣传等公开途径中公布其医保支付标准。

三、扎实推动目录药品落地

《2022年药品目录》自2023年3月1日起正式执行（谈判药品中的阿兹夫定片和清肺排毒颗粒新的医保支付标准自2023年4月1日起实施）。《国家医保局、人力资源社会保障部关于印发〈国家基本医疗保险、工伤保险和生育保险药品目录〉

的通知》(医保发〔2021〕50号)自2023年3月1日起同时废止。

各省、自治区、直辖市药品集中采购机构要在2023年2月底前将谈判药品在省级药品集中采购平台上直接挂网。谈判药品的挂网价格不高于支付标准。参与目录准入竞价的企业,在支付标准有效期内,其竞价药品挂网价格不高于参与竞价时的报价(具体企业、药品及报价另行通知)。

省级医保部门要按照《关于建立完善国家医保谈判药品"双通道"管理机制的指导意见》(医保发〔2021〕28号)和《关于适应国家医保谈判常态化持续做好谈判药品落地工作的通知》(医保函〔2021〕182号)要求,提升"双通道"工作管理的规范化、精细化水平。及时更新本省纳入"双通道"和单独支付的药品范围,与新版目录同步实施。鼓励各地积极探索通过"双通道"渠道提升罕见病用药供应保障水平的有效模式。规范"双通道"药店准入程序,进一步提升农村地区、偏远地区和经济欠发达地区"双通道"药店的覆盖率。2023年12月31日前,各省份要依托全国统一的医保信息平台电子处方中心,建立健全全省统一、高效运转、标准规范的处方流转机制,实现省域内"双通道"处方流转电子化。继续完善谈判药品落地监测机制,按要求定期向国家医疗保障局反馈《2022年药品目录》中谈判药品使用和支付等方面情况。

各地医保部门要会同有关部门,指导定点医疗机构合理配备、使用目录内药品,可结合医疗机构实际用药情况对其年度总额作出合理调整。要加强医保定点医疗机构、工伤保险协议医疗机构和工伤康复协议机构协议管理。要将医疗机构合理配备使用《2022年药品目录》内药品的情况纳入协议内容,积极推动新版目录落地执行。

四、规范民族药、医疗机构制剂、中药饮片的管理

各省级医保部门要按照《基本医疗保险用药管理暂行办法》要求,完善程序、细化标准、科学测算,把符合临床必须、价格合理、疗效确切等条件的民族药、医疗机构制剂、中药饮片等纳入基金支付范围。具备条件的地区,可同步确定医保支付标准。同时建立动态调整机制,及时将不符合条件的药品调出支付范围。

《2022年药品目录》落实过程中,遇有重大问题及时向国家医保局、人力资源社会保障部报告。

国家医保局
人力资源社会保障部
2023年1月13日

附件:国家基本医疗保险、工伤保险和生育保险药品目录(2022年)

一、凡例

二、西药部分

三、中成药部分

四、协议期内谈判药品部分(含竞价药品)

五、中药饮片部分

国家医保局　财政部　国家卫生健康委　国家疾控局
关于进一步做好新冠患者医疗费用保障工作的通知

（医保发〔2023〕11号）

各省、自治区、直辖市及新疆生产建设兵团医保局、财政厅(局)、卫生健康委、疾控主管部门：

自2023年1月8日新冠病毒感染实施“乙类乙管”以来，相关部门认真贯彻落实《关于实施“乙类乙管”后优化新型冠状病毒感染患者治疗费用医疗保障相关政策的通知》要求，扎实做好新冠病毒感染患者医疗费用保障工作，相关政策先行执行至2023年3月31日，助力群众平稳度过了感染高峰期，有力支持了疫情防控平稳转段。为贯彻落实党中央、国务院决策部署，做好4月1日后相关医疗费用保障工作，现就有关事项通知如下：

一、调整新冠患者医保报销政策

将住院费用全额保障、门诊专项保障等特殊保障政策转为常规医疗保障政策，参保患者符合规定的新冠医疗费用与其他乙类传染病实施相同的医保报销政策，各级医保部门对符合规定的新冠病毒感染患者医疗费用要及时进行结算。基本医保、大病保险按规定支付后，个人负担仍然较重、符合医疗救助条件的，按规定给予分类救助。

二、将符合条件的诊疗方案内的医保目录外新冠治疗药品临时性纳入医保支付范围

国家医保局完善新冠治疗药品价格形成机制，根据价格水平实施分类管理。国家新冠病毒感染诊疗方案内未纳入医保目录的新冠治疗药品，被列入《关于完善新冠治疗药品价格形成机制实施分类管理的通知》中“疗程治疗费用与医保目录内同类药品差异较小”类别的，可临时性纳入医保基金支付范围，支付水平可在目录内乙类药品的基础上适当下调。

三、持续优化医保经办服务工作

各级医保部门要不断完善经办工作流程，提升经办服务水平，落实异地就医结算、长期处方医保支付等相关政策，为参保群众提供更加优质、便捷、高效的医保经办服务。

四、加强政策调整的宣传解读

相关部门要提高政治站位，深入领会疫情防控取得重大决定性胜利、实现平稳转段的深刻内涵，切实履行好部门职责，加强协调配合，共同做好政策调整的宣传解读，确保相关工作平稳有序开展。

本通知自2023年4月1日起执行，以患者入院或就诊时间计算，《关于实施“乙类乙管”后优化新型冠状病毒感染患者治疗费用医疗保障相关政策的通知》(医保发〔2023〕1号)同步停止执行，相关政策视疫情发展形势再行调整。

特此通知。

国家医保局　财政部
国家卫生健康委　国家疾控局
2023年3月29日

国家医保局　最高人民检察院　公安部　财政部　国家卫生健康委关于开展医保领域打击欺诈骗保专项整治工作的通知

（医保发〔2023〕15号）

各省、自治区、直辖市及新疆生产建设兵团医保局、人民检察院、公安厅（局）、财政厅（局）、卫生健康委：

现将《2023年医保领域打击欺诈骗保专项整治工作方案》印发给你们，请遵照执行。

国家医保局　最高人民检察院
公安部　财政部
国家卫生健康委
2023年4月21日

2023年医保领域打击欺诈骗保专项整治工作方案

为贯彻落实党中央、国务院决策部署，组织实施医保基金监管安全规范年行动，不断强化医保基金监管，国家医保局联合最高人民检察院、公安部、财政部、国家卫生健康委在全国范围开展医保领域打击欺诈骗保专项整治工作，严厉打击各类欺诈骗保行为，切实维护医保基金安全，制定本方案。

一、总体要求

以习近平新时代中国特色社会主义思想为指导，全面贯彻落实党的二十大和习近平总书记关于加强医疗保障基金监管的重要指示批示精神，忠实履职，密切配合，深入开展专项整治，查处一批大案要案，打击一批犯罪团伙，不断完善制度规范，健全监管机制，坚决守住医保基金安全底线，实现好、维护好、发展好最广大人民根本利益。

二、基本原则

（一）坚持问题导向。聚焦党中央、国务院重点关注以及人民群众反映强烈的突出问题，聚焦基金监管重点难点问题，着力打击超越底线、屡禁不止的欺诈骗保行为。

（二）坚持信息赋能。以全国统一的医保信息平台为依托，构建大数据模型，筛查分析可疑数据线索，不断完善非现场监管与现场监管有机结合的整体布局。建立部门间数据共享与研判机制，精准打击各类欺诈骗保行为。

（三）坚持协调联动。统筹监管资源，明确责任分工，加强各部门间的协同配合和各层级间的上下联动，完善各司其职、各负其责、相互配合、齐抓共管的协同监管机制，实现全国"一盘棋"。

三、职责分工

各部门要依法依职责开展专项整治工作，确保整治效果。医保部门负责牵头开展专项整治，加强人员力量，强化技术手段，对纳入医疗保障基金支付范围的医药服务行为和费用进行监督，依法查处违法使用医疗保障基金的行为。检察机关负责依法审查逮捕、审查起诉各类欺诈骗保犯罪案件，并对相关案件办理实施法律监督。结合专项整治需要，必要时推动出台医疗保障领域相关司法解释或指导意见，进一步解决欺诈骗保司法实践过程中反映突出的法律适用问题，并探索形成指导性案例或典型性案例。公安部门负责严厉打击各类欺诈骗保犯罪行为，对医保领域不构成刑事处罚的犯罪嫌疑人需要行政处理的，依法移送医保部门。财政部门依职责对医保基金使用管理情况实施监督，协助完成医疗收费电子票据查验等。卫生健康部门负责加强医疗机构和医疗服务行业监管，督促医疗机构规范诊疗行为；根据核实的情况，对医疗机构和相关人员的违法行为依规依法处理。各部门要不断完善协同监管机制，强化线索排查和案件情况通报，健全重大案件同步上案和挂牌督办制度，推动行政执法与刑事司法深度衔接。

四、工作举措

（一）聚焦整治重点。依据《医疗保障基金使用监督管理条例》中有关规定，对“假病人”“假病情”等欺诈骗保行为进行重点打击。一是聚焦骨科、血液净化、心血管内科、检查、检验、康复理疗等重点领域。对骨科、血液净化、心血管内科领域，结合国家医保局下发的骨科高值医用耗材、冠状动脉介入治疗、血液净化专项检查工作指南，开展打击欺诈骗保工作。各地要结合本地实际，全面开展排查整治。对检查、检验、康复理疗领域，通过国家飞检、省内飞检等，查处欺诈骗保典型案例。二是聚焦重点药品、耗材。运用好现有的监测大数据，对2022年医保结算费用排名靠前重点药品耗材（附件1）的基金使用情况予以监测，对其他出现异常增长的药品、耗材等，也要予以重点关注，分析其中可能存在的欺诈骗保行为，并予以严厉打击。三是聚焦虚假就医、医保药品倒卖等重点行为。特别要针对异地就医、门诊统筹等政策实施后容易发生的违法违规行为（附件2），严厉打击涉嫌违法违规的机构和团伙，采取有效措施加强监管。

（二）强化大数据监管。国家医保局将开展大数据监管试点，通过“虚假住院”“医保药品倒卖”“医保电子凭证套现”“重点药品监测分析”等大数据模型筛查可疑线索，并下发各地核查。各地要坚持规定动作与自选动作相结合，一方面认真完成国家下发的核查任务，逐条核查、逐条反馈、逐级上报；另一方面可结合当地实际，积极开展大数据监管，有针对性地开展筛查分析。加强部门间数据共享运用，打破数据壁垒，不断强化数据赋能，提升精准化、智能化水平。

（三）加强宣传曝光和舆情监测。各部门要结合专项整治工作重点及进展，梳理总结典型经验，曝光典型案例，强化警示震慑。建立舆情应对机制，做好舆情风险评估，制定舆情应对预案，对有重大舆情风险的要及时处置并上报。

（四）健全长效机制。各部门要将完善医保基金监管制度机制贯穿专项整治工作始终，制定有效措施，不断健全打击欺诈骗保长效机制。

五、工作安排

（一）启动整治工作。五部门联合下发关于开展打击欺诈骗保专项整治工作的通知，召开2023年全国打击欺诈骗保专项整治电视电话会议，对整治工作进行动员部署。（2023年4月完成）

（二）开展集中整治。按照当年整治重点，依纪依法依规开展联合整治工作。（2023年12月底完成）

（三）加强总结上报。各省级医保部门要及时梳理专项整治进展情况，分析典型案例，加强经验总结并及时上报。按季度填报医保基金工作情况统计表，2023年12月全面总结汇报专项整治行动情况。（2023年12月底完成）

六、工作要求

各级医保、检察、公安、财政、卫生健康部门要充分认识做好专项整治的重要性，加强协调联动，有力打击欺诈骗保行为。

（一）加强组织领导。成立专项整治工作领导小组，要求各单位严肃工作纪律，严格遵守执法、安全、保密、廉洁等各项规定，明确整治重点，细化责任分工，依法忠实履职。

（二）深化部门联动。要充分发挥各部门优

势，强化部门合力，加强线索排查、案件移送、联查联办、情况通报等。要加强与纪检监察部门的衔接配合，积极移交涉嫌腐败相关问题线索，推进打击欺诈骗保、纠正医药领域不正之风与腐败问题一体纠治。

（三）强化责任落实。要压实工作责任，建立健全评价考核机制。国家医保局将把专项整治工作开展情况与基金监管综合评价相衔接，对积极作为、成效显著的地方予以通报表扬，对进展缓慢、敷衍塞责的地方予以督导落实。

（四）强化保障措施。要加大对监督检查机构、人员、车辆等方面的支持力度，尤其是对大数据监管方面给予有力支撑，推动开发监管新工具、新方法，构建基金监管新格局。

附件：

1．2022年医保结算费用排名靠前重点药品耗材

2．重点违法违规行为

国家医保局　财政部　国家卫生健康委　国家中医药局 关于开展2023年医疗保障基金飞行检查工作的通知

（医保发〔2023〕22号）

各省、自治区、直辖市及新疆生产建设兵团医保局、财政厅(局)、卫生健康委、中医药局：

现将《2023年医疗保障基金飞行检查工作方案》印发给你们，请遵照执行。

国家医保局　财政部

国家卫生健康委　国家中医药局

2023年7月14日

2023年医疗保障基金飞行检查工作方案

为深入贯彻落实党中央、国务院决策部署，严厉打击医保领域违法违规行为，坚决守好人民群众“看病钱”“救命钱”，国家医保局、财政部、国家卫生健康委、国家中医药局决定在全国范围内组织开展2023年医疗保障基金飞行检查工作，现制定如下工作方案。

一、总体要求

以习近平新时代中国特色社会主义思想为指导，全面贯彻落实党的二十大精神，坚持问题导向，紧紧围绕社会关注的医保基金使用重点领域开展飞行检查，切实维护人民群众健康权益；坚持依法依规，明确检查内容、检查方法、行为规范、结果判定、后续处置等，提高飞行检查的法治化、专业化、规范化水平；坚持系统观念，将飞行检查作为健全医保基金监管体系的重要抓手，加强与其他监督检查方式有机衔接，成体系地推进医保基金监管工作；坚持协调治理，针对检查发现的薄弱环节和制度短板，健全工作机制，完善制度体系，推动医疗保障和医药卫生事业高质量发展。

二、工作目标

通过彻查医保领域各类违法违规行为，进一步压实定点医药机构合理、规范使用医保基金的主体责任，促进医药行业健康有序发展，提升人民群众看病就医获得感；借助后续整改，不断优化医疗、医保服务政策，强化经办机构审核检查责任，推进医保信息化、标准化建设，进一步提升医保基金管理能力。

三、检查对象和内容

继续聚焦重点，今年选定医学影像检查、临床检验、康复三个领域作为检查重点。检查范围为2021年1月1日—2022年12月31日期间医保基金使用和管理情况，必要时可追溯检查以前年度或延伸检查至2023年度。

(一)检查对象。

1. 被检城市。由国家医保局会同有关部门从各省范围内选择医保基金用量较大的城市(一般为地级市)作为被检城市，直辖市直接作为被检城市。

2. 被检单位。由飞行检查组从被检城市医保基金支付排名靠前的定点医药机构中现场抽取2家医院和1家药店，连同市级医保经办机构共同作为被检单位。也可根据举报线索、智能监控疑点等直接确定被检单位。原则上既往接受过国家飞行检查的机构，不再作为被检单位。

（二）检查内容。

1．针对定点医疗机构检查。包括医保内控管理情况，财务管理情况，药品、耗材集中带量采购执行情况，全国统一的医保信息业务编码应用情况以及医保基金使用过程中涉及的医疗服务行为和收费行为。

2．针对定点零售药店检查。包括将医保基金不予支付的药品或其他商品串换成医保药品，空刷、盗刷医保凭证，伪造、变造医保药品“进、销、存”票据和账目，伪造处方或参保人员费用清单，为非定点零售药店、中止医保协议期间的定点零售药店或其他机构进行医保费用结算等行为。

3．针对医保经办机构检查。包括与医疗机构费用审核和结算支付情况，对门诊慢特病待遇认定、定点医疗机构准入、第三方责任医保基金不予支付、异地就医结算费用等审核情况，DRG/DIP付费方式下年度预算额度确定情况，智能审核系统使用情况，对定点医药机构日常核查落实情况等。

四、责任分工

国家医保局会同财政部、国家卫生健康委、国家中医药局等部门共同开展飞行检查，部门职责分工如下：

（一）医疗保障部门。国家医保局会同有关部门根据医保基金风险评估、举报投诉线索、医疗保障数据监控等因素确定检查重点、制定检查方案；指定司处级干部担任督查员，负责指导、监督飞行检查工作；指派工作人员全程参与飞行检查，负责沟通协调具体工作；总结固化经验做法，结合检查发现的问题对医保现行政策进行分析研究并逐步完善。各省级医疗保障行政部门指派分管基金监管工作的负责人担任组长，组织做好队伍组建、检查实施、结果处理、整改落实等工作，并参照国家模式，不断健全省级飞行检查工作机制，常态化开展省域内飞行检查。医疗保障部门做好飞行检查组专家的差旅费用保障。

（二）其他部门。财政部、国家卫生健康委、国家中医药局等部门可指定司处级干部担任督察员。行业主管部门对检查发现的涉及本单位职能问题，认真分析并逐步解决。各省级财政、卫生健康、中医药等部门可指定处级干部担任副组长，根据检查重点抽调执法人员、协调医疗行业专家参与定点医药机构现场检查，对飞行检查发现并移送的违法违规问题进行严肃处理。

五、组织程序

采取“省份交叉互检”模式，通过抽签方式确定参检和被检省份。飞行检查实行组长负责制，原则上每组检查人数控制在60人以内，检查时间控制在10天以内，视情况可延长检查天数。计划在2023年8月—2023年12月期间实现对全国31个省（自治区、直辖市）和新疆生产建设兵团全覆盖检查。

（一）飞检启动（2023年7月）。国家医保局会同有关部门研究并制定统一的检查流程、检查方法、检查标准并完成抽签配组。省级医疗保障行政部门按照本方案制定实施方案，细化检查各项内容，同时根据检查重点提前做好培训工作。

（二）飞检实施（2023年8月—2023年12月）。现场检查前，飞行检查组完成数据筛查，被检地区医疗保障部门配合做好相关工作，及时提供真实、完整、准确的政策文件、数据信息等有关资料。现场检查中，飞行检查组在充分听取各方意见基础上形成客观、公正的书面结论并将相关资料移交被检省医疗保障行政部门进行后续核实处理。现场检查结束后，被检省医疗保障行政部门在处理完结后5个工作日内向国家医保局报送书面报告。国家医保局适时组织力量对被检机构整改情况进行“回头看”，确保飞行检查发现的问题整改落实到位。

（三）飞检总结（2024年1月—3月）。国家医保局形成全年飞行检查工作报告，在征求财政、卫生健康、中医药等部门意见后，视情况通报检查情况、曝光典型案例。同时，对飞行检查整体情况以及重点领域检查方法进行总结，为后续监管提供经验和制度规范，促进日常监管常态化开展。

六、组织保障

（一）加强组织领导。医保、财政、卫生健康、中医药等部门要充分认识联合开展医疗保障基金飞行检查工作的重要意义，按照统一部署，加强组织协调，强化协同配合，形成工作合力，确保飞行检查工作取得实效。

（二）严格规范执法。要严格按照《医疗保障基金飞行检查管理暂行办法》《医疗保障行政处罚程序暂行规定》等规章制度开展检查工作，做到执法程序规范、执法依据准确、执法结果公正。要严格执行《医保基金飞行检查行为规范（试行）》，自觉遵守政治纪律、廉洁纪律、群众纪律、保密纪律、工作纪律。要认真学习国家医保局下发的检查资料，准确掌握检查的目标、重点、方法及要求，确保检查科学精准。同时，国家医保局针对各省级医疗保障行政部门参/受检情况设定问卷评价，评价结果纳入国家医保局基金监管综合评价。

（三）严肃后续处置。要综合运用司法、行政、协议等手段严肃后续处置，加强飞检结果协同运用，积极发挥部门联动处罚作用。对存在违反《医疗保障基金使用监督管理条例》有关规定的，依法依规作出行政处罚；对涉嫌犯罪的案件，依法移送司法机关追究刑事责任；对党员干部和国家工作人员违法违纪问题，按规定移送纪检监察机关。同时，加大曝光力度，对性质恶劣的案件，要主动公开曝光，进一步强化震慑效应。此外，对医疗机构自查自纠发现并整改到位的问题，可从轻从宽处理。

（四）注重标本兼治。要延伸检查成效，针对飞行检查发现的典型突出问题，有效结合专项整治、日常监管等多种方式在本省域范围内开展集中整治，促成该问题的全面解决。要做好成果转化，针对问题背后的体制障碍、机制缺陷和制度漏洞，着力在信息化、制度化、规范化上下功夫，全面提升医保基金管理水平，强化医保对医疗、医药的引领促进作用。要用好信用管理，将飞行检查结果与总额管理、审核检查、定点协议管理等相关联，强化定点医药机构医保基金安全主体责任落实，推动定点医药机构建立健全与医保基金使用相关的内部管理制度，主动管好用好人民群众的“看病钱”“救命钱”。

国家医疗保障局关于做好基本医疗保险医用耗材支付管理有关工作的通知

（医保发〔2023〕23号）

各省、自治区、直辖市及新疆生产建设兵团医疗保障局：

为贯彻落实《中共中央　国务院关于深化医疗保障制度改革的意见》《国务院办公厅关于印发治理高值医用耗材改革方案的通知》等文件精神，建立管用高效的医保支付机制，提升医保基金使用效能，现就做好当前医用耗材医保支付管理有关工作通知如下。

一、夯实医保支付管理基础

（一）推进医用耗材分类和代码统一。要扎实推进国家医保医用耗材代码应用，及时按照国家医保局制定的医用耗材分类与代码数据库做好更新，提高医用耗材代码应用的准确性、规范性，实现医用耗材带码采购、带码使用、带码结算、带码监管，确保医用耗材分类与代码全国统一。

（二）明确纳入医保支付的耗材范围。要适应医疗服务价格改革“技术劳务与物耗分开”的原则，加强医疗服务价格项目与医用耗材支付管理联动，逐步将未被纳入医疗服务项目价格构成的一次性医用耗材按规定纳入医保支付管理范围。

（三）逐步实行医保通用名管理。国家医保局将研究建立医保医用耗材通用名管理制度，以医保医用耗材分类与代码数据库为基础，确定与医保支付管理相适宜的命名规范，逐步制定不同类别医用耗材通用名命名规则，编制医保通用名，作为下一步医保支付管理的基础。对于已经制定通用名的医用耗材，要积极推进按通用名对医用耗材进行医保支付管理。对于尚未制定通用名的医用耗材，暂按现行分类与代码进行医保支付管理。

二、加强医保准入管理

（四）坚持“保基本”的功能定位。基本医疗保险医用耗材的准入和管理应始终牢牢坚持“保基本”的功能定位，尽力而为、量力而行，合理确定支付范围和支付标准，注重发挥医保基金的战略性购买作用，将临床必需、安全有效、价格合理的医用耗材按程序纳入医保支付范围。原则上临床价值不高、价格或费用远超基金和患者承受能力的医用耗材，以及非治疗性康复器具等不得纳入医保支付范围。对于国家明确要求不得纳入医保支付范围的耗材，坚持原规定。

（五）稳步推进医用耗材目录准入管理。推动建立健全医用耗材医保准入制度，“十四五”期间，应按准入法完成制定全省（自治区、直辖市）统一的基本医疗保险医用耗材目录。现阶段已经建立全省统一的医保医用耗材目录的地区，暂以国家医保医用耗材分类与代码为基础，逐步向医保通用名管理过渡。现阶段尚未建立全省统一的医保医用耗材目录的地区要加大工作力度，“十四五”期间建立全省统一的医保医用耗材目录。对于通用名管理较为成熟的耗材类别，国家将逐步制定全国统一的医保目录，并逐步扩大国家目录涵盖的耗材类别范围。

（六）规范医保目录确定程序。要建立健全科学规范、明晰高效、公开透明的目录确定机制，完善医用耗材评价规则和指标体系。各省应组织医用耗材、临床、医保管理、技术评估等方面专家及行业相关协会，通过规范的评审程序，将符合条件的医用耗材按程序纳入目录，评审结果及时向社会公开。鼓励优先将符合现行支付政策的集中带量采购中选耗材纳入目录。探索对独家或高值产品通过谈判等方式准入。

（七）建立健全动态调整机制。综合考虑医用耗材的技术进步、临床使用情况、价格费用水平、医保基金和参保人的承受能力等因素，实现有进有出的动态调整。及时增补必要的新技术产品，退出临床可被更好替代、经济性评价不佳、被有关部门列入负面清单以及其他不符合医保要求的产品。

三、完善医保支付政策

（八）统筹优化支付政策。推动支付政策更加科学化精细化，逐步淘汰单纯依据费用水平分段支付、一刀切的定额或限额支付等较为粗放的支付政策。各统筹地区可统筹考虑基金承受能力、参保人负担等因素，根据实际情况对部分价格或费用较高的医用耗材设定先行自付比例。省级医保部门要加强统筹，逐步平衡省内各统筹地区支付政策和保障水平，鼓励有条件的省份尽早以省为单位实现统一。

（九）稳妥有序推进支付标准工作。鼓励各省探索制定医用耗材医保支付标准，并进行动态调整。完善支付标准与集中采购价格协同机制，集中带量采购中选产品按相关规定确定支付标准。探索以准入谈判等方式合理确定部分高值医用耗材支付标准。对功能和用途相同、材质和特征相似、临床可相互替代、医保管理趋同的医用耗材，可制定统一的支付标准。

（十）协同推进支付方式改革。建立与DRG、DIP支付方式改革等政策的协同推进机制，形成正向叠加效应。统筹考虑医用耗材的支付范围、支付标准及支付政策等，及时完善总额预算、病种/病组付费标准等。

四、认真抓好组织落实

（十一）加强组织领导。要深刻认识加强医用耗材医保支付管理的重要意义，切实加强组织领导，统筹安排资金，强化人员保障和技术支撑，做好医用耗材医保支付管理与价格项目管理、支付方式改革等的政策联动。要统筹药品、医用耗材、医疗服务项目三大目录管理，健全管理机制和规则，协同推进，确保工作平稳规范开展。

（十二）建立医保支付监测评估机制。各省定期对本省医用耗材医保准入情况、医保基金支付情况、患者负担等情况以及线上采购情况、网采率等进行监测、统计、分析，重点对临床使用多、基金消耗大以及患者负担重等的医用耗材进行监测。

（十三）建立风险防范机制。建立健全医用耗材医保支付范围调整的风险防范机制，对基金安全、患者待遇作长周期精确测算，针对可能发生的风险制定预案，特别是涉及调出支付范围品种的，要做好替代保障，维护患者权益。加强政策宣传解读和舆论引导，努力营造良好的舆论环境。

（十四）加强备案管理，逐步提升制度的统一性和规范性。自本通知印发之日起，各省出台医用耗材目录前应报国家医保局备案后实施。鼓励省级医疗保障部门之间采取区域联盟或协作等形式，探索建立联盟或区域内统一的耗材目录和支付标准。国家医保局将适时启动国家医保医用耗材目录制定工作。

（十五）做好政策衔接，强化宣传引导。本通知所指医用耗材是指经医疗器械主管部门注册或备案，获得上市资格，且可以单独收费的耗材。各级医疗保障部门要加强统筹协调和科学测算，做好医保医用耗材支付管理调整前后的政策衔接，维护基金安全，努力使患者总体负担不增加，待遇水平不降低。如遇重大问题，要及时向国家医保局报告。

特此通知。

国家医疗保障局
2023年7月21日

国家医保局　财政部　国家税务总局 关于做好2023年城乡居民基本医疗保障工作的通知

（医保发〔2023〕24号）

各省、自治区、直辖市及新疆生产建设兵团医保局、财政厅（局），国家税务总局各省、自治区、直辖市和计划单列市税务局：

为深入贯彻落实党的二十大精神和党中央、国务院关于深化医疗保障制度改革有关决策部署，持续推进健全覆盖全民、统筹城乡、公平统一、安全规范、可持续的多层次医疗保障体系，不断增强基本医疗保障能力，努力解除人民群众看病就医后顾之忧，现就切实做好2023年城乡居民基本医疗保障有关工作通知如下：

一、合理确定筹资标准

统筹考虑经济社会发展、医药技术进步、医疗费用增长和居民基本医疗保障需求等因素，合理确定城乡居民基本医疗保险（以下简称“居民医保”）筹资标准。2023年居民医保筹资标准为1020元，其中人均财政补助标准达到每人每年不低于640元，个人缴费标准达到每人每年380元。各级财政部门要按规定落实财政补助政策，将财政补助资金及时足额拨付到位。中央财政继续按规定对地方实施分档补助，对西部、中部地区省份分别按照人均财政补助标准80%、60%的比例给予补助，对东部地区省份分别按照一定比例补助。统筹居民医保和城乡居民大病保险资金安排和使用，确保大病保险待遇水平不降低，稳步提升保障绩效。

二、健全待遇保障机制

全面落实医疗保障待遇清单制度，促进制度规范统一、待遇保障均衡，实施公平保障。优化待遇保障政策，增强普惠性兜底性保障，促进保障更加精准高效。继续巩固居民医保住院待遇水平，确保政策范围内基金支付比例稳定在70%左右。在重点保障居民住院医疗费用的基础上，根据经济社会发展水平和基金承受能力，稳步提升门诊保障水平，有条件的地区可将居民医保年度新增筹资的一定比例用于加强门诊保障，继续向基层医疗机构倾斜，引导群众基层就医。健全门诊保障机制，统筹普通门诊统筹、门诊慢性病特殊疾病（以下简称“门诊慢特病”）保障、高血压糖尿病门诊用药保障等现有门诊保障措施，做好政策衔接，形成保障合力，加强保障能力。完善门诊慢性病用药保障机制，有条件的地区可逐步将门诊用药保障机制覆盖范围从高血压、糖尿病扩大到心脑血管疾病。加强居民医保生育医疗费用保障，进一步减轻参保居民生育医疗费用负担。有条件的省份要继续夯实相关工作基础，稳步推进基本医保省级统筹。

三、扎实推进参保扩面

实施精准参保扩面，聚焦重点人群、关键环节，加大参保缴费工作力度，确保应参尽参。切实做好学生、儿童和新生儿、流动人口等重点人群参保工作，深度挖掘扩面潜力，动员更多符合条件的人员参保。全面落实持居住证参保政策，对于持居住证参加当地居民医保的，各级财政要按当地居民相同标准给予补助。创新参保缴费方式，积极推进线上“一网通办”、线下“一厅联办”“一站式”服务，提供多渠道便民参保缴费服务措施。各地医保部门要与当地税务、教育等部门加强协同，探索建立数据共享机制。压实各层级、各相关部门责任，健全激励约束机制，各地年度参保扩面工作成果与年度督查考核挂钩，探索促进连续参保缴费的约束措施。

四、推动医保助力乡村振兴

巩固提升“基本医疗有保障”成果，稳定实现农村低收入人口和脱贫人口参保率达到99%以上，强化三重制度综合保障效能，坚决守牢不发生因病规模性返贫底线。立足医疗救助基金支撑能力和困难群众实际需求，优化分类资助参保政策。完善困难群众参保核查比对机制，健全参保台账，落实落细资助政策，确保应参尽参、应缴尽缴、应保尽保。健全完善防范化解因病返贫致贫长效机制，科学设定高额医疗费用负担患者监测预警标准，提高监测预警的时效性。加强部门间工作协同，常态化做好监测预警人员综合帮扶，积极引导慈善组织、商业补充保险、医疗互助等社会力量参与困难大病患者救助帮扶，推动形成多元化救助格局，整体提升风险防范化解能力。

五、完善医保支付管理

扎实推进《国家基本医疗保险、工伤保险和生育保险药品目录（2022年）》落地实施。进一步完善和规范谈判药品“双通道”管理，2023年12月31日前，要依托全国统一的医保信息平台电子处方中心，建立健全全省统一、高效运转、标准规范的处方流转机制，推动省域内“双通道”处方流转电子化，提升谈判药品供应保障水平。规范和强化民族药、医疗机构制剂和中药饮片医保准入管理，并动态调整。综合考虑基金承受能力、临床治疗需求等因素，及时把符合条件的医用耗材、医疗服务项目按程序纳入当地医保支付范围。落实加强医用耗材医保支付管理有关要求，提升规范化、科学化水平。

按照《DRG/DIP支付方式改革三年行动计划》要求，扎实推进支付方式改革，2023年底不少于70%的统筹地区开展实际付费。加强门诊支付方式改革和长期住院按床日付费政策研究，完善顶层设计。统筹做好医保支持“互联网+”医疗服务医保支付、支持中医药传承创新发展有关工作，按时保质完成相关任务目标。

六、抓好医药集中采购和价格管理工作

持续扩大药品耗材集中带量采购覆盖面，开展新批次国家组织药品和高值医用耗材集采，重点指导各省（自治区、直辖市）开展国家集采以外的化学药、中成药以及神经外科、体外诊断试剂等药品耗材集采。规范化开展药品耗材集采协议期满接续工作。严格集采量执行，硬化供应量和使用量约束力，提升精细化管理水平，促进医疗机构优先使用集采中选产品。持续完善医药集采平台功能，强化系统落地应用，持续提升药品耗材“网采率”，提升集采平台统一服务水平。

持续推进实施全国医药价格监测工程，开展重点品类药品和医用耗材常态化监测和监测预警，优化医药价格指数编制，推进招采与价格数据跨系统应用和综合治理。推动各省规范药品挂网、撤网工作，加强全国挂网药品价格信息共享和价格查询。做好医药价格和招采信用评价。开展医疗服务价格改革试点评估。做好年度调价评估和动态调整工作。

七、加强医保基金监督管理

实施医保基金监管安全规范年行动。开展医保基金监管综合评价，做实基金常态化监管，持续开展飞行检查。深入开展打击欺诈骗保专项整治，加强部门信息数据共享和联合执法。全面推进医保智能监管、举报投诉管理、行政监管执法系统的应用。开展医保反欺诈大数据监管试点。持续推动医保基金监管执法体系改革，加强监管队伍和监管能力建设。持续加大典型案例公开曝光力度，开展医保基金监管领域廉洁文化建设三年行动。

加强医保基金管理，强化医保基金预算严肃性和硬约束。坚持资金投入和绩效管理并重，全面实施医保基金预算绩效管理，扎实开展医保基金预算绩效目标管理、绩效运行监控、绩效评价和结果运用等工作，做好医保转移支付资金绩效评价管理工作，提高医保基金资源配置效率和使用效益。做好医保基金风险预警分析，提高基金管理水平，强化基金风险防控。

八、提升经办管理服务水平

健全医保经办服务体系，大力推进服务下沉，不断提高基层服务覆盖面。全面落实医保经办政务服务事项清单和操作规范，持续深化标准化规范化建设。落实基本医保参保管理经办规程，优化参保缴费服务流程，做好参保缴费动员，创新宣传方式，拓展宣传渠道，调动群众参保缴费积极性。进一步加强居民医保缴费数据上传至国家医保信息平台工作，持续开展重复参保数据治理。实施一批医保服务便民举措。持续优化医保关系转移接续“跨省通办”，积极参与推进“出生一件事”联办。落实异地就医结算，强化跨区域业务协同机制，稳步提高住院费用跨省直接结算率，推进高血压、糖尿病等5种门诊慢特病费用跨省直接结算县域可及。强化两定机构协议管理，落实费用监测和审核结算。通过医保经办系统练兵比武活动，提升经办队伍能力，提高经办服务水平。

九、深化医保信息平台和数据应用

依托全国统一的医保信息平台，持续深化医保电子凭证、移动支付等便民服务应用，加快构建医保信息化惠民便民服务新生态。积极推进医保数据基础制度体系建设，规范医保数据应用模式，进一步挖掘医保数据价值，强化数据赋能医保管理、服务、改革能力。

十、切实抓好组织实施

要高度重视城乡居民医疗保障工作，切实提高政治站位、强化组织保障、压实工作责任，确保各项政策措施落地见效。各级医保、财政、税务部门要强化部门协同，加强工作联动和信息沟通，做好参保缴费、资金拨付、待遇落实、管理服务等各项工作。要做实做细群众工作，针对群众关切，加大政策宣传与科普力度，集中宣传与经常性宣传相结合，注重方式方法，多用会用群众喜闻乐见的宣传方式，重点做好对筹资和待遇政策的解读，增强群众参保缴费意识，认真普及医疗保险互助共济、责任共担、共建共享的理念，合理引导群众预期。做好舆情风险应对，遇有重大情况要及时报告。

国家医保局　财政部
国家税务总局
2023年7月26日

国家医疗保障局关于进一步深入推进医疗保障基金智能审核和监控工作的通知

（医保发〔2023〕25号）

各省、自治区、直辖市及新疆生产建设兵团医疗保障局：

为贯彻落实《中共中央　国务院关于深化医疗保障制度改革的意见》、《医疗保障基金使用监督管理条例》（国务院令第735号）、《国务院办公厅关于推进医疗保障基金监管制度体系改革的指导意见》（国办发〔2020〕20号）、《国务院办公厅关于加强医疗保障基金使用常态化监管的实施意见》（国办发〔2023〕17号）相关要求，全面建立智能监控制度，实施大数据实时动态智能监控，构建事前、事中、事后全环节监管的基金安全防控机制，深化全国医疗保障信息平台智能监管子系统应用，进一步深入推进智能审核和监控工作，织密织紧基金监管防线。现就相关工作通知如下：

一、明确目标任务

2023年，聚焦医疗保障基金智能审核和监控知识库、规则库（以下简称“两库”）建设，主动适应按病组付费（DRG）/病种分值付费（DIP）支付方式下的基金监管，推进系统落地应用，到2023年底前全部统筹地区上线智能监管子系统，智能审核和监控数据准确上传国家医保信息平台，全面开展经办智能审核，规范定点医药机构服务行为，加强协议处理与行政监管、经办核查与行政执法的衔接，初步实现全国智能监控“一张网”。到2025年底，规范化、科学化、常态化的智能审核和监控体系基本建立，“两库”建设应用、智能审核、反欺诈大数据智能监测分析更加成熟完善，信息化、数字化、智能化全面赋能医保审核和基金监管，形成经办日常审核与现场核查、大数据分析、全场景智能监控等多种方式的常态化监管体系，确保基金安全、高效、合理使用。

二、加强“两库”建设和应用

（一）准确把握“两库”建设重点。要厘清“两库”的关系，规则库建设要重点理顺规则的运行逻辑，保持规则合理的粗细度，设置合理阈值、定期分析维护，加强规则库体系的管理。知识库建设要重点把握规则对应知识点的准确性、完备性，及时维护更新。智能审核和监控引擎通过运行规则并调用对应的知识发挥作用，要通过加强“两库”建设提升引擎运行效率和结果的精准性。

（二）赋予统筹地区“两库”本地化权限。省级、地市级医保部门在国家“两库”框架体系之下推进“两库”同步更新和本地化应用，强化“两库”建设应用的科学性、精准性。赋予各级医保部门充分自主权限，在国家“两库”的框架体系下结合本地实际增补规则和知识，自主设定规则参数、指标、阈值、应用场景等。省级医保部门要加强规则体系管理，本地化应用的规则应按规则逻辑形成与国家“两库”的对应，按国家规则编码规范进行编码，无法与国家规则形成对应的本地规则应进行本地编码。

（三）科学设置指标阈值并逐步上线应用规则。各统筹地区医保部门要综合考虑规则运行逻辑、监管目标、效果强度，以及与实际工作情况相匹配，并督促定点医药机构提高申诉、复核能力，合理确定上线规则数量和相关指标、阈值，做到成熟一条应用一条。应用中动态调整规则和知识,持续提升规则精准性和有效性。对于“假阳性率”较高的规则,要及时修改对应的知识点,调整参数、阈值,实用性不强的规则要及时停用。

(四)持续用好用活“两库”。对于“明确违规”的规则运行结果,要加强监管和干预,实现对违法违规行为的自动拦截,对于“可疑”的规则运行结果,要充分听取定点医药机构的意见,建立和畅通申诉渠道。要建立健全管理机制,制定疑点信息的处理程序,与定点医药机构充分沟通,处理好医药机构申诉意见。要做好规则应用效果评估,加强各类规则应用情况统计,及时跟进评估应用效果,在应用中把握规则强度的递进,调整规则对应知识点的配备,探索形成科学合理的监管标准,逐步固化合理类规则的“金标准”,不断优化规则应用效果,提升“两库”智能化水平。

三、优化智能审核和监控流程

(一)科学划分事前、事中、事后流程。智能审核和监控基本工作流程包括数据采集传输、数据比对、违规筛查、明细审核、调查核实、违规处理、评估分析等环节。以医保基金审核结算为中心节点,划分为事前提醒、事中审核、事后监管。事前提醒是在定点医药机构端,对医药服务行为进行实时提醒,并在向经办机构上传医保基金结算单据前进行预审、预警。事中审核是对医疗服务行为发生后至经办机构完成结算前实施过程控制,经办机构在该过程中对定点医药机构上传的医保基金结算单据进行审核,对“明确违规”费用直接拒付,对发现的疑点问题,及时反馈至定点医药机构,由其进行申诉,经沟通反馈后确定的违规费用予以拒付。事后监管由医保行政部门、基金监管专职机构、经办机构等对定点医药机构完成结算后的费用进行核查和监督检查,使用大数据建模、知识图谱等信息化技术手段,拓展事后监管核查的广度和深度,对发现的违法违规费用予以追回,并依法依规作出行政处罚、协议处理,对涉嫌犯罪的案件,及时移送有管辖权的公安机关。事后监管应重点开展大数据监测分析,注重整体性、趋势性、关联性,对各类监管对象准确画像,为现场检查和行政执法提供支持。

(二)鼓励定点医药机构开展事前提醒。鼓励定点医药机构对接智能监管子系统或在系统中嵌入规则,开展事前提醒。事前提醒重点是严格实名就医、规范诊疗行为、规范计费收费、预警超量开药、预警费用申报。通过身份识别、视频监控,严格执行实名就医购药制度,确保人证相符。对医务人员违反政策限定和不合理检查、诊疗、用药行为实时提醒,引导医务人员自觉遵守临床诊疗规范和医保管理政策,依法合规、合理规范开展医疗服务和计费收费。定点医药机构对医保基金结算单据在申报前进行预审、自查。

四、推动经办机构全面智能审核

(一)对全量结算单据全覆盖审核。各级经办机构要以统筹区为单位,使用智能监管子系统全面审核定点医药机构申报的费用,实现医保基金支付智能审核全覆盖,严把医保基金安全的第一道防线。对事前已提醒预警但定点医药机构未遵从的问题,在事中审核阶段要通过人工开展重点审核。对直接结算的异地就医实行就医地管理,就医地经办机构负责审核在本辖区发生的异地就医费用。

(二)完善内部管理流程。各级经办机构要建立健全线上初审、复核、申诉、复审、反馈、处理等全审核流程的管理机制,合理设置各环节审核重点、办理时限。明确审核人员权限,确保审核过程和审核结果可追溯,规范自由裁量,堵塞审核漏洞。初审、复核、复审岗位设置应相互分离、相互制约、相互监督,根据岗位需要对各环节数据信息进行权限控制,建立各岗位数据访问、操作、维护、保密等管理制度和有效的信息流转反馈机制。健全智能审核和监控提示疑点问题的核查处理机制,加强与定点医药机构沟通反馈,健全违规资金拒付和追回流程,确保违法违规问题得到有效处理。

（三）强化统筹地区和定点医药机构主动性。要强化统筹地区使用主体责任和主动性，赋予统筹地区医保部门在规则选用、引擎调用、审核流程、审核人员权限设置等方面充分的自主权限。要加强智能审核和监控管理，与协议管理工作相结合，采取有效措施，激励定点医药机构主动对接智能监管子系统，系统对接情况与定点医药机构年度考核等挂钩。探索对于主动加强智能监管系统应用、开展自查自纠的医药机构，给予减少现场检查频次等政策。

五、拓展智能监控应用场景

（一）做好门诊共济保障机制改革定点医药机构监管。要针对门诊共济保障涉及的基金使用和监管对象行为新特征，通过频繁门诊、频繁购药、诊断与患者性别或年龄不符、超量开药等异常行为，锁定高风险医保账号和人员，并据此查实相关机构和人员违法违规行为。要推动定点零售药店按要求向医保部门上传药品“进销存”数据、医保费用支出明细等信息，确保上传数据全面、准确、及时。要对定点医疗机构门诊医疗服务行为进行事前提醒、事中审核、事后监管。有条件的地区探索加强对定点零售药店的场景监控。探索建立价格监测机制，加强结算价格联动。

（二）加强DRG/DIP支付方式下医保基金智能审核和监控。充分运用医保结算清单信息异常、结算明细信息异常、疾病诊断编码异常、手术操作编码异常、手术操作编码与性别不符、诊断编码与手术操作编码不符等规则，通过结算清单的信息异常提示、诊断编码与手术操作编码的校验关系等，不断提升DRG/DIP数据质量。要着眼DRG/DIP支付方式监管，加强对高靠分组、低标入院、分解住院、转嫁费用等监管规则的研究和开发。同时，通过开展病种/病组费用比较分析，重点病种/病组监测，发现医疗服务不足、高编高套等行为疑点。

（三）应用新技术全面赋能基金监管。依托医保电子凭证、人脸识别等技术开展参保人员、医保医师身份真实性认证。加强新技术在智能监控中的应用，推动人工智能向医疗保障监管全面赋能，实现各类疑点的自动抓取、智能研判和快速预警。依托大数据技术推进数据互通、场景互联，探索以患者为中心归集诊疗数据，建立相关主题的大数据模型，加强对高风险人群、机构的诚信画像以及对欺诈骗保行为的风险识别。开展异地就医与本地就医诊疗行为及费用数据的比对分析，强化异地就医基金监管。要综合应用医疗保障智能监控和大数据分析手段，实现线索发现、调查取证、违规处理、结果应用等监管环节线上线下相结合，形成全流程闭环监管。

六、工作要求

（一）加强组织领导。各级医保部门要充分认识全面推进医疗保障智能监控对提升医疗保障基金监管效能的重要作用，强化省级医保部门组织领导和统筹地区使用主体责任，统一安排部署，协调推进落实。加强行政监管、信息化建设、经办实施的工作协同。行政监管部门要牵头抓总，统筹推进“两库”建设、系统落地，确保取得实际应用成效。信息化建设部门要做好系统建设、数据支撑，充分保障业务需求落地。经办机构要用好智能监管子系统开展智能审核，实时评估反馈“两库”应用效果，不断优化迭代“两库”。要主动衔接公安、卫生健康、中医药管理、药品监管、民政、市场监管等相关部门，加强信息交流和数据共享，实现联动响应。

（二）健全工作机制。国家医保局将定期调度各地智能审核和监控情况，通报工作进展，将智能审核和监控应用成效纳入年度基金监管综合评价，作为重点评价指标。每年选取30～50个应用成效较好的统筹地区作为“智能审核和监控技术示范”，提炼典型做法和有效经验，适时总结推广，提高全系统智能监控工作成效。各省级医保部门要指导辖区内各级医保部门建立智能审核和监控工作管理机制，加强工作协调与调度通报，指定专人从事智能监管相关工作，加强人员专业能力技能培养，注重在各统筹地区培育智能审核和监控业务骨干。要健全规则、知识上线发布的管理机制，业务人员与信息化人员双账号、双校验管理，不得将规则、知识启停用权限交第三方人员单独行使。

（三）夯实数据基础。各省级医保部门要按照《关于进一步明确市县级医保部门数据应用模式的通知》（医保网信办〔2022〕12号）提出的规范数据应用的模式，为统筹地区医保部门智能审核和监控、大数据分析提供数据支撑，充分保障统筹地区全面使用、分析本地区医保结算数据的权限。要强化数据源头治理，督促定点医疗机构规范填写《医疗保障基金结算清单》，全量上传协议管理和基金监管所需数据，并加强医保信息平台结算清单校验功能，提升数据准确性、全面性。健全数据安全工作机制，严格按照相关法律法规要求，提高信息安全防护和应急处置能力，确保网络信息安全。

（四）做好沟通宣传。各级医保部门做好衔接配合，强化沟通互动，及时解决工作中遇到的问题。加大政策宣传解读力度，强化与定点医药机构沟通对接，主动回应社会关切，营造全社会关注并自觉维护医保基金安全的良好氛围。智能审核和监控工作中的问题及时向国家医保局反映。

国家医疗保障局

2023年9月8日

国家医保局　财政部
关于印发《长期护理保险失能等级评估管理办法（试行）》的通知

（医保发〔2023〕29号）

有关省、自治区、直辖市及新疆生产建设兵团医保局、财政厅（局）：

为加强长期护理保险失能等级评估管理，保障参保人合法权益，根据《国家医保局 财政部关于扩大长期护理保险制度试点的指导意见》（医保发〔2020〕37号），国家医保局、财政部联合制定了《长期护理保险失能等级评估管理办法（试行）》，现印发给你们，请认真贯彻落实。

国家医保局　财政部

2023年12月1日

长期护理保险
失能等级评估管理办法（试行）

第一章　总则

第一条　为加强长期护理保险失能等级评估管理，保障参保人合法权益，根据《国家医保局 财政部关于扩大长期护理保险制度试点的指导意见》（医保发〔2020〕37号），制定本办法。

第二条　本办法适用于长期护理保险制度试点地区长期护理保险失能等级评估工作。

第三条　本办法所称失能等级评估，是指依据《长期护理失能等级评估标准（试行）》，对评估对象日常生活活动、认知、感知觉与沟通等方面的能力丧失程度的分级评估。依本办法作出的评估结论是长期护理保险基金支付待遇的必要依据。

第四条　失能等级评估管理应遵循公平公开、科学规范、权责明晰、高效便民的原则，不断提升评估管理专业化水平，促进评估行业发展，为参保人提供客观公正的评估服务。

第五条　国家医疗保障行政部门商财政部门拟定失能等级评估有关管理办法。国家医疗保障经办机构依据本办法制定经办规程，明确评估操作程序，拟定评估服务协议范本，指导地方做好失能等级评估相关经办管理服务等工作。

省级医疗保障部门负责指导统筹地区医疗保障部门，在本办法基础上，根据实际情况制定实施细则。统筹地区医疗保障经办机构负责具体管理工作的组织实施。

第二章　定点评估机构

第六条　长期护理保险失能等级评估机构实行定点管理。定点评估机构是指纳入统筹地区长期护理保险失能等级评估机构定点管理，依照有关规定对长期护理保险参保人开展失能等级评估的机构。

第七条　统筹地区医疗保障经办机构与定点评估机构签订评估服务协议，明确双方的责任、权利和义务。

第八条　定点评估机构应严格履行评估服务协议，加强内部建设，优化服务，提升人员素质能力，强化质量控制，确保评估质量和评估结论准确性。

第九条　定点评估机构不得同时承担依评估结论而开展的长期护理服务工作，不得同时承担长期护理保险经办工作。

第十条 鼓励支持发展独立的评估机构。暂不具备实施条件的，可依托医疗机构、劳动能力鉴定机构、商业保险机构等实施评估。随制度健全完善，逐步向独立的评估机构实施评估形式过渡。

第三章 评估人员

第十一条 评估人员是指符合一定条件，经专门培训合格，具体实施失能等级评估的专业人员。

评估人员包括评估员和评估专家。评估员负责采集评估信息，协助开展现场评估。评估专家负责开展现场评估，提出评估结论；承担复评工作；依据护理服务需求提出护理服务计划建议。

第十二条 评估员应具备以下基本条件：

（一）具备医学、护理、康复、心理、长期照护、养老服务与管理等相关专业背景，从事相关专业工作2年（含）以上；

（二）参加规范化培训并考核合格，掌握长期护理失能等级评估标准，熟悉评估操作要求；

（三）具有良好的职业道德和操守，在工作中能够做到遵纪守法、廉洁自律、客观公正，相关行业领域无不良信用信息记录。

评估专家除须具备上述第（二）项、第（三）项条件外，还应具有临床医学、护理、康复、精神心理等领域中级及以上职称和2年（含）以上相关工作经历。

第十三条 统筹地区医疗保障部门应建立评估人员库，完善档案制度，规范人员管理。定期组织考核，明确准入退出机制。

第十四条 统筹地区医疗保障部门应会同有关部门建立健全评估人员规范化培训机制，自行组织或探索委托第三方机构等组织做好评估人员培训，提升人员队伍专业化水平。

第十五条 评估人员应严格执行评估操作规范要求，独立、客观、公正地开展评估工作。与评估对象有亲属或利害关系的，应当回避。

第四章 评估标准

第十六条 国家医疗保障行政部门商财政部门制定全国统一的失能等级评估标准，明确评估量表、评估指标、等级划分等，并适时调整。探索建立评估结果跨部门互认机制。

第十七条 统筹地区医疗保障部门统一执行《长期护理失能等级评估标准（试行）》和《长期护理保险失能等级评估操作指南（试行）》。

第五章 评估流程

第十八条 失能等级评估流程主要包括评估申请、受理审核、现场评估、提出结论、公示与送达等环节。

第十九条 评估申请。评估对象或其监护人、委托代理人自愿向统筹地区医疗保障经办机构提出评估申请，提交相关材料。统筹地区医疗保障经办机构应建立方便群众办事的多元化申请受理渠道。

第二十条 受理审核。统筹地区医疗保障经办机构收到评估申请后，应及时对申请材料进行审核，反馈受理审核结果。

有下列情形的，不予受理失能等级评估申请：

1. 未参加长期护理保险的；

2. 不符合待遇享受条件的；

3. 发生护理服务费用不属于长期护理保险基金支付范围的；

4. 申报材料不全或提供虚假材料的；

5. 其他长期护理保险不予受理评估申请的情形。

第二十一条 现场评估。审核通过后，统筹地区医疗保障经办机构应组织定点评估机构开展评估工作。原则上应有至少2名评估人员上门，其中至少有1名评估专家。现场评估人员依据失能等级评估标准和评估操作指南，采集信息，开展评估。须有至少1名评估对象的监护人或委托代理人在场。

同时，可在邻里、社区等一定范围内走访调查评估对象的基本生活自理情况，做好调查笔录和视频录像，并参考医院住院病历或诊断书等相关资料，作为提出评估结论的佐证资料。

第二十二条 提出结论。现场评估人员可直接提出评估结论的，由现场评估人员提出评估结论。现场评估人员不能直接提出评估结论的，由定点评估机构组织评估专家依据现场采集信息，提出评估结论。

评估结论应经过至少2名评估专家的评估确认。

第二十三条 公示与送达。评估结论达到待遇享受条件对应失能等级的，定点评估机构和统筹地区医疗保障经办机构应当在一定范围内公示评估结论，接受社会监督。

不符合待遇享受条件的，或符合待遇享受条件经公示无异议的，定点评估机构出具评估结论书。统筹地区医疗保障经办机构向评估对象或其监护人、委托代理人送达评估结论书。

第二十四条 评估对象或其监护人、委托代理人应当积极配合开展现场评估工作。有下列情形之一的，评估终止：

1. 拒不接受失能等级评估信息采集的；
2. 无正当理由不配合失能等级评估的；
3. 其他原因导致失能等级评估终止的。

第二十五条 统筹地区医疗保障行政部门可根据失能等级确定评估结论有效期，其中重度失能等级评估结论有效期一般不超过2年。

第二十六条 统筹地区医疗保障经办机构应按照便民高效的原则，优化评估经办服务流程，明确办理时限要求，原则上评估结论书应在申请受理之日起30个工作日内送达。

第六章 其他评估情形

第二十七条 评估对象或其监护人、委托代理人对失能等级评估结论有异议的，可在规定期限内，向统筹地区医疗保障经办机构提出复评申请。复评原则上有不少于2名评估专家参加，参加初次评估的定点评估机构和评估人员须回避。复评结论为最终评估结论。

第二十八条 第三人对公示评估结论有异议的，可在公示期内向统筹地区医疗保障经办机构实名反映情况。反映情况基本属实的，统筹地区医疗保障经办机构组织复评。

第二十九条 参保人失能状态发生变化、与评估结论不匹配，评估结论出具满6个月的，可向统筹地区医疗保障经办机构申请重新评估。统筹地区医疗保障行政部门、经办机构通过抽查监督等途径，发现参保人当前失能状态发生变化、可能影响待遇享受的，统筹地区医疗保障经办机构应当组织重新评估。

第三十条 评估有效期届满前，统筹地区医疗保障经办机构应组织对需继续享受长期护理保险待遇的参保人进行重新评估。经评估符合待遇享受条件的，有效期届满后重新计算。

第七章 监督管理

第三十一条 医疗保障行政部门对定点管理、协议履行、评估实施等进行监督，完善智能审核和监控规则，强化智能监管。医疗保障经办机构加强对定点评估机构评估服务协议履行情况的日常核查，定期对定点评估机构作出的评估结论进行抽查。

第三十二条 定点评估机构及其工作人员、参保人发生违法违规行为造成基金损失的，属于法律、法规和规章规定范畴的，依法给予行政处罚。构成犯罪的，由医疗保障行政部门移送司法机关依法追究刑事责任。定点评估机构违反评估服务协议的，由医疗保障经办机构按协议约定处理。

第三十三条 医疗保障经办机构对协议履行、工作质量等情况定期开展考核评价，考核结果与评估服务协议续签、服务费用支付等挂钩。

第八章 附则

第三十四条 加快全国统一的长期护理保险信息系统实施应用，推动评估全过程信息化。鼓励应用信息化、智能化手段，推动评估工作规范化、标准化。

第三十五条 推动加强行业自律，规范评估行为，促进行业规范和自我约束，引导评估行业健康有序发展。

第三十六条 本办法由国家医疗保障局负责解释，自印发之日起施行。

国家医保局　人力资源社会保障部 关于印发《国家基本医疗保险、工伤保险和生育保险药品目录（2023年）》的通知

（医保发〔2023〕30号）

各省、自治区、直辖市及新疆生产建设兵团医保局、人力资源社会保障厅（局）：

为贯彻落实党中央、国务院决策部署，进一步提高参保人员的用药保障水平，按照《基本医疗保险用药管理暂行办法》及《2023年国家基本医疗保险、工伤保险和生育保险药品目录调整工作方案》要求，国家医保局、人力资源社会保障部组织调整并制定了《国家基本医疗保险、工伤保险和生育保险药品目录（2023年）》（以下简称《2023年药品目录》），现予印发，请遵照执行。现就有关事项通知如下：

一、及时做好支付范围调整

各地要严格执行《2023年药品目录》，不得自行调整目录内药品品种、备注和甲乙分类等内容。要及时更新信息系统和数据库，将新增的药品按规定纳入基金支付范围，调整“备注”内容的药品要更新支付范围，调出的药品要同步调出基金支付范围，并及时在智能监管子系统中进行维护，加强基金监管。

二、规范支付标准

协议期内谈判药品（以下简称“谈判药品”）和竞价药品执行全国统一的医保支付标准，本次调整新纳入目录的国家组织集中带量采购中选药品以其中选价格作为支付标准，各统筹地区根据基金承受能力确定其自付比例和报销比例。对于确定了支付标准的竞价药品和国家集采中选药品，实际市场价格超出支付标准的，超出部分由参保人员承担；实际市场价格低于支付标准的，按照实际价格由医保基金和参保人员分担。鼓励将同通用名下价格不高于支付标准的竞价药品和国家集采中选药品优先纳入定点医疗机构和“双通道”药店配备范围，支持临床优先使用，减轻患者负担。

协议期内，若谈判药品或竞价药品存在《2023年药品目录》未载明的规格需纳入医保支付范围的，应由企业向国家医保局提出申请，国家医保局将根据协议条款确定支付标准后，在全国执行。协议期内如有与谈判药品同通用名的药品上市，其挂网价格不得高于谈判确定的同规格医保支付标准。省级医保部门可根据市场竞争情况、同通用名药品价格等，调整该药品的医保支付标准。协议期内谈判药品或竞价药品被纳入国家组织药品集中带量采购或政府定价的，省级医保部门可按相关规定调整药品医保支付标准。

《2023年药品目录》中医保支付标准有“*”标识的，各地医保和人力资源社会保障部门不得在公开发文、新闻宣传等公开途径中公布其医保支付标准。

三、扎实推动目录药品落地

《2023年药品目录》自2024年1月1日起正式执行。《国家基本医疗保险、工伤保险和生育保险药品目录（2022年）》（医保发〔2023〕5号）同时废止。

各省、自治区、直辖市药品集中采购机构要在

2023年12月底前将谈判药品在省级药品集中采购平台上直接挂网。谈判药品的挂网价格不高于支付标准;参与目录准入竞价的企业,在支付标准有效期内,其竞价药品挂网价格不高于参与竞价时的报价(具体企业、药品及报价另行通知)。

省级医保部门要按照《关于建立完善国家医保谈判药品"双通道"管理机制的指导意见》(医保发〔2021〕28号)和《关于适应国家医保谈判常态化持续做好谈判药品落地工作的通知》(医保函〔2021〕182号)要求,提升"双通道"工作管理的规范化、精细化水平。及时更新本省纳入"双通道"和单独支付的药品范围,与新版目录同步实施。要充分考虑患者用药延续性和待遇稳定性,原则上不得以谈判药品转为常规目录管理为理由将其调出"双通道"和单独支付范围。鼓励各地积极探索通过"双通道"渠道提升罕见病用药供应保障水平的有效模式。规范"双通道"药店准入程序,进一步提升农村地区、偏远地区和经济欠发达地区"双通道"药店的覆盖率。要依托全国统一的医保信息平台电子处方中心,建立健全全省统一、高效运转、标准规范的处方流转机制,进一步推动"双通道"处方流转电子化。

省级医保部门要继续完善谈判药品落地监测机制,按要求定期向国家医疗保障局反馈《2023年药品目录》中谈判药品使用和支付等方面情况。

各地医保部门要会同有关部门,指导定点医疗机构合理配备、使用目录内药品,可结合医疗机构实际用药情况对其年度总额作出合理调整。要加强医保定点医疗机构、工伤保险协议医疗机构和工伤康复协议机构协议管理。要将医疗机构合理配备使用《2023年药品目录》内药品的有关要求纳入协议,积极推动新版目录落地执行。

四、规范民族药、医疗机构制剂、中药饮片的管理

各省级医保部门要按照《基本医疗保险用药管理暂行办法》要求,完善程序、细化标准、科学测算,把符合临床必须、价格合理、疗效确切等条件的民族药、医疗机构制剂、中药饮片等纳入基金支付范围。具备条件的地区,可同步确定医保支付标准。同时建立动态调整机制,及时将不符合条件的药品调出支付范围。

《2023年药品目录》落地过程中,遇有重大问题及时反馈国家医保局、人力资源社会保障部。

国家医保局
人力资源社会保障部
2023年12月7日

附件:国家基本医疗保险、工伤保险和生育保险药品目录(2023年)

国家医疗保障局办公室
关于印发《新冠治疗药品价格形成指引（试行）》的通知

（医保办发〔2023〕2号）

各省、自治区、直辖市和新疆生产建设兵团医疗保障局：

为适应新冠病毒感染疫情防控新形势新任务，支持新冠治疗药品多元供给，充分发挥市场决定性作用，更好发挥政府作用，激发创新活力，维护公众利益，强化新冠治疗药品价格行为监督，促进新冠治疗药品公平可及，我局研究制定《新冠治疗药品价格形成指引（试行）》，现印发你们，请认真贯彻执行。

国家医疗保障局办公室
2023年1月6日

新冠治疗药品价格形成指引（试行）

为适应新冠病毒感染疫情防控新形势新任务，围绕“保健康、防重症”，支持新冠治疗药品多元供给，充分发挥市场决定性作用，更好发挥政府作用，激发创新活力，维护公众利益，强化新冠治疗药品价格行为监督，促进新冠治疗药品公平可及，依据《中华人民共和国价格法》《中华人民共和国药品管理法》，制定本指引并试行。

一、【适用范围】 自2023年1月1日起，国家药品监督管理部门批准上市（含附条件上市）的新冠治疗药品，适用本指引。本指引所称新冠治疗药品，是指直接针对新冠病毒发挥作用、具有阻断感染或病毒复制效果的药品，不包括缓解高热、咳嗽、疼痛等症状以及免疫调节、抗凝、生命支持等对症治疗的通用药品。

二、【市场决定】 新冠治疗药品依法实行市场调节价，由医药企业自主制定销售价格。医药企业应遵循公平合法、诚实信用、质价相符的原则，综合考虑生产经营成本、市场供求状况、临床治疗价值等因素制定价格，努力改进生产经营降低成本，充分考虑销售规模对生产经营成本的分摊作用，动态调整价格，主动担当社会责任，使利润水平保持在合理范围。

三、【政府监督】 医保部门积极支持医药企业创新发展，鼓励医药企业研发生产新冠治疗药品，尊重医药企业自主制定的具体价格，深化简政放权、放管结合、优化服务改革，依法不作政府定价、不作行政审批，重点为医药企业制定新冠治疗药品价格提供指引，整体提升新冠治疗药品挂网效率，通过加强事前事中事后监督，促使医药企业公开透明合理行使自主定价权。

四、【集中受理】 新冠治疗药品首次进入国内医药集中采购市场销售，实行首发报价集中受理、全国通行。具备条件的省级医保部门依申请作为新冠治疗药品首发价格受理单位，并指定（委托）内设机构、直属机构或医药集采机构具体承办。集中受理坚持轮动原则，原则上各受理单位均接收1件首发报价后，可受理新一轮的首发报价；坚持回避原则，首发报价应回避新冠治疗药品生产许可持有人注册地所在省份。企业可自主选择1家符合条件的受理单位申报首发价格。受理单位完成首发价格受理流程后履行挂网程序，及时向国家医保局报告相关情况。

五、【申报资料】 申报企业按要求的格式提交资料，并承诺对资料的真实性、准确性、有效性负责。

（一）药品说明书、价格构成、创新性和经济性说明；

（二）临床专业意见书和行业协会推荐书；

（三）进口新冠治疗药品首发价格申报企业提交主要国家、周边国家和地区的价格；

（四）随季度/年度销售数量、累计销售数量、主要价格构成要素以及对照药品价格等因素变化，相应调整挂网价格的展望和承诺。

六、【价格构成的特别说明】 申报企业应提供制造成本、期间费用、销售利润、税费等价格构成要素信息和测算方法（含原辅包材、人员工资、研发费用等子项），并对以下内容作特别说明：

（一）原料药成本。申报企业自产原料药的，应提供原料药生产成本的具体构成、测算方法，以及相似结构化合物的行业询价结果。申报企业外购原料药的，应提供原料药生产企业出售原料药的合同和发票复印件。进口新冠治疗药品的，应提供到岸价的海关报关单复印件。

（二）直接研发成本。包括产生费用的具体项目和相应费用水平；研发费用分摊计入首发报价的测算方法。考虑新冠病毒传播和发病的特殊性，直接研发费用的分摊年限原则上不低于5年，分摊测算依据的销售数量由申报企业根据该药品的使用方式、市场潜在需求等自行预估，建议参考标准：限门诊处方的新冠治疗药品按不低于每年1000万人份的标准分摊（每三个月按250万人份）；可在零售药店和互联网售药平台销售的新冠治疗药品按不低于每年2000万人份的标准分摊（每三个月按500万人份）；仅限住院等使用范围较小、约束性较强的新冠治疗药品，根据实际情况确定参考标准。医保部门根据新冠病毒传播和发病等情况适时调整参考标准。

（三）期间费用率。首发报价中销售费用率、管理费用率和财务费用率高于A股上市医药企业最近三年平均水平的，应作出具体解释。销售费用率、管理费用率和财务费用率高于科创板上市医药企业最近三年平均水平10个百分点以上的，受理单位主动指导申报企业调整报价策略。

七、【创新性和经济性的特别说明】 申报企业应对首发报价的创新性和经济性作特别说明。首发报价折算的疗程费用，参考药品公开审评报告披露的关键临床试验有效性、安全性数据，以及临床试验类型和完整性、药品批准状态等试验证据强度因素，综合换算后应低于或相当于对照药品的疗程治疗费用（对照药品已通过谈判纳入医保目录的，按谈判前后的平均价格计算对照药品疗程治疗费用）。申报的成本测算明显高于经济性评价结果的，原则上以经济性评价结果为主。其中，新获批的小分子化学药和注射用单克隆抗体药物优先以临床试验阳性对照药品（阳性对照药品，是指已批准的新冠治疗药品）的当期价格为参考基准，未设阳性对照或未与阳性对照药主要临床疗效终点进行比较的，以已获批的小分子化学药、单克隆抗体药物的当期较低价格为参考基准；按常规程序仿制的新冠治疗药品以不超过仿制对象价格的60%为参考基准；其他类型新冠治疗药品参照上述原则。医保部门密切关注相关药品真实世界数据等研究进展，适时研究调整对照基准。

八、【受理程序】 医药企业接到国家药监局药品审评中心正式出具的上市许可申请《受理通知书》之日起，即可提前提交资料，受理单位可预受理，推动新冠治疗药品正式批准后及时挂网销售。受理单位接到正式首发报价起，5个工作日内完成受理工作。其中，提交资料不完整、不充分的，或不符合本指引第五项至第七项要求的，应通知申报企业补充完善，并暂停计时；提交的制造成本、研发成本、期间费用、其他国家和地区价格等信息明显不实或不合理的，应重新论证和申报，并重新计时。完成受理后，受理单位及时公示首发报价及临床专业意见书和行业协会推荐书，公示期不少于7个自然日。首发报价经公示无异议的，受理单位及时通知医药采购机构按首发价格快速挂网。省级新冠疫情防控指导单位明确要求应急使用的，医疗机构在与企业协商一致基础上，可采取先采购、后按正式挂网价格结算的方式保障临床用药需求。

存在以下情形之一，采取附条件挂网并作相应标识，提示价格风险：首发报价高于临床专业意见书所提采购价格预期30%以上；首发报价的行业公允性未获行业协会推荐；公示期间被实名投诉且申报企业补充说明后仍有异议。

九、【价格再评估和动态调整】 申报企业自新冠治疗药品正式挂网之日起，每季度第10个工作日前向首发价格受理单位提交全国累计销售数量、国际价格等信息。符合以下触发条件之一的，申报企业及时对首发价格进行再评估，并履行相应的调价承诺：

（一）自正式挂网之日起首年内每满3个月，一年后每满6个月；

（二）实际或可期望的季度/年度销售数量达到本指引第六项所列参考标准；

（三）创新性和经济性评价的对照药品降价幅度超过30%；

（四）该药品国际价格中位数下降超过10%；

（五）进口药品转本地化生产；

（六）因严重、特别严重的价格失信行为按规定剔除虚高价格空间；

（七）其他价格形成因素出现显著变化，包括但不限于原料药成本、期间费用率等。

申报企业未按要求进行再评估的，首发价格受理单位及时督促指导，并重点关注附条件挂网的首发价格。新冠治疗药品经谈判纳入医保药品目录的，协议期内执行谈判结果。2023年1月1日前已批准上市的新冠治疗药品主动做好再评估并相应调整价格。

十、【省域价格协同】 建立省域间价格高效协同机制，完成首发价格受理、再评估调价的首发省份医保部门应在1个工作日内将价格信息通报其他省份医保部门。其他省份医保部门及时将价格通报药品集采机构，作为平台挂网和公立医疗机构采购的参考。医药企业后续在其他省份申报挂网时，报价不高于首发价格的，药品集采机构开辟绿色通道直接挂网；因省域间回款条件、采购数量、配送成本等客观条件差异确需上浮挂网价格的，按所在省份的原规则挂网。

十一、【社会共治】 充分发挥临床专业的指导作用，申报企业应提交医疗机构出具的临床专业意见书，从治疗价值、临床需求、采购价格预期等方面对新冠治疗药品提出意见（所称医疗机构，是指急诊、呼吸、感染、重症医学、临床药学等5个专科中，任一专科列入省级及以上临床重点专科的三级甲等公立医疗机构）。充分发挥行业协会的指导和行业自律作用，申报企业应提交行业协会推荐书，对特别说明事项和报价是否符合行业公允性提出推荐意见（所称行业协会，是指医药类的全国性行业协会，不包括下设的各类分会、专委会等内设机构和分支机构）。受理单位成立新冠治疗药品价格专家组，邀请药学、临床、药物经济、医保价格等方面的专家参加，提供咨询和专业技术支持。

十二、【社会医药机构价格】 积极倡导民营医疗机构、零售药店、互联网售药平台等各类社会医药机构（平台）平价供应新冠治疗药品。建议企业首发报价时依法对社会医药机构的有关价格作出安排，促使不同销售渠道的价格相对公平。对于社会医药机构过度加价的，建议申报企业审慎选择商业合作对象。

十三、【事中事后协同监管】 医保部门要提高政治站位，坚持以人民健康为中心，严格依法依规履职，建立相应工作机制并常态化运行，切实加强履职能力建设。强化药品首发价格监督机制、医药价格和招采信用评价制度的协调联动，对申报企业提供虚假信息和承诺、以欺诈手段误导价格等失信行为，必要时开展函询约谈，对申报企业进行提醒、告诫、公开通报或谴责，督促相关企业按真实信息重新自主定价，并根据情节轻重落实信用评价和处置措施。加强社会医药机构零售价格监测，及时将涉嫌垄断、价格违法等问题线索移交同级市场监管部门，配合做好执法检查。医保部门就新冠治疗药品研发进展情况与药监部门做好沟通。

本指引自印发之日起生效。

新冠治疗药品首发价格受理单位

北京市医疗保障局
天津市医疗保障局
河北省医疗保障局
上海市医疗保障局
江苏省医疗保障局
四川省医疗保障局

国家医疗保障局办公室
关于进一步做好定点零售药店纳入门诊统筹管理的通知

（医保办发〔2023〕4号）

各省、自治区、直辖市及新疆生产建设兵团医疗保障局：

为更好推进职工医保门诊共济保障机制改革，不断提高人民群众医疗保障水平，切实贯彻落实好《关于建立健全职工基本医疗保险门诊共济保障机制的指导意见》和《零售药店医疗保障定点管理暂行办法》有关要求，现就进一步做好定点零售药店纳入门诊统筹管理有关事项通知如下。

一、高度重视定点零售药店纳入门诊统筹工作

职工医保门诊共济保障机制改革是党中央、国务院作出的重大决策部署，对更好发挥职工医保门诊医药费用保障功能，切实保障参保人员权益具有重要意义。将定点零售药店纳入门诊统筹管理是改革的重要组成部分，有利于提升参保人员就医购药的便利性、可及性。各地医保部门务必提高政治站位，统一思想认识，将门诊统筹基金用于扩大医药服务供给，释放医保改革红利，增强人民群众获得感、幸福感、安全感。

二、积极支持定点零售药店开通门诊统筹服务

各级医保部门要采取有效措施，鼓励符合条件的定点零售药店自愿申请开通门诊统筹服务，为参保人员提供门诊统筹用药保障。申请开通门诊统筹服务的定点零售药店应当符合医保部门规定的医保药品管理、财务管理、人员管理、信息管理以及医保费用结算等方面的要求，能够开展门诊统筹联网直接结算。省级医保部门要因地制宜制定具体的管理办法、公开办理流程，并加强对统筹地区相关政策的协调。统筹地区医保部门要优化申请条件、完善服务流程，及时为符合条件的定点零售药店开通门诊统筹服务。

三、完善定点零售药店门诊统筹支付政策

（一）明确门诊统筹基金支付范围。参保人员凭定点医药机构处方在定点零售药店购买医保目录内药品发生的费用可由统筹基金按规定支付。定点零售药店门诊统筹的起付标准、支付比例和最高支付限额等，可执行与本统筹地区定点基层医疗机构相同的医保待遇政策。定点零售药店根据参保人员需要可提供配送服务，配送费用不纳入医保支付范围。

（二）完善门诊统筹总额预算管理。统筹地区医保部门要根据近年来本地区门诊费用情况，结合参保人数、年龄结构、疾病谱变化以及待遇水平、政策调整等因素，科学编制年度门诊医保基金支出预算。探索建立定点零售药店门诊统筹总额预算管理，充分发挥医保基金的激励约束作用。

（三）加强门诊统筹医保服务协议管理。各统筹地区医保经办机构要适应职工医保门诊共济保障机制改革新形势，及时修订医保服务协议或签订补充协议，针对门诊统筹特点完善医保经办规程，细化医保管理各项措施。要加强对纳入门诊统筹管理的定点零售药店的监督考核，开展年度绩效评价，健全退出机制，实现“有进有出”的动态管理。对违反医保服务协议的，严格按照有关规

定处理。

（四）做好门诊统筹费用审核结算。各统筹地区医保经办机构要加强日常管理，做好门诊统筹费用审核，确保基金规范支出。原则上医保经办机构自收到定点零售药店结算申请之日起30个工作日内完成医保结算，并及时拨付结算费用。定点零售药店应按要求向医保部门上传药品“进销存”数据、医保费用支出明细等信息，确保上传数据全面、准确、及时。

四、明确定点零售药店纳入门诊统筹的配套政策

（一）加强药品价格协同。定点零售药店应当遵循公平合法、诚实信用和质价相符的原则，为参保人员提供价格适宜的药品，既要尊重市场机制又要坚持好承担好定点属性，加强自律。支持定点零售药店通过省级医药采购平台采购药品，鼓励自愿参与药品集中带量采购。倡导参考省级医药采购平台价格销售医保药品。

（二）加强处方流转管理。依托全国统一的医保信息平台，加快医保电子处方中心落地应用，实现定点医疗机构电子处方顺畅流转到定点零售药店。定点医药机构可为符合条件的患者开具长期处方，最长可开具12周。

（三）加强基金监管。通过日常监管、智能审核和监控、飞行检查等多种方式，严厉打击定点零售药店欺诈骗保等违法违规行为，对违反有关法律法规的，依法依规严肃处理，情节严重的移交司法机关。

五、强化组织保障

（一）加强组织领导。省级医保部门要加强组织领导和统筹谋划，及时制定完善定点零售药店有关政策，加强对所辖统筹地区的指导和督促。统筹地区医保部门要承担主体责任，及时将符合条件的定点零售药店纳入门诊统筹管理，完善相关配套措施。国家医保局将开展专项工作调度，确保政策落地，切实提高人民群众看病就医便利性。

（二）做好政策宣传。各地要加大宣传力度，创新宣传方式，丰富宣传手段，增强政策宣传的针对性、时效性，提高参保人员的政策知晓度。坚持正确舆论导向，积极回应社会关切，引导参保人员合理购药，营造良好环境氛围。

（三）强化部门协同。各地医保部门要主动加强与相关部门的政策协调，完善处方流转、药品配备、数据衔接、规范行为等相关政策措施，打通落地环节，形成工作合力，稳步提高参保人员就医用药保障水平。

国家医疗保障局办公室
2023年2月15日

国家医疗保障局办公室
关于完善新冠治疗药品价格形成机制　实施分类管理的通知

（医保办发〔2023〕8号）

各省、自治区、直辖市及新疆生产建设兵团医疗保障局：

《新冠治疗药品价格形成指引（试行）》（以下简称《指引》）印发以来，多款新冠治疗药品首发报价受理工作顺利完成，推动新批准新冠治疗药品第一时间挂网销售，有效促进药品公平可及。为完善新冠治疗药品价格形成机制，协同优化新冠患者医疗费用保障相关政策，现将新冠治疗药品价格分类管理有关事项通知如下：

一、价格分类管理

医保药品目录外的新冠治疗药品实施价格风险分类提示，分为A、B、C三类。A类药品，是指按照《指引》进行首发报价或评估调整，疗程治疗费用与医保药品目录内同类药品差异较小的新冠治疗药品。B类药品，是指按照《指引》进行首发报价或评估调整，疗程治疗费用与医保药品目录内同类药品差异较大的新冠治疗药品。C类药品，指未按照《指引》完整进行首发报价或评估调整，以及评估结果明显不公平不合理的新冠治疗药品，主要包括以下情形：未完整提交基础资料、价格构成特别说明、创新性和经济性特别说明等材料；报价高于临床专业意见书所提采购价格预期30%以上；报价的行业公允性未获行业协会推荐；公示期间被实名投诉且申报企业补充说明后仍有异议；存在给予回扣等不正当竞争行为、情节严重且不及时纠正。

二、A类药品疗程治疗费用参照基准

综合疫情防治政策、市场供应状况以及医保药品目录内新冠治疗药品疗程治疗费用等因素，现阶段A类药品疗程治疗费用暂以医保支付范围内当期价格较低的小分子新冠治疗药品最大疗程治疗费用为参照基准（疗程天数以药品说明书为准），企业遵循《指引》进行首发报价或评估调整挂网价格后，疗程治疗费用不高于参照基准的1.8倍。新冠治疗药品供求形势、价格走势等出现重大变化的，医保部门适时研究调整参照基准和比价系数。

三、分类配套政策

自2023年4月1日起，对于A类药品，各省级医药采购平台将其名称字体或背景显示为绿色，引导采购单位优先采购；医保部门可结合疫情防治需要给予临时性医保支付政策，并在后续医保谈判中充分考虑首发报价公允性经济性优势、主动担当社会责任积极贡献等因素。对于B类药品，各省级医药采购平台将其名称字体或背景显示为黄色。对于C类药品，各省级医药采购平台将其名称字体或背景显示为红色，并以弹窗等醒目方式向采购单位提示相应风险。

四、做好政策引导

新冠治疗药品首发价格受理单位要做好政策解读，引导企业积极做好首发报价、评估调整，进一步促进公开合理定价。已挂网新冠治疗药品于4月1日前进行首轮价格评估，企业按《指引》要求补充完善材料，提交价格调整承诺，调整后价格符合条件的纳入A类管理，其他按B类或C类管理。正式纳入医保药品目录前，所有新冠治疗药品按《指引》持续开展评估调整。首轮价格评估调整后不符合A类要求的新冠治疗药品，后续企业申请将价格调整至A类当期水平的，受理单位根据供求形势变化等因素进行研判，按程序将价格类别上调至A类，由各省医药采购平台按流程调整挂网价格。

本通知自印发之日起生效。

国家医疗保障局办公室

2023年3月13日

国家医保局办公室　教育部办公厅
关于做好大学生参加基本医疗保险相关工作的通知

（医保办发〔2023〕15号）

各省、自治区、直辖市及新疆生产建设兵团医保局、教育厅（教委、教育局）：

为贯彻落实党的二十大关于“扩大社会保险覆盖面”重要精神，落实《国务院办公厅关于将大学生纳入城镇居民基本医疗保险试点范围的指导意见》（国办发〔2008〕119号）和《国务院办公厅关于印发“十四五”全民医疗保障规划的通知》（国办发〔2021〕36号）有关要求，进一步保障大学生基本医疗需求，提高大学生健康水平，现就进一步做好大学生医疗保障有关工作通知如下：

一、充分认识做好大学生医疗保障工作的重要意义

全民医保是中国特色基本医疗卫生制度的基础。大学生参加基本医保是全民医保的重要组成部分，对于建立健全覆盖全民的医疗保障体系、保障大学生就医权益、提高大学生健康水平具有重要意义。各级医疗保障、教育部门要加强动员，统筹兼顾，坚持自愿缴费和有效扩面，鼓励各类全日制普通高等学校（包括民办高校，以下简称“高校”）中全日制本专科生、全日制研究生参加高校所在地基本医疗保险，提高大学生医疗保障水平。

二、加强政策宣传，提供便捷服务

各级医疗保障、教育部门要高度重视，切实加强政策宣传宣讲工作，鼓励大学生原则上在学籍地参保，形成动员参保的长效机制。医疗保障部门于2023年6月底前，主动深入高校和大学生群体，集中开展政策宣讲，提高政策知晓率，做好大学生参保服务工作；教育部门及各有关高校要为大学生参保提供便利。

三、完善工作机制，提高保障水平

各级医疗保障、教育部门要协同合作，建立工作联动与数据共享机制，不断优化参保流程和就医管理措施，不断提高大学生医保参保和医疗保障水平。各地要采取措施，对家庭经济困难大学生个人应缴纳的基本医疗保险费及经基本医保支付后应由其个人承担的符合规定的医疗费用，通过医疗救助制度、家庭经济困难学生资助体系和社会慈善捐助等多种途径给予资助，切实减轻家庭经济困难学生的医疗费用负担。

国家医保局办公室　教育部办公厅

2023年5月12日

国家医疗保障局办公室
关于实施医保服务十六项便民措施的通知

（医保办发〔2023〕16号）

各省、自治区、直辖市及新疆生产建设兵团医疗保障局：

为深入学习贯彻习近平新时代中国特色社会主义思想，扎实开展主题教育，办好为民实事，为参保群众提供便捷、高效、优质的医保经办服务，推出首批十六项医保服务便民措施，现就有关事项通知如下：

一、目标要求

全面贯彻落实党的二十大精神，坚持以人民为中心的发展思想，坚持把为民办实事作为主题教育的重要内容，从方便群众办事的角度简化手续、精简材料、压缩时限、创新服务模式，打通医保经办政务服务的堵点和难点，在便民服务上出实招，分批次推出医保服务领域便民措施：全面实施一批医保服务便民措施，加快推进一批经验成熟、成效显著的便民举措，试点探索一批医保创新服务方式，最大限度方便群众，不断提升群众的获得感、幸福感、安全感。

二、主要任务

（一）优化医保关系转移接续。

1．简化手续。取消基本医保跨省转移接续中出具《基本医疗保险参保凭证》和《基本医疗保险关系转移接续联系函》材料的要求。

2．缩短办理时限。基本医保跨省转移接续时间由原来45个工作日压缩为15个工作日。

3．参保人不再需要转入地、转出地两边跑，可自主选择在线上办理或到转入地和转出地经办机构窗口就近办理，并可随时在网上申请并查询办理进度。

（二）简化异地就医备案流程，提升异地就医结算服务。

4．方便群众多渠道办理异地就医备案。参保人员可在国家医保服务平台App、国家异地就医备案小程序等线上渠道申请办理异地就医备案手续。

5．跨省异地长期居住人员登记备案后，未申请变更备案或参保状态未发生变更的，备案长期有效。备案有效期内可在就医地多次就诊并享受跨省异地就医直接结算服务。

6．参保人员住院前未办理异地就医备案的，可在定点医药机构指引下申请办理登记备案手续，出院结算前完成登记备案的，跨省联网定点医疗机构应提供跨省异地就医直接结算服务。

7．发生急诊抢救时，参保人员未办理异地就医备案的视同已备案，允许参保人员按参保地异地急诊抢救相关待遇标准直接结算相关门诊、住院医疗费用。

8．跨省异地就医参保人员出院自费结算后按规定补办备案手续的，可以按参保地规定申请医保手工报销。

9．参保人员申请异地就医备案时，直接备案到就医地市或直辖市等，并在备案地开通的所有跨省联网定点医疗机构享受住院费用跨省直接结算服务。

10．允许跨省长期居住人员在备案地和参保地双向享受待遇。跨省异地长期居住人员备案有效期内确需回参保地就医的，也可以在参保地享受医保结算服务。

11．具备高血压、糖尿病、恶性肿瘤门诊放化疗、尿毒症透析和器官移植术后抗排异治疗5种门诊慢特病资格的参保人员可在开通相关门诊慢特病跨省联网定点医疗机构，享受相关治疗费用跨省直接结算。

（三）推行医保经办服务“一窗通办”。

12．推进医保经办服务窗口“综合柜员制”，窗口前台不分险种、不分事项、一窗受理、一站式服务，后台分办联办快办，让群众进一扇门、取一个号、在一窗办。

（四）推进高频服务事项“网上办”。

13．方便参保群众、参保单位网上办事。依托医保服务平台“个人网厅”“单位网厅”实现参保登记、参保信息变更等医保领域高频服务事项“网上办”，提高网办率。

（五）开通多种渠道满足群众医保信息查询需要。

14．参保群众可在国家医保服务平台App、网厅或地方医保服务平台进行个人缴费记录、个人医保账户、跨省异地就医结算服务、医保药品目录等信息查询。

15．在医保经办大厅和有条件的银行营业网点、社区服务中心、定点医疗机构及零售药店等场所设立医保自助区，方便群众查询个人缴费、账户余额等群众关注的医保信息。

（六）方便群众就医购药。

16．推动实现医保电子凭证在就医购药全流程应用。参保群众不需持实体卡，凭医保电子凭证二维码或刷脸就可以看病买药。

三、组织实施

（一）加强组织领导。要深刻领会为民办实事是推动主题教育落实落地的重要举措，明确职责分工、健全工作机制，排出时间表，抓好落实，确保2023年8月底前在便民服务上取得新突破新成效。

（二）加强调查研究。要广泛听取参保群众和社会各界的意见，有针对性地开展调研，采取有效措施，回应群众期待，满足群众合理需求。

（三）加强监督评价。要建立落实医保便民措施质量评估机制，开展满意度评价，及时发现问题，及时整改。

（四）加强总结推广。要认真梳理本地区医保经办成效显著的便民措施，总结推广便民服务的有效做法。积极探索医保创新服务，形成可复制可推广的经验。

国家医疗保障局办公室

2023年5月25日

国家医疗保障局办公室
关于加强和改进医药价格和招采信用评价工作的通知

（医保办发〔2023〕23号）

各省、自治区、直辖市及新疆生产建设兵团医疗保障局，医药集中采购机构：

医药价格和招采信用评价（以下简称“价格招采信用评价”）制度实施以来，在营造公平公正的医药采购交易环境、推动医药企业诚信经营、维护规范的药品耗材价格秩序等方面发挥了积极作用，但也存在向生产企业穿透不到位、失信处置不及时等问题。为进一步压实责任、强化制度落实，现就有关事项通知如下。

一、强化责任担当

各省级医药集采机构要切实承担价格招采信用评价工作实施主体责任，在准确把握运用裁量基准和操作规范的基础上，积极推进失信评级处置工作，原则上在接到国家医保局通报相关案源6个月内完成评级处置。各省级医疗保障部门要切实履行对省级医药集采机构评级处置的指导和监督职责，对工作滞后的要督促加快办理，对处置失当的要及时纠偏。

二、加强向生产企业穿透

要压实药品耗材生产企业公平合法诚信经营、维护正常价格秩序的第一责任，对案源已明确具体产品的评级处置，必须穿透到该产品的生产企业；对案源未明确具体产品的，应通过配送企业和医疗机构的举证追溯至具体产品及其生产企业。仅对配送企业进行处置，无法穿透至生产企业，以及按规定不纳入价格招采信用评价制度的案源，处置意见需经省级医疗保障局复核同意后办结。

三、加大信息披露力度

各省级医疗保障部门和医药集采机构均应在本单位门户网站醒目位置设置专栏，自2024年一季度起，向社会动态公告“特别严重”“严重”“中等”“一般”失信评定结果，并报国家医疗保障局（医药价格和招标采购指导中心）备案。国家医保局也将在门户网站价格招采信用评价专栏按季度公开有关情况。

四、拓展评定结果应用

在组织国家集采和省际联盟采购设置招采规则时，医疗保障部门应充分考虑评定结果因素，对“特别严重”及“严重”失信企业实行不同程度的禁入或约束，根据评级结果在续约时给予一定赋分。要强化信用评价与价格治理的协同联动，在一省确定失信产品价格虚高空间后，应及时通知他省予以关注。

国家医疗保障局办公室

2023年11月17日

统计数据

一、医疗保障统计公报

2023年全国医疗保障事业发展统计公报*

2023年，国家医保局坚持以习近平新时代中国特色社会主义思想为指导，深入学习贯彻党的二十大精神，坚决贯彻落实党中央、国务院决策部署，完整、准确、全面贯彻新发展理念，加快构建新发展格局，持续完善中国特色医疗保障制度，实现管理服务提质增效，医保制度运行总体平稳，群众待遇巩固完善，基金运行安全可持续。

一、基本医疗保险运行安全稳健

截至2023年底，全国基本医疗保险（以下简称“基本医保”）参保133389万人。2023年，全国基本医疗保险（含生育保险）基金总收入33504.86亿元，全国基本医疗保险（含生育保险）基金总支出28210.45亿元，2023年统筹基金当期结存5042.32亿元，累计结存33983.95亿元。

（一）职工基本医疗保险

1．参保人数。截至2023年底，职工医保参保37095万人，比上年增加852万人，增长2.3%，其中，在职职工27099万人，比上年增长1.9%；退休职工9996万人，比上年增长3.7%，在职退休比为2.71。

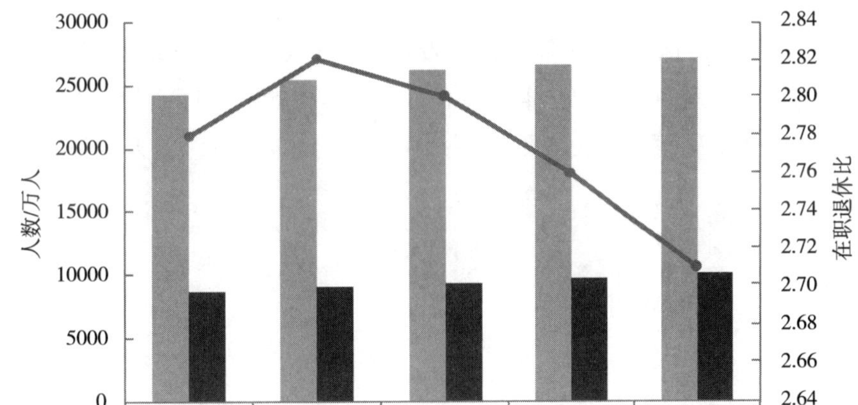

	2019年	2020年	2021年	2022年	2023年
在职参保人数/万人	24224	25429	26106	26604	27099
退休参保人数/万人	8700	9026	9324	9639	9996
在职退休比	2.78	2.82	2.80	2.76	2.71

2019—2023年职工医保参保人员结构

企业、机关事业、灵活就业等其他人员参保人数（包括在职职工和退休人员）分别为24367万人、6668万人、6060万人。职工医保统账结合和单建统筹参保人数分别为34525万人、2569万人。

2．基金收支。2023年，职工医保基金（含生育保险）收入22935.15亿元，比上年增长10.3%。基金（含生育保险）支出17752.80亿元，比上年增长16.5%。2023年，职工医保统筹基金（含生育保险）收入16582.38亿元，比上年增长26.0%；统筹基金（含生育保险）支出11654.12亿元，比上年增长21.9%；统筹基金（含生育保险）当期结存4928.26亿元，累计结存（含生育保险）26320.26亿

* 报告数据与国家医疗保障局官网公布数据略有差异，以本报告为准。

元。2023年，职工医保个人账户收入6352.77亿元，个人账户支出6098.68亿元，个人账户当期结存254.08亿元，累计结存13967.06亿元。

3．待遇享受。2023年职工参保人员待遇享受人次较快增长，达25.3亿人次，比上年增长20.2%。其中，普通门急诊21.8亿人次，门诊慢特病2.7亿人次，住院0.8亿人次。此外，享受药店购药23亿人次。

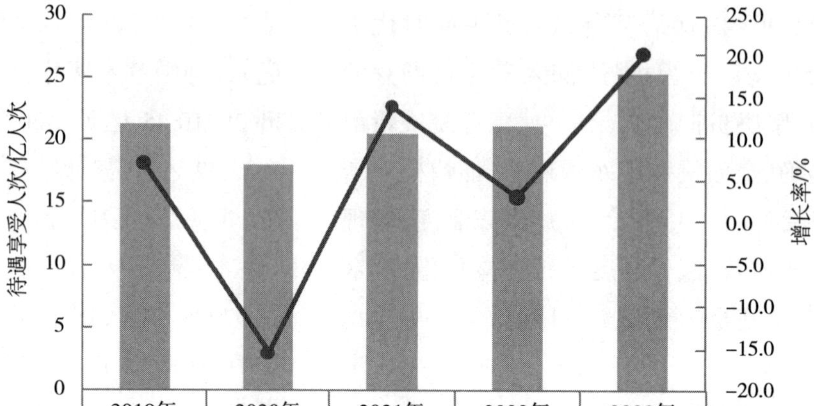

	2019年	2020年	2021年	2022年	2023年
待遇享受人次/亿人次	21.2	17.9	20.4	21.04	25.3
增长率/%	7.1	–15.6	13.9	3.1	20.2

2019—2023年职工医保享受待遇人次

2023年，职工医保参保人员住院率21.86%。其中，在职职工住院率为11.93%，退休人员住院率为49.04%。次均住院费用为12176元，其中，在三级、二级、一级及以下医疗机构（含未定级）的次均住院费用分别为14586元、8665元、6311元。次均住院床日9.8天。

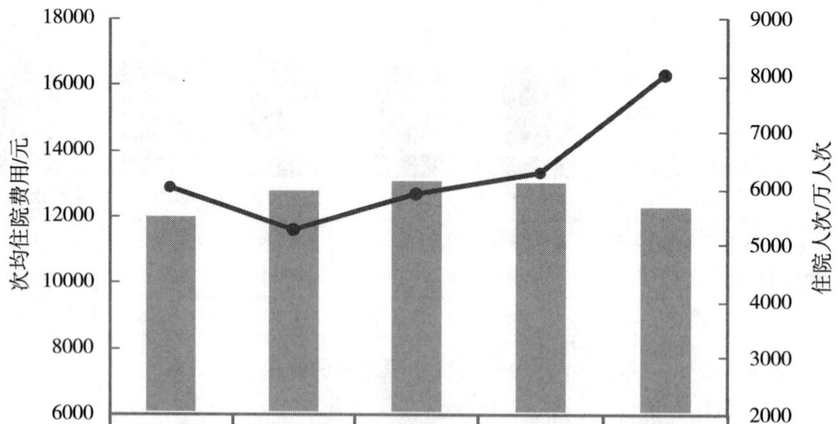

	2019年	2020年	2021年	2022年	2023年
次均住院费用/元	11888	12657	12948	12884	12176
住院人次/万人次	6019.35	5277.79	5900.35	6277.12	8009.61

2019—2023年职工医保次均住院费用和住院人次

2023年职工医保参保人员医药总费用19879.79亿元，比上年增长21.3%，其中，在医疗机构发生17408.48亿元，在药店发生2471.31亿元。医疗机构发生费用中，在职职工医疗费用7501.76亿元，退休人员医疗费用9906.71亿元。

职工医保住院费用目录内基金支付比例

84.6%，三级、二级、一级及以下医疗机构支付比例分别为83.5%、87.4%、89.4%。

（二）城乡居民基本医疗保险

1．参保人数。截至2023年底，城乡居民基本医疗保险（以下简称“居民医保”）参保96294万人。

2．基金收支。2023年，居民医保基金收入10569.71亿元，支出10457.65亿元，当期结存112.06亿元，累计结存7663.70亿元。

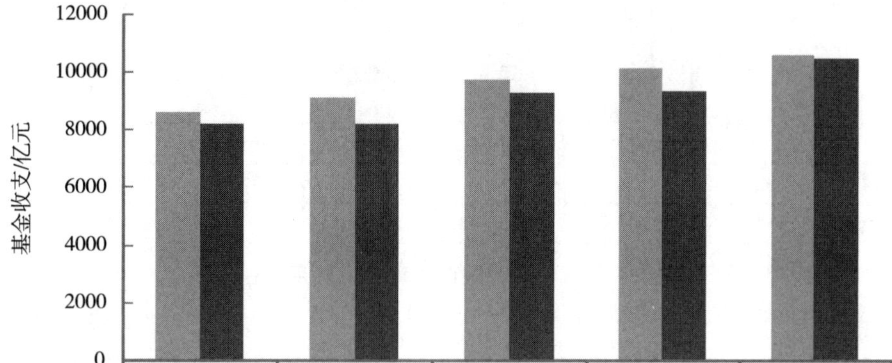

	2019年	2020年	2021年	2022年	2023年
基金收入/亿元	8575	9115	9724	10129	10570
基金支出/亿元	8191	8165	9296	9353	10458

2019—2023年居民医保基金收支情况

3．待遇享受。2023年，参加居民医保人员享受待遇26.1亿人次，比上年增长21.1%。其中，普通门急诊20.8亿人次，门诊慢特病3.4亿人次，住院2亿人次。次均住院费用7674元，其中，在三级、二级、一级及以下医疗机构（含未定级）的次均住院费用分别为12765元、6205元、2943元。居民医保参保人员住院率为20.7%，次均住院床日8.8天。

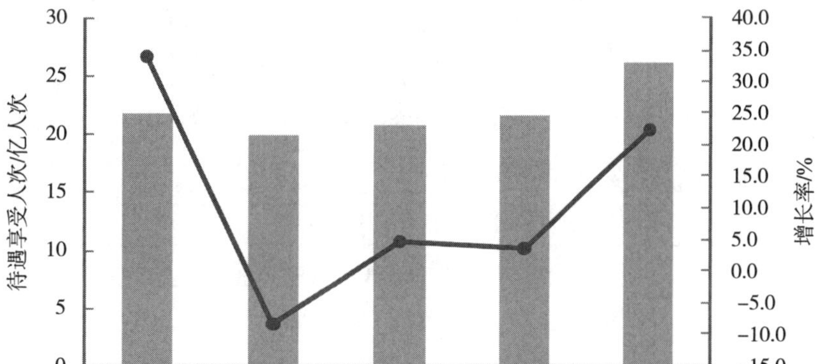

	2019年	2020年	2021年	2022年	2023年
待遇享受人次/亿人次	21.7	19.9	20.8	21.57	26.1
增长率/%	34.0	−8.4	4.7	3.7	21.1

2019—2023年居民医保享受待遇人次

2023年，居民医保参保人员医药费用19581.56亿元，其中，在医疗机构费用19426.97亿元，在药店购药费用154.59亿元，比上年增长19.4%。居民医保住院费用目录内基金支付比例68.1%，三级、二级、一级及以下医疗机构支付比例分别为63.2%、72.4%、80.8%。

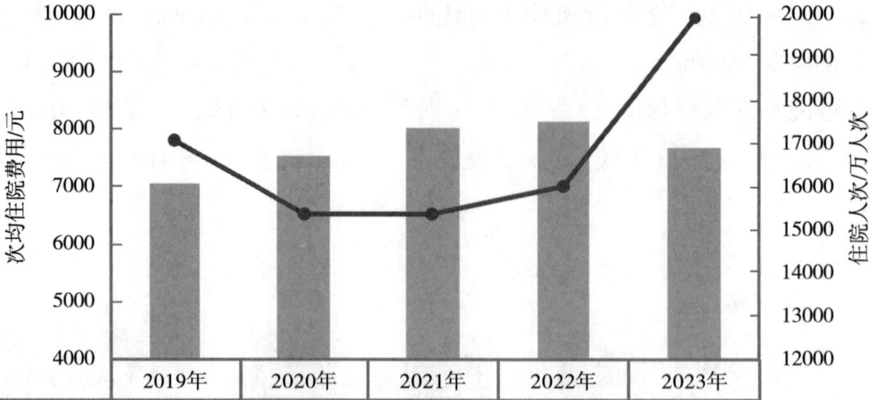

	2019年	2020年	2021年	2022年	2023年
次均住院费用/元	7049	7546	8023	8129	7674
住院人次/万人次	17055.95	15354.43	15347.85	15990.69	19922.54

2019—2023年居民医保次均住院费用和住院人次

二、生育保险制度保障功能持续发挥

2023年，全国参加生育保险24903万人，比上年增加282万人。从2023年起，进一步规范统一生育保险待遇享受统计口径，将产前检查、计划生育人次纳入生育保险待遇统计，享受各项生育保险待遇2834万人次，比上年增加1065万人次，比上年增长60.2%。生育保险基金支出1177.23亿元。

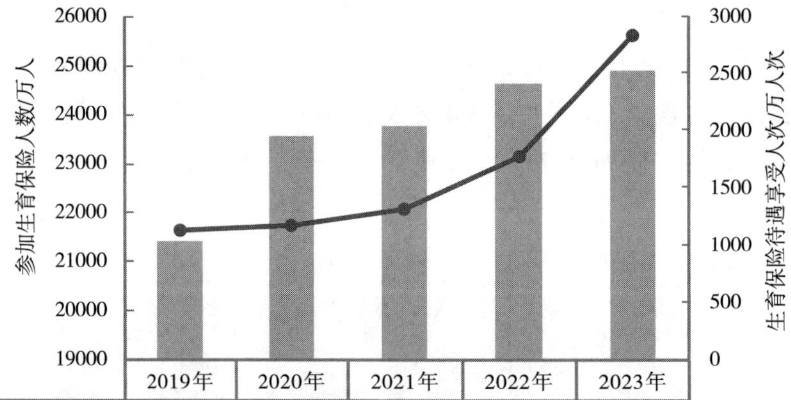

	2019年	2020年	2021年	2022年	2023年
参加生育保险人数/万人	21417	23567	23752	24621	24903
生育保险待遇享受人次/万人次	1136.4	1167	1321	1769	2834

2019—2023年参加生育保险人数和待遇享受人次

三、医疗救助托底功能持续增强

2023年，全国医疗救助支出746亿元，医疗救助基金资助8020万人[1]参加基本医疗保险，实施门诊和住院救助15340万人次，全国次均住院救助、门诊救助分别为1241元、132元。2023年，中央财政安排医疗救助补助资金297亿元。

全国纳入监测范围农村低收入人口参保率稳定在99%以上。各项医保综合帮扶政策惠及农村低收入人口就医1.86亿人次，减轻农村低收入人口医疗费用负担1883.5亿元。

[1] 不含其他部门资助参保人数。

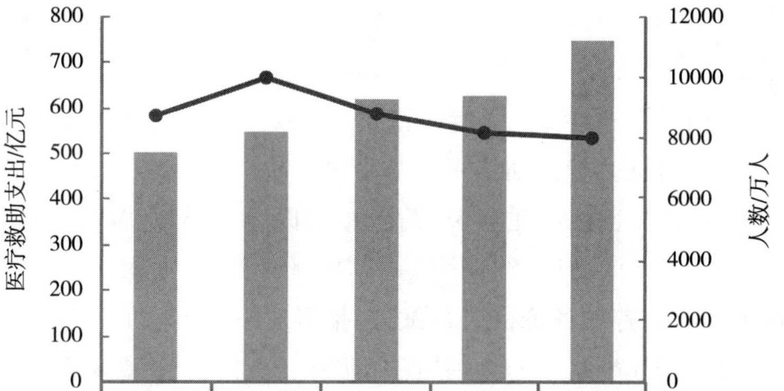

	2019年	2020年	2021年	2022年	2023年
医疗救助支出/亿元	502.2	546.84	619.9	626.0	746.0
资助参加基本医疗保险人数/万人	8751	9984	8816	8186	8020

2019—2023年医疗救助支出和资助人数

四、“三医”协同发展和治理成效显著

(一)医保药品目录

《国家基本医疗保险、工伤保险和生育保险药品目录(2023年)》收载西药和中成药共3088种,其中,西药1698种,中成药1390种,另目录含中药饮片892种。2023年调整中新纳入药品126种。

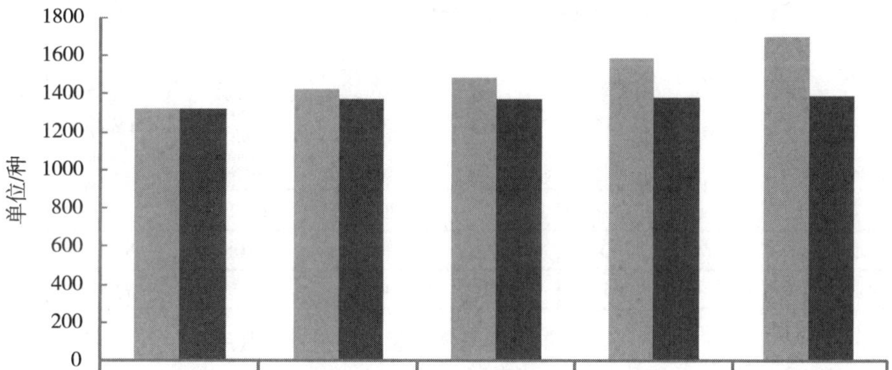

	2019年版	2020年版	2021年版	2022年版	2023年版
西药	1322	1426	1486	1586	1698
中成药	1321	1374	1374	1381	1390

2019—2023年版国家医保药品目录收载的西药和中成药

自2018年国家医保局成立以来,连续6年开展医保药品目录动态调整,累计744种药品新增进入目录范围。2023年,协议期内谈判药品报销2.4亿人次,通过谈判降价和医保报销,当年累计为患者减负近2300亿元。

(二)医保支付方式改革

截至2023年底,全国384个统筹地区开展了按病组和病种分值(DRG/DIP)付费,其中,开展DRG付费的城市190个,开展DIP付费的城市192个,天津、上海两个直辖市DRG和DIP并行付费。

(三)药品耗材集中采购

2023年,开展第八批、第九批国家组织药品集采,涉及80种药品,平均降价57%。开展第四批国家组织人工晶体及运动医学类耗材集采,平均降价70%。截至目前,共开展九批国家组织药品集采,覆盖373种药品,开展四批国家组织高值医用耗材集采,覆盖冠脉支架、人工关节、骨科脊柱类耗材、人工晶体和运动医学类耗材等大类。

(四)医药价格治理

2023年,启动挂网药品价格治理,开展统一挂网药品价格数据信息规范工作。监测国家短缺药品清单和国家临床必需易短缺药品重点监测清单药品价格和配送情况，提取256条异常高价和182条异常配送信息，督促企业主动纠正异常高价275次。强化药品价格常态化管理监督，约谈相关医药企业23家，涉及30个品种，约谈药品平均降价超40%。有序推进医疗服务价格改革试点，指导5个试点城市开展首轮调价。稳步加快医疗服务价格动态调整，指导28个具备条件的省份开展调价工作。指导各省医保局加快审核新增医疗服务价格项目，全年各省新增医疗服务价格项目合计达到1900余项。

五、异地就医就诊人次持续增加

2023年，全国普通门急诊、门诊慢特病及住院异地就医2.43亿人次，其中，职工医保异地就医1.61亿人次（包括省内异地就医1.01亿人次，省外异地就医0.6亿人次），居民医保异地就医8214.36万人次（包括省内异地就医5196.78万人次，省外异地就医3017.58万人次）。全国普通门急诊、门诊慢特病及住院异地就医费用7111.05亿元，其中，职工医保异地就医费用2806.51亿元，居民医保异地就医费用4304.54亿元。

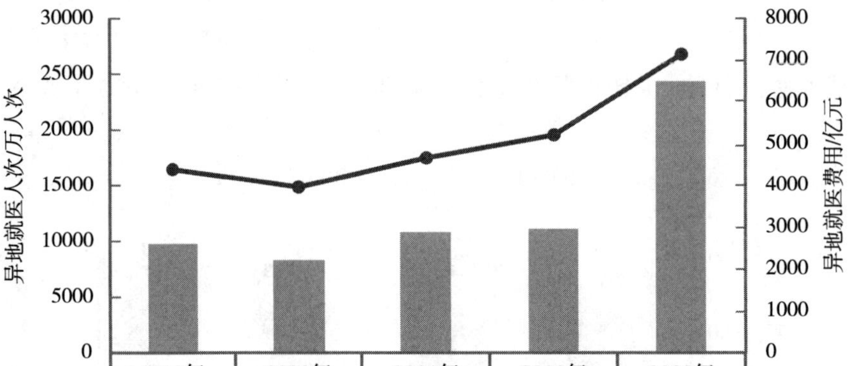

	2019年	2020年	2021年	2022年	2023年
异地就医人次/万人次	9790	8238	10752	11050	24291
异地就医费用/亿元	4361	3961	4648	5217	7111

2019—2023年全国异地就医人次和就医费用

六、医保基金监管更加有力

2023年，全国医保系统共检查定点医药机构80.2万家，处理违法违规机构45.1万家，其中，解除医保服务协议4176家，行政处罚20586家，移交司法机关367家；处理违法违规人员32690人，其中，暂停医疗费用联网结算4883人，移交司法机关1399人。2023年，追回医保基金186.5亿元。2023年，国家医保局组织飞行检查34组次，检查定点医疗机构66家、医保经办机构32家，查出涉嫌违法违规资金9.2亿元。

在被检查医药机构中通过协议处理拒付及追回资金134.07亿元，收取违约金14.47亿元。拒付或追回资金涉及定点医药机构19.87万家。

七、长期护理保险试点稳步推进

2023年，49个试点城市参加长期护理保险人数共18330.87万人，享受待遇人数134.29万人。2023年基金收入243.63亿元，基金支出118.56亿元。长期护理保险定点服务机构8080家，护理服务人员30.28万人。

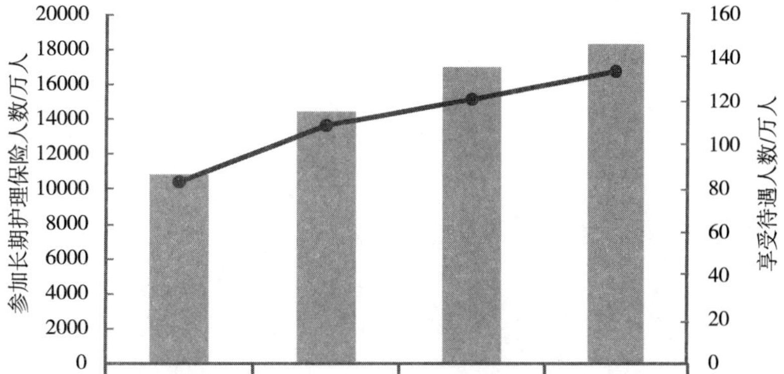

	2020年	2021年	2022年	2023年
参加长期护理保险人数/万人	10835.3	14460.7	16990.2	18330.87
享受待遇人数/万人	83.50	108.70	120.80	134.29

2020—2023年参加长期护理保险人数和享受待遇人数

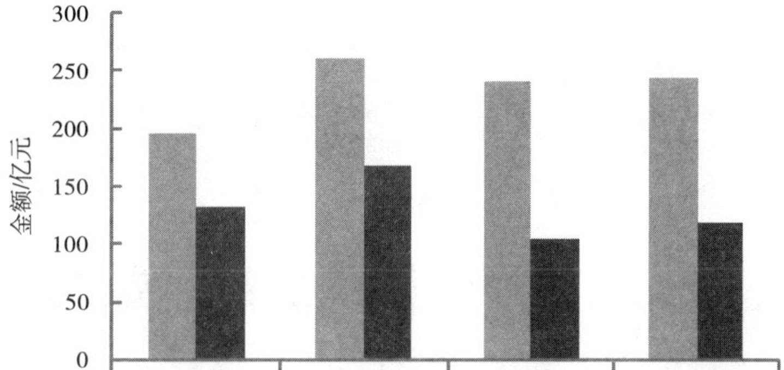

	2020年	2021年	2022年	2023年
基金收入/亿元	196.1	260.6	240.8	243.63
基金支出/亿元	131.4	168.4	104.4	118.56

2020—2023年长期护理保险基金收支情况

说明:本公报中部分数据因四舍五入,总计与分项合计略有差异。

二、医疗保障事业统计数据

指标解释

基本医疗保险参保人数　指报告期末参加职工基本医疗保险和城乡居民基本医疗保险人员的合计。

职工基本医疗保险统筹基金收入　指根据国家有关规定，由纳入基本医疗保险范围的缴费单位和个人，按国家规定的缴费基数和缴费比例缴纳的基金，以及通过其他方式取得的形成基金来源的款项，包括单位缴纳的社会统筹基金收入、财政补贴收入、利息收入、其他收入。2019年起包含生育保险。

职工基本医疗保险统筹基金支出　指按照国家政策规定的开支范围和开支标准，从社会统筹基金中支付给参加基本医疗保险的职工的医疗保险待遇支出以及其他支出，包括住院医疗费用支出、门急诊医疗费用支出和其他支出。2019年起包含生育保险。

职工基本医疗保险统筹基金累计结存　指截至报告期末基本医疗保险的统筹基金累计结存金额，包括银行存款、财政专户和其他。2019年起包含生育保险。

城乡居民基本医疗保险基金收入　指根据国家有关规定，由参加居民基本医疗保险的居民个人缴纳的费用，以及通过财政补助方式形成的资金等来源的款项。

城乡居民基本医疗保险基金支出　指按照国家政策规定的开支范围和开支标准，从社会统筹基金中支付给参加基本医疗保险的居民的医疗保险待遇支出的医疗费用支出及其他支出，包括住院医疗费用支出、门急诊医疗费用支出和其他支出。

城乡居民基本医疗保险累计结存　指截至报告期末基本医疗保险的社会统筹和个人账户基金累计结余金额，包括银行存款、财政专户、债券投资和其他。

生育保险参保人数　指报告期末参加生育保险的人数。

享受生育待遇人次　指报告期内按规定享受生育保险待遇的总人次数，包括本期因生育、流产、计划生育手术、生育医疗和津贴等享受生育保险待遇的总人次数。

医疗救助资助总人次　指医疗救助资助参加基本医疗保险人数、住院救助人次数、门诊救助人次数、其他有关部门资助参加基本医疗保险人数、其他有关部门实施直接救助人次数之和。

医疗救助总金额　指医疗救助资助参加基本医疗保险资金数、住院救助资金数、门诊救助资金数、其他有关部门资助参加基本医疗保险资金数、其他有关部门实施直接救助资金数之和。

简要说明

一、本章反映我国基本医疗保险制度、生育保险和医疗救助情况，内容包括参保人数、基金收支、累计结存、生育保险和医疗救助等相关数据。

二、1994—2018年基本医疗保险年末参保人数情况数据来源于《中国统计年鉴2019》，2019—2023年基本医疗保险年末参保人数情况数据来源于国家医疗保障局。1995—2019年基本医疗保险基金收支及累计结存数据来源于《中国统计年鉴2020》。2018—2023年参保人数、基金收支、累计结存、生育保险及医疗救助数据来源于国家医疗保障局。

三、统计口径调整2019年起，城乡居民基本医疗保险完成整合，统计数据包括城镇居民医疗保险和新农合。2019年3月，国务院出台《关于全面推进生育保险和职工基本医疗保险合并实施的意见》（国发〔2019〕10号），全面推进生育保险和职工基本医疗保险合并实施。

四、除行政区划外，书中所涉及的全国性统计数据均未包括香港特别行政区、澳门特别行政区和台湾省数据。

五、本年鉴部分数据由于四舍五入的原因，总数可能不等于组成部分的总和，所产生的计算误差，均未作机械调整。

1-1 1994—2023年基本医疗保险参保人数情况

单位:万人

年份	年末参保人数	职工基本医保年末参保	城乡居民基本医保年末参保
1994	400.3	400.3	
1995	745.9	745.9	
1996	855.7	855.7	
1997	1762.0	1762.0	
1998	1877.6	1877.6	
1999	2065.3	2065.3	
2000	3786.9	3786.9	
2001	7285.9	7285.9	
2002	9401.2	9401.2	
2003	10901.7	10901.7	
2004	12403.6	12403.6	
2005	13782.9	13782.9	
2006	15731.8	15731.8	
2007	22311.1	18020.0	4291.1
2008	31821.6	19995.6	11826.0
2009	40147.0	21937.4	18209.6
2010	43262.9	23734.7	19528.3
2011	47343.2	25227.1	22116.1
2012	53641.3	26485.6	27155.7
2013	57072.6	27443.1	29629.4
2014	59746.9	28296.0	31450.9
2015	66581.6	28893.1	37688.5
2016	74391.6	29531.5	44860.0
2017	117681.4	30322.7	87358.7
2018	134458.6	31680.8	102777.8
2019	135407.4	32924.7	102482.7
2020	136131.1	34455.1	101676.0
2021	136296.7	35430.9	100865.9
2022	134592.5	36243.4	98349.1
2023	133389.0	37094.6	96294.4

注:年末参保人数不含新农合参保人数。

1-2　1995—2023年基本医疗保险基金收支及累计结存

单位:亿元

年份	基金收入	基金支出	累计结存
1995	9.7	7.3	3.1
2000	170.0	124.5	109.8
2001	383.6	244.1	253.0
2002	607.8	409.4	450.7
2003	890.0	653.9	670.6
2004	1140.5	862.2	957.9
2005	1405.3	1078.7	1278.1
2006	1747.1	1276.7	1752.4
2007	2257.2	1561.8	2476.9
2008	3040.4	2083.6	3431.7
2009	3671.9	2797.4	4275.9
2010	4308.9	3538.1	5047.1
2011	5539.2	4431.4	6180.0
2012	6938.7	5543.6	7644.5
2013	8248.3	6801.0	9116.5
2014	9687.2	8133.6	10644.8
2015	11192.9	9312.1	12542.8
2016	13084.3	10767.1	14964.3
2017	17931.3	14421.8	19385.6
2018	21384.4	17823.0	23440.0
2019	24420.9	20854.2	27696.7
2020	24846.1	21032.1	31500.0
2021	28732.0	24048.2	36178.3
2022	30922.2	24597.2	42639.9
2023	33504.9	28210.5	47951.0

注:1．2007年及以后基本医疗保险基金中包括职工基本医疗保险和城乡居民基本医疗保险。

2．2019年起,基本医疗保险基金包含生育保险基金(下同)。

数据来源:《中国统计年鉴2024》24-24社会保险基金收支及累计结余。

1-3　分地区基本医疗保险参保人数(2023年)

单位:万人

地区	年末参保总人数合计	职工基本医疗保险	在职	退休	城乡居民基本医疗保险
全　国	133389.03	37094.64	27098.73	9995.91	96294.39
北　京	1908.61	1504.68	1164.19	340.48	403.93
天　津	1183.64	659.18	426.18	233.00	524.46
河　北	6925.88	1288.30	886.22	402.07	5637.58
山　西	3186.07	753.92	505.81	248.11	2432.15
内蒙古	2158.72	606.59	401.78	204.82	1552.12
辽　宁	3721.73	1596.53	885.18	711.36	2125.20
吉　林	2238.48	553.06	337.28	215.79	1685.42
黑龙江	2753.16	891.69	470.74	420.95	1861.47
上　海	2004.11	1623.23	1082.02	541.21	380.88
江　苏	8133.34	3476.59	2539.36	937.23	4656.75
浙　江	5621.12	2953.98	2329.59	624.40	2667.14
安　徽	6377.87	1103.48	799.04	304.44	5274.39
福　建	3833.46	978.70	786.17	192.53	2854.76
江　西	4527.41	642.34	414.21	228.13	3885.07
山　东	9654.33	2598.15	1906.13	692.02	7056.18
河　南	9931.56	1433.82	997.49	436.32	8497.74
湖　北	5564.63	1342.58	960.12	382.46	4222.05
湖　南	6355.65	1046.66	711.88	334.78	5308.99
广　东	11040.89	4848.20	4275.18	573.01	6192.69
广　西	5161.93	742.40	549.97	192.43	4419.53
海　南	936.92	267.18	196.62	70.56	669.74
重　庆	3142.43	813.00	593.04	219.97	2329.43
四　川	8132.84	1999.33	1440.23	559.10	6133.50
贵　州	4181.34	504.81	372.85	131.96	3676.52
云　南	4563.39	598.14	426.87	171.28	3965.25
西　藏	341.50	58.69	47.00	11.70	282.80
陕　西	3730.60	839.79	610.74	229.05	2890.81
甘　肃	2510.59	396.68	266.29	130.39	2113.91
青　海	567.06	123.63	82.25	41.39	443.43
宁　夏	666.64	169.14	126.23	42.91	497.50
新　疆	2059.21	523.74	417.27	106.47	1535.47
兵　团	273.94	156.40	90.81	65.58	117.54

1-4　分地区基本医疗保险(含生育保险)统筹基金收支及累计结存(2023年)

单位:亿元

地区	统筹基金收入(含生育)			统筹基金支出(含生育)			统筹基金累计结存(含生育)		
	合计	职工医保(含生育)	居民医保	合计	职工医保(含生育)	居民医保	合计	职工医保(含生育)	居民医保
全　国	27152.09	16582.38	10569.71	22111.77	11654.12	10457.65	33983.95	26320.26	7663.70
北　京	1705.35	1589.80	115.55	1093.77	981.80	111.97	2769.64	2689.60	80.04
天　津	462.28	403.43	58.85	355.81	284.33	71.48	488.40	422.45	65.95
河　北	1092.04	536.42	555.62	926.04	362.95	563.09	1354.32	1004.96	349.35
山　西	537.70	284.53	253.17	404.88	183.12	221.76	558.42	329.39	229.03
内蒙古	434.11	261.84	172.27	368.44	193.04	175.40	603.97	449.55	154.42
辽　宁	699.80	493.41	206.39	653.14	418.97	234.17	639.48	454.89	184.59
吉　林	370.64	193.57	177.07	315.11	149.86	165.25	481.57	337.85	143.72
黑龙江	492.38	291.15	201.23	478.65	258.19	220.45	570.15	367.74	202.41
上　海	1865.14	1761.09	104.05	1067.50	949.13	118.37	3644.02	3624.87	19.15
江　苏	1872.89	1290.82	582.07	1795.06	1191.18	603.88	1671.80	1411.51	260.29
浙　江	1613.26	1105.03	508.23	1387.04	869.70	517.34	2552.92	2269.08	283.85
安　徽	942.09	403.90	538.19	770.25	236.44	533.81	920.83	654.30	266.52
福　建	696.82	406.07	290.75	559.58	265.06	294.51	690.75	564.45	126.31
江　西	628.30	230.98	397.31	590.32	179.10	411.21	664.11	335.69	328.42
山　东	1662.50	929.13	733.37	1544.25	795.06	749.19	1716.04	1295.90	420.14
河　南	1375.28	495.98	879.29	1245.50	403.74	841.76	934.48	547.13	387.35
湖　北	972.90	530.18	442.72	843.97	407.62	436.36	849.92	526.66	323.27
湖　南	979.59	436.26	543.33	793.72	286.76	506.95	980.09	589.01	391.08
广　东	2593.54	1859.16	734.38	1898.72	1191.99	706.73	3947.00	3067.51	879.49
广　西	743.91	268.66	475.25	652.57	202.16	450.41	809.33	377.36	431.97
海　南	196.73	126.46	70.27	141.20	65.06	76.14	375.83	312.43	63.40
重　庆	517.58	268.12	249.47	436.45	187.03	249.42	465.44	292.48	172.96
四　川	1507.16	860.04	647.13	1147.10	513.32	633.79	2355.78	1806.89	548.89
贵　州	592.39	214.18	378.21	492.06	146.24	345.82	669.67	320.89	348.78
云　南	685.01	271.33	413.68	569.73	186.66	383.08	764.40	467.61	296.79
西　藏	91.27	59.27	32.00	51.21	24.41	26.80	238.39	205.51	32.88
陕　西	677.77	376.08	301.69	590.74	266.54	324.19	698.97	499.59	199.39
甘　肃	371.03	154.41	216.62	315.31	112.14	203.17	426.22	239.83	186.39
青　海	114.67	67.77	46.90	84.19	38.73	45.46	175.03	116.14	58.89
宁　夏	126.68	71.04	55.64	78.88	33.89	44.98	241.68	183.52	58.16
新　疆	455.25	279.61	175.63	402.45	222.47	179.97	644.01	495.24	148.76
兵　团	76.03	62.68	13.36	58.16	47.41	10.75	81.27	60.21	21.06

1-5 分地区生育保险及医疗救助情况(2023年)

地区	生育保险		医疗救助	
	生育保险参保人数/万人	享受生育保险待遇人数/万人次	资助总人次/人次	救助总金额/万元
全 国	24903.14	2834.18	250599413	7458985.28
北 京	1070.77	52.27	4091750	44431.00
天 津	425.69	22.42	1206793	28736.34
河 北	909.79	42.98	13050722	340576.03
山 西	490.63	32.71	3172668	127882.67
内蒙古	371.35	15.56	4363415	139941.03
辽 宁	704.42	46.51	3673807	143565.26
吉 林	314.18	24.86	2488989	103030.11
黑龙江	388.26	17.07	5970520	256807.14
上 海	1082.06	27.58	3811371	77015.31
江 苏	2175.84	222.50	27816835	525586.61
浙 江	2235.87	479.15	16388373	263393.00
安 徽	782.21	44.09	13225017	474984.85
福 建	732.24	221.16	7569090	207731.09
江 西	412.30	34.61	9738551	329860.67
山 东	1696.45	100.04	9778922	306658.07
河 南	943.29	51.02	9233096	377643.40
湖 北	799.12	62.69	10597912	320158.39
湖 南	703.53	36.30	6271611	296919.12
广 东	3902.78	944.02	9534005	349654.30
广 西	513.80	70.40	8657862	377064.23
海 南	196.62	13.18	1575740	33497.73
重 庆	538.98	46.15	7430630	134614.00
四 川	1218.88	60.67	16225981	587097.49
贵 州	372.85	57.35	12827028	328695.25
云 南	397.27	21.41	16826792	384517.56
西 藏	45.11	3.51	812036	25254.91
陕 西	589.82	30.14	4082655	147338.87
甘 肃	265.41	13.39	10709576	336657.99
青 海	72.72	8.08	1085898	87401.00
宁 夏	118.95	8.56	1916718	60609.28
新 疆	353.28	19.78	6349929	236034.11
兵 团	78.66	4.02	115121	5628.47

大事记

▶1月

1月10日至11日，国家医疗保障局党组成员、副局长施子海赴四川省乐山市调研深化医疗服务价格改革试点工作。

1月12日，国家医疗保障局在北京市召开全国医疗保障工作会议，总结2022年和近五年医疗保障工作，并对2023年医疗保障工作作出部署。国家医疗保障局党组书记、局长胡静林作工作报告，国家医疗保障局党组成员、副局长施子海主持会议，国家医疗保障局党组成员、副局长李滔、颜清辉、黄华波出席会议。

▶2月

2月1日，国家医疗保障局党组成员、副局长黄华波赴中国医疗保险研究会和《中国医疗保险》杂志社调研，与工作人员现场交流，听取有关情况汇报。

2月3日，国家医疗保障局组织召开医保电子凭证总对总合作渠道工作座谈会。国家医疗保障局党组成员、副局长黄华波出席会议并讲话。

2月7日上午，国家医疗保障局党组成员、副局长黄华波赴北京市调研医保信息化标准化工作，实地考察朝阳区医疗保险事务管理中心和首都医科大学附属北京朝阳医院，并听取相关工作汇报。

2月13日，国家医疗保障局举办学习贯彻党的二十大精神专题培训班。国家医疗保障局党组成员、副局长、直属机关党委书记施子海出席开班式并作动员讲话。

2月13日至16日，国家医疗保障局党组成员、副局长黄华波赴重庆市、广东省调研医保信息化标准化工作，参加共建智慧医保实验室协调小组工作会议，实地考察定点医药机构、医保经办窗口医保信息化标准化落地应用情况，并听取了有关工作汇报。

2月15日，国家医疗保障局党组书记、局长胡静林主持召开理论研讨座谈会，围绕深入贯彻落实党的二十大精神、扎实推动医疗保障事业高质量发展，听取有关专家学者的意见建议。

2月27日，国家医疗保障局召开全国医保转移支付和医保基金预算管理调度会。国家医疗保障局党组成员、副局长黄华波出席并讲话。

2月28日，国家医疗保障局在河北省石家庄市召开全国医药集中采购和价格管理工作座谈会。国家医疗保障局党组成员、副局长施子海出席并讲话。

▶3月

3月14日，国家医疗保障局党组成员、副局长颜清辉赴北京市调研基金监管相关工作，听取北京市医疗保障局、西城区医疗保障局工作情况介绍，并实地考察定点医药机构医保精细化管理，智能监控和数据分析在医保基金监管中的应用情况等。

3月17日，国家医疗保障局党组成员、副局长颜清辉线上调研部分省、市医保宣传工作，深入了解部分省、市医保宣传工作开展情况、存在困难及意见建议。

3月20日至23日，国家医疗保障局党组成员、副局长黄华波带队赴黑龙江省、吉林省调研，了解两地规划实施、转移支付资金管理和信息化深化应用等情况。

3月29日至4月1日，国家医疗保障局党组成员、副局长黄华波赴上海市、浙江省调研信息化标准化工作。

▶4月

4月6日至8日，国家医疗保障局党组成员、副局长黄华波赴湖北省调研信息化标准化工作。

4月10日至14日，国家医疗保障局党组成员、副局长施子海带队调研新疆维吾尔自治区及新疆生产建设兵团医保工作，了解药品耗材集中采购、医药价格管理等工作情况。

4月10日至14日，国家医疗保障局党组成员、副局长颜清辉带队赴湖南省、江西省调研医保基金监管工作。调研组实地走访定点医疗机构、便民服务中心、村级医保代办点等，现场观摩长沙市医保反欺诈实验室运行情况，与相关方面代表进行座谈，并运用面对面访谈形式，深入开展调研。

4月17日，国家医疗保障局党组书记、局长胡静林赴山东省德州市调研，实地考察区级政务服务中心医保服务窗口、街道和社区医保服务站，并与山东省、德州市医疗保障局同志座谈。

4月23日，国家医疗保障局党组成员、副局长李滔赴河北省承德市调研，实地走访定点护理服务等机构，并与基层群众进行座谈，征求意见，深入开展调研。

4月24日，国家医疗保障局、最高人民检察院、公安部、财政部、国家卫生健康委员会联合召开2023年全国打击欺诈骗保专项整治工作会议。国家医疗保障局党组书记、局长胡静林出席会议并讲话，国家医疗保障局党组成员、副局长颜清辉主持会议。

4月28日，全国政协党组成员、副主席，中央全面深化改革委员会办公室分管日常工作的副主任穆虹带队到国家医疗保障局专题调研长期护理保险工作。中央全面深化改革委员会办公室协调局局长于培伟、副局长李瑶光及有关同志参加。国家医疗保障局党组书记、局长胡静林就改革进展、关键政策研究、下一步工作考虑等作了汇报，国家医疗保障局党组成员、副局长李滔作了补充汇报。

▶5月

5月9日，国家医疗保障局在山东省济南市召开全国医疗保障经办工作会议。国家医疗保障局党组成员、副局长李滔出席会议并讲话，会后深入市、乡、村三级医保工作站点就基层医保经办服务体系开展调研。

5月9日至12日，国家医疗保障局党组成员、副局长施子海赴河南省、贵州省调研挂网药品价格和集中带量采购工作，实地考察医疗机构和医药企业，座谈听取医务人员、参保群众、企业代表意见建议。

5月10日至11日，国家医疗保障局党组成员、副局长李滔赴山东省青岛市调研长期护理保险工作，实地考察护理服务机构，深入农村详细了解群众待遇享受情况，召开座谈会认真听取基层一线工作人员意见建议。

5月11日，国家医疗保障局党组书记、局长胡静林带队在北京市开展学习贯彻习近平新时代中国特色社会主义思想主题教育专题调研，深入方庄、天坛社区卫生服务中心及下属天坛南里社区卫生服务站和友谊医院诊室实地听取群众和一线医务人员意见建议，了解医保推动基层医疗机构提升早诊早治和健康管理能力相关情况，并座谈交流。

5月15日下午，国家医疗保障局网络安全和信息化领导小组办公室组织开展医保信息平台及医保大数据使用情况线上调研，31个省（自治区、直辖市）和新疆生产建设兵团医保局介绍了医保数据使用情况及存在的问题。国家医疗保障局党组成员、副局长黄华波参加调研。

5月18日上午，国务院新闻办公室举行“权威部门话开局”系列主题新闻发布会，国家医疗保障局党组书记、局长胡静林及党组成员、副局长施子海、李滔、黄华波介绍“贯彻落实党的二十大重大决策部署着力推动医保高质量发展”有关情况，并答记者问。

5月22日至23日，国家医疗保障局党组书记、局长胡静林赴广东省珠海市、深圳市开展专题调研，深入医疗机构实地走访就医群众和一线医务人员，看望基层医保工作人员，听取医保部门和医疗机构管理人员意见建议，了解医保推动基层医疗机构提供就近就便诊疗服务和健康管理的相关情况，研究有效推动基层医疗机构提高早诊早治和健康管理能力的机制和办法。

5月22日至26日，国家医疗保障局党组成员、副局长黄华波赴海南省三亚市、海口市、儋州市开展医保信息化标准化和全民参保工作调研，实地走访医疗机构和药店，深入高校、乡镇、农户家庭访谈，召开工作座谈会，听取有关意见建议。

5月22日至26日，国家医疗保障局党组成员、副局长李滔赴黑龙江省调研长期护理保险试点和医保助力乡村振兴等工作，入户走访失能参保人员和脱贫群众，深入长期护理保险定点护理服务机构和乡村医疗卫生机构了解服务供给情况，座谈听取基层干部群众意见建议。

5月24日，国家医疗保障局与海南省人民政府在海口市签署共同推进真实世界数据医保应用合作备忘录。国家医疗保障局党组书记、局长胡静林和海南省代省长刘小明见证签约。国家医疗保障局党组成员、副局长黄华波和海南省副省长谢京代表双方签字。

5月31日，国家医疗保障局举办2023年医疗保障法治专题培训班。国家医疗保障局党组成员、副局长黄华波出席开班式并讲话。

5月30日至6月2日，国家医疗保障局党组成员、副局长颜清辉赴宁夏回族自治区、青海省开展调研，深入各类医疗机构、各级医保部门，访谈就医群众和一线医务人员，了解群众在看病就医过程中的感受，听取群众诉求，查看智能监管子系统建设应用和群众举报投诉渠道畅通情况，听取意见建议。

5月30日至6月2日，国家医疗保障局党组成员、副局长施子海赴江苏省、浙江省调研挂网药品价格治理工作，实地考察定点医疗机构和医药企业，听取医务人员和企业代表意见建议。

▶6月

6月5日至7日，国家医疗保障局党组书记、局长胡静林带队赴贵州省遵义市赤水市、习水县开展专题调研，深入赤水市人民医院、习水县人民医院、习水县中医院、大同镇卫生院、官渡镇卫生院、土城镇卫生院、大同村卫生室，走访一线医务人员和就医群众，问询就医群众、慢病患者、乡村医生相关需求，听取医保部门负责人和医疗机构管理人员意见建议，研究有效推动基层医疗机构提高早诊早治和健康管理能力的机制和办法。

6月6日至9日，国家医疗保障局党组成员、副局长黄华波带队赴福建省福州市、泉州市、厦门市开展医保信息化标准化、大数据、参保等工作调研。调研组走访大数据应用单位、定点医药机构、社区、高校，开展座谈交流，并在福州市参加医保移动支付互联网生态应用推广启动仪式。

6月7日至8日，国家医疗保障局党组成员、副局长李滔在北京市海淀区、朝阳区调研长期护理保险工作，了解北京市失能需求评估、护理服务提供测试流程，座谈交流听取基层一线人员意见建议。

6月9日下午，国务院新闻办公室举行国务院政策例行吹风会，国家医疗保障局党组成员、副局长颜清辉介绍加强医疗保障基金使用常态化监管有关情况，并答记者问。

6月12日至13日，国家医疗保障局党组成员、副局长李滔带队赴云南省昆明市调研长期护理保险试点和支付方式改革落地工作，实地考察长期护理服务机构和定点医疗机构，了解失能评估和护理服务供给情况，研究完善长期护理保险管理运行机制与支付方式改革结算清算的措施办法。

6月13日至16日，国家医疗保障局党组成员、副局长颜清辉赴海南省、广西壮族自治区调研，深入各级医保部门、定点医疗机构和零售药店，访谈就医群众、一线医务人员、医保部门工作人员，听取意见建议。

6月14日至15日，国家医疗保障局党组书记、局长胡静林赴国家医疗保障局定点帮扶的甘肃省临夏回族自治州积石山保安族东乡族撒拉族自治县调研，前往关家川乡卫生院、宁家村卫生室，详细了解医保政策落实及群众就医用药保障情况；深入寨子沟乡瓦窑沟村，走访党群服务中心、瓦窑沟村小学，了解美丽乡村建设进展和教育帮扶情况。

6月14日至15日，国家医疗保障局党组成员、副局长黄华波带队赴江西省南昌市、赣州市调研医保信息化标准化、大数据、参保等工作。调研组现场观看医保信息平台演示，实地走访大数据应用单位等，开展座谈交流。

6月16日，全国人民代表大会社会建设委员会、国家医疗保障局赴北京市开展医疗保障法立法调研。国家医疗保障局党组成员、副局长黄华波参加调研。

6月19日至21日，国家医疗保障局党组成员、副局长施子海赴广东省、福建省调研挂网药品价格和集中带量采购工作，实地考察医疗机构、医药企业和定点零售药店，座谈听取医务人员、企业代表和参保群众意见建议。

6月20日至21日，国家医疗保障局党组成员、副局长黄华波赴河北省石家庄市、邯郸市调研医保信息化标准化、大数据应用等工作，实地查看河北省医保信息平台运行情况，开展座谈交流，听取工作汇报和意见建议。

6月28日至29日，国家医疗保障局在陕西省西安市举办全国医保信息化标准化工作培训班。国家医疗保障局党组成员、副局长黄华波出席结班式并讲话。

▶7月

7月5日，国家医疗保障局召开巩固拓展医保脱贫攻坚成果同乡村振兴有效衔接工作部署会议。国家医疗保障局党组书记、局长胡静林出席会议并讲话，国家医疗保障局党组成员、副局长李滔主持会议。

7月上旬，国家医疗保障局党组成员、副局长李滔赴湖北省、甘肃省调研长期护理保险工作，实地考察护理服务机构，现场访谈一线工作人员，听取相关部门意见，座谈研究健全筹资待遇机制等措施办法。

7月11日至13日，国家医疗保障局党组成员、副局长施子海赴上海市、湖北省调研，实地考察上海市医药集中招标采购事务管理所，以及湖北省黄冈市中药材种植基地、医药企业、医疗机构，深入了解药品集中采购工作和中药材种植、生产、流通、使用、价格等情况。

7月11日至14日，国家医疗保障局在浙江省嘉兴市举办全国医疗保障系统全面从严治党暨深入学习贯彻习近平新时代中国特色社会主义思想培训班，各省（自治区、直辖市）、新疆生产建设兵团及副省级城市医疗保障局分管党建人事工作负责同志和机关党委（人事处）负责同志，国家医疗保障局各单位有关同志参加培训。国家医疗保障局党组成员、副局长、局学习贯彻习近平新时代中国特色社会主义思想主题教育领导小组副组长施子海出席培训班开班式并讲话。

7月13日至14日，国家医疗保障局党组成员、副局长李滔带队赴甘肃省临夏回族自治州积石山保安族东乡族撒拉族自治县调研，实地走访调研寨子沟乡便民服务大厅、瓦窑沟村党群服务中心、数字经济产业园和有关帮扶项目，详细了解乡村两级医保经办服务和定点帮扶情况。

7月15日，国家医疗保障局党组书记、局长、局学习贯彻习近平新时代中国特色社会主义思想主题教育领导小组组长胡静林主持召开干部队伍教育整顿征求意见建议座谈会，围绕深入开展学习贯彻习近平新时代中国特色社会主义思想主题教育，扎实推进干部队伍教育整顿工作，征求参保人、医疗机构、医药企业等工作对象意见建议。国家医疗保障局党组成员、副局长、局学习贯彻习近平新时代中国特色社会主义思想主题教育领导小组副组长施子海出席会议。

7月18日至20日，国家医疗保障局在山东省烟台市举办2023年度医保基金飞行检查培训班。国家医疗保障局党组成员、副局长颜清辉出席开班式并讲话。其间，颜清辉副局长赴山东省烟台市、威海市、青岛市调研医保基金监管工作，实地查看当地医保智能审核和监控系统运行情况，实地走访定点医疗机构、零售药店、经办机构并现场与就医群众、工作人员进行深入交流，听取相关意见建议。

7月26日，国家医疗保障局在青海省西宁市召开全国医保信息平台招采子系统数据质量治理推进会。国家医疗保障局党组成员、副局长施子海出席会议并讲话。

7月26日至27日，国家医疗保障局在山西省太原市举办全国医保医药服务管理培训班。国家医疗保障局党组成员、副局长李滔出席开班式并讲话。其间，李滔副局长前往山西省医疗保障局、太原市医疗保险管理服务中心开展实地调研，深入了解DRG工作进展情况，并就医保支付管理工作与地方同志深入交流。

▶8月

8月29日至30日，国家医疗保障局党组成员、副局长施子海赴天津市调研，实地考察天津市医药采购中心（国家组织高值医用耗材联合采购办公室），现场察看医用耗材采购监测信息平台，深入了解高值医用耗材集采等工作情况。

▶9月

9月5日，国家医疗保障局在江苏省南京市召开医疗保障法立法工作座谈会。国家医疗保障局党组成员、副局长黄华波出席会议并讲话。

9月11日，国家医疗保障局开展医保数据“两结合三赋能”工作方案线上交流，联系点地区医疗保障局汇报相关工作。国家医疗保障局党组成员、副局长黄华波出席并讲话，相关专家进行点评。

9月18日至19日，国家医疗保障局在浙江省温州市举办全国医疗保障基金监管智能审核和监控暨反欺诈大数据应用监管试点专题培训班。国家医疗保障局党组成员、副局长颜清辉出席开班式，作动员讲话，并在温州市、台州市调研医保基金监管工作。

9月19日至20日，国家医疗保障局党组成员、副局长黄华波赴甘肃省兰州市、临夏回族自治州调研医保信息化标准化工作和定点帮扶有关情况，参观了甘肃医保展示大厅，实地调研甘肃省医保信息平台数据中心、基层医疗机构信息化建设情况及积石山县村党群服务中心、“AI豆计划”数字经济产业园等，召开定点帮扶座谈会，了解定点帮扶情况。

9月21日，国家医疗保障局党组成员、副局长施子海赴国家药品监督管理局药品审评中心，开展“党建引领　联学共建　推进‘三医联动’和医药高质量发展”主题党日活动。

9月25日至26日，国家医疗保障局党组成员、副局长黄华波赴山东省青岛市开展医保信息化标准化工作调研，实地考察青岛市医疗保障局和青岛大学附属医院，了解国家医保信息平台支付方式管理子系统DRG/DIP功能模块使用情况及长期护理保险信息系统建设等情况。

9月27日，国家医疗保障局召开全国医疗保障系统先进集体和先进个人表彰大会。国家医疗保障局党组书记、局长胡静林出席会议并讲话。国家医疗保障局党组成员、副局长施子海主持会议，局党组成员、副局长李滔、颜清辉、黄华波出席会议。

▶10月

10月7日，国家医疗保障局召开全国医疗保障标准化工作组筹备组第一次会议。国家医疗保障局党组成员、副局长黄华波出席并讲话。

10月9日，国家医疗保障局在河北省唐山市召开2023年度国家医疗保障基金飞行检查河北省启动会。国家医疗保障局党组成员、副局长颜清辉出席会议，作动员讲话，并带队在当地调研医保基金监管工作。

10月11日，国家医疗保障局在安徽省滁州市举办全国医疗保障规划和统计培训班。国家医疗保障局党组成员、副局长黄华波出席开班式并讲话。

10月11日至13日，国家医疗保障局党组成员、副局长施子海赴山东省调研集采产品落地执行、药品和高值医用耗材网采、医保信息平台招采子系统落地等工作，实地考察定点医药机构和医药企业，听取医务人员和企业代表意见建议。其间，施子海副局长出席了第四届跨国公司领导人青岛峰会开幕式。

10月16日至18日，国家医疗保障局党组成员、副局长颜清辉赴云南省昆明市、怒江傈僳族自治州、大理白族自治州调研医保基金监管工作，走访医保部门、定点医疗机构，实地查看医保智能审核和监控系统建设应用情况，深入乡卫生院、村（易地搬迁安置点）卫生室开展调研，与就医群众、工作人员交流，听取意见建议。

10月16日至20日，国家医疗保障局和哈佛大学在云南省昆明市举办第五期国际医保经验学习培训班。国家医疗保障局党组成员、副局长颜清辉出席开班式并作动员讲话。

10月19日至20日，国家医疗保障局党组成员、副局长黄华波赴湖北省宜昌市、荆州市开展医保信息化标准化、医保参保扩面等工作调研，实地考察基层医保经办机构、定点医疗机构、社区党群服务中心等，并与湖北省和相关地市医疗保障局同志座谈交流。

10月23日至24日，国家医疗保障局党组成员、副局长施子海赴甘肃省临夏回族自治州积石山保安族东乡族撒拉族自治县调研，实地调研积石山县中医院、寨子沟乡瓦窑沟村党员服务中心、“AI豆计划”数字经济产业园等，联合中国工商银行等五大金融机构启动“消费助农项目”，召开定点帮扶座谈会，指导推动定点帮扶工作开展。

10月26日至27日，国家医疗保障局在内蒙古自治区呼和浩特市举办全国医药价格政策培训班。国家医疗保障局党组成员、副局长施子海出席开班式并作动员讲话。

10月31日至11月2日，国家医疗保障局党组成员、副局长黄华波赴辽宁省沈阳市、丹东市、大连市等地，开展医保能力提升资金执行情况、医保信息化标准化、基本医保参保扩面等工作调研，实地考察基层卫生服务中心，深入社区、医保服务站等基层单位，召开工作座谈会，深入了解相关工作开展情况。

10月31日至11月3日，国家医疗保障局党组书记、局长胡静林赴湖南省、云南省调研，详细了解基层参保管理服务、新生儿参保“出生一件事”、基层定点覆盖等情况，并与湖南省医疗保障局、云南省医疗保障局座谈交流。

▶11月

11月5日至8日，国家医疗保障局党组成员、副局长施子海赴上海市调研医药集中采购工作，实地考察医疗机构、社区卫生服务中心并座谈交流。其间，施子海副局长出席第九批国家组织药品集中带量采购开标大会、第六届中国国际进口博览会上海市医疗保障局集中签约仪式暨医保政策政企交流会。

11月16日至17日，国家医疗保障局党组成员、副局长黄华波赴江苏省开展医保信息化标准化工作调研，并出席在江苏省淮安市召开的医疗保障标准化座谈会暨淮安医保经办服务标准化试点启动仪式。

11月20日，国家医疗保障局与国家统计局签署数据共享利用合作协议。国家医疗保障局党组书记、局长胡静林与国家统计局党组书记、局长康义出席协议签约仪式并讲话，国家医疗保障局党组成员、副局长黄华波与国家统计局党组成员、副局长盛来运签署协议。

11月30日至12月1日，国家医疗保障局在浙江省宁波市举办全国医保系统办公室政务能力提升培训班。国家医疗保障局党组成员、副局长颜清辉出席开班式并作动员讲话。

▶12月

12月1日上午，国家医疗保障局党组成员、副局长颜清辉会见世界卫生组织驻华代表马丁。双方就加强医疗保障领域国际合作进行友好交谈。

12月13日至14日，国家医疗保障局在江苏省南京市举办全国医疗保障基金使用常态化监管培训班。国家医疗保障局党组成员、副局长颜清辉出席培训班，作动员讲话，并赴泰州市调研医保基金监管工作。

12月28日至29日，国家医疗保障局党组成员、副局长黄华波赴湖北省孝感市调研医保数据“两结合三赋能”工作，召开部分地市工作座谈会，实地走访定点医药机构等单位，深入了解工作开展情况。

附　录

国家医疗保障局2023年政府信息公开工作年度报告

根据《中华人民共和国政府信息公开条例》(国务院令第711号,以下简称《条例》)规定,现发布国家医疗保障局2023年政府信息公开工作年度报告。本报告所列统计数据的期限自2023年1月1日起,至2023年12月31日止。如对本报告有任何疑问,请与我局政府信息公开申请受理机构联系(地址:北京市西城区月坛北小街2号;邮编:100830;电话:010-89061394;传真:010-89061251)。

一、总体情况

2023年,我局严格执行《条例》规定,认真开展政府信息公开工作。一是完善健全信息公开体制机制。严格执行《国家医保局政府信息公开暂行办法》(医保发〔2019〕72号)。二是依法主动公开政府信息,按照《条例》第二十条的规定,主动公开我局制定的部门规章、规范性文件、对人大建议和政协提案的答复等政府信息104件,特别是坚持做到“政策文件类政府信息与政策解读材料同步公开”,不断提升政府信息公开工作的质量。三是认真做好依申请公开。全年收到政府信息公开申请61件,加上上年末结转9件,共计70件。其中67件已办结,3件于2023年12月底收到,已按照规定时限结转下年度继续办理。四是做好政府信息公开平台建设。在我局官方网站首页显著位置设立“信息公开”专栏,便于公众查询我局政府信息公开有关事项。

二、主动公开政府信息情况

第二十条第(一)项			
信息内容	本年制发件数	本年废止件数	现行有效件数
规章	1	0	6
行政规范性文件	19	0	104
第二十条第(五)项			
信息内容	本年处理决定数量		
行政许可	0		
第二十条第(六)项			
信息内容	本年处理决定数量		
行政处罚	0		
行政强制	0		
第二十条第(八)项			
信息内容	本年收费金额(单位:万元)		
行政事业性收费	0		

三、收到和处理政府信息公开申请情况

（本列数据的勾稽关系为：第一项加第二项之和，等于第三项加第四项之和）			申请人情况						
			自然人	法人或其他组织					总计
				商业企业	科研机构	社会公益组织	法律服务机构	其他	
一、本年新收政府信息公开申请数量			59	2	0	0	0	0	61
二、上年结转政府信息公开申请数量			9	0	0	0	0	0	9
三、本年度办理结果	（一）予以公开		42	1	0	0	0	0	43
	（二）部分公开（区分处理的，只计这一情形，不计其他情形）		0	0	0	0	0	0	0
	（三）不予公开	1．属于国家秘密	0	0	0	0	0	0	0
		2．其他法律行政法规禁止公开	0	0	0	0	0	0	0
		3．危及“三安全一稳定”	1	0	0	0	0	0	1
		4．保护第三方合法权益	3	0	0	0	0	0	3
		5．属于三类内部事务信息	1	0	0	0	0	0	1
		6．属于四类过程性信息	0	0	0	0	0	0	0
		7．属于行政执法案卷	0	0	0	0	0	0	0
		8．属于行政查询事项	0	0	0	0	0	0	0
	（四）无法提供	1．本机关不掌握相关政府信息	7	0	0	0	0	0	7
		2．没有现成信息需要另行制作	3	0	0	0	0	0	3
		3．补正后申请内容仍不明确	0	0	0	0	0	0	0
	（五）不予处理	1．信访举报投诉类申请	6	0	0	0	0	0	6
		2．重复申请	0	0	0	0	0	0	0
		3．要求提供公开出版物	0	0	0	0	0	0	0
		4．无正当理由大量反复申请	0	0	0	0	0	0	0
		5．要求行政机关确认或重新出具已获取信息	0	0	0	0	0	0	0
	（六）其他处理	1．申请人无正当理由逾期不补正、行政机关不再处理其政府信息公开申请	0	0	0	0	0	0	0
		2．申请人逾期未按收费通知要求缴纳费用、行政机关不再处理其政府信息公开申请	0	0	0	0	0	0	0
		3．其他	2	1	0	0	0	0	3
	（七）总计		65	2	0	0	0	0	67
四、结转下年度继续办理			3	0	0	0	0	0	3

四、政府信息公开行政复议、行政诉讼情况

<table>
<tr><td colspan="5">行政复议</td><td colspan="10">行政诉讼</td></tr>
<tr><td rowspan="2">结果维持</td><td rowspan="2">结果纠正</td><td rowspan="2">其他结果</td><td rowspan="2">尚未审结</td><td rowspan="2">总计</td><td colspan="5">未经复议直接起诉</td><td colspan="5">复议后起诉</td></tr>
<tr><td>结果维持</td><td>结果纠正</td><td>其他结果</td><td>尚未审结</td><td>总计</td><td>结果维持</td><td>结果纠正</td><td>其他结果</td><td>尚未审结</td><td>总计</td></tr>
<tr><td>1</td><td>0</td><td>0</td><td>0</td><td>1</td><td>0</td><td>0</td><td>0</td><td>0</td><td>0</td><td>0</td><td>0</td><td>0</td><td>0</td><td>0</td></tr>
</table>

五、存在的主要问题及改进情况

2023年我局扎实做好政府信息公开工作，多措并举，有序推进，取得了一定成效，但仍存在不足，主要表现为政策解读力度需要进一步加大。下一步，我局将严格按照《条例》规定和国务院办公厅要求，持续加大政策解读力度，加强局内信息公开业务培训，切实提升政府信息公开工作能力和水平，接受人民群众的监督。

六、其他需要报告的事项

无。

国家医疗保障局2023年法治政府建设情况报告

2023年是全面贯彻落实党的二十大精神的开局之年，也是推进医疗保障法治建设的关键一年。国家医保局坚持以习近平新时代中国特色社会主义思想为指导，全面贯彻落实党的二十大和二十届二中全会精神，深入贯彻落实习近平总书记关于医疗保障工作重要指示批示精神，深刻领悟“两个确立”的决定性意义，增强“四个意识”，坚定“四个自信”，做到“两个维护”，落实《法治政府建设实施纲要（2021—2025年）》各项任务要求，努力推动构建依法行政的政府治理体系，促进医保法治建设取得更大进展。

一、坚持政治统领，严格落实医保法治建设责任

（一）认真学习贯彻习近平法治思想

深入开展学习贯彻习近平新时代中国特色社会主义思想主题教育，全面深刻领会习近平法治思想的核心要义，将习近平总书记关于全面依法治国的重要讲话和指示批示作为重要学习内容，并不折不扣地贯彻落实到各项工作中，推动医保法治建设工作开创新局面、起步新征程。

（二）坚持全面依法治国，不断完善医保法治体系

按照法治中国建设的总体要求，持续推进法治医保建设。强化医保部门依法行政能力建设，有效发挥法治建设固根本、稳预期、利长远的重要作用，推动医保事业高质量发展。积极研究部署医保改革与医保法治建设重点工作，推动制定我局第二个五年立法规划、落实年度立法计划，为深化医保及相关领域改革提供法治支撑和保障。

（三）加强组织领导，切实履行法治政府建设主体责任

国家医疗保障局党组高度重视医保法治建设责任落实，切实履行法治政府建设职责；坚决执行中央全面依法治国各项决策部署，逐项落实中央全面依法治国委员会工作要点有关任务。定期召开局法治建设工作领导小组办公室会议，推动决策法治化、民主化、科学化，促进法治建设工作与业务工作有效融合。

二、加快推进医保法律制度体系建设，补齐法治医保建设短板

（一）医疗保障法立法工作取得实效

医疗保障法已列入十四届全国人大常委会立法规划。2023年通过实地走访、座谈等形式多次开展调研，积极听取人大代表、政协委员、法律专家、参保主体等各方意见，不断对医疗保障法法律文稿进行修改完善，于2023年10月再次向有关部门和省级医保部门征求意见。目前，已完成部门起草工作。

（二）推动出台《社会保险经办条例》

为弥补《社会保险法》对经办服务规制的简略与不足，国家医保局与人力资源社会保障部共同推进《社会保险经办条例》的制定出台工作。2023年8月16日，第765号国务院令公布《社会保险经办条例》，自2023年12月1日起施行。《社会保险经办条例》是涉及医疗保障经办领域的专门行政法规，是医疗保障领域法治建设的重要进展，具有重要意义。

（三）抓紧抓实部门规章研究制定

按照“统筹规划、逐步推进；立足长远、突出重点；严谨务实、民主科学”的原则，在充分总结前五年立法工作经验的基础上，制定出台第二个五年立法规划。以规划为导向，同步开展药品价格管理、长期护理保险、经办管理等领域的立法研究。为更好地贯彻落实《医疗保障基金使用监督管理

条例》,建立基金监管长效机制,推动医保领域依法行政,国家医保局于2023年3月13日出台《医疗保障基金飞行检查管理暂行办法》。同时,为进一步明确和细化《社会保险法》《医疗保障基金使用监督管理条例》适用等,国家医保局正加快研究制定《医疗保障基金使用监督管理条例实施细则》。

三、坚持依法推进改革,医疗保障事业取得新成效

国家医保局组建五年多来,先后推动出台了2部行政法规,制定出台了6部部门规章,为医疗保障领域改革提供了重要的法律保障,推动医保事业改革发展在法治的道路上行稳致远。

(一)医疗保障内涵更加充实

2023年居民医保人均财政补助标准提高至640元,2023年全国基本医保参保率稳定在95%,参保质量进一步提升。强化基本医保、大病保险、医疗救助三重制度综合保障,多层次医疗保障体系更加健全,梯次减轻患者负担。持续巩固"基本医疗有保障"成果,助力乡村全面振兴,农村低收入人口和脱贫人口参保率稳定在99%以上,综合帮扶惠及低收入人口就医超1.8亿人次、减负超1800亿元。

(二)群众医药费用减负更加有力

制度化常态化开展集中带量采购。国家层面推进两批80种药品集采,覆盖一批高血压、糖尿病、癌症等常见病、慢性病用药,集采药品总数达373种;开展人工晶体和运动医学类耗材集采,耗材集采共覆盖心脏支架、人工关节、脊柱类骨科耗材、人工晶体、运动医学等高值医用耗材。优化医保药品目录管理,完成2023年国家医保药品目录调整,加大支持创新力度,新增126种药品,目录内药品数增至3088种。持续完善"两病"门诊用药保障机制,截至2023年底,全国累计1.8亿"两病"患者享受待遇,减轻患者用药负担799亿元。2023年协议期内谈判药品在全国超24万家定点医药机构有配备,惠及群众购药2.4亿人次,医保报销900多亿元,叠加降价和医保报销,为患者减负2000多亿元。

(三)群众医保"救命钱"更加安全

加大日常监督检查力度。统筹协议管理和行政执法,全国医保行政部门和经办机构全年检查核查80.2万家医药机构,处理45.1万家。全面加强飞行检查,国家完成31个省(自治区、直辖市)和新疆生产建设兵团128家医药机构和经办机构飞行检查。开展专项整治,联合公安部门破获案件近2000起,抓获犯罪嫌疑人近6000人。加强长效机制建设,创新大数据监管模式,所有省份均上线国家智能监管子系统,拒付、追回资金32.5亿元。

(四)群众医保服务更加便捷

推动"15分钟医保服务圈"建设,持续健全服务网络。实施16条医保服务便民措施,全国超七成政务服务事项实现全程网办,8项高频事项实现"跨省通办"。住院费用跨省直接结算率超70%,提前完成"十四五"规划目标。跨省异地就医联网医药机构达55万家,当年惠及群众就医1.3亿人次,减少群众垫付1536.7亿元。

(五)医疗保障管理更加精细

完善定点医疗机构管理,深化支付方式改革,全国超九成统筹地区开展按病组(DRG)或病种分值(DIP)支付方式改革,25个省(自治区、直辖市)和新疆生产建设兵团实现统筹地区全覆盖。拓展信息化应用,积极推进"两结合三赋能"工作。医保码累计激活超10.8亿人,覆盖超80万家定点医药机构。31个省份上线电子处方中心,18个省份上线电子票据应用。加大药品价格治理力度,2023年全国药品采购价格指数较2022年下降4%。强化药品价格常态化监管,开展短缺、易短缺药品价格和配送异常信息监测。

四、落实依法行政要求,不断规范行政权力运行

(一)推进医保局权责清单编制工作

认真梳理各类法律法规中涉及医保职能的条款,并就重点业务领域、权责事项进行专项研究、征求意见，制定国家医保局权责清单。通过依法编制权责清单，进一步厘清医保领域政府和市场关系、政府和社会关系。

（二）完善和落实依法行政系列制度

落实科学决策制度，对关系群众利益和社会长远发展的重大事项，严格履行调研起草、征求意见、咨询论证、合法性审核和集体研究决定等必经程序，充分吸纳社会各界的意见建议。完善和落实规范性文件合法性审查和政策措施公平竞争审查制度，对规范性文件进行合法性审查和公平竞争审查。促进行政执法公示制度、执法全过程记录制度和重大执法决定法制审核制度有效落实，规范行政执法自由裁量权，持续做好行政执法证件的管理工作。加强内部控制体系建设，制定内控体系建设方案，研究起草《内部控制规范手册（试行）》。落实公职律师制度，推进公职律师申请和管理工作。

五、依法履行行政复议和行政诉讼职责，持续提升行政复议应诉能力

（一）行政复议公信力持续提升

2023年，国家医保局充分发挥行政复议公正高效、便民为民的制度优势和化解行政争议的主渠道作用，共审理行政复议案件15件。坚持以事实为依据，以法律为准绳，对地方医保部门合法合理的行政处理决定予以维持；对违法不当的行政行为依法作出撤销重作、确认违法等决定，促进依法行政，维护行政相对人合法权益。

（二）行政诉讼应诉水平明显提高

2023年，国家医保局有效发挥法律顾问和公职律师的作用，积极做好行政应诉工作，全面接受司法监督，共参加行政应诉案件5件。坚持依法作出各项行政行为，并不断提升行政应诉能力，维护司法权威和行政相对人合法权益，使各项医保工作都经得起司法检验。

（三）行政复议和行政诉讼指导反馈机制逐步完善

持续发挥涉及复议诉讼行政行为指导反馈机制的以案释法、举一反三的作用，由局法制部门牵头，指导局内相关单位共同做好行政复议和应诉工作，并向局内相关单位反馈复议和应诉结果、进一步改进意见等。用好用足全国行政复议工作平台和数据分析研判系统的各项功能，规范案件办理流程，确保各环节程序完备、材料齐全，全面提升办案质量和效率。

六、大力开展法治宣传教育，为医疗保障事业高质量发展营造良好法治环境

（一）全面落实普法责任

健全各级医疗保障部门普法责任清单，在组织开展重大活动、专项检查时，将普法作为重要环节。在法律、规章和规范性文件制定过程中，通过公开征求意见、座谈会、听证会等方式，提高社会公众的知晓度和理解力。积极开展以案释法、以案普法，定期在国家医保局官方网站、公众号等平台发布典型案例。

（二）加强法治培训

把法治教育纳入干部教育培训总体规划，开展2023年度医保系统法治专题培训，邀请权威专家授课，切实提高全局干部法治思维和依法行政能力。加强对医保系统干部的法治培训工作，选派相关人员赴地方进行法治培训，强化各级医保部门法治意识。组织国家医保局法治知识竞赛，结合12月4日国家宪法日举办“宪法宣传周”活动，引导医保干部尊崇宪法、维护宪法。

（三）积极开展医保系统普法宣传

持续做好对医保法规规章的宣传解读，开展《医疗保障基金使用监督管理条例》《社会保险经办条例》和相关配套部门规章的宣传工作。打造医疗保障网络宣传矩阵，依托网站、微博、微信、微视频等新媒体新技术开展普法活动，以群众喜闻乐见的形式解读医保政策，不断增强群众的获得感。

2023年，国家医保局在推进法治政府建设上取得一定成绩，但还存在一些问题和不足，主要是医疗保障法治基础较为薄弱，重点立法项目需加

快突破，医保法治宣传教育开展还需加强等。

2024年，国家医保局将持续深入学习贯彻党的二十大和二十届二中全会精神，坚持以习近平新时代中国特色社会主义思想为指导，坚持法治原则、依法行政，准确把握法治政府建设的精神实质，按照中央全面依法治国委员会的各项要求，统筹推进高水平法治医保建设，重点开展以下工作：一是全面贯彻落实习近平法治思想和《法治政府建设实施纲要（2021—2025年）》要求，深入推进医保法治建设各项目标任务。二是以推进医疗保障法立法为重点，按照国家医保局第二个五年立法规划要求，认真做好医保重点领域立法，开展重点领域立法研究。三是持续做好医保法治宣传教育，全面提高医保干部依法履职能力。在出台重大政策、推进重大改革前做好风险评估，加强宣传引导，合理稳定预期。

国家医疗保障局2023年建议提案办理情况

2023年，国家医疗保障局共承办建议提案551件，其中主办件187件、会办件334件、参阅件30件。国家医疗保障局始终将建议提案办理作为一项重要政治任务，注重加强与代表委员的沟通对接，突出重点办理，强化办理实效，取得了实实在在的效果，促进了医保改革发展。

一、在"严"字上下功夫

一是严格办理时限。分层建立督办工作台账，实时跟踪督办。通过抽查、电话督办等形式，增加督办频率和有效性，并对办理任务重的承办单位和办理难度大的建议提案进行重点督促办理，全部按时完成办理任务。

二是严把公文质量。各承办司一把手负总责，分管负责同志带头领衔主办，承办处室处长为办理复文第一责任人，具体经办人对每件建议提案负责到底，以老带新、先谋框架后起草，切实提高文稿质量。2023年，共有37篇建议提案答复件纳入优秀公文评选范围。

三是严肃沟通协商。结合学习贯彻习近平新时代中国特色社会主义思想主题教育，按照在全党大兴调研之风的要求，做好与代表委员的沟通工作，进一步增进相互理解和认同，提高沟通效果和满意率。2023年建议提案答复件做到了件件有沟通，其中通过邀请座谈、登门拜访等与代表委员面对面沟通20次。

二、在"精"字上下功夫

一是精准办理。加强对建议提案的梳理分析，区分轻重缓急精准发力，分类开展"从速快办""深研细办""立行立办""持续研办"。如代表委员对拓展医保电子凭证提出相关建议，国家医疗保障局将其列入工作计划，进一步深化医保码应用、赋能医保便民服务。2023年，全国已有1000余家三级定点医疗机构支持全流程使用医保码，医保码的医疗健康信息存储功能进一步拓展。

二是精准答复。加强对建议提案的"一对一"个案分析，以及一类问题或相类似问题的系统分析，在切实了解代表委员意图、深入分析代表委员所提意见建议的合理性和可行性、系统研究解决问题的有效途径的情况下再作答复。如代表委员围绕长期护理保险发展提出建设性意见，国家医疗保障局将此类建议提案办理和推动落实党的二十大"建立长期护理保险制度"决策共同部署、同步推进。在长期护理保险制度文件研究过程中，充分考虑代表委员们提出的意见建议，并纳入长护险制度顶层设计。

三是精准对接。主动加强与全国人大、全国政协的精准对接，寻求更多的支持和更精准的指导，主动加强与代表委员的精准对接，摸准情况、吃透问题、精准回应。主动加强与各会办部门的精准对接，提高办理质效。主动加强局内各单位的精准对接，共商系统性解决问题的有效办法，推动建议提案办理工作再上新台阶。

三、在"实"字上下功夫

一是答复上"实"。坚持实事求是、开诚布公地给予实实在在的答复。对能够解决的问题，明确答复并尽快解决；对已经列入计划的问题，明确答复解决问题的时间表、路线图；对暂时难以解决的问题，说明原因，作好解释，切实增强答复的有效性，展现医保部门求真务实的工作作风。2023年建议提案中共有143件已经解决或列入工作计划承诺解决。

二是办理上"实"。结合贯彻落实党中央关于在全党大兴调查研究之风的部署要求，摸清实情、找准症结，提出真正解决问题的新思路新办法，把办理成效转化为推进工作、解决难题的实实在在成果。根据2023年代表委员所提建议提案，共出台政策措施11项，采纳意见建议32条。

三是落地上“实”。坚持在解决实际问题、承诺答复事项落实上下功夫。对办理答复中承诺解决的事项，加强跟踪。对于可能被采纳的意见建议，在时机成熟时推动落实。对于一些前瞻性强、涉及情况复杂的问题，积极探索寻求突破。往年承诺解决事项已全部办结或取得阶段性成果。

国家基本医疗保险、工伤保险和生育保险药品目录(2023年)

一、凡例

二、西药部分

三、中成药部分

四、协议期内谈判药品部分(含竞价药品)

五、中药饮片部分

全国医疗保障系统先进集体名单

北京市
东城区医疗保障局
石景山区医疗保障局

天津市
天津市医药采购中心信息科
滨海新区医疗保障局

河北省
石家庄市医疗保障局
邯郸市医疗保障局

山西省
太原市医疗保障局

内蒙古自治区
呼伦贝尔市医疗保障局

辽宁省
辽宁省医疗保障事务服务中心

吉林省
吉林市社会医疗保险管理局

黑龙江省
齐齐哈尔市医疗保障局

上海市
上海市医疗保障局医药服务管理处
闵行区医疗保障局

江苏省
苏州市医疗保障局
盐城市医疗保险基金管理中心

浙江省
浙江省医疗保障局改革发展处
宁波市鄞州区医疗保障局

安徽省
黄山市医疗保障局
绩溪县医疗保障局

福建省
三明市医疗保障局

江西省
江西省医药价格和采购服务中心
赣州市医疗保障局

山东省
济南市章丘区医疗保障局
青岛市医疗保险事业中心(青岛市医疗保险稽核中心)生育和护理保险处

河南省
河南省医疗保障服务中心
安阳市医疗保障局

湖北省
宜昌市医疗保障局
十堰市医疗保障局

湖南省

衡阳市医疗保障事务中心

永州市医疗保障局

广东省

广州市医疗保险服务中心

深圳市医疗保险基金管理中心

广西壮族自治区

南宁市医疗保障局

桂平市医疗保障事业管理中心

海南省

三亚市医疗保障局

重庆市

重庆市医疗保障局基金监管处

九龙坡区医疗保障局

四川省

四川省医疗保障局医药价格与招标采购处

成都市医疗保障信息中心

贵州省

铜仁市医疗保障局

云南省

曲靖市医疗保障局

禄丰市医疗保障局

西藏自治区

那曲市医疗保障局

陕西省

西安市医疗保障经办服务中心

甘肃省

兰州市医疗保障局

青海省

玉树市医疗保障局

宁夏回族自治区

银川市医疗保障局

新疆维吾尔自治区

喀什地区医疗保险中心

新疆生产建设兵团

第一师阿拉尔市医疗保障局

全国医疗保障系统先进个人名单

北京市

王　娟(女)　北京市医疗保险事务管理中心统计精算科科长、一级主任科员

天津市

邓旭峰　天津市医疗保障局待遇保障处一级主任科员

河北省

杜　雨　河北省医疗保障局机关党委副书记、机关纪委书记、人事处处长、一级调研员

程秀峰(满族)　丰宁满族自治县医疗保障局党组书记、局长、一级主任科员

山西省

杨拴云　岚县医疗保障局党组书记、局长、一级主任科员

吴全明　山西省医疗保险管理服务中心四级调研员

内蒙古自治区

张彩霞(女)　鄂尔多斯市医药采购与基金结算中心主任

特木勒巴图(蒙古族)　内蒙古自治区医药采购中心信息科专业技术五级人员

辽宁省

卢计辑　沈阳市医疗保障局医药服务管理和信息处一级主任科员

吉林省

李秀娥(女)　梅河口市医疗保障局医药服务科科长

黑龙江省

孙铭潞(女,蒙古族)　黑龙江省医疗保障服务中心异地就医部副部长、一级主任科员

上海市

沈　栋　宝山区医疗保险事务中心主任、一级主任科员

江苏省

刘　敏(女)　江苏省医疗保障局信息管理处一级主任科员

裘靖宁　淮安市淮阴区医疗保障局党组书记、局长

浙江省

羊森芳　金华市医疗保障局办公室(政策法规处)主任

富丹萍(女)　杭州市医疗保障管理服务中心(杭州市医疗保障稽查支队)医药费用审核科科长

安徽省

万　勇　安徽省医疗保障局医药价格和招标采购处处长、一级调研员

福建省

林　璐(女)　厦门市医疗保障中心医保经办科四级主任科员

黄国旺　宁德市医疗保障局办公室(人事教育科)主任(科长)

江西省

刘慧堂　江西省医疗保障监测中心定点零售药店监测科九级职员

李　娟(女)　萍乡市医疗保险基金管理中心副主任

山东省

史纪元　烟台市医疗保障局医药服务管理科科长、一级主任科员

耿立义　沂水县医疗保险事业中心副主任

河南省

齐同真　浚县医疗保障局党组书记、局长、三级调研员

何红煊(女)　开封市医疗保障局待遇保障科科长、一级主任科员

湖北省

丁昌洪　应城市医疗保障局三级主任科员

袁国俊　黄冈市医疗保障局党组书记、局长、一级调研员

湖南省

高兵香(女)　石门县医疗保障事务中心副主任、三级主任科员

谭　果　长沙市医疗保障局党组书记、局长、一级调研员

广东省

叶绍欢　鹤山市医疗保障局待遇保障和基金监管股股长、四级主任科员,兼鹤山市医疗保障事业管理中心主任

孙　涛　珠海市医疗保障事业管理中心医疗生育待遇核发科科长

广西壮族自治区

吴学武(女)　广西壮族自治区医疗保障局医药服务管理处处长

蒙丽珍(女)　乐业县医疗保障局局长、二级主任科员

海南省

胡亚强　海南省医疗保障局医疗医药服务管理处二级主任科员

重庆市

冯　敏　重庆市医疗保障事务中心救助照护科一级主任科员

四川省

朱正富　宜宾市医疗保障事务中心主任

杜全林　南充市医疗保障中心待遇结算科科长、二级主任科员

贵州省

吴海静(女) 安顺市医疗保障事务中心医疗保险科专业技术十三级人员

谢娟娟(女) 贵阳市医药价格和招标采购服务中心副主任

云南省

马燕芳(女,藏族) 德钦县医疗保障局党组成员、副局长、三级主任科员

邓 鸣(女) 昭通市医疗保障局基金监管和法规科科长、一级主任科员

西藏自治区

旦 珍(女,藏族) 西藏自治区医疗保障服务中心二级主任科员

陕西省

许艳霞(女) 榆林市榆阳区医疗保障局党组书记、局长

李晶晶(女) 汉中市汉台区医疗保障局党组书记、局长

甘肃省

张升倍 成县医疗保障局党组书记、局长、一级主任科员

陶 芳(女) 华池县医疗保障局党组书记、局长、二级主任科员

青海省

赵银萍(女,藏族) 果洛藏族自治州医疗保障局综合科三级主任科员

宁夏回族自治区

顾永华 平罗县医疗保障局党组成员、副局长、三级主任科员

新疆维吾尔自治区

李 萑(女) 乌鲁木齐市医疗保障局医药和医疗服务管理科副科长、二级主任科员

新疆生产建设兵团

周 波 第八师石河子市医疗保障局综合科(政策法规科)一级主任科员

医疗保障工作经典回顾(1921—2023年)

1921年

7月,中国共产党第一次全国代表大会在上海召开,中国共产党正式成立。

8月11日,中国劳动组合书记部在上海成立。这是中国共产党领导工人运动的第一个公开机构。

1922年

7月,《中国共产党第二次全国代表大会宣言》中提出,制定关于工人和农人以及妇女的法律,包括设立工厂保险。这是中国共产党有关社会保障主张的第一次宣示。

1923年

6月,中国共产党第三次全国代表大会通过《中国共产党党纲草案》,规定制定强制的劳工保险法,工人有参与办理保险事项的权利。

1931年

11月,第一次中华苏维埃共和国工农兵代表大会通过《中华苏维埃共和国宪法大纲》和《中华苏维埃共和国劳动法》。《中华苏维埃共和国宪法大纲》规定,创立社会保险制度。《中华苏维埃共和国劳动法》规定,对于一切雇佣劳动者都应实施社会保险。由雇主于应付的工资之外支付全部工资额的10%~15%作为社会保险基金,不得向被保险人征收保险费。当参加社会保险的劳动者患普通疾病或因工作致病、遇险受伤、患职业病等,都为其提供免费的医药帮助,其家属也同样享受免费的医药帮助。这是中国历史上第一部真正以保障工人群众和工会组织的权利为目的的劳动法令。

11月,中华苏维埃临时中央政府在江西中央苏区组建劳动人民委员部,内设社会保险局。

1933年

10月15日,《中华苏维埃共和国劳动法》颁布,修改社会保险基金的缴纳比例为全部工资总数的5%~20%,将其作为社会保险基金缴纳给社会保险局。

1940年

10月1日,陕甘宁边区总工会通过的《战时工厂集体合同暂行准则》规定,工人或学徒因病医治或住院时,医药费由厂方负责。

1945年

4月23日—6月11日,中国共产党第七次全国代表大会在延安举行,毛泽东向大会提交《论联合政府》政治报告。《论联合政府》中提出,实行适当的失业救济和社会保险。

1948年

8月,第六次全国劳动大会通过《关于中国职工运动当前任务的决议》,提出办理全国有系统的社会保险还有困难,并提出暂时办理的办法,包括医疗津贴抚恤,暂由工厂负责办理或由工厂和工会共同负责办理;在工厂集中的城市或条件具备的地方,可以创办劳动保险。

1949年

9月29日,中国人民政治协商会议第一届全体会议通过了《中国人民政治协商会议共同纲领》,其中第三十二条提出,逐步实行劳动保险制度。

10月1日,中华人民共和国成立。

1951年

2月26日,《中华人民共和国劳动保险条例》颁布,我国开始实施劳动保险制度,规定职工在疾病、生育、非因工负伤和残废情形下的保障政策,称为"劳保医疗"。这是中华人民共和国成立后在社会保障制度方面颁布的第一个法规。

1952年

6月27日,《中央人民政府政务院关于全国各级人民政府、党派、团体及所属事业单位的国家工作人员实行公费医疗预防的指示》颁布,决定在国家工作人员范围内实施公费医疗制度。

8月30日,卫生部发布《国家工作人员公费医疗预防实施办法》,规定享受公费医疗预防待遇人员的范围,各地卫生行政机关对公费医疗预防医药费分配等要求,我国正式开始实施公费医疗制度。

1953年

1月2日,政务院通过《关于中华人民共和国劳动保险条例若干修正的决定》,提出适当扩大劳动保险的实施范围,酌量提高劳动保险待遇。

1月23日,卫生部印发《关于公费医疗的几项规定》(〔53〕卫医字第93号),规定自1953年起,国家工作人员实行公费医疗预防的范围包括乡干部及大学、专科学生。

1955年

5月1日,山西省高平县米山乡以3家私人药铺和10位民间医生自愿结合为基础,成立了联合保健站,最早实行"医社结合"。此后,多地相继办起了类似的合作医疗,有的称"统筹医疗",有的称"集体保健医疗"。

1959年

11月,全国农村卫生工作会议在山西省稷山县召开,正式肯定了合作医疗。

1965年

6月26日,毛泽东作出"把医疗卫生工作的重点放到农村去"的指示(即著名的"六二六"指示),农村合作医疗制度进一步在全国推行。

1979年

12月15日,卫生部、农业部、财政部、国家医药总局、全国供销合作总社联合发布《农村合作医疗章程(试行草案)》,提出农村合作医疗是人民公社社员依靠集体力量,在自愿互助的基础上建立起来的一种社会主义性质的医疗制度,是社员群众的集体福利事业。农村合作医疗正式在制度上得到确立。

1985年

4月25日,国务院批转卫生部《关于卫生工作改革若干政策问题的报告》(国发〔1985〕62号),提出对卫生医疗机构实行放权、让利、搞活,实行鼓励创收和自我发展的政策,改革收费制度。

1988年

9月4日,劳动部印发《关于女职工生育待遇若干问题的通知》(劳险字〔1988〕2号),提出女职工怀孕期间在本单位或指定医疗机构检查和分娩时的检查费、手术费、药费等医疗费用由所在单位负担。

1989年

3月4日,国务院批转《国家体改委1989年经济体制改革要点》(国发〔1989〕24号),提出在辽宁丹东、吉林四平、湖北黄石、湖南株洲进行医疗保险制度改革试点,同时在深圳、海南进行社会保障制度综合改革试点。这是国家层面首次作出的医疗保险制度改革的试点探索。

1992年

9月7日,劳动部印发《关于试行职工大病医疗费用社会统筹的意见的通知》(劳险字〔1992〕25号),我国开始探索建立统筹基金制度,以保证职工的大病医疗。

1993年

11月14日,党的十四届三中全会通过《中共中央关于建立社会主义市场经济体制若干问题的决定》,提出建立多层次的社会保障体系,城镇职工养老和医疗保险金由单位和个人共同负担,实行社会统筹和个人账户相结合。

1994年

4月14日,国家体改委、财政部、卫生部、劳动部联合发布了《关于职工医疗制度改革的试点意见》(体改分〔1994〕51号),提出试点建立社会统筹与个人账户相结合的社会医疗保险,探索建立职工医保制度。

7月5日,第八届全国人大常委会第八次会议通过《中华人民共和国劳动法》,首次以国家立法形式确定了社会保险的基本原则、体系框架和基本制度模式等。

11月18日,国务院发布《关于江苏省镇江市、江西省九江市职工医疗保障制度改革试点方案的批复》(国函〔1994〕116号),同意从1994年12月开始在江苏镇江、江西九江进行职工医疗保障制度改革试点,即“两江”试点。

12月14日,劳动部印发《企业职工生育保险试行办法》(劳部发〔1994〕504号),正式建立生育保险制度。

1995年

江苏省镇江市、江西省九江市正式开始进行职工医保制度改革试点工作,为全国医疗保险制度改革探路。

1996年

5月5日,国务院办公厅转发四部委《关于职工医疗保障制度改革扩大试点的意见》(国办发〔1996〕16号),在“两江”试点的基础上,扩大职工医保改革试点范围。

1998年

12月14日,国务院出台《关于建立城镇职工基本医疗保险制度的决定》(国发〔1998〕44号),明确规定了制度覆盖范围、筹资渠道、统筹层次、基金结构、支付政策、管理规则、服务资源以及特定群体待遇和补充保险等成套政策。职工基本医保制度的建立,标志着实施了40多年的公费、劳保医疗制度的终结,我国从单位医疗保障开始向社会医疗保障转变。

1999年

4月26日,劳动和社会保障部和国家药品监督管理局发布《关于印发城镇职工基本医疗保险定点零售药店管理暂行办法的通知》(劳社部发〔1999〕16号),规定了定点零售药店的审查和确定的原则,应具备的资格与条件等。

5月11日,劳动和社会保障部、卫生部、国家中医药管理局联合发布《关于印发城镇职工基本医疗保险定点医疗机构管理暂行办法的通知》(劳社部发〔1999〕14号),规定了定点医疗机构的审查和确定的原则,应具备的资格与条件等。

6月30日,劳动和社会保障部等五部门联合发布《关于印发城镇职工基本医疗保险诊疗项目管理、医疗服务设施范围和支付标准意见的通知》(劳社部发〔1999〕22号),对基本医疗保险诊疗项目、医疗服务设施范围和支付标准进行了规定。

12月,全国范围的社会保障卡建设正式起步,上海市发放了全国第一张社保卡。

2000年

5月25日,劳动和社会保障部发布《关于印发国家基本医疗保险药品目录的通知》(劳社部发〔2000〕11号),要求严格基本医疗保险用药管理,保障职工的基本用药需求,合理控制药品费用支出。至此,“三二一”(三个目录、两个定点、一个结算办法)管理规范基本上与制度改革同步建立,并成为医保管理范式。

2002年

10月19日,中共中央、国务院发布《关于进一步加强农村卫生工作的决定》,提出建立和完善农村合作医疗制度和医疗救助制度。

2003年

1月16日,国务院办公厅转发卫生部等三部门《关于建立新型农村合作医疗制度意见的通知》(国办发〔2003〕3号),提出建立新型农村合作医疗制度。我国开始进行新农合试点工作,数亿农民无医保的历史从制度上宣告结束。

5月26日,劳动保障部出台《关于城镇灵活就业人员参加基本医疗保险的指导意见》(劳社厅发〔2003〕10号),着力解决以非全日制、临时性和弹性工作等灵活形式就业的人员的医疗保障问题。灵活就业人员被纳入医疗保险保障范畴,是医疗保险扩大覆盖范围的一个体现。

11月18日,民政部等部委联合下发《关于实施农村医疗救助的意见》(民发〔2003〕158号),我国开始在农村建立社会医疗救助制度。

2004年

1月13日,国务院办公厅转发卫生部等部门《关于进一步做好新型农村合作医疗试点工作指导意见的通知》(国办发〔2004〕3号),推进新型农村合作医疗试点工作。

2005年

3月14日,国务院办公厅转发民政部等部门《关于建立城市医疗救助制度试点工作意见的通知》(国办发〔2005〕10号),我国开始在城市建立医疗救助制度。

2007年

7月10日,国务院发布《关于开展城镇居民基本医疗保险试点的指导意见》(国发〔2007〕20号),提出开展城镇居民基本医疗保险试点,城镇居民医保制度开始在全国范围建立,填补了我国全民医疗保险制度的最后一块空白。

2008年

10月25日,国务院办公厅发布《关于将大学生纳入城镇居民基本医疗保险试点范围的指导意见》(国办发〔2008〕119号),提出将大学生纳入城镇居民基本医疗保险试点范围。

2009年

3月17日,《中共中央　国务院关于深化医药卫生体制改革的意见》发布,提出加快建设医疗保障体系,加快建立和完善以基本医疗保障为主体、其他多种形式补充医疗保险和商业健康保险为补充、覆盖城乡居民的多层次医疗保障体系,全面推开城镇居民基本医疗保险、全面实施新型农村合作医疗制度。

7月31日,人力资源和社会保障部印发《关于妥善解决城镇居民生育医疗费用的通知》(人社厅〔2009〕97号),明确将符合规定的城镇居民生育医疗费用纳入医疗保险支付范围。

2010年

1月2日,国务院发布《关于试行社会保险基金预算的意见》(国发〔2010〕2号),将职工医保基金、生育保险基金纳入社会保险基金预算编制范围。

10月28日,《中华人民共和国社会保险法》由第十一届全国人民代表大会常务委员会第十七次会议通过,将职工基本医疗保险、新型农村合作医疗和城镇居民基本医疗保险以及生育保险上升为法律制度,标志着包括医疗保障和生育保险在内的社会保险制度从实验阶段走向定型、稳定、可持续发展阶段。

2012年

1月4日,民政部等四部委联合发布《关于开展重特大疾病医疗救助试点工作的意见》(民发〔2012〕21号),部署开展重特大疾病医疗救助试点。

4月18日,国务院发布《女职工劳动保护特别规定》(国务院令第619号),明确国家法定产假为98天,参保女职工产假期间生育津贴由生育保险支付。

8月24日,国家发展和改革委员会等六部委联合发布《关于开展城乡居民大病保险工作的指导意见》(发改社会〔2012〕2605号),规定了开展城乡居民大病保险工作的基本原则和保障内容等。我国开始建立城乡居民大病保险制度。

11月8日,党的十八大报告提出:"整合城乡居民基本医疗保险制度,健全全民医保体系。"山东等地启动城乡居民医保制度整合工作。

2013年

3月5日,国务院政府工作报告正式宣布:"全民基本医保体系初步形成,各项医疗保险参保超过13亿人",我国全民医保制度基本建立。

2014年

5月1日,《社会救助暂行办法》(国务院令第649号)开始施行。其中规定,国家建立健全医疗救助制度,保障救助对象获得基本医疗卫生服务;对于低保人员、特困供养人员等救助对象,提供包括补贴参保、补助医疗费用等形式的救助。

2015年

4月21日,国务院办公厅转发民政部等部门《关于进一步完善医疗救助制度全面开展重特大疾病医疗救助工作意见的通知》(国办发〔2015〕30号),推动医疗救助制度城乡统筹发展,全面开展重特大疾病医疗救助。

7月28日,国务院办公厅发布《关于全面实施城乡居民大病保险的意见》(国办发〔2015〕57号),明确了城乡居民大病保险是基本医疗保障制度的拓展和延伸。我国开始全面推进城乡居民大病保险工作,着力维护人民群众健康权益,切实避免人民群众因病致贫、因病返贫。

10月29日,中国共产党第十八届中央委员会第五次全体会议通过《中共中央关于制定国民经济和社会发展第十三个五年规划的建议》,明确健全覆盖全民、统筹城乡、公平统一、可持续的多层次社会保障体系,推动基本医疗保险省级统筹,健全重大疾病医疗保险和救助制度,落实异地就医结算,稳步建立长期护理保险制度,积极发展商业医疗保险。

2016年

1月3日,国务院印发《关于整合城乡居民基本医疗保险制度的意见》(国发〔2016〕3号),提出整合城镇居民基本医疗保险和新型农村合作医疗两项制度,建立统一的城乡居民基本医疗保险制度。城乡居民医保制度整合工作进入快车道。

6月27日,人力资源和社会保障部办公厅印发《关于开展长期护理保险制度试点的指导意见》(人社厅发〔2016〕80号),提出开展长期护理保险制度试点,15个城市和吉林、山东两个重点联系省份作为长期护理保险制度试点。

10月25日,中共中央、国务院印发《"健康中国2030"规划纲要》,要求全力推进健康中国建设。《"健康中国2030"规划纲要》是推进健康中国建设的宏伟蓝图和行动纲领。

11月17日,国际社会保障协会(ISSA)授予中国政府"社会保障杰出成就奖",我国已建立起世界上最大的社会保障体系。

2017年

1月16日,民政部等六部委印发《关于进一步加强医疗救助与城乡居民大病保险有效衔接的通知》(民发〔2017〕12号),进一步加强两项制度在对象范围、支付政策、经办服务、监督管理等方面的衔接。

1月19日,国务院办公厅发布《关于印发生育保险和职工基本医疗保险合并实施试点方案的通知》(国办发〔2017〕6号),指定12个城市作为生育保险和职工基本医疗保险合并实施试点。

3月24日,国家异地就医结算系统正式上线运行,标志着跨省异地就医住院费用直接结算工作全面启动。

6月20日,国务院办公厅印发《关于进一步深化基本医疗保险支付方式改革的指导意见》(国办发〔2017〕55号),提出要全面建立并不断完善符合我国国情和医疗服务特点的医保支付体系,全面推行以按病种付费为主的多元复合式医保支付方式。

7月,人力资源和社会保障部公布36种药品进入医保目录后的价格谈判结果,并同步确定这些药品的医保支付标准。与2016年平均零售价相比,谈判药品平均降幅44%,最高降幅70%。这是医保药品准入的首次国家谈判。

10月18日,党的十九大报告提出:“加强社会保障体系建设。按照兜底线、织密网、建机制的要求,全面建成覆盖全民、城乡统筹、权责清晰、保障适度、可持续的多层次社会保障体系。”其明确了新时代包括医疗保障在内的社会保障体系建设目标和方向。以党的十九大为标志,中国医保改革发展进入全面建成中国特色医疗保障体系时期。

2018年

3月,中共中央印发《深化党和国家机构改革方案》,提出组建国家医疗保障局,作为国务院直属机构。

5月31日,国家医疗保障局挂牌成立。医保管理体制从部门分割走向集中统一。

7月17日,国家医疗保障局会同国家卫生健康委员会印发《关于开展抗癌药省级专项集中采购工作的通知》(医保发〔2018〕4号),决定在全国开展省级抗癌药专项集中采购工作,保障癌症临床用药需求,切实减轻患者费用负担。

9月30日,国家医疗保障局等三部门联合印发《医疗保障扶贫三年行动实施方案(2018—2020年)》(医保发〔2018〕18号),完善医保扶贫综合保障政策框架,提出到2020年,农村贫困人口全部纳入三重保障。

9月30日,17种抗癌药通过谈判纳入医保目录。

11月,中央全面深化改革委员会第五次会议审议通过了《国家组织药品集中采购试点方案》,要求探索完善药品集中采购机制和以市场为主导的药品价格形成机制,组织实施药品集中带量采购,标志着我国医药集中带量采购改革正式启动。

12月,国家组织药品集中带量采购和使用试点(即“4+7”试点)结果出炉,集采品种降价效果显著,标志着我国探索医药集采改革道路的良好开端。

12月29日,《中华人民共和国社会保险法》修正,明确规定基本医疗保险基金与生育保险基金合并建账及核算,在法律层面明确了“两项保险合并实施”。

2019年

2月28日,国家医疗保障局印发《关于国家组织药品集中采购和使用试点医保配套措施的意见》(医保发〔2019〕18号),要求规范相关配套措施,做好集采工作。

3月6日,国务院办公厅印发《关于全面推进生育保险和职工基本医疗保险合并实施的意见》(国办发〔2019〕10号),要求全面推进两项保险合并实施。

5月,疾病诊断相关分组(DRG)付费国家试点工作启动,30个城市被列为试点。

7月19日,国务院办公厅印发《治理高值医用耗材改革方案》(国办发〔2019〕37号),要求推动形成高值医用耗材质量可靠、流通快捷、价格合理、使用规范的治理格局。

8月17日,国家医疗保障局印发《关于完善“互联网+”医疗服务价格和医保支付政策的指导意见》(医保发〔2019〕47号),提出合理确定并动态调整价格、医保支付政策。

8月20日,国家医疗保障局会同人力资源和社会保障部印发《关于印发〈国家基本医疗保险、工伤保险和生育保险药品目录〉的通知》(医保发〔2019〕46号)。

9月16日,国家医疗保障局等四部门联合印发《关于完善城乡居民高血压糖尿病门诊用药保障机制的指导意见》(医保发〔2019〕54号),以城乡居民基本医疗保险"两病"患者门诊用药保障为切入点,探索完善门诊慢性病用药保障机制,增强基本医保门诊保障能力,减轻患者门诊用药费用负担。

9月25日,国家医疗保障局等九部门印发《关于国家组织药品集中采购和使用试点扩大区域范围实施意见》(医保发〔2019〕56号),要求扩大国家组织药品集中采购和使用试点区域范围,进一步降低群众用药负担。

10月,党的十九届四中全会审议通过《中共中央关于坚持和完善中国特色社会主义制度　推进国家治理体系和治理能力现代化若干重大问题的决定》,强调要完善覆盖全民的社会保障体系,健全基本医疗保险制度、重特大疾病医疗保险和救助制度。

11月24日,全国医保电子凭证系统启动,首张医保电子凭证签发激活。

11月26日,国家医疗保障局印发《关于做好当前药品价格管理工作的意见》(医保发〔2019〕67号),要求衔接完善现行药品价格政策,建立健全药品价格常态化监管机制,做好短缺药品保供稳价相关工作。

11月29日,国务院深化医药卫生体制改革领导小组印发《关于以药品集中采购和使用为突破口进一步深化医药卫生体制改革若干政策措施的通知》(国医改发〔2019〕3号),要求以药品集中采购和使用为突破口,总结改革经验,全面深化医药集采改革等多项政策措施,促进医疗、医保、医药联动,放大改革效应,更好推动解决群众看病就医问题。

11月29日,人力资源和社会保障部、国家医疗保障局公布《香港澳门台湾居民在内地(大陆)参加社会保险暂行办法》(人力资源和社会保障部　国家医疗保障局令第41号),维护港澳台居民在内地(大陆)依法参加和享受社会保险待遇的合法权益。

12月16日,国家医疗保障局等四部门印发《关于做好当前医疗服务价格动态调整工作的意见》(医保发〔2019〕79号),建立和完善医疗服务价格动态调整机制,稳妥有序试点探索医疗服务价格优化,配合全面取消各级各类公立医疗机构医用耗材加成专项调整医疗服务价格。

12月28日,第十三届全国人民代表大会常务委员会第十五次会议通过《中华人民共和国基本医疗卫生与健康促进法》,第七十六条第二款明确国家推动长期护理保障工作,鼓励发展长期护理保险。

2020年

1月,面对突发的新冠疫情,国家医疗保障局会同财政部第一时间出台"两个确保"的保障政策,"确保患者不因费用问题影响就医、确保收治医疗机构不因支付政策影响救治"。

2月21日,国家医疗保障局、财政部、国家税务总局印发《关于阶段性减征职工基本医疗保险费的指导意见》(医保发〔2020〕6号),减轻企业负担,支持企业复工复产。

2月25日,中共中央、国务院印发《关于深化医疗保障制度改革的意见》,明确了到2025年、2030年医保事业发展的蓝图。这是中华人民共和国成立以来首次以党中央名义发布的医疗保障领域纲领性文件,为全面深化我国医保制度改革提供了科学的顶层设计。

2月28日,国家医疗保障局、国家卫生健康委员会联合印发《关于推进新冠肺炎疫情防控期间开展"互联网+"医保服务的指导意见》(国医保电〔2020〕10号)。

6月30日,国务院办公厅印发《关于推进医疗保障基金监管制度体系改革的指导意见》(国办发〔2020〕20号),提出加快推进医保基金监管制度体系改革，构建全领域、全流程的基金安全防控机制。

7月30日，国家医疗保障局发布第1号国家医疗保障局令，公布《基本医疗保险用药管理暂行办法》，明确医保药品目录原则上每年调整一次，滋补品、保健品等不纳入目录。

8月28日，国家医疗保障局印发《关于建立医药价格和招采信用评价制度的指导意见》（医保发〔2020〕34号），依托药品和医用耗材招标采购平台，系统集成守信承诺、信用评级、分级处置、信用修复等机制，建立权责对等、协调联动的医药价格和招标信用评价制度，促进各方诚实守信，共同营造公平规范、风清气正的流通秩序和交易环境，切实保障群众利益和医保基金安全。

9月10日，国家医疗保障局会同财政部印发《关于扩大长期护理保险制度试点的指导意见》（医保发〔2020〕37号），在首批试点城市基础上新增14个试点城市，深入推进试点工作。

9月28日，国家医疗保障局会同财政部印发《关于推进门诊费用跨省直接结算试点工作的通知》（医保发〔2020〕40号），探索全国统一的门诊费用跨省直接结算体系、运行机制和实现路径。

10月，国家医疗保障局要求开展区域点数法总额预算和按病种分值付费（DIP）改革试点，71个统筹地区于次月成为DIP试点城市。

10月，国家医疗保障局印发的《关于积极推进"互联网+"医疗服务医保支付工作的指导意见》（医保发〔2020〕45号）提出，处方流转到同一个统筹地区的定点零售药店，参保人在定点零售药店购药，并探索在有条件的统筹地区依托全国统一的医保信息平台，实现处方的跨统筹地区流转。

10月29日，中国共产党第十九届中央委员会第五次全体会议通过《中共中央关于制定国民经济和社会发展第十四个五年规划和二〇三五年远景目标的建议》，明确稳步建立长期护理保险制度。

11月，首批国家组织高值医用耗材集中带量采购——冠脉支架集采中选结果出炉，集采品种降价效果显著，标志着我国医药集中带量采购改革在高值医用耗材领域取得重要突破，进入新发展阶段。

12月25日，国家医疗保障局联合人力资源和社会保障部印发《国家基本医疗保险、工伤保险和生育保险药品目录（2020年）》（医保发〔2020〕53号）。

12月30日，国家医疗保障局发布第2号国家医疗保障局令，公布《医疗机构医疗保障定点管理暂行办法》。

12月30日，国家医疗保障局发布第3号国家医疗保障局令，公布《零售药店医疗保障定点管理暂行办法》。

2021年

1月15日，国务院颁布《医疗保障基金使用监督管理条例》。这是我国医保领域首部行政法规，对医保法治化建设具有里程碑意义。

1月19日，国家医疗保障局会同财政部印发《关于建立医疗保障待遇清单制度的意见》（医保发〔2021〕5号）。这是我国民生领域建立的第一份待遇清单，推进医疗保障制度管理法治化、规范化、标准化。

1月22日，国务院办公厅印发《关于推动药品集中带量采购工作常态化制度化开展的意见》（国办发〔2021〕2号），要求推动药品集中带量采购工作常态化制度化开展，不断巩固扩大改革成果，更好保障人民群众病有所医。

1月29日，国家医疗保障局会同相关部门印发《关于巩固拓展医疗保障脱贫攻坚成果有效衔接乡村振兴战略的实施意见》（医保发〔2021〕10号），优化调整医保扶贫政策，逐步实现由集中资源支持脱贫攻坚向常态化保障平稳过渡。

2月，按照党中央、国务院决策部署，自2021年2月6日起，实施新冠病毒疫苗免费接种政策，符合规定的疫苗及接种费用由医保基金负担，财政对医保基金给予适当补助。

2月8日，国家医疗保障局印发《关于医疗保障部门向纪检监察机关移送医疗保障基金监管中发现问题线索的通知》(医保发〔2021〕13号)。

4月12日，国家医疗保障局会同财政部印发《关于加快推进门诊费用跨省直接结算工作的通知》(医保发〔2021〕27号)，要求积极推进门诊慢特病的相关治疗费用跨省直接结算。

4月13日，国务院办公厅印发《关于建立健全职工基本医疗保险门诊共济保障机制的指导意见》(国办发〔2021〕14号)，提出建立完善职工医保普通门诊费用统筹保障机制，加强职工医保门诊慢性病、特殊病保障。

4月30日，国家医疗保障局等八部门印发《关于开展国家组织高值医用耗材集中带量采购和使用的指导意见》(医保发〔2021〕31号)，提出强化部门协同、上下联动，逐步扩大覆盖范围，探索完善高值医用耗材集采政策，促进高值医用耗材价格回归合理水平。

6月11日，国家医疗保障局发布第4号国家医疗保障局令，公布《医疗保障行政处罚程序暂行规定》。

7月6日，国家医疗保障局印发《关于做好支持三孩政策生育保险工作的通知》(医保办发〔2021〕36号)，全面落实三孩生育保险待遇。

7月16日，国家医疗保障局办公室会同民政部办公厅印发《长期护理失能等级评估标准(试行)》(医保办发〔2021〕37号)，推动形成全国统一的长期护理失能等级评估标准。

7月16日，国家医疗保障局印发《关于优化医保领域便民服务的意见》(医保发〔2021〕39号)，要求深入推进医保领域“放管服”改革，打造高效便民的医保服务体系。

8月10日，国家卫生健康委员会办公厅、国家医疗保障局办公室联合印发《长期处方管理规范(试行)》(国卫办医发〔2021〕17号)。

8月25日，国家医疗保障局等八部门联合印发《深化医疗服务价格改革试点方案》，旨在加快建立科学确定、动态调整的医疗服务价格形成机制，持续优化医疗服务价格结构。

9月7日，国家医疗保障局办公室会同财政部办公厅印发《关于开展门诊慢特病相关治疗费用跨省直接结算试点工作的通知》(医保办函〔2021〕4号)，启动高血压、糖尿病、恶性肿瘤门诊放化疗、尿毒症透析、器官移植术后抗排异治疗五种门诊慢特病相关治疗费用跨省直接结算试点。

9月23日，国务院办公厅印发《“十四五”全民医疗保障规划》(国办发〔2021〕36号)。这是我国医保领域首个五年规划。

10月28日，国务院办公厅印发《关于健全重特大疾病医疗保险和救助制度的意见》(国办发〔2021〕42号)，旨在减轻困难群众重特大疾病医疗费用负担，建立健全防范和化解因病致贫返贫长效机制。

11月1日，国家医疗保障局办公室会同财政部办公厅印发《基本医疗保险关系转移接续暂行办法》(医保办发〔2021〕43号)，规范基本医疗保险关系转移接续工作，统一经办流程，提升服务水平。

11月3日，国家医疗保障局发布《关于做好国家组织药品集中带量采购协议期满后接续工作的通知》(医保办发〔2021〕44号)，要求平稳开展集采协议期满接续采购工作，巩固医药集采改革成果。

11月19日，国家医疗保障局印发《DRG/DIP支付方式改革三年行动计划》(医保发〔2021〕48号)，要求到2025年底，DRG/DIP覆盖所有符合条件的开展住院服务的医疗机构，基本实现病种、医保基金全覆盖。

11月24日，国家医疗保障局联合人力资源和社会保障部印发《国家基本医疗保险、工伤保险和生育保险药品目录(2021年)》(医保发〔2021〕50号)。

11月26日，国家医疗保障局联合公安部印发《关于加强查处骗取医保基金案件行刑衔接工作的通知》(医保发〔2021〕49号)。

12月14日，国家医疗保障局、国家中医药管理局联合印发《关于医保支持中医药传承创新发展的指导意见》(医保函〔2021〕229号)。

2022年

1月29日，国家医疗保障局发布第5号国家医疗保障局令，公布《医疗保障基金使用监督管理举报处理暂行办法》。

3月，全国统一的医保信息平台在全国31个省份和新疆生产建设兵团上线。

3月3日，国家卫生健康委员会、财政部、人力资源和社会保障部、国家医疗保障局、国家中医药管理局、国家疾病预防控制局联合发布《关于推进家庭医生签约服务高质量发展的指导意见》(国卫基层发〔2022〕10号)，提出了在确保服务质量和签约居民获得感、满意度的前提下，循序渐进积极扩大签约服务覆盖率，逐步建成以家庭医生为健康守门人的家庭医生制度。

3月31日，国家卫生健康委员会办公厅、国家医疗保障局办公室、国家中医药管理局办公室联合印发《关于做好2022年紧密型县域医共体建设监测工作的通知》(国卫办基层函〔2022〕93号)。

6月30日，国家医疗保障局会同财政部印发《关于进一步做好基本医疗保险跨省异地就医直接结算工作的通知》(医保发〔2022〕22号)，统一了住院、普通门诊和门诊慢特病跨省直接结算政策。

6月30日，国家医疗保障局等四部门联合印发《关于阶段性缓缴职工基本医疗保险单位缴费的通知》(医保发〔2022〕21号)，助力企业纾困解难。

7月11日，国家医疗保障局印发《关于进一步做好医疗服务价格管理工作的通知》(医保办发〔2022〕16号)，稳妥有序做好医疗服务价格工作，强化基本医疗服务公益属性，促进医疗服务创新发展，保障群众获得高质量、有效率、能负担的医疗卫生服务。

7月25日，国家医疗保障局会同国家卫生健康委员会等部门印发《关于进一步完善和落实积极生育支持措施的指导意见》(国卫人口发〔2022〕26号)，协同推动积极生育支持政策体系建立。

10月16日，党的二十大报告提出“深化医药卫生体制改革，促进医保、医疗、医药协同发展和治理”，同时提出“健全覆盖全民、统筹城乡、公平统一、安全规范、可持续的多层次社会保障体系。完善基本养老保险全国统筹制度，发展多层次、多支柱养老保险体系。实施渐进式延迟法定退休年龄。扩大社会保险覆盖面，健全基本养老、基本医疗保险筹资和待遇调整机制，推动基本医疗保险、失业保险、工伤保险省级统筹。促进多层次医疗保障有序衔接，完善大病保险和医疗救助制度，落实异地就医结算，建立长期护理保险制度，积极发展商业医疗保险。加快完善全国统一的社会保险公共服务平台。健全社保基金保值增值和安全监管体系。健全分层分类的社会救助体系”。

11月17日，国家医疗保障局联合财政部印发《违法违规使用医疗保障基金举报奖励办法》(医保办发〔2022〕22号)。

12月5日，国家医疗保障局发布《关于全面排查并取消医保不合理限制的通知》(医保函〔2022〕254号)，解决好群众最关心最直接最现实的利益问题。

2023年

1月6日，国家医疗保障局等四部门发布《关于实施“乙类乙管”后优化新型冠状病毒感染患者治疗费用医疗保障相关政策的通知》(医保发〔2023〕1号)，明确新冠病毒感染患者在所有收治医疗机构发生的符合诊疗方案的费用执行前期保障政策，同时优化门诊保障政策，在基层医疗机构就诊原则上不设起付线和封顶线，报销比例原则上不低于70%。

1月6日，国家医疗保障局印发《新冠治疗药品价格形成指引(试行)》(医保办发〔2023〕2号)，围绕“保健康、防重症”，支持新冠治疗药品多元供给，充分发挥市场决定性作用，更好发挥政府作用，激发创新活力，维护公众利益，强化新冠治疗药品价格行为监督，促进新冠治疗药品公平可及。

1月13日，国家医疗保障局联合人力资源和社会保障部印发《国家基本医疗保险、工伤保险和生育保险药品目录(2022年)》(医保发〔2023〕5号)。

2月15日，国家医疗保障局发布《关于进一步做好定点零售药店纳入门诊统筹管理的通知》(医保办发〔2023〕4号)，鼓励符合条件的定点零售药店自愿申请开通门诊统筹服务，为参保人员提供门诊统筹用药保障。

2月23日，中共中央办公厅、国务院办公厅发布《关于进一步深化改革促进乡村医疗卫生体系健康发展的意见》，强调要巩固拓展医疗保障脱贫攻坚成果，持续健全基本医保、大病保险、医疗救助三重制度综合保障机制；落实分类资助农村低收入人口参保政策；强化高额医疗费用支出预警监测，建立健全防范化解因病返贫致贫长效机制。

3月13日，国家医疗保障局发布第6号国家医疗保障局令，公布《医疗保障基金飞行检查管理暂行办法》，为进一步规范飞行检查工作提供了重要制度保障。

5月26日，国务院办公厅发布《关于加强医疗保障基金使用常态化监管的实施意见》(国办发〔2023〕17号)，加快构建权责明晰、严密有力、安全规范、法治高效的医保基金使用常态化监管体系，以零容忍态度严厉打击欺诈骗保、套保和挪用贪占医保基金的违法行为，坚决守住医保基金安全底线。

8月16日，国务院公布《社会保险经办条例》，自2023年12月1日起施行。作为社保经办领域首部行政法规，标志着社保经办工作的法治化、规范化、精细化迈上新台阶，具有重要的里程碑意义。

11月24日，国家医疗保障局召开新闻发布会，宣布医保码全国用户超过10亿人，接入定点医药机构超过80万家。

12月1日，国家医疗保障局联合财政部印发《长期护理保险失能等级评估管理办法(试行)》(医保发〔2023〕29号)，加强长期护理保险失能等级评估管理，保障参保人合法权益。

12月7日，国家医疗保障局联合人力资源和社会保障部印发《国家基本医疗保险、工伤保险和生育保险药品目录(2023年)》(医保发〔2023〕30号)。

12月26日，国家医疗保障局印发《关于促进同通用名同厂牌药品省际间价格公平诚信、透明均衡的通知》(医保办函〔2023〕104号)，推进挂网药品价格信息互联互通，指导医药企业主动调整针对部分地方的不公平高价、歧视性高价，促进价格公平合理、透明均衡。

12月29日，国家卫生健康委员会、中央机构编制委员会办公室、国家发展和改革委员会、财政部、人力资源和社会保障部、农业农村部、国家医疗保障局、国家中医药管理局、国家疾病预防控制局、国家药品监督管理局联合印发《关于全面推进紧密型县域医疗卫生共同体建设的指导意见》(国卫基层发〔2023〕41号)。

Contents

Important Literature

Ⅰ. Important Activities Attended and Instructions Made by Party and State Leaders on Healthcare Security

The Standing Committee of the Political Bureau of the CPC Central Committee Held a Meeting, Presided over by Xi Jinping, General Secretary of the CPC Central Committee, to Hear Reports on Recent COVID-19 Prevention and Control ······3

Xi Jinping's Speech at the First Session of the 14th National People's Congress ······4

Xi Jinping Delivered an Important Speech at the Central Economic Work Conference Held in Beijing (Excerpts) ······6

President Xi Jinping Delivered 2024 New Year Message ······7

Li Qiang Stressed During His Inspection in Hainan Province that Efforts Should Be Made to Speed up the Building of a Free Trade Port with Chinese Characteristics and Improve People's Well-Being While Deepening Reform and Opening up (Excerpts) ······9

Li Qiang Presided over a State Council Executive Meeting on Implementing the Overall Work Plan and Recent Measures for Building a Unified National Market, at Which the *Implementation Guideline on Furthering Regular Regulation on the Use of Healthcare Security Fund* Was Deliberated and Adopted ······10

Liu Guozhong Emphasized When Surveying Sanming City in Fujian Province that Endeavors Should Be Exerted to Promote Coordinated Development and Regulation of Medical Insurance, Medical Services, and Pharmaceuticals to Continuously Improve People's Health and Well-Being ······11

Ⅱ. Speeches by Leaders of the National Healthcare Security Administration

Fully Implement the Spirit of the 20th CPC National Congress and Strive to Write a New Chapter of Healthcare Security Benefiting the People, Warming Their Heart, and Facilitating Their Life
—Speech at the National Healthcare Security Conference ······Hu Jinglin 13

Precisely Aim Key Areas, Ensure the Execution of Tasks, Align Efforts to Consolidate and Expand the Achievements of Healthcare Security in Poverty Alleviation with Efforts to Promote Rural Revitalization
—Speech at the Deployment Meeting for Consolidating and Expanding the Achievements of Healthcare Security in Poverty Alleviation with Efforts to Promote Rural Revitalization ··············Hu Jinglin 22

Deeply Implement the Spirit of the 20th CPC National Congress and Strive to Promote High-Quality Centralized Pharmaceutical Procurement and Price Management
—Speech at the National Symposium on Centralized Pharmaceutical Procurement and Price Management ··············Shi Zihai 27

Improve Data Quality, Strengthen Governance Effectiveness, and Solidly Enhance Data Quality Governance in Pharmaceutical Procurement Subsystem
—Speech at the Meeting on Enhancing Data Quality Governance in Pharmaceutical Procurement Subsystem ··············Shi Zihai 38

Comprehensively Study, Understand and Implement the Spirit of the 20th CPC National Congress and Seek to Create a New Situation for High-Quality Medical Insurance Payment Management
—Speech at the Opening Ceremony of the National Training on Medical Insurance and Pharmaceutical Service Management ··············Li Tao 44

Boost the High-Quality Development of Healthcare Security Administrative Services Guided by the Spirit of the 20th CPC National Congress
—Speech at the National Conference on Healthcare Security Administrative Services ·········Li Tao 51

Innovate Supervision Methods, Strengthen Data Empowerment, and Promote New Breakthroughs in Healthcare Security Fund Supervision
—Speech at the National Training on Intelligent Audit and Monitoring for Healthcare Security Fund Supervision & Pilot Projects for Big Data-Based Anti-Fraud Supervision ··················Yan Qinghui 57

Fully Summarize Experience, Consolidate and Deepen Achievements Made, Expand and Improve Pilot Projects for Authorized Query and Use of Insured Persons' Personal Information
—Speech at the Video Conference on Summarizing Pilot Projects for Authorized Query and Use of Insured Persons' Personal Information ··············Yan Qinghui 65

Adhere to the Principle of Seeking Progress While Maintaining Stability, Strengthen Overall Management, and Promote the Transfer Payment and Budget Management of Healthcare Security Fund to a New Stage
—Speech at the National Conference on the Transfer Payment and Budget Management and Allocation of Healthcare Security Fund ··············Huang Huabo 70

Anchor the Goals, Concentrate on Existing Problems, and Use Proper Methods and Approaches to Ensure Orderly and Effective Medical Insurance Participation
—Speech at the Video Conference on Scheduling Basic Medical Insurance Participation ··············Huang Huabo 75

National Healthcare Security

Ⅰ. Overview

Overview of National Healthcare Security ······81
Planning, Finance, and Regulations ······84
Healthcare Security Benefits ······86
Medical and Pharmaceutical Service Management ······88
Pharmaceutical Prices and Procurement by Invitation to Bid ······90
Healthcare Security Fund Supervision ······92
Party Building and Human Resource Management ······94
Healthcare Security Administration and Services ······98
Pharmaceutical Prices and Procurement by Invitation to Bid Administration and Services ······100
Comprehensive Management ······102
Research and Academics ······104

Ⅱ. Special Features

National Healthcare Security Administration Studied and Implemented Xi Jinping Thought on Socialism with Chinese Characteristics for a New Era ······108
Strove to Promote High-Quality Development of Healthcare Security around the Fifth Anniversary of National Healthcare Security Administration ······115
Contributed to a Strategic Victory and Smooth Transition of COVID-19 Prevention and Control ······119
National Healthcare Security Administration Went All out for Earthquake Relief in Jishishan County, Gansu Province ······121

Ⅲ. Special Article

Forged ahead Swiftly and Steadily to Better Serve China's Modernization with High-Quality Healthcare Security Services
—Speech at the National Healthcare Security Conference ······Shi Zihai 123

Local Healthcare Security

Beijing Municipality ······135
Tianjin Municipality ······148
Hebei Province ······158

Shanxi Province ······171
Inner Mongolia Autonomous Region ······179
Liaoning Province ······192
Jilin Province ······210
Heilongjiang Province ······216
Shanghai Municipality ······225
Jiangsu Province ······238
Zhejiang Province ······252
Anhui Province ······266
Fujian Province ······278
Jiangxi Province ······291
Shandong Province ······306
Henan Province ······316
Hubei Province ······331
Hunan Province ······339
Guangdong Province ······349
Guangxi Zhuang Autonomous Region ······364
Hainan Province ······374
Chongqing Municipality ······380
Sichuan Province ······390
Guizhou Province ······404
Yunnan Province ······415
Xizang Autonomous Region ······425
Shaanxi Province ······433
Gansu Province ······447
Qinghai Province ······458
Ningxia Hui Autonomous Region ······466
Xinjiang Uygur Autonomous Region ······475
Xinjiang Production and Construction Corps ······487

Regulations, Policies, and Important Documents

Ⅰ. Laws and Regulations

Regulations on Social Insurance Administration ······497

Ⅱ. Documents Issued by the CPC Central Committee and the State Council

Opinions of the General Offices of the CPC Central Committee and the State Council on Further Improving Medical and Healthcare Service System ······503

Implementation Guideline of the General Office of the State Council on Furthering the Regular Regulation on the Use of Healthcare Security Fund(Guobanfa〔2023〕No. 17) ······508

Ⅲ. Departmental Regulations and Regulatory Documents

Order No. 6 of the National Healthcare Security Administration *Interim Measures for Unannounced Inspections and Administration of Healthcare Security Fund* ······512

Notice of the National Healthcare Security Administration, the Ministry of Finance, the National Health Commission, and the National Disease Control and Prevention Administration on Medical Insurance Policies on Optimizing the Treatment Costs of COVID-19 Patients after Implementing the Policy of Treating COVID-19 as a Category B Disease(YiBaoFa〔2023〕No. 1) ······515

Notice of the National Healthcare Security Administration and the Ministry of Human Resources and Social Security on Printing and Distributing the *National Drug List of Basic Medical Insurance, Work-Related Injury Insurance, and Maternity Insurance (2022)* (YiBaoFa〔2023〕No. 5) ······517

Notice of the National Healthcare Security Administration, the Ministry of Finance, the National Health Commission, and the National Disease Control and Prevention Administration on Further Improving Healthcare Coverage for COVID-19 Patients (YiBaoFa〔2023〕No. 11) ······519

Notice of the National Healthcare Security Administration, the Supreme People's Procuratorate, the Ministry of Public Security, the Ministry of Finance, and the National Health Commission on Launching a Special Campaign Against Medical Insurance Frauds (YiBaoFa〔2023〕No. 15) ······520

Notice of the National Healthcare Security Administration, the Ministry of Finance, the National Health Commission, and the National Administration of Traditional Chinese Medicine on Launching Unannounced Inspections on Healthcare Security Fund in 2023 (YiBaoFa〔2023〕No. 22) ······523

Notice of the National Healthcare Security Administration on Payment Management of Medical Consumables Covered by Basic Medical Insurance (YiBaoFa〔2023〕No. 23) ······526

Notice of the National Healthcare Security Administration, the Ministry of Finance, and the State Taxation Administration on Ensuring Basic Healthcare Security Services for Urban and Rural Residents in 2023 (YiBaoFa〔2023〕No. 24) ······528

Notice of the National Healthcare Security Administration on Further Enhancing Intelligent Audit and Monitoring of Healthcare Security Fund (YiBaoFa〔2023〕No. 25) ······531

Notice of the National Healthcare Security Administration and the Ministry of Finance on Printing and Distributing the *Management Measures for Assessment of Disability Levels in Long-term Care Insurance(Trial)* (YiBaoFa〔2023〕No. 29) ······535

Notice of the National Healthcare Security Administration and the Ministry of Human Resources and Social Security on Printing and Distributing the *National Drug List of Basic Medical Insurance, Work Injury Insurance, and Maternity Insurance (2023)* (YiBaoFa〔2023〕No. 30) ……538

Notice of the General Office of the National Healthcare Security Administration on Printing and Distributing the *Guidelines on the Formation of Drug Prices for COVID-19 Treatment (Trial)* (YiBaoBanFa〔2023〕No. 2) ……540

Notice of the General Office of the National Healthcare Security Administration on Further Improving the Inclusion of Designated Retail Pharmacies in Coordinated Management of Outpatient Services (YiBaoBanFa〔2023〕No. 4) ……543

Notice of the General Office of the National Healthcare Security Administration on Improving the Mechanism of Formation of Drug Prices for COVID-19 Treatment and Implementing Classified Management (YiBaoBanFa〔2023〕No. 8) ……545

Notice of the General Office of the National Healthcare Security Administration and the General Office of the Ministry of Education on College Students' Participation in Basic Medical Insurance (YiBaoBanFa〔2023〕No. 15) ……547

Notice of the General Office of the National Healthcare Security Administration on Implementing Sixteen Measures on Medical Insurance for the Benefit of the Public (YiBaoBanFa〔2023〕No. 16) ……548

Notice of the General Office of the National Healthcare Security Administration on Strengthening and Improving the Evaluation of Medical Prices and Procurement Credit (YiBaoBanFa〔2023〕No. 23) ……550

Statistics

Ⅰ. Healthcare Security Statistical Bulletin

Statistical Bulletin on the Development of National Healthcare Security in 2023 ……553

Ⅱ. Statistics of Healthcare Security Services

Index Definition ……561

Brief Introduction ……562

1-1 Number of Contributors to Basic Medical Insurance from 1994 to 2023 ……563

1-2 Income, Expenditure, and Accumulated Balance of Basic Medical Insurance Fund from 1995 to 2023 ……564

1-3 Number of Contributors to Basic Medical Insurance by Region (2023) ……565

1-4 Income, Expenditure, and Accumulated Balance of Pooling Funds of Basic Medical Insurance (Including Maternity Insurance) by Region (2023) ……566

1-5 Status of Maternity Insurance and Medical Assistance by Region (2023) ……567

Chronicle of Major Events

Chronicle of Major Events ……571

Appendix

2023 Annual Report of the National Healthcare Security Administration on Disclosure of Government Information ……579
2023 Annual Report of the National Healthcare Security Administration on the Construction of a Rule of Law Government ……582
Progress of Motions and Proposals Handled by the National Healthcare Security Administration in 2023 ……586
National Drug List of Basic Medical Insurance, Work Injury Insurance, and Maternity Insurance (2023) ……588
List of National Advanced Collectives in Healthcare Security Sector ……589
List of National Advanced Individuals in Healthcare Security Sector ……591
Classic Review of Healthcare Security Practices (1921—2023) ……594

Contents in English ……605
Index ……612

索 引

说明

1. 本索引为《中国医疗保障年鉴(2024)》主题分析索引。

2. 本索引采用主题分析法,款目按汉语拼音字母(同音字按声调)升序排列。书中的类目名、分目名用黑体字标明,其余用宋体字排印。

3. 索引款目后的数字表示内容所在页码,数字后面的拉丁字母(a、b)表示栏别(即版面的左、右栏)。

4. 同一主题在书中多处出现的,在其款目后用不同的页码注明;同一主题在地方医疗保障工作类目中不同省(自治区、直辖市)出现的,在同一款目下另起行退一字排列。

5. 本索引对"重要文献""特载""法规政策、重要文件""统计数据""大事记""附录"等内容不作主题分析。

A

阿拉善盟实现蒙宁跨省异地就医免备案直接结算 190b

阿勒泰地区优化医保支付管理,深化支付方式改革 482b

安徽门诊慢性病待遇认定实现全程线上办、少跑腿 273a

安徽省 266a

安庆市稳步推进长期护理保险制度试点 275a

安顺市创新推进"乡村通"暨"15分钟医保服务圈"建设 411a

安阳市推进DRG付费改革见实效 324a

B

把准群众"关注点" 440b

靶向施治,做实闭环管理 187b

白山市实现市域医保基层服务全覆盖 213b

白银市探索开展中医日间病房医保支付管理 453a

搬迁入驻新办公区 393a

宝山区创新运用"N+监管"筑牢医保基金"安全网" 235a

保定市多方探索科学设置DIP病种目录库 167a

保障服务 218b

保障水平更加充分 429b

北京市 135a

北京市多效并举推进医保移动支付 139b

北京市医疗保障局创新出台"轻微免罚""首违慎罚"制度 139a

毕节市深化精神疾病医保支付改革 411b

编制出版《广东医疗保障发展报告2023》 352b

"标准化"阵地强基,"融合+"点燃发展引擎 401a

不断充实群众医疗保障内涵 374b

不断提高医保管理精细化程度 83a

不断完善多层次医疗保障体系 306a

部署落实医疗服务价格调整政策视频会议召开 367b

C

参保范围更加广泛 429a

长宁区推出长护险服务"一件事"一网通办 232b

"长效化"机制铸魂,"保障+"共建高效生态 401b

常规申领便捷办 231a

常态化开展集中带量采购 404b

常态化制度化开展医药集中采购 136a

朝阳市推进"高效办成一件事"服务体系建设 207b

潮州市打造"主动救助"模式 360a

郴州市做实"两病"门诊用药保障 345b

成都市建立医疗救助“一键通”平台　395a
成立陕西省医疗保障技术服务中心　436a
成渝两地出台长期护理保险失能评估结论互认办法　383b
重庆市　380a
重庆市构建全渝覆盖经办服务网络　384a
持续加强经办标准化规范化建设　98a
持续加强理论武装,自觉聚力凝心铸魂　94b
持续加强医保基金监管稽核　307b
持续减轻群众医药费用负担　391a
持续健全完善医疗保障体系　278a
持续健全医保法治体系　84b
持续健全医疗保障制度建设　238a
持续强化医保基金监管　375b
持续提升全民参保服务水平　452b
持续提升医保服务水平　137b
持续推进群众医药费用减负　434b
持续完善多层次医疗保障体系　225a
持续完善生育保险政策措施　87b
持续完善异地就医服务管理　240b
持续优化平台功能提质增效　451a
持续优化群众医疗保障服务　82b
持续优化医保公共服务　228b
持续优化医保经办服务　280a
持续做好城乡居民大病保险相关工作　87a
赤峰市创新方法做实DIP监管工作　187a
筹资运行机制更加稳健　148a
筹资政策更加完善　429a
楚雄州“四个全覆盖”为“两病”人群健康护航　418b
创新家医医保融合,做实医保签约服务内容　250b
创新经办服务方式,探索提质增效新途径　142a
创新两项评价审核机制　284a
创新三方管理协同模式　284b
创新一个医保支付体系　284a
创新支持新冠疫情防控　117a
促进提质增效,持续提升参保人满意度和获得感　192a
促进医保经办服务畅通办　488b
促进医药服务高质量发展　349b
促提升,推动“两病”保障水平上台阶　327b

D

DRG付费和带量采购联动管理实行　138b
DRG支付下经办智能稽核体系建设的鞍山实践　202b
搭建模型,分级分类精准监管　140b
搭建系统,实现业务线上办理　282a
打牢“四个基础”,精准施策抓扩面　455a
打造“主动服务”医保经办模式　373b
大连市全域推行职工门诊统筹APG点数法付费　202a
大数据技术赋能全流程经办管理　394b
大同市抓实抓细医保助力乡村振兴工作　176b
待遇保障工作　86a
待遇保障机制公平适度　210a
待遇保障机制进一步完善　171a
待遇保障水平持续提升　148a
待遇保障水平稳步提升　447a
待遇保障制度　466a
丹东市医保局开展“移动医保　联通群众”活动　204a
担当实干推动改革　430a
党风廉政建设工作和反腐败工作会议召开　212a
党建人事工作　94a
德阳市实施医保明白人工程　398b
德州市深化付费方式改革创新信用就医模式　313a
地方医疗保障工作　133a
第八批国家组织药品集中带量采购中选结果全面执行　138a
第二层维度——DRG专项监管体系　242a
第二师铁门关市数据赋能助力医保经办服务提速　488b
第六师五家渠市优化协商谈判机制　490b
第三层维度——DRG绩效考核体系　242b
第十三师新星市深入落实医药集采　492b

第十一师提升医疗救助服务　491b
第五师双河市推进“急诊联网”提质增效　489b
第一层维度——DRG运行监测体系　242a
第一时间保障灾区群众医保服务　121b
第一时间传达学习贯彻习近平总书记重要指示精神　121a
第一时间积极协调调动资源帮助抗震救灾　121b
第一时间指导挂职干部积极参与抗震救灾　121a
典型案例
安徽省　273a
北京市　139a
重庆市　384a
福建省　282a
甘肃省　451a
广东省　352b
广西壮族自治区　368a
贵州省　407b
海南省　377a
河北省　162a
河南省　320a
黑龙江省　220a
湖北省　334a
湖南省　342a
吉林省　212b
江苏省　241b
江西省　295b
辽宁省　200a
内蒙古自治区　182a
宁夏回族自治区　469b
青海省　462a
山东省　308b
山西省　174b
陕西省　437a
上海市　230a
四川省　393b
天津市　152b
西藏自治区　429a
新疆生产建设兵团　488b
新疆维吾尔自治区　478b
云南省　418a
浙江省　258b
定点零售药店、门诊统筹定点零售药店和“双通道”定点药店扩容工作部署会召开　377a
东营市精准精细推进DIP年度清算工作　311a
动态调整医保药品目录　88a
动员部署全省经办系统练兵比武活动　393a
多措并举，下好基层人才建设“一盘棋”　384a

E

恩施州巴东县守牢防止规模性因病返贫底线　337b
二十五省份体外诊断试剂省际联盟集采信息公开大会在合肥召开　273a

F

发挥政策作用，引导基层医疗机构使用集采药品　323b
防控风险，保障结算资金安全　282b
丰富全民医保制度内涵　390a
丰台区构建以参保人为中心服务模式　推动医保经办提质增效　141b
风险排查，做好协同监管　141b
服务大局更加有力　332b
服务决策能力显著增强　102b
服务中心大局展现新担当　415a
福建高效推进药械货款统一结算服务　282a
福建省　278a
福州市以个人信息授权查询使用助推多层次医保体系建设　283a
抚州市探索医保智能经办服务新模式　304b
阜阳市探索区块链技术在集中带量采购业务场景创新应用　276b

G

改革创新、提质增效，辽宁规范门诊慢特病保障制度　200a

改革创新更加突出　331b
甘肃创新开展医保公众监督和服务等级评价　451a
甘肃省　447a
甘肃省首个“罕见病关爱中心”成立　450a
甘肃省医疗保险研究会第二届会员代表大会暨换届大会召开　450b
甘肃省医疗保障基金综合监管工作领导小组会议召开　450b
赣州市持续巩固拓展脱贫攻坚成果助力乡村全面振兴　300a
高标准谋划改革　429b
高效运转提优改革　430a
工作综述　80a
安徽省　266a
北京市　135a
重庆市　380a
福建省　278a
甘肃省　447a
广东省　349a
广西壮族自治区　364a
贵州省　404a
海南省　374a
河北省　158a
河南省　316a
黑龙江省　216a
湖北省　331a
湖南省　339a
吉林省　210a
江苏省　238a
江西省　291a
辽宁省　192a
内蒙古自治区　179a
宁夏回族自治区　466a
青海省　458a
山东省　306a
山西省　171a
陕西省　433a
上海市　225a
四川省　390a
天津市　148a
西藏自治区　425a
新疆生产建设兵团　487a
新疆维吾尔自治区　475a
云南省　415a
浙江省　252a
公共管理服务更加优化便捷　173a
巩固提升群众待遇保障质量　81a
巩固提升医保待遇水平　278b
巩固拓展脱贫攻坚成果,有效衔接乡村振兴　179b
巩固拓展脱贫攻坚成果同乡村振兴有效衔接工作获得表彰　436b
巩固拓展医保脱贫攻坚成果　291b
巩固拓展医保脱贫攻坚成果有效衔接乡村振兴　447a
巩固拓展医疗保障脱贫攻坚成果有效衔接乡村振兴战略　86a
巩固医保脱贫攻坚成果　404a
固原市推进基本医疗保险参保扩面　473a
贯彻落实医疗保障待遇清单制度　86a
广安市“三动模式”推动医保移动支付扩面提效　402a
广东省　349a
广泛开展调查研究　438a
广西推进“五免五减”医保为民微改革　368a
广西医保基金监管集中宣传月活动启动仪式举办　367a
广西壮族自治区　364a
广州市创新开展医保参保人就医信用无感支付　352b
规范化管理提升公共服务质量　394a
规范经办服务标准,形成便民惠企新理念　142a
规范开展监督检查　92a
规范医保结算清算　98b
规范医保经办服务方便办　488b
规范医药服务管理　317b
规划财务和法规工作　84a

贵港市推动药品集采改革红利落地惠民 371a
贵阳市强化数据赋能，推进医保智能监管常态化改革 408b
贵州省 404a
贵州省2024年城乡居民医保参保征缴工作启动会召开 407a
贵州推动慢特病门诊保障提质增效 407b
国际交流合作有序推进 103a
国家药品目录实施和管理 180a
国家医疗保障工作 79a
国家医疗保障工作综述 81a
国家医疗保障局全力帮助甘肃省积石山县做好抗震救灾工作 121a
国家医疗保障局学习贯彻习近平新时代中国特色社会主义思想主题教育 108a
国家医疗保障局与黑龙江省人民政府签署共建协议 220a
国家组织人工晶体类及运动医学类医用耗材集中带量采购在津产生拟中选结果 152a
果洛州扎实推进参保扩面 465a

H
哈密市着力提升医保服务水平 485a
海北州“三管齐下”抓牢夯实医保基金综合监管 464a
海淀区搭建医疗保障“信用+风险”分级分类综合监管体系 140b
海东市稳步推进DIP支付方式改革 462b
海南聚焦三个“全覆盖”并着力深化医保基金审核结算成效 377a
海南省 374a
海南省医疗保障工作暨党风廉政建设会议召开 376b
海南省医疗保障政策宣讲环岛行活动启动 377a
海西州探索“四个办结”模式提升医保公共服务质效 463b
韩城市“三个着力”筑牢医保基金监管防火墙 445b
夯实发展基础，充分发挥医保大数据支撑能力 198b
夯实管理基础，优化基层集采药品使用管理机制 323a
夯实医保事业发展基础 351a
夯实医保制度稳定持续发展保障 392a
杭州市扎实推进口腔种植专项治理 259a
合川区创建“医保管家·合你同行”服务品牌 388a
河北区以数字化建设推动医保高质量发展 154a
河北省 158a
《河北省违法违规使用医疗保障基金举报奖励办法实施细则》正式施行 161a
河北实现生育津贴自动申报 162a
河南全面加强定点医药机构协议管理 320a
河南省 316a
贺州市医保搭建“主动提醒”“主动服务”平台 372b
黑龙江省 216a
《黑龙江省医疗保障基金监督管理条例》实施 220a
黑龙江推动医疗保障医药服务工作迈向精细化管理新阶段 220a
黑龙江医疗保障研究院成立 220a
狠抓规划落地实施 84a
红河州着力加强医保基金监管工作 422b
虹口区补短板通堵点，实现精准医疗救助 234a
呼和浩特市长期护理保险让失能人员更有“医靠” 183a
呼伦贝尔市创新开发“医保通”能终端 184b
葫芦岛市智能审核应用全覆盖 208b
湖北全面推进建成五级医保经办服务体系 334a
湖北省 331a
湖南省 339a
湖南省医保信用体系建设试点工作推进会召开 342a
湖南省医疗保障局就职工医保门诊共济改革接受采访 341b

湖南推动职工医保门诊共济保障机制改革落地见效　342a
怀柔区推进村卫生室纳入医保定点　147a
淮安市提升医保结算清单质量　246b
淮北市创新"接诉即办　民呼我应"机制　274a
黄浦区打造生育保险待遇申领全链条服务　231a
黄山市创新医保支付举措支持中医药传承发展　275b
惠州市打造医保便民服务站推进经办服务城乡一体化　361a

J
积极服务乡村振兴　458a
积极开展全市医保经办系统练兵比武活动　383b
积极探索医保绩效考评新方式　451a
积极推动医保服务扩面提标　307a
基本医疗保险参保扩面动员视频会召开　272b
基层大调研，聚焦群众，实现"贴心服务"　245a
基础保障质量不断提升　102a
基金监管　218b
基金监管保持高压态势　172a
基金监管高压态势不断强化　149b
基金监管工作　92a
基金监管工作保持高压态势　448a
基金使用更加安全　332a
吉安市以驻院巡查撬动"两医一保"融合发展　303a
吉林建设智慧医保"先医后付"便民服务体系　212b
吉林省　210a
"吉林医保"政务抖音号首次开通直播　212b
绩效"全方位"量化，为质量管控增效　233b
加大药品和耗材集中采购力度　365b
加快推进医保信息化建设　240b
加强法治政府建设　406b
加强关心关爱，保障医保待遇有温度　300b
加强基金监管　194b
加强监管检查，确保集采药品进基层落实到位　323b
加强医保基础设施建设　210b
加强医保基金监管　161a　254b
加强医保基金监管制度体系建设　228a
加强医保基金运行管理　278b
加强医保基金总额管理　240a
加强医药服务管理　267b
加强医药机构定点管理　240a
加强医药价格宏观管理　91b
加强政策宣传，强化社会监督　143b
加强中医医疗服务项目价格管理，"造血"驱动良性循环　301b
加强组织领导，实时调度　207a
加强组织领导，实现高位推动　443a
加速完善基金监管体系　92b
佳木斯市提升异地就医直接结算工作服务质效　221a
嘉定区提升"嘉昆太"群众异地购药便利度　235b
坚持便民高效，拓展应用场景　298b
坚持大事大抓、首位首抓，主题教育扎实推进有力有序　108a
坚持分类施策兜底线　430b
坚持高效作为，畅通沟通渠道　143a
坚持巩固拓展、持续深化，主题教育形成常态注重长效　114a
坚持建管并重，确保信息安全　299a
坚持考核促动，切实保障工作质效水平　402b
坚持统一规范，优化系统功能　298b
坚持学思践悟、细照笃行，主题教育启示深刻经验宝贵　113a
坚持正本清源、固本培元，主题教育工作取得明显成效　112a
坚持政治统领，夯实组织基础有高度　300a
坚持中医医院中医发展属性，"活血"激发内生动力　302a
坚持追踪问效，提升监督实效　143b
坚定不移推进法治医保建设 160b
坚决走好"第一方阵"，坚定践行"两个维护"　94a

坚实医疗保障能力　433b
减轻看病就医负担　292b
减轻群众负担，全力提升医药服务效能　192b
减轻群众看病就医负担　350a
建机制，实现“两病”患者用药保障全覆盖　326b
建立“主动提醒”医保服务机制　372b
建立全区职工医保门诊统筹制度　365b
健全城乡居民高血压、糖尿病门诊用药保障机制　87a
健全待遇保障体系　316b
健全多层次医疗保障体系　115a
健全规则，确保按时支付货款　282a
健全基金监管长效机制　381a
健全统一规范的医疗救助制度　87a
健全完善统一的城乡居民医保制度　86b
健全完善医疗保障制度体系　135a
健全职工基本医疗保险门诊共济保障机制　86a
健全制度化医保经办新模式　470a
江门市首创新生儿预参保线上线下全流程“一站式”办结　357a
江苏省　238a
江西省　291a
江西省跨省异地就医直接结算政策集中宣传月活动启动仪式举行　295a
江西推进医保医用耗材支付管理目录改革　295b
将16项治疗性辅助生殖技术项目纳入医保支付范围　138a
将60种医用耗材纳入医保支付范围　229b
结算清单应用成效显著　247b
金华市探索中医按疗效价值付费改革　263a
金山区运用“一提二压三推”工作法推进参保扩面　236b
锦州市推进基层“医保服务驿站”建设　204b
进一步加强医疗服务管理　375a
晋中市全面深化DIP付费改革推进医保服务提质增效　177b
京津冀联合召开医保基金协同监管座谈会　161b
京津冀三地参保人员区域内就医实现视同备案　137b
京津冀三地签署医保协作框架协议　161b
京津冀医保协同发展取得突破　150b
经办服务更加优化　429b
经办服务能力逐步提升　449a
精心谋划，保障治理平稳有序　146a
精准管理联合办　231b
静安区高效推进“静心办”医保经办体系建设　233a
静海区优化跨省异地就医直接结算服务　156a
九江市牵头全省首个低值医用耗材市级联盟和医院联盟集采工作　297b
九龙坡区推动智慧医保基层创新应用示范基地建设　387a
举办2023年吉林省暨长春市“基本医保全民参保计划集中宣传月”启动仪式　212a
举办2023年推动医保高质量发展新闻发布会　461b
举办“安全规范用基金、守好人民‘看病钱’”集中宣传月活动启动仪式　468b
举办部分集采中选药品耗材签约仪式暨医保政策政企交流会　230a
举办创新医保体系支撑生物医药产业高质量发展论坛　229b
举办基本医保全民参保计划集中宣传月启动仪式　241b
举办基金飞行检查启动会暨业务培训班　428b
举办全区基层医保服务站（点）建设示范培训班　182a
举办全区练兵比武大赛　181b
举办全区医疗保障系统干部履职能力提升培训班　428b
举办全省门诊统筹基金监管政策及调研工作视频培训　333b
举办全省医保经办系统练兵比武活动　241a　450b
举办全省医保系统学习“三明医改”经验推动广东医保高质量发展培训班　352a
举办全省医保信息化标准化业务培训班　437a

举办全省医保信息业务编码落地应用培训班 437a
举办全省医保转移支付与医保基金预决算管理培训班 436b
举办全省医疗保障经办业务培训班 333b
举办全省医药服务管理培训会 437a
举办全省异地就医直接结算政策集中宣传月启动仪式 241a
举办全省支付方式改革培训班 436a
举办上海长护险居家护理服务第三方综合评价优质服务机构发布会 229b
举办省际联盟补片类医用耗材集中带量采购申报信息公开大会 199b
举办四川省医保基金监管“安全规范年”短视频大赛 392b
举办“我和我的医保故事”网络演讲推介展播活动 393b
举办医保政策集中宣传月活动 461a
举办医疗保障一体化政务服务中心共建点揭牌仪式 294b
举办异地就医直接结算政策集中宣传月活动启动仪式 333b
举办智慧医保“先医后付”便民服务试点运行启动仪式 212b
举办主题教育读书班暨开班式 428b
举行2023年基本医保全民参保计划集中宣传启动仪式 342a
举行全省第九轮医用耗材集中采购 241b
举行全省第四轮药品集中带量采购 241b
举行全省医保经办系统练兵比武活动启动仪式 258a
举行全省医保系统攻防实战演练活动 257b
聚焦便民“切入点” 441a
聚焦全方位宣传,加大普及力度 243b
聚焦全链条管理,形成工作合力 243a
聚焦全流程规范,统一管理标准 242b
聚焦全天候服务,提升经办效能 243b
聚焦全要素稽核,强化过程监督 243a
聚焦“三个优化”,落细落实监督管理 285b
聚焦数字赋能便民生 431a
聚焦业务痛点,探索改革新路径 369a
均等化服务助推省级统筹改革 394b

K

开展2023年医保基金监管集中宣传月活动 417a
开展“安全规范用基金 守好人民‘看病钱’”集中宣传月活动 138a
开展长三角区域首次医保联合检查 229b
开展打击欺诈骗保集中宣传月活动 488a
开展国家医保谈判药品“双通道”管理试点工作 138b
开展互联网药店购药医保直接结算试点 229b
开展基本医保全民计划集中宣传活动 182a
开展基金监管集中宣传月活动 199a 257b
开展结算清单全流程应用 246b
开展跨省异地就医直接结算集中宣传月活动 151b
开展跨省异地就医直接结算政策集中宣传月活动 450a
开展模拟接访比武竞赛活动 272b
开展全覆盖检查,确保落实到位 143a
开展全省参保扩面工作视频督导 334a
开展全省医保基金监管安全规范年行动 212a
开展全省医保经办系统练兵比武活动 212b
开展“我是监管一员 我为省局建言”活动 199b
开展“我为群众办实事”实践活动 212a
开展乡村振兴医保政策宣讲进乡村活动 212a
开展学习贯彻习近平新时代中国特色社会主义思想主题教育 319b
开展医保法治宣传系列活动 229a
开展医保基金监管集中宣传月活动
  安徽省 272b
  甘肃省 449b
  贵州省 407b
开展医保经办服务就近办 488b
开展医保经办机构基金监管专项检查工作 199b

开展医保领域行政执法社会满意度调研　199b
开展医疗保障基金监管飞行检查　407b
开展医疗保障基金监管集中宣传月活动　281b
开展异地就医直接结算　406b
开展异地就医直接结算政策集中宣传月活动　393a
开展政策宣传，营造良好氛围　443b
开展中药饮片阳光挂网采购　152a
扛牢“两个责任”，提高站位抓落实　455a
科研与学术工作　104a
克拉玛依市全面推进医保移动支付　483b
口腔种植体系统集中带量采购在四川开标　392b
口腔种植医疗服务收费和耗材价格专项治理工作开展　138a
昆明市有序推进DRG付费向精细化内涵式发展　420b

L

拉萨市多措并举推动DIP医保支付方式改革　429b
兰州市扎实推进全民参保工作　451b
廊坊市推进医疗服务价格动态调整工作　169b
厘清工作流程，打造便民新窗口　369a
立足为民便民，优化医保服务有力度　300b
连云港市数智化赋能医保智慧客服　245b
联合开展飞行检查　258a
联通医疗保障信息系统，打破传统客服服务限制　246a
辽宁省　192a
辽阳市全面启动电子处方流转工作　206b
聊城市推动DRG智能审核新机制　314a
临夏州全力推进DIP支付方式改革　456a
“六大机制”驱动，织密安全“一张网”　144a
六盘水市实现“医保集成便民无感就医”　410a
“六省一区”医疗保障统计工作监测点片区会商会议召开　319b
龙岩市实现企业职工退休服务“一次办”　288a
泸州市构建“智慧医保”服务新模式　397b
洛阳市构建智慧医保体系赋能基层医保经办　321b
落实两项重点民生实事　433a
落实药品与医用耗材集中招采　487b
落实医保综合帮扶政策　210b
落实“乙类乙管”转段政策　364a
落实政策，待遇全保障　403b
漯河市探索医防融合打造“两病”保障新模式　326b

M

茂名市实现“三个转变”提升经办服务效能　362a
梅河口市扎实推进DIP支付方式改革　214b
门头沟区“三医+”联动筑牢医保基金安全防线　143b
门诊共济改革　466b
瞄准服务“突破点”　441a
摸清底数，惠民全覆盖　403a

N

南昌市高效推动医保服务“智能办”　296b
南宁市推行重大疾病门诊特殊慢性病待遇资格认定“快捷办”　369a
南通市开展“医保服务大体验”，持续提升公共服务质效　244b
南阳市推行“中医日间病房”医保结算新模式　328a
内江市创新推广“医保e站”建设　400a
内蒙古多措并举助推医疗服务资源下沉基层　182a
内蒙古自治区　179a
拟真数智人交流互动，提升群众真实体验感受　246a
宁波市创新推出医保基金使用年度报告制度　全面强化定点医药机构主体责任　260a
宁德市推出医保智能自动办理平台　289a
宁夏回族自治区　466a
宁夏聚焦便民利民服务，全力推进医保五级经办体系建设　469b
宁夏医保信息平台通过国家验收　468b
凝聚合力，用好“大数据”信息支撑　250a
怒江州全面巩固医疗保障脱贫攻坚成果　423b

P

攀枝花市以基金监管制度改革促进公立医疗机构强化自我管理　397a

平顶山市推动集采药品进基层　322b
萍乡市"三个坚持"推动参保人员个人信息授权查询和使用试点提质增效　298b
莆田市靶向发力强化重点领域基金监管　287a
濮阳市构建四级经办网络　325b

Q

七台河市以医保激励机制提升分级诊疗能力　223a
启动"安全规范用基金，守好人民'看病钱'"集中宣传月活动　161a
启动基本医保全民参保计划集中宣传月活动　152a
启动全省医保经办练兵比武活动　436b
启动省医保系统练兵比武活动　319b
牵头开展止血材料省际联盟带量采购　182a
牵头十九省药品采购联盟产生拟中选结果　319b
签署甘肃酒泉·青海海西医疗保障跨区域合作框架协议　450a
签署"联爱工程"甘肃项目战略合作协议　450a
黔东南州"沉扩练"三举措打造经办服务"直通车"　413b
强化参保精细化管理　84a
强化多措并举，多方推进参保　443a
强化基层组织功能，大力加强支部建设　95b
强化基金监管　270a
强化基金监管高压态势　365b
强化监督，督促认真落实价格政策　146b
强化监督执法双力度　136b
强化联合执法，推进协同医保　464b
强化区域联动，建立两地医保部门协调沟通机制　145a
强化日常监督管理，坚持不懈正风肃纪　96b
强化"三医"协同发展治理　382a
强化试点带动，打通医保移动支付上线扩面堵点　402a
强化宣传引导，积极引导群众优先购买集采药品　324a
强化药品价格治理　91a
强化医保基金监管　405b
强化医保为民服务　460b
强化医疗保障信息化建设　137a
强化责任担当，协同推进"三医联动"改革　194a
强化执法规范，推进法治医保　464b
强化制度建设，推进诚信医保　464a
强化治理能力，服务新时代医药治理新格局　100a
强化智能办应用，以服务温度提升群众满意程度　297a
强基固本更加夯实　331a
巧借外力，推动"网格化"监管落地　249b
切实管好群众"救命钱"　82a
切实加强医保协议管理　98b
切实强化数据赋能精准发力　451b
切实增强全民参保宣传力度　452a
钦州市建设定点医疗机构医保服务站　370b
秦皇岛市创新"自助药房"推动"双通道"政策落地　165a
勤修内力，创新"积分制"协议管理　249b
青海省　458a
庆阳市健全防范化解因病返贫致贫工作机制　455a
曲靖市推行"不能办"说明制度　419b
衢州市实现医疗费用零星报销"一触即办"　263b
全国首次中药饮片和中药配方颗粒省际联盟集中带量采购在山东省开标　308b
全国首张医保"双通道"线上电子处方在云南省流转结算成功　418a
全国医保信息平台招采子系统数据质量治理推进会在西宁市召开　461b
全力服务经济社会高质量发展　307b
全力推动上线医保移动支付打造肇庆"智慧医保"　359a
全力推进医保服务共享共治　451b
全力优化医保服务　376a
全力做好应对疫情等突发事件的医疗保障工作　137b
全面分析医保基金运行情况　438a
全面启动长护险错峰失能评定工作　151b
全面提速"智慧医保"重大应用建设　383b

全面推进医保数字化改革　382b
全面推进医保支付方式改革　227b
全民参保宣传月活动启动　319b
全民医疗保障体系　425a
全区基本医疗保险全民参保工作电视电话会议召开　181b
全区“跨省结算政策好，异地就医有医靠”集中宣传月活动启动　469a
全区深化医药卫生体制改革，促进医保、医疗、医药协同发展和治理专题研讨班举办　367b
全区提高药品和医用耗材网采率工作会议召开　367b
全区医保基金监管集中宣传月启动　181b
全区医保经办系统练兵比武决赛　469a
全区医保系统落实医药领域腐败问题集中整治工作动员会召开　469a
全区医保支付方式改革培训班在厦门开班　469a
全区医疗保障工作会议召开
　内蒙古自治区　181b
　宁夏回族自治区　468b
全区医疗保障系统行风建设推进会召开　468b
全区医疗保障运行分析电视电话会议召开　181b
全区异地就医直接结算政策集中宣传月启动　181b
全省打击欺诈骗保专项整治工作会议召开　417b
全省打击欺诈骗保专项整治工作视频会议召开　272b
全省巩固拓展医疗保障脱贫攻坚成果工作部署会议召开　450b
全省巩固拓展医疗保障脱贫攻坚成果同乡村振兴有效衔接工作部署会召开　417b
全省基本医保参保工作推动部署会召开　376b
全省基本医保全民参保计划集中宣传月活动启动　417b
全省深化医保支付方式改革工作座谈会召开　294a
全省推动医疗保障高质量发展专题培训班在济南开班　308a
全省医保基金飞行检查总结研讨会暨2023年飞行检查动员会召开　294a
全省医保基金监管工作会议召开　407a
全省医保基金监管集中宣传月启动　341b
全省医保基金预算编制培训会在沈阳召开　200a
全省医保经办业务培训会召开　342a
全省医保领域打击欺诈骗保专项整治工作会议召开　407a
全省医保系统办公室政务能力提升培训班举行　295a
全省医保系统《民声呼应》办理情况通报调度会召开　273a
全省医保信息平台建设应用工作推进会议召开　272b
全省医疗保障工作会议召开
　安徽省　272a
　贵州省　407a
　河南省　319a
　湖北省　333a
　江西省　294a
　山西省　174a
　云南省　417a
　浙江省　257b
全省医疗保障工作务虚会暨参保扩面工作现场推进会召开　417b
全省医疗保障基金监管集中宣传月正式启动　294b
全省医疗保障监测工作会议暨医保监测干部能力提升培训班召开　294b
全省医疗保障经办工作会议暨全省医疗保障经办系统练兵比武活动培训会议召开　295a
全省医疗保障局长座谈会召开　272b
全省医疗保障系统深入推进全面从严治党加强党风廉政建设工作会议召开　272a
全省医疗保障信息化工作会议召开　294b
全省医药集中采购和价格管理工作会暨医药价格和招标采购政策培训会召开　294b
全省异地就医直接结算政策集中宣传月活动启动　417b
全市2023年“三医联动”工作会议召开　138a

泉州市大数据赋能“一人一档”推进全民参保　286b
群众共享医保改革成果明显　477b
群众医保待遇不断巩固　339a
群众医保“救命钱”守得更牢　476b
群众医疗保障服务便捷高效　477a
群众医疗保障内涵不断充实　475a
群众医药费用负担不断减轻　339b
群众医药费用负担持续降低　476a

R

人大代表、政协委员医保工作座谈会召开　273a
人大代表重点建议办理工作座谈会召开　273a
日常监测，做实端口前移　187a
日喀则市办好参保群众“心头事”　430b

S

“三项实招”聚合　144a
三亚市深化DIP医保支付方式改革助力医疗机构高质量发展　378a
“三医联动”打开新局面　416a
“三医联动”改革　426a
“三医联动”数据采集标准研讨会召开　377a
“三医”协同发展和治理　364b
山东省　306a
山东省出台预住院医保支付政策　308b
山东省医保经办系统练兵比武启动活动举行　308a
山东省医疗保障工作会议在济南召开　308a
山东扎实推进长期护理保险试点　308b
山南市持续提升医保经办效能　431a
山西省　171a
山西推进药品耗材集采提质扩面　174b
陕西省　433a
陕西筑牢医保基金监管基石，守好人民群众“救命钱”　437a
上海市　225a
上海市完善多元支付机制，促进医药产业创新发展　230a
上海市医疗保障工作会议召开　229a
上饶市积极探索引入第三方考核机制　302a
上线“民声热线”直播节目　352a
上线“医保信用付”模块　258a
韶关市“村医通”让医保报销“家门办”　356a
绍兴市创建“枫桥式”医保服务驿站　261b
设置24小时“自助药房”　161b
深化长期护理保险制度建设　238b
深化长期护理保险制度试点工作　226b
深化集中带量采购和医疗服务价格改革　227a
深化家庭医师融合服务，丰富医保公共服务内涵　250b
深化“药价保”集成改革　279a
深化医保数字化改革　256a
深化医保信息平台落地应用　85a
深化医保支付方式改革　88b
　北京市　136a
　贵州省　406a
　新疆生产建设兵团　488a
深化医疗服务价格改革
　贵州省　405a
　浙江省　253b
深化医药服务供给侧改革　380b
深化重点领域改革　239a
深入开展医保基金监管　240a
深入推进医保重点改革　459a
深入推进医保重点领域改革　306b
深入推进支付方式改革　253a
深圳市全国首创“医审协同”医保基金监管机制　353b
沈阳市创新模式开启医保“掌上执法”　201b
生育津贴支付“免申即办”　368b
生育医疗费用报销“免申即享”　368b
省级医疗保障基金飞行检查启动　174a
省药品和医用耗材联合采购办公室在曲靖成立　417b
省医保局与海北州签订战略合作框架协议　461b
省医保信息平台建设通过验收　199a
省医疗保障局学习贯彻习近平新时代中国特色社

会主义思想主题教育动员大会召开　294b
省医疗保障局学习贯彻习近平新时代中国特色社会主义思想主题教育工作会议召开　417a
省医疗保障局与四川发展公司签订战略合作协议　392b
省医疗物资意向签约会在杭州举行　258a
石家庄市探索在一级医疗机构开展“肿瘤化疗日间病房”工作　163a
石景山区持续推进“网上阳光采购”改革　142b
石嘴山市DIP付费改革促进医疗机构协同发展　471b
实施“互联网+职工门诊统筹”医保支付工作　174a
实施新版医保药品目录　333a
实现120急救车医保直接结算全覆盖　229a
实现电子处方流转实际结算　174a
实现基本医保、大病保险与医疗救助“一站式”即时结算　137b
实现省内跨区门诊慢特病等认定结果互认　161a
实行38个门诊慢特病免复审　174a
实行职工门诊统筹省内无异地　174a
市医疗保障局推出“一件事”便民系列举措　383b
试点上线县级数据决策专区　257b
守牢“两条防线”，强化保障抓提升　455b
首届湘赣边区域医保合作交流推进大会召开　342a
授予14家医疗机构支付方式改革示范医院　436b
梳理医保现行政策法规，构建链式智能知识体系　245b
树牢正确导向，着力建强干部队伍　96a
顺义区开展口腔种植专项治理工作　146a
四川省　390a
四川实现特殊药品全省通办和异地“双通道”直接结算　393b
苏州市积极构建医疗服务价格运行新机制　243b
宿迁市探索家医医保融合，提升公共服务效能　250a

T

塔城地区额敏县防范因病致贫返贫监测工作取得成效　482a
台州市推进医疗保障服务精细化标准化管理　264b
太原市全面推动职工医保门诊共济保障政策落地惠民　175b
泰州市积极构建“积分制+网格化+大数据”基金综合监管新格局　249b
探索多元化医保经办新路径　470b
唐山市探索建立医疗服务价格形成机制　163b
提高经办管理服务效能　381b
提高思想认识，锚定目标任务　442b
提高思想站位　236b
提高医保公共服务能力　405b
提高医保精细化管理水平　117b
提高预算管理服务水平　85a
提供高效便民医保服务　391b
提升待遇保障水平
　安徽省　266a
　贵州省　404b
提升服务能力，促进医保基本公共服务均等化　197a
提升服务水平，优化医药集采经办工作　101a
提升监管实效，严格落实医疗保障惠民政策　145b
提升经办服务便利化水平　98a
提升经办服务效能，打造群众满意新品牌　142b
提升数智化水平，以问题导向不断完善问答机制　296b
提升医保待遇水平　291a
提升医保公共服务水平
　河南省　318b
　浙江省　255b
提升医保公共服务质效　488a
提升医保公共管理服务效能　211a
提升医保精细管理水平　391b
提升医保综合效能和支撑能力　435a
提升依法行政能力　216a
提质增效，完善制度支撑　188a
天津市　148a
天津市实行糖尿病按人头总额付费促进健康管理　152b

《天津市职工生育保险规定》实施　151a
通辽市创新驱动医保支付方式改革落地　185b
通州区强化区域联动　推动京津冀医疗保障事业协同发展　145a
铜川市“五抓共治”打通集采药品服务镇村“最后一公里”　439b
铜仁市推进中医日间病房优势病种医保支付方式改革　412b
统筹安排规划，确保医保基金平稳运行　196a
统筹兼顾，用好医保经办规范“一把尺”　384b
统一定点申报，把好协议管理入口　320a
统一管理制度，健全日常管理机制　320b
统一考核评价，强化协议管理监督　320b
统一协议范本，打牢协议管理基础　320a
突出风险防范，确保医疗服务价格试点改革落地见效　244b
突出服务规范标准化，优化基层医保服务能力　325b
突出服务联动智慧化，提升基层医保服务水平　326a
突出服务驱动，提升群众对医保掌上结算服务体验　402a
突出价格机制，推动公立医院参与复杂型项目的价格形成　244a
突出价值导向，有效发挥医疗服务价格杠杆功能作用　244a
突出监管重点，明确异地就医住院数据协查方式　145a
突出实干有为，强化医保管理有深度　300b
突出系统集成，初步建立医疗服务价格管理制度体系　244a
突出县区落实特色化，切实提高群众满意度　326a
推动长三角医保一体化高质量发展　226a
推动群众参保用保更加便捷　350b
推动深化医药卫生体制改革　116b
推动新冠疫情防控医疗保障工作平稳转段　89a
推动医保电子处方中心建设　229b
推动医保经办服务下沉办　489a
推动智能化转型，以数智赋能提升群众服务体验　296b
推动重大国家战略在医保领域落地见效　158a
推广试点经验，拓展办理新渠道　369b
推广“一码结算”应用　248a
推进长期护理保险支付管理研究　88b
推进党建与业务深度融合　102a
推进法治医保建设　281a
推进基金监管工作　459b
推进省际联盟集采　281b
推进信息化建设　406b
推进药械带量采购改革　253b
推进医保服务暖心办　489a
推进医保改革任务　211b
推进医保基金常态化监管　279b
推进医保目录动态调整　135b
推进医保统计工作提质增效　85b
推进医保重点改革任务平稳落地　98b
推进医疗服务价格改革
　北京市　136a
　医药价格和招标采购工作　90b
推进医卫融合发展，织牢医保经办服务网络　250b
推进医药集中带量采购改革　90a
推进医药价格招采改革　317a
推进异地就医结算落实　98a
推进政策落实　236b
推进“智慧医保”加快发展　280b
推进智慧医保建设　247b

W

完成全国首例新冠治疗药品价格首发　151a
完善便民措施，平稳推进　207a
完善多层次医疗保障体系　380a
完善防范化解因病返贫致贫长效机制有效衔接乡村振兴　152a
完善符合中医药特点的支付政策，“补血”巩固降费优势　301b
完善基本医疗保障筹资运行和待遇保障机制　152a
完善经办服务体系，构筑便捷高效新常态　141b
完善生育保险政策措施　365a

完善药品支付与管理　459a
完善医保筹资运行机制　210b
完善医保目录管理
　江苏省　239b
　上海市　228a
完善医保支付机制　292a
完善医保制度体系　487a
完善诊疗项目管理　253a
完善综合基金监管体系　211a
万州区探索集中带量采购“六挂钩”机制　385a
威海市多维度提升监测效能引导推动医药价格合理稳定　311b
违法违规使用医疗保障基金举报奖励标准提高　138b
围绕工作难点,构建京津冀医保合作交流平台　145b
维护医保基金安全
　河北省　160a
　河南省　317b
渭南市不断推进医保业务“同城通办”　440b
温州市深化“医保纾困”改革　防范化解因病致贫返贫　261a
稳步提升待遇保障水平　458b
稳妥推进长期护理保险制度试点　365b
稳妥推动基本医保省级统筹　87b
乌海市推动集采药品进药店　189b
乌鲁木齐市常态化制度化推进集采　479b
“无表”提效率　208a
“无声”优服务　207b
无锡市以三维过程管理体系深入推进DRG付费改革　241b
“无纸”减负担　208a
梧州市生育保险待遇“高效智办”覆盖全市　369b
五项措施抓参保　安康市夯实责任促缴费　444b
武汉市参保扩面见成效　335a
武威市全面推广“床旁一站式”结算新模式　454a

X

西安市优化医保生育政策　438a
西宁市推进服务下沉打造便民舒心医保　462a
西青区创新大数据应用推动医保精准扩面　155a
西藏实现城乡居民基本医保自治区级统筹　429a
西藏自治区　425a
西藏自治区医疗保障信息平台顺利通过国家验收　428a
锡林郭勒盟医保领域“放管服”改革打造“15分钟医保便民服务圈”　188a
系统谋划建立长期护理保险制度　87b
系统施治更加有效　331a
厦门市创新建立“123”医保基金分配路径　284a
咸宁市推动医药服务管理惠民利民　336b
咸阳市用好“四字诀”全面助力乡村振兴　438b
县级窗口服务“综合通办”　463b
乡村流动服务“门前帮办”　464a
乡镇网格服务“集成联办”　464a
湘潭市积极探索长护险制度破解失能困局　344a
湘西州探索多元支付促进中医传承创新发展　347b
小通道解决大问题　431b
小网络撬动大民生　431b
小站点助推大服务　431b
小阵地完善大格局　432a
孝感市全面推进医保信息化建设　336a
协同推进“三医联动”改革　405a
协同推进医药价格治理　391a
新冠病毒感染实施“乙类乙管”后医疗保障工作布置会召开　367a
新冠疫情防控医保相关费用情况　119b
新冠治疗药品和疫苗价格工作　119b
新疆生产建设兵团　487a
新疆维吾尔自治区　475a
新疆医疗服务项目价格调整坚持“总量控制、结构调整”　478b
新闻宣传效果明显提升　102b
信息化建设　219b
信阳市推进DIP改革　329b
信用为先,引导自律监管　141a

邢台市构建高效医保支付体系　166a
徐汇区深化应用举措,增效“一码通行”　231b
徐州市“五聚焦工作法”全面提升居民大病保险运行质效　242b
选准五级经办体系建设着力点　469b
学习贯彻习近平新时代中国特色社会主义思想主题教育调研成果交流会召开　272b
学习贯彻习近平新时代中国特色社会主义思想主题教育工作会议召开　367a

Y

压紧压实责任,构建高位推动的领导机制　323a
压实关键环节　236b
延安市深化支付方式改革,多点发力提升医保治理水平　441a
延伸服务触角提效能　430b
研究会重点研究工作和成果　105b
研究院重点研究工作和成果　104a
盐城市强化数据赋能推进智慧医保建设　247b
药耗集采和价格管理　467a
药品耗材集中带量采购　179b
药品耗材集中带量采购和医疗服务价格改革成效明显　448b
药品支付和管理　253a
业务“全流程”管理,为基层经办赋能　233a
“一个方案”牵引　143b
伊春市嘉荫县加强医保服务增进边境地区民生福祉　222a
伊犁州推进跨省异地就医直接结算工作落地实施　481a
医保标准化取得标志性进展　84b
医保标准化信息化应用更加广泛　149b
医保服务更加便捷　332b
医保服务更加便民利民　159a
医保服务更加优质　340b
医保服务事项办理“免填单”　368b
医保公共服务迈出新步伐　416b
医保管理更加精细　341a
医保惠民便民暖民服务升级　366b
医保基金监管
　宁夏回族自治区　427b
　西藏自治区　426b
　新疆生产建设兵团　487b
医保基金监管更加有力　340a
医保基金监管工作领导小组联络员会议召开　319a
医保基金监管集中宣传月活动启动　376b
医保基金监管实现新突破　416b
医保基金监管宣传月启动　319b
医保经办服务
　内蒙古自治区　180b
　宁夏回族自治区　468a
医保经办服务更加便捷　150a
医保体系建设　216a
医保信息化服务效能持续提升　449b
医保移动支付试点运行并逐步扩面　138a
医保政策体系更加健全完善　158b
医保支付方式改革　180a
医保支付方式和医疗价格改革持续深化　159b
医保支付机制改革纵深开展　172a
医保支付机制更加高效　149a
医保制度建设取得新进展　415a
医保重点领域改革　217b
医疗保障基金监管　180b
医疗保障经办管理服务工作　98a
医疗保障信息化工作　270b
医疗保障制度体系建设　252a
医疗服务价格管理及药品招标采购　268b
医疗服务价格项目管理　180a
医药服务供给侧结构性改革深入推进　148b
医药服务管理　466b
医药服务管理工作　88a
医药服务管理工作有序推进　448a
医药价格和招标采购工作　90a
医药价格和招标采购经办工作　100a
医药价格及招采常态化　172b
宜宾市“三化”同步构建“医保+”服务体系　401a

宜春市医保支持中医药从“输血”到“活血”嬗变 301a
疑难情况创新办 231b
异地就医集中宣传月启动仪式召开 257b
疫情防控转段平稳有序推进 151a
因时因势调整新冠患者医疗费用保障政策 119a
银川市有力保障参保群众跨省异地就医 471a
鹰潭市全力打造医保零星报销OCR智能审核系统 299a
营口市医保局持续优化医保服务，强化保障措施 205b
营造氛围，宣传全方位 403b
永州市开展医保药品免配送费行动 346b
优化“便捷高效”服务 248a
优化公共服务 427b
优化管理，供应全链条 403a
优化完善生育保险制度 238b
优化完善医保公共服务体系 240a
优化医保管理服务 271b
优化医保经办服务 293b
优化中医医疗服务政策供给，“输血”扶持技术应用 301a
有力降低群众医药费用负担 81b
渝中区高标准打造医保便民惠企服务升级版 386a
榆林市多措并举推进城乡居民参保缴费工作 442b
与德阳市签订战略合作协议 393b
与天津大学签署战略合作协议 151b
玉林市实现零星报销“一网通办” 372a
玉溪市“四办同行”跑出优化医保服务“加速度” 421b
云南省 415a
云南着力破解新生儿参保就医难点堵点痛点 418a

Z

扎实开展主题教育，持续推动落地见效 94b
扎实落实结算清单 247a
扎实推进重点改革任务 374a
张家口市多措并举推进全民参保工作 168b
漳州市医疗保障局创新“135”模式推动集中带量采购落实落好 285a
昭通市扎实开展参保扩面攻坚行动 421a
召开2023年保密工作暨保密警示教育会议 428a
召开2023年本市打击欺诈骗保专项整治工作会议 229a
召开2023年度天津市打击欺诈骗保专项整治工作会议 151b
召开2023年湖南省医疗保障半年工作座谈会 342a
召开2023年京津冀医保协同发展会议 151b
召开2023年全省打击欺诈骗保专项整治工作会议 281b
召开2023年全省基本医保全民参保计划集中宣传活动启动仪式 352a
召开2023年全省医保移动支付推进会议 281b
召开2023年全省医疗保障工作会议 241a
召开2023年全省医疗保障工作暨党风廉政建设工作会议 392b
召开2023年全省医疗保障系统重点工作推进会 352a
召开2023年医疗保障工作会议 488a
召开2024年度基本医疗保险全民参保计划工作会议 161b
召开部分医疗机构提升药品耗材网采率专项治理工作会议 478a
召开长三角基本医保全民参保圆桌会议 241b
召开长三角医疗保障工作座谈会 229a
召开巩固拓展医保脱贫攻坚成果同乡村振兴有效衔接工作部署会 428b
召开规范诊疗行为提高实际报销比例专项行动调度会 161a
召开国家医保飞检整改工作推进会 319b
召开国家医保基金飞行检查自治区启动会 478b
召开国谈药进院三方联席会 241a
召开辽宁省暨沈阳市基本医保全民参保计划集中宣传月动员启动大会 200a
召开“六省一市”医疗保障统计工作会议 258a
召开全国中成药采购联盟集中带量采购现场报价

信息公开大会 333b
召开全区打击欺诈骗保联席会议暨基金监管集中宣传月活动启动会 428a
召开全区打击欺诈骗保专项整治工作会议 478a
召开全区打击欺诈骗保专项整治行动电视电话会议 468b
召开全区医疗保障工作会议 427b
召开全区医疗保障工作视频调度会 478a
召开全区医疗保障工作推进座谈会 428b
召开全区医疗保障基金监管工作联席会议 469a
召开全区医疗保障系统全面从严治党暨党风廉政建设工作电视电话会议 428a
召开全省DRG/DIP支付方式改革交流论坛 449b
召开全省打击欺诈骗保专项整治工作会议 241a
召开全省巩固拓展医保脱贫攻坚成果有效衔接乡村振兴战略工作推进会 334a
召开全省《社会保险经办条例》暨支付方式改革培训会 200a
召开全省药品和医用耗材集中采购政策培训会议 199b
召开全省医保经办工作会议 436a
召开全省医保经办工作视频会议 341b
召开全省医保经办管理服务体系建设示范观摩推进会 333b
召开全省医保经办系统行风建设暨医保定点医疗机构医保服务质量等级评价启动视频会 450a
召开全省医保领域打击欺诈骗保专项整治工作视频会议 436b
召开全省医疗保障工作会议
　福建省 281a
　甘肃省 449b
　河北省 161a
　辽宁省 199a
　青海省 461a
召开全省医疗保障工作会议暨全省医保系统党风廉政建设和反腐败工作会议 351b
召开全省医疗保障基金监管集中宣传月活动启动会 352a
召开全省医疗保障经办工作会议 392b
召开全省医疗保障经办工作会议暨全省医保经办系统练兵比武活动启动仪式 352a
召开全省医疗保障系统先进集体和先进个人表彰大会 352b
召开全省医疗保障形势分析工作会议 281b
召开全市医疗保障工作会议 151b
召开生育津贴“免申即享”现场推进会 258a
召开省医疗保险研究会年会 393a
召开省医疗保障局成立五周年工作座谈会 161b
召开外资生物医药企业沟通会 229a
召开西藏青海医疗保障工作座谈会 428a
召开西藏自治区城乡居民基本医疗保险自治区级统筹政策解读新闻发布会 429a
召开新疆DRG/DIP支付方式改革会议 478a
召开新疆生产建设兵团医疗保障系统党风廉政建设和反腐败工作会议 488a
召开雄安新区医保目录座谈会 161b
召开学习贯彻习近平新时代中国特色社会主义思想主题教育动员部署会 428a
召开医保基金决算集中汇审暨培训工作会 436a
召开医保数据地方专区建设现场会 393a
召开医保医疗协同治理机制会议 437a
召开医疗保障基金监管厅际联席会议 182a
召开自治区医保五级经办服务体系现场推进会 478b
召开自治区医疗保障工作电视电话会议 478a
浙江省 252a
浙江省打击欺诈骗保专项整治行动电视电话会议召开 257b
浙江省医保公共服务“全省通办”启动 258a
浙江实施小规模飞行检查 全面推进基金监管常态化 258b
着力减轻群众医药费用负担 375a
着力提升医药价格治理能力 83b
着力推动医保高质量发展——国家医疗保障局成立五周年 115a
着力推进医疗保障法治建设 238a

着力完善全民参保政策机制　452a
着力维护医保基金安全　434a
着眼靶向救助纾民困　431a
镇江市“六轮驱动”推动参保扩面提质增效　248b
郑州市探索建立医保基金审核“四化”执法机制　320b
政策“全覆盖”送达，为民生服务加速　233b
政企面对面，紧跟需求，实现“助企发展”　244b
支持创新药械发展　226a
支持公立医院高质量发展　180a
织牢织密多层次医疗保障网　349a
织密医保基金使用监管网络　390b
制订配套方案，协同启动　207a
制定“一个考评”，压紧压实主体责任　285a
制定优化生育医疗保障措施　438a
制定藏（蒙）医医疗机构制剂医保目录　461b
制度体系建设　179a
质效大家评，落实评价，实现“质效提升”　245b
中国（海南）第一届真实世界数据医保创新应用大会召开　377a
中山市医保探索电子处方流转新模式　358a
终端“全时段”服务，为政务延伸扩容　234a

重要活动

安徽省　272a
北京市　137b
重庆市　383b
福建省　281a
甘肃省　449b
广东省　351b
广西壮族自治区　367a
贵州省　407a
海南省　376b
河北省　161a
河南省　319a
黑龙江省　220a
湖北省　333a
湖南省　341b
吉林省　212a
江苏省　241a
江西省　294a
辽宁省　199a
内蒙古自治区　181b
宁夏回族自治区　468b
青海省　461a
山东省　308a
山西省　174a
陕西省　436a
上海市　229a
四川省　392b
天津市　151a
西藏自治区　427b
新疆生产建设兵团　488a
新疆维吾尔自治区　478a
云南省　417a
浙江省　257b

州级网厅服务“线上直办”　463b
珠海市积极探索构建医疗服务价格动态调整机制　354b
株洲市创新开展市际联盟低值医用耗材集中带量采购　343a

主要成效

安徽省　273b
安徽省安庆市　275b
安徽省阜阳市　277a
安徽省淮北市　274b
安徽省黄山市　276a
北京市　140b
北京市怀柔区　147b
北京市医疗保障局　139a
重庆市万州区　386a
重庆市合川区　389b
重庆市九龙坡区　388a
重庆市渝中区　387a
福建省　282b
福建省福州市　283b
福建省龙岩市　288b

福建省宁德市 290a
福建省莆田市 288a
福建省泉州市 287a
福建省厦门市 284b
福建省漳州市 286a
甘肃省白银市 453b
甘肃省临夏州 457a
甘肃省武威市 454b
广东省潮州市 361a
广东省广州市 353a
广东省惠州市 362a
广东省江门市 358a
广东省茂名市 362b
广东省韶关市 357a
广东省深圳市 354a
广东省肇庆市 359b
广东省中山市 358b
广东省珠海市 355b
广西壮族自治区贵港市 372a
广西壮族自治区钦州市 371a
广西壮族自治区梧州市 370a
广西壮族自治区玉林市 372b
贵州省 408a
贵州省安顺市 411b
贵州省毕节市 412a
贵州省贵阳市 409a
贵州省六盘水市 410b
贵州省黔东南州 414a
贵州省铜仁市 413a
贵州省遵义市 410a
海南省 378a
海南省三亚市 379b
河北省 162b
河北省保定市 168a
河北省廊坊市 170b
河北省秦皇岛市 166a
河北省石家庄市 163b
河北省唐山市 165a
河北省邢台市 166b
河北省张家口市 169b
河南省安阳市 325a
河南省洛阳市 322a
河南省南阳市 328b
河南省信阳市 330b
河南省郑州市 321a
河南省驻马店市 329b
黑龙江省 221a
黑龙江省佳木斯市 222a
黑龙江省七台河市 224a
黑龙江省伊春市嘉荫县 223a
湖北省 335a
湖北省恩施州巴东县 338b
湖北省武汉市 336a
湖北省咸宁市 337b
湖北省孝感市 336b
湖南省 343a
湖南省郴州市 346b
湖南省湘潭市 345a
湖南省湘西州 348a
湖南省永州市 347b
湖南省株洲市 344a
吉林省 213a
吉林省白山市 214a
吉林省梅河口市 215b
江苏省镇江市 249a
江西省 296a
江西省抚州市 305b
江西省吉安市 304a
江西省九江市 298a
江西省上饶市 303a
江西省鹰潭市 300a
辽宁省 201a
辽宁省鞍山市 204a
辽宁省大连市 202b
辽宁省丹东市 204b
辽宁省葫芦岛市 209b

辽宁省锦州市　205a
辽宁省沈阳市　201b
辽宁省营口市　206b
内蒙古自治区　183a
内蒙古自治区阿拉善盟　191a
内蒙古自治区呼和浩特市　184a
内蒙古自治区呼伦贝尔市　185a
内蒙古自治区通辽市　186b
内蒙古自治区乌海市　190a
内蒙古自治区锡林郭勒盟　189a
宁夏回族自治区固原市　474b
宁夏回族自治区石嘴山市　472b
宁夏回族自治区银川市　471b
青海省果洛州　465b
青海省海东市　463a
青海省西宁市　462b
山东省　309b
山东省德州市　313b
山东省东营市　311b
山东省聊城市　315a
山东省威海市　312b
山东省淄博市　310b
山西省　175a
山西省大同市　177a
山西省晋中市　178b
山西省太原市　176a
陕西省　438a
陕西省安康市　445b
陕西省韩城市　446b
陕西省汉中市　444a
陕西省铜川市　440b
陕西省咸阳市　439b
陕西省延安市　442b
上海市　230b
上海市宝山区　235b
上海市虹口区　234b
上海市嘉定区　236a
上海市徐汇区　232b
上海市长宁区　233a
四川省成都市　395b
四川省德阳市　399b
四川省泸州市　398b
四川省内江市　401a
四川省攀枝花市　397b
四川省自贡市　397a
天津市　153a
天津市河北区　154b
天津市静海区　157a
天津市西青区　156a
新疆生产建设兵团第六师五家渠市　491b
新疆生产建设兵团第十三师新星市　493b
新疆生产建设兵团第十一师　492a
新疆生产建设兵团第五师双河市　490a
新疆维吾尔自治区　479a
新疆维吾尔自治区阿勒泰地区　483b
新疆维吾尔自治区哈密市　486a
新疆维吾尔自治区克拉玛依市　485a
新疆维吾尔自治区塔城地区　482b
新疆维吾尔自治区乌鲁木齐市　480b
新疆维吾尔自治区伊犁州　481b
云南省　418b
云南省楚雄州　419a
云南省红河州　423a
云南省昆明市　420b
云南省怒江市　424a
云南省曲靖市　420a
云南省玉溪市　422b
云南省昭通市　421b
浙江省　259a
浙江省杭州市　259b
浙江省金华市　263a
浙江省宁波市　260b
浙江省衢州市　264a
浙江省绍兴市　262b
浙江省台州市　265a
浙江省温州市　261b

主要做法

安徽省　273a
安徽省安庆市　275a
安徽省阜阳市　276b
安徽省淮北市　274a
安徽省黄山市　275b
北京市　139b
北京市医疗保障局　139a
北京市怀柔区　147a
重庆市合川区　388b
重庆市九龙坡区　387a
重庆市万州区　385a
重庆市渝中区　386a
福建省福州市　283a
福建省龙岩市　288a
福建省宁德市　289a
福建省莆田市　287a
福建省泉州市　286b
甘肃省白银市　453a
甘肃省临夏州　456a
甘肃省武威市　454a
广东省潮州市　360a
广东省广州市　352b
广东省惠州市　361a
广东省江门市　357b
广东省茂名市　362b
广东省韶关市　356a
广东省深圳市　353b
广东省肇庆市　359a
广东省中山市　358a
广东省珠海市　355a
广西壮族自治区贵港市　371a
广西壮族自治区钦州市　370b
广西壮族自治区梧州市　369b
广西壮族自治区玉林市　372a
贵州省　407b
贵州省安顺市　411a
贵州省毕节市　412a
贵州省贵阳市　408b
贵州省六盘水市　410a
贵州省黔东南州　413b
贵州省铜仁市　413a
贵州省遵义市　409a
海南省　377a
海南省三亚市　378b
河北省　162a
河北省保定市　167a
河北省廊坊市　169b
河北省秦皇岛市　165b
河北省石家庄市　163a
河北省唐山市　164a
河北省邢台市　166a
河北省张家口市　168b
河南省安阳市　324a
河南省洛阳市　321b
河南省南阳市　328a
河南省信阳市　329b
河南省郑州市　320b
河南省驻马店市　328b
黑龙江省　220b
黑龙江省佳木斯市　221b
黑龙江省七台河市　223a
黑龙江省伊春市嘉荫县　222a
湖北省　334a
湖北省恩施州巴东县　338a
湖北省武汉市　335a
湖北省咸宁市　337a
湖北省孝感市　336a
湖南省　342a
湖南省郴州市　345b
湖南省湘潭市　344a
湖南省湘西州　348a
湖南省永州市　346b
湖南省株洲市　343a
吉林省　212b
吉林省白山市　213b

吉林省梅河口市　214b
江苏省镇江市　248b
江西省　295b
江西省抚州市　304b
江西省吉安市　303b
江西省九江市　297b
江西省上饶市　302b
江西省鹰潭市　299b
辽宁省　200a
辽宁省鞍山市　202b
辽宁省大连市　202a
辽宁省丹东市　204a
辽宁省葫芦岛市　208b
辽宁省锦州市　204b
辽宁省沈阳市　201b
辽宁省营口市　205b
内蒙古自治区　182a
内蒙古自治区阿拉善盟　190b
内蒙古自治区呼和浩特市　183a
内蒙古自治区呼伦贝尔市　184b
内蒙古自治区通辽市　185b
内蒙古自治区乌海市　189b
内蒙古自治区锡林郭勒盟　188a
宁夏回族自治区固原市　473a
宁夏回族自治区石嘴山市　472a
宁夏回族自治区银川市　471a
青海省果洛州　465a
青海省海东市　462b
青海省西宁市　462a
山东省　309a
山东省德州市　313a
山东省东营市　311a
山东省聊城市　314a
山东省威海市　311b
山东省淄博市　310a
山西省　174b
山西省大同市　176b
山西省晋中市　177b
山西省太原市　175b
陕西省　437a
陕西省安康市　444b
陕西省韩城市　445b
陕西省汉中市　443b
陕西省铜川市　439b
陕西省咸阳市　438b
陕西省延安市　441b
上海市　230a
上海市宝山区　235a
上海市虹口区　234a
上海市嘉定区　236a
上海市徐汇区　231b
上海市长宁区　232b
四川省成都市　395a
四川省德阳市　399a
四川省泸州市　398a
四川省内江市　400a
四川省攀枝花市　397a
四川省自贡市　396a
天津市　152b
天津市河北区　154a
天津市静海区　156a
天津市西青区　155a
新疆生产建设兵团第六师五家渠市　490b
新疆生产建设兵团第十三师新星市　492b
新疆生产建设兵团第十一师　491b
新疆生产建设兵团第五师双河市　489b
新疆维吾尔自治区　478b
新疆维吾尔自治区阿勒泰地区　483a
新疆维吾尔自治区哈密市　485a
新疆维吾尔自治区克拉玛依市　483b
新疆维吾尔自治区塔城地区　482a
新疆维吾尔自治区乌鲁木齐市　479b
新疆维吾尔自治区伊犁州　481a
云南省　418a
云南省楚雄州　418b
云南省红河州　422b

云南省昆明市　420b
云南省怒江市　423b
云南省曲靖市　419b
云南省玉溪市　421b
云南省昭通市　421a
浙江省　258b
浙江省杭州市　259a
浙江省金华市　263a
浙江省宁波市　260a
浙江省衢州市　263b
浙江省绍兴市　262a
浙江省台州市　264b
浙江省温州市　261a
助力经济运行率先好转　238b
助力社会发展大局　316a
助力社区卫生服务能力提升　226a
助力乡村全面振兴　364a
助力新冠疫情防控工作取得战略性胜利并实现平稳转段　119a
住院实际报销比例稳步提升　159a
驻马店市规范开展医疗服务价格管理　328b
筑牢基金安全防线　293a
筑牢“两个机制”,防范风险抓长效　455b
筑牢医保基金安全防线　351a
抓协同,探索“两病”管理服务新模式　327a
专题特辑　107a
资阳市安岳县推行家庭医生签约服务　403a
资源“全要素”整合,为医保管理提质　233b
淄博市生育津贴发放打造“无感办理”新模式　310a
自贡市打造盐都人身边的“暖心医保”　396a
自治区内医保关系转移接续“免申请”　368b
自治区内异地就医“免备案”　368a
自治区医保经办系统练兵比武活动启动仪式暨南宁市练兵比武大赛举办　367b
自治区医疗保障基金监管工作联席会议制度联络员会议召开　367a
自治区医疗保障基金监管事务中心挂牌成立　367a
自治区医疗保障局联合多部门开展“双随机、一公开”执法检查　368a
综合管理工作　102a
综合施策抓落实　汉中市稳步推进DIP支付方式改革　443b
综合治理,实现价格稳定惠民　146a
纵横发力,织密基层医保服务“一张网”　384a
组织开展“十四五”全民医疗保障专项规划中期评估　281b
组织全省医疗保障形势分析和参保扩面工作培训　334a
组织召开十一省(自治区、直辖市)医保协作工作座谈会　181b
遵义市推进DIP支付方式改革,支持医疗机构发展　409a
做好“五项服务”,加强政策落地保障　285b

数字首

2023年定点医疗机构省级飞行检查启动会召开　376b
2023年度城乡居民医保集中宣传活动举行　295a
2023年国家医疗保障基金飞行检查宁夏启动会在吴忠市召开　469a
2023年广西病案信息(医保DRG付费)编写职业技能竞赛决赛举办　368a
2023年全区基本医疗保险参保扩面缴费工作专题会召开　367b
2023年全区医疗保障工作会议召开　367a
2023年全省打击医保领域欺诈骗保专项整治工作会议召开　376b
2023年全省医疗保障工作会议召开　212a　341b
2023年全市医疗保障工作会议召开　383b
2023年自治区医疗保障基金监管飞行检查正式启动　469b
2024年城乡居民基本医疗保险集中参保缴费动员部署会召开　138b
2024年度北京普惠健康保上线发布会召开　138b
2024年度全民参保宣传月活动在红寺堡区举办　469a